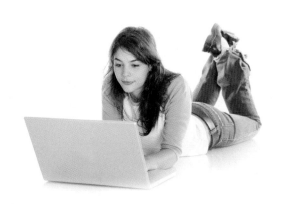

Manque de temps ?
Envie de réussir ?
Besoin d'aide ?

La solution

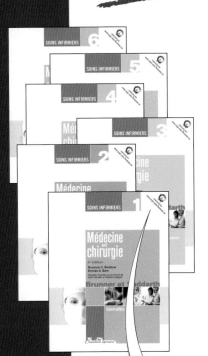

Le *Compagnon Web* :
www.erpi.com/brunner.cw

Vous y découvrirez en ligne, pour chacun des chapitres, des outils qui vous permettront d'approfondir vos connaissances. À vous de décider lesquels vous conviennent le mieux.

Bibliographie exhaustive – Liste d'ouvrages récents aussi bien en anglais qu'en français sur des sujets traités dans le chapitre. Les divers auteurs abordent les sujets sous des angles différents, ce qui favorise la compréhension et l'approfondissement de la matière.

Ressources et sites Web – Petit répertoire d'adresses précieuses qui vous guidera dans vos travaux de recherche.

La génétique dans la pratique infirmière – Articles exposant, lorsque le cas s'y prête, la part de la génétique dans la compréhension générale de l'étiologie des diverses affections.

Comment accéder
au Compagnon Web de votre manuel ?

Étape 1 : Allez à l'adresse www.erpi.com/brunner.cw

Étape 2 : Lorsqu'ils seront demandés, entrez le nom d'usager et le mot de passe ci-dessous :

Nom d'usager	bu39089	Mot de passe	pajhjc

Étape 3 : Suivez les instructions à l'écran

Support technique : tech@erpi.com

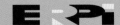

7734

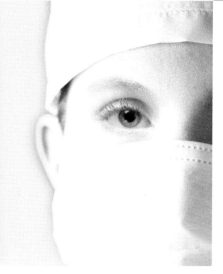

Médecine et chirurgie

Fonctions immunitaire et tégumentaire

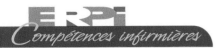
ERPI
Compétences infirmières

OUVRAGES PARUS DANS CETTE COLLECTION :

Notes au dossier – Guide de rédaction pour l'infirmière, Diane St-Germain avec
la collaboration de Sylvie Buisson, Francine Ménard et Kim Ostiguy, 2001.

Diagnostics infirmiers, interventions et bases rationnelles – Guide pratique,
4ᵉ édition, Marilynn E. Doenges, Monique Lefebvre et Mary Frances Moorhouse, 2001.

L'infirmière et la famille – Guide d'évaluation et d'intervention, 2ᵉ édition, Lorraine M. Wright et
Maureen Leahey, adaptation française de Lyne Campagna, 2001.

L'examen clinique dans la pratique infirmière, sous la direction de Mario Brûlé et Lyne Cloutier
avec la collaboration de Odette Doyon, 2002.

Soins infirmiers en pédiatrie, Jane Ball et Ruth Bindler, adaptation française de Kim Ostiguy et
Isabelle Taillefer, 2003.

Manuel de diagnostics infirmiers, traduction de la 9ᵉ édition, Lynda Juall Carpenito,
adaptation française de Lina Rahal, 2003.

Guide des médicaments, 2ᵉ édition, Judith Hopfer Deglin et April Hazard Vallerand,
adaptation française sous la direction de Nathalie Archambault et Sylvie Delorme, 2003.

Soins infirmiers en périnatalité, 3ᵉ édition, Patricia Wieland Ladewig, Marcia L. London,
Susan M. Moberly et Sally B. Olds, adaptation française de Francine Benoit, Manon Bernard,
Pauline Roy et France Tanguay, 2003.

Soins infirmiers – Psychiatrie et santé mentale, Mary C. Townsend, adaptation française
de Pauline Audet avec la collaboration de Sylvie Buisson, Roger Desbiens, Édithe Gaudet,
Jean-Pierre Ménard, Irène Robitaille et Denise St-Cyr-Tribble, 2004.

La dose exacte – De la lecture de l'ordonnance à l'administration des médicaments,
Lorrie N. Hegstad et Wilma Hayek, adaptation française de Monique Guimond avec
la collaboration de Julie Bibeau, 2004.

Soins infirmiers – Théorie et pratique, Barbara Kozier, Glenora Erb, Audrey Berman
et Shirlee Snyder, adaptation française sous la direction de Sophie Longpré
et Lyne Cloutier, 2005.

Soins infirmiers aux aînés en perte d'autonomie – Une approche adaptée aux CHSLD,
sous la direction de Philippe Voyer, 2006.

Soins infirmiers – Théorie et pratique : La profession d'infirmière auxiliaire,
France Cameron, 2006.

Pour plus de renseignements sur ces ouvrages, consultez notre site Internet :
www.competences-infirmieres.ca

Médecine et chirurgie

4e édition

Fonctions immunitaire et tégumentaire

Brunner et Suddarth

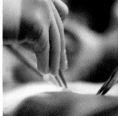
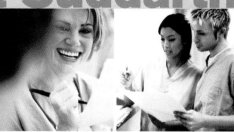

Suzanne C. Smeltzer
Brenda G. Bare

Adaptation française sous la direction de
Lyne Cloutier *et* **Sophie Longpré**

Avec la participation de
Isabelle Reeves, Caroline Longpré
et Nancy Chénard

Et la collaboration de
Hugo Laplante

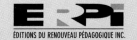

5757, RUE CYPIHOT, SAINT-LAURENT (QUÉBEC) H4S 1R3
TÉLÉPHONE : (514) 334-2690   TÉLÉCOPIEUR : (514) 334-4720
ÉDITIONS DU RENOUVEAU PÉDAGOGIQUE INC.   erpidlm@erpi.com   www.erpi.com

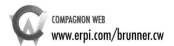

COMPAGNON WEB
www.erpi.com/brunner.cw

Directeur, développement de produits : Sylvain Giroux

Supervision éditoriale : Jacqueline Leroux
Traduction : Marie-Hélène Courchesne, Mireille Daoust, Louise Durocher, Suzanne Marquis,
   Raymonde Paradis, Véra Pollak
Révision linguistique : Michel Boyer, Emmanuel Dalmenesche et Louise Garneau
Correction d'épreuves : Michel Boyer et Louise Garneau
Recherche iconographique : Chantal Bordeleau

Direction artistique : Hélène Cousineau
Coordination de la production : Muriel Normand
Conception graphique : Marie-Hélène Martel
Couverture : Benoit Pitre
Édition électronique : Infoscan Collette

Dans cet ouvrage, les termes désignant les professionnels de la santé ont valeur de générique et s'appliquent aux personnes des deux sexes.

Les auteurs et l'éditeur ont pris soin de vérifier l'information présentée dans ce manuel. Ils se sont également assurés que la posologie des médicaments est exacte et respecte les recommandations et les pratiques en vigueur au moment de la publication de ce manuel. Cependant, étant donné l'évolution constante des recherches, des modifications dans les traitements et l'utilisation des médicaments deviennent nécessaires. Nous vous prions de vérifier l'étiquette-fiche de chaque médicament et les instructions de chaque appareil avant de procéder à une intervention. Cela est particulièrement important dans le cas de nouveaux médicaments, de médicaments peu utilisés et de techniques peu courantes. Les auteurs et l'éditeur déclinent toute responsabilité pour les pertes, les lésions ou les dommages entraînés, directement ou indirectement, par la mise en application de l'information contenue dans ce manuel.

Dépôt légal : 2006
Bibliothèque et archives nationales du Québec
Bibliothèque nationale du Canada
Imprimé au Canada

VOLUME 1 : 20393 – ISBN 2-7613-2037-9
VOLUME 2 : 20394 – ISBN 2-7613-2038-7
VOLUME 3 : 20395 – ISBN 2-7613-2039-5
VOLUME 4 : 20396 – ISBN 2-7613-2040-9
VOLUME 5 : 20397 – ISBN 2-7613-2041-7
VOLUME 6 : 20398 – ISBN 2-7613-2042-5
ENSEMBLE : 20328 – ISBN 2-7613-1575-8

1234567890 II 09876
20397 ABCD   LHM-9

AVANT-PROPOS

À l'aube du XXIᵉ siècle, les infirmières ont devant elles un avenir qui sera fait de changements incomparables à ceux des siècles précédents :

- La science et la technologie ont presque aboli les frontières de notre monde et rendu la communication entre ses différentes parties plus aisée.
- La communication de masse s'est répandue et l'information est maintenant rapidement accessible tant pour les professionnels de la santé que pour la population.
- Les économies se situent davantage à l'échelle mondiale qu'à l'échelle régionale.
- Les changements industriels et sociaux ont conduit à une augmentation des voyages à travers le monde et des échanges culturels.

Aujourd'hui se présente aux infirmières une multitude d'occasions et de défis pour offrir dans des milieux de soins traditionnels ou non des soins de qualité supérieure fondés sur des résultats probants. Les soins de santé connaissant une évolution rapide, les infirmières doivent être en mesure d'élaborer des plans thérapeutiques* pour tous les milieux, que ce soit l'hôpital, la clinique, le domicile, les organismes communautaires ou les centres pour personnes âgées, et ce à toutes les étapes de la maladie et pour tous les âges de la vie. Une étude récente a démontré que les infirmières contribuaient grandement aux progrès des personnes hospitalisées. Par conséquent, elles doivent apprendre à déterminer rapidement les besoins des personnes à court ou à long terme et à collaborer efficacement avec ces dernières et la famille, ainsi qu'avec les membres de l'équipe de soins et les organismes communautaires, afin de créer un système de soins intégré. Pour s'assurer que les gens restent en bonne santé et pour promouvoir le bien-être de ceux qui sont atteints d'affections aiguës ou chroniques, les infirmières doivent encourager et favoriser l'adoption d'un mode de vie sain et des stratégies adéquates. La cartographie du génome humain et d'autres progrès ayant vulgarisé le sujet de la génétique, elles doivent se tenir au courant des questions qui y sont rattachées.

Pour bien se préparer à ces nombreuses perspectives et aux responsabilités qui seront les leurs, les infirmières doivent se tenir informées non seulement des nouvelles connaissances et compétences dans leur profession, mais également des résultats de recherches, des progrès scientifiques et des problèmes éthiques relatifs aux nombreux domaines de la pratique clinique. Plus que jamais, elles doivent développer leur esprit critique et faire preuve de créativité et de compassion.

Caractéristiques de la nouvelle édition

La nouvelle édition de *Soins infirmiers – Médecine et chirurgie* de Brunner et Suddarth est axée sur le XXIᵉ siècle et sur la nécessité, pour les infirmières, d'être informées, hautement qualifiées, perspicaces, attentionnées et sensibles. Nous traitons des questions relatives aux soins infirmiers d'un point de vue physiologique, physiopathologique et psychosocial, et voulons aider l'étudiante à déterminer les priorités de soins dans ce contexte. L'information présentée est à la fine pointe de l'actualité et fournit à l'étudiante et aux autres utilisateurs du manuel les moyens de prodiguer des soins de qualité aux personnes et à leurs familles dans divers milieux et à domicile. Nous avons rédigé et adapté cette nouvelle édition de manière à aider les étudiantes à comprendre le rôle de l'infirmière dans une pratique en constante évolution et relativement aux divers aspects de la santé et de la maladie.

Outils d'enseignement

Chaque chapitre commence par l'énumération des objectifs d'apprentissage et par la rubrique *Vocabulaire*. Tout au long du manuel, l'étudiante trouvera des *Alertes cliniques* et des *Particularités reliées à la personne âgée* ainsi que des encadrés spécialisés traitant des sujets suivants :

- Enseignement
- Éthique et considérations particulières
- Examen clinique
- Facteurs de risque
- Gérontologie
- Grille de suivi des soins à domicile
- Pharmacologie
- Physiologie/physiopathologie
- Plan thérapeutique infirmier*
- Promotion de la santé
- Recherche en sciences infirmières
- Recommandations

---

* Afin de refléter les changements législatifs de janvier 2003, nous avons retenu l'expression « plan thérapeutique infirmier ». La description et les modalités d'implantation de celui-ci n'étant toutefois pas établies officiellement au moment de la mise sous presse de l'ouvrage, il est possible que les choix qui seront arrêtés par l'Ordre des infirmières et infirmiers du Québec (OIIQ) diffèrent de la présentation qui a été retenue ici. Cependant, les adaptatrices sont convaincues que les interventions infirmières qu'elles proposent sont garantes d'une pratique consciencieuse et sécuritaire. L'OIIQ prévoit une campagne d'information qui permettra à tous et à toutes de mieux saisir les tenants et les aboutissants de la question. Nous vous invitons à consulter le site de l'Ordre (www.oiiq.org) afin de vous tenir au courant.

Les illustrations, les photographies, les encadrés et les tableaux complètent la matière et visent à faciliter sa compréhension. Chaque chapitre se conclut par des exercices d'intégration et des références bibliographiques en anglais et en français. Le guide visuel (p. IX) vous permettra de vous familiariser avec les principales composantes du manuel.

Adaptation française

La version française a été réalisée par une équipe dynamique et chevronnée de professeures et cliniciennes issues de divers milieux de pratique et d'enseignement. La direction de l'adaptation a été réalisée par Lyne Cloutier et Sophie Longpré, toutes deux professeures au département des sciences infirmières de l'Université du Québec à Trois-Rivières. Ces deux professeures ont également assuré en 2005 la direction de l'ouvrage *Soins infirmiers – Théorie et pratique* de Kozier, Erb, Berman et Snyder. Fortes de cette expérience, elles ont pu établir la complémentarité des deux ouvrages et ainsi limiter les redondances.

L'équipe d'adaptation a eu le souci constant d'actualiser les connaissances présentées dans l'édition américaine en adaptant le contenu à la réalité québécoise et en l'étoffant lorsque c'était pertinent. L'ouvrage à été mis à jour de manière à ce qu'il reflète la pratique courante et aborde les progrès des soins de santé et de la technologie. D'une part, la terminologie respecte le contexte québécois, et, d'autre part, les informations statistiques, contextuelles, sociales ou environnementales sont fondées sur le contexte québécois ou canadien. L'équipe a été particulièrement soucieuse

d'intégrer les résultats probants liés à la pratique au Québec et au Canada. On trouve ainsi dans le manuel les toutes dernières recommandations canadiennes pour le contrôle de l'hypertension artérielle, du diabète et de la dyslipidémie, pour n'en nommer que quelques-unes. De plus, chaque fois que cela était possible, les adaptatrices ont ajouté des résultats de recherches menées au Québec ou au Canada. Plusieurs outils, tels que des feuilles d'évaluation, des formulaires de triage, des formulaires de suivi ou des programmes d'enseignement provenant de milieux de pratique québécois, sont présentés tout au long de l'ouvrage.

Un pharmacien, M. Hugo Laplante, a révisé l'ensemble de l'ouvrage dans le but de fournir à l'étudiante une information scientifique à jour et adaptée à la pratique d'ici. L'étudiante est ainsi assurée de trouver des données et des informations conformes aux normes de l'Association des pharmaciens du Canada.

Ressources complémentaires

Des outils d'apprentissage complémentaires accompagnent cette nouvelle édition. Ainsi, le Compagnon Web (**www.erpi.com/brunner.cw**) comprend, par chapitre, une bibliographie exhaustive et une liste de ressources et de sites Web spécialisés, ainsi que la rubrique « La génétique dans la pratique infirmière », lorsque le cas s'y prête. Dans la partie du Compagnon Web qui leur est réservée, les enseignants trouveront également un diaporama (fichiers PowerPoint) portant sur plusieurs chapitres et des cas cliniques rattachés à des problèmes de santé prioritaires.

Remerciements

Cet ouvrage est le fruit d'un long travail auquel de nombreuses personnes ont participé de près ou de loin. Nous souhaitons tout d'abord remercier les adaptatrices qui ont su, par leur travail consciencieux, refléter la réalité québécoise et canadienne. Leurs efforts n'auront pas été vains puisque nous sommes maintenant en mesure de mettre à la disposition des étudiantes infirmières de toute la province un ouvrage en français d'actualité et d'une grande qualité. Plusieurs personnes ont également accepté d'agir à titre de consultantes à différentes étapes du travail afin de relire ou de commenter des passages. Leurs commentaires, leurs propositions et leurs critiques nous auront permis de nous assurer de la pertinence du contenu.

Nous tenons à souligner le soutien indéfectible de toute l'équipe des Éditions du Renouveau Pédagogique. Tout d'abord Jean-Pierre Albert et Sylvain Giroux, qui ont suffisamment cru en nous pour nous confier la direction de l'adaptation. Un merci tout particulière-

ment chaleureux à Jacqueline Leroux, éditrice de l'ouvrage, qui a su jongler de façon magistrale avec cet immense casse-tête en gardant la tête froide et un mot d'humour ! Merci aussi à toute l'équipe de traduction et de révision, notamment à Michel Boyer, à Louise Garneau et à Emmanuel Dalmenesche.

Ce travail de longue haleine a représenté un défi tout particulièrement rude à certains moments, et il nous a fallu à l'occasion puiser dans nos réserves la détermination et la persévérance nécessaires pour mener à terme ce projet. Ces qualités, nous les devons en grande partie à des gens pour qui nous éprouvons une grande admiration, nos parents. Nous voudrions donc ici remercier ceux qui, par leur exemple, nous ont communiqué leur vision de la vie : Paul-André Cloutier, Raymonde Labelle, Micheline Gagnon et Serge Longpré.

Lyne Cloutier et Sophie Longpré

ADAPTATION

Cet ouvrage a été adapté sous la direction de

Lyne Cloutier, inf., M.Sc.
Professeure, Département des sciences infirmières – Université du Québec à Trois-Rivières

Sophie Longpré, inf., M.Sc.
Professeure, Département des sciences infirmières – Université du Québec à Trois-Rivières

Avec la participation de

Nicole Allard, inf., Ph.D.
Professeure, Département des sciences infirmières – Université du Québec à Rimouski

Jacqueline Bergeron, inf., B.Sc., MAP
Chargée de cours, Département des sciences infirmières – Université du Québec à Trois-Rivières ; Infirmière bachelière, CLSC Sainte-Geneviève – Centre de santé et services de la Vallée-de-la-Batiscan

Nancy Chénard, inf., B.Sc., DESS sciences infirmières
Coordonnatrice en clinique de transplantation cardiaque – Institut de cardiologie de Montréal

Maud-Christine Chouinard, inf., Ph.D.
Professeure, Module des sciences infirmières et de la santé – Université du Québec à Chicoutimi

Francine de Montigny, inf., Ph.D.
Professeure, Département des sciences infirmières – Université du Québec en Outaouais

Michel Dorval, Ph.D.
Professeur agrégé, Faculté de pharmacie – Université Laval ; Chercheur, Unité de recherche en santé des populations – Centre hospitalier universitaire affilié de Québec

Lisette Gagnon, inf., M.Sc. administration des services de santé, M.Sc.inf.
Chargée de cours, Faculté des sciences infirmières – Université de Montréal

Christian Godbout, inf., M.Sc.
Responsable de la formation en soins critiques/soins intensifs, chirurgie cardiaque – Hôpital Laval ; Chargé de cours, Département des sciences infirmières – Université du Québec à Rimouski

Josée Grégoire, inf., M.Sc., CSIC(C), CSU(C)
Enseignante de soins infirmiers – Cégep régional de Lanaudière à Joliette

Julie Houle, inf., M.Sc.
Professeure, Département des sciences infirmières – Université du Québec à Trois-Rivières

Marie-Chantal Loiselle, inf., M.Sc.
Conseillère en soins spécialisés (néphrologie) – Hôpital Charles-Lemoyne

Caroline Longpré, inf., M.Sc.
Enseignante de soins infirmiers – Cégep régional de Lanaudière à Joliette

Cécile Michaud, inf., Ph.D. (Sc.inf.)
Professeure adjointe, École des sciences infirmières, Faculté de médecine et des sciences de la santé – Université de Sherbrooke

Diane Morin, inf., Ph.D.
Professeure agrégée, Faculté des sciences infirmières – Université Laval

Nicole Ouellet, inf., Ph.D.
Professeure, Département des sciences infirmières – Université du Québec à Rimouski

Bruno Pilote, inf., M.Sc.
Enseignant de soins infirmiers – Cégep de Sainte-Foy

Céline Plante, inf., M.Sc.Clinique (sciences infirmières)
Professeure, Module des sciences de la santé – Université du Québec à Rimouski

Ginette Provost, inf., B.Sc.inf., M.A.
Conseillère clinicienne en soins spécialisés, Regroupement clientèle « Soins critiques-Traumatologie » – Centre hospitalier universitaire de Sherbrooke

Isabelle Reeves, inf., Ph.D.
Professeure agrégée, École des sciences infirmières, Faculté de médecine et des sciences de la santé – Université de Sherbrooke

Isabelle Rouleau, M.Sc.
Agent de recherche, Unité de recherche en santé des populations – Centre hospitalier universitaire affilié de Québec

Liette St-Pierre, inf., Ph.D.
Professeure, Département des sciences infirmières – Université du Québec à Trois-Rivières

Lise Talbot, inf., Ph.D.
Professeure agrégée, École des sciences infirmières, vice-doyenne, Faculté de médecine et des sciences de la santé – Université de Sherbrooke

Andréanne Tanguay, inf., M.Sc.
Chargée de cours, École des sciences infirmières, Faculté de médecine et des sciences de la santé – Université de Sherbrooke

Marie-Claude Thériault, B.Sc.inf., M.Sc.inf.
Professeure, École de science infirmière – Université de Moncton

Alain Vanasse, M.D., Ph.D
Professeur adjoint, Département de médecine familiale, Faculté de médecine et des sciences de la santé – Université de Sherbrooke

Bilkis Vissandjée, inf., Ph.D.
Professeure titulaire, Faculté des sciences infirmières – Université de Montréal

Et la collaboration de

Hugo Laplante, B.Pharm., M.Sc.
Pharmacien – Hôpital Saint-François d'Assise – CHUQ

 COMPAGNON WEB
Le modèle des cas cliniques a été élaboré par:
Martin Decoste, inf., B.Sc.
Enseignant de soins infirmiers – Cégep de Lévis-Lauzon

et le diaporama (fichiers PowerPoint) par:
Janine Roy, inf., B.Sc.
Chargée de cours, Université du Québec à Trois-Rivières

L'équipe d'adaptation et l'éditeur tiennent à remercier les personnes suivantes, qui ont apporté des commentaires précieux à diverses étapes de l'élaboration de l'ouvrage et de son matériel complémentaire :

Line Beaudet
Centre hospitalier universitaire de Montréal

Monique Bernard
Hôpital Maisonneuve-Rosemont

Monique Bernier
Cégep de Sainte-Foy

Johanne Bérubé
Cégep de Lévis-Lauzon

Suzanne Blair
Cégep André-Laurendeau

Raymonde Bourassa
Collège Montmorency

Sylvie Cantin
Cégep de Jonquière

Andrée Carbonneau
Cégep de Lévis-Lauzon

Julie Charette
CSSSTR, Centre de services Les Forges

Gilles Cossette
CSSS du Nord de Lanaudière

Jean-Guy Daniels
CSSS de la MRC d'Asbestos

Diane Demers
Collège Édouard-Montpetit

France Desrosiers
Cégep Saint-Jean-sur-Richelieu

Odette Doyon
Université du Québec à Trois-Rivières

Louise Gélinas
Collège de Bois-de-Boulogne

Denis Gervais
Cégep du Vieux Montréal

Monique Guillotte
Cégep André-Laurendeau

Isabelle Hemlin
Agence de développement de réseaux locaux de services de santé et de services sociaux de Montréal

Louise Hudon
Cégep de Sainte-Foy

Chantal Laperrière
Cégep de Saint-Laurent

Céline Laramée
Collège de Maisonneuve

Gaétane Lavoie
Cégep de Saint-Laurent

Marie-Noëlle Lemay
Collège de Bois-de-Boulogne

Sylvie Le May
Université de Montréal

Céline Longpré
Cégep de Saint-Jérôme

Renée Martin
Collège de Sherbrooke

Jocelyne Provost
Collège Montmorency

Pilar Ramirez Garcia
Faculté des sciences infirmières, Université de Montréal

Isabelle Sankus
Cégep de Saint-Laurent

Lise Schetagne
Collège Montmorency

Marie-Claude Soucy
Cégep de Limoilou

André St-Julien
Cégep du Vieux Montréal

Sylvie Théorêt
Institut de cardiologie de Montréal

Bach Vuong
Collège de Bois-de-Boulogne

GUIDE VISUEL

Les rubriques

Oncologie

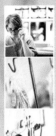

Objectifs d'apprentissage

Après avoir étudié ce chapitre, vous pourrez:

1. Comparer la structure et le fonctionnement d'une cellule normale et d'une cellule cancéreuse.

2. Faire la distinction entre une tumeur bénigne et une tumeur maligne.

3. Nommer les agents et les facteurs cancérogènes reconnus.

4. Expliquer comment l'enseignement et la prévention en matière de santé contribuent à réduire l'incidence du cancer.

5. Comprendre ce qui différencie les divers types d'interventions chirurgicales effectuées dans les cas de cancer: curatives, diagnostiques, prophylactiques, palliatives et reconstructives.

6. Décrire les rôles respectifs de la chirurgie, de la radiothérapie, de la chimiothérapie, de la greffe de moelle osseuse et d'autres formes de traitement du cancer.

7. Décrire les caractéristiques des soins et traitements infirmiers destinés aux personnes sous chimiothérapie.

8. Décrire les diagnostics infirmiers et les problèmes connexes les plus fréquemment rencontrés chez les personnes atteintes de cancer.

9. Appliquer la démarche systématique aux personnes atteintes de cancer.

10. Comprendre l'approche utilisée dans les centres de soins palliatifs pour personnes atteintes de cancer à un stade avancé.

11. Expliquer le rôle de l'infirmière dans l'évaluation et le traitement des urgences oncologiques les plus fréquentes.

■ Objectifs d'apprentissage

Énumère les facettes des apprentissages que l'étudiante sera en mesure d'acquérir en lisant le chapitre. Ces objectifs incitent aussi l'étudiante à faire des liens entre les notions.

■ Vocabulaire

Définit les termes relatifs aux notions clés et apparaissant en caractères gras à leur première occurrence dans le chapitre. Ces termes cernent clairement l'ensemble des concepts clés du chapitre.

VOCABULAIRE

ABCD: abréviation anglaise de *Airways* (voies respiratoires), *Breathing* (respiration), *Circulation* (circulation) *neurological Deficit* (déficit neurologique).

Aponévrose: membrane fibreuse conjonctive, blanchâtre et résistante, liée au muscle squelettique.

Aponévrotomie: incision chirurgicale de l'aponévrose d'une extrémité, visant à alléger la pression et à restaurer la fonction neurovasculaire.

Attelle de traction de Hare: attelle de traction portative, installée sur un membre inférieur afin de l'immobiliser et de réduire une fracture de la tête du fémur.

AVPU: abréviation anglaise de *Alert* (alerte), *Verbal* (réponse aux stimuli verbaux), *Pain* (réponse aux stimuli douloureux), *Unresponsive* (aucune réaction).

Carboxyhémoglobine (COHb): hémoglobine qui, étant liée au monoxyde de carbone, ne peut se lier à l'oxygène; il en résulte une hypoxémie.

Indice préhospitalier de traumatologie (IPT): outil servant à juger et à évaluer la gravité d'un traumatisme grâce à divers signes cliniques tels que la pression artérielle systolique, les fréquences cardiaque et respiratoire, les changements dans l'état de conscience et la présence de blessures pénétrantes. Selon le score obtenu et la présence ou l'absence d'un impact à haute vélocité, un algorithme oriente les ambulanciers vers le centre le plus approprié pour recevoir la personne.

Inotrope: ayant trait à la contractilité de la fibre musculaire.

Lavage péritonéal diagnostique: instillation de lactate de Ringer ou d'un sérum physiologique dans la cavité abdominale afin d'y détecter la présence de globules rouges, de globules blancs, de bile, de bactéries, d'amylase ou de contenu gastro-intestinal indiquant la présence d'une lésion abdominale.

Sphygmooxymétrie (saturométrie): mesure de la saturation en oxygène de l'hémoglobine.

Triage: processus d'évaluation des besoins en matière de santé des personnes qui se présentent au service des urgences afin de déterminer l'ordre de priorité dans les soins qui leur seront prodigués et de les orienter vers les ressources appropriées.

■ Alerte clinique

Fournit des conseils judicieux pour la pratique clinique et des avertissements pour éviter les erreurs courantes.

● ALERTE CLINIQUE *De nombreuses personnes prennent des produits naturels et des suppléments nutritionnels, sans toutefois les considérer comme des «médicaments», de sorte qu'elles négligent parfois de signaler ce fait aux professionnels de la santé. Or, on doit mettre en garde les personnes qui reçoivent des anticoagulants, à la suite d'un AVC, d'un AIT ou d'un diagnostic de fibrillation auriculaire, contre deux plantes, le ginkgo biloba et les suppléments d'ail, dont les effets sur la warfarine (Coumadin) ont été démontrés. Le ginkgo est associé à une augmentation des temps de saignement, ainsi qu'à une plus grande fréquence d'hémorragies spontanées et d'héma... Par ailleurs, prendre à la fois des suppl... warfarine peut hausser de façon con... international normalisé (RIN), accrois... de saignement (Evans, 2000). De nomb... naturels sont susceptibles d'accentuer... anticoagulant de la warfarine.*

▲ Particularités reliées à la personne âgée

De nombreuses personnes âgées vivent des épisodes d'incontinence qui apparaissent de façon soudaine. Lorsque cela se produit, l'infirmière doit interroger la personne, et sa famille dans la mesure du possible, à propos de l'apparition des symptômes et des signes de l'incontinence urinaire ou d'autres symptômes ou signes pouvant indiquer une autre affection sous-jacente.

L'incontinence urinaire peut être provoquée par une infection urinaire aiguë ou une autre infection, la constipation, une diminution de l'apport liquidien, un changement dans l'évolution d'une affection chronique, comme l'augmentation du taux de glycémie chez une personne diabétique ou la

■ Particularités reliées à la personne âgée

Met en évidence les manifestations cliniques de l'affection chez la personne âgée.

EXERCICES D'INTÉGRATION

1. Un homme âgé de 55 ans déclare qu'il ne veut pas participer à une recherche clinique portant sur un médicament. Il déclare: «Il se peut qu'on ne me donne pas le médicament, mais plutôt un placebo. J'aimerais avoir recours aux médecines douces, puisque la médecine traditionnelle ne peut pas m'aider.» Comment l'infirmière devrait-elle réagir? Quelles données devrait-elle recueillir ou transmettre aux autres membres de l'équipe soignante?

2. Une infirmière travaille auprès d'une famille dont l'un des membres est alcoolique et cocaïnomane; elle met au point un plan thérapeutique infirmier. Cependant, un membre de la famille dit à l'infirmière qu'il n'est pas d'accord avec le plan auquel ont souscrit les autres proches. Que diriez-vous à cette personne? Quelles sont les stratégies qui pourraient s'avérer utiles auprès de cette personne et des autres membres de sa famille?

3. Vous soignez un homme qui est en phase terminale à la suite d'un cancer du poumon. Ses enfants vous confient qu'ils se sentent accablés en raison de la situation désespérée de leur père. Que pouvez-vous faire pour les conseiller et les aider à trouver l'espoir au seuil de la mort? Comment pouvez-vous les soutenir et répondre à leurs besoins affectifs, sociaux et spirituels?

■ Exercices d'intégration

Ces exercices qui viennent clore chaque chapitre sont tirés de brèves études de cas. Les questions posées encouragent l'étudiante à faire preuve d'esprit critique, c'est-à-dire à analyser, à comparer, à examiner, à interpréter et à évaluer l'information.

RÉFÉRENCES BIBLIOGRAPHIQUES
en anglais • en français

Allard, N. (2000). Cancer et fatigue. *Infirmière du Québec,* 7(4), 12-13, 45-19.
Association canadienne des infirmières en oncologie (2001). *Conseils pratiques sur la façon dont les personnes atteintes de cancer peuvent gérer la fatigue.* Toronto: Ortho Biotech.
Association canadienne des infirmières en oncologie (2001). *Normes de soins, rôles infirmiers en oncologie et compétences relatives aux rôles infirmiers.* Toronto: Astra Zeneca.
Bremerkamp, M. (2000). Mechanisms of action of 5-HT3 receptor antagonists: Clinical overview and nursing implications. *Clinical Journal of Oncology Nursing,* 4(5), 201–207.
Comité consultatif fédéral-provincial-territorial sur la santé de la population (1999). *Pour un avenir en santé: Deuxième rapport sur la santé de la population canadienne.* Ottawa.

Fattorusso,V., et Ritter, O. (1998). *Vademecum clinique: du diagnostic au traitement* (15 éd.). Paris: Masson.
Fibison, W.J. (2000). Gene therapy. *Nursing Clinics of North America,* 35(3), 757–773.
Fisher, B., et al. (1998). Tamoxifen for prevention of breast cancer: Report of the National Surgical Adjuvant Breast and Bowel Project P-1 study. *Journal of National Cancer Institute, 9...*
Frankel, M.S....
inheritable...
scientific, ...
American ...
of Science,...
Garnier et De...
termes de ...
Gouvernemen...
canadienn...
Greco, K.E. (...
Impact of t...
Forum, 270...
Frankel, G. (20...
control: go...
workshop. ...
infirmiers ...

Références bibliographiques

Rassemble les notices bibliographiques, en anglais et en français, des auteurs cités dans le chapitre.

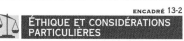

INDEX des six volumes

Index

Pour faciliter le repérage de l'information, on trouve en fin d'ouvrage un index détaillé qui couvre l'ensemble des six volumes.

Les encadrés

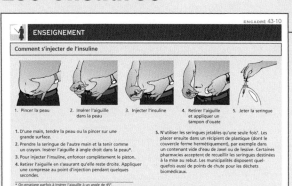

ENSEIGNEMENT

Comment s'injecter de l'insuline

1. Pincer la peau
2. Insérer l'aiguille dans la peau
3. Injecter l'insuline
4. Retirer l'aiguille et appliquer un tampon d'ouate
5. Jeter la seringue

1. D'une main, tendre la peau ou la pincer sur une grande surface.
2. Prendre la seringue de l'autre main et la tenir comme un crayon. Insérer l'aiguille à angle droit dans la peau*.
3. Pour injecter l'insuline, enfoncer complètement le piston.
4. Retirer l'aiguille en s'assurant qu'elle reste droite. Appliquer une compresse au point d'injection pendant quelques secondes.

5. N'utiliser les seringues jetables qu'une seule fois†. Les placer ensuite dans un récipient de plastique (dont le couvercle ferme hermétiquement), un contenant vide d'eau de Javel ou lessive. Certaines pharmacies acceptent de recueillir les seringues destinées à la mise au rebut. Les municipalités disposent quelquefois aussi de points de chute pour les déchets biomédicaux.

* On enseigne parfois à insérer l'aiguille à un angle de 45°.
† Même si certaines études révèlent qu'on peut sans danger réutiliser les seringues jetables, on doit d'abord s'assurer que l'hygiène personnelle est adéquate, qu'il n'existe pas de maladie grave, de lésions ouvertes sur les mains ni d'affaiblissement de la résistance à l'infection.

Enseignement

Fournit des consignes explicites pour les autosoins ou pour aider la personne à surmonter diverses difficultés. Le recours au besoin à des schémas ou à des photographies facilite la compréhension de la technique à enseigner.

Éthique et considérations particulières

Propose de brèves études de cas soulevant des dilemmes éthiques.

ÉTHIQUE ET CONSIDÉRATIONS PARTICULIÈRES

Comment administrer des placebos?

À cause des perceptions erronées sur les placebos et l'effet placebo, on doit se rappeler les principes suivants:

■ L'effet placebo n'indique pas une absence de douleur; il est plutôt l'effet d'une réaction physiologique réelle.

■ On ne doit jamais recourir à des placebos (comprimés ou injection sans ingrédients actifs) pour tester la sincérité d'une personne qui dit souffrir ou comme traitement de première ligne.

■ On ne doit jamais interpréter une réponse positive à un placebo (par exemple diminution de la douleur) comme une indication ... pas réelle.

■ Un placebo ne ... cament analgé... un effet analg... qu'elles se sen... décevoir l'infir...

EXAMEN CLINIQUE

Bronchopneumopathie chronique obstructive: exemples de questions à poser

ANAMNÈSE

■ Depuis combien de temps la personne a-t-elle des problèmes respiratoires?
■ L'effort augmente-t-il la dyspnée? Si oui, quel type d'effort?
■ Quelles sont les limites de tolérance à l'effort chez cette personne?
■ À quels moments de la journée la personne se plaint-elle le plus de fatigue et d'essoufflement?
■ Quelles habitudes d'alimentation et de sommeil ont été touchées?
■ Que sait la personne au sujet de son affection et de son état?
■ Quels sont ses antécédents de tabagisme (primaire et secondaire)?
■ Est-elle exposée à la fumée ou à d'autres polluants dans son milieu de travail?
■ Quels facteurs ont déclenché la BPCO (effort, odeurs fortes, poussière, exposition à des animaux, etc.)?

EXAMEN PHYSIQUE

■ Quelle position la personne adopte-t-elle pendant la consultation?
■ Quel est son pouls et quelle est sa fréquence respiratoire?
■ Quelles sont les caractéristiques de sa respiration? À l'effort et sans effort? Autres?

■ Peut-elle finir une phrase sans chercher son souffl...
■ Contracte-t-elle les muscles abdominaux au cours de l'inspiration?
■ Utilise-t-elle les muscles accessoires des épaules et du ... lorsqu'elle respire?
■ Prend-elle beaucoup de temps pour expirer (expiration prolongée)?
■ Y a-t-il des signes de cyanose centrale?
■ Les veines de son cou sont-elles gonflées?
■ Y a-t-il un œdème périphérique?
■ La personne tousse-t-elle?
■ Quelles sont les caractéristiques de ses expectorations: couleur, quantité et consistance?
■ Présente-t-elle un hippocratisme digital?
■ Quels types de bruits pulmonaires (bruits clairs, faibles ou distants, crépitants, sibilants) perçoit-on? Décrire et consigner les observations à cet égard, ainsi que les régions où les bruits sont perçus.
■ Quel est l'état de conscience de la personne?
■ Note-t-on une altération de la mémoire à court terme ou à long terme?
■ L'état de stupeur s'aggrave-t-il?
■ La personne a-t-elle des appréhensions?

FACTEURS DE RISQUE

MCV

FACTEURS NON MODIFIABLES

■ Antécédents familiaux de coronaropathie prématurée
■ Vieillissement
■ Sexe (hommes, femmes ménopausées)
■ Ethnie (risque plus élevé chez les autochtones que chez les sujets de race blanche)

FACTEURS MODIFIABLES

■ Hyperlipidémie
■ Hypertension
■ Tabagisme
■ Hyperglycémie (diabète)
■ Obésité
■ Sédentarité
■ Caractéristiques de la personnalité de type A, particulièrement l'hostilité
■ Usage de contraceptifs oraux

Examen clinique

Distingue clairement l'anamnèse, qui comprend d'une part des questions à poser pour établir l'histoire de santé et d'autre part les signes et symptômes qui permettent de détecter ou de prévenir les affections.

Facteurs de risque

Donne un aperçu des facteurs qui peuvent nuire à la santé (substances cancérogènes, environnement, consommation de certains produits, etc.).

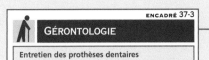

ENCADRÉ 37-3

GÉRONTOLOGIE

Entretien des prothèses dentaires

Comme un grand nombre de personnes âgées portent des prothèses dentaires, les mesures d'hygiène buccodentaire et les examens périodiques contribuent au maintien de la santé.

- Brosser les prothèses dentaires deux fois par jour.
- Retirer les prothèses au coucher et les faire tremper dans l'eau ou dans un produit de nettoyage (ne pas les mettre dans l'eau chaude, car elles pourraient se déformer).
- Se rincer la bouche avec de l'eau tiède et salée, au lever, après chaque repas et au coucher.
- Nettoyer soigneusement la zone qui se trouve sous les prothèses partielles, car les particules alimentaires tendent à s'y loger.
- Consommer des aliments non adhérents et découpés en petits morceaux; mastiquer lentement.
- Rendre visite au denturologiste régulièrement pour qu'il évalue l'ajustement des prothèses et qu'il effectue les corrections nécessaires.

■ Gérontologie

Rassemble de l'information concernant les personnes âgées.

■ Grille de suivi des soins à domicile

Présente des recommandations explicites – destinées à la personne elle-même ou à son proche aidant, ou aux deux – afin d'assurer l'atteinte des objectifs de soins lorsque la personne a regagné son domicile.

ENCADRÉ 46-11

GRILLE DE SUIVI DES SOINS À DOMICILE

Personne sous dialyse péritonéale (DPCA ou DPA)

Après avoir reçu l'enseignement sur les soins à domicile, la personne ou le proche aidant peut :	Personne	Proche aidant
■ Expliquer ce qu'est l'insuffisance rénale et quels sont ses effets sur l'organisme.	✔	✔
■ Donner des informations générales sur la fonction rénale.	✔	✔
■ Expliquer les différentes phases de l'affection.	✔	✔
■ Expliquer les principes de base de la dialyse péritonéale.	✔	✔
■ Entretenir le cathéter et effectuer les soins du point d'insertion.	✔	✔
■ Évaluer les signes vitaux et le poids.	✔	✔
■ Expliquer en quoi consistent la surveillance et le maintien de l'équilibre hydrique.	✔	✔
■ Énumérer les principales techniques d'asepsie.	✔	✔
■ Effectuer les échanges de la DPCA en utilisant les techniques d'asepsie recommandées (les personnes qui reçoivent une DPA devraient également être en mesure d'expliquer la ... défaillance ou de non-disponibilité du cycleur).	✔	✔
...tenir, le cas échéant.	✔	✔
...possibles de la dialyse péritonéale, les mesures utilisées pour ...les traiter.	✔	✔

■ Pharmacologie

Résume les traitements pharmacologiques courants et récents ainsi que les progrès dans le domaine.

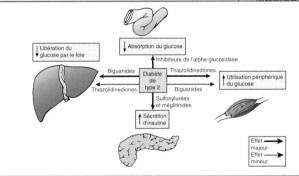

■ Promotion de la santé

Rappelle des consignes de sécurité susceptibles d'éviter des blessures ou des accidents.

ENCADRÉ 18-6

PROMOTION DE LA SANTÉ

Prévention des coups de chaleur

- Recommander à la personne d'éviter toute nouvelle exposition à des températures élevées; pendant une période assez longue, elle peut en effet présenter une hypersensibilité à la chaleur.
- Insister sur la nécessité de s'hydrater suffisamment et régulièrement, de porter des vêtements légers, amples et de couleur claire, et de réduire son activité par temps chaud.
- Conseiller aux athlètes de surveiller leurs pertes liquidiennes et pondérales durant leur entraînement, et de les compenser en buvant suffisamment.
- Conseiller à la personne d'augmenter graduellement l'intensité de l'effort physique, en prenant le temps qu'il faut pour s'acclimater à la chaleur.
- Recommander aux personnes âgées et vulnérables, qui vivent en milieu urbain où la chaleur est parfois intense, de fréquenter des lieux où elles auront de l'air frais (centres commerciaux, bibliothèques, par exemple).

■ Recherche en sciences infirmières

Résume des exemples de recherche en précisant l'objectif, le dispositif, les résultats et les implications pour la pratique infirmière. Cette rubrique sensibilise l'étudiante à l'importance de maintenir ses connaissances à jour en plus d'intégrer les résultats probants issus d'études réalisées par des infirmières.

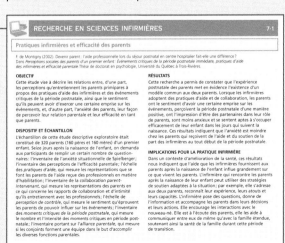

RECHERCHE EN SCIENCES INFIRMIÈRES

7-1

Pratiques infirmières et efficacité des parents

F. de Montigny (2002). Devenir parent : l'aide professionnelle lors du séjour postnatal en centre hospitalier fait-elle une différence ? Dans Perceptions sociales des parents d'un premier enfant : Événements critiques de la période postnatale immédiate, pratiques d'aide des infirmières et efficacité parentale Thèse de doctorat en psychologie. Université du Québec à Trois-Rivières.

OBJECTIF

Cette étude vise à décrire les relations entre, d'une part, les perceptions qu'entretiennent les parents primipares à propos des pratiques d'aide des infirmières et des événements critiques de la période postnatale, ainsi que le sentiment qu'ils peuvent avoir d'exercer une certaine emprise sur les événements, et, d'autre part, l'anxiété des parents, leur façon de percevoir leur relation parentale et leur efficacité en tant que parents.

DISPOSITIF ET ÉCHANTILLON

L'échantillon de cette étude descriptive exploratoire était constitué de 320 parents (160 pères et 160 mères) d'un premier enfant. Seize jours après la naissance de l'enfant, on demanda aux participants de remplir un certain nombre de questionnaires : l'inventaire de l'anxiété situationnelle de Spielberger; l'inventaire des perceptions de l'efficacité parentale; l'échelle des *pratiques d'aide*, qui mesure les représentations que se font les parents de l'aide reçue des professionnels en matière d'habilitation; l'inventaire de la *collaboration parent-intervenant*, qui mesure les représentations des parents en ce qui concerne les rapports de collaboration et d'intimité qu'ils entretiennent avec les professionnels; l'échelle de *perception de contrôle*, qui mesure le sentiment qu'éprouvent les parents de pouvoir influer sur les événements; l'inventaire des *moments critiques de la période postnatale*, qui mesure le nombre et l'intensité des moments critiques en période post-natale; l'inventaire portant sur l'*alliance parentale*, qui mesure si les conjoints forment une équipe dans le but d'accomplir les diverses fonctions parentales.

RÉSULTATS

Cette recherche a permis de constater que l'expérience postnatale des parents met en évidence l'existence d'un modèle commun aux deux parents. Lorsque les infirmières adoptent des pratiques d'aide et de collaboration, les parents ont le sentiment d'avoir une certaine emprise sur les événements, perçoivent la période postnatale d'une manière positive, ont l'impression d'être des partenaires dans leur rôle de parents, sont moins anxieux et se sentent aptes à s'occuper efficacement de leur enfant dans les jours qui suivent la naissance. Ces résultats indiquent que l'anxiété est moindre chez les parents qui reçoivent de l'aide et du soutien de la part des infirmières au tout début de la période postnatale.

IMPLICATIONS POUR LA PRATIQUE INFIRMIÈRE

Dans un contexte d'amélioration de la santé, ces résultats nous indiquent que l'aide que les infirmières fournissent aux parents après la naissance de l'enfant influe grandement sur ce que vivent les parents. L'infirmière qui rencontre les parents après la naissance de leur enfant peut utiliser des stratégies de soutien adaptées à la situation; par exemple, elle s'adresse aux deux parents, reconnaît leur expérience, leurs atouts et leurs capacités. L'infirmière pose des questions, donne de l'information et accompagne les parents dans leurs décisions et leurs actions. Elle encourage les interactions avec le nouveau-né. Elle est à l'écoute des parents, elle les aide à communiquer entre eux de même qu'avec la famille étendue, soutenant ainsi la santé de la famille durant cette période de transition.

Recommandations

Décrit des interventions infirmières et leurs justifications scientifiques les plus récentes en vue de favoriser l'acquisition d'habiletés importantes. Chaque fois que des lignes directrices ont été énoncées par des comités d'experts, elles sont présentées dans la rubrique.

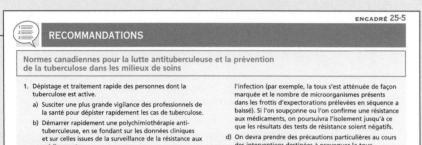

ENCADRÉ 25-5

RECOMMANDATIONS

Normes canadiennes pour la lutte antituberculeuse et la prévention de la tuberculose dans les milieux de soins

1. Dépistage et traitement rapide des personnes dont la tuberculose est active.

   a) Susciter une plus grande vigilance des professionnels de la santé pour dépister rapidement les cas de tuberculose.

   b) Démarrer rapidement une polychimiothérapie anti-tuberculeuse, en se fondant sur les données cliniques et sur celles issues de la surveillance de la résistance aux médicaments.

l'infection (par exemple, la toux s'est atténuée de façon marquée et le nombre de microorganismes présents dans les frottis d'expectorations prélevées en séquence a baissé). Si l'on soupçonne ou l'on confirme une résistance aux médicaments, on poursuivra l'isolement jusqu'à ce que les résultats des tests de résistance soient négatifs.

   d) On devra prendre des précautions particulières au cours des interventions destinées à provoquer la toux.

Les figures et tableaux

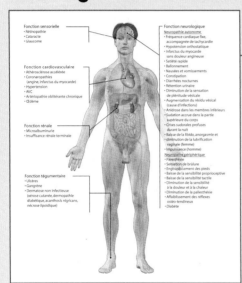

Effets multisystémiques

Schématise les conséquences multisystémiques d'une affection et permet d'en visualiser les principales manifestations cliniques.

Physiologie/physiopathologie

Démontre la séquence des événements physiopathologiques par des figures et des schémas clairs ainsi que par des algorithmes qui mettent en évidence les informations les plus utiles permettant de comprendre les manifestations cliniques et les options thérapeutiques.

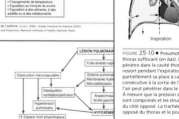

FIGURE 25-10 ■ Pneumothorax ouvert (*en haut*) et pneumo-thorax suffocant (*en bas*). En cas de pneumothorax ouvert, l'air pénètre dans la cavité thoracique pendant l'inspiration et en ressort pendant l'expiration. Le poumon affecté peut reprendre partiellement sa place à cause de la diminution de pression consécutive à la sortie de l'air. En cas de pneumothorax suffocant, l'air peut pénétrer dans le thorax, mais ne peut pas en ressortir. À mesure que la pression s'élève, le cœur et les gros vaisseaux sont comprimés et les structures du médiastin sont refoulées du côté opposé. La trachée est également repoussée vers le côté opposé du thorax et le poumon sain est comprimé.

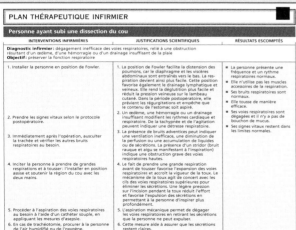

PLAN THÉRAPEUTIQUE INFIRMIER

Plan thérapeutique infirmier*

Illustre les soins et les traitements sous l'angle de la démarche systématique dans la pratique infirmière. La numérotation et l'utilisation des puces font ressortir les liens entre chacune des interventions infirmières, leurs justifications scientifiques et les résultats escomptés.

_____
* Voir la note de la page V.

TABLE DES MATIÈRES

Fonction immunitaire

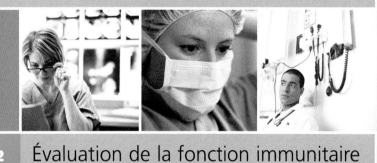

Adaptation française
Caroline Longpré, inf., M.Sc.
Enseignante de soins infirmiers –
Cégep régional de Lanaudière
à Joliette

CHAPITRE 52

Évaluation de la fonction immunitaire

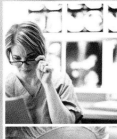
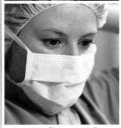
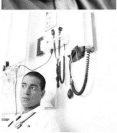

Objectifs d'apprentissage

Après avoir étudié ce chapitre, vous pourrez:

1. Décrire les réactions immunitaires générales de l'organisme.

2. Décrire les phases de la réaction immunitaire.

3. Expliquer les différences entre l'immunité à médiation cellulaire et l'immunité à médiation humorale.

4. Décrire les effets des variables suivantes sur la fonction immunitaire: âge, sexe, alimentation, psycho-neuro-immunologie, affections concomitantes, cancer, médicaments et radiations.

5. Utiliser les paramètres de l'examen clinique pour déterminer l'état de la fonction immunitaire de la personne.

La fonction immunitaire a pour but de protéger l'organisme contre les invasions par les microorganismes ou les substances étrangères. On appelle **immunité** l'ensemble des moyens de défense que l'organisme utilise pour repousser les envahisseurs. L'état de la fonction immunitaire dépend de l'âge et de divers autres facteurs, tels que la fonction neurologique, l'état émotionnel, les médicaments, le stress lié à la présence d'affections, les traumatismes et les interventions chirurgicales. Les dysfonctionnements de l'immunité peuvent survenir à tout âge. Bon nombre sont héréditaires, d'autres sont acquis. On utilise le terme **immunopathologie** pour désigner l'étude des troubles reliés à la fonction immunitaire. Ces troubles peuvent être causés par une surabondance ou une pénurie de cellules immunocompétentes, une altération de leur fonction, des attaques immunologiques menées contre des autoantigènes ou des réactions inappropriées ou exagérées à des antigènes spécifiques (tableau 52-1 ■).

Pour mieux comprendre l'immunopathologie et être au fait des troubles immunologiques, dont le nombre ne cesse d'augmenter, l'infirmière doit acquérir de solides connaissances de

VOCABULAIRE

Agent pathogène: microbe qui produit des affections; par exemple, bactéries et virus; comprend aussi les parasites pluricellulaires.

Agglutination: effet de groupement en petits amas de microorganismes ou de cellules sanguines, survenant lorsque les anticorps lient les antigènes en réseau.

Anticorps: protéine produite par l'organisme en réaction à un antigène spécifique et capable d'interagir avec celui-ci; également appelé immunoglobuline (Ig).

Antigène (ou immunogène): toute substance capable de déclencher une réponse immunitaire, que cette dernière soit à médiation humorale (anticorps) ou à médiation cellulaire (lymphocytes T).

Cellule présentatrice d'antigènes: cellule qui absorbe, traite et exprime à sa surface les antigènes liés aux protéines de classe II du complexe majeur d'histocompatibilité, et qui les présente aux lymphocytes T auxiliaires.

Cellule souche: précurseur de toutes les cellules sanguines; on trouve les cellules souches surtout dans la moelle osseuse.

Cellule tueuse naturelle: lymphocyte défendant l'organisme contre les microorganismes et les cellules cancéreuses; aussi appelée cellule NK (*natural killer*).

Complément: série de protéines enzymatiques qui sont présentes dans le sérum et qui, lorsqu'elles sont activées, détruisent les bactéries et d'autres cellules; s'ajoute à l'action des anticorps.

Complexe majeur d'histocompatibilité (CMH): ensemble de gènes dont les produits sont des protéines membranaires des cellules de l'organisme qui jouent un rôle clé dans l'activation des lymphocytes T et dans le rejet des greffes; aussi appelé HLA, chez l'humain.

Cytokine: terme générique désignant les protéines (autres que les anticorps) qui agissent à titre de médiateurs cellulaires, par exemple dans la production d'une réaction immunitaire; permet de réguler la réponse immunitaire et de participer aux défenses non spécifiques.

Génie génétique: technologie récente permettant, entre autres, de remplacer les gènes manquants ou défectueux.

Immunité: réaction de défense de l'organisme contre les corps étrangers, en particulier contre les microorganismes.

Immunocompétence: aptitude des cellules de la fonction immunitaire à déceler, à désactiver ou à détruire les substances étrangères.

Immunopathologie: étude des affections dont l'origine est principalement immunologique.

Immunorégulation (ou régulation immunitaire): système complexe de mécanismes qui agissent les uns sur les autres pour réguler les réactions immunitaires.

Interféron: protéine, dont il existe trois types (alpha, bêta, gamma), se formant naturellement lors de l'exposition des cellules à des agents viraux; a la capacité d'activer la synthèse des protéines antivirales par les cellules non infectées.

Lymphocyte B: cellule qui produit des anticorps membranaires et donne naissance aux plasmocytes (producteurs d'anticorps circulants) et aux lymphocytes B mémoires.

Lymphocyte mémoire: cellule responsable de la reconnaissance des antigènes avec lesquels l'organisme a été en contact par le passé; produit une réaction immunitaire vigoureuse.

Lymphocyte nul: lymphocyte détruisant les antigènes préalablement recouverts d'anticorps.

Lymphocyte T auxiliaire: cellule qui lance la réaction immunitaire adaptative en stimulant les lymphocytes B et T cytotoxiques et en potentialisant l'action des autres globules blancs.

Lymphocyte T cytotoxique: lymphocyte qui lyse les cellules infectées par les virus; joue également un rôle dans le phénomène du rejet des greffes et dans la destruction des cellules tumorales.

Lymphocyte T suppresseur: lymphocyte inhibant l'activité des autres lymphocytes de façon à maintenir la réaction immunitaire à un seuil acceptable pour l'organisme.

Lymphokine: substance libérée par les lymphocytes lorsqu'ils entrent en contact avec un antigène spécifique.

Opsonisation: potentialisation de la phagocytose qui survient lorsque la surface des agents pathogènes est recouverte d'anticorps ou de protéines du complément.

Phagocyte: cellule qui englobe et détruit les corps étrangers ou les toxines.

Phagocytose: un des volets de la fonction immunitaire mettant en jeu des phagocytes (globules blancs) qui ont la capacité d'ingérer et de détruire les particules étrangères, telles que les microbes, et les débris cellulaires.

Réaction immunitaire à médiation cellulaire: un des volets de la fonction immunitaire mettant en jeu l'attaque des pathogènes par les lymphocytes T.

Réaction immunitaire à médiation humorale: un des volets de la fonction immunitaire; l'immunité qu'elle confère repose sur les anticorps.

base sur l'immunité. Elle devra faire appel à ce savoir pour bien évaluer et soigner la personne dont la fonction immunitaire est compromise.

Anatomie et physiologie

ANATOMIE DU SYSTÈME IMMUNITAIRE

La fonction immunitaire relève de cellules et de molécules qui jouent des rôles spécialisés dans la défense de l'organisme contre l'infection. Ses principales composantes sont la moelle osseuse et les globules blancs qu'elle produit, les tissus lymphoïdes, qui comprennent le thymus, la rate, les ganglions (ou nœuds) lymphatiques et les amygdales, ainsi que des tissus similaires dans les systèmes gastro-intestinal, respiratoire et reproducteur. Les vaisseaux lymphatiques, quant à eux, servent à concentrer les substances étrangères et à les acheminer vers les tissus lymphoïdes où elles peuvent être traitées (figure 52-1 ■).

Moelle osseuse

Les globules blancs qui participent à l'immunité sont produits dans la moelle osseuse à partir de cellules indifférenciées, ou **cellules souches**, capables de donner naissance à un grand nombre de lignées cellulaires (chapitre 33 ⟲), dont celles des granulocytes, monocytes et macrophages, et des lymphocytes (figure 52-2 ■). Les cellules souches produisent deux types de lymphocytes : les lymphocytes B et les lymphocytes T (figure 52-3 ■). Les **lymphocytes B** effectuent leur maturation dans la moelle osseuse, puis passent dans la circulation sanguine. Pour leur part, les lymphocytes T se déplacent de la moelle osseuse au thymus où ils parviennent à maturité et se transforment en divers types de cellules ayant différentes fonctions.

Tissus lymphoïdes

Le thymus, que nous avons mentionné plus haut, est l'organe où s'effectue la sélection des lymphocytes T. La rate, composée de la pulpe rouge et de la pulpe blanche, joue un rôle qui s'apparente à celui d'un filtre. Les globules rouges sénescents ou endommagés sont détruits dans la pulpe rouge. La pulpe blanche constitue une réserve de lymphocytes. Les ganglions lymphatiques sont des organes disséminés dans le corps ; ils communiquent les uns avec les autres par les vaisseaux et les capillaires lymphatiques et éliminent les particules étrangères présentes dans la lymphe avant son entrée dans la circulation sanguine. C'est également dans les ganglions lymphatiques que se livrent d'importants combats entre les cellules immunitaires et les agents pathogènes. Les autres tissus lymphoïdes,

Troubles de la fonction immunitaire	TABLEAU 52-1

Nature	Description
Auto-immunité	La réaction immunitaire, dont la fonction normale est de protéger l'organisme, se retourne contre celui-ci ou l'attaque, ce qui entraîne des lésions tissulaires.
Hypersensibilité	L'organisme réagit à des antigènes spécifiques de façon inappropriée ou exagérée.
Gammapathie	Production exagérée de gamma-globulines (ou immunoglobulines, ou anticorps) qui se retrouvent dans le sang et sont le plus souvent signe de cancer.
Immunodéficience primaire	Le déficit immunitaire provient d'une absence ou d'une insuffisance de cellules ou de tissus immunitaires ; est généralement dû à une anomalie héréditaire.
Immunodéficience secondaire	Le déficit résulte d'une atteinte à la fonction immunitaire une fois que celle-ci s'est formée. Il peut être causé par une affection ou un traitement.

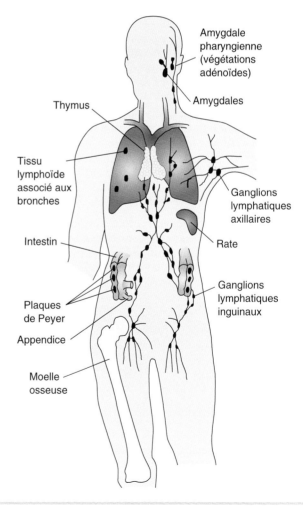

FIGURE 52-1 ■ Tissus et organes lymphoïdes centraux et périphériques. Source : C.M. Porth (2002). *Pathophysiology : Concepts of altered health states* (6e éd.). Philadelphie : Lippincott Williams & Wilkins.

PHYSIOLOGIE/PHYSIOPATHOLOGIE

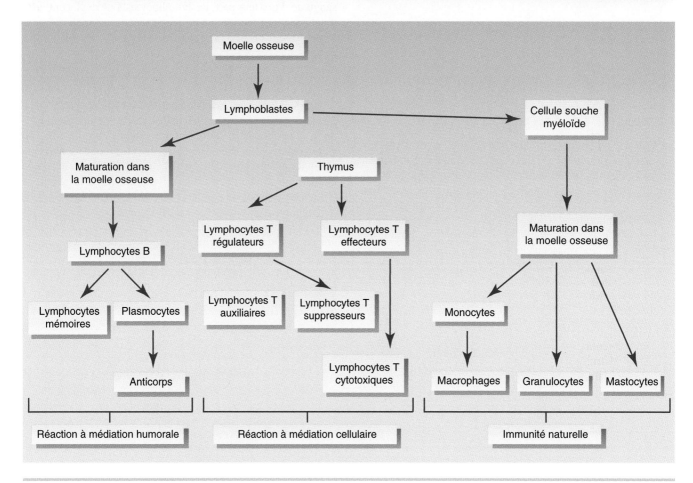

FIGURE 52-2 ■ Développement des cellules de la fonction immunitaire.

soit les amygdales et des tissus associés aux muqueuses, contiennent des cellules immunitaires qui protègent les muqueuses de l'organisme contre les microorganismes.

FONCTION IMMUNITAIRE : DÉFENSES ET RÉACTIONS

Il existe deux formes d'immunité : l'immunité innée (aussi appelée naturelle) et l'immunité adaptative (ou acquise). L'immunité innée est non spécifique et déjà présente à la naissance, alors que l'immunité adaptative est spécifique et ne développe tout son potentiel qu'après la naissance. Peu importe le nombre d'expositions à une substance étrangère, les réactions immunitaires innées que cette substance déclenche sont très semblables d'une fois à l'autre. À l'opposé, les réactions immunitaires adaptatives gagnent en intensité à chaque nouvelle exposition à un même agent envahisseur (Delves et Roitt, 2000a). Même si chaque type d'immunité joue un rôle distinct dans la défense de l'organisme, leurs diverses composantes agissent habituellement de façon interdépendante.

Immunité innée

L'immunité innée déclenche une réaction non spécifique en présence d'une substance étrangère, quelle qu'en soit la composition. Les mécanismes qui assurent cette immunité sont, d'une part, les barrières physiques et chimiques que constituent par exemple la peau, les muqueuses et leurs sécrétions, et, d'autre part, les défenses internes non spécifiques telles que l'action de certains globules blancs, l'inflammation et certaines protéines antimicrobiennes.

Barrières physiques et chimiques

Les barrières physiques superficielles comprennent la peau et les muqueuses intactes, les vibrisses et les cils des voies respiratoires ainsi que les réactions de toux et d'éternuement qui évacuent les corps étrangers des voies respiratoires supérieures avant qu'ils n'envahissent le reste de l'organisme. Par ailleurs, l'appareil lacrymal, l'évacuation de l'urine et la défécation contribuent aussi à repousser les agents pathogènes. Les barrières chimiques, telles que les sécrétions gastriques acides, le mucus, les enzymes lacrymales et salivaires ainsi que les diverses substances composant les sécrétions

PHYSIOLOGIE/ PHYSIOPATHOLOGIE

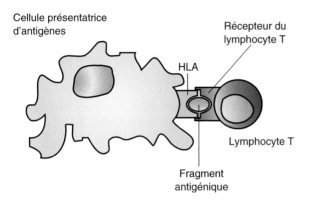

FIGURE 52-3 ■ Reconnaissance de l'antigène par un lymphocyte T. Après avoir absorbé et partiellement digéré un corps étranger, la cellule présentatrice d'antigènes affiche à sa surface un fragment antigénique sur une molécule du HLA (CMH). Le lymphocyte T dont le récepteur s'adapte à la fois au fragment antigénique et au HLA est activé et peut alors jouer son rôle dans la réaction immunitaire.

sébacées, sudorales et vaginales, agissent de façon non spécifique pour détruire les bactéries et les champignons qui tentent de pénétrer dans l'organisme.

Rôle des globules blancs

Les globules blancs (ou leucocytes) contribuent à la fois aux réactions immunitaires innées et aux réactions immunitaires adaptatives. Les granulocytes (appelés ainsi à cause de la présence de granules dans leur cytoplasme) combattent les substances étrangères ou les toxines en les phagocytant et en libérant des médiateurs cellulaires (comme l'histamine, la bradykinine et les prostaglandines). Les granulocytes (appelés aussi *leucocytes polynucléaires*, car leur noyau irrégulier ou segmenté paraît multiple) se divisent en trois classes, soit les neutrophiles, les éosinophiles et les basophiles (chapitre 35 ⚭).

Les granulocytes neutrophiles sont les premières cellules à se rendre au siège d'une lésion ou d'une infection. Ils ont la propriété d'englober et de détruire les substances étrangères par **phagocytose**. Les granulocytes éosinophiles et basophiles se multiplient lors d'une réaction allergique ou d'une réponse au stress. Contrairement aux neutrophiles, les granulocytes éosinophiles n'exercent qu'une action phagocytaire réduite. Lorsqu'ils sont activés, ils tuent les parasites, probablement en libérant des médiateurs chimiques spécifiques dans le liquide extracellulaire. De plus, ils sécrètent des leucotriènes, des prostaglandines et diverses cytokines (Delves et Roitt, 2000a). Les granulocytes basophiles jouent un rôle important dans les réactions allergiques et inflammatoires (chapitre 55 ⚭).

Les leucocytes mononucléaires comprennent les monocytes, ou les macrophages (appelés *histiocytes* quand ils pénètrent dans les espaces tissulaires), et les lymphocytes. Les macrophages sont aussi des **phagocytes** et peuvent englober et détruire de plus grandes quantités de substances étrangères ou de toxines que les granulocytes. Les lymphocytes B et T jouent un rôle important dans l'immunité à médiation humorale et dans l'immunité à médiation cellulaire. De 60 à 70 % des lymphocytes du sang sont des lymphocytes T et de 10 à 20 %, des lymphocytes B (Porth, 2002).

Réaction inflammatoire

La réaction inflammatoire est une fonction importante de l'immunité innée. Elle se produit lorsque des tissus sont lésés ou envahis par des microorganismes. Elle met en jeu des médiateurs chimiques qui réduisent les pertes de sang, bloquent la pénétration des agents pathogènes, activent les phagocytes et favorisent la formation de tissu cicatriciel fibreux ainsi que la régénération des tissus lésés (chapitre 6 ⚭).

Protéines antimicrobiennes

Pour se défendre contre les virus, l'organisme fait aussi appel à d'autres agents, notamment à **interféron**. Ce dernier, un type de modificateur de la réaction biologique, est une protéine que l'organisme fabrique naturellement lorsqu'il est attaqué par un virus. Il est capable de stimuler la synthèse des protéines antivirales par l'activité des cellules non infectées. Il existe trois types d'interférons : alpha, bêta et gamma.

Le **complément** est un ensemble de protéines inactives dans le plasma sanguin, qui lorsqu'elles sont activées, agissent de concert avec certaines réactions immunitaires, allergiques et inflammatoires. Nous reviendrons sur leur action plus loin dans le chapitre.

Les transferrines sont des protéines qui lient le fer et qui, en réduisant la quantité de fer disponible, inhibent la prolifération de certaines bactéries.

Troubles de l'immunité innée

Un dérèglement de la fonction immunitaire innée peut se produire si les divers éléments qui la composent ne s'activent pas ou restent actifs longtemps après qu'ils ont apporté les bienfaits requis. Les immunodéficiences se caractérisent par l'inactivation ou l'altération des composantes de la fonction immunitaire. Certains troubles (par exemple l'asthme, les allergies et l'arthrite) se caractérisent, pour leur part, par des réactions inflammatoires persistantes (Medahitov et Janeway, 2000). Le fondement de nombreuses affections auto-immunes est l'incapacité de la fonction immunitaire à reconnaître ses propres tissus. Ceux-ci deviennent alors « étrangers » et sont voués à la destruction.

Immunité adaptative

L'immunité adaptative (acquise) se constitue petit à petit dans l'organisme au fur et à mesure de l'exposition aux agents pathogènes. Elle peut être passive ou active. L'immunité adaptative passive est une forme d'immunité temporaire que l'organisme emprunte pour ainsi dire d'une autre source, laquelle est elle-même immunisée par une exposition antérieure à une affection ou par vaccination. Dans certaines situations d'urgence, quand le risque de contracter une affection particulière est élevé et que l'organisme ne dispose pas du temps nécessaire pour produire une réaction immunitaire active adéquate, on administre des immunoglobulines ou un antisérum (provenant du plasma sanguin de personnes ayant une immunité acquise) pour fournir une immunité temporaire. On parle alors d'immunité adaptative passive, acquise artificiellement. À titre d'exemple, des immunoglobulines peuvent être administrées à une personne exposée à l'hépatite. L'immunité résultant du transfert d'anticorps de la mère à l'enfant qu'elle porte ou qu'elle allaite est aussi une forme d'immunité passive, mais dans ce cas elle est acquise naturellement. En ce qui concerne l'immunité adaptative active, l'organisme met en place ses propres défenses. Ce type d'immunité dure généralement de nombreuses années et parfois même toute la vie. Elle peut être acquise naturellement (à la suite d'une infection) ou acquise artificiellement (par immunisation). L'immunité adaptative implique une réaction à médiation cellulaire ou une réaction à médiation humorale, ou les deux (voir plus loin dans ce chapitre).

Réaction adaptative à l'invasion

L'immunité adaptative active est le fait des lymphocytes T et B, et des anticorps que ces derniers sécrètent. La résistance qu'elle oppose à un **agent pathogène** donné est très spécifique, c'est-à-dire qu'elle a pour seule fonction de détruire cet agent. En se concentrant ainsi sur chaque envahisseur au fur et à mesure qu'il se présente, la fonction immunitaire augmente son efficacité. Elle y gagne aussi une occasion de prendre l'«empreinte» du corps étranger pour le garder en mémoire. Elle se prépare de la sorte à réagir rapidement si ce dernier devait s'introduire de nouveau dans l'organisme.

Les constituants des microorganismes qui déclenchent une réaction immunitaire adaptative active sont appelés **antigènes (ou immunogènes)**. Par exemple, un antigène peut consister en une petite plaque de protéines à la surface d'un microbe. Une seule bactérie, voire une seule grosse molécule comme la toxine diphtérique ou tétanique, peut porter plusieurs antigènes (ou marqueurs) à sa surface et stimuler autant de lymphocytes différents qui pourront faire corps et attaquer sur plusieurs fronts, bien que chacun réagisse de façon spécifique.

Lorsque le corps est envahi par un microorganisme, la réponse adaptative à l'invasion microbienne comprend les trois phases suivantes :

- Phase de reconnaissance de l'antigène
- Phase d'activation des cellules immunitaires
- Phase effectrice

Phase de reconnaissance de l'antigène

La reconnaissance, par la fonction immunitaire, des antigènes étrangers déclenche le processus de la réaction immunitaire adaptative. La première étape de cette réaction nécessite le concours de certaines cellules de l'immunité innée. Ces cellules, appelées **cellules présentatrices d'antigènes** (CPA), ont la capacité de traiter les antigènes et de les exposer sur leur surface de manière à stimuler les lymphocytes T. Ce sont pour la plupart des macrophages et un type particulier de cellules appelées cellules dendritiques.

RECHERCHE EN SCIENCES INFIRMIÈRES

Anesthésie péridurale et réaction immunitaire chez la femme qui vient d'accoucher

W.P. Fehder et S.G. Gennaro (1998). Immune alterations associated with epidural anesthesia for labor and delivery. *Maternal Child Health Nursing, 23*(6), 292-299.

OBJECTIF

L'anesthésie péridurale est une forme d'anesthésie et d'analgésie couramment utilisée chez les femmes lors de l'accouchement. On considère généralement qu'il s'agit d'une intervention sûre; mais les résultats de certaines études laissent croire qu'elle pourrait être associée à des anomalies dans la numération leucocytaire. L'objectif de la présente étude était de déterminer si l'anesthésie péridurale est effectivement associée à des anomalies observées dans le bilan immunologique ou touchant la fonction immunitaire chez les femmes en bonne santé qui viennent d'accoucher.

DISPOSITIF ET ÉCHANTILLON

Dans cette étude de cohorte prospective, l'échantillon de convenance comprenait deux groupes de femmes en post-partum et en bonne santé. On a évalué leur fonction immunitaire afin de détecter des différences entre les résultats obtenus chez les femmes ayant reçu une anesthésie péridurale lors du travail et de l'accouchement (47 participantes) et ceux des femmes n'en ayant pas reçu (21 participantes).

Les 68 femmes qui avaient accepté de participer à l'étude et qui satisfaisaient aux critères d'inclusion ont subi des examens

paracliniques afin que les chercheurs obtiennent des données sur leur fonction immunitaire. Ces examens ont été effectués dans les 24 heures qui ont suivi l'accouchement. Les données recueillies comprenaient des mesures du phénotype immunitaire, de la capacité de proliférer des lymphocytes et du potentiel lytique des cellules tueuses naturelles.

RÉSULTATS

On n'a noté aucune différence entre les deux groupes de femmes quant à la fonction immunitaire.

IMPLICATIONS POUR LA PRATIQUE INFIRMIÈRE

Cette étude a permis de montrer que l'anesthésie péridurale ne modifie pas la numération leucocytaire et d'autres mesures phénotypiques des leucocytes. Les résultats donnent à penser que la technique de l'anesthésie péridurale n'entraîne aucun changement dans la réaction immunitaire chez les femmes venant d'accoucher. Cependant, il faudra entreprendre d'autres études, auprès d'un plus grand nombre de personnes, pour confirmer ces résultats. Enfin, il n'y a pas lieu de prévoir un régime de soutien de la fonction immunitaire distinct pour les femmes qui subissent une anesthésie péridurale lors de l'accouchement.

Les antigènes sur les CPA sont d'abord reconnus par les **lymphocytes T auxiliaires**, ou lymphocytes T CD4, qui, malgré leur nom, jouent un rôle de premier plan dans la réponse immunitaire, car ils sont responsables de l'activation de tous les autres acteurs de la fonction immunitaire adaptative. L'antigène reconnu par le lymphocyte T auxiliaire est un fragment de protéine qui provient de l'agent pathogène et qui se trouve à la surface de la cellule présentatrice où il est associé à une molécule de classe II du **complexe majeur d'histocompatibilité (CMH)**. C'est dire que le lymphocyte T reconnaît à la fois l'antigène et le CMH (figure 52-3). Chez l'humain, les protéines membranaires du CMH sont appelées HLA (pour *Human Leukocyte Antigens*). Rappelons que ce sont ces protéines qui permettent au corps de distinguer ses propres cellules des corps étrangers, d'où l'appellation de «molécules du soi».

L'affinité des lymphocytes T pour les molécules du complexe majeur d'histocompatibilité a une grande importance sur le plan clinique, car c'est elle qui est à l'origine du rejet des greffes. En effet, les lymphocytes T réagissent violemment à toute molécule du HLA qui diffère de celles qu'ils côtoient tous les jours. Si le greffon n'est pas parfaitement compatible avec l'hôte quant au CMH, il risque de provoquer une réaction immunitaire qui aboutit à son rejet. Inversement, il arrive qu'un greffon transporte avec lui des lymphocytes T qui reconnaissent dans l'hôte des molécules du HLA différentes de celles du donneur, ce qui peut provoquer une réaction du greffon contre l'hôte (chapitre 35 🔗).

La reconnaissance d'un antigène spécifique n'est pas l'apanage des seuls lymphocytes T auxiliaires. Les **lymphocytes T cytotoxiques**, ou lymphocytes T CD8, et les lymphocytes B réagissent aussi de façon spécifique, en se liant seulement aux antigènes qui s'adaptent à leurs récepteurs de surface. Dans le cas des lymphocytes T CD8, l'antigène doit être associé à une molécule de classe I du HLA. Les lymphocytes B ont des récepteurs, aussi appelés anticorps, qui se lient directement aux antigènes dont ils sont spécifiques.

La reconnaissance des antigènes s'effectue tout particulièrement dans les tissus lymphoïdes par l'entremise des lymphocytes, qui surveillent l'arrivée des substances étrangères. Lors d'une infection streptococcique, par exemple, les streptocoques atteignent les muqueuses de la gorge et pénètrent dans les amygdales ou les ganglions cervicaux. Là, ils sont interceptés par les lymphocytes T et les lymphocytes B dont les récepteurs de surface reconnaissent spécifiquement le sérotype du streptocoque envahisseur.

Phase d'activation des cellules immunitaires

Une fois les antigènes reconnus, les lymphocytes T auxiliaires prolifèrent et se mettent à stimuler le reste de la fonction immunitaire. Ils sécrètent des **cytokines**, qui attirent et activent les lymphocytes T cytotoxiques et les lymphocytes B spécifiques, les cellules tueuses naturelles, les macrophages et d'autres cellules de la fonction immunitaire. Des sous-populations distinctes de lymphocytes T auxiliaires produisent chacune différents types de cytokines et aident à déterminer si la réaction immunitaire sera à médiation humorale (production d'anticorps) ou à médiation cellulaire (déploiement de cellules tueuses). Les cytokines produites par les lymphocytes T auxiliaires sont appelées **lymphokines**. Elles activent d'autres

lymphocytes T (interleukine 2 [IL-2]), des lymphocytes T cytotoxiques et des cellules tueuses naturelles (interféron gamma) et d'autres cellules inflammatoires (facteur nécrosant des tumeurs). L'interleukine 4 (IL-4) et l'interleukine 5 (IL-5) sont des lymphokines qui activent la croissance et la différenciation des lymphocytes B (tableau 52-2 ■).

L'action des lymphokines donne lieu à une période de prolifération intense des lymphocytes spécifiques de l'antigène, qui forment alors de grands clones de cellules identiques, armées et prêtes à combattre l'agent pathogène. L'hypertrophie des ganglions lymphatiques que l'on constate, par exemple, dans le cou lors d'une infection de la gorge témoigne de cette étape de la réaction immunitaire. Un certain nombre des cellules produites au cours de cette phase sont mises de côté en prévision d'un éventuel retour de l'agent pathogène. Elles constituent les **lymphocytes mémoires** qui confèrent à l'organisme l'immunité contre les microorganismes après qu'ils ont été repoussés une première fois. Un certain nombre de ces lymphocytes passent du sang aux tissus lymphoïdes, en particulier aux ganglions lymphatiques, puis de ceux-ci au sang, assurant ainsi une surveillance constante. Certains lymphocytes circulants peuvent survivre plusieurs dizaines d'années, exerçant même leur «patrouille» en solitaire pendant toute la vie.

Phase effectrice

Les lymphocytes activés passent à l'attaque et déclenchent une réaction immunitaire à médiation humorale ou une réaction immunitaire à médiation cellulaire, ou les deux. La production par les lymphocytes B d'**anticorps** spécifiques enclenche la **réaction immunitaire à médiation humorale**. On utilise le qualificatif *humoral* parce que les anticorps sont libérés dans la circulation sanguine et se retrouvent donc dans le plasma (la fraction liquide du sang) où ils sont transportés jusqu'à l'agent envahisseur. Là, ils s'associent aux antigènes de surface et s'y fixent comme des pièces de casse-tête qui ont trouvé leur place (figure 52-4 ■). L'activation des lymphocytes T cytotoxiques donne lieu à la **réaction immunitaire à médiation cellulaire**, qui se manifeste entre autres par une augmentation du nombre de lymphocytes T (lymphocytose) sur le frottis sanguin.

La plupart des réactions immunitaires font appel à la fois à la réaction à médiation humorale et à la réaction à médiation cellulaire, même si l'une de ces formes est généralement prédominante. Par exemple, lors du rejet d'un greffon, c'est la réaction à médiation cellulaire qui prédomine, tandis que c'est la réaction à médiation humorale qui est en première ligne lors d'une pneumonie bactérienne ou d'une septicémie (encadré 52-1 ■).

Au cours de la phase effectrice, les anticorps (de la réaction humorale) ou les lymphocytes T cytotoxiques (de la réaction à médiation cellulaire) rejoignent les antigènes de surface du microorganisme et s'y fixent. Une série de réactions sont alors mises en branle. Celles-ci entraînent, dans la plupart des cas, la destruction des microorganismes envahisseurs ou la neutralisation de la toxine. La figure 52-5 ■ illustre les diverses phases de la réaction immunitaire adaptative.

Une fois le danger écarté, la fonction immunitaire doit trouver le moyen d'apaiser les cellules qui ont combattu l'envahisseur. C'est là le rôle des **lymphocytes T suppresseurs**,

Les cytokines et leurs effets biologiques

TABLEAU
52-2

Cytokine*	Effets
Interleukine 1	Stimule la différenciation des lymphocytes B et T, de même que celle des cellules tueuses naturelles et des lymphocytes nuls. Cause la fièvre en agissant sur l'hypothalamus.
Interleukine 2	Stimule la croissance des lymphocytes T et des lymphocytes tueurs activés (LAK).
Interleukine 3	Stimule la croissance des mastocytes et d'autres cellules sanguines.
Interleukine 4	Stimule la croissance des lymphocytes B et T, des mastocytes et des macrophages.
Interleukine 5	Stimule la réaction immunitaire à médiation humorale.
Interleukine 6	Stimule la croissance et l'activité des lymphocytes B et des anticorps.
Interleukine 7	Stimule la croissance des précurseurs B, des lymphocytes T CD4 et CD8, et active les lymphocytes T matures.
Interleukine 8	Stimule le chimiotactisme et l'activation des granulocytes neutrophiles.
Interleukine 9	Stimule la croissance et la prolifération des lymphocytes T.
Interleukine 10	Inhibe l'interféron gamma et l'inflammation produite par les éléments mononucléés.
Interleukine 11	Stimule la production des protéines de la phase aiguë.
Interleukine 12	Stimule les lymphocytes T auxiliaires.
Interleukine 13	Inhibe l'inflammation produite par les phagocytes mononucléaires et stimule la différenciation des lymphocytes B.
Interleukine 16	Stimule le chimiotactisme des lymphocytes T CD4 et des granulocytes éosinophiles.
Facteur de perméabilité	Accroît la perméabilité vasculaire, permettant la diapédèse des globules blancs.
Interféron	Entrave la croissance des virus et prévient la propagation des infections virales.
Facteur inhibiteur de la migration	Inhibe le déplacement des macrophages pour les inciter à rester à proximité des cellules étrangères.
Facteur de réaction cutanée	Déclenche la réaction inflammatoire.
Facteur cytotoxique (lymphotoxine)	Détruit certaines cellules antigéniques.
Facteur chimiotactique des macrophages	Attire les macrophages vers le foyer de l'inflammation.
Facteur blastogénique des lymphocytes	Stimule la production des lymphocytes et les attire vers le site de la réaction immunitaire.
Facteur d'agrégation des macrophages	Provoque l'agglutination des macrophages et des lymphocytes.
Facteur d'activation des macrophages	Permet l'adhésion des macrophages aux surfaces.
Facteur inhibiteur de la prolifération	Inhibe la croissance de certaines cellules antigéniques.
Anticorps cytophile	Se lie aux récepteurs Fc des macrophages et leur permet de se fixer aux antigènes.
Facteur nécrosant des tumeurs (alpha)	Stimule l'inflammation, la guérison des plaies et le remodelage tissulaire.
Facteur nécrosant des tumeurs (bêta)	Contribue à l'inflammation et au rejet du greffon.

* Les cytokines sont des substances biologiquement actives qui sont libérées par les cellules afin de réguliser la croissance et l'activité d'autres cellules de la fonction immunitaire. Elles comprennent les lymphokines, produites par les lymphocytes, et les monokines, provenant des monocytes et des macrophages. Le tableau présente certaines des cytokines qui jouent un rôle dans la fonction immunitaire.

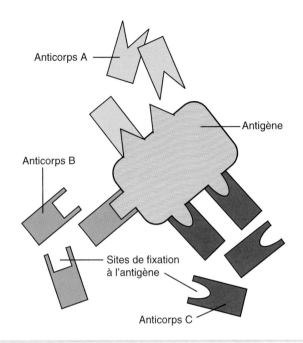

FIGURE 52-4 ■ Spécificité des anticorps. Les anticorps sont produits par les lymphocytes B et se lient à des antigènes qui leur sont spécifiques.

qui ont la capacité de freiner la production des lymphocytes B et des lymphocytes T cytotoxiques; il s'agit de contenir la réaction immunitaire de telle sorte que l'organisme demeure en bonne santé (les lymphocytes doivent être assez nombreux pour lutter de façon adéquate contre les infections, sans toutefois s'attaquer aux tissus sains de l'organisme).

ENCADRÉ 52-1

Rôles de la réaction immunitaire humorale et de la réaction immunitaire à médiation cellulaire

Les anticorps produits par les lymphocytes B sont caractéristiques de la réaction immunitaire à médiation humorale et les lymphocytes T cytotoxiques sont propres à la réaction immunitaire à médiation cellulaire. Voici certains des rôles particuliers des lymphocytes B et des lymphocytes T:

RÉACTION IMMUNITAIRE À MÉDIATION HUMORALE (LYMPHOCYTES B)

- Phagocytose et lyse bactérienne
- Anaphylaxie
- Asthme et rhume des foins allergique
- Affection des complexes immuns
- Infections bactériennes et certaines infections virales

RÉACTION IMMUNITAIRE À MÉDIATION CELLULAIRE (LYMPHOCYTES T)

- Rejet du greffon
- Hypersensibilité retardée (réaction cutanée à la tuberculine)
- Réaction du greffon contre l'hôte
- Surveillance ou destruction des tumeurs
- Infections intracellulaires
- Infections virales, fongiques et parasitaires

Réaction immunitaire à médiation humorale

L'immunité à médiation humorale relève des lymphocytes B et des cellules auxquelles ils donnent naissance, les plasmocytes. Elle se caractérise par la production d'anticorps qui réagissent de façon spécifique aux antigènes.

Production de lymphocytes B Les lymphocytes B, stockés dans les tissus lymphoïdes, forment en quelque sorte une armée de clones pouvant réagir chacun à un antigène particulier ou à un petit groupe d'antigènes ayant des caractéristiques presque identiques. Lorsqu'ils se lient à un antigène et reçoivent en même temps un signal des lymphocytes T auxiliaires, ils grossissent, prolifèrent et se différencient en plasmocytes capables de produire de grandes quantités d'anticorps spécifiques. D'autres lymphocytes B se différencient en clones qui gardent en mémoire l'identité de l'antigène.

Rôle des anticorps

Les anticorps sont de grosses protéines qu'on appelle aussi immunoglobulines parce qu'on les retrouve dans la fraction globulinique des protéines plasmatiques. Toutes les immunoglobulines sont des glycoprotéines. La quantité de glucides qu'elles contiennent varie de 3 à 13 % et diffère selon la classe d'anticorps. Chaque molécule d'anticorps se compose de deux sous-unités comportant chacune une chaîne peptidique légère et une chaîne peptidique lourde (figure 52-6 ■). Ces sous-unités sont retenues ensemble par des liaisons chimiques appelées ponts disulfures et possèdent chacune une région, appelée fragment Fab, qui porte un site de fixation à un antigène spécifique. Le site de fixation constitue une sorte de « serrure » hautement spécifique dont la « clé » est un antigène très précis. Un autre fragment appelé Fc permet à la molécule d'anticorps de déclencher le système du complément ou de potentialiser la phagocytose.

Les anticorps défendent l'organisme contre les substances étrangères de plusieurs façons. Le mécanisme de défense utilisé dépend de la structure et de la composition tant de l'antigène que de l'immunoglobuline. Comme nous l'avons vu plus haut, la molécule d'anticorps comporte au moins deux sites de fixation de l'antigène, qui se trouvent sur les fragments Fab. Un anticorps peut former un pont, ou lien croisé, entre deux antigènes et provoquer ainsi une **agglutination** (groupement en amas) qui aide à débarrasser l'organisme de la substance étrangère en facilitant la phagocytose. D'autres anticorps favorisent l'élimination des agents envahisseurs par **opsonisation**, processus par lequel les molécules d'anticorps enrobent les microorganismes et permettent aux phagocytes de les saisir plus facilement et de les engloutir.

Les anticorps stimulent également la libération de substances vasoactives, dont l'histamine et la substance à réaction différée (SRS), qui sont des médiateurs chimiques de la réaction inflammatoire.

Les anticorps ne travaillent pas seuls. Ils mobilisent d'autres composantes de la fonction immunitaire pour défendre l'organisme contre les agents envahisseurs. Le rôle des anticorps consiste habituellement à faire converger les composantes de la fonction immunitaire innée vers la substance étrangère en contribuant à l'activation du système du complément et à la phagocytose (Delves et Roitt, 2000a).

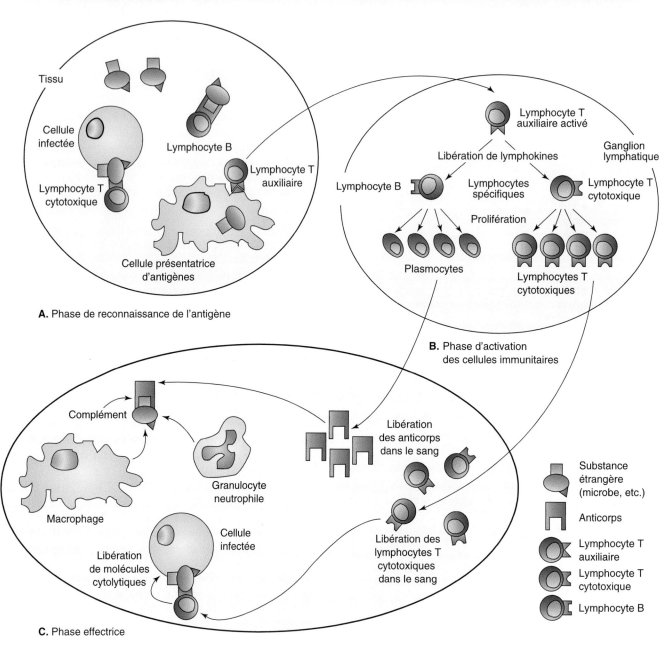

A. Phase de reconnaissance de l'antigène

B. Phase d'activation des cellules immunitaires

C. Phase effectrice

FIGURE 52-5 ■ Phases de la réaction immunitaire.
(A) Lors de la *phase de reconnaissance*, les antigènes sont traités par les cellules présentatrices et reconnus par les lymphocytes T auxiliaires. Les lymphocytes T cytotoxiques et les lymphocytes B reconnaissent aussi les antigènes. **(B)** Pendant la *phase d'activation des cellules immunitaires*, les lymphocytes spécifiques prolifèrent et se différencient en lymphocytes T cytotoxiques (tueurs) et en plasmocytes responsables de la sécrétion d'anticorps. **(C)** Pendant la *phase effectrice*, les antigènes sont détruits ou neutralisés sous l'action des anticorps, du complément, des macrophages et des lymphocytes T cytotoxiques.

Types d'immunoglobulines L'organisme peut produire cinq classes d'immunoglobulines (Ig) qui se distinguent par leur structure chimique et leur rôle biologique. Chaque classe est désignée par une lettre de l'alphabet (A, D, E, G et M). Voici un aperçu des principales caractéristiques des immunoglobulines:

IgG (75 % des immunoglobulines)
- Sont présentes dans le sérum et les tissus (liquide interstitiel).
- Jouent un rôle important lors de l'apparition d'infections tissulaires ou à diffusion hématogène.
- Activent le système du complément.

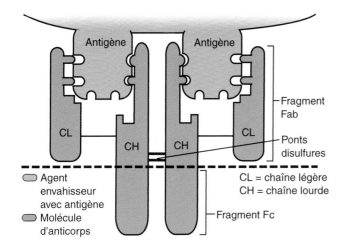

FIGURE 52-6 ■ Molécule d'anticorps. Le fragment Fab porte le site de fixation à un antigène spécifique. Chaque anticorps possède deux fragments Fab. Le fragment Fc déclenche l'activation du complément par la voie classique et stimule la phagocytose.

- Favorisent la phagocytose.
- Traversent la barrière placentaire.

IgA (15 % des immunoglobulines)

- Sont présentes dans les tissus lymphoïdes associés aux muqueuses (en particulier dans le tube digestif) et dans les liquides biologiques (sang, salive, larmes, lait maternel et sécrétions pulmonaires, gastro-intestinales, prostatiques et vaginales).
- Protègent contre les infections respiratoires, gastro-intestinales et génito-urinaires.
- Préviennent l'absorption des antigènes alimentaires.
- Passent dans le lait maternel pour protéger le nourrisson.

IgM (10 % des immunoglobulines)

- Sont présentes surtout dans le liquide intravasculaire.
- Sont les premières immunoglobulines produites en réaction à une infection bactérienne ou virale.
- Activent le système du complément.

IgD (0,2 % des immunoglobulines)

- Sont présentes en petites quantités dans le sérum.
- Peuvent influer sur la différenciation des lymphocytes B, mais leur rôle est mal connu.

IgE (0,004 % des immunoglobulines)

- Sont présentes dans le sérum et sur les mastocytes.
- Interviennent dans les réactions allergiques et dans certains types d'hypersensibilité.
- Combattent les infections parasitaires.

Liaison antigène-anticorps

La partie de l'antigène qui se fixe à l'anticorps est le déterminant antigénique. La liaison du site de fixation de l'anticorps au déterminant antigénique se fait sensiblement de la façon d'une clé dans une serrure (figure 52-7 ■). Les réactions immunitaires les plus efficaces ont lieu lorsque le site de fixation de l'anticorps correspond exactement au déterminant antigénique. Il arrive qu'un antigène se lie faiblement à un anticorps qui a été produit en réaction à un autre antigène. Ce phénomène s'appelle *réaction croisée*. Par exemple, dans le cas d'un rhumatisme articulaire aigu, les anticorps produits contre *Streptococcus pyogenes* dans les voies respiratoires supérieures peuvent se lier par réaction croisée aux tissus cardiaques et entraîner ainsi des lésions aux valvules du cœur.

Réaction immunitaire à médiation cellulaire

L'organisme se défend contre les agents pathogènes en produisant, comme nous l'avons vu, des anticorps solubles. Mais il a à sa disposition une seconde arme, composée de cellules qui combattent au corps à corps les envahisseurs en détruisant les cellules que ceux-ci ont investies. Cette arme est la réaction immunitaire à médiation cellulaire.

Rôle des lymphocytes T

Les lymphocytes T cytotoxiques (cellules tueuses) sont les principaux fantassins de l'immunité à médiation cellulaire. Comme les lymphocytes T auxiliaires, ils sont issus de cellules souches de la moelle osseuse et se sont développés dans le thymus. Là, ils ont appris à reconnaître les antigènes et les molécules de classe I du HLA. Le thymus produit des lymphocytes T durant toute la vie, malgré l'atrophie partielle qu'il commence à subir à la puberté (Delves et Roitt, 2000a). Les lymphocytes T cytotoxiques, qui portent le marqueur de

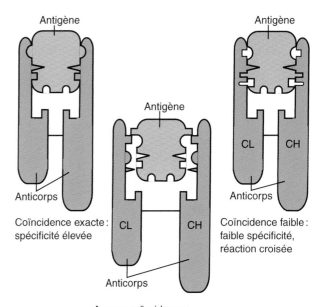

FIGURE 52-7 ■ Liaison antigène-anticorps. **(A)** Complexe antigène-anticorps très spécifique. **(B)** Aucune coïncidence et, par conséquent, aucune réaction immunitaire. **(C)** Faible coïncidence et faible spécificité. L'anticorps réagit à un antigène ayant des caractéristiques semblables et s'y lie par réaction croisée.

surface CD8, jouent un rôle particulier dans la défense contre les bactéries intracellulaires, les virus, les champignons, les parasites et les cellules malignes.

Contrairement aux lymphocytes B et aux plasmocytes, ils ne sécrètent pas d'anticorps circulant dans le sang et pouvant agir à distance. Ils détruisent les agents pathogènes, en particulier les virus, en s'attaquant directement aux cellules infectées. Ils altèrent la membrane cellulaire et provoquent la lyse (désintégration) de la cellule par la libération d'enzymes cytolytiques et de cytokines. L'hypersensibilité retardée constitue un exemple de réaction immunitaire qui permet de protéger l'organisme contre les antigènes par la production et la libération de lymphokines. Ce type d'immunité sera traité en détail au chapitre 55 ⊂⊃. Les lymphocytes T cytotoxiques jouent aussi un rôle dans la lutte contre le cancer en s'attaquant aux cellules tumorales, qui exposent à leur surface les signes de leur transformation et s'affichent ainsi comme étrangères.

Rôle des lymphocytes nuls et des cellules tueuses naturelles

Les lymphocytes nuls et les cellules tueuses naturelles (cellules NK) sont des lymphocytes qui aident à combattre les substances étrangères. Ils sont différents des lymphocytes B et T et ne présentent pas les caractéristiques habituelles de ces derniers. Les **lymphocytes nuls** forment une sous-population de lymphocytes qui détruisent les antigènes lorsque ceux-ci sont enrobés d'anticorps. Sur leur surface, ces cellules présentent des sites récepteurs Fc qui leur permettent de se combiner avec la partie Fc des anticorps. (Leur participation à la défense de l'organisme s'appelle cytotoxicité à médiation cellulaire dépendant des anticorps.)

Les **cellules tueuses naturelles** constituent une autre sous-population de lymphocytes qui a pour tâche de combattre les microorganismes et certains types de tumeurs malignes. Ces cellules peuvent tuer directement les agents envahisseurs et produire des cytokines. Les lymphocytes T auxiliaires contribuent à la différenciation des lymphocytes nuls et des cellules tueuses naturelles. Le tableau 52-3 ■ résume les rôles des lymphocytes dans la réaction immunitaire. Par ailleurs, l'encadré 52-2 ■ présente un sommaire des concepts clés qui se rapportent à l'immunité adaptative.

Système du complément

Le complément est un ensemble de protéines qui sont synthétisées dans le foie, puis libérées dans le plasma. Il est activé par les microbes qui présentent à leur surface certains polysaccharides ou sur lesquels des anticorps se sont fixés. L'activation du complément se fait en cascade, c'est-à-dire par une séquence de réactions où chaque composante exerce un effet multiplicateur sur celle qui la suit. Elle aboutit à la création d'un complexe de protéines qui s'insère dans la membrane cellulaire des microorganismes et y ouvre des brèches qui permettent au liquide de pénétrer dans la cellule et provoquent ultimement sa lyse, donc sa destruction. En outre, les molécules activées du complément attirent les macrophages et les granulocytes qui contribuent à la réaction immunitaire en englobant les microbes et en libérant des agents bactéricides.

TABLEAU 52-3

Rôles des lymphocytes dans la réaction immunitaire

Type de Lymphocyte	Fonction	Type de réaction immunitaire
Lymphocyte B	■ Exprime à sa surface des anticorps, ou immunoglobulines, pour la reconnaissance spécifique des antigènes.	Réaction à médiation humorale
■ Plasmocyte	■ Lymphocyte B différencié. Produit de grandes quantités d'anticorps spécifiques.	
Lymphocyte T ■ Auxiliaire CD4	■ Cellule régulatrice qui joue un rôle clé dans l'immunité adaptative. Met en branle les réactions à médiation humorale et à médiation cellulaire. Accroît la réaction inflammatoire.	Réaction à médiation cellulaire
■ Auxiliaire T$_1$ (TH1)	■ Accroît le nombre de lymphocytes T cytotoxiques activés.	
■ Auxiliaire T$_2$ (TH2)	■ Accroît la production d'anticorps par les lymphocytes B.	
■ Suppresseur CD8	■ Inhibe la réaction immunitaire.	
■ Cytotoxique CD8 (tueur)	■ Lyse les cellules infectées par un virus. Joue un rôle dans le rejet du greffon.	
Lymphocyte mémoire	■ Type de lymphocyte (T ou B) qui s'est formé à la suite du contact avec un antigène. Déclenche une réaction immunitaire vigoureuse lors d'expositions subséquentes au même antigène.	Réaction à médiation humorale et réaction à médiation cellulaire
Lymphocyte non B et non T ■ Lymphocyte nul	■ Détruit les antigènes préalablement recouverts d'anticorps.	Non spécifique
■ Cellule tueuse naturelle, ou NK (lymphocyte granuleux)	■ Défend l'organisme contre les microorganismes et certains types de cellules malignes. Produit des cytokines.	

Le complément joue un rôle très important dans la réaction immunitaire. La destruction d'un microorganisme envahisseur ou d'une toxine ne dépend pas uniquement de la liaison de l'anticorps aux antigènes, mais exige aussi l'activation du complément, l'intervention des lymphocytes T cytotoxiques ou l'attraction des macrophages. Le complément s'acquitte de trois fonctions physiologiques principales : la défense de l'organisme contre les infections bactériennes ; l'accroissement de l'efficacité de l'immunité innée et de l'immunité adaptative ; ainsi que l'élimination des complexes immuns et des sous-produits associés à l'inflammation (Walport, 2001a). Les réactions immunitaires mettant en jeu le complément sont présentées au tableau 52-4 ■.

Immunité adaptative

L'immunité adaptative correspond à la transmission (immunité passive) ou à la production (immunité active) d'un état de résistance à un antigène par l'action directe d'anticorps ou de cellules spécifiques de cet antigène. L'immunité active s'améliore au fil des expositions à un antigène donné.

■ L'immunité adaptative *passive* résulte du transfert d'anticorps formés dans un autre organisme à un individu donné. Il s'agit d'une protection de durée limitée.
   • L'immunité adaptative passive acquise *naturellement* se rencontre chez les bébés pendant les premiers mois de la vie, alors qu'ils bénéficient des anticorps que leur mère leur a transmis par le placenta ou le lait maternel. C'est une immunité qui disparaît pendant la première année de vie.
   • L'immunité adaptative passive acquise *artificiellement* s'obtient lorsqu'un organisme bénéficie d'anticorps

produits par un autre organisme, humain ou animal. La protection fournie par les immunoglobulines, spécifiques ou non spécifiques, en est un exemple.

■ L'immunité adaptative *active* est le résultat de l'entrée en action du système immunitaire de l'organisme après un contact avec un antigène.
   • L'immunité adaptative active acquise *naturellement* résulte d'une infection. Le degré et la durée de la protection sont variables d'une affection à l'autre. Cela explique pourquoi on doit vacciner les personnes qui ont eu certaines infections dans le passé (par exemple, fièvre typhoïde, influenza).
   • L'immunité adaptative active acquise *artificiellement* résulte de l'immunisation provoquée par la vaccination sans les conséquences et les complications possibles de la maladie. Cette immunité exploite les caractéristiques du système immunitaire à des fins préventives.

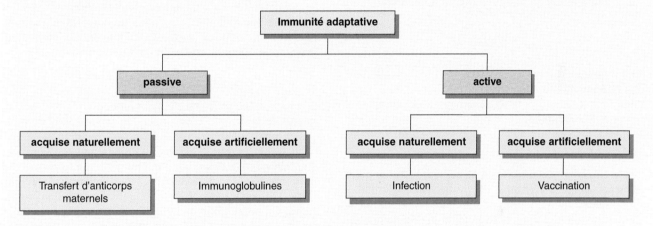

Par ailleurs, l'immunité adaptative peut être à médiation humorale ou à médiation cellulaire.

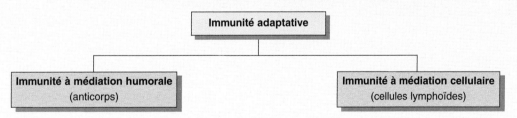

L'immunité à *médiation humorale* est assurée par la production d'anticorps par les lymphocytes B. Les anticorps peuvent être présents dans plusieurs liquides biologiques de l'organisme. Cette immunité est principalement dirigée contre les agents pathogènes extracellulaires tels que les bactéries. Les anticorps sont généralement faciles à mesurer en laboratoire, et cette mesure est utilisée pour connaître la réponse immunitaire aux vaccins. Toutefois, les anticorps ne représentent qu'une partie de la réponse immunitaire.

L'immunité à *médiation cellulaire* est surtout assurée les lymphocytes T. Elle est principalement dirigée contre les agents pathogènes intracellulaires tels que les virus, certaines cellules cancéreuses et les greffons. Elle est beaucoup plus difficile à mesurer en laboratoire. Elle peut protéger l'individu même en l'absence d'anticorps décelables.

Source : Gouvernement du Québec (2004). *Principes généraux d'immunologie et d'immunisation, chapitre 1* (page consultée le 1ᵉʳ juin 2005), [en ligne], http://www.rrsss17.gouv.qc.ca/santepub/pdf/piq/chap1.pdf. Reproduction autorisée par Les Publications du Québec.

Réactions immunitaires tributaires de l'activation du complément	TABLEAU 52-4

Réaction	Effets
Cytolyse	Destruction de la membrane cellulaire et lyse des cellules de l'organisme ou des agents pathogènes
Opsonisation	Ciblage de l'antigène afin qu'il soit facilement englobé et digéré par les phagocytes, tels que les macrophages
Chimiotactisme	Attraction chimique des granulocytes neutrophiles et d'autres phagocytes vers l'antigène
Anaphylaxie	Activation des mastocytes et des granulocytes basophiles, qui libèrent des médiateurs inflammatoires. Ceux-ci, à leur tour, provoquent la contraction des muscles lisses et entraînent une augmentation de la perméabilité vasculaire.

SOURCE: C.M. Porth (2002). *Pathophysiology: Concepts of altered health states* (6e éd.). Philadelphie: Lippincott Williams & Wilkins.

Le système du complément peut être activé de plusieurs façons: la voie classique, la voie alterne et la voie de la lectine (Delves et Roitt, 2000a).

Voie classique de l'activation du complément

La voie classique (découverte en premier) est activée par les complexes antigène-anticorps. Elle se déclenche lorsque des anticorps se fixent à la surface d'une cellule et se termine par la lyse de la cellule. La première protéine du complément (C_1) se lie au site récepteur du fragment Fc d'une molécule d'anticorps qui a formé un complexe avec l'antigène. Cette première composante du complément active ensuite en cascade les autres composantes, selon la séquence suivante: C_4, C_2, C_3, C_5, C_6, C_7, C_8. (Les composantes ont été nommées selon l'ordre de leur découverte.)

Voie alterne de l'activation du complément et voie de la lectine

L'activation du complément par la voie alterne ou la voie de la lectine n'exige pas la formation de complexes antigène-anticorps. Ces voies peuvent être déclenchées par la libération de produits bactériens comme les endotoxines. Dans ce cas, il n'y a pas de participation des trois premières composantes (C_1, C_4 et C_2) et l'activation commence par C_3. Toutefois, quel que soit le point de départ, le complément, une fois activé, détruit les cellules en altérant ou en lésant leur membrane, en attirant les phagocytes vers l'antigène (chimiotactisme) et en rendant l'antigène plus vulnérable à la phagocytose (opsonisation). Le système du complément stimule la réaction inflammatoire en libérant des substances vasoactives.

Les composantes du complément, les prostaglandines, les leucotriènes, les chimiokines (un groupe de cytokines) et d'autres médiateurs contribuent tous à attirer les cellules qui participent au processus inflammatoire. Les granulocytes neutrophiles activés traversent les parois vasculaires pour se rassembler au siège de l'infection, où ils phagocytent les microbes enrobés de complément (Delves et Roitt, 2000a).

Cette réaction a généralement un effet thérapeutique et peut sauver la vie de la personne si la cellule attaquée par le système du complément est un véritable agent envahisseur, par exemple un streptocoque ou un staphylocoque. Par contre, si la cellule attaquée appartient à l'organisme, à un organe transplanté ou à une greffe cutanée par exemple, la réaction peut avoir des effets dévastateurs, voire mortels. On croit que bon nombre d'affections auto-immunes (par exemple le lupus érythémateux disséminé) et de troubles caractérisés par une infection chronique (hépatite C, endocardite bactérienne) ou une nécrose (infarctus du myocarde, accident vasculaire cérébral) sont causés en partie par une activation continue du complément, qui entraîne à son tour une inflammation chronique (Walport, 2001b).

Les globules rouges (érythrocytes) et les plaquettes (thrombocytes) jouent également un rôle dans la réaction immunitaire. Ils portent des récepteurs du complément, grâce auxquels ils éliminent une quantité importante de complexes immuns; ceux-ci sont formés d'antigènes, d'anticorps et de composantes du système du complément (Delves et Roitt, 2000a).

Rôle des interférons

Des recherches sont actuellement en cours sur des modificateurs de la réponse biologique, tels que les interférons, en vue de préciser leur rôle dans la fonction immunitaire et leurs effets thérapeutiques possibles. Les interférons possèdent des propriétés antivirales et antitumorales. Ils sont produits par les fibroblastes et les macrophages en réaction aux infections virales, et par les lymphocytes T en réaction à divers antigènes. On pense qu'ils modifient la réaction immunitaire en facilitant la cytolyse par les macrophages et les cellules tueuses naturelles. Des études de grande envergure sont menées actuellement sur l'évaluation de l'efficacité des interférons dans le traitement des tumeurs et du syndrome d'immunodéficience acquise (sida). Certains interférons sont utilisés à l'heure actuelle dans le traitement d'affections reliées à un dysfonctionnement immunitaire (par exemple, la sclérose en plaques) et de troubles caractérisés par une inflammation chronique (par exemple, l'hépatite chronique).

Progrès en immunologie

GÉNIE GÉNÉTIQUE

L'une des technologies les plus remarquables, en plein essor à l'heure actuelle, est le **génie génétique**, qui fait appel aux méthodes dérivées de l'ADN recombinant. Cette technologie présente deux facettes. D'abord, elle permet aux scientifiques de combiner les gènes d'un organisme à ceux d'un autre. Grâce à elle, on peut obtenir que des cellules ou des microorganismes fabriquent en laboratoire des protéines, des monokines ou des lymphokines qui peuvent être utilisées pour stimuler ou moduler la fonction immunitaire chez l'humain. La thérapie génique constitue la deuxième facette de la technologie de l'ADN recombinant. Elle permet, par exemple, de remplacer un gène anormal ou manquant par un gène recombinant. Le défi consiste à administrer le nouveau gène de façon qu'il s'insère dans le génome et fonctionne comme prévu. Pour faire parvenir le gène à destination, on peut utiliser un virus inoffensif, un rétrovirus inactivé, une protéine porteuse ou une vésicule lipidique appelée liposome (Delves et Roitt, 2000b). La technologie de l'ADN recombinant et la thérapie génique donnent lieu à des recherches approfondies.

CELLULES SOUCHES

Les cellules souches font également l'objet de nombreuses recherches. Ces cellules ont pour fonction de reconstituer continuellement les réserves de globules rouges et de globules blancs de l'organisme. Elles ne représentent qu'une faible proportion de tous les types de cellules de la moelle osseuse. Les études menées sur des souris ont permis de montrer qu'une fois détruite (dans le cadre d'expériences) la fonction immunitaire peut être complètement restaurée par l'implantation d'un petit nombre de cellules souches purifiées. Des greffes de cellules souches ont été effectuées chez des personnes présentant certains types de dysfonctionnement immunitaire, comme le déficit immunitaire combiné sévère (Parslow, Stites, Terr et Imboden, 2001). Des études cliniques sont actuellement en cours sur l'utilisation de cellules souches dans le traitement des personnes atteintes de divers troubles comportant une composante immunitaire, notamment le lupus érythémateux disséminé, la polyarthrite rhumatoïde, la sclérodermie et la sclérose en plaques (Davidson et Diamond, 2001).

IMMUNORÉGULATION

Une réaction immunitaire efficace permet d'éliminer l'antigène causal. Une fois cette tâche accomplie, la réaction s'atténue sous l'action de certains mécanismes qui freinent l'activité de la fonction immunitaire et la font revenir à la normale. Ces mécanismes d'**immunorégulation, ou régulation immunitaire**, assurent l'équilibre de la fonction. Par exemple, il est possible de mieux maîtriser les affections auto-immunes en inhibant les composantes hyperactives de la fonction immunitaire et en stimulant celles qui manquent de vigueur. Les recherches portant sur l'immunorégulation donnent l'espoir de trouver le moyen de prévenir le rejet du greffon et d'aider l'organisme à combattre les cellules cancéreuses ou infectées (Delves et Roitt, 2000b).

Examen clinique

L'examen clinique visant l'évaluation de la fonction immunitaire commence par l'anamnèse et l'examen physique. Lors de l'anamnèse, l'infirmière se renseigne sur l'âge de la personne, son état de santé, actuel ou antérieur, et sur tout ce qui peut donner des indices à propos de l'état de sa fonction immunitaire. Elle doit poser des questions sur les sujets suivants: état nutritionnel, infections et vaccinations, allergies, maladies (telles que les affections auto-immunes, les cancers

et les affections chroniques), interventions chirurgicales, médicaments et transfusions sanguines. L'examen physique comprend la palpation des ganglions lymphatiques et l'examen des fonctions respiratoire, cardiovasculaire, gastro-intestinale, urinaire, tégumentaire et neurologique (encadré 52-3 ■).

ENCADRÉ 52-3

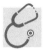

EXAMEN CLINIQUE

Signes et symptômes de dysfonctionnement immunitaire

FONCTION RESPIRATOIRE
- Tachycardie
- Toux (avec ou sans expectoration)
- Bruits respiratoires anormaux (sibilants, crépitants, ronchis)
- Rhinite
- Hyperventilation
- Bronchospasme

FONCTION CARDIOVASCULAIRE
- Hypotension artérielle et/ou hypotension orthostatique
- Arythmie (par exemple tachycardie)
- Vascularite
- Anémie

FONCTION GASTRO-INTESTINALE
- Hépatosplénomégalie
- Colite hépatique, colite ulcéreuse
- Nausées et vomissements
- Diarrhée

FONCTION URINAIRE
- Pollakiurie
- Brûlure à la miction
- Hématurie
- Écoulement purulent

FONCTION TÉGUMENTAIRE
- Lésions, telles que pustules, ulcères, papules, érosion
- Dermatite
- Hématome
- Purpura
- Œdème ou inflammation
- Urticaire

FONCTION NEUROLOGIQUE
- Troubles cognitifs
- Perte auditive
- Altération de la vision
- Céphalées et migraines
- Ataxie
- Tétanie
- Alimentation

ANAMNÈSE

Âge

L'âge est un facteur important, car la personne âgée ou très jeune est plus susceptible que les autres d'être atteinte de troubles de la fonction immunitaire (tableau 52-5 ■).

Particularités reliées à la personne âgée

Les infections sont plus fréquentes et plus graves chez la personne âgée, peut-être parce que sa fonction immunitaire est moins apte à faire face de façon appropriée à l'invasion des microorganismes. De plus, la production et le fonctionnement des lymphocytes T et B sont parfois déficients. La réponse aux antigènes peut être réduite, étant donné que le vieillissement entraîne une augmentation de la proportion de lymphocytes ayant perdu le pouvoir de réagir (Porth, 2002). La fréquence des affections auto-immunes augmente également avec l'âge. Il est possible que les lymphocytes aient plus de difficulté à distinguer le soi du non-soi. L'augmentation des cancers associés au vieillissement pourrait s'expliquer par une baisse de la capacité de la fonction immunitaire à reconnaître les cellules mutantes ou anormales.

L'altération du fonctionnement de différents organes chez la personne âgée contribuerait aussi à la baisse de l'immunité. Par exemple, la diminution des sécrétions et de la motilité gastriques favorise une prolifération anormale de la flore intestinale, ce qui occasionne des infections qui peuvent entraîner des gastro-entérites et des diarrhées. De même, le ralentissement de la circulation, de la filtration, de l'absorption et de la sécrétion rénales contribue au risque d'infections urinaires. L'hypertrophie de la prostate et la vessie neurogène peuvent également nuire à l'excrétion urinaire et à l'élimination des bactéries. De surcroît, la stase urinaire, fréquente chez la personne âgée, favorise la croissance des microorganismes. Le tabagisme et l'exposition aux toxines environnementales entraînent la détérioration de la fonction respiratoire en diminuant l'élasticité des tissus pulmonaires, l'action des cils des muqueuses et l'efficacité de la toux. Ces troubles nuisent à l'élimination des particules nocives et des microorganismes infectieux, et rendent la personne âgée plus sujette aux infections respiratoires et aux cancers.

TABLEAU 52-5

Modifications de la fonction immunitaire reliées au vieillissement

Fonction	Modifications	Conséquences
Fonction immunitaire	■ Dysfonctionnement des lymphocytes B et T ■ Incapacité des lymphocytes à reconnaître les cellules mutantes ou anormales ■ Diminution de la production d'anticorps ■ Incapacité de la fonction immunitaire à différencier le soi du non-soi ■ Inhibition de la phagocytose	■ Affaiblissement des réactions aux microorganismes pathogènes entraînant un risque accru d'infections ■ Augmentation des cas de cancers ■ Anergie (absence de cutiréaction aux allergènes) ■ Augmentation des cas d'affections auto-immunes ■ Absence des signes et symptômes caractéristiques de l'infection et de l'inflammation ■ Dissémination des microorganismes qui sont habituellement détruits ou éliminés par les phagocytes (réactivation ou propagation de la tuberculose)
Fonction gastro-intestinale	■ Réduction des sécrétions et de la motilité gastriques ■ Diminution de la phagocytose par les cellules de Kupffer du foie ■ Insuffisance de l'apport nutritionnel et de l'apport protéinique	■ Prolifération de microorganismes dans l'intestin entraînant une gastroentérite et de la diarrhée ■ Augmentation des cas d'hépatite B et de la gravité de cette affection; augmentation des cas d'abcès hépatiques ■ Immunodépression
Fonction urinaire	■ Affaiblissement de la fonction urinaire (hypertrophie de la prostate, vessie neurogène); altération de la flore bactérienne de la vessie	■ Stase urinaire et augmentation des cas d'infections urinaires
Fonction respiratoire	■ Altération de l'action des cils vibratiles causée par l'exposition à la fumée et aux toxines environnementales	■ Altération de l'épuration mucociliaire; augmentation des cas d'infections respiratoires
Fonction tégumentaire	■ Amincissement de la peau et perte d'élasticité; perte de tissus adipeux	■ Augmentation du risque d'excoriations, de lésions et d'infections cutanées
Fonction cardiovasculaire	■ Altération de la microcirculation	■ Stase et plaies de pression
Fonction neurologique	■ Diminution de la sensibilité et ralentissement des réflexes ostéotendineux	■ Augmentation du risque de blessures (ulcères, excoriations, brûlures)

Enfin, la peau s'amincit et perd de son élasticité. La neuropathie périphérique, qui s'accompagne d'une réduction de la sensibilité et d'un ralentissement de la circulation, peut entraîner l'apparition d'ulcères variqueux, de plaies de pression, d'écorchures ou de brûlures. L'atteinte à l'intégrité de la peau prédispose la personne âgée à des infections causées par des microorganismes qui font partie de la flore normale de l'épiderme.

L'infirmière doit recueillir des données sur l'état nutritionnel de la personne, notamment sur la quantité et la nature des aliments qui forment son apport énergétique. En effet, une saine alimentation est essentielle au maintien optimal de la fonction immunitaire (Dubost et Scheider, 2000). Cette dernière peut être altérée si un apport inadéquat en vitamines essentielles à la synthèse de l'ADN et des protéines mène à la dénutrition protéinique. Les vitamines contribuent aussi à la régulation de la prolifération et de la maturation des cellules immunitaires. L'excès ou l'insuffisance d'oligoéléments (cuivre, fer, manganèse, sélénium ou zinc) dans l'alimentation entraîne généralement une inhibition de leur fonction.

Les composants structuraux des membranes cellulaires sont des molécules complexes formées à partir d'acides gras. Les lipides sont des précurseurs des vitamines A, D, E et K ainsi que du cholestérol. On a découvert qu'un apport excessif ou encore insuffisant en acides gras peut entraîner une inhibition de la fonction immunitaire.

Une déplétion des réserves de protéines entraîne une atrophie des tissus lymphoïdes, une baisse de la production d'anticorps, une réduction du nombre de lymphocytes T circulants et une altération de la fonction phagocytaire. Toutes ces modifications augmentent de façon marquée la vulnérabilité aux infections. En cas d'affection, les besoins nutritionnels augmentent considérablement et les réserves de protéines, d'acides gras, de vitamines et d'oligoéléments peuvent s'épuiser, ce qui menace la réaction immunitaire et accroît le risque de septicémie.

Infection et vaccination

En se basant sur le *Guide canadien d'immunisation* (Santé Canada, 2002), l'infirmière doit demander à la personne si elle a reçu des vaccins durant son enfance ou dernièrement, et si elle a souffert de maladies infantiles courantes. Elle doit tenter de savoir si la personne a déjà été exposée à la tuberculose. Si c'est le cas, elle doit obtenir les dates et les résultats des tests à la tuberculine (test à la tuberculine purifiée [PPD]) ainsi que les radiographies pulmonaires. Il faut inscrire toutes les infections auxquelles la personne a été exposée récemment de même que les dates d'exposition. Il est important que l'infirmière sache si la personne a pu contracter des infections transmissibles sexuellement ou être contaminée par des agents pathogènes à diffusion hématogène, comme ceux des hépatites A, B, C, D et E, ou le VIH. Des antécédents d'infections transmissibles sexuellement, telles que la gonorrhée, la syphilis, les condylomes et la chlamydia, indiquent que la personne pourrait avoir été exposée au VIH ou aux hépatites. De plus, l'infirmière doit interroger la personne afin de connaître ses antécédents en matière d'infections, les dates de celles-ci et les traitements administrés. Enfin, il lui faut prendre en note les fièvres d'origine inconnue, les lésions et les plaies qu'a présentées la personne ainsi que les drainages et les ponctions de toutes sortes qu'elle a pu subir.

Allergies

L'infirmière demande à la personne si elle a des antécédents d'allergies. Dans l'affirmative, elle doit connaître le type d'allergènes (par exemple, pollens, poussière, plantes, produits cosmétiques, aliments, médicaments ou vaccins), les signes et symptômes ressentis et les variations saisonnières dans l'apparition et la gravité de ces derniers. Il faut prendre en note les examens paracliniques et les traitements, actuels ou antérieurs, subis par la personne ainsi que leur efficacité. Toutes les allergies médicamenteuses ou alimentaires doivent être inscrites sur un autocollant d'alerte aux allergies apposé sur la page couverture du dossier clinique de la personne afin que les autres intervenants en soient informés. Il est vital d'assurer, de manière suivie, la collecte des données sur les réactions allergiques potentielles de cette personne.

Troubles et affections
Affections auto-immunes

L'infirmière doit demander à la personne si elle est atteinte d'affections auto-immunes, telles que le lupus érythémateux, la polyarthrite rhumatoïde, le diabète, la sclérose en plaques ou le psoriasis. Il lui faut obtenir des renseignements sur l'apparition et la gravité de l'affection, les rémissions et les exacerbations, les limitations fonctionnelles qu'elle entraîne et les traitements que la personne a reçus ou qu'elle reçoit au moment de la consultation ainsi que l'efficacité de ceux-ci. Les troubles auto-immuns jouent un rôle dans plus de 80 affections et touchent des millions de Canadiens. Le nombre augmente sans cesse, d'où la nécessité de poursuivre la recherche clinique afin d'améliorer les soins de santé. C'est dans cette optique que l'Institut des maladies infectieuses et immunitaires (IMII) des Instituts de recherche en santé du Canada (IRSC) «appuie la recherche visant à améliorer la santé au chapitre des maladies à médiation immunitaire et à réduire le fardeau de ces maladies au moyen de plans de prévention, d'outils diagnostiques, de stratégies de traitement, de systèmes de soutien et de traitements palliatifs» (Institut des maladies infectieuses et immunitaires, 2005). L'occurrence de différentes affections auto-immunes au sein d'une même famille donne à penser qu'il existe une prédisposition génétique à plusieurs d'entre elles (Davidson et Diamond, 2001).

De façon générale, les affections auto-immunes touchent plus souvent les femmes que les hommes (IMII, 2005). On croit que l'activité des hormones sexuelles y joue un rôle. La capacité des hormones sexuelles à moduler l'immunité est bien établie, tout particulièrement en ce qui concerne les lymphocytes T. Les effets des hormones sexuelles sur les lymphocytes B sont toutefois moins marqués. Les œstrogènes provoquent l'activation de la population de lymphocytes B associée à l'auto-immunité qui exprime le marqueur CD5 (protéine membranaire de certains lymphocytes B). Les œstrogènes ont tendance à intensifier l'activité immunitaire, alors que les androgènes possèdent plutôt des propriétés immunosuppressives.

Cancer

L'infirmière doit vérifier les antécédents de cancers. Le cas échéant, elle s'informera du type de néoplasme en cause et de la date à laquelle le diagnostic a été posé. Elle doit également obtenir les dates et les résultats de tous les tests de dépistage de cancers qu'a subis la personne. L'immunodépression contribue à l'apparition des cancers, mais le cancer lui-même est immunodépresseur. Les grosses tumeurs peuvent libérer dans la circulation des antigènes qui se lient aux anticorps circulants et les empêchent de s'attaquer aux cellules tumorales. En outre, ces dernières sont parfois enrobées d'éléments inhibiteurs qui empêchent leur destruction par les lymphocytes T cytotoxiques. Au premier stade de l'affection, il arrive que l'organisme ne reconnaisse pas comme non-soi les antigènes tumoraux. Dans ce cas, les mécanismes de destruction des cellules malignes ne sont pas mis en branle. Par ailleurs, les cancers hématologiques comme la leucémie et les lymphomes s'accompagnent d'une altération de la production et du fonctionnement des globules blancs et des lymphocytes.

L'infirmière doit aussi prendre en note tous les traitements, comme la radiothérapie ou la chimiothérapie, que la personne a reçus ou qu'elle reçoit. On utilise la radiothérapie pour détruire les lymphocytes et abaisser le nombre de cellules qui les remplacent. L'ampleur de l'immunodépression dépend de l'étendue de la région irradiée ; il faut savoir qu'elle peut être totale si le corps entier est irradié. La chimiothérapie détruit elle aussi les cellules immunitaires et entraîne l'immunodépression.

L'infirmière doit demander à la personne si elle a des antécédents familiaux de cancers. Le cas échéant, elle inscrit au dossier le type de cancer en cause, l'âge de la personne atteinte au moment de l'apparition de l'affection et le lien (maternel ou paternel) existant entre la personne et le membre de sa famille qui est atteint par l'affection (encadré 52-4 ■).

Affections chroniques et interventions chirurgicales

La collecte des données sur les antécédents de santé de la personne doit comprendre les affections chroniques, comme le diabète, la néphropathie ou la bronchopneumopathie chronique obstructive (BPCO). Le moment où l'affection est survenue, sa gravité, ainsi que les traitements que reçoit la personne doivent être inscrits au dossier clinique. Une affection chronique peut aussi modifier l'immunité, et cela de diverses façons. L'insuffisance rénale, par exemple, est associée à une baisse du nombre de lymphocytes circulants. L'acidose et l'urémie peuvent également perturber les mécanismes de défense de l'organisme. Dans les cas de diabète, l'augmentation de la vulnérabilité aux infections est rattachée à une insuffisance vasculaire, à des neuropathies et au mauvais équilibre de la glycémie. La bronchopneumopathie chronique obstructive s'accompagne souvent d'infections respiratoires répétées en raison d'une insuffisance inspiratoire et expiratoire et d'un dégagement inefficace des voies aériennes. Enfin, l'infirmière doit prendre en note les antécédents de greffes d'organes et d'ablation chirurgicale de la rate, des ganglions lymphatiques ou du thymus, car ces interventions risquent de modifier la fonction immunitaire.

Troubles particuliers

Les blessures et autres lésions ainsi que les infections peuvent altérer la réponse immunitaire. Les brûlures et les lésions cutanées importantes portent atteinte à l'intégrité de la peau et ainsi à la barrière physique innée de la personne contre les infections. Les brûlures qui entraînent d'importantes pertes de sérum privent l'organisme de protéines essentielles, comme les immunoglobulines. En cas d'intervention chirurgicale ou de blessure, le stress physiologique et psychologique stimule la sécrétion de cortisol par les corticosurrénales ; cette augmentation du taux de cortisol sérique contribue à inhiber la réaction immunitaire normale.

Médicaments et transfusions sanguines

L'infirmière doit dresser la liste des médicaments que la personne a pris par le passé et qu'elle prend présentement. Plusieurs médicaments peuvent causer une immunodépression (tableau 52-6 ■). L'effet sur la moelle osseuse de ces médicaments est peu fréquent, voire rare, et souvent imprévisible, sauf quelques exceptions. En effet, les agents cytotoxiques

ENCADRÉ 52-4

Dépistage génétique

Les critères établis par les services cliniques en matière d'aiguillage vers les services de counselling et de dépistage génétique peuvent varier et sont souvent arbitraires. Il existe des données empiriques et des modèles informatiques pour évaluer la probabilité qu'une personne soit porteuse d'une mutation, d'après ses antécédents familiaux et personnels. Des études montrent qu'une forte proportion des femmes à risque de cancer et des femmes dans la population générale désirent subir un test, mais ce désir peut découler de perceptions exagérées du risque personnel et d'une mauvaise compréhension des tests utilisés et de leurs implications. Une forte proportion des femmes ayant des antécédents familiaux se font une idée gravement exagérée de leur propre risque, et même un counselling professionnel y changera peu de chose. Une telle perception des risques peut entraîner des troubles psychologiques et réduire en fait la participation aux programmes de dépistage. Le counselling, tout en améliorant la compréhension d'une situation, peut néanmoins avoir peu d'impact sur un désir préalable de subir un test. L'intérêt manifesté pour les tests est lié au désir d'évaluer les risques chez les enfants et on peut citer, entre autres conséquences, un danger de discrimination en matière d'assurance-maladie. Le dépistage peut entraîner une diminution des perturbations psychologiques chez les femmes qui apprennent qu'elles ne sont pas porteuses, mais peu de changement chez celles qui le sont ; par ailleurs, la réticence à subir un test peut être liée à un trouble psychologique. Les effets de la publicité concernant le dépistage génétique sur les perceptions des risques et sur les perturbations psychologiques, et les répercussions subséquentes du counselling et d'une intervention, sont toutes des questions qui méritent d'être approfondies.

SOURCE: J.M. Elwood (1999b). Santé publique et dépistage génétique du cancer du sein au Canada. Deuxième partie : sélection en vue d'un dépistage et effet. *Maladies chroniques au Canada*, *20*(1). Reproduit avec la permission du Ministre des Travaux publics et Services gouvernementaux Canada, 2005.

Effets des médicaments sur la fonction immunitaire

TABLEAU

52-6

Classes de médicaments (et exemples)	Effets sur la fonction immunitaire et la moelle osseuse
ANTIBIOTIQUES – EN DOSES MASSIVES OU EN TRAITEMENT DE LONGUE DURÉE	
■ Céphalosporines (par exemple céfazoline [Ancef, Kefzol], céfuroxime [Ceftin, Kefurox, Zinacef], ceftriaxone [Rocephin])	■ Agranulocytose, éosinophilie, neutropénie; thrombocytopénie
■ Chloramphénicol (Chloromycetin)	■ Leucopénie; anémie aplasique
■ Fluoroquinolones (par exemple ciprofloxacine [Cipro], lévofloxacine [Levaquin], gatifloxacine [Tequin])	■ Agranulocytose, éosinophilie, leucopénie, pancytopénie
■ Aminoglycosides (par exemple gentamycine [Garamycin], tobramycine [Nebcin])	■ Agranulocytose; thrombocytopénie
■ Macrolides (érythromycine, azithromycine [Zithromax], clarithromycine [Biaxin])	■ Neutropénie, leucopénie; thrombocytopénie
■ Pénicillines (par exemple amoxicilline [Amoxyl], pénicilline V, pipéracilline [Pipracil; en association avec tazobactam dans Tazocin])	■ Agranulocytose, neutropénie; thrombocytopénie
■ Vancomycine (Vancocin)	■ Agranulocytose, leucopénie transitoire, neutropénie; thrombocytopénie
ANTITHYROÏDIENS	
■ Propylthio-uracile (Propyl-Thyracil), méthimazole (Tapazole)	■ Agranulocytose, leucopénie; anémie aplasique, thrombocytopénie
ANTI-INFLAMMATOIRES NON STÉROÏDIENS (AINS) – EN DOSES MASSIVES	
■ Aspirine et autres AINS tels que ibuprofène (Advil, Motrin) et indométhacine (Indocid)	■ Agranulocytose, leucopénie, neutropénie; anémie aplasique, thrombocytopénie
■ Inhibiteurs de la COX-2 (célécoxib [Celebrex])	■ Agranulocytose; anémie aplasique, thrombocytopénie
ANTIPSYCHOTIQUE	
■ Clozapine (Clozaril)	■ Agranulocytose, leucopénie
ANTIPLAQUETTAIRE	
■ Ticlopidine (Ticlid)	■ Neutropénie; thrombocytopénie
CORTICOSTÉROÏDES	
■ Déxaméthasone (Decadron), méthylprednisolone (Medrol, Solu-Medrol), Prednisone (Deltasone)	■ Immunodépression
IMMUNOSUPPRESSEURS	
■ Cyclosporine (Neoral, Sandimmune)	■ Leucopénie; anémie, thrombocytopénie
■ Sirolimus (Rapammune)	■ Leucopénie; anémie, thrombocytopénie
ANTINÉOPLASIQUES (AGENTS CYTOTOXIQUES)	
Possèdent presque tous des effets toxiques sur la moelle osseuse, avec des différences propres à chacun sur les trois lignées cellulaires du sang. Chaque agent a un début d'action, une période maximale et un temps de récupération pour son effet myélosuppresseur.	■ Agranulocytose, leucopénie, neutropénie; anémie, thrombocytopénie
ANTIMÉTABOLITES	
■ Méthotrexate (antagoniste de l'acide folique)	■ Leucopénie, aplasie médullaire; thrombocytopénie
■ Mercaptopurine, ou 6-MP (antagoniste des purines; Purinethol)	■ Leucopénie; anémie, thrombocytopénie

causent presque tous une leucopénie à des degrés variables. Les corticostéroïdes, les immunosuppresseurs et les antimétabolites engendrent tous une immunodépression d'intensité variable lors d'un traitement à long terme.

Les antécédents de transfusions sanguines doivent également être notés, car une exposition antérieure à des antigènes étrangers contenus dans le sang transfusé pourrait entraîner un dysfonctionnement immunitaire. Le risque de transmission du virus d'immunodéficience humaine (VIH) par la transfusion sanguine est extrêmement faible chez les personnes transfusées après 1985 (année au cours de laquelle on a commencé à effectuer des tests de dépistage du VIH dans le sang des donneurs), mais il existe tout de même (Collège des médecins de famille du Canada, 2003). De nombreuses mesures sont prises pour réduire au minimum les risques de transmission de maladies par la transfusion sanguine. Ainsi, Héma-Québec estime le risque de contracter le VIH par transfusion à 1 cas sur 4 952 510. Quant aux hépatites B et C, les risques évalués sont respectivement de 1 cas sur 278 413 et de 1 cas sur 1 226 478 (Héma-Québec, 2004).

L'infirmière doit également demander à la personne si elle prend des phytomédicaments et des médicaments en vente libre. Bon nombre de ces produits n'ont pas fait l'objet d'études rigoureuses ; leurs effets n'ont donc pas tous été répertoriés. C'est pourquoi il est important d'en établir une liste complète et de préciser l'utilisation qu'en fait la personne.

Mode de vie et autres facteurs

Toutes les fonctions de l'organisme sont interdépendantes. En conséquence, de nombreux facteurs nocifs influent sur la fonction immunitaire, même si ce sont d'autres fonctions de l'organisme qu'ils touchent directement. L'infirmière doit donc obtenir des renseignements sur les antécédents suivants et les inscrire au dossier clinique de la personne : tabagisme, consommation d'alcool, apport et état nutritionnels, stress perçu, utilisation de drogues injectables, pratiques sexuelles, infections transmissibles sexuellement et exposition à des radiations ou à des agents polluants, à la maison ou au travail.

Facteurs psycho-neuro-immunologiques

Les facteurs psycho-neuro-immunologiques doivent également faire partie de la collecte des données. On croit que les fonctions neurologiques et endocriniennes influent sur la régulation et la modulation de la réaction immunitaire. Les lymphocytes et les macrophages possèdent des récepteurs capables de réagir aux neurotransmetteurs et aux hormones endocrines. Les lymphocytes produisent et sécrètent l'hormone corticotrope et des composés semblables aux endorphines. Les neurones situés dans le cerveau, particulièrement ceux de l'hypothalamus, reconnaissent les prostaglandines, les interférons et les interleukines de même que l'histamine et la sérotonine, qui sont libérés lors de la réaction inflammatoire. Comme toutes les autres fonctions de l'organisme contribuant au maintien de l'homéostasie, la fonction immunitaire participe aux processus psychophysiologiques et elle est soumise aux effets régulateurs et modulateurs du cerveau.

Inversement, les processus immunitaires peuvent influer sur la fonction neuroendocrinienne, notamment sur le comportement. Ainsi, l'interaction entre les fonctions neurologique et immunitaire semble être bidirectionnelle. De plus en plus d'études donnent à penser que les stratégies biocomportementales mettant en jeu l'autorégulation peuvent avoir une influence sur des paramètres mesurables de la fonction immunitaire. Parmi ces stratégies, on trouve les techniques de relaxation et d'imagerie mentale, la rétroaction biologique, l'humour, l'hypnose et le conditionnement. L'infirmière doit recueillir des données sur l'état psychologique général de la personne et sur son utilisation de ces stratégies.

EXAMEN PHYSIQUE

Au cours de l'examen physique (encadré 52-3), on inspecte la peau et les muqueuses afin de détecter la présence de lésions (érosion, ulcère, pustule ou papule), d'une dermatite, d'un purpura (hémorragie sous-cutanée), d'urticaire, d'une inflammation ou d'un écoulement purulent ou séreux. On note les signes d'infection et la température de la personne. On vérifie si elle frissonne ou transpire. On palpe les ganglions inguinaux et les ganglions axillaires et cervicaux antérieurs et postérieurs pour déterminer s'ils sont hypertrophiés. Si la personne présente des ganglions lymphatiques palpables, on note leur taille, leur localisation et leur consistance, et s'ils sont sensibles à la palpation. On examine les articulations afin de vérifier si elles sont sensibles et œdématiées, et si l'amplitude des mouvements est limitée. On évalue l'état des fonctions respiratoire, cardiovasculaire, gastro-intestinale, urinaire, tégumentaire et neurologique afin de détecter les signes et symptômes évocateurs de troubles de la fonction immunitaire. On évalue également l'état nutritionnel, le stress et la capacité d'adaptation de la personne ; enfin, on note son âge, ses limitations fonctionnelles et toute invalidité.

Examens paracliniques

Une série d'analyses sanguines et de tests cutanés ainsi qu'une biopsie de la moelle osseuse peuvent être effectués pour évaluer l'**immunocompétence** de la personne. Dans les chapitres à venir, nous traiterons de façon plus détaillée des examens paracliniques qui s'appliquent à certains processus morbides particuliers. L'encadré 52-5 ■ présente une liste d'examens paracliniques servant à évaluer l'immunocompétence.

Soins et traitements infirmiers

L'infirmière doit savoir que la personne qui subit des examens pour détecter des troubles de la fonction immunitaire peut éprouver non seulement de la douleur physique et des désagréments causés par les méthodes diagnostiques, mais qu'elle a aussi de nombreuses réactions psychologiques. Par exemple, la personne peut craindre les résultats d'examens indiquant un affaiblissement de la fonction immunitaire qui la rendra davantage sujette à certaines infections, à certains cancers et à d'autres troubles ; le rôle de l'infirmière consiste à la conseiller, à l'informer et à la soutenir pendant ces examens. De plus, la personne peut s'inquiéter des répercussions possibles des résultats sur son emploi, ses primes d'assurance et ses relations personnelles. Ces interventions sont pour l'infirmière l'occasion de conseiller et d'informer la personne. L'encadré 52-6 ■ présente les soins infirmiers qui se rapportent à la fonction immunitaire et hématologique de la personne.

Examens paracliniques servant à évaluer la fonction immunologique

Divers examens paracliniques permettent d'évaluer la fonction immunitaire. Ceux-ci révèlent l'état des leucocytes et des lymphocytes, de l'immunité à médiation humorale et de l'immunité à médiation cellulaire; ils permettent d'évaluer la fonction des phagocytes et l'activité du complément, ainsi que de vérifier les réactions d'hypersensibilité, les complexes antigènes-anticorps spécifiques ou la présence d'une infection par le VIH.

LEUCOCYTES ET LYMPHOCYTES

- Numération des leucocytes et formule leucocytaire
- Biopsie de la moelle osseuse

IMMUNITÉ À MÉDIATION HUMORALE

- Numération des lymphocytes B à l'aide d'anticorps monoclonaux
- Synthèse *in vivo* des immunoglobulines et dosage des sous-populations de lymphocytes T
- Production d'anticorps spécifiques
- Dosage des globulines sériques totales et de chacune des classes d'immunoglobulines (par électrophorèse, immunoélectrophorèse, immunodiffusion radiale, néphélémétrie et techniques de dosage des isohémagglutinines)

IMMUNITÉ À MÉDIATION CELLULAIRE

- Numération lymphocytaire
- Dosage des lymphocytes T et des sous-populations de lymphocytes T, à l'aide d'anticorps monoclonaux
- Tests cutanés d'hypersensibilité retardée
- Production de cytokines
- Réaction des lymphocytes aux mitogènes, aux antigènes et aux cellules allogéniques
- Fonctions des lymphocytes T auxiliaires et suppresseurs

FONCTION DES PHAGOCYTES

- Test de réduction du nitrobleu de tétrazolium

COMPOSANTES DU COMPLÉMENT

- Concentration sérique du complément hémolytique total
- Dosage des composantes du complément
- Électro-immunodiffusion (électrophorèse des protéines, immunofixation)
- Dosage par la méthode ELISA
- Dosage immunonéphélémétrique
- Immunoélectrophorèse

HYPERSENSIBILITÉ

- Cutiréaction par scarification
- Test épicutané
- Test intradermique
- Technique RAST

COMPLEXES ANTIGÈNE-ANTICORPS SPÉCIFIQUES

- Dosage radio-immunologique
- Immunofluorescence
- Test d'agglutination
- Réaction de fixation du complément

INFECTION AU VIH

- Dosage par la méthode ELISA
- Numération des lymphocytes CD4 et CD8
- Épreuve de dépistage de l'antigène p24
- Amplification en chaîne par polymérase (PCR)

Soins et traitements infirmiers se rapportant à la fonction immunitaire

L'infirmière en soins intensifs:

- Interprète les données (évaluation initiale ou évaluation des résultats de l'intervention) relatives aux systèmes immunologique/hématologique, y compris:
  - les résultats d'examens de laboratoire liés à l'hématologie (p. ex., FSC: érythrocytes, hémoglobines, hématocrite; profil de coagulation: RIN, temps partiel de prothrombine activée [aPTT], numération plaquettaire, fibrinogène, anticorps de l'héparine); et
  - les résultats de laboratoire liés à l'immunologie et à l'inflammation (p. ex., FSC: leucocytes, neutrophiles, lymphocytes, bandes; immunoglobulines: IgG, IgM; cultures: bactériennes, virales et fongiques; protéine C réactive).
- Reconnaît le potentiel de risque d'infection (p. ex., immunosuppression, dispositifs vasculaires par voie effractive. [...]
- Reconnaît l'inflammation et l'infection (p. ex., [...], sepsie, sepsie grave, choc septique).

- Reconnaît les altérations des fonctions hématologiques potentiellement menaçantes pour la vie:
  - la thrombocytopénie [...]; et
  - la thrombose veineuse profonde [...].
- Choisit des interventions appropriées afin de prévenir les altérations du système immunologique, notamment:
  - les infections (p. ex., technique aseptique, nutrition adéquate, minimiser l'exposition aux microorganismes); et
[...]
- Choisit ses interventions appropriées afin de corriger les altérations du système immunologique potentiellement menaçantes pour la vie, notamment:
  - gérer le syndrome de la sepsie. [...]
[...]
- Recueille des données sur les risques d'infection pour les clients et le personnel et prend toutes les mesures préventives nécessaires pour les protéger contre l'exposition.

Source: AIIC. *Guide de préparation à l'examen de certification en soins infirmiers intensifs. Liste des compétences* (page consultée le 30 juillet 2005), [en ligne], http://www.cna-aiic.ca/cna/documents/pdf/publications/CERT_Critical_Care_f.pdf.
Reproduit avec l'autorisation de l'Association des infirmières et infirmiers du Canada.

EXERCICES D'INTÉGRATION

1. Un jeune homme de 18 ans se présente au service de consultations externes afin de subir un examen physique avant son entrée à l'université. Sa mère vous demande si son fils devrait se faire vacciner contre la méningite à méningocoques. Que lui répondriez-vous ? Quelles recommandations lui feriez-vous et pourquoi ?

2. Une femme de 68 ans est hospitalisée pour subir une greffe cardiaque ; on lui administre des immunosuppresseurs. Énumérez les paramètres que vous utiliseriez pour évaluer sa fonction immunitaire. Comment l'altération de la fonction immunitaire influerait-elle sur les soins que vous prodigueriez à cette femme ?

3. Une femme de 84 ans, qui vit seule, prend depuis longtemps des corticostéroïdes pour traiter sa polyarthrite rhumatoïde. Elle est hospitalisée à cause d'une pneumonie. Énumérez les changements liés à l'âge que subit sa fonction immunitaire et dont vous devez tenir compte. Décrivez les méthodes d'évaluation indiquées dans ce cas-ci.

RÉFÉRENCES BIBLIOGRAPHIQUES
en anglais • en français

Agence de santé publique du Canada (2003). *Santé de la population canadienne. Rapport statistique sur la santé de la population canadienne, 1999* (page consultée le 2 juin 2005), [en ligne], http://www.phac-aspc.gc.ca/ph-sp/ddsp/rapport/subinfr.

Association des infirmières et des infirmiers du Canada (AIIC). *Guide de préparation à l'examen de certification en soins infirmiers intensifs. Liste des compétences* (page consultée le 30 juillet 2005), [en ligne], http://www.cna-aiic.ca/cna/documents/pdf/publications/CERT_Critical_Care_f.pdf.

Bouffard, L., et Roy, F. (2002). *Guide de prévention des infections à l'intention des infirmières en soins de pieds.* Montréal : OIIQ.

Brûlé. M., et Cloutier, L. (2002). *L'examen clinique dans la pratique infirmière.* Montréal : Éditions du Renouveau Pédagogique.

Collège des médecins de famille du Canada (2003). *Le VIH/SIDA - Comment réduire votre risque d'infection. Dépliant éducatif.* Ontario.

Davidson, A., & Diamond, B. (2001). Advances in immunology: Autoimmune diseases. *New England Journal of Medicine, 345*(5), 340–350.

Delves, P.J., & Roitt, I.M. (2000a). Advances in immunology: The immune system (first of two parts). *New England Journal of Medicine, 343*(1), 37–49.

Delves, P.J., & Roitt, I.M. (2000b). Advances in immunology: The immune system (second of two parts). *New England Journal of Medicine, 343*(2), 108–117.

Dubost, M., et Scheider, L.W. (2000). *La nutrition* (2e éd.). Montréal-Toronto : Chenelière/McGraw-Hill.

Elwood, J.M. (1999a). Santé publique et dépistage génétique du cancer du sein au Canada. Première partie : risques et interventions. *Maladies chroniques au Canada.* Agence de santé publique du Canada, *20*(1), 4–16.

Elwood, J.M. (1999b). Santé publique et dépistage génétique du cancer du sein au Canada. Deuxième partie : sélection en vue d'un dépistage et effet. *Maladies chroniques au Canada.* Agence de santé publique du Canada, *20*(1), 17-24.

Elwood, J.M. (1999c). Santé publique et dépistage génétique du cancer du sein au Canada. Troisième partie : un modèle des besoins et de la demande potentiels. *Maladies chroniques au Canada.* Agence de santé publique du Canada, *20*(1), 25–30.

Héma-Québec (2004). *Transmission des infections virales par transfusion sanguine au Québec* (page consultée le 2 juin 2005), [en ligne], http://sssa4.msss.gouv.qc.ca/santpub/sang.nsf/0/9a69ae01344c5cc885256ec2004f4382?opendocument2004.

IMIT - Institut des maladies infectieuses et immunitaires des IRSC (2005). *Bulletin* (page consultée le 1er juin 2005), [en ligne], http://www.cihr-irsc.gc.ca/f/27319.html.

Kahn, M.F., Peltier, A.P., Meyer, O., et Piette, J.C. (1991). *Les maladies systémiques* (3e éd.). Flammarion Médecine-Sciences.

Kozier, B., et Berman, A. (2005). *Soins infirmiers, théorie et pratique.* Montréal : Éditions du Renouveau Pédagogique.

Letonturier, P. (2001). *Immunologie générale, connaissance et pratique* (7e éd.). Paris : Masson.

Medahitov, R., & Janeway C. Jr. (2000). Innate immunity. *New England Journal of Medicine, 343*(5), 338–344.

Parslow, T.G., Stites, D.P., Terr, A.K., & Imboden, J.B. (2001). *Medical immunology* (10th ed.). New York: McGraw-Hill.

Porth, C.M. (2002). *Pathophysiology: Concepts of altered health states.* Philadelphia: Lippincott Williams & Wilkins.

Régnault, J.-P. (2002). *Éléments de microbiologie et d'immunologie.* Montréal : Décarie.

Santé Canada (2002). *Guide canadien d'immunisation* (6e éd.), [en ligne], http://www.phac-aspc.gc.ca/publicat/cig-gci/pdf/guide_immuniz_cdn-2002-6.pdf.

Tortora, G., et Grabowski, S.R. (2001). *Principes d'anatomie et de physiologie.* Montréal : Éditions du Renouveau Pédagogique.

Walport, M.J. (2001a). Advances in immunology: Complement (first of two parts). *New England Journal of Medicine, 344*(14), 1058–1066.

Walport, M.J. (2001b). Advances in immunology: Complement (second of two parts). *New England Journal of Medicine, 344*(14), 1140–1144.

 En complément de ce chapitre, vous trouverez sur le Compagnon Web :
- une bibliographie exhaustive ;
- des ressources Internet ;
- une rubrique « La génétique dans la pratique infirmière » : *Troubles immunologiques*.

Adaptation française
Caroline Longpré, inf., M.Sc.
Enseignante de soins infirmiers –
Cégep régional de Lanaudière
à Joliette

Immunodéficience

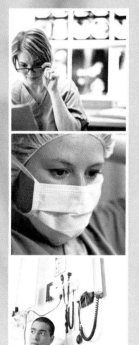

Objectifs d'apprentissage

Après avoir étudié ce chapitre, vous pourrez:

1. Comparer les différents types d'immunodéficience primaire; en décrire les causes, les manifestations cliniques, la prise en charge et les complications possibles.

2. Présenter les traitements qui s'offrent à la personne atteinte d'une immunodéficience.

3. Décrire les soins et traitements infirmiers prodigués à la personne atteinte d'une immunodéficience.

4. Donner de l'enseignement à la personne atteinte d'une immunodéficience.

Les immunodéficiences peuvent être causées par une anomalie ou une déficience des phagocytes, des lymphocytes B, des lymphocytes T ou du système du complément. La nature et la gravité des signes et symptômes, l'âge auquel survient l'affection et le pronostic dépendent tous des composantes de la fonction immunitaire qui sont touchées et de l'étendue de l'atteinte. Quelle que soit la cause sous-jacente de l'immunodéficience, ses signes et symptômes principaux comprennent des infections chroniques ou récurrentes graves – souvent occasionnées par des microorganismes qui sont inhabituels ou qui font partie de la flore normale de l'organisme – et une faible réponse au traitement de ces infections. De plus, la personne est sensible à une variété d'affections secondaires, notamment au cancer (Buckley, 2000).

Les immunodéficiences peuvent être primaires ou secondaires. On peut également les classer selon les composantes de la fonction immunitaire qui sont touchées. Les immunodéficiences primaires sont d'origine héréditaire et sont causées par des anomalies intrinsèques des cellules du système immunitaire. Ce n'est cependant pas le cas des immunodéficiences secondaires telles que le sida, lequel résulte d'une infection causée par le virus de l'immunodéficience humaine (VIH). Afin d'offrir des soins efficaces, l'infirmière doit avoir une bonne connaissance de la fonction immunitaire et être consciente de l'apparition possible de troubles secondaires. Elle doit effectuer la collecte des données et prodiguer les soins nécessaires avec compétence. Enfin, c'est à elle qu'il revient de fournir à la personne et aux proches aidants l'enseignement dont ils ont besoin (Lévesque-Barbès, 2004).

Immunodéficiences primaires

Les immunodéficiences primaires, affections rares d'origine héréditaire, touchent surtout les nourrissons et les jeunes enfants. Plus de 95 immunodéficiences d'origine génétique ont été répertoriées (Buckley, 2000). Les manifestations apparaissent habituellement au début de la vie, au moment où la protection offerte par les anticorps maternels diminue. S'ils ne sont pas traités, les nourrissons et les enfants qui ont ces affections atteignent rarement l'âge adulte. Une ou plusieurs composantes de la fonction immunitaire peuvent être touchées. Les signes et symptômes des immunodéficiences dépendent du rôle que joue normalement la composante en cause (tableau 53-1 ■).

TROUBLES DE LA PHAGOCYTOSE

Physiopathologie

Il existe plusieurs anomalies primaires des phagocytes; elles sont presque toutes d'origine héréditaire et touchent la fonction immunitaire innée. Dans certains types de troubles de la phagocytose, on observe une altération des granulocytes neutrophiles, qui sont alors incapables de sortir de la circulation sanguine et de se rendre jusqu'au siège de l'infection. L'organisme ne peut donc pas produire une réaction inflammatoire normale contre les microorganismes pathogènes (Lekstrom-Himes et Gallin, 2002). Dans certains troubles, la numération des granulocytes neutrophiles peut être très faible; dans d'autres, elle peut au contraire être très élevée, les neutrophiles restant alors dans le système vasculaire.

Manifestations cliniques

Dans les troubles liés aux phagocytes, on observe une augmentation des infections bactériennes et fongiques dues à des microorganismes qui, normalement, ne sont pas pathogènes (Lekstrom-Himes et Gallin, 2002). La personne atteinte d'un

VOCABULAIRE

Agammaglobulinémie: absence presque complète d'immunoglobulines (anticorps).

Ataxie: incoordination des mouvements musculaires.

Ataxie-télangiectasies: affection transmise selon le mode autosomique récessif et touchant l'immunité liée aux lymphocytes B et T; observée surtout chez l'enfant, elle engendre une affection cérébrale dégénérative.

Hôte immunodéprimé: personne présentant une immunodéficience secondaire et l'immunodépression qui y est associée.

Hypogammaglobulinémie: absence d'une ou de plusieurs des cinq immunoglobulines, causée par une altération des lymphocytes B.

Hypoplasie thymique: carence en lymphocytes T consécutive au développement anormal du thymus durant l'embryogenèse; appelée aussi syndrome de Di George.

Immunodéficience combinée grave (ou déficit immunitaire combiné sévère): affection entraînant une absence complète d'immunité à médiation humorale et à médiation cellulaire, causée par une anomalie autosomique ou liée au chromosome X.

Immunoglobuline: anticorps synthétisé par les plasmocytes dérivés des lymphocytes B en réponse à l'arrivée d'un antigène; les immunoglobulines sont divisées en cinq classes (IgG, IgM, IgA, IgD, IgE) selon le principal constituant protéique présent dans la molécule.

Œdème de Quincke: affection caractérisée par l'apparition d'une urticaire et d'un œdème touchant une région de la peau, des muqueuses ou des viscères.

Panhypoglobulinémie: absence totale d'immunoglobulines dans le sang.

Syndrome de Wiskott-Aldrich: immunodéficience caractérisée par une thrombocytopénie et l'absence de lymphocytes T et B.

Télangiectasies: lésions vasculaires causées par la dilatation de vaisseaux sanguins.

Types d'immunodéficience primaire

TABLEAU
53-1

Composantes	Troubles	Principaux signes et symptômes	Traitements
Phagocytes	Syndrome d'hyperimmuno-globulinémie E	▪ Infections bactériennes, fongiques et virales; abcès froids et profonds	▪ Antibiothérapie et traitement contre les infections virales et fongiques ▪ Facteur de stimulation des granulocytes (G-CSF)
Lymphocytes B	Agammaglobulinémie liée au sexe (maladie de Bruton)	▪ Infections graves survenant peu de temps après la naissance	▪ Gammaglobulines ou plasma provenant d'un groupe de donneurs
	Hypogammaglobu-linémie à expression variable	▪ Infections bactériennes; infection à *Giardia lamblia* ▪ Anémie pernicieuse ▪ Infections respiratoires chroniques	▪ Immunoglobulines par voie intra-veineuse ▪ Métronidazole (Flagyl) ▪ Vitamine B$_{12}$ ▪ Traitement antimicrobien
	Carence en immunoglobulines A (IgA)	▪ Prédisposition aux infections récurrentes, réactions indésirables aux transfusions sanguines ou aux immunoglobulines, affections auto-immunes, hypothyroïdie	▪ Aucun
	Carence en IgG$_2$	▪ Fréquence accrue de maladies infectieuses	▪ Immunoglobulines provenant d'un pool de plasma
Lymphocytes T	Hypoplasie thymique (syndrome de Di George)	▪ Infections récurrentes; hypoparathyroïdie; hypocalcémie, tétanie, convulsions; cardiopathie congénitale; anomalies rénales possibles; malformations faciales	▪ Greffe de thymus

	Candidose muco-cutanée chronique	▪ Infections à *Candida albicans* touchant les muqueuses, la peau et les ongles; anomalies endocriniennes (hypopara-thyroïdie, maladie d'Addison)	▪ Antifongiques
			  • topiques: clotrimazole (Canesten), kétoconazole (Nizoral), nystatine (Mycostatin)
			  • oraux: fluconazole (Diflucan), itraconazole (Sporanox)
			  • par voie intraveineuse: amphotéricine B (Fungizone), fluconazole (Diflucan)

Lymphocytes B et T	Ataxie-télangiectasies	▪ Ataxie s'accompagnant d'une détérioration neurologique évolutive; télangiectasies (lésions vasculaires); infections récurrentes; tumeurs malignes	▪ Traitement antimicrobien; traite-ment symptomatique; greffe de thymus fœtal, immunoglobulines par voie intraveineuse
	Syndrome de Nezelof	▪ Infections graves; tumeurs malignes	▪ Traitement antimicrobien; immu-noglobulines par voie intraveineuse, greffe de moelle osseuse; greffe de thymus; facteurs thymiques
	Syndrome de Wiskott-Aldrich	▪ Thrombocytopénie entraînant des hémorragies; infections; tumeurs malignes	▪ Traitement antimicrobien; splénec-tomie suivie d'une antibiothérapie prophylactique continue; immuno-globulines par voie intraveineuse et greffe de moelle osseuse
	Immunodéficience combinée grave (IDCG)	▪ Infections irrépressibles graves et fatales survenant peu de temps après la naissance (comprenant aussi les infections opportunistes)	▪ Traitement antimicrobien; immuno-globulines par voie intraveineuse et greffe de moelle osseuse
Système du complément	Œdème de Quincke	▪ Poussées œdémateuses touchant diverses parties de l'organisme, dont les voies respiratoires et les intestins	▪ Plasma provenant d'un groupe de donneurs, androgénothérapie
	Hémoglobinurie paroxystique nocturne (HPN)	▪ Lyse des érythrocytes causée par l'absence de la protéine membranaire DAF (*decay-accelerating factor*) sur les érythrocytes	▪ Aucun

tel trouble peut également présenter des infections fongiques causées par des microorganismes du genre *Candida* et des infections dues aux virus de l'herpès ou du zona. Chez cette personne se manifestent également la furonculose récurrente, des abcès cutanés, l'eczéma chronique, la bronchite, la pneumonie, l'otite moyenne chronique et la sinusite. Dans le cas du syndrome d'hyperimmunoglobulinémie E, un trouble de la phagocytose autrefois connu sous le nom de syndrome de Job, les globules blancs ne peuvent produire de réaction inflammatoire aux infections cutanées. Il en résulte des abcès froids et profonds n'entraînant pas les signes et symptômes habituels de l'inflammation (rougeur, chaleur et douleur).

La personne atteinte de troubles de la phagocytose peut être asymptomatique. Cependant, la neutropénie grave peut s'accompagner d'ulcères buccaux profonds et douloureux, d'une gingivite, d'une stomatite ou d'une cellulite. Environ 10 % des personnes présentant une grave neutropénie meurent des suites d'infections irrépressibles. La granulomatose septique chronique, un autre trouble primaire de la phagocytose, entraîne des infections récurrentes ou persistantes des tissus mous, des poumons et d'autres organes. Ces infections sont résistantes aux antibiothérapies énergiques (Lekstrom-Himes et Gallin, 2002).

Examen clinique et examens paracliniques

Le diagnostic se fonde sur les antécédents, les signes et symptômes ainsi que sur les examens paracliniques de l'activité cytocide (causant la mort des cellules) des phagocytes effectués au moyen du test de réduction du nitrobleu de tétrazolium (encadré 52-3 p. 17). Des antécédents d'infections et de fièvre récurrente chez l'enfant, et parfois chez l'adulte, constituent un élément clé dans l'établissement du diagnostic. L'échec du traitement employé habituellement pour guérir une infection est également un indicateur important (Lekstrom-Himes et Gallin, 2002). Dans l'encadré 53-1 ■, nous présentons un aperçu des manifestations qui peuvent annoncer une immunodéficience primaire.

Traitement médical

On note souvent une atténuation des signes et symptômes d'infection en raison d'une altération de la réaction inflammatoire. C'est pourquoi le diagnostic et le traitement précoces des complications infectieuses sont essentiels et peuvent sauver la vie de la personne (Lekstrom-Himes et Gallin, 2002). La prise en charge des troubles de la phagocytose

ENCADRÉ 53-1

Les dix manifestations de la présence possible d'une immunodéficience primaire

Les enfants et les adultes atteints d'immunodéficience primaire présentent des infections qui réapparaissent fréquemment ou qui sont particulièrement difficiles à guérir.
Si vous ou votre enfant présentez plus d'un des signes suivants, consultez votre médecin.

1. Huit otites ou plus au cours d'une même année
2. Deux sinusites graves ou plus en un an
3. Antibiothérapie d'une durée de deux mois ou plus, ayant eu peu d'effet
4. Deux pneumonies ou plus en un an
5. Retard de croissance ou gain pondéral insuffisant chez l'enfant

6. Abcès profonds et récurrents touchant la peau ou un organe
7. Muguet (candidose buccale) persistant dans la bouche ou ailleurs sur la peau, après l'âge de un an
8. Nécessité d'une antibiothérapie par voie intraveineuse pour éradiquer une infection
9. Deux infections profondes, telles que la méningite, l'ostéomyélite, la cellulite ou la septicémie
10. Antécédents familiaux d'immunodéficience primaire

Les immunodéficiences primaires sont parfois graves ; toutefois, elles entraînent rarement la mort et peuvent généralement être maîtrisées. On ne doit pas les confondre avec le sida. On pose un diagnostic au moyen d'analyses sanguines qui doivent être effectuées aussi rapidement que possible afin d'éviter des lésions permanentes. Comme pour toutes les affections, seul un examen physique approfondi peut permettre de déceler la présence d'une immunodéficience primaire.

SOURCE : Jeffrey Modell Foundation Medical Advisory Board. New York (New York).

comprend le traitement des infections bactériennes par une antibiothérapie prophylactique. De plus, des traitements contre les infections fongiques et virales sont souvent nécessaires. Des transfusions de granulocytes sont pratiquées, mais elles sont rarement efficaces en raison de la courte demi-vie des cellules. En revanche, les traitements par le facteur de stimulation des granulocytes (G-CSF ou filgrastim [Neupogen]) peuvent être efficaces, car ces protéines attirent des cellules souches non lymphoïdes hors de la moelle osseuse et accélèrent leur maturation.

DÉFICIENCES DES LYMPHOCYTES B

Physiopathologie

Il existe deux troubles des lymphocytes B. Le premier est causé par l'incapacité des précurseurs des lymphocytes B à se différencier en cellules matures. Ainsi, il en découle une carence en plasmocytes et la disparition des centres germinatifs de tous les tissus lymphoïdes, ce qui se traduit par une absence totale d'anticorps contre les bactéries, les virus et les autres agents pathogènes qui envahissent l'organisme. Chez le bébé, ce trouble se manifeste par de graves infections peu de temps après la naissance. L'affection se nomme **agammaglobulinémie** liée au sexe (maladie de Bruton), en raison du déficit en anticorps dans le plasma de la personne. On observe également un faible taux ou une absence d'immunoglobulines IgG, IgM, IgA, IgD et IgE, et de lymphocytes B dans le sang périphérique. La prévalence de cette affection est d'environ 1 cas sur 100 000 (Parslow, Stites, Terr et Imboden, 2001).

Le deuxième trouble des lymphocytes B s'explique par l'absence de différenciation en plasmocytes. Cette affection n'entraîne qu'une diminution de la production d'anticorps. En effet, même si elle est dépourvue de plasmocytes – les cellules qui produisent le plus d'anticorps –, la personne possède des follicules lymphatiques et un grand nombre de lymphocytes B qui produisent certains anticorps. Cette affection, appelée **hypogammaglobulinémie**, est une immunodéficience fréquente. On la nomme également hypogammaglobulinémie à expression variable. Ce terme regroupe une variété d'anomalies allant de la carence en immunoglobulines A (IgA), affection bénigne n'entraînant que l'absence de plasmocytes producteurs d'IgA, jusqu'à la **panhypoglobulinémie** grave, entraînant l'absence presque totale d'immunoglobulines dans le sang.

L'hypogammaglobulinémie à expression variable constitue l'immunodéficience primaire la plus courante chez l'adulte ; elle touche tant l'homme que la femme. Elle peut apparaître à tout âge, mais c'est surtout dans la vingtaine qu'elle se manifeste. La grande majorité des personnes atteintes ne commencent à en présenter les symptômes qu'entre 15 et 35 ans. Les caractéristiques principales de l'hypogammaglobulinémie à expression variable comprennent des infections causées par des microbes pyogènes, une augmentation de l'incidence des affections auto-immunes et une diminution de la concentration d'immunoglobulines totales, comprenant un taux d'IgG inférieur à 250 mg/dL. La numération leucocytaire reste habituellement normale. L'étiologie de cette affection demeure inconnue, mais on croit qu'elle serait multifactorielle. La prévalence de l'hypogammaglobulinémie à expression variable est d'environ 1 cas sur 80 000 aux États-Unis (Tierney, McPhee et Papdakis, 2001).

Manifestations cliniques

Chez le nourrisson atteint d'agammaglobulinémie liée au sexe, les signes se manifestent habituellement lorsque la réserve d'immunoglobulines transmises par la mère est épuisée, c'est-à-dire vers l'âge de cinq ou six mois. En règle générale, c'est à ce moment-là que commencent à poindre les signes d'infections causées par des microbes pyogènes.

Plus de la moitié des personnes atteintes d'hypogammaglobulinémie à expression variable présentent une anémie pernicieuse. Souvent, on observe aussi une hyperplasie lymphoïde de l'intestin grêle et de la rate ainsi qu'une atrophie gastrique (révélée par biopsie). De plus, les personnes présentent souvent d'autres affections auto-immunes, comme l'arthrite et l'hypothyroïdie. Chez celles qui sont atteintes tardivement de l'affection, il y a une incidence accrue de bronchopneumopathie chronique obstructive (BPCO), d'hépatite, de cancer de l'estomac et de malabsorption entraînant une diarrhée chronique (Porth, 2002). Il ne faut pas confondre l'hypogammaglobulinémie à expression variable avec les immunodéficiences secondaires, lesquelles sont causées par une entéropathie exsudative, un syndrome néphrotique ou des brûlures corporelles importantes.

La personne atteinte d'hypogammaglobulinémie à expression variable est sensible aux infections causées par des bactéries encapsulées, telles que *Hæmophilus influenzæ*, *Streptococcus pneumoniæ* et *Staphylococcus aureus*. La survenue fréquente d'infections des voies respiratoires entraîne généralement une bronchectasie évolutive chronique et une insuffisance pulmonaire. De plus, il est courant de contracter une affection causée par *Giardia lamblia*. Les infections opportunistes à *Pneumocystis carinii* ne touchent cependant que la personne qui présente un déficit concomitant en lymphocytes T.

Examen clinique et examens paracliniques

Un diagnostic médical d'agammaglobulinémie liée au sexe peut être posé si l'on note une insuffisance marquée ou une absence complète de toutes les immunoglobulines sériques. Quant au diagnostic d'hypogammaglobulinémie à expression variable, il se fonde sur les antécédents d'infections bactériennes, le dosage de l'activité des lymphocytes B et les signes et symptômes présentés par la personne. On doit obtenir la numération des lymphocytes B ainsi que la concentration, totale et par classe, des **immunoglobulines**. Le taux de globulines sériques totales est une mesure insuffisante en soi, car la surproduction d'un type de globulines peut masquer l'absence ou la présence en très petite quantité d'un autre type. On effectue des analyses sérologiques spécifiques pour confirmer l'efficacité de la vaccination infantile. Si l'on détermine que celle-ci a donné lieu à la production d'anticorps, c'est que l'activité des lymphocytes B était auparavant adéquate. Enfin, lorsque la personne présente des signes et symptômes qui laissent soupçonner une anémie pernicieuse, on doit mesurer le taux d'hémoglobine et l'hématocrite.

Traitement médical

La personne atteinte de troubles primaires de la phagocytose peut être traitée à l'aide d'immunoglobulines administrées par voie intraveineuse. Si elle répond bien, elle n'a habituellement pas besoin de suivre une antibiothérapie prophylactique, à moins de présenter un problème respiratoire chronique. Dans le cas d'infections respiratoires, le médecin prescrit un traitement antimicrobien afin de prévenir les complications telles que la pneumonie, la sinusite et l'otite moyenne. On soigne l'infestation intestinale par *G. lamblia* au moyen du métronidazole (Flagyl) pendant 10 jours (Parslow *et al.*, 2001). La personne atteinte d'anémie pernicieuse reçoit chaque mois des injections de vitamine B$_{12}$ par voie parentérale. Enfin, chez la personne atteinte d'une affection pulmonaire chronique ou de bronchiectasie, la prise en charge peut également comprendre des séances de physiothérapie comportant un drainage postural (Parslow *et al.*, 2001).

DÉFICIENCES DES LYMPHOCYTES T

Physiopathologie

Les anomalies des lymphocytes T exposent la personne aux infections, en particulier à celles qu'on qualifie d'opportunistes. La plupart des immunodéficiences primaires liées aux lymphocytes T sont d'origine héréditaire. Les signes et symptômes peuvent varier considérablement selon le type d'anomalies en cause. Comme les lymphocytes T jouent un rôle régulateur dans la fonction immunitaire, leur dysfonctionnement s'accompagne habituellement d'une diminution de l'activité des lymphocytes B.

L'**hypoplasie thymique**, ou syndrome de Di George, est un exemple d'immunodéficience primaire liée aux lymphocytes T. Cette affection congénitale rare est causée par l'absence de plusieurs gènes du chromosome 22 (Porth, 2002). Les signes varient selon l'ampleur de l'atteinte du matériel génétique. On observe un déficit en lymphocytes T parce que le thymus ne se développe pas normalement pendant l'embryogenèse. Le syndrome de Di George est l'une des quelques immunodéficiences dont les signes apparaissent presque immédiatement après la naissance (Parslow *et al.*, 2001).

La candidose mucocutanée chronique, associée ou non à une endocrinopathie, fait également partie des troubles des lymphocytes T qui s'accompagnent d'une anomalie sélective de l'immunité à médiation cellulaire. On croit qu'une transmission autosomique récessive, qui touche autant l'homme que la femme, en est la cause. La candidose mucocutanée chronique est considérée comme une affection auto-immune mettant en jeu le thymus et d'autres glandes endocrines. Cette affection entraîne une importante morbidité résultant d'un dysfonctionnement endocrinien.

Manifestations cliniques

L'enfant né avec le syndrome de Di George présente une hypoparathyroïdie et une hypocalcémie qui résistent au traitement type ainsi qu'une cardiopathie congénitale, des traits faciaux caractéristiques et parfois des anomalies rénales. Cet enfant oppose aussi une faible résistance aux infections causées par les levures, les champignons, les protozoaires ou les virus. Il est donc particulièrement sensible aux maladies infectieuses de l'enfance (varicelle, rougeole et rubéole), qui se révèlent habituellement graves et qui peuvent être fatales. Il présente également un risque accru d'anomalie cardiaque congénitale, ce qui peut entraîner une insuffisance cardiaque congestive. L'hypocalcémie résistant au traitement type constitue le signe le plus couramment observé chez le nouveau-né atteint du syndrome de Di George. Ce signe apparaît habituellement dans les 24 premières heures de la vie (Parslow *et al.*, 2001).

La candidose mucocutanée chronique peut se manifester d'abord par une infection chronique à *Candida* ou encore par une endocrinopathie idiopathique. La personne atteinte de cette affection peut vivre jusque dans la vingtaine ou la trentaine. Parmi les troubles possibles, on note l'hypocalcémie et la tétanie consécutives à l'insuffisance des glandes parathyroïdes. L'hypofonctionnement du cortex surrénal (maladie d'Addison) constitue la cause principale de décès et peut apparaître soudainement, même en l'absence d'antécédents.

Examen clinique et examens paracliniques

Il est possible d'évaluer l'état des lymphocytes T au moyen de la numération des lymphocytes du sang périphérique. La présence d'une lymphopénie peut indiquer une carence en lymphocytes T, car ceux-ci comptent pour 65 à 85 % des lymphocytes dans la circulation sanguine. On peut pratiquer une sensibilisation de la peau de la personne ou une stimulation *in vitro* de ses lymphocytes T afin de déterminer si ces derniers sont en mesure de produire les réactions escomptées. L'évaluation des immunoglobulines se révèle inutile chez le nourrisson en raison de la présence d'immunoglobulines transmises par la mère (Parslow *et al.*, 2001).

Traitement médical

La personne atteinte d'une déficience des lymphocytes T doit subir un traitement prophylactique contre les infections à *P. carinii*. Les soins généraux comprennent le traitement de l'hypocalcémie et les interventions visant la correction des anomalies cardiaques. L'hypocalcémie se maîtrise par des suppléments de calcium administrés par voie orale, associés à l'administration de vitamine D ou d'hormone parathyroïdienne. La cardiopathie congénitale entraîne fréquemment une insuffisance cardiaque et peut nécessiter une intervention chirurgicale d'urgence. Les greffes de thymus de fœtus ou de nouveau-né et de moelle osseuse HLA-compatible ont déjà été pratiquées pour rétablir de façon permanente l'immunité à médiation cellulaire, qui relève des lymphocytes T. Dans les cas de carence en anticorps, on peut recourir à l'administration d'immunoglobulines par voie intraveineuse. Ce traitement peut également servir à maîtriser les infections récurrentes. On a noté une survie plus longue chez la personne ayant subi une greffe de thymus réussie ou ayant présenté une rémission spontanée de l'immunodéficience, laquelle se produit à l'occasion (Parslow *et al.*, 2001).

DÉFICIENCES IMMUNITAIRES COMBINÉES

Physiopathologie

Les déficiences immunitaires combinées sont des affections de la fonction immunitaire caractérisées par des anomalies des lymphocytes B et des lymphocytes T. Divers troubles héréditaires (transmis selon le mode autosomique récessif ou liés au chromosome X) en font partie. La caractéristique commune de ces maladies est l'interruption du système de communication normal entre les lymphocytes B et les lymphocytes T ainsi qu'une altération de la réaction immunitaire (Porth, 2002). Ces affections apparaissent généralement en début de vie. En voici quelques exemples.

L'**ataxie-télangiectasies** est une affection transmise selon le mode autosomique récessif qui touche les réactions immunitaires à médiation humorale et à médiation cellulaire. On a observé une carence sélective en IgA chez 40 % des personnes atteintes de cette affection. Dans certains cas, le déficit porte sur les IgE ou sur certaines sous-classes d'IgA ou d'IgG. Les troubles des lymphocytes T sont de gravité variable, mais ils s'aggravent avec l'âge. L'ataxie-télangiectasies est associée à des anomalies neurologiques, vasculaires, endocriniennes, hépatiques et tégumentaires. Elle s'accompagne d'une ataxie cérébelleuse progressive, de télangiectasies, d'une infection des sinus et des poumons d'origine bactérienne et récurrente. On constate aussi un plus grand nombre de cas de cancers (Buckley, 2000).

Dans le cas d'**immunodéficience combiné grave (IDCG)**, ou **déficit immunitaire combiné sévère (DICS)**, il y a absence de lymphocytes B et T. Le terme «immunodéficience combinée grave» désigne une vaste gamme d'anomalies immunologiques congénitales et héréditaires qui se caractérisent par la survenue précoce d'infections, d'anomalies de l'immunité à médiation humorale et à médiation cellulaire, d'une hypoplasie lymphoïde et d'une dysplasie thymique. L'IDCG peut se transmettre selon le mode autosomique récessif, être lié au chromosome X ou encore surgir par transmission sporadique. L'incidence exacte de l'IDCG reste inconnue, mais on l'estime à environ 1 cas sur 1 000 000. La Société canadienne de pédiatrie ne signale aucun cas au Canada pour la période de 1999 à 2005. Cette affection est donc rare dans la plupart des populations, mais elle touche, par ailleurs, tous les groupes raciaux et les personnes des deux sexes (Parslow *et al.*, 2001).

Le **syndrome de Wiskott-Aldrich** est une forme d'IDCG aggravée par une thrombocytopénie (carence en plaquettes). Le pronostic associé à cette affection est généralement médiocre, car la plupart des nourrissons touchés présentent des infections irrépressibles et fatales.

Manifestations cliniques

L'ataxie-télangiectasies apparaît habituellement au cours des quatre premières années de la vie. Cependant, bon nombre de personnes restent asymptomatiques pendant 10 ans et même plus. Généralement, à l'approche de la dixième année, on note une aggravation de l'affection pulmonaire chronique, de la déficience mentale, des signes neurologiques et de l'incapacité physique. La personne qui vit longtemps avec cette affection présente une détérioration progressive des fonctions immunologiques et neurologiques. Certaines personnes ont vécu jusque dans la quarantaine. Les causes principales de décès sont les infections irrépressibles et les tumeurs lymphoréticulaires ou épithéliales.

Les signes apparaissent au cours des trois premiers mois suivant la naissance chez la majorité des enfants atteints d'IDCG. Ceux-ci peuvent présenter des infections respiratoires, une pneumonie (souvent consécutive à une infection à *P. carinii*), un muguet, une diarrhée et un retard staturo-pondéral. Bon nombre de ces infections sont résistantes au traitement. La période d'élimination des virus, tels que le virus respiratoire syncytial ou le cytomégalovirus présents dans les voies respiratoires ou le tube digestif, est très longue. On observe parfois des éruptions cutanées maculopapulaires et érythémateuses. Les vomissements, la fièvre et l'érythème fessier persistant sont également des manifestations fréquentes de l'affection (Parslow *et al.*, 2001).

Traitement médical

Le traitement de l'ataxie-télangiectasies comprend la prise en charge précoce des infections à l'aide d'un traitement antimicrobien, la prise en charge de l'affection pulmonaire chronique par le drainage postural et la physiothérapie ainsi que le soulagement des autres signes et symptômes que présente la personne. Dans certains cas, on pratique une greffe de thymus fœtal ou on administre des immunoglobulines par voie intraveineuse (encadré 53-2 ■).

Les choix thérapeutiques pour traiter l'IDCG comprennent la greffe de cellules souches ou de moelle osseuse. Le donneur idéal est un frère ou une sœur en situation HLA identique (Parslow *et al.*, 2001). On peut également traiter l'IDCG, entre autres, par l'administration de facteurs d'origine thymique ou d'immunoglobulines par voie intraveineuse, ainsi que par la greffe de thymus. La thérapie génique a déjà été utilisée mais, jusqu'à présent, les résultats ont été décevants. Au fur et à mesure que s'améliorent les traitements offerts, un nombre grandissant de personnes qui, auparavant, seraient mortes dans l'enfance vivront peut-être jusqu'à l'âge adulte.

Soins et traitements infirmiers

Certaines personnes greffées doivent suivre un traitement immunosuppresseur afin d'assurer la prise de la moelle osseuse qu'elles reçoivent, même si celle-ci a fait l'objet d'une déplétion. L'infirmière doit donc prodiguer les soins de façon minutieuse et prêter une attention particulière à la prévention des infections. Ainsi, il est essentiel qu'elle respecte les pratiques de base habituelles, en particulier qu'elle fasse preuve d'une hygiène des mains impeccable. Les précautions additionnelles par lesquelles l'infirmière protège la personne en revêtant une blouse, un masque, des gants, un bonnet, etc., sont également indispensables (voir les pratiques de base et précautions additionnelles visant à prévenir la transmission des infections dans les établissements [Santé Canada, 1999]). La personne doit être surveillée en tout temps et son état constamment évalué, car elle peut présenter des réactions fatales à la greffe.

PHARMACOLOGIE

Soins liés à la perfusion d'immunoglobulines par voie intraveineuse

Les immunoglobulines, qui auparavant ne pouvaient être administrées que par injection intramusculaire, peuvent maintenant être utilisées comme traitement de substitution administré par perfusion intraveineuse à des doses plus importantes et plus efficaces, sans entraîner d'effets secondaires douloureux.

CONDITIONNEMENT

Les immunoglobulines sont offertes sous forme de solution à 5 % ou de poudre lyophilisée accompagnée d'un diluant de reconstitution. Elles sont préparées à partir de la fraction II de Cohn obtenue de mélanges de sérum provenant de 1 000 à 10 000 donneurs. L'utilisation de diverses préparations intraveineuses a été approuvée par la Food and Drug Administration des États-Unis, qui en atteste l'efficacité et l'innocuité. Au Canada, il existe un programme d'évaluation des effets indésirables des médicaments (Santé Canada, 2000)

POSOLOGIE

La dose optimale doit être déterminée selon la réaction de la personne traitée. Dans la plupart des cas, une dose de 100 à 400 mg/kg de poids corporel est administrée par voie intraveineuse, une fois par mois ou plus souvent pour assurer un taux d'IgG adéquat.

EFFETS INDÉSIRABLES

- Douleurs lombaires, grands frissons et oppression thoracique, suivis d'une légère augmentation de la température corporelle
- Hypotension artérielle (en cas de réactions graves)
- Réactions anaphylactiques

LIGNES DIRECTRICES POUR LES SOINS ET TRAITEMENTS INFIRMIERS

- Peser la personne avant d'entreprendre le traitement.
- Prendre les signes vitaux avant, pendant et après le traitement.
- Administrer le prétraitement prophylactique prescrit : aspirine ou antihistaminique par voie intraveineuse, comme la diphenhydramine (Benadryl).
- Savoir que l'utilisation de corticostéroïdes peut prévenir des réactions possibles graves.
- Administrer la perfusion intraveineuse à un débit lent, ne dépassant pas 3 mL/minute.
- Évaluer l'état de la personne afin de déceler les réactions indésirables telles que les signes avant-coureurs de choc anaphylactique ; se préparer à ralentir le débit de la perfusion au besoin.
- Savoir que la personne dont les taux de gammaglobulines sont faibles présente des réactions indésirables plus graves que celle dont les taux sont normaux (par exemple, la personne qui reçoit des gammaglobulines pour traiter la thrombocytopénie ou le syndrome de Kawasaki).
- Se rappeler que la personne qui présente une carence en immunoglobulines A (IgA) possède des anticorps IgE contre l'IgA. Elle doit recevoir du plasma ou un traitement de substitution provenant de donneurs ne possédant pas d'IgA. Toutes les préparations intraveineuses d'immunoglobulines contiennent des IgA. Ces préparations peuvent donc causer une réaction anaphylactique chez la personne possédant des anticorps IgE anti-IgA.
- Savoir que le risque de transmission de l'hépatite, du VIH ou d'autres virus connus est extrêmement faible.

TROUBLES DU SYSTÈME DU COMPLÉMENT

Le système du complément fait partie intégrante de la fonction immunitaire. Les altérations des composantes du complément peuvent entraîner une sensibilité accrue aux maladies infectieuses et immunitaires (Porth, 2000). L'amélioration des techniques d'analyse des composantes du système du complément a rendu possible la découverte de nombreuses anomalies. Les immunodéficiences liées au système du complément peuvent être primaires ou secondaires.

Les troubles liés aux protéines C2 et C3 entraînent un affaiblissement de la résistance aux infections bactériennes. L'**œdème de Quincke** est causé par un déficit héréditaire de l'inhibiteur de la C1 estérase, qui empêche la libération de médiateurs inflammatoires, ce qui occasionne de fréquentes poussées d'urticaire et d'œdème touchant diverses parties de l'organisme.

La personne atteinte d'hémoglobinurie paroxystique nocturne (HPN) est dépourvue du facteur DAF (*decay-accelerating factor*) qui se trouve normalement sur les érythrocytes. Le DAF protège les globules rouges contre la lyse. Dans les cas d'HPN, la protéine C3b du complément s'accumule sur la molécule CR1 des érythrocytes et sert de site de fixation à la composante à action tardive, permettant ainsi la lyse des cellules.

Immunodéficiences secondaires

Les immunodéficiences secondaires sont plus courantes que les immunodéficiences primaires. Elles sont souvent dues à l'évolution d'affections sous-jacentes ou au traitement de celles-ci. Les causes en sont, entre autres, la malnutrition, la dénutrition, le stress chronique, les brûlures, l'urémie, le diabète, certaines affections auto-immunes, certains virus, l'exposition à des médicaments et à des substances chimiques immunotoxiques, l'auto-administration de drogues récréatives et la consommation d'alcool. Le sida, l'immunodéficience secondaire la plus répandue, est décrit en détail au chapitre 54 ⬭. La personne atteinte d'une immunodéficience secondaire présente une immunodépression ; on l'appelle souvent **hôte immunodéprimé**.

Traitement médical

La prise en charge de la personne ayant une immunodéficience secondaire a pour objectif l'identification et le traitement de l'affection sous-jacente. Les interventions comprennent l'élimination des facteurs ayant contribué à l'apparition de l'immunodéficience et l'utilisation de méthodes efficaces de prévention des infections.

Soins et traitements infirmiers

Les soins et traitements infirmiers comprennent l'examen clinique, l'enseignement et les soins de soutien. On les établit en fonction de la cause sous-jacente de l'immunodéficience, du type d'immunodéficience présente et de sa gravité. Comme le déficit entraîne un affaiblissement de la fonction immunitaire et un risque élevé d'infection, une évaluation minutieuse de l'état immunitaire de la personne est essentielle. Cette évaluation doit se concentrer sur les antécédents d'infections, particulièrement sur les types d'infections et leur fréquence, sur les signes et symptômes d'infections tégumentaires, respiratoires, gastro-intestinales, urinaires ou génitales que présente la personne au moment de l'examen clinique ainsi que sur les mesures de prévention des infections et la réponse aux traitements. L'infirmière doit surveiller l'apparition des signes et symptômes suivants: fièvre, frissons, toux avec ou sans expectoration, essoufflement, dyspnée, dysphagie, plaques blanches dans la cavité orale, œdème des ganglions lymphatiques, nausées, vomissements, diarrhée persistante, pollakiurie, miction impérieuse ou douleurs mictionnelles, rougeur, œdème, écoulement provenant de plaies cutanées, lésions au visage, aux lèvres ou dans la région du périnée, écoulement vaginal persistant avec ou sans démangeaison périanale et douleur abdominale persistante.

La personne peut présenter une réaction inflammatoire diminuée. L'infirmière doit donc surveiller de près l'apparition de signes subtils et inhabituels de changements dans son état physique. Elle doit également surveiller les signes vitaux, la douleur, l'apparition de signes neurologiques, la toux et les lésions tégumentaires. Il faut prendre le pouls et la fréquence respiratoire pendant une minute complète, car des changements, même légers, peuvent indiquer une détérioration de l'état clinique. Une auscultation et une évaluation des bruits respiratoires sont également importantes et doivent être effectuées avec rigueur. Toute réponse inhabituelle au traitement et toute modification importante de l'état de la personne doivent être rapidement signalées au médecin (Brûlé et Cloutier, 2002).

L'infirmière doit également surveiller les résultats des examens paracliniques, notamment les résultats des analyses de laboratoire (numération et formule leucocytaires), afin de détecter des écarts qui peuvent indiquer une infection, ainsi que les résultats des cultures et des tests de sensibilité effectués sur les plaies, les lésions, les expectorations, les selles, les urines et le sang, afin de déceler les microorganismes pathogènes et d'administrer le traitement antimicrobien approprié. Les modifications observées dans les résultats des épreuves de laboratoire et les changements subtils de l'état clinique doivent être signalés au médecin, car il est

possible que la personne immunodéprimée atteinte d'une infection ne présente pas les signes et symptômes observés habituellement.

L'examen clinique est également axé sur l'état nutritionnel de la personne, le stress qu'elle ressent et sa capacité de s'y adapter, sa consommation d'alcool, de drogues et de tabac ainsi que ses habitudes d'hygiène générale. Tous ces facteurs peuvent influer sur la fonction immunitaire. L'infirmière doit également connaître les stratégies utilisées par la personne afin de réduire les risques d'infection.

D'autres aspects des soins et traitements infirmiers visent à réduire les risques d'infection, à participer à l'application des mesures médicales destinées à augmenter l'immunité et à traiter les infections, à améliorer l'état nutritionnel et à éviter les troubles intestinaux et urinaires. L'infirmière doit donc prêter une attention particulière à l'hygiène des mains, encourager la personne à tousser et à accomplir des exercices de respiration profonde à intervalles réguliers ainsi qu'à maintenir l'intégrité de la peau et des muqueuses. Une technique aseptique stricte doit être appliquée lors des interventions effractives, comme le changement des pansements, la ponction veineuse et la mise en place d'une sonde vésicale (encadré 52-6).

L'infirmière doit aussi aider la personne à maîtriser le stress et à adopter des habitudes de vie favorisant l'amélioration de sa fonction immunitaire.

Si elle est une bonne candidate pour recevoir des traitements nouveaux ou expérimentaux (thérapie génique, greffe de moelle osseuse, immunomodulateurs tel l'interféron gamma), la personne ou ses parents (dans le cas d'un enfant) doivent être informés des risques et des bienfaits potentiels de ces traitements. Le rôle principal de l'infirmière consiste à aider la personne et sa famille à comprendre les divers traitements offerts et à accepter les incertitudes liées aux résultats thérapeutiques.

Favoriser les soins à domicile et dans la communauté

Enseigner les autosoins L'infirmière doit indiquer à la personne et à ses proches aidants quels sont les signes et symptômes d'une infection. Elle leur explique qu'une personne immunodéprimée peut aussi présenter des symptômes atypiques consécutifs à l'immunodépression sous-jacente. L'infirmière rappelle à la personne que c'est elle-même qui se connaît le mieux; donc, si elle ressent un signe ou un symptôme inhabituel, elle doit en aviser un professionnel de la santé. Ce dernier pourra ensuite entreprendre le traitement approprié. La personne et ses proches aidants doivent recevoir des directives sur la prise des médicaments prophylactiques. Il faut préciser la posologie et la fréquence d'administration, les indications, l'action et les effets secondaires des médicaments. L'infirmière leur fera comprendre qu'il vaut mieux éviter les foules et les contacts avec des personnes présentant une infection. La personne et sa famille doivent également connaître d'autres moyens de prévenir les infections (encadré 53-3 ■).

La personne qui reçoit à domicile un traitement intraveineux par les immunoglobulines doit connaître les bienfaits et les

GRILLE DE SUIVI DES SOINS À DOMICILE

Prévention des infections chez la personne atteinte d'une immunodéficience

Après avoir reçu l'enseignement sur les soins à domicile, la personne ou le proche aidant peut:	Personne	Proche aidant
■ Reconnaître les signes et symptômes d'infections qu'il faut signaler à un professionnel de la santé. Ces signes et symptômes comprennent: fièvre, frissons, toux grasse ou sèche, difficultés respiratoires, plaques blanches dans la bouche, ganglions enflées, nausées, vomissements, douleur abdominale persistante, diarrhée persistante, troubles de la miction, plaies rouges, enflées ou qui suintent, lésions ou abcès corporels et écoulement vaginal persistant, avec ou sans démangeaison.	✔	✔
■ Faire preuve d'une hygiène des mains adéquate.	✔	✔
■ Présenter les raisons qui motivent le lavage minutieux des mains avant de manger, après avoir utilisé les toilettes, et avant et après les soins de santé.	✔	✔
■ Donner les raisons de l'utilisation de crèmes et d'émollients pour prévenir ou traiter la peau sèche, irritée ou crevassée.	✔	✔
■ Faire la démonstration des mesures d'hygiène personnelle relatives aux bains et aux soins des pieds afin de prévenir les infections bactériennes et fongiques.	✔	✔
■ Fournir les raisons pour lesquelles il faut éviter les contacts avec une personne atteinte d'une affection connue ou qui a été vaccinée récemment.	✔	✔
■ Énumérer les moyens à prendre pour maintenir une alimentation équilibrée et un apport énergétique adéquat.	✔	✔
■ Énoncer les raisons pour lesquelles il faut bien cuire tous les aliments, y compris les fruits et les légumes, et réfrigérer immédiatement tous les restes de table.	✔	✔
■ Indiquer pourquoi il est nécessaire de nettoyer fréquemment les surfaces de la cuisine et de la salle de bains avec un désinfectant.	✔	✔
■ Fournir les raisons pour lesquelles il faut éviter la consommation d'alcool et de tabac, et la prise de médicaments qui n'ont pas été prescrits à la personne; énumérer les bienfaits de ces précautions.	✔	✔
■ Expliquer pourquoi il faut prendre les médicaments prescrits conformément aux directives du médecin.	✔	✔
■ Énumérer des stratégies efficaces d'adaptation au stress, proposer des plans qui permettront la pratique régulière d'exercices et dire pourquoi il faut prendre assez de repos.	✔	✔

résultats escomptés du traitement ainsi que les effets indésirables qu'ils engendrent et la manière de les atténuer (encadré 53 4 ■). À la personne qui est capable de s'administrer la perfusion, l'infirmière enseigne la technique stérile et donne toute l'information concernant la posologie et la fréquence d'administration des médicaments ainsi que les moyens de détecter et de traiter les effets indésirables.

L'infirmière doit également montrer à la personne et à sa famille comment surveiller les changements subtils survenant dans l'état physique et les informe que, en cas de changements, il est important que la personne reçoive immédiatement des soins. Finalement, elle aide la personne et sa famille à intégrer le traitement à leur vie quotidienne et leur précise qu'il ne faut pas interrompre celui-ci.

Assurer le suivi L'infirmière doit mettre l'accent sur l'importance des visites de suivi. Elle incite la personne et sa famille à avertir un professionnel de la santé de tout signe ou symptôme avant-coureur d'infection, y compris des changements subtils. Elle insiste aussi sur les stratégies continues de prévention des affections, car la personne devra les utiliser toute sa vie. L'infirmière doit encourager la personne à subir les examens paracliniques de dépistage recommandés en raison de sa vulnérabilité accrue au cancer consécutif à l'immunodépression.

Si le traitement comprend l'administration d'immunoglobulines par voie intraveineuse et que la personne ou sa famille ne peuvent effectuer les perfusions, l'infirmière peut les diriger vers un service de soins à domicile.

GRILLE DE SUIVI DES SOINS À DOMICILE

Administration à domicile d'immunoglobulines par voie intraveineuse

Après avoir reçu l'enseignement sur les soins à domicile, la personne ou le proche aidant peut :	Personne	Proche aidant
■ Exposer les bienfaits et les résultats escomptés du traitement intraveineux par les immunoglobulines.	✔	✔
■ Montrer comment vérifier que le dispositif d'accès intraveineux n'est pas obstrué.	✔	✔
■ Montrer comment préparer l'administration des immunoglobulines par voie intraveineuse.	✔	✔
■ Montrer comment effectuer la perfusion d'immunoglobulines par voie intraveineuse.	✔	✔
■ Montrer comment nettoyer et conserver en bon état le matériel de perfusion.	✔	✔
■ Énumérer les effets secondaires et indésirables des immunoglobulines administrées par voie intraveineuse.	✔	✔
■ Donner les raisons motivant l'utilisation prophylactique d'aspirine et d'un antihistaminique avant le début du traitement.	✔	✔
■ Expliquer les mesures d'urgence à mettre en œuvre en cas de choc anaphylactique.	✔	✔

RECHERCHE EN SCIENCES INFIRMIÈRES

Substance P et anxiété

W.P. Fehder, J. Sachs, M. Uvaydova et S.D. Douglas (1997). Substance P as an immune modulator of anxiety. *Neuroimmunomodulation, 4*(1), 42-48.

OBJECTIF

La substance P (SP) est un peptide ayant une activité pro-inflammatoire. Elle est très répandue dans les systèmes nerveux central et périphérique et elle participe à la modulation des fonctions immunitaire et hématopoïétique. Des études ont montré que, chez les humains, les taux de SP dans le sang périphérique augmentent en réaction à l'anxiété. Les objectifs de la présente étude sont les suivants: (1) examiner les modifications des taux de SP dans le sang périphérique en réaction à l'anxiété au fil du temps; (2) établir une corrélation entre les fluctuations dans les pourcentages de lymphocytes T CD8 et les changements dans les mesures de l'anxiété et de la SP.

DISPOSITIF ET ÉCHANTILLON

L'échantillon a été divisé en deux dans le but d'étudier deux groupes de personnes ayant subi des examens paracliniques similaires, mais ne présentant pas une anxiété de même intensité. Les sujets du premier groupe ($n = 11$) ont subi une coloscopie sous sédation et les sujets du deuxième groupe ($n = 12$) une sigmoïdoscopie sans sédatifs. On prévoyait que les personnes du groupe sous sédation seraient moins anxieuses que celles de l'autre groupe. L'anxiété a été évaluée à l'aide des formulaires révisés de la Multiple Affect Adjective Checklist (MAACL-R). On a effectué cette évaluation avant et après l'examen paraclinique ainsi que lors d'une visite à domicile trois jours après l'examen. On a prélevé des échantillons sanguins en même temps. Les chercheurs ont mesuré les taux

sanguins de SP au moyen du dosage immunoenzymatique par compétition en phase solide. Une cytométrie de flux a été réalisée pour exprimer le pourcentage de cellules mononucléaires portant le marqueur spécifique.

Les données colligées dans les deux groupes ont été comparées à l'aide d'une analyse de la variance de mesures répétées comprenant un test t post-hoc et des coefficients de corrélation de Pearson. On a utilisé une valeur $p < 0,05$ pour déterminer la signification statistique.

RÉSULTATS

L'analyse des données n'a révélé aucune différence importante entre les deux groupes quant à l'anxiété mesurée avant, immédiatement après et trois jours après l'examen paraclinique. Mais comme toutes les personnes ressentaient une vive anxiété avant les examens, les chercheurs ont choisi de les répartir en deux nouveaux groupes, l'un montrant une anxiété très forte, l'autre une anxiété moins forte, utilisant pour ce faire la méthode de partage par la médiane des scores initiaux d'anxiété. Ils ont examiné les taux de SP en présence d'anxiété forte et moins forte, à l'aide d'une analyse de la variance de mesures répétées. Le groupe dont l'anxiété était forte présentait des taux de SP nettement plus élevés que ceux du groupe présentant une anxiété moindre. Les tests t post-hoc ont aussi permis de révéler des taux de SP nettement plus élevés dans le groupe présentant une forte anxiété que dans le groupe présentant une anxiété moindre, tant avant qu'après les examens. Les taux de SP sont restés élevés même

Substance P et anxiété (*suite*)

après que la cause de l'anxiété eut été supprimée. Les taux de SP du sang périphérique étaient corrélés de façon significative au pourcentage et au nombre absolu de CD8 et de lymphocytes T.

IMPLICATIONS POUR LA PRATIQUE INFIRMIÈRE

Cette étude a permis de montrer que l'intensité de l'anxiété peut influer sur les taux de SP dans le sang périphérique. Les

résultats donnent à penser que l'anxiété ressentie peut avoir un effet sur la fonction immunitaire. L'infirmière doit donc surveiller les manifestations d'anxiété de la personne qui se prépare à subir un examen paraclinique ou un autre type d'intervention. Elle doit également concevoir et mettre en œuvre des mesures d'atténuation des effets entraînés par les situations provoquant de l'anxiété. De telles interventions pourraient prévenir les modifications de la fonction immunitaire consécutives à l'anxiété.

EXERCICES D'INTÉGRATION

1. L'homme à qui vous prodiguez des soins est atteint d'une immunodéficience. On le traite au moyen d'immunoglobulines administrées par voie intraveineuse. Il dit avoir très peur de contracter de cette façon l'hépatite, l'infection par le VIH, le sida ou d'autres affections à diffusion hématogène. Que lui diriez-vous pour calmer ses craintes et ses inquiétudes?

2. Vous devez faire une visite à domicile chez une personne qui vient de rentrer à la maison après avoir été hospitalisée en raison d'une infection opportuniste consécutive au sida. Lorsque vous arrivez chez cette personne, vous remarquez que l'endroit où elle habite est mal entretenu, que bon

nombre de chats y vivent et qu'il y a bien d'autres manquements à l'hygiène. Décrivez le plan d'action à mettre en œuvre pour régler ces problèmes, étant donné l'affection dont la personne est atteinte.

3. Détaillez le plan d'enseignement que vous suivriez pour initier la personne atteinte d'immunodéficience à la prévention et au traitement des infections. Comment modifieriez-vous votre approche si la personne ne croit pas aux bienfaits des médicaments et de la vaccination? La vaccination est-elle recommandée chez la personne atteinte d'une immunodéficience? Sinon, pour quelles raisons?

RÉFÉRENCES BIBLIOGRAPHIQUES
en anglais • en français

Bergeron, M., et Dufour, J.-C. (2003). Syndrome de DiGeorge, del22q11: Enfin la clé de l'énigme? *La société de la revue médecine/science (Montréal), 19*(5), (page consultée le 4 juin 2005), [en ligne], http://www.erudit.org/revue/ms/2003/v19/n5/006624ar.html.

Biron, O., et Lupien, G. (1997). Greffe de moelle osseuse - une nouvelle technique: le prélèvement de cellules souches sanguines. *L'infirmière du Québec, 4*(3) 34-37.

Bouchaud, O. (1997). Vaccinations et maladies systémiques: vaccinations et immunodépression. *Ann Med Interne 1997, 148*, 272-9.

Buckley, R.H. (2000). Primary immunodeficiency diseases due to defects in lymphocytes. *New England Journal of Medicine, 343*(18), 1313–1324.

Brûlé. M., et Cloutier, L. (2002). *L'examen clinique dans la pratique infirmière*. Montréal: Éditions du Renouveau Pédagogique.

Delmont, J., Igo-Kemenes, A., Peyron, F., Ruiz, J.M., Moreau, J., Bourgeade, A. (1997). Le voyage du sujet immunodéficient. *Med Trop, 57 bis*, 452-6.

Dieudé, M. (2003). *Étude des mécanismes thrombotiques chez les patients atteints du lupus érythémateux disséminé: implication des auto-anticorps antilamine B1 et anti-cellules endothéliales* (thèse de doctorat). Université de Montréal.

Fréchette, M., Mantha, M.-M. (2004). Renforcer son système immunitaire. Réseau proteus (page consultée le 4 juin 2005), [en ligne], http://www.reseauproteus.net/fr/Maux/Problemes/Fiche.aspx?doc=renforcer systeme-immunitaire.

Gouvernement du Québec (2004). *Principes généraux d'immunologie et d'immunisation, chapitre 1*, [en ligne], http://www.rrsss17.gouv.qc.ca/santepub/pdf/piq/chap1.pdf.

Lavelle, O., et Berland, Y. (1997). Le voyage de l'insuffisant rénal. *Med Trop, 57*, 449-51.

Lekstrom-Himes, J.A., & Gallin, J.I. (2002). Immunodeficiency diseases caused by defects in phagocytes. *New England Journal of Medicine, 343*(23), 1703–1714.

Lévesque-Barbès, H. (2004). *Perspectives de l'exercice de la profession d'infirmière*. Montréal: Ordre des infirmières et infirmiers du Québec.

Mantha, M.-M. (2004). Le système immunitaire: qu'est-ce que c'est? Réseau Proteus (page consultée le 3 juin 2005), [en ligne], http://www.reseauproteus.net.fr/Maux/Problemes\ArticleINteret.aspx?doc=comprendre syst.

Parslow, G.G., Stites, D.P., Terr, A.I., & Imboden, J.B. (2001). *Medical immunology*. New York: McGraw-Hill.

Porth, C.M. (2002). *Pathophysiology: Concepts of altered health states*. Philadelphia: Lippincott Williams & Wilkins.

Rioux, Y. (2004). L'infirmière et la résistance aux antibiotiques. *Perspective infirmière, 2*(1), 40-41.

Santé Canada (1999). Pratiques de base et précautions additionnelles visant à

prévenir la transmission des infections dans les établissements de santé. *Guide de prévention des infections* (page consultée le 2 juin 2005), http://www.phac-aspc.gc.ca/publicat/ ccdr-rmtc/99pdf/cdr25s4f.pdf.

Santé Canada (2000). Programme des produits thérapeutiques. *Bulletin canadien sur les effets indésirables de la médication, 10*(4) (page consultée le 4 juin 2005), [en ligne], http://www.hc-sc.gc.ca/hpfb-dgpsa/tpd-dpt/adrv10n4 f.pdf.

Société canadienne de pédiatrie (1999-2005). Déficit immunitaire combiné sévère (information de qualité sur la santé et le bien-être des enfants, vaccins, grossesse, soins aux nourrissons, alimentation, maladies courantes; par L. Pelletier et R. Rambingh), (page consultée le 4 juin 2005), [en ligne], http://www.cps.ca/francais/PCSP/Etudes/Deficit immunitaire.htm.

Tierney, L.M. Jr., McPhee, S.J., & Papadakis, M.A. (2001). *Current medical diagnosis and treatment*. Stamford, CT: Appleton & Lange.

Tortora, G., et Grabowski, S.R. (2001). *Principes d'anatomie et de physiologie*. Montréal: Éditions du Renouveau Pédagogique.

Weiss, K. (2004). La résistance bactérienne: la nouvelle guerre froide. *Perspective infirmière, 2*(1), 38-40.

Vous trouverez sur le Compagnon Web de l'ouvrage:
• une bibliographie exhaustive;
• des ressources Internet.

Adaptation française
Caroline Longpré, inf., M.Sc.
Enseignante de soins infirmiers –
Cégep régional de Lanaudière
à Joliette

CHAPITRE **54**

Infection par le VIH et sida

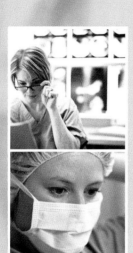

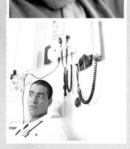

Objectifs d'apprentissage

Après avoir étudié ce chapitre, vous pourrez:

1. Décrire les modes de transmission de l'infection par le VIH.

2. Décrire la physiopathologie de l'infection par le VIH.

3. Expliquer la physiologie sous-jacente aux manifestations cliniques de l'infection par le VIH.

4. Décrire les traitements médicaux et les soins et traitements infirmiers destinés à la personne vivant avec le VIH ou le sida.

5. Appliquer la démarche systématique à la personne vivant avec le VIH ou le sida.

Malgré les progrès réalisés dans le traitement de l'infection par le VIH et dans celui du sida, l'épidémie reste un grave problème de santé publique dans toutes les communautés, dans tout le pays et partout dans le monde. La prévention, le dépistage précoce et le traitement continu demeurent des aspects importants des soins aux personnes touchées. Les infirmières travaillant dans tous les milieux côtoient des personnes atteintes. Afin d'offrir des soins et traitements infirmiers optimaux, elles doivent avoir une bonne connaissance de l'affection, des conséquences physiques et psychologiques associées au diagnostic, ainsi que d'excellentes aptitudes pour l'examen clinique approfondi et les soins cliniques. L'amélioration des traitements contre le VIH et le sida a permis d'augmenter la durée de vie des personnes atteintes : en 1996, 1997 et 1998, le taux de décès, ajusté selon l'âge, a chuté respectivement de 29 %, de 48 % et de 21 % (Lee *et al.*, 2001).

VOCABULAIRE

Amplification en chaîne par polymérase (ACP) : technique de laboratoire sensible permettant de détecter et de quantifier le VIH dans le sang ou les ganglions lymphatiques.

Anergie : perte ou affaiblissement de l'immunité contre un agent irritant ou un antigène.

Candidose : infection par des levures touchant la peau ou les muqueuses.

CCR5 : molécule de la surface cellulaire qui, comme la molécule CD4, est nécessaire à la fusion membranaire du VIH avec les cellules du système immunitaire de l'hôte.

Charge virale d'équilibre : quantité de virus présente dans le sang après la rapide ascension initiale de la virémie et la réaction immunitaire qui s'ensuit.

Complexe *Mycobacterium avium* (MAC) : infection opportuniste par des mycobactéries, causant souvent une affection respiratoire, mais pouvant également toucher d'autres fonctions de l'organisme.

Cytomégalovirus (CMV) : virus de la famille des *Herpesviridæ,* spécifique de l'espèce, pouvant causer une rétinite chez la personne atteinte du sida.

Dépistage de l'antigène p24 : épreuve de laboratoire permettant de mesurer la protéine virale du noyau ; les résultats ne sont pas toujours exacts, car l'anticorps p24, produit par l'hôte, se lie à l'antigène et le rend indécelable.

Dosage de la charge virale : épreuve de laboratoire permettant de mesurer la quantité d'ARN du VIH dans le sang.

Dosage immunoenzymatique (EIA) : épreuve de laboratoire permettant de déterminer la présence d'anticorps anti-VIH dans le sang ou la salive ; appelé également « méthode ELISA » ; les résultats positifs doivent être validés, habituellement par un transfert Western.

Encéphalopathie liée au VIH : affection neurologique dégénérative caractérisée par un groupe de manifestations cliniques comprenant : troubles de la coordination, sautes d'humeur, levée des inhibitions, dysfonctionnements cognitifs généralisés ; autrefois connue sous le nom de « syndrome démentiel lié au VIH ».

Fenêtre sérologique : période comprise entre la contamination par le VIH et la séroconversion décelée par un test de détection des anticorps anti-VIH.

Infection opportuniste (IO) : affection causée par divers micro-organismes, dont certains n'entraînent habituellement pas la maladie chez la personne dont le système immunitaire est normal.

Inhibiteur de la protéase du VIH : médicament inhibiteur de la fonction de la protéase, enzyme nécessaire à la réplication du VIH.

Interféron alpha : protéine produite par l'organisme en réaction aux infections virales.

Leucoencéphalopathie multifocale progressive (LEMP) : infection opportuniste touchant l'encéphale et causant des lésions cérébrales et médullaires.

Lymphome à cellules B : tumeur maligne courante chez la personne infectée par le VIH ou atteinte du sida.

Macrophage : cellule immunitaire de grande taille qui englobe les agents pathogènes et d'autres envahisseurs ; le macrophage peut héberger une grande quantité de VIH sans être détruit ; il agit ainsi comme un réservoir du virus.

Monocyte : globule blanc de grande taille qui ingère les microbes et d'autres cellules et particules étrangères ; lorsqu'un monocyte pénètre dans les tissus, il se transforme en macrophage.

Neuropathie périphérique : affection caractérisée par une abolition de la sensibilité, de la douleur, une faiblesse musculaire et une amyotrophie touchant les mains, ou encore les jambes et les pieds.

Papillomavirus : virus causant les condylomes.

Pneumonie à *Pneumocystis carinii* (PPC) : infection opportuniste courante touchant les poumons ; causée par un microorganisme d'abord pris pour un protozoaire, mais qu'on considère maintenant comme un champignon en raison de sa structure.

Primo-infection : période de 4 à 7 semaines de réplication virale rapide suivant immédiatement le moment de l'infection ; appelée aussi « infection aiguë par le VIH ».

Provirus : matériel génétique viral sous forme d'ADN qui est intégré au génome de la cellule hôte ; le VIH peut être présent dans les cellules humaines sous forme de provirus ; il est alors en état de latence.

Rétrovirus : virus porteur de matériel génétique sous forme d'ARN, et non d'ADN, et contenant une transcriptase inverse.

Sarcome de Kaposi : tumeur maligne touchant la couche épithéliale des vaisseaux sanguins et lymphatiques.

Syndrome cachectique : perte pondérale involontaire de plus de 10 % du poids corporel initial, accompagnée de diarrhée chronique ou de faiblesse chronique et de fièvre.

Transcriptase inverse : enzyme transformant l'ARN simple brin en ADN double brin.

Transfert Western (*Western blot*) : épreuve de laboratoire visant à déterminer la présence d'anticorps anti-VIH dans le sang ; également utilisé pour confirmer les résultats obtenus par dosage immunoenzymatique (EIA ou ELISA).

VIH-1 : rétrovirus isolé et reconnu comme agent causal du sida.

VIH-2 : virus très proche du VIH-1 et pouvant également causer le sida.

Infection par le VIH et sida

Depuis qu'on a cerné les caractéristiques du syndrome d'immunodéficience acquise (sida), il y a plus de 20 ans (encadré 54-1 ■), des progrès remarquables ont permis d'améliorer la qualité et la durée de la vie des personnes infectées par le VIH. Au cours de la première décennie suivant l'apparition de la maladie, on a compris les processus morbides liés aux **infections opportunistes** (IO), on a découvert des traitements plus efficaces contre les complications et on a mis sur le marché des prophylaxies contre les IO courantes. Au cours de la deuxième décennie, on a mis au point des traitements antirétroviraux hautement actifs (HAART), tout en continuant d'améliorer les traitements des IO (Masur, Kaplan et Holmes, 1999). Depuis 1984, l'épreuve de détection sérologique du VIH, le **dosage immunoenzymatique** (EIA), anciennement connu sous le nom de «méthode ELISA», permet de poser un diagnostic précoce de l'infection avant même l'apparition des symptômes. Depuis lors, l'infection par le VIH est traitée comme une affection chronique et est mieux prise en charge en consultations externes (Gallant, 2001).

ÉPIDÉMIOLOGIE

À l'automne 1982, après le signalement des 100 premiers cas de sida, les Centers for Disease Control and Prevention (CDC) des États-Unis publient une définition de cas de la maladie.

La direction générale de la santé publique du ministère de la Santé et des Services sociaux du Québec (MSSS), à l'instar du Centre de prévention et de contrôle des maladies infectieuses de Santé Canada et des CDC aux États-Unis, publie en janvier 1991 la première version d'un recueil de définitions nosologiques pour les maladies à déclaration obligatoire (MADO). Ce recueil propose des définitions qui permettent de classer un cas de maladie infectieuse de la façon la plus précise possible au registre central. Pour déclarer un cas de sida, il faut s'appuyer sur une définition de cas et une fiche d'observation uniformisée à des fins de surveillance (CDC, 2000; MSSS, 2004), comme on peut le voir à l'encadré 54-2 ■. «Pour chacune des MADO, les définitions québécoises de cas sont comparées aux définitions internationales (OMS, CDC, Santé Canada) et elles s'accordent avec ces autres instances afin d'assurer au maximum la comparabilité des données de surveillance» (MSSS, 2004).

Le premier cas de sida au Canada a été signalé en 1982. Au début, l'épidémie affectait les hommes qui avaient des relations sexuelles avec d'autres hommes (HRSH) et les personnes qui avaient reçu des transfusions de sang et de produits sanguins. À l'heure actuelle, ce sont surtout les utilisateurs de drogues injectables (UDI), les HRSH et de plus en plus de femmes et d'Autochtones qui sont touchés (Santé Canada, 2005). D'autres groupes de personnes sont également à risque (encadré 54-3 ■). «En tout, 56 523 tests positifs pour le VIH ont été signalés au Centre de prévention et de contrôle des

---

ENCADRÉ 54-1

Chronologie de l'épidémie du sida

- **1980:** Au CHU de Los Angeles, un médecin (Michael Gottlieb) remarque chez trois personnes homosexuelles des signes cliniques semblables.
- **1981:** Les Centers for Disease Control d'Atlanta recensent 31 cas identiques touchant la communauté homosexuelle masculine. À l'Hôpital Claude-Bernard de Paris, un cas est détecté; il s'agit également d'un homosexuel. Les premières études montrent que cette affection, jusqu'alors inconnue, se transmet par voie sexuelle et sanguine, et qu'elle ne frappe pas que les homosexuels. Les Américains décident d'appeler cette affection *AIDS* (*Acquired Immunodeficiency Syndrome*), nom que les Français vont traduire par sida.
- **1983:** Le Pr Luc Montagnier et son équipe parviennent à isoler pour la première fois l'agent causal du sida, auquel il donne le nom de LAV (*Lymphadenopathy Associated Virus*).
- **1984:** Le Pr Gallo isole à son tour le virus du sida et lui donne le nom de HTLV 3. L'activité antirétrovirale de l'AZT est mise en évidence.
- **1985:** Les premiers tests de dépistage sont mis sur le marché. Tous les donneurs de sang y sont soumis. On entreprend les premiers essais thérapeutiques de l'AZT aux États-Unis.
- **1986:** La communauté scientifique adopte le nom de HIV (*Human Immunodeficiency Virus*), qui devient en français VIH (virus de l'immunodéficience humaine).
- **1987:** La Food and Drug Administration (FDA) des États-Unis approuve l'utilisation du premier agent antirétroviral, un inhibiteur de la transcriptase inverse appelé zidovudine.

- **1988:** La première étude contrôlée et à répartition aléatoire portant sur une prophylaxie primaire contre la **pneumonie à *Pneumocystis carinii*** est publiée.
- **1991:** On constate que l'épidémie se propage.
- **1993:** Les premiers essais de vaccins potentiels sont entrepris chez l'homme.
- **1994:** L'identification du virus est attribuée officiellement à l'Institut Pasteur.
- **1995:** Les inhibiteurs de la protéase du VIH viennent grossir les rangs des agents antirétroviraux, de plus en plus nombreux.
- **1996:** Premières trithérapies, premiers résultats encourageants. Ces thérapies hautement efficaces contre le VIH sont extrêmement complexes et elles produisent de nombreux effets indésirables.
- **1997:** Le vaccin expérimental du groupe Pasteur entre en phase d'étude clinique.
- **1998:** Premiers essais cliniques effectués avec un inhibiteur de fusion, une nouvelle option dans le traitement de l'infection par le VIH et du sida.
- **2000:** Apparition de tests permettant de détecter des résistances aux médicaments antirétroviraux.
- **1987-2003:** Plus de 80 essais en phase I/II sont menés chez 30 candidats qui reçoivent des vaccins différents.
- **2003:** Commercialisation du premier inhibiteur de fusion, T-20 ou enfuvirtide. Simplification des traitements antirétroviraux.
- **2004:** 40 millions de personnes dans le monde vivent avec le VIH ou le sida. La recherche d'un vaccin se poursuit.

SOURCE: ONUSIDA (2004) et HIV-Sida.com (2001).

Cas de sida

Pour qu'un cas de sida soit confirmé, il faut que les deux conditions suivantes soient réunies:

1. Test positif d'infection au VIH ou absence des causes désignées de carence immunitaire

2. Au moins une des atteintes révélatrices désignées (par exemple candidose, cryptococcose, infection à cytomégalovirus, sarcome de Kaposi, lymphome cérébral, pneumonie à *Pneumocystis carinii*, toxoplasmose du cerveau)

SOURCE: Ministère de la Santé et des Services sociaux (2004). *Surveillance des maladies à déclaration obligatoire au Québec, définitions nosologiques. Maladies d'origine infectieuse* (4ᵉ éd.), page consultée le 20 août 2005, [en ligne], http://www.rrsss17.gouv.qc.ca/santepub/pdf/04-268-01.pdf. Reproduction autorisée par Les Publications du Québec.

maladies infectieuses (CPCMI) depuis le début du dépistage du VIH en novembre 1985 jusqu'en 2004» (Agence de santé publique du Canada, 2004). La tendance à la hausse du nombre de tests positifs semble se poursuivre, particulièrement chez les femmes. C'est encore parmi les hommes ayant des relations sexuelles avec des hommes (HRSH) qu'on enregistre le plus grand nombre et la plus grande proportion de tests positifs pour le VIH. L'injection de drogues était la deuxième catégorie d'exposition en importance jusqu'en 1998; elle a atteint un point culminant (plus de 33 %) en 1996 et en 1997, puis a décliné pour ne plus représenter que 18 % des cas séropositifs en 2003. La proportion de sujets infectés dans la catégorie des contacts hétérosexuels est passée de 7,5 % avant 1995 à plus de 30 % en 2001. En 2004, le nombre de cas diagnostiqués de sida signalés au CPCMI s'est élevé à 19 468. La proportion de femmes (particulièrement chez les jeunes

adultes) est passée de 6,1 % pour la période 1979-1994 à 25,2 % en 2003. Le nombre cumulatif de cas de sida diagnostiqués est le plus élevé chez les hommes ayant des relations sexuelles avec des hommes (HRSH), mais les tendances sont à la baisse, le pourcentage étant passé de 78,0 % avant 1994 à 34,6 % en 2003. Selon l'Agence de santé publique du Canada (2004), la proportion dans la catégorie combinée des contacts hétérosexuels a toutefois augmenté de 10,6 % à 44,7 % durant la même période, les principales hausses ayant été enregistrées dans les sous-catégories de sujets originaires d'un pays où le VIH est endémique et chez les sujets qui déclarent comme seul facteur de risque les contacts hétérosexuels (ARS/HET).

«L'augmentation du nombre de tests positifs pour le VIH peut être due, en partie, aux changements dans les tendances relatives au dépistage du VIH, aux retards de déclaration et/ou aux taux d'infection sous-jacents. Néanmoins, une partie significative peut être attribuée aux changements dans les politiques d'immigration de Citoyenneté et Immigration Canada qui sont entrés en vigueur en 2002. Ces modifications comportent notamment l'ajout du test de dépistage du VIH dans le cadre de l'évaluation médicale systématique pour l'immigration et une réduction des restrictions concernant certains groupes d'immigrants (tel que la catégorie du regroupement familial et les réfugiés) qui auparavant auraient été jugés inadmissibles pour des raisons médicales à cause du fardeau excessif sur le système de soins de santé canadien» (Agence de santé publique du Canada, 2004).

Les données nationales sur le statut à l'égard du VIH des nourrissons exposés au VIH durant la période périnatale sont recueillies dans le cadre du Programme de surveillance périnatale du VIH au Canada, initiative du Groupe canadien de recherche sur le sida chez les enfants (GCRSE). Le Réseau

Catégories d'exposition à l'infection par le VIH et au sida

- HRSH: hommes ayant des relations sexuelles avec des hommes, que ces relations soient homosexuelles ou bisexuelles.

- HRSH/UDI: hommes ayant des relations sexuelles avec des hommes et qui se sont injecté des drogues.

- UDI: utilisateurs de drogue par injection (voies intra-veineuse, intradermique, sous-cutanée ou intramusculaire).

- Sang ou produits sanguins

  a) Receveur de sang ou de facteurs de coagulation (avant 1998).

  b) Receveur de sang: personne qui a reçu une transfusion de sang total ou de composants sanguins, comme des concentrés de globules rouges, du plasma, des plaquettes ou des cryoprécipités.

  c) Receveur de facteurs de coagulation: personne qui a reçu des produits provenant de pools de concentrés de facteurs de coagulation VIII ou IX pour le traitement de l'hémophilie ou d'une autre coagulopathie.

- HET-risque: contact hétérosexuel avec une personne ayant le VIH ou à risque accru d'infection par le VIH (p. ex., un utilisateur de drogues par injection, un homme bisexuel

ou une personne originaire d'un pays où le VIH est endémique).

- Exposition professionnelle: exposition à du sang ou à des liquides organiques contaminés par le VIH ou au virus concentré dans un milieu professionnel. Cette catégorie ne comprend que les cas de sida déclarés et non les cas d'exposition professionnelle déclarés positifs aux tests pour le VIH, qui sont classés dans la catégorie «Autres».

- Transmission périnatale: transmission du VIH d'une mère infectée à son enfant *in utero*, durant l'accouchement ou par l'allaitement maternel.

- Autres: cette catégorie est utilisée pour classer les cas dont le mode de transmission du VIH est connu, mais qui ne peuvent être classés dans aucune des grandes catégories d'exposition présentées ici (p. ex., une femme qui reçoit du sperme d'un donneur séropositif).

- ARS (aucun risque signalé): lorsque les antécédents d'exposition au VIH par l'un des modes énumérés sont inconnus ou qu'il n'y a aucun antécédent signalé.

- ARS-HET: contact hétérosexuel constituant le seul facteur de risque signalé.

SOURCE: Agence de santé publique du Canada (2004). *Le VIH et le sida au Canada. Rapport de surveillance en date du 30 juin 2003*, [en ligne], http://www.phac-aspc.gc.ca/publicat/aids-sida/haic-vsac0603/pdf/haic-vsac0603.pdf. Reproduit avec la permission du Ministre des Travaux publics et Services gouvernementaux Canada, 2005.

canadien pour les essais VIH et le Centre de prévention et de contrôle des maladies infectieuses de l'Agence de santé publique du Canada ont appuyé l'élaboration de la base de données canadienne sur l'infection périnatale par le VIH. Par conséquent, les données sur les bébés dont la mère avait été reconnue séropositive pour le VIH durant la grossesse sont échangées en vue d'être publiées dans *Le VIH et le sida au Canada : Rapport de surveillance*.

Au Canada, les données sur le nombre de morts dues au VIH/sida proviennent soit du Centre de prévention et de contrôle des maladies infectieuses (CPCMI), qui consigne les décès signalés parmi les cas de sida déclarés, soit de la Division des statistiques sur la santé de Statistique Canada, qui rassemble des données sur tous les décès, y compris ceux qui sont attribués à l'infection par le VIH (Agence de santé publique du Canada, 2004)

Ailleurs dans le monde, le sida a atteint des proportions épidémiques. Selon le Programme commun des Nations Unies sur le VIH/sida (ONUSIDA), plus de 18,8 millions de personnes sont mortes du sida et 34,3 millions de personnes sont infectées par le VIH, dont 5,4 millions l'ont été en 1999 seulement (Letvin, Bloom et Hoffman, 2001). Selon ONU-SIDA (2001), plus de 60 millions de personnes ont été infectées par le virus depuis le début de l'épidémie, ce qui fait du VIH/sida la maladie la plus dévastatrice de tous les temps. ONUSIDA et OMS (2004) ont indiqué que, en 2004, un total de 39,4 millions de personnes vivaient avec le VIH/sida, que 4,9 millions de nouveaux cas avaient été déclarés et que 3,1 millions de personnes en étaient décédées.

Le plus ancien cas connu d'infection par le VIH a été découvert dans un échantillon sanguin prélevé chez un Africain en 1959 (Stephenson, 1998). Les facteurs liés à la dissémination du VIH en Afrique restent inconnus, mais il est possible que la réutilisation d'aiguilles non stérilisées lors des campagnes de vaccination à grande échelle entreprises en Afrique dans les années 1960 ait joué un rôle dans la propagation du virus. Cependant, les changements sociaux tels que l'accès plus facile au transport, l'augmentation de la densité de la population et les rapports sexuels plus fréquents pourraient avoir eu des répercussions plus importantes (Stephenson, 1998).

TRANSMISSION DU VIH

Le **VIH-1** se transmet par les liquides organiques contenant le virus ou des lymphocytes T CD4 infectés (tableau 54-1 ■). Ces liquides sont notamment le sang, le sperme, les sécrétions vaginales, le liquide amniotique et le lait maternel. La transmission du VIH de la mère à l'enfant peut survenir *in utero*, lors de l'accouchement ou par l'allaitement maternel. Cependant, il reste difficile de déterminer la fréquence de la transmission au cours de chacune de ces périodes (Nduati *et al.*, 2000). Tous les comportements qui entraînent une rupture de l'épiderme ou d'une muqueuse augmentent la probabilité d'exposition au VIH. Comme le virus est hébergé par les lymphocytes T, un type de globules blancs, l'exposition à du sang infecté entraîne un risque important de transmission. La quantité de virus et le nombre de cellules contaminées que contiennent les liquides organiques sont associés au risque de nouvelles infections.

Le VIH peut être transmis par le sang et les produits sanguins aux personnes qui les reçoivent. Cependant, le risque associé aux transfusions a été pratiquement éliminé grâce à la décision des personnes qui adoptent un comportement à risque de ne pas donner de sang, aux analyses sérologiques, aux traitements par la chaleur des concentrés de facteur de coagulation et à de meilleures méthodes d'inactivation des virus. Les tests de dépistage subis par les donneurs de sang permettent de détecter les anticorps anti-VIH-1 et anti-**VIH-2**. L'**épreuve de dépistage de l'antigène p24** a été ajoutée à titre de mesure provisoire (American Red Cross, 2001). Néanmoins, le sang prélevé d'une personne infectée au cours de la période appelée **fenêtre sérologique** peut être contaminé, mais produire des résultats négatifs au test de dépistage des anticorps anti-VIH. La fenêtre sérologique est la période comprise entre le moment de la première infection par le VIH et la formation d'anticorps anti-VIH pouvant être détectés par un test de dépistage. Les anticorps sont habituellement détectés dans les 3 à 6 premiers mois suivant le moment de l'infection, mais la fenêtre sérologique peut parfois durer jusqu'à 1 an (CDC, 1998b).

Prévention de l'infection par le VIH

D'ici la mise au point d'un vaccin efficace, il est crucial, pour contrer la transmission du VIH, d'éliminer ou de diminuer les comportements à risque. Les efforts de prévention primaire sous forme de programmes éducatifs efficaces sont essentiels. Le VIH ne se transmet pas par simple contact.

Éducation visant la prévention

Des programmes éducatifs de sensibilisation sur les pratiques sexuelles sans risque ont été mis en œuvre afin de réduire le potentiel de transmission de l'infection par le VIH-1 aux partenaires sexuels (encadré 54-4 ■). On doit utiliser des condoms en latex lors des rapports sexuels anaux ou vaginaux. Pour les personnes allergiques à cette substance, des préservatifs en polyuréthane sont offerts sur le marché. Il faut également utiliser un condom lors des contacts oraux avec le pénis. Lors des contacts oraux avec le vagin ou le rectum, il faut utiliser une digue dentaire (un morceau de latex utilisé par le dentiste pour isoler une dent qui fait l'objet d'un traitement). Les résultats d'une étude clinique ont révélé que les travailleuses du sexe qui utilisaient le gel vaginal au nonoxynol-9 en association avec le condom présentaient un risque de 50 % plus élevé d'infection par le VIH que les travailleuses du sexe qui n'utilisaient pas le gel. Les CDC ont donc émis une recommandation pour qu'à l'avenir l'application intravaginale de nonoxynol-9 ne soit plus recommandée comme méthode de prévention efficace du VIH (AIDS Institute, 21 septembre 2000).

D'autres éléments sont également importants en matière d'éducation visant la prévention, notamment : éviter les pratiques sexuelles susceptibles d'entraîner des coupures ou des déchirures de la muqueuse rectale ou vaginale ou encore de la peau du pénis, ainsi que les contacts sexuels avec des partenaires multiples. De plus, on devrait rappeler aux personnes infectées par le VIH et à celles qui s'injectent des drogues qu'elles doivent s'abstenir de donner leur sang et de partager leur matériel d'injection. D'ailleurs, un nombre croissant de programmes visent à fournir gratuitement du matériel

Évaluation du risque de transmission du VIH			TABLEAU 54-1

Niveau de risque	Potentiel de transmission	Preuves de transmission	Comportements
AUCUN RISQUE			
À notre connaissance, aucune pratique de cette catégorie n'a été identifiée comme ayant entraîné une infection à VIH. Il n'y a pas de potentiel de transmission, car les conditions de base ne sont pas réunies.	Aucun	Aucune	Baiser (sans échange de sang); masturbation (sans pénétration); insertion reçue d'un accessoire non partagé; contact de matières fécales ou de l'urine avec une peau saine; injection avec des instruments neufs ou non partagés; renifler ou fumer une drogue au moyen d'un instrument (pipe ou tube) neuf ou non partagé; activités sadomasochistes (qui ne contreviennent pas aux pratiques de base); tatouage, électrolyse et acupuncture effectués sans contrevenir aux pratiques de base; manucure ou pédicure
RISQUE NÉGLIGEABLE			
Toutes les activités assignées à cette catégorie comportent un potentiel de transmission du VIH, car elles donnent lieu à un échange de liquide organique, comme du sperme (y compris du liquide prééjaculatoire), des sécrétions vaginales, du sang ou du lait maternel. Cependant, la quantité de liquide et le médium d'échange semblent pouvoir diminuer grandement l'efficacité de la transmission. On ne connaît aucun cas confirmé d'infection liée à ces activités.	Oui	Aucune	Fellation reçue; cunnilingus reçu; cunnilingus donné avec protecteur; fellation reçue ou donnée (avec condom); anilingus; pénétration digitale; pénétration manuelle; insertion reçue d'un accessoire partagé, avec condom; insertion d'un accessoire désinfecté; activités sadomasochistes; contact de matières fécales ou d'urine avec une muqueuse ou avec une coupure, une plaie ouverte, une lésion, un ulcère, une brûlure ou une éruption suintante; frottement vulve contre vulve; arrimage; prendre du lait maternel dans sa bouche; renifler ou fumer une drogue au moyen d'un instrument (pipe ou tube) partagé; tatouage, électrolyse et acupuncture avec un instrument partagé et non désinfecté; combats; partage de brosse à dents, rasoir
RISQUE FAIBLE			
Toutes les activités de cette catégorie comportent un potentiel de transmission du VIH, car elles donnent lieu à un échange de liquide organique, comme du sperme (y compris du liquide prééjaculatoire), des sécrétions vaginales, du sang ou du lait maternel. D'ailleurs, des cas d'infection ont été attribués à ces activités (généralement dans des études de cas ou des rapports anecdotiques et dans des conditions identifiables).	Oui	Oui (dans certaines conditions)	Baiser (avec échange de sang); fellation donnée (sans condom); cunnilingus sans protecteur; pénétration (vaginale ou anale) avec condom; injection avec aiguille, seringue ou matériel de préparation qui est partagé, mais désinfecté; tatouage, électrolyse et acupuncture avec un instrument amateur; prendre du sang dans la bouche; exposition professionnelle
RISQUE ÉLEVÉ			
Toutes les activités de cette catégorie sont associées à un potentiel élevé de transmission du VIH, car elles donnent lieu à un échange de liquide organique, comme du sperme (y compris du liquide prééjaculatoire), des sécrétions vaginales, du sang ou du lait maternel. De plus, un nombre important d'études scientifiques ont démontré, à maintes reprises, un lien entre ces activités et l'infection à VIH. Même dans les cas où le mécanisme précis de transmission n'est pas encore tout à fait compris, les études permettent de conclure que les activités classées dans cette catégorie comportent un risque élevé.	Oui	Oui	Pénétration (vaginale ou anale) sans condom; insertion reçue d'un accessoire partagé, sans condom; injection avec un instrument partagé et/ou non nettoyé

Source: Société canadienne du sida (2004). *La transmission du VIH: Guide d'évaluation du risque. Une ressource pour les éducateurs, les conseillers et les professionnels de la santé* (5e éd.), [en ligne], http://www.cocqsida.com/VIH_VHC_Evaluation_risque.pdf.

PROMOTION DE LA SANTÉ

Pratiques sexuelles et comportements à risques réduits

- Pratiquez l'abstinence.
- Ayez un seul partenaire sexuel.
- Utilisez toujours des condoms de latex. En cas d'allergie au latex, utilisez un préservatif féminin (pas en latex).
- Ne réutilisez pas les condoms.
- Associez toujours un condom soit à la cape cervicale (calotte profonde en latex qui couvre le col et empêche les spermatozoïdes et les bactéries d'entrer dans l'utérus), soit au diaphragme.
- Utilisez toujours une digue dentaire (carré de latex) lors de la stimulation orale des organes génitaux féminins ou de l'anus.
- Évitez les rapports sexuels anaux, car cette pratique peut léser les tissus.
- Évitez les rapports sexuels avec pénétration anale de la main ou du poing (*fisting*).
- Abstenez-vous d'avaler l'urine ou le sperme.
- Pratiquez des rapports sexuels sans pénétration, tels que massage corporel, baisers (secs), masturbation mutuelle, fantasmes et visionnement de films érotiques.
- Avertissez de votre séropositivité tant vos partenaires sexuels éventuels que les utilisateurs de drogues par injection avec qui vous partagez du matériel d'injection.
- En cas de diagnostic d'infection par le VIH, informez vos partenaires sexuels actuels et antérieurs. Si vous craignez pour votre sécurité, consultez des professionnels de la santé.
- Si vous êtes séropositif, n'ayez pas de rapports sexuels non protégés avec une autre personne séropositive, car une infection croisée par une autre souche du VIH peut aggraver la maladie.
- Ne partagez pas les aiguilles, les rasoirs, les brosses à dents, les accessoires sexuels ni d'autres objets susceptibles d'être contaminés par le sang.
- Si vous êtes séropositif, ne faites pas de dons de sang, de plasma, d'organes ou de sperme.

d'injection stérile aux utilisateurs de drogues par injection. C'est le cas, par exemple, du Programme d'échange de seringues présenté par INFO PES (Régie régionale de la santé et des services sociaux des Laurentides, 2003). Des recherches de grande envergure ont permis de montrer que ces programmes ne favorisent pas l'augmentation de l'utilisation de drogues, mais plutôt qu'ils diminuent l'incidence des infections transmissibles par le sang chez les toxicomanes (Trzcianowska et Mortensen, 2001). En l'absence de tels programmes, on doit enseigner des méthodes de nettoyage des seringues (encadré 54-5 ■) aux utilisateurs de drogues par injection et les inciter à ne pas partager leurs tampons d'ouate ou leur matériel d'injection. En 1998, l'Ordre des infirmières et infirmiers du Québec prenait position en faveur d'une action soutenue des infirmières à l'égard des utilisateurs de drogues par injection. «Les infirmières sont donc invitées à participer aux efforts collectifs de prévention: en effectuant les interventions préventives nécessaires, tels l'écoute, le soutien et l'information, notamment sur les techniques d'injection à

risques réduits, sur la prévention des surdoses et sur le choix des sites d'injection; en dirigeant les toxicomanes vers les ressources appropriées; en distribuant des seringues et en récupérant les seringues souillées» (OIIQ, 1998).

Éducation en matière de reproduction

Comme les femmes qui contractent l'infection par le VIH sont habituellement en âge de procréer, il ne faut pas négliger la planification familiale. La conception d'un enfant chez les couples dont un des partenaires est séropositif expose le partenaire non infecté au virus. On tente actuellement de réaliser des inséminations artificielles avec du sperme traité provenant d'hommes atteints du VIH. Des études plus poussées sont toutefois nécessaires, car on a découvert le VIH dans les spermatozoïdes de personnes atteintes du sida, d'où la réplication possible du virus dans les cellules germinales masculines. La femme qui désire devenir enceinte doit être bien informée des risques de transmission du VIH, à elle-même, à son partenaire ou à ses futurs enfants, ainsi que des bienfaits des agents antirétroviraux pour contrer la contamination périnatale. Hormis l'abstinence, le condom est la seule méthode dont il est prouvé qu'elle réduit le risque d'infection par voie sexuelle.

Certaines méthodes contraceptives peuvent entraîner d'autres risques pour la santé des femmes. Ainsi, les œstrogènes contenus dans les contraceptifs oraux peuvent augmenter le risque d'infection par le VIH. De plus, les femmes séropositives qui utilisent des contraceptifs oraux contenant des œstrogènes présentent des sécrétions vaginales et cervicales ayant une plus grande charge virale. L'utilisation d'un stérilet peut aussi augmenter le risque de transmission, car le fil du dispositif peut constituer un vecteur pour le virus. Le fil peut également érafler la peau du pénis. Le condom féminin prévient la grossesse aussi efficacement que les autres méthodes anticonceptionnelles obstructives, telles que le diaphragme et le condom masculin, mais contrairement au diaphragme

ENSEIGNEMENT

Nettoyage des seringues

Vous pouvez réduire le risque d'infection en nettoyant votre aiguille et votre seringue:

- Remplissez la seringue d'eau propre, secouez-la pendant 30 secondes et videz-la. Jetez l'eau.
- Remplissez la seringue d'eau de Javel, secouez-la pendant 30 secondes et videz-la.
- Répétez l'opération.
- Remplissez de nouveau la seringue avec de l'eau propre, secouez-la pendant 30 secondes et videz-la. Jetez l'eau.
- Répétez l'opération.

Attention: En nettoyant vos aiguilles à l'eau de Javel, vous risquez moins de contracter le VIH, mais d'autres virus, comme celui de l'hépatite, sont résistants à ce traitement. Ne réutilisez pas vos aiguilles, à moins de n'avoir pas d'autre choix.

SOURCE: Centre canadien d'information sur le VIH/sida (2002). *La foire aux questions du VIH/sida. Qu'est-ce que le sida?* (page consultée le 20 août 2005), [en ligne], http://209.87.237.231:2000/dbtw-wpd/PDF/P7/19666.pdf.

le condom féminin prévient efficacement les infections transmissibles sexuellement et par le sang (ITSS), y compris l'infection par le VIH. En outre, le condom féminin est la première méthode anticonceptionnelle obstructive dont l'utilisation est du seul ressort de la femme (chapitre 48 ⌖).

Transmission du virus au personnel de santé

Mesures de précaution

En 1996, les CDC et le Hospital Infection Control Practices Advisory Committee (HICPAC) ont uni leurs efforts pour normaliser les pratiques hospitalières et ainsi réduire le risque d'exposition aux infections. Au Canada, le Laboratoire de lutte contre la maladie (LLCM) a adopté des mesures de précaution fondées sur les recommandations des organismes américains. Ces mesures sont regroupées en deux paliers : premièrement, les pratiques de base (*standard precautions*) et, deuxièmement, des précautions additionnelles (*transmission-based precautions*). L'objectif principal de ces mesures est de prévenir la transmission des infections nosocomiales.

Les « pratiques de base » réunissent les principales composantes des précautions universelles (PU), visant à réduire le risque de transmission des agents pathogènes à diffusion hématogène, et des précautions applicables aux liquides organiques (PLO), visant à réduire le risque de transmission des agents pathogènes présents dans les liquides organiques. Ces pratiques doivent être appliquées dès qu'on donne des soins à une personne hospitalisée, quelle que soit l'affection dont elle est atteinte ou son état infectieux présumé (encadré 54-6 ■). Elles s'appliquent au sang, à tous les liquides organiques, aux sécrétions et aux substances excrétées (sauf la sueur, et qu'il y ait ou non présence visible de sang), à la peau lésée et aux muqueuses (CDC-Hospital Infection Control Practices Advisory Committee [HICPAC], 1997a ; Santé Canada, 1999). En résumé, « elles tiennent compte du risque de transmission des infections par contact avec des bénéficiaires asymptomatiques et avec des éléments contaminés de l'environnement

du bénéficiaire infecté ou colonisé » (ASSTSAS, 2000). Elles visent à réduire le risque d'infections, de sources reconnues ou non, en milieu hospitalier. Le second palier, les « précautions additionnelles », correspond aux précautions visant à prévenir les infections dans des situations particulières ; il complète le premier volet des mesures de précaution et a été conçu pour être utilisé chez les personnes atteintes d'infections, reconnues ou présumées, mettant en jeu des agents pathogènes très transmissibles. Les trois types de précautions à l'égard de la transmission sont : les précautions additionnelles contre la transmission par voie aérienne ; les précautions additionnelles contre la transmission par gouttelettes ; et les précautions additionnelles contre la transmission par contacts. Ces précautions peuvent être appliquées seules ou en association, mais elles doivent toujours l'être en complément des pratiques de base (CDC-HICPAC, 1997b ; Santé Canada, 1999). « La prévention des expositions professionnelles exige un système intégré d'équipement protecteur personnel, de mesures d'ingénierie, de pratiques en milieu de travail, d'éducation et de formation, de surveillance et de programmes de réduction des risques » (Réseau juridique canadien VIH/sida, 2e feuillet, 2001). S'il y un risque d'infection, les expositions professionnelles sont considérées comme importantes.

Une exposition importante au VIH se produit lorsqu'un type de liquide organique capable de transmettre le virus entre en contact avec les tissus sous-cutanés (par exemple, par une piqûre d'aiguille ou une coupure), ce qui s'appelle exposition percutanée ; avec les muqueuses (par exemple, par une éclaboussure aux yeux, au nez ou à la bouche), ce qui s'appelle exposition cutanéo-muqueuse ; avec la peau non intacte (par exemple, lorsque la peau est gercée, éraflée ou atteinte de dermatite). Le contact avec la peau intacte ne représente pas une exposition importante, mais plus la surface cutanée exposée est grande et plus la durée du contact est longue, plus il est important de vérifier que toute la surface cutanée exposée est intacte (Réseau juridique canadien VIH/sida, 1er feuillet, 2001).

ENCADRÉ 54-6

Pratiques de base

Les lignes directrices suivantes visent à prévenir la transmission de l'infection lors des soins donnés à toute personne, quel que soit son état de santé.

LAVAGE ET HYGIÈNE DES MAINS

- Se laver les mains et pratiquer une bonne hygiène des mains après avoir touché du sang, des liquides organiques, des sécrétions et des objets contaminés, même si on porte des gants.
- Se laver les mains et pratiquer une bonne hygiène des mains dès qu'on enlève les gants, avant d'entrer en contact avec une autre personne à soigner et en toute occasion où cette hygiène est nécessaire pour éviter de transférer des microorganismes à d'autres personnes ou à d'autres endroits.
- Se laver les mains et pratiquer une bonne hygiène des mains entre différentes tâches et pratiques de soins auprès d'une même personne afin de prévenir la contamination croisée entre différents endroits du corps.

- Utiliser un savon ordinaire (non antibactérien) ou une friction à base d'alcool pour le lavage régulier des mains.
- Utiliser un agent antibactérien ou un antiseptique sans eau à certaines occasions (par exemple lorsqu'on tente de maîtriser une épidémie ou des infections hyperendémiques).

GANTS

- Porter des gants propres et non stériles lorsqu'on touche du sang, des liquides organiques, des sécrétions, des excrétions et des objets contaminés.
- Enfiler des gants propres avant de toucher les muqueuses ou de la peau altérée.
- Changer de gants entre différentes tâches et pratiques de soins auprès d'une même personne après avoir été en contact avec du matériel pouvant contenir une concentration élevée de microorganismes.
- Retirer les gants immédiatement après avoir accompli une tâche, avant de toucher des surfaces et des objets

non contaminés et avant de s'approcher d'une autre personne.

■ Se laver les mains et pratiquer une bonne hygiène des mains immédiatement après avoir retiré les gants.

MASQUE, LUNETTES DE SÉCURITÉ ET ÉCRAN FACIAL

■ Porter un masque, des lunettes de sécurité ou un écran facial afin de protéger les muqueuses des yeux, du nez et de la bouche lorsqu'on effectue des tâches liées aux soins de personnes atteintes et qui risquent de causer des éclaboussements ou des jets de sang, de liquides organiques, de sécrétions ou d'excrétions.

BLOUSE

■ Porter une blouse d'hôpital propre et non stérile afin de protéger la peau et d'éviter de souiller les vêtements lorsqu'on donne des soins ou lorsqu'on effectue des tâches qui risquent de causer des éclaboussements ou des jets de sang, de liquides organiques, de sécrétions ou d'excrétions.

■ Choisir une blouse appropriée, selon la tâche et la quantité de liquide avec lesquelles on risque d'entrer en contact.

■ Retirer une blouse souillée avec précaution et le plus rapidement possible, puis se laver les mains et pratiquer une bonne hygiène des mains afin d'éviter de transférer des microorganismes à d'autres personnes ou à d'autres endroits.

ÉQUIPEMENT UTILISÉ POUR LES SOINS

■ Manipuler l'équipement utilisé et souillé de sang, de liquides organiques, de sécrétions et d'excrétions de manière à prévenir leur contact avec la peau et les muqueuses, la contamination des vêtements et le transfert des microorganismes à d'autres personnes ou à d'autres endroits.

■ S'assurer que tout équipement réutilisable a été nettoyé et remis en état de façon appropriée avant de l'utiliser pour les soins d'une autre personne.

■ S'assurer que tout objet à usage unique est mis au rebut de façon appropriée.

SURVEILLANCE DE L'ENVIRONNEMENT

■ S'assurer que l'hôpital suit un protocole adéquat pour l'administration des soins de routine et pour le nettoyage et la désinfection des surfaces, des lits, des côtés des lits, de l'équipement de chevet et des autres surfaces qu'on touche souvent.

■ S'assurer que le protocole est respecté.

LITERIE

■ Manipuler, transporter et traiter toute literie souillée de sang, de liquides organiques, de sécrétions et d'excrétions de manière à prévenir les contacts avec la peau et les muqueuses, la contamination des vêtements et le transfert des microorganismes à d'autres personnes ou à d'autres endroits.

SANTÉ AU TRAVAIL ET AGENTS PATHOGÈNES À DIFFUSION HÉMATOGÈNE

■ Manipuler aiguilles, scalpels et tout autre instrument et appareil coupant avec précaution:
  • Après les avoir utilisés
  • Lorsqu'on les nettoie
  • Lorsqu'on jette les aiguilles usagées

■ Ne jamais réencapuchonner les aiguilles utilisées, ne jamais les manipuler en employant les deux mains et ne jamais recourir à une technique qui oblige à diriger l'aiguille vers une partie du corps.

■ Utiliser une technique de ramassage à une main ou un appareil mécanique conçu pour agripper la gaine de l'aiguille.

■ Ne pas retirer avec les mains les aiguilles des seringues jetables utilisées; ne pas se servir des mains pour plier, casser ou modifier de quelque façon que ce soit les aiguilles usagées.

■ Déposer les seringues, les aiguilles, les lames de scalpels jetables et tout autre objet coupant dans des contenants non perforables adéquats placés aussi près que possible du lieu où ces instruments sont utilisés.

■ Déposer les seringues et les aiguilles réutilisables dans un contenant non perforable pour les transporter à l'endroit où ces instruments sont traités.

■ Utiliser un embout buccal, un sac de réanimation ou d'autres appareils de ventilation en remplacement de la réanimation bouche-à-bouche dans les endroits où on prévoit qu'une réanimation sera nécessaire.

HÉBERGEMENT

■ Mettre dans une chambre individuelle la personne qui contamine ou risque de contaminer son environnement ou chez qui il y a ou on craint qu'il y ait un déficit des soins personnels.

■ S'il n'y a pas de chambres individuelles, il importe de trouver d'autres options de prévention.

SOURCES: Guideline for isolation precautions in hospitals (1996). *Infection Control and Hospital Epidemiology, 17*, 53-80; Guideline for hand hygiene in health-care settings (2002). *Morbidity and Mortality Weekly Report, 51*(RR-16), 1-45; Santé Canada (1999). Pratiques de base et précautions additionnelles visant à prévenir la transmission des infections dans les établissements de santé. Supplément du Guide de prévention des infections. Version révisée des techniques d'isolement et précautions. *Relevé des maladies transmissibles au Canada, 25S4* (page consultée le 15 août 2005), [en ligne], www.phac-aspc.gc.ca/publicat/ccdr-rmtc/99pdf/cdr25s4f.pdf. Reproduit avec la permission du Ministre des Travaux publics et Services gouvernementaux Canada, 2005.

L'encadré 54-7 ■ présente les anomalies de la situation de travail qui sont à l'origine des blessures accidentelles telles que les piqûres d'aiguille.

Prophylaxie postexposition à l'intention du personnel de la santé

Comme on le voit à l'encadré l'encadré 54-8 ■, il est prouvé que l'administration d'une prophylaxie postexposition aux membres du personnel de la santé exposés à du sang ou à d'autres liquides organiques réduit le risque d'infection par le VIH (Worthington, 2001). Les CDC (1998a) recommandent que tout le personnel de la santé qui a été grandement exposé au VIH reçoive des conseils et puisse profiter de mesures prophylactiques si on estime que celles-ci sont nécessaires. Chaque établissement de santé doit établir un schéma thérapeutique particulier en fonction de la disponibilité des médicaments et des profils de résistance à l'échelle locale (Santé Canada, 1997). Certains cliniciens envisagent l'utilisation de la prophylaxie postexposition chez les personnes exposées

Anomalies dans la situation de travail

Exemples d'anomalies dans la situation de travail

PERSONNE
– TRAVAILLEUR –
▸ peu ou pas d'expérience dans la tâche ;
▸ méconnaissance des risques reliés à la tâche ;
▸ manque de connaissance sur l'équipement à utiliser ;
▸ peu ou pas de formation en cours d'emploi sur les précautions universelles ou autre ;
▸ manque ou diminution de dextérité manuelle ;
▸ inattention ;
▸ mauvaise connaissance du patient ; ...

– PATIENT –
▸ patient non collaborateur, imprévisible, confus, agité ;
▸ âge du patient (ex. : jeune enfant) ;
▸ patient difficile à piquer ; ...

TÂCHE
▸ positionnement inadéquat du soignant (ex. : il est trop loin du site d'injection, ce qui entraîne une flexion du tronc et une diminution de la stabilité) ;
▸ maintien de la posture sur une longue période (ex. : lorsqu'un patient est difficile à piquer, des positions peuvent être maintenues pendant plusieurs minutes) ;
▸ mouvement involontaire du soignant (ex. : une main qui glisse ou qui échappe du matériel) ;
▸ positionnement inadéquat du matériel à utiliser (ex. : lors de l'installation d'une perfusion, la tubulure du soluté est placée trop loin du site d'injection, causant des mouvements d'extension imprévus et dangereux) ;
▸ méthode de travail non sécuritaire (ex. : ne pas bien immobiliser la partie du corps du patient comprenant le site d'injection) ;
▸ mauvaise séquence dans les mouvements à poser (ex. : ramasser le matériel utilisé avant d'avoir disposé de l'aiguille contaminée) ;
▸ mauvaise utilisation ou non-utilisation de l'équipement disponible (ex. : si le contenant pour disposer les aiguilles contaminées est placé hors de portée de la main, on ne l'utilisera pas ou, on l'utilisera au mauvais moment) ;
▸ tâche mal ou non terminée (ex. : l'aiguille est laissée sur le lit pendant que l'on fixe la perfusion) ; ...

ÉQUIPEMENT
▸ surface de travail non ajustable ;
▸ surface de travail instable ;
▸ équipement répondant mal au besoin de la tâche (ex. : certaines bouteilles à prélèvement pour hémocultures sont grosses et leur manipulation rend le prélèvement difficile) ;
▸ mauvaise conception de l'équipement (ex. : un contenant pour disposer des aiguilles permettant l'insertion de la main) ;
▸ équipement difficile à manipuler (ex. :

les «stylos piqueurs» utilisés pour les prélèvements par micro-méthode sont souvent difficiles à manipuler) ;
▸ contenant pour éliminer les aiguilles contaminées trop plein ;
▸ la conception de l'équipement le rend plus difficile à éliminer (ex. : la tubulure spiralée et très flexible du papillon fait en sorte qu'il est très mobile) ;
▸ aiguille souillée laissée dans le plateau à utiliser (ex. : lors de la prise du plateau à perfusion, l'utilisateur antérieur a laissé une aiguille souillée à travers le matériel propre) ; ...

ENVIRONNEMENT
▸ manque d'espace pour se positionner adéquatement (ex. : il y a 40 cm entre le lit et le mur) ;
▸ encombrement de l'espace de travail (ex. : l'espace pourrait être suffisant s'il n'était pas occupé par un appareil à

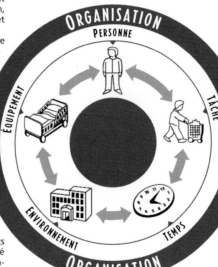

succion, des pompes volumétriques à perfusion, un humidificateur) ;
▸ manque de surface pour placer le matériel nécessaire (ex. : la table de chevet n'est pas disponible, le somno n'est pas du même côté que le soignant, donc le matériel est placé sur le lit et sur le patient) ;
▸ contenant pour l'élimination des aiguilles placé trop loin du site de travail (ex. : au poste des infirmières seulement) ;
▸ aiguille souillée oubliée dans l'espace de travail par un intervenant précédent ;
▸ manque d'éclairage (ex. : la lampe d'appoint ne se rend pas suffisamment loin pour éclairer le site d'injection) ;
▸ plancher glissant (ex. : il y a de l'eau sur le plancher près du lit) ;
▸ chaleur ou humidité (ex. : la chaleur excessive peut diminuer la concentration) ; ...

TEMPS
▸ manque de temps (ex. : plusieurs tâches à réaliser en même temps) ;
▸ plusieurs patients à piquer dans un délai prescrit (ex. : dix patients doivent avoir des ponctions veineuses entre leur éveil et la fin du quart de nuit) ;
▸ l'état du patient rend la tâche très urgente (ex. : un patient en arrêt cardiaque) ;
▸ période de la journée surchargée (ex. : deux solutés sont infiltrés et doivent être réinstallés à l'heure du souper) ;
▸ imprévu prolongeant le temps d'exécution de la tâche (ex. : lorsque le soignant est prêt pour la ponction veineuse, le patient est nauséeux et s'apprête à vomir) ;
▸ heure du repas (ex. : la moitié du personnel est absent de l'unité) ;
▸ fin du quart de travail (ex. : le soignant a plusieurs choses à terminer avant de quitter et il est plus fatigué) ;
▸ fin de semaine (ex. : le dimanche, il y a une infirmière de moins et il n'y a pas de préposé aux bénéficiaires) ;
▸ quatre heures du matin (période de baisse de la vigilance) ;
▸ surcharge de travail (ex. : à la suite d'un accident de la route, deux polytraumatisés sont admis, ce qui augmente la charge de travail) ;
▸ temps supplémentaire ; ...

ORGANISATION
▸ objectifs de production excluant ou oubliant les considérations de prévention ;
▸ critères de prévention déficients lors de l'acquisition d'équipement ;
▸ absence d'enquête et d'analyse d'accident lors de piqûres d'aiguille ;
▸ peu ou pas de formation en cours d'emploi sur les précautions universelles ou autre ;
▸ absence ou peu de suivi à la formation ;
▸ structure d'information inefficace ou inexistante ;
▸ allocation insuffisante de personnel ;
▸ instabilité ou roulement du personnel ;
▸ personnel non remplacé ;
▸ charge de travail mal équilibrée entre les différents intervenants ;
▸ pas de possibilité de travailler en équipe (ex. : lorsque l'aide est nécessaire pour immobiliser un patient) ;
▸ équipement non disponible (ex. : absence de contenant pour éliminer les aiguilles contaminées) ;
▸ absence de système intégré pour l'élimination des aiguilles contaminées (ex. : dans un établissement, chaque service peut choisir ses méthodes de travail ainsi que ses équipements) ;
▸ système intégré pour l'élimination des aiguilles déficient (ex. : lors du choix des équipements dans l'établissement, on a oublié les particularités d'une unité spécialisée et celle-ci ne peut fonctionner avec l'équipement choisi) ; ...

SOURCE : F. Bouchard (1998). Les piqûres d'aiguille originent d'anomalies dans la situation de travail. *Objectif prévention*, 21(1), 31. ASSTSAS.

Prophylaxie postexposition à l'intention du personnel de la santé

En cas d'exposition au sang, prendre immédiatement les mesures suivantes:

- Enlever les vêtements souillés de sang.

- En cas de piqûre d'aiguille ou de coupure, favoriser le saignement à l'emplacement de la blessure, laver la blessure avec de l'eau et du savon et appliquer une solution anti-septique à base de polyvidone ou de chlorhexidine, mais ne pas brosser ou appliquer d'agent corrosif comme de l'eau de Javel concentrée.

- Rincer abondamment, avec de l'eau ou du sérum physio-logique, les éclaboussures aux yeux, au nez ou à la bouche.

- En cas d'éclaboussure à la peau, bien laver la partie touchée avec du savon et de l'eau.

- Signaler l'exposition et se conformer aux protocoles établis pour l'évaluer et déterminer les mesures à prendre. Rédiger un rapport d'accident-incident.

- Identifier la personne source de l'exposition. Il peut être nécessaire de lui demander de consentir à subir un test de dépistage et d'en communiquer les résultats au travailleur exposé. «Cependant l'administration forcée de tests du VIH constituerait des voies de fait au regard du Code criminel,

des coups en droit civil et un manquement à l'éthique professionnelle» (Réseau juridique canadien VIH/sida, 2002). «Le test volontaire, avec consentement éclairé et counselling pré-test et post-test adéquat, est la norme pour les personnes sources et les professionnels exposés dans les contextes de soins» (Réseau juridique canadien VIH/sida, 5e feuillet, 2001).

- Donner son consentement relativement à des tests de dépistage préliminaire du VIH et des hépatites B et C.

- Recevoir une prophylaxie postexposition (PPE) contre le VIH, conformément aux lignes directrices du Centre d'excellence pour le VIH/sida de la Colombie-Britannique. Prendre les médicaments prophylactiques (antirétroviraux) dès que pos-sible, de préférence moins de 2 heures après l'exposition. Surveiller l'apparition de symptômes de toxicité. Avoir des pratiques sexuelles sans risque jusqu'à ce que les tests de suivi soient terminés.

- Subir un test de suivi après 6 semaines, 3 mois et 6 mois, peut-être même après 1 an.

- Consigner les détails de l'exposition pour soi et pour l'employeur.

SOURCES: K. Worthington (2001). You've been stuck: What do you do? *American Journal of Nursing, 101*(3), 104; Réseau juridique canadien VIH/sida (2002).

au VIH par leurs comportements sexuels à risque élevé ou par un contact possible avec le virus lors de l'injection de drogues. Cet emploi est controversé, car on craint que ces mesures se substituent à l'adoption de comportements à ris-ques réduits en matière sexuelle et en matière de drogues par injection. La prophylaxie postexposition ne doit en aucun cas être considérée comme une méthode acceptable de prévention de l'infection par le VIH.

Les médicaments recommandés dans ce cas sont les agents utilisés pour traiter l'infection avérée par le VIH (cha-pitre 57 ☜). Idéalement, la prophylaxie doit être amorcée immédiatement après l'exposition au virus, car il semble qu'elle n'offre aucun bienfait si on attend plus de 72 heures pour y recourir.

Le traitement recommandé dure 4 semaines. Les personnes qui choisissent de subir la prophylaxie postexposition doivent être préparées aux effets indésirables et doivent accepter les risques à long terme, encore inconnus, car le VIH devient sou-vent résistant aux médicaments utilisés pour le traiter. Si le virus infecte la personne malgré la prophylaxie, la résistance aux médicaments antiviraux peut réduire les options de traitement ultérieur.

La décision de recommander une PPE contre le VIH et le nombre de médicaments compris dans le traitement dépen-dent de l'évaluation du risque causé par l'exposition. Les lignes directrices du Centre d'excellence pour le VIH/sida de la Colombie-Britannique, qui représentent le consensus actuel, prévoient, par exemple, un traitement comprenant trois médi-caments lorsqu'il y a une risque élevé de transmission, deux médicaments lorsqu'il y a un risque modéré, et pas de traite-ment mais du counseling lorsqu'il y a un risque négligeable (Réseau juridique canadien VIH/sida, 3e feuillet, 2001).

PHYSIOPATHOLOGIE

Étant donné que le VIH est à l'origine d'une maladie infec-tieuse, il est important de comprendre comment il s'immisce dans le système immunitaire de la personne touchée et de connaître le rôle de l'immunité dans l'évolution de l'infection. Ces connaissances sont également essentielles pour comprendre la mise au point des traitements médicamenteux et des vaccins.

Les virus sont des parasites intracellulaires. Le VIH appartient à un groupe de microorganismes appelés **rétrovirus**. Ceux-ci portent leur matériel génétique sous forme d'acide ribo-nucléique (ARN), et non sous la forme plus courante d'acide désoxyribonucléique (ADN). Le VIH est composé d'une capside virale renfermant l'ARN et entourée d'une enveloppe lipidique contenant des glycoprotéines (gp) qui font saillie (figure 54-1 ■). Pour que le VIH entre dans la cellule cible, l'enveloppe virale doit fusionner avec la membrane plasmique de la cellule. Ce sont les glycoprotéines de l'enveloppe qui rendent possible cette fusion (Wyatt et Sodroski, 1998).

Le cycle de réplication du VIH est complexe et comporte de nombreuses étapes (figure 54-2 ■). Premièrement, les glycoprotéines gp120 et gp41 du VIH se fixent au récepteur CD4 de la cellule non infectée et provoquent la fusion du virus avec la membrane cellulaire. Deuxièmement, le contenu de la capside virale se vide dans la cellule hôte; ce processus se nomme décapsidation. Troisièmement, la **transcriptase inverse**, une enzyme du VIH, copie le matériel génétique viral (ARN) en ADN double brin. Quatrièmement, l'ADN double brin est inséré dans l'ADN cellulaire par l'action d'une autre enzyme du VIH, l'intégrase. Cinquièmement, la cellule se met à produire les protéines et l'ARN viraux en se servant comme modèle de l'ADN intégré, ou **provirus**.

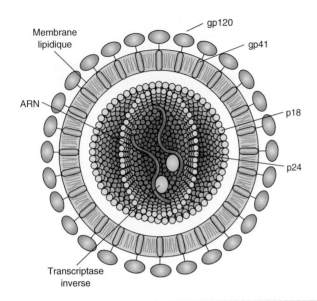

Sixièmement, la protéase du VIH sépare les nouvelles protéines (synthétisées au départ sous forme de polyprotéines). Septièmement, les nouvelles protéines rejoignent l'ARN viral pour former de nouvelles particules virales. Huitièmement, les nouvelles particules virales bourgeonnent de la cellule; le processus peut ainsi recommencer depuis le début (Porth, 2002).

On comprend encore mal certains aspects du cycle de réplication du VIH, plus particulièrement les événements qui se produisent immédiatement après l'entrée de la capside virale dans la cellule hôte porteuse de CD4. Le processus d'assemblage des particules virales est étroitement lié au processus inverse (désassemblage). Dans les cellules qui synthétisent les virus, les protéines virales interagissent avec les facteurs cellulaires, ce qui influence souvent les événements qui se produisent lors des vagues d'infection suivantes (Emerman et Malim, 1998). Dans les lymphocytes T CD4 au repos (qui ne se divisent pas), le VIH peut apparemment survivre en état de latence sous forme de provirus intégré produisant peu ou pas de particules virales. Si elles sont réactivées, ces cellules peuvent se mettre à créer de nouvelles particules (Mellors, 1998). Lorsqu'un lymphocyte T hébergeant le provirus est stimulé par le VIH ou un autre microbe, il se réplique et commence à produire accessoirement de nouvelles copies de l'ARN et des protéines virales (Bartlett et Moore, 1998). Des antigènes, des mitogènes, certaines cytokines (le facteur de nécrose tumorale alpha ou l'interleukine 1) ou les produits géniques de certains virus tels que le **cytomégalovirus** (CMV), le virus Epstein-Barr, le virus de l'*herpes simplex* et de l'hépatite peuvent provoquer l'activation de la cellule infectée. Si bien que, lorsque le lymphocyte T CD4 infecté est activé, il y a réplication et bourgeonnement du VIH, ce qui détruit souvent la

cellule hôte. Le VIH nouvellement formé est ensuite libéré dans le plasma sanguin et il infecte d'autres cellules porteuses de CD4.

La mutation du VIH-1 est rapide, s'effectue à un rythme relativement constant et entraîne une modification de 1 % environ du matériel génétique viral par année. Au fil des ans, 10 sous-types de VIH-1 sont apparus; on les désigne par les lettres A à J. Le sous-type B prédomine en Amérique du Nord et en Europe, et le sous-type D en Afrique (Stephenson, 1998).

Tous les virus ciblent des cellules spécifiques. Dans le cas du VIH, ce sont les cellules porteuses de la molécule CD4, entre autres certains lymphocytes T, qui sont visées. Les lymphocytes comprennent trois populations principales: les lymphocytes T, les lymphocytes B et les cellules tueuses naturelles (Huston, 1997). Les lymphocytes T matures comportent deux sous-populations importantes qui se définissent par

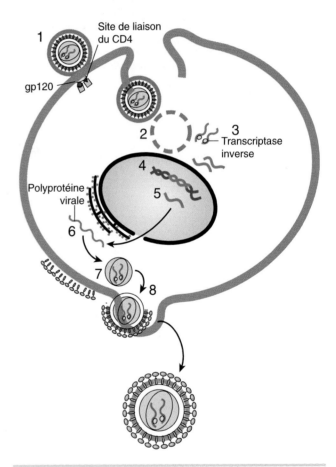

l'expression phénotypique de l'un ou l'autre des marqueurs de surface CD4 ou CD8 (Huston, 1997). Les deux tiers environ des lymphocytes T du sang périphérique expriment CD4 et approximativement un tiers porte CD8. On compte à peu près 700 à 1 000 cellules CD4 par millimètre cube de sang chez la plupart des personnes. Toutefois, une numération de 500 cellules/mm^3 est considérée comme normale. Le VIH cible les cellules portant la glycoprotéine CD4, qui est exprimée à la surface des lymphocytes T, des **monocytes**, des cellules dentritiques et des microglies du cerveau (Wyatt et Sodrosky, 1998). L'une des fonctions principales de la liaison des CD4 est le changement de conformation de la glycoprotéine gp120 au niveau de l'enveloppe du VIH, ce qui contribue à la formation ou à l'exposition du site de liaison aux récepteurs des chimiokines (Wyatt et Sodrosky, 1998). La plupart des isolats cliniques primaires du VIH utilisent le récepteur de chimiokines **CCR5** comme porte d'entrée. Les isolats du VIH-1 produits plus tard au cours de l'évolution de l'infection utilisent souvent, en plus de CCR5, d'autres récepteurs de chimiokines, tels CXCR4 (Wyatt et Sodrosky, 1998). Le VIH doit se fixer aux sites de liaison CD4 et CCR5 pour réussir à infecter les cellules CD4+. CD4 se loge dans une poche renfoncée de gp120, poche qui est peut-être simplement trop profonde pour être facilement accessible par les anticorps (Balter, 1998). On a découvert une mutation CCR5 qui est courante chez les personnes de race blanche, mais non dans les autres groupes humains. Environ 1 % des Blancs ne possèdent pas de récepteur CCR5 fonctionnel et sont bien protégés contre l'infection par le VIH, même s'ils y sont exposés (cependant cette protection n'est pas absolue). De plus, environ 18 % de la population blanche n'est pas mieux protégée que la moyenne, mais en cas d'infection l'évolution de la maladie est beaucoup plus lente (Collman, 1997).

Stades de l'infection par le VIH

L'établissement des stades de l'infection par le VIH se fonde sur les antécédents cliniques, l'examen physique, les preuves de dysfonctionnement immunitaire obtenues par des examens paracliniques, les signes et symptômes, ainsi que les infections concomitantes et les tumeurs malignes. La définition de cas de sida établie par les CDC comporte une classification de l'infection par le VIH et du sida chez les adultes et les adolescents qui repose sur les tableaux cliniques observés et sur la numération des lymphocytes T CD4. Ce système de classification permet de répartir les tableaux cliniques en trois catégories désignées par les lettres A, B ou C (tableau 54-2 ■).

Primo-infection
(appelée aussi infection aiguë par le VIH)

La période comprise entre le moment de l'infection par le VIH et la formation d'anticorps anti-VIH est connue sous le nom de **primo-infection** (ce stade de la maladie fait partie de la catégorie A de la classification des CDC). Au cours de cette période, la réplication virale est intense et la dissémination du VIH s'étend à l'ensemble de l'organisme. Les symptômes associés à la virémie sont d'intensité variable : la personne infectée peut aussi bien être asymptomatique que présenter des symptômes pseudogrippaux plus ou moins graves. On observe durant ce temps une fenêtre sérologique, c'est-

à-dire que, même si la personne est effectivement infectée par le VIH, ses résultats au test de dépistage des anticorps anti-VIH sont négatifs. Bien que les anticorps contre les glycoprotéines d'enveloppe du VIH puissent habituellement être détectés dans le sérum de 2 à 3 semaines après l'infection, la plupart d'entre eux ne sont pas capables d'inhiber la propagation du virus et sa pénétration dans les cellules. Avant que les anticorps neutralisants soient détectés, le VIH-1 a eu le temps de bien s'établir chez son hôte (Wyatt et Sodroski, 1998). Au cours de la primo-infection, on note des niveaux élevés de réplication virale, ce qui entraîne des niveaux élevés de VIH dans le sang et une chute importante du nombre de lymphocytes T CD4. Environ 3 semaines après le début de cette phase aiguë, la personne peut présenter des signes et symptômes qui rappellent ceux de la mononucléose, notamment de la fièvre, une augmentation de la taille des ganglions lymphatiques, une éruption cutanée, des douleurs musculaires et des céphalées.

Infection par le VIH asymptomatique
(catégorie A de la classification des CDC : plus de 500 lymphocytes T CD4/mm^3)

Les symptômes de la phase aiguë disparaissent au bout de une à trois semaines, car la fonction immunitaire reprend ses activités. Ainsi, la population de lymphocytes T CD4 réagit en incitant d'autres cellules immunitaires, comme les lymphocytes T CD8, à s'attaquer plus vigoureusement aux cellules engagées dans la synthèse des particules virales et à les tuer. L'organisme produit des anticorps pour tenter de maîtriser l'envahisseur. Ces anticorps se lient aux particules libres du VIH (à l'extérieur des cellules) et participent à leur élimination (Bartlett et Moore, 1998). L'équilibre qui s'établit, vers 6 mois environ, entre la quantité de VIH que contient l'organisme et la réaction immunitaire est désignée par l'expression **charge virale d'équilibre**. L'infection se maintient alors dans un état stationnaire, qui peut durer des années. Dans cet état, la quantité de virus en circulation et le nombre de cellules infectées sont égaux au taux d'élimination virale (Ropka et Williams, 1998). On a établi une corrélation négative entre la charge d'équilibre, qui varie beaucoup d'une personne à une autre, et le pronostic de la maladie : plus la charge est élevée, moins le pronostic est bon (Cates, Chesney et Cohen, 1997). Lorsque la charge d'équilibre est atteinte, un état chronique, cliniquement asymptomatique, apparaît. Malgré tous les efforts qu'elle déploie, la fonction immunitaire réussit rarement, sinon jamais, à éliminer complètement le virus. En moyenne, il s'écoule entre 8 et 10 ans avant que se manifeste une complication grave reliée au VIH. Pendant cette longue phase chronique, la personne atteinte par le VIH se sent bien et présente peu ou pas de symptômes (Bartlett et Moore, 1998). La santé de la personne semble bonne, car les taux de lymphocytes T CD4 restent assez élevés pour maintenir la résistance aux autres agents pathogènes.

Infection par le VIH symptomatique
(catégorie B de la classification des CDC : de 200 à 499 lymphocytes T CD4/mm^3)

Au fil du temps, le nombre de lymphocytes T CD4 baisse petit à petit. La catégorie B comprend les affections qui entraînent l'apparition de signes et symptômes chez la personne infectée

Système de classification de l'infection par le VIH et définition de cas élargie s'appliquant, à des fins de surveillance, au sida chez l'adolescent et l'adulte

TABLEAU

54-2

Catégories diagnostiques	Catégories cliniques		
Nombre de lymphocytes T CD4	A Infection asymptomatique, primo-infection ou LGP	B Affections symptomatiques n'appartenant pas aux catégories A et C	C Affections indiquant le sida
(1) ≥ 500/μL	A1	B1	C1
(2) 200-499/μL	A2	B2	C2
(3) < 200/μL (numération indiquant le sida)	A3	B3	C3

Les personnes atteintes d'une affection indiquant le sida (catégorie clinique C) et celles qui appartiennent aux catégories A3 et B3 sont considérées comme atteintes du sida.

CATÉGORIE CLINIQUE A

Adolescent ou adulte ayant une infection par le VIH confirmée et atteint d'une ou de plusieurs des affections suivantes, mais d'aucune des affections comprises dans les catégories cliniques B et C :

- Infection par le VIH asymptomatique
- Lymphadénopathie généralisée persistante (LGP)
- Primo-infection par le VIH accompagnée de symptômes de maladie ou antécédents de primo-infection par le VIH

CATÉGORIE CLINIQUE B

Liste non exhaustive des affections comprises dans la catégorie clinique B :

- Angiomatose bacillaire
- Candidose oropharyngée (muguet) ou vulvovaginale (persistante, fréquente ou dont le traitement est peu efficace)
- Dysplasie du col de l'utérus (modérée ou grave) ou carcinome *in situ*
- Symptômes constitutionnels, tels que fièvre (38,5 °C) ou diarrhée, d'une durée supérieure à 1 mois
- Leucoplasie orale chevelue
- Zona (*herpes zoster*), caractérisé par au moins deux épisodes distincts, ou s'étendant à plus d'un dermatome
- Purpura thrombocytopénique idiopathique
- Listériose
- Infection pelvienne inflammatoire, particulièrement si elle est accompagnée d'un abcès tuboovarien
- Neuropathie périphérique

CATÉGORIE CLINIQUE C

Exemples d'affections touchant les adultes et les adolescents :

- Candidose bronchique, trachéale ou pulmonaire, ou candidose de l'œsophage
- Cancer invasif du col de l'utérus
- Coccidioïdomycose disséminée ou extrapulmonaire
- Cryptococcose extrapulmonaire
- Cryptosporidiose intestinale chronique, d'une durée supérieure à 1 mois
- Infection à CMV (touchant d'autres régions que le foie, la rate et les ganglions lymphatiques)
- Rétinite à CMV (avec perte de la vision)
- Encéphalopathie reliée au VIH
- *Herpes simplex* : ulcère(s) chronique(s), d'une durée supérieure à 1 mois; ou bronchite, pneumonie ou œsophagite
- Histoplasmose disséminée ou extrapulmonaire
- Isosporidiose intestinale chronique, d'une durée supérieure à 1 mois
- Sarcome de Kaposi
- Lymphomes : de Burkitt (ou terme équivalent); immunoblastique (ou terme équivalent); cérébral primitif
- Infection par le complexe *Mycobacterium avium* ou par *M. kansasii*, disséminée ou extrapulmonaire
- Infection à *Mycobacterium tuberculosis*, touchant n'importe quelle région (pulmonaire ou extrapulmonaire)
- Infection à *Mycobacterium*, autres genres ou genres non déterminés, disséminée ou extrapulmonaire
- Pneumonie à *Pneumocystis carinii*
- Pneumonie récurrente
- Leucoencéphalopathie multifocale progressive
- Septicémie à *Salmonella* récurrente
- Toxoplasmose cérébrale
- Syndrome cachectique dû au sida

SOURCE: Centers for Disease Control, U.S. Department of Health and Human Services (1992). 1993 Revised classification system for HIV infection and expanded surveillance case definition for AIDS among adolescents and adults. *MMWR CDC Recommendations and Reports*, 41 (RR 17), 1-19.

par le VIH, à l'exception de celles qui sont répertoriées dans la catégorie C. Ces affections doivent également satisfaire à l'un des critères suivants : (1) elles doivent résulter de l'infection par le VIH ou d'une anomalie de l'immunité liée aux lymphocytes T; (2) on doit estimer que leur évolution clinique ou leur traitement sont compliqués par l'infection par le VIH. Lorsque la personne a été traitée pour une affection de la catégorie B, qu'elle ne présente pas d'affection de la catégorie C, ni aucun autre signe ou symptôme de ce type d'affection, on classe sa maladie dans la catégorie B.

Sida (catégorie C de la classification des CDC: moins de 200 lymphocytes T CD4/mm³)

Lorsque la numération des lymphocytes T CD4 chute au-dessous de 200 cellules/mm³ de sang, on considère que la personne est atteinte du sida. Si le taux descend sous la barre des 100 cellules/mm³, le système immunitaire présente une altération importante (Bartlett et Moore, 1998). La personne est classée définitivement dans la catégorie C lorsqu'elle présente une affection typique de cette catégorie. Même si elle s'appuie davantage sur le nombre absolu de lymphocytes T CD4, la classification révisée autorise aussi l'emploi des pourcentages de lymphocytes T CD4 par rapport au nombre total de lymphocytes. Ce pourcentage est moins sujet aux variations lors de mesures répétées que ne l'est la numération absolue. On peut poser un diagnostic de sida lorsque les lymphocytes T CD4 représentent moins de 14 % des lymphocytes. Le pourcentage est encore plus important si la personne présente une réaction immunitaire accrue non seulement au VIH, mais aussi à d'autres infections. L'une des complications du sida est l'anémie ; elle peut être causée par le VIH, des affections opportunistes et les médicaments (Collier *et al.*, 2001).

EXAMEN CLINIQUE ET EXAMENS PARACLINIQUES

Au cours du premier stade de l'infection par le VIH, la personne peut être asymptomatique ou présenter des signes et symptômes divers. Selon les antécédents, les pratiques sexuelles et les habitudes d'utilisation de drogues par injection, ainsi que les transfusions de sang que la personne a reçues, le professionnel de la santé devrait pouvoir juger de la nécessité de lui faire subir des tests de dépistage. De plus, il doit envisager la possibilité qu'elle ait été infectée si elle a été exposée à des liquides organiques lors de la prestation de soins à d'autres personnes porteuses du VIH, notamment en cas de piqûre. La personne qui est à un stade avancé d'une infection par le VIH peut ressentir divers symptômes reliés à son état immunodéprimé.

Plusieurs tests permettent de poser un diagnostic d'infection par le VIH. D'autres tests sont utilisés pour évaluer le stade et la gravité de l'atteinte. Certaines épreuves de laboratoire couramment utilisées sont énumérées dans le tableau 54-3 ■.

Tests de dépistage du VIH

En 1985, la FDA a autorisé l'utilisation d'un test de dépistage des anticorps anti-VIH-1 pour analyser le sang et le plasma recueillis lors des collectes de sang. Lorsqu'une personne est infectée par le VIH, sa fonction immunitaire réagit en produisant des anticorps dirigés contre le virus, habituellement

entre 3 et 12 semaines après l'infection. Ce délai explique pourquoi les résultats du test sont susceptibles d'être négatifs au cours de la primo-infection. Néanmoins, la possibilité de détecter des anticorps anti-VIH dans le sang permet de vérifier la pureté des produits sanguins et de mettre au jour les cas d'infection. Avant d'effectuer un test de dépistage des anticorps anti-VIH, on doit obtenir le consentement éclairé de la personne et lui expliquer la nature de l'épreuve et les résultats possibles. Lorsqu'on reçoit ces derniers, on doit les expliquer avec soin, en privé (encadré 54-9 ■), car ils sont strictement confidentiels. Il est impératif d'offrir un enseignement et des conseils au sujet des résultats et de la transmission de la maladie.

Afin de déceler la présence d'anticorps anti-VIH, on doit analyser les échantillons sanguins à l'aide de deux tests. On recourt au dosage immunoenzymatique (EIA) pour détecter les anticorps dirigés spécifiquement contre le VIH. Lorsque le résultat est positif, on utilise le **transfert Western** pour confirmer la séropositivité de la personne. La personne dont le sang contient des anticorps anti-VIH est séropositive. Le dépistage des anticorps par EIA peut aussi s'effectuer avec de la salive.

Des tests de détection de l'antigène p24 et de l'ARN du VIH ont été utilisés pour fournir une indication précoce de l'infection, avant la détection des anticorps anti-VIH, dans les cas d'exposition professionnelle. Toutefois on ne peut s'appuyer sur ces tests pour établir un diagnostic définitif (Réseau juridique canadien VIH/sida, 4e feuillet, 2001).

Lorsqu'on annonce à une personne qu'elle est séropositive, sa réaction psychologique peut comprendre un sentiment de panique, de dépression ou de désespoir. L'annonce d'un test positif peut être dévastatrice sur les plans social et interpersonnel. La personne vivant avec le VIH/sida peut perdre ses partenaires sexuels ; elle peut être victime de discrimination, au travail ou lors de la recherche d'un logement ; elle peut même être mise au ban de la société. Pour toutes ces raisons et d'autres encore, la personne séropositive peut avoir besoin d'un counseling à long terme ; il peut être souhaitable de l'orienter vers des services de soutien social, financier, médical et psychologique. Par ailleurs, la personne dont les résultats

---

TABLEAU 54-3

Épreuves de laboratoire permettant de détecter le VIH et d'évaluer la fonction immunitaire*

Épreuves	Résultats obtenus dans les cas d'infection par le VIH
Dosage immunoenzymatique (EIA), autrefois appelé méthode ELISA	■ Des anticorps sont détectés : ces résultats positifs indiquent la fin de la fenêtre sérologique.
Transfert Western	■ Des anticorps anti-VIH sont détectés. ■ Utilisé pour confirmer les résultats obtenus par EIA.
Charge virale : test d'ARN du VIH	■ Mesure la quantité d'ARN du VIH dans le plasma.
Épreuve de dépistage de l'antigène p24	■ Permet de détecter les anticorps anti-VIH-1 et anti-VIH-2.
Rapport CD4/CD8	■ Il s'agit du rapport entre le nombre de lymphocytes T CD4 et celui des lymphocytes T CD8. Le VIH tue les lymphocytes T CD4, ce qui entraîne une altération importante de la fonction immunitaire.

*Liste non exhaustive

ENSEIGNEMENT

Interprétation des résultats des épreuves de dépistage du VIH

RÉSULTATS POSITIFS

- Le sang contient des anticorps anti-VIH (la personne est infectée par le virus et son organisme a produit des anticorps).
- Le VIH est actif dans l'organisme et la personne peut transmettre le virus à autrui.
- Malgré l'infection par le VIH, la personne n'est pas nécessairement atteinte du sida.
- La personne n'est pas immunisée contre le sida (la présence d'anticorps n'est pas un signe d'immunité).

RÉSULTATS NÉGATIFS

- Le sang ne contient pas d'anticorps anti-VIH, ce qui peut signifier que la personne n'a pas été infectée par le VIH ou que, si elle a été infectée, son organisme n'a pas encore produit d'anticorps (ce qui peut prendre de 3 semaines à 6 mois, et parfois plus).
- La personne doit continuer à prendre des précautions. Le résultat de l'épreuve ne signifie pas qu'elle est immunisée contre le virus, ni même qu'elle n'est pas infectée. Il signifie seulement que son organisme n'a peut-être pas encore produit d'anticorps anti-VIH.

aux tests sont négatifs peut éprouver un sentiment de sécurité infondé et continuer à avoir des comportements à risque élevé ou s'imaginer qu'elle est immunisée. Cette personne peut aussi avoir besoin d'un counseling de longue durée qui l'aidera à modifier ses comportements à risque et l'incitera à subir des tests de dépistage à intervalles réguliers. D'autres personnes peuvent être anxieuses en raison de l'incertitude de leur état.

Dosage de la charge virale

Les épreuves de dépistage de l'antigène p24 ont été remplacées par des méthodes d'amplification ciblée. Ces dernières s'utilisent désormais pour quantifier les taux d'ARN ou d'ADN viral dans le plasma, c'est-à-dire pour faire le **dosage de la charge virale**. Il s'agit notamment de l'épreuve de transcription inverse, suivie d'une **amplification en chaîne par polymérase** (RT-PCR) et d'une adaptation de celle-ci, la quantification par RT-PCR (test NASBA [*nucleic acid sequence-based amplification*]). Actuellement, on emploie ces tests non seulement pour détecter la charge virale, mais aussi pour mesurer la réponse au traitement de l'infection par le VIH. La RT-PCR est également utilisée à d'autres fins : elle permet de détecter le VIH chez les personnes séronégatives qui ont des comportements à risque élevé, de confirmer la positivité des résultats obtenus par EIA et de dépister le virus chez les nouveau-nés. Les cultures de VIH ou cultures plasmatiques quantitatives et la détermination de la virémie plasmatique sont des épreuves supplémentaires permettant de mesurer la charge virale ; elles ne sont cependant pas fréquemment utilisées. La charge virale est un meilleur facteur prédictif du risque d'évolution de l'infection par le VIH que la numération

des lymphocytes T CD4. Moins la charge virale est élevée, plus le délai est important avant le diagnostic de sida, donc plus longue est la survie.

TRAITEMENT DU VIH/SIDA

Les protocoles de traitement de l'infection par le VIH changent relativement souvent. Chaque année, aux États-Unis, une équipe de médecins évalue les données les plus récentes et émet des recommandations qui sont largement diffusées. De plus, chaque mois, un sous-groupe d'experts procède à l'évaluation des données disponibles (Panel [on Clinical Practices for Treatment of HIV Infection], 2005). Les décisions relatives au traitement se fondent dans chaque cas sur trois facteurs : la charge virale (ARN du VIH), la numération des lymphocytes T CD4 et l'état clinique de la personne (Panel, 2005). On décide d'amorcer un traitement contre le VIH d'après les indications suivantes (Panel, 2005) :

- Traitement recommandé pour toutes les personnes ayant eu une affection reliée au sida ou présentant des symptômes reliés au VIH, peu importe le taux de cellules CD4
- Traitement recommandé pour toutes les personnes asymptomatiques ayant un niveau de cellules CD4 inférieur à 200
- Traitement à envisager pour les personnes asymptomatiques ayant un niveau de cellules CD4 entre 201 et 350
- Pour les personnes asymptomatiques ayant un niveau de cellules CD4 supérieur à 350 et une charge virale supérieure à 100 000, le traitement peut être amorcé ou remis à plus tard selon le jugement du médecin
- Pour les personnes ayant un niveau de cellules CD4 supérieur à 350 et une charge virale inférieure à 100 000, le traitement devrait être remis à plus tard

Le nombre croissant d'agents antirétroviraux (tableau 54-4 ■) et l'évolution rapide des nouveaux renseignements ont rendu très complexe le traitement de la personne vivant avec le VIH/sida (Panel, 2005). L'observance du schéma thérapeutique par la personne vivant avec le VIH/sida est similaire à celle qu'on observe chez les gens qui ont d'autres maladies chroniques (Williams, 2001). Les schémas thérapeutiques antirétroviraux sont compliqués, causent des effets indésirables importants, sont difficiles à suivre et sont susceptibles d'avoir des conséquences graves lorsque la non-observance du traitement ou des concentrations sous-optimales d'agents antirétroviraux entraînent une résistance virale (Panel, 2005). Les objectifs du traitement sont les suivants : diminuer la morbidité et la mortalité reliée au VIH ; améliorer la qualité de la vie ; restaurer et conserver la fonction immunitaire ; et réduire au minimum et de façon durable la charge virale. Les lignes directrices du Panel recommandent d'effectuer un dosage de la charge virale chez la personne non traitée lors du diagnostic, puis tous les 3 à 4 mois. De même, on devrait réaliser les numérations des lymphocytes T CD4 au moment du diagnostic, puis en règle générale tous les 3 à 6 mois.

Il est difficile de prévoir si la personne suivra adéquatement son schéma thérapeutique (Holzemer, Corless, Nokes, *et al.*, 1999a). Toutefois, on observe de meilleurs résultats lorsque la personne a établi un lien avec le professionnel de la santé (Bakken *et al.*, 2000). Afin d'assurer le succès du traitement,

Agents antirétroviraux

TABLEAU
54-4

Médicaments	Effets indésirables propres à chaque médicament	Commentaires	Associations
INHIBITEURS NUCLÉOSIDIQUES DE LA TRANSCRIPTASE INVERSE (INTI)			
Ils agissent en s'intégrant à l'ADN du VIH et en en déréglant sa formation: l'ADN viral est endommagé et ne peut réguler l'ADN de la cellule hôte (Gracia Jones, 2001). L'acidose lactique accompagnée d'une stéatose hépatique (dégénérescence graisseuse du foie) est rare, mais elle est un effet toxique des INTI qui peut mettre la vie de la personne en danger (Panel, 2005).			
Zidovudine, AZT (Retrovir)	■ Myélodépression: anémie, neutropénie, macrocytose ■ Autres effets: nausées, vomissements, diarrhée, perte d'appétit, fatigue, céphalées, insomnie, asthénie, myalgie	■ Administration indépendante des repas	Traitements associatifs contenant de l'AZT: zidovudine/lamivudine (Combivir); zidovudine/lamivudine/abacavir (Trizivir)
Lamivudine (3TC)	■ Toxicité minimale; anémie, fatigue, céphalées, nausées, neuropathie périphérique, pancréatite	■ Administration indépendante des repas	Traitements associatifs contenant de la lamivudine: zidovudine/lamivudine (Combivir); zidovudine/lamivudine/abacavir (Trizivir)
Stavudine, d4T (Zerit)	■ Neuropathie périphérique, pancréatite, lipodystrophie (touchant particulièrement le visage), nausées, céphalées	■ Administration indépendante des repas	
Didanosine, ddI (Videx, Videx EC [enrobage entérique/à libération retardée])	■ Neuropathie périphérique, diarrhée, nausées, ulcérations buccales, pancréatite	■ Administration une demi-heure avant ou 1 heure après les repas; éviter la consommation d'alcool (augmente le risque de pancréatite).	
Abacavir (Ziagen)	■ Nausées, diarrhée, perte d'appétit, insomnie, hypertriglycéridémie ■ Réaction d'hypersensibilité (potentiellement mortelle); fièvre, éruptions cutanées, nausées, vomissements, malaise ou fatigue, insomnie, perte d'appétit	■ Arrêter le traitement aussitôt qu'une réaction d'hypersensibilité est soupçonnée et ne pas le reprendre. ■ Administration indépendante des repas ■ Éviter la consommation d'alcool (augmente les concentrations d'abacavir et donc le risque d'effets indésirables).	Traitements associatifs contenant de l'abacavir: zidovudine/lamivudine/abacavir (Trizivir)
Ténofovir (Viread) (Le ténéfovir est un inhibiteur nucléotidique de la transcriptase inverse, mais il est utilisé comme un INTI.)	■ Généralement bien toléré ■ Nausées, diarrhée, vomissements, flatulence, asthénie, céphalées	■ Administration avec des aliments	
INHIBITEURS NON NUCLÉOSIDIQUES DE LA TRANSCRIPTASE INVERSE (INNTI)			
Il agissent en se liant à la transcriptase inverse, l'empêchant ainsi de transformer l'ARN du VIH en ADN (Gracia Jones, 2001). On a signalé de rares cas de syndrome de Stevens-Johnson lors de l'administration de médicaments appartenant à cette classe (Panel, 2005). L'observance du traitement est cruciale, car la résistance à ces médicaments apparaît très facilement.			
Névirapine (Viramune)	■ Éruptions cutanées, augmentation des taux de transaminases, hépatite, fièvre, céphalées, nausées, diarrhées, stomatites	■ Administration indépendante des repas ■ Le traitement à la névirapine chez les femmes ayant une numération CD4 > 250 et chez les hommes ayant une numération CD4 > 400 les expose à un risque plus élevé d'effets hépatiques indésirables.	
Delavirdine (Rescriptor)	■ Éruptions cutanées, augmentation des taux de transaminases, céphalées, fatigue, diarrhée, nausées	■ Administration indépendante des repas	

TABLEAU
54-4

Agents antirétroviraux (*suite*)

Médicaments	Effets indésirables propres à chaque médicament	Commentaires	Associations
Éfavirenz (Sustiva)	■ Rêves inhabituels, troubles de la concentration; anxiété; symptômes touchant le SNC et comprenant étourdissements, somnolence; symptômes psychiatriques graves dans de rares cas (dépression grave, pensées suicidaires, comportement colérique); augmentation des taux de transaminases, éruptions cutanées, hyperlipidémie, nausées; réaction faussement positive au test de dépistage des cannabinoïdes	■ Prendre à jeun. ■ Les repas riches en matières grasses augmentent l'absorption et donc le risque d'effets indésirables.	

INHIBITEURS DE LA PROTÉASE (IP) DU VIH

Il agissent à un des derniers stades du cycle de réplication du VIH, en rendant la protéase incapable de séparer les protéines virales les unes des autres. L'assemblage des particules virales se trouve inhibé. Les nouvelles copies du VIH sont défectueuses et ne peuvent pas infecter de nouvelles cellules hôtes (Gracia Jones, 2001). Les effets indésirables communs aux divers IP sont les suivants: nausées, vomissements, diarrhée, lipodystrophie, anomalies lipidiques, hyperglycémie, hausse du taux des enzymes hépatiques, accompagnée ou non d'hépatite. Chez la personne atteinte d'hémophilie, une augmentation des hémorragies est possible (Panel, 2005).

Médicaments	Effets indésirables propres à chaque médicament	Commentaires	Associations
Nelfinavir (Viracept)	■ IP le mieux toléré ■ Diarrhée, nausées, éruptions cutanées	■ Administration pendant les repas ou avec une collation	
Ritonavir (Norvir)	■ Neuropathie périphérique, paresthésies (autour de la bouche et aux extrémités), asthénie, modification du goût ■ Les effets secondaires sont moindres lorsque le ritonavir est utilisé à faible dose pour amplifier l'effet des autres IP.	■ Administration avec de la nourriture, si possible, afin de rendre le médicament plus tolérable. ■ Conserver les capsules au réfrigérateur; ne pas réfrigérer la solution orale. ■ Aussi utilisé à faible dose pour amplifier l'effet des autres IP, en raison de son puissant effet inhibiteur sur leurs métabolismes.	Traitements associatifs contenant du ritonavir: lopinavir/ritonavir (Kaletra)
Lopinavir/ritonavir (Kaletra)	■ Diarrhée, dysgueusie (altération du goût) ■ Asthénie	■ Administration pendant les repas ou avec une collation ■ Conserver les capsules et la solution orale au réfrigérateur.	
Saquinavir (Invirase)	■ Diarrhée, nausées, fatigue, céphalées	■ Administration pendant les repas ou jusqu'à 2 heures après	
Indinavir (Crixivan)	■ Calculs rénaux (néphrolithiase), élévation du taux sanguin de bilirubine indirecte, céphalées, asthénie, vision brouillée, étourdissements, éruptions cutanées, goût métallique, thrombocytopénie, anémie hémolytique	■ Administration 1 heure avant ou 2 heures après les repas; peut être pris avec du lait écrémé ou un repas faible en matières grasses. ■ Conserver dans son contenant d'origine, qui contient un déshydratant, sans quoi le médicament reste stable pendant 3 jours seulement. ■ Boire beaucoup d'eau (2 à 3 litres par jour, sauf si contre-indiqué) pour éviter les néphrolithiases.	
Fosamprénavir (Telzir)	■ Éruptions cutanées, céphalées	■ Administration indépendante des repas	
Atazanavir (Reyataz)	■ Élévation du taux sanguin de bilirubine indirecte, augmentation de l'intervalle P-R sur l'ECG (peut causer un bloc AV du premier degré)	■ Administration pendant les repas ou avec une collation	

Médicaments	Effets indésirables propres à chaque médicament	Commentaires	Associations
	■ Causerait moins d'effets métaboliques (lipodystrophie, anomalies lipidiques, hyperglycémie) que les autres IP.		
Amprénavir (Agenerase)	■ Éruptions cutanées, picotements et engourdissements de la bouche	■ Éviter d'administrer avec un repas riche en matières grasses. ■ La solution orale contient du propylène glycol. Éviter la consommation d'alcool. À éviter chez les femmes enceintes, les enfants de moins de 4 ans, les personnes ayant une insuffisance rénale ou hépatique, ou recevant du métronidazole (Flagyl) ou du disulfiram (Antabuse).	

INHIBITEURS DE LA FUSION

L'enfuvirtide fait partie d'une nouvelle catégorie de médicaments contre le VIH agissant avant l'entrée du virus dans les cellules. En se liant au virus, il l'empêche de fusionner avec les cellules immunitaires et donc de les infecter. Ce mécanisme d'action unique n'engendre pas de résistance croisée avec les autres classes d'antirétroviraux utilisées (INTI, INNTI, IP). L'enfuvirtide a permis de supprimer la charge virale de façon efficace chez les personnes prenant divers antirétroviraux depuis de nombreuses années (Panel 2005).

| Enfuvirtide, T-20 (Fuzeon) | ■ Réactions au point d'injection chez presque toutes les personnes: douleur, rougeur, induration, prurit, ecchymoses
■ Insomnie, douleur musculaire, faiblesse
■ Augmentation du risque de pneumonie bactérienne | ■ Administration par voie sous-cutanée deux fois par jour
■ Coût très élevé
■ Indiqué pour les personnes qui présentent une réplication virale malgré un traitement antirétroviral. | |

il est essentiel d'établir un plan thérapeutique personnalisé prenant en compte, outre les indicateurs de la santé, les caractéristiques de la personne, sa façon de vivre et son milieu.

On évalue les résultats du traitement à l'aide de dosages de la charge virale (Panel, 2005). On mesure celle-ci immédiatement avant la mise en œuvre de la médication antirétrovirale, puis 2 à 8 semaines plus tard, ainsi que 2 à 8 semaines après un changement de régime thérapeutique. En effet, chez la plupart des personnes qui prennent rigoureusement un traitement antirétroviral puissant, la charge virale diminue de façon marquée en 2 à 8 semaines. Elle devrait continuer de diminuer au cours des semaines suivantes et, dans la majorité des cas, elle chutera au-dessous des taux décelables (actuellement établis à moins de 50 copies d'ARN/mL) en 16 à 24 semaines. La vitesse de la diminution de la charge virale vers des taux indécelables dépend de la numération des lymphocytes T CD4 au départ, de la charge virale initiale, de la puissance du médicament, de l'observance du traitement, de l'exposition précédente à des agents antirétroviraux et de la présence d'infections opportunistes (Panel, 2005). Si la charge virale ne diminue pas, le professionnel de la santé doit réévaluer le schéma thérapeutique avec la personne vivant avec le VIH/sida et trouver les causes du peu d'efficacité du traitement.

Le but de la grande majorité des médicaments anti-VIH homologués est de bloquer la réplication virale à l'intérieur des cellules en inhibant soit la transcriptase inverse, soit la protéase du VIH (Bartlett et Moore, 1998). Il existe un médicament anti-VIH qui bloque le virus à l'extérieur des cellules. Ce médicament, le T-20 ou enfuvirtide, agit en empêchant le VIH de fusionner avec les cellules CD4, ce qui jugule l'infection. Les effets indésirables du traitement peuvent compliquer la vie de la personne et constituent une des raisons principales pour lesquelles il lui arrive d'omettre des doses ou de cesser complètement de prendre ses médicaments (Horn et Pieribone, 1999).

Tous les médicaments ont des effets indésirables. L'infirmière peut faire des recherches dans Internet afin de se tenir au courant de ceux qui sont utilisés dans le traitement de l'infection par le VIH et dans celui du sida. Le NIH (National Institutes of Health des États-Unis) tient à jour un site Internet sur les médicaments contre le sida (voir le Compagnon Web). Un nombre croissant de personnes présentent des complications métaboliques telles qu'une augmentation des taux de cholestérol et de triglycérides, une hyperglycémie et une altération de l'habitus corporel (NIAID, 2001). La toxicité touchant les mitochondries des cellules pourrait jouer un rôle dans l'apparition de nombreux effets indésirables, notamment la neuropathie périphérique, les myopathies et la cardiomyopathie, l'acidose lactique, la stéatose hépatique (dégénérescence graisseuse du foie), la pancréatite, l'ostéopénie, l'ostéoporose et la myélodépression. La redistribution de la graisse corporelle (lipodystrophie, aussi appelée syndrome cushingoïde [Panel, 2005]) est l'un des effets indésirables généraux les plus fréquents à long terme, particulièrement lorsqu'on prend des **inhibiteurs de la protéase du VIH**. Beaucoup de personnes atteintes de lipodystrophie présentent une perte lipidique accrue touchant les jambes, les bras et le visage ou une accumulation de graisse au niveau de l'abdomen et à la base du cou. La taille des seins peut également augmenter chez certaines femmes. Une telle modification de l'image corporelle peut être très perturbante. Ces troubles touchent de 6 à 80 % des personnes soumises au traitement antiviral hautement actif (voir plus loin). L'hépatotoxicité associée à certains antirétroviraux peut restreindre l'utilisation de ces agents, particulièrement chez les personnes qui présentent des troubles hépatiques sous-jacents (Panel, 2005).

On appelle traitement associatif un schéma thérapeutique dans lequel on utilise deux agents antirétroviraux ou plus, quels qu'ils soient. Le traitement antirétroviral hautement actif (HAART) comprend habituellement une des combinaisons suivantes : (1) deux inhibiteurs nucléosidiques de la transcriptase inverse et un ou deux inhibiteurs de la protéase du VIH ; (2) deux inhibiteurs nucléosidiques et un inhibiteur non nucléosidique de la transcriptase inverse ; (3) trois inhibiteurs nucléosidiques de la transcriptase inverse, s'il n'est pas possible d'utiliser les combinaisons précédentes (Panel, 2005). L'administration d'une de ces trois combinaisons est recommandée en première intention. Comme de nouveaux médicaments ne cessent d'être mis au point, les possibilités d'associations et de combinaisons augmentent continuellement. Les données sur l'efficacité et l'innocuité de bon nombre de ces traitements associatifs sont limitées. Les schémas thérapeutiques comprenant trois (trithérapie) ou quatre (quadrithérapie) médicaments sont devenus la norme et on les administre plus tôt au cours de l'évolution de la maladie, en surveillant étroitement la charge virale. L'utilisation de moins de trois antirétroviraux dans le but de simplifier le traitement n'est pas recommandée, car ces régimes thérapeutiques sont moins efficaces et favorisent le développement de résistances. Chez certaines personnes recevant un HAART, la charge virale est si basse qu'elle est indécelable (< 50 copies ARN/mL). On pourra peut-être personnaliser les traitements futurs selon la souche virale et la résistance aux médicaments. Les inconvénients liés au HAART tiennent à l'incapacité de certaines personnes de suivre leur traitement, à la nécessité de prendre plusieurs médicaments dont les posologies diffèrent et au risque d'interactions médicamenteuses. On ne sait pas exactement combien de temps le traitement doit être poursuivi pour que la primo-infection par le VIH soit maîtrisée. Cependant, il faut habituellement continuer de traiter la personne pendant plusieurs années, voire toute sa vie, car même si la charge virale devient indétectable la médication actuelle ne fait que circonscrire la maladie ; elle ne la guérit pas.

Résistance aux médicaments

La résistance aux médicaments se définit d'une façon générale comme la capacité des agents pathogènes d'échapper aux effets des médicaments qui sont supposés leur être toxiques. La résistance résulte de la mutation génétique spontanée des microorganismes ou d'une exposition prolongée aux médicaments (Esch et Frank, 2001). Les facteurs associés à l'apparition de la résistance sont notamment les suivants :

prise d'une série de monothérapies (un médicament à la fois) ; inhibition inadéquate de la réplication virale par l'utilisation de traitements sous-optimaux ; difficultés liées à l'observance de traitements complexes et toxiques ; et amorce du traitement à un stade avancé de l'infection par le VIH (Boden *et al.*, 1999). Le VIH-1 peut trouver refuge dans des organes sanctuaires, comme derrière la barrière hémato-encéphalique, où de faibles concentrations de médicaments dans le SNC peuvent favoriser la croissance de mutants résistants (Cavert et Haase, 1998). Le VIH-1 reste présent dans le tissu lymphoïde même chez les personnes qui semblent avoir bien répondu au traitement antiviral (Letvin, 1998). Il est complexe de confirmer l'efficacité ou l'inefficacité d'un schéma thérapeutique. Certaines personnes présentent une réponse optimale au traitement, comme le montrent l'élimination efficace du virus et le rétablissement de la fonction immunitaire. Chez d'autres, on observe une augmentation de la numération des lymphocytes T CD4 mais sans interruption de la réplication virale, ou un faible rétablissement de la fonction immunitaire malgré une diminution satisfaisante de la charge virale, ou encore un échec complet du traitement (Perrin et Telenti, 1998).

La complexité de la résistance aux médicaments tient en grande partie aux facteurs suivants : le phénomène des quasi-espèces de VIH (la présence simultanée de nombreuses variantes virales chez une même personne) ; le degré de résistance croisée entre les agents antiviraux ; l'existence de copies archivées d'ADN du VIH représentant tous les virus qui ont émergé au cours des traitements antérieurs de la personne ; et la préexistence de variantes résistantes chez la personne, sans qu'elle ait été exposée aux médicaments (Perrin et Telenti, 1998). Aujourd'hui, la mesure de la sensibilité aux médicaments comme moyen d'améliorer le traitement de l'infection par le VIH est à la portée des cliniciens grâce à la technologie de l'ADN recombinant (Hirsh *et al.*, 2000). Selon les données disponibles, le recours aux tests de résistance facilite le choix des traitements pharmacologiques dans bon nombre de situations cliniques. Toutefois, les résultats de ces tests ne devraient pas être le principal critère de décision pour amorcer ou changer un traitement antirétroviral. Cette décision doit être essentiellement fondée sur la charge virale plasmatique de la personne. Outre les résultats aux tests de résistance, on doit tenir compte de plusieurs facteurs lorsqu'on choisit un nouveau schéma thérapeutique en cas d'échec du schéma précédent. Ces facteurs sont notamment les suivants : antécédents de la personne en matière de traitement, charge virale, tolérance aux médicaments, capacité de la personne à suivre son schéma thérapeutique, présence d'affections concomitantes et risque d'interactions médicamenteuses (Hirsch *et al.*, 2000). Avant de cesser d'administrer le traitement qui a échoué, il faut recueillir des échantillons sanguins à des fins de tests de résistance (Hirsch *et al.*, 2000).

Traitement intermittent structuré et arrêt du traitement basé sur la mesure des cellules CD4

En raison de la toxicité médicamenteuse, de la résistance aux médicaments, des difficultés liées à la prise de ceux-ci, ainsi que du coût élevé des traitements, il est souvent difficile pour les personnes de suivre le schéma thérapeutique complexe qui leur a été prescrit. Deux méthodes ont été étudiées pour tenter de remédier à ces problèmes (Panel, 2005).

La première, le traitement intermittent structuré, consiste en une séquence de prises et d'arrêts du HAART. Diverses séquences ont été évaluées (par exemple : 7 jours de prise suivis de 7 jours d'arrêt, 3 mois de prise suivis de 2 mois d'arrêt) avec des résultats peu concluants. Cette pratique est controversée, car il n'existe pas encore de données montrant que les effets indésirables à long terme des antirétroviraux sont réduits, malgré la diminution de l'exposition. De plus, les effets indésirables à court terme qui tendent à disparaître avec la poursuite du traitement peuvent réapparaître après chaque reprise de la médication. On risque aussi de favoriser l'apparition de souches de virus résistantes.

La deuxième, l'arrêt du traitement basé sur la mesure des cellules CD4, propose de cesser de donner le HAART aux personne ayant une bonne atténuation de la charge virale et dont le niveau de cellules CD4 est élevé (500 ou plus) et stable depuis une longue période. Le traitement peut être repris lorsque les cellules CD4 diminuent (< 350 à 400) ou selon la charge virale, qui augmente habituellement dans les semaines suivant l'arrêt du traitement. Les résultats préliminaires de quelques études limitées sont prometteurs, mais ils doivent être confirmés par des études de grande envergure.

Traitement immunomodulateur

Pour combattre le VIH, il faut employer non seulement des agents qui inhibent la croissance virale, mais également des agents qui restaurent ou renforcent le système immunitaire affaibli. De nouveaux traitements sont nécessaires dans le but de rétablir la fonction immunitaire ; de plus, on doit pouvoir déterminer des marqueurs immunologiques pour prévoir le succès du traitement (NIAID, 2001). Des recherches sont en cours sur l'efficacité de l'interleukine 2, de l'interleukine 12 et d'autres cytokines et lymphokines.

Vaccins

La recherche d'un vaccin visant à enrayer le VIH-1 a été lancée dès la découverte du virus, mais s'est avérée infructueuse jusqu'ici. En effet, le VIH-1 est une cible particulièrement difficile à atteindre (Letvin, 1998). Les vaccins sont des substances qui enclenchent la production de cellules capables de détruire les microorganismes envahisseurs. La plupart donnent naissance à une réaction immunitaire à médiation humorale, qui stimule la production d'anticorps protecteurs et l'apparition de lymphocytes B mémoires. Ces derniers ne produisent pas immédiatement des anticorps, mais réagissent avec vigueur aux expositions suivantes aux virus. Des vaccins qui stimulent la réaction immunitaire à médiation cellulaire sont en voie d'élaboration. Depuis 1995, divers vaccins ont fait l'objet d'études mettant à l'épreuve différentes stratégies de prévention de l'infection par le VIH chez les animaux et les humains. Certains chercheurs vérifient si différents calendriers de vaccination ou de vaccination de rappel, ou encore si une association de plusieurs vaccins entraîneraient des réponses accrues et durables. La création d'un vaccin contre le VIH est possible, mais elle nécessite un engagement mondial. Une collaboration entre toutes les nations est essentielle

pour réunir les ressources et soutenir les infrastructures qui permettront de découvrir et de mettre à l'essai les substances immunogènes susceptibles de devenir des vaccins (Letvin, Bloom et Hoffman, 2001). Le Pr Yves Levy, coordonnateur d'un de ces essais, résume ainsi ses travaux :

> Les résultats à long terme d'un essai de vaccin thérapeutique conduit par l'Agence Nationale de Recherches sur le Sida (VACCIL-2) et rendus publics à la CROI (Conférence sur les rétrovirus et les infections opportunistes [12e CROI, Boston, 2005]) montrent que l'induction d'une réponse immunitaire dirigée contre le VIH chez des patients séropositifs peut être associée à un contrôle prolongé de la réplication virale. Chez les patients ayant reçu une préparation vaccinale, il a ainsi été possible de réduire significativement la durée de prise des médicaments antirétroviraux. Les premiers résultats (rendus publics en 2003) avaient déjà montré qu'il était possible d'induire une réponse immunitaire spécifique dirigée contre le VIH et que celle-ci se traduisait par un meilleur contrôle de la réplication du virus. Les résultats présentés en 2005 confirment sur le long terme ces premières observations. Ainsi, les patients ayant reçu la préparation vaccinale ont pu épargner jusqu'à près de 45 % du temps de prise des antirétroviraux. Il a été également mis en évidence une corrélation entre le niveau de la réponse immunitaire obtenue après administration de la préparation vaccinale et la durée de l'interruption de traitement. C'est chez les patients présentant la plus forte réponse immunitaire induite par la préparation que l'interruption des antirétroviraux a été la plus prolongée. Ces résultats encourageants restent tout de même préliminaires et n'auront pas de conséquences concrètes sur le traitement des malades pour le moment. Mais ils conforteront une stratégie de traitement d'avenir pour des millions de patients déjà infectés (ANRS, 2005).

En 2004, quinze nouveaux essais de vaccins candidats anti-VIH ont pris place dans sept pays différents (IAVI Report, 2005). Le plus avancé des essais récemment lancés est une étude qui fait partie de la phase IIb visant à apprécier l'efficacité de ces vaccins dans la prévention de l'infection par le VIH. Onze nouveaux essais de phase I, premier stade de test des vaccins candidats sur l'homme, ont démarré en 2004.

MANIFESTATIONS CLINIQUES

Chez la personne atteinte d'une infection opportuniste, le traitement des troubles spécifiques de l'infection par le VIH et du sida cible des signes et symptômes particuliers. Il en sera question plus loin dans ce chapitre.

Les personnes vivant avec le VIH/sida éprouvent de nombreux symptômes liés autant à l'affection qu'aux effets du traitement. L'infirmière doit comprendre les causes de l'affection, ses signes et symptômes aux divers stades de son évolution, et les interventions utilisées pour améliorer la qualité de la vie de la personne (Ropka et Williams, 1998 ; Sherman, 1999). Les manifestations cliniques sont très étendues et peuvent toucher presque toutes les fonctions de l'organisme. Les troubles associés à la séropositivité et au sida sont causés par des infections, des cancers ou les effets directs du VIH sur les tissus de l'organisme. Les outils d'évaluation des symptômes conçus pour la recherche pourraient se révéler utiles dans la pratique clinique dans le but de mesurer l'intensité et la gravité de la maladie (Holzemer, Henry, Nokes, *et al.*, 1999b ; Nokes, Wheeler et Kendrew, 1994 ; Nokes et Bakken, 2002).

Manifestations respiratoires

La dyspnée (difficultés respiratoires), la toux, les douleurs thoraciques et la fièvre peuvent être des manifestations des diverses IO associées au sida, notamment de celles qui sont provoquées par *Pneumocystis carinii*, *Mycobacterium avium-intracellulare*, par le CMV et les bactéries du genre *Legionella*. L'infection la plus courante est la pneumonie à *Pneumocystis carinii*, ou pneumocystose, l'une des premières IO décrites en association avec le sida.

Pneumonie à *Pneumocystis carinii* La pneumonie à *Pneumocystis carinii* est la principale IO permettant de poser le diagnostic de sida. En l'absence de traitement prophylactique (voir plus loin), cette affection se manifeste chez 80 % des personnes infectées par le VIH. *P. carinii* a été initialement classé comme un protozoaire. Toutefois, selon l'analyse de son ARN ribosomique, il s'agirait d'un champignon. Sa structure et sa sensibilité aux antibiotiques diffèrent beaucoup de celles des autres champignons pathogènes. *P. carinii* ne cause la maladie que chez les hôtes immunodéprimés. Il envahit les alvéoles pulmonaires, y prolifère et y entraîne la condensation du parenchyme.

Les signes et symptômes de la pneumocystose sont généralement moins aigus en présence d'une infection par le VIH que chez les personnes dont l'immunodépression a une étiologie différente. Il s'écoule généralement quelques semaines ou quelques mois entre l'apparition des manifestations cliniques et le diagnostic de la maladie. Au début, la personne présente des signes et symptômes non spécifiques comme une toux inefficace, de la fièvre, des frissons, de la dyspnée et, dans certains cas, une douleur thoracique. Parfois, on ne perçoit ni râles ni ronchi. La concentration artérielle d'oxygène est parfois légèrement abaissée, ce qui indique une légère hypoxémie.

Si elle n'est pas traitée, la pneumonie à *Pneumocystis carinii* aboutit à une atteinte pulmonaire importante, puis à une insuffisance respiratoire. Chez quelques personnes, l'infection évolue de façon fulminante et entraîne une hypoxémie grave, une cyanose, une tachypnée et une détérioration des facultés mentales. Dans ce cas, l'insuffisance respiratoire peut se manifester 2 ou 3 jours après l'apparition des premiers signes et symptômes.

Les méthodes permettant de diagnostiquer une pneumonie à *Pneumocystis carinii* sont les prélèvements de sécrétions, soit par expectoration induite (déclenchement de la toux par inhalation de soluté hypertonique afin d'obtenir du matériel d'origine alvéolaire), soit par lavage bronchoalvéolaire (injection, puis réaspiration d'une solution physiologique stérile afin de recueillir des cellules, des protéines et des microorganismes), ainsi que les prélèvements de tissu alvéolaire par biopsie transbronchique (à l'aide d'un fibroscope).

Complexe *Mycobacterium-avium* Les infections par les microorganismes du **complexe *Mycobacterium-avium*** sont des IO très fréquentes chez les personnes atteintes du sida. Le complexe *Mycobacterium-avium* comprend notamment *M. avium*, *M. intracellulare* et *M. scrofulaceum*. Il s'agit de bacilles acidorésistants qui provoquent généralement des infections respiratoires ; on peut les retrouver aussi dans le tube digestif, les ganglions lymphatiques et la moelle osseuse. La plupart des personnes dont le nombre de lymphocytes T est inférieur à 100 présentent une atteinte généralisée au moment du diagnostic et sont affaiblies. Ces infections sont associées à un taux de mortalité de plus en plus élevé.

Tuberculose La tuberculose à *Mycobacterium* tend à se manifester chez les utilisateurs de drogues par injection et dans d'autres groupes où préexiste une prévalence élevée de cette maladie. Contrairement aux autres IO, la tuberculose tend à survenir au début de l'infection par le VIH, avant que ne soit posé le diagnostic de sida. Cette manifestation précoce est associée à l'apparition de granulomes caséeux (amas secs de tissu de granulation rappelant le fromage blanc) qui devrait faire penser à la tuberculose. À ce stade, on observe une réponse favorable au traitement antituberculeux.

La tuberculose qui se manifeste tardivement se caractérise par l'absence de réaction immunitaire au test de Mantoux, phénomène qu'on appelle **anergie** et qui résulte de l'incapacité de la fonction immunitaire à produire une réaction positive à la tuberculine. Chez les personnes atteintes du sida, la tuberculose est associée à une dissémination extrapulmonaire (système nerveux central, os, péricarde, estomac, péritoine et scrotum). On constate une émergence de souches multirésistantes du bacille souvent associée à la non-observance du traitement antituberculeux.

Manifestations gastro-intestinales

Les principales manifestations gastro-intestinales du sida sont la perte d'appétit, les nausées, les vomissements, les candidoses buccales et œsophagiennes, ainsi que la diarrhée chronique. Environ 50 à 90 % des personnes vivant avec le VIH/sida présentent de la diarrhée. Les manifestations cliniques gastro-intestinales sont associées aux effets directs du VIH sur les cellules qui tapissent l'intestin. Les microorganismes le plus souvent en cause sont *Cryptosporidium muris*, le genre *Salmonella*, *Isopora belli*, *Giardia lamblia*, le CMV, *Clostridium difficile* et *M. avium-intracellulare*. La diarrhée peut être très débilitante, car elle entraîne une importante perte pondérale (plus de 10 % du poids corporel), des déséquilibres hydroélectrolytiques, des excoriations cutanées périanales, une asthénie et une incapacité d'effectuer les activités quotidiennes.

Candidose buccale Presque toutes les personnes vivant avec le VIH/sida souffrent de **candidose**. Cette infection fongique précède souvent l'apparition d'autres infections mettant en danger la vie de la personne. Elle se caractérise par la présence de plaques blanches crémeuses dans la cavité buccale. Si elle n'est pas traitée, elle atteint l'œsophage et l'estomac. Les signes et symptômes qui y sont associés sont notamment une déglutition difficile et douloureuse, ainsi que des douleurs rétrosternales. Certaines personnes présentent également des lésions buccales ulcéreuses qui peuvent favoriser la dissémination de la candidose ailleurs dans l'organisme.

Syndrome cachectique Lorsqu'une personne infectée par le VIH est atteinte du **syndrome cachectique**, elle est classée dans la catégorie C, qui correspond à la définition du sida chez l'adulte. Les critères diagnostiques du syndrome comprennent une perte pondérale involontaire de plus de 10 % du poids corporel initial, accompagnée d'une diarrhée chronique pendant plus de 30 jours ou d'une faiblesse chronique et d'une fièvre constante ou intermittente en l'absence d'affection concomitante permettant d'expliquer ces manifestations. La dénutrition protéinocalorique caractéristique du syndrome est multifactorielle. Certaines affections associées au sida donnent lieu à un état hypermétabolique dans lequel une très grande quantité d'énergie est brûlée et la masse maigre de l'organisme diminue. Cet état, semblable à celui qu'on observe dans les cas de septicémie et de traumatisme, peut entraîner une défaillance viscérale. Il est important de faire la distinction entre la cachexie (maigreur pathologique) et la dénutrition, ou entre la cachexie et une simple perte de poids : la perturbation du métabolisme associée au syndrome cachectique ne peut en effet pas être traitée uniquement par le soutien nutritionnel.

L'anorexie, la diarrhée, la malabsorption gastro-intestinale et l'alimentation déficiente associées à une affection chronique favorisent le syndrome cachectique. Cependant, une fonte tissulaire progressive peut survenir en présence d'une malabsorption gastro-intestinale modérée et en l'absence de diarrhée. Le facteur de nécrose tumorale et l'interleukine 1 sont des cytokines qui jouent un rôle important dans la survenue du syndrome cachectique dû au sida. Ils provoquent l'anorexie en agissant directement sur l'hypothalamus. Dans le cas de la fièvre engendrée par les cytokines, chaque fois que la température augmente de 0,6 °C, le métabolisme s'accélère de 14 %. Le facteur de nécrose tumorale entraîne une utilisation inefficace des lipides en réduisant les enzymes essentielles au métabolisme lipidique, tandis que l'interleukine 1 déclenche la libération des acides aminés présents dans le tissu musculaire. La personne atteinte du sida présente généralement une augmentation du métabolisme des protéines par rapport au métabolisme des lipides, ce qui entraîne une importante diminution de la masse maigre de l'organisme due à la dégradation des protéines et des muscles.

L'hypertriglycéridémie observée chez la personne atteinte du sida et attribuable à une élévation prolongée des concentrations de cytokines peut persister pendant des mois sans provoquer de fonte tissulaire ou de diminution de la masse maigre. On croit que les infections, notamment la septicémie, entraînent transitoirement des concentrations du facteur de nécrose tumorale, de l'interleukine 1 et d'autres médiateurs cellulaires qui sont supérieures à celles, déjà élevées, qu'on observe généralement. C'est cette élévation transitoire des concentrations de facteur de nécrose tumorale et d'interleukine 1 qui déclenche la fonte musculaire.

Manifestations oncologiques

L'incidence du cancer est plus élevée chez les personnes vivant avec le VIH/sida, ce qui pourrait être attribuable à une stimulation par le VIH des cellules cancéreuses naissantes ou à l'immunodéficience qui permettrait à des substances cancérogènes (comme les virus) de transformer les cellules sensibles en cellules malignes. Le **sarcome de Kaposi**, certains types de lymphomes à cellules B et le carcinome invasif du col utérin font partie des néoplasmes figurant dans la classification du CDC. Les personnes vivant avec le VIH/sida sont également plus vulnérables aux cancers de la peau, de l'estomac, du pancréas, du rectum et de la vessie.

Sarcome de Kaposi Le sarcome de Kaposi est la plus fréquente affection maligne due au VIH. Il se développe aux dépens de l'endothélium des vaisseaux sanguins et lymphatiques. Il est associé à la transmission du virus de l'herpès humain 8, ou HHV 8 (USPHS/IDSA, 2002). Le Dr Moritz Kaposi l'a observé pour la première fois en 1872, chez des hommes âgés originaires d'Europe orientale. Le sarcome se caractérisait par des lésions cutanées sur les membres inférieurs. Cette forme, appelée sarcome de Kaposi classique, évoluait lentement et était facile à traiter. Le virus responsable de la forme endémique touchant les enfants et les jeunes hommes en Afrique équatoriale est plus virulent que le virus de la forme classique. Le sarcome de Kaposi acquis se manifeste fréquemment chez la personne qui reçoit des immunosuppresseurs après une greffe d'organe. Chez cette personne, il se résorbe habituellement lorsqu'on diminue la dose d'immunosuppresseur ou qu'on cesse de l'administrer. La forme épidémique du sarcome de Kaposi observée chez les personnes vivant avec le VIH/sida touche principalement les hommes, homosexuels ou bisexuels.

Bien que toutes les formes du sarcome de Kaposi soient pratiquement identiques sur le plan histologique, leurs manifestations cliniques sont différentes : la forme associée au sida connaît une évolution plus variable et plus agressive, allant des lésions cutanées localisées aux lésions disséminées dans plusieurs organes. Les lésions cutanées, dont la couleur varie habituellement du rose brunâtre au pourpre foncé, peuvent apparaître n'importe où sur le corps. Elles peuvent être plates ou surélevées et sont entourées d'ecchymoses (taches hémorragiques) et d'œdème (figure 54-3 ■). Leur dissémination rapide sur une grande partie du corps entraîne une atteinte esthétique importante. Selon leur siège et leur taille, elles peuvent provoquer une stase veineuse, un lymphœdème ou de la myalgie. Les lésions ulcéreuses portent atteinte à l'intégrité de la peau, provoquent des malaises et augmentent la sensibilité aux infections. Les organes internes le plus souvent touchés sont les ganglions lymphatiques, le tractus gastro-intestinal et les poumons. L'atteinte des organes internes peut provoquer une insuffisance organique, des hémorragies, des infections et la mort.

On confirme le diagnostic du sarcome de Kaposi par une biopsie des lésions suspectes. Le pronostic dépend de l'étendue de la tumeur, de la présence de signes et symptômes constitutionnels et du nombre de lymphocytes CD4. La progression de la tumeur peut entraîner la mort, mais dans la plupart des cas celle-ci résulte des autres complications de l'infection par le VIH.

Lymphome à cellules B Après le sarcome de Kaposi, le **lymphome à cellules B** est le cancer associé à l'infection par le VIH qu'on observe le plus fréquemment. Les lymphomes

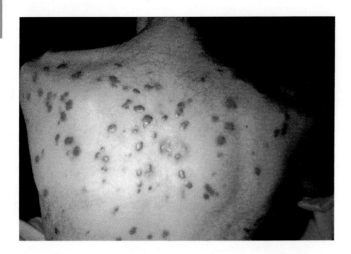

FIGURE 54-3 ■ Lésions du sarcome de Kaposi associé au sida. Certaines personnes présentent des lésions qui restent plates, alors que d'autres présentent des lésions surélevées, très disséminées et de l'œdème. Source : V.T. DeVita Jr., S. Hellman et S. Rosenberg (dir.). AIDS : *Etiology, diagnosis, treatment and prevention* (4ᵉ éd.). Philadelphie : Lippincott Williams & Wilkins.

associés à l'infection par le VIH diffèrent habituellement de ceux qui touchent la population en général. La plupart du temps, les personnes atteintes sont beaucoup plus jeunes que les autres personnes qui ont des lymphomes non hodgkiniens. En outre, les lymphomes des sidéens ont tendance à se manifester ailleurs que dans les ganglions lymphatiques, le plus souvent dans le cerveau, la moelle osseuse et le tube digestif. En général, ils sont également à un stade plus avancé, ce qui indique une évolution rapide et une résistance au traitement. Ils se propagent à plusieurs organes et sont associés à des IO.

Manifestations neurologiques

On estime que 80 % des personnes qui ont le sida présentent une forme quelconque d'atteinte du système nerveux au cours de l'évolution de l'infection par le VIH. De nombreux troubles ne sont pas déclarés parce qu'ils sont asymptomatiques. Ces troubles peuvent toucher les systèmes nerveux central, périphérique et autonome.

Le dysfonctionnement neurologique est causé par les effets directs du VIH sur les tissus du SNC, les IO, les tumeurs primitives ou leurs métastases, les atteintes cérébrovasculaires, les encéphalopathies métaboliques ou les effets indésirables du traitement. La réaction immunitaire à l'infection par le VIH touchant le SNC se caractérise par une inflammation, une atrophie, une démyélinisation, une dégénérescence et une nécrose du tissu nerveux.

Encéphalopathie liée au VIH Autrefois connue sous le nom de « syndrome démentiel lié au VIH », l'**encéphalopathie liée au VIH**, se caractérise par une détérioration progressive des fonctions cognitives, comportementales et motrices. Des données concluantes montrent que l'encéphalopathie liée au VIH résulte directement de l'infection par le virus. On a trouvé le VIH dans le cerveau et le liquide céphalorachidien des personnes atteintes de cette maladie.

Les cellules cérébrales infectées sont principalement les cellules CD4 de la lignée des monocytes-**macrophages**. On croit que l'infection par le VIH déclenche la libération de toxines ou de lymphokines qui, plutôt que de provoquer des lésions dans les cellules, entraînent chez celles-ci un dysfonctionnement ou nuisent à l'action des neurotransmetteurs.

Les signes et symptômes peuvent être difficiles à déceler et à distinguer de la fatigue, de la dépression ou des effets indésirables des traitements contre les infections et les cancers. Les premières manifestations sont notamment les suivantes : troubles de la mémoire, céphalées, troubles de la concentration, confusion progressive, ralentissement psychomoteur, apathie et ataxie. Aux stades ultérieurs de l'affection, on observe notamment des déficiences cognitives globales, un retard des réactions verbales, un regard vague et fixe, une paraparésie spastique, une hyperréflexie, une psychose, des hallucinations, des tremblements, de l'incontinence, des convulsions, le mutisme et la mort.

La confirmation de l'encéphalopathie liée au VIH peut être difficile à obtenir. On doit procéder à une évaluation neurologique complète faisant appel à la tomodensitométrie, qui peut révéler une atrophie cérébrale diffuse et une hypertrophie ventriculaire. D'autres examens, tels que l'imagerie par résonance magnétique (IRM), l'examen du liquide céphalorachidien et la biopsie cérébrale, permettent aussi de détecter les anomalies.

Cryptococcus neoformans L'infection fongique à *Cryptococcus neoformans,* une autre IO fréquente chez la personne vivant avec le VIH/sida, cause une affection neurologique. Les signes et symptômes de la méningite cryptococcale sont notamment la fièvre, des céphalées, des malaises, une raideur de la nuque, des nausées, des vomissements, des troubles mentaux et des convulsions. On confirme le diagnostic au moyen de l'analyse du liquide céphalorachidien.

Leucoencéphalopathie multifocale progressive Survenant chez environ 3 % des personnes vivant avec le VIH/sida, la **leucoencéphalopathie multifocale progressive** est un trouble de démyélinisation du système nerveux central qui affecte les oligodendrocytes. Elle se manifeste cliniquement par de la confusion mentale, puis évolue rapidement vers la cécité, l'aphasie, la parésie (légère paralysie) et la mort. Les traitements ont considérablement réduit le risque de mortalité associé à ce trouble.

Autres troubles neurologiques Les autres infections courantes du SNC sont dues à *Toxoplasma gondii*, au CMV et à *M. tuberculosis*. Certaines manifestations neurologiques proviennent d'une atteinte du système nerveux central ou périphérique. La myélopathie vasculaire est un trouble dégénératif des cordons latéraux et dorsaux de la moelle épinière qui entraîne une paraparésie spastique progressive, une ataxie et de l'incontinence. La **neuropathie périphérique** associée au VIH serait due à une démyélinisation qui provoque un engourdissement douloureux des membres, de la faiblesse, une diminution des réflexes ostéotendineux, une hypotension orthostatique et l'impuissance.

Manifestations dépressives

On ignore quelle est la prévalence de la dépression chez les personnes infectées par le VIH. L'apparition de la dépression dépend de nombreux facteurs, dont les antécédents de maladie mentale, les troubles neuropsychiatriques et les facteurs psychosociaux. La personne vivant avec le VIH/sida peut aussi présenter une dépression, en raison de signes et symptômes physiques tels que la douleur et la perte pondérale, et parce qu'elle n'a personne à qui parler de ses inquiétudes. Elle peut éprouver une honte et une culpabilité irrationnelles, perdre l'estime de soi, ressentir un sentiment d'impuissance et de dévalorisation et avoir des idées suicidaires.

Manifestations cutanées

Les signes cutanés constituent parfois les premières manifestations de l'infection par le VIH. Ils surviennent chez plus de 90 % des personnes, au fur et à mesure que la fonction immunitaire se détériore. On a établi une corrélation entre ces signes et la diminution du nombre de cellules CD4. Certains troubles comme le sarcome de Kaposi, la leucoplasie orale chevelue, le *molluscum contagiosum* de la face, la peau sèche et la candidose buccale indiquent que le compte des lymphocytes CD4 a baissé à 200 ou 300, ou moins. Les affections cutanées peuvent être associées à l'infection par le VIH ou aux infections et cancers opportunistes qui l'accompagnent. Le sarcome de Kaposi (voir plus haut) et les IO comme le zona et l'*herpes simplex* se manifestent par des vésicules douloureuses qui altèrent l'intégrité de la peau. Le *molluscum contagiosum* est une infection virale qui se caractérise par des plaques entraînant des déformations. Quant à la parakératose séborrhéique, elle se manifeste par une éruption indurée diffuse et squameuse dans le visage et le cuir chevelu. On peut aussi observer une folliculite généralisée entraînant le dessèchement et la desquamation de la peau ou une dermatite atopique (par exemple eczéma ou psoriasis). Jusqu'à 60 % des personnes à qui on administre du triméthoprimesulfaméthoxazole (TMP-SMX) présentent un érythème médicamenteux prurigineux caractérisé par des papules et des macules rougeâtres. Quelle que soit leur origine, ces manifestations cutanées sont incommodantes et prédisposent à d'autres infections, puisqu'elles altèrent l'intégrité de la peau.

Manifestations endocriniennes

On ne comprend pas parfaitement les manifestations endocriniennes de l'infection par le VIH. À l'autopsie, on constate une infiltration et une destruction des glandes endocrines causées par les IO ou les tumeurs. La fonction endocrinienne peut également être altérée par les médicaments.

Manifestations gynécologiques

Chez la femme, le premier signe de l'infection par le VIH est souvent une candidose vaginale récurrente ou persistante. La présence ou des antécédents d'ulcères génitaux constituent un facteur de risque de transmission du virus. La femme infectée par le VIH est plus prédisposée aux ulcères génitaux et aux condylomes acuminés et présente des taux et une récurrence plus élevés de ces troubles que la femme non infectée. Les ITS accompagnées d'ulcères comme le chancre mou, la syphilis et l'herpès sont également plus graves. Le *Papillomavirus* humain provoque des condylomes acuminés et constitue un facteur de risque de néoplasie intraépithéliale cervicale. Cette dernière se caractérise par un ensemble de modifications cellulaires qui sont souvent à l'origine d'un cancer du col utérin. Le risque de néoplasie intraépithéliale cervicale est 10 fois plus élevé chez la femme infectée par le VIH que chez les autres femmes. Il existe une forte association entre les frottis vaginaux anormaux et la séropositivité au VIH. Le carcinome du col utérin se manifeste à un stade plus avancé, est plus persistant et plus récurrent, et le délai de récurrence et de décès est plus court chez la femme séropositive que chez la femme séronégative.

Un pourcentage important de femmes qui doivent être hospitalisées à cause d'une salpingite aiguë sont infectées par le VIH. Le risque de salpingite aiguë est plus élevé chez la femme séropositive, et l'inflammation qui y est associée peut accentuer la transmission de l'infection par le VIH. De plus, on semble constater une incidence plus élevée de perturbations menstruelles, dont l'aménorrhée ou des saignements entre les règles. L'efficacité du traitement est compromise en cas de diagnostic tardif.

Particularités reliées à la personne âgée

Plus de 10 % des cas de sida au Canada touchent des personnes âgées de 50 ans et plus (Agence de santé publique du Canada, 2005). Les cas d'infection par le VIH chez les populations d'âge mûr et avancé pourraient être sous-déclarés et sousdiagnostiqués parce que les professionnels de la santé estiment à tort que ce groupe n'a pas de comportements à risque. Or, un grand nombre d'adultes âgés, bien qu'ils soient actifs sur le plan sexuel, n'emploient jamais de condom. Ils croient qu'ils ne risquent pas d'être infectés par le VIH et considèrent que le condom est seulement un moyen de contraception, inutile dans leur cas. Beaucoup d'hommes homosexuels d'un âge avancé, qui ont grandi et vécu à une époque où ils devaient cacher leur orientation sexuelle, ont perdu des partenaires de longue date et pourraient se tourner vers des hommes plus jeunes. Les adultes âgés peuvent également être des utilisateurs de drogues par injection ou avoir reçu, avant 1985, des transfusions de sang contaminé par le VIH. Ils risquent par conséquent d'être infectés par le VIH. « Il faudrait étudier les attitudes et les connaissances en ce qui concerne le VIH/sida chez les personnes de 50 ans et plus, en vue d'évaluer les idées fausses possibles ou les lacunes dans leurs connaissances en ce qui concerne la transmission et la prévention de l'infection à VIH. Étant donné que l'une des principales catégories d'exposition chez les personnes âgées séropositives est le contact sexuel (HRSH et la catégorie hétérosexuelle combiné), il est nécessaire de soutenir des recherches sur les comportements à risque chez les Canadiennes et les Canadiens âgés » (Agence de santé publique du Canada, 2005, p. 37).

Le processus normal du vieillissement entraîne notamment une diminution de la fonction immunitaire similaire à celle qu'entraîne l'infection par le VIH. De façon générale, les adultes âgés présentent un risque accru d'infection, de cancer et d'affection auto-immune. Nombre d'entre eux subissent la perte d'êtres chers, et il s'ensuit une période de deuil et de dépression, facteurs également associés à la diminution de la fonction immunitaire. De plus, la démence liée au VIH est parfois mal diagnostiquée chez les adultes âgés, car elle peut ressembler à la maladie d'Alzheimer. Il existe au moins trois grandes différences entre les jeunes et les gens âgés (50 ans et plus) vivant avec le VIH/sida : la présence de comorbidités telles que le diabète ou l'hypertension artérielle, le nombre de personnes informées de la séropositivité et les capacités physiques (Nokes *et al.*, 2000).

TRAITEMENT DES INFECTIONS CONCOMITANTES DU VIH/SIDA

Infections générales Le triméthoprime-sulfaméthoxazole (TMP-SMX ; Bactrim, Septra) est une combinaison d'antibiotiques utilisée pour lutter contre divers microorganismes. La personne infectée par le VIH et dont la numération des lymphocytes T est inférieure à 200 devrait recevoir, contre la pneumonie à *Pneumocystis carinii,* un traitement prophylactique au TMP-SMX. Celui-ci peut être interrompu en toute sécurité chez la personne qui réagit bien à un traitement antirétroviral hautement actif (HAART) avec une augmentation soutenue (plus de 3 mois) des lymphocytes T CD4 (au-dessus de 200). Ce traitement assure aussi une protection croisée contre la toxoplasmose et certaines infections respiratoires bactériennes courantes (USPHS/IDSA, 2002). La personne vivant avec le VIH/sida qui emploie le TMP-SMX présente très souvent des effets indésirables, tels que de la fièvre, des éruptions cutanées, une leucopénie, une thrombocytopénie et des troubles rénaux. Reprendre le traitement par TMP-SMX en augmentant graduellement la dose (désensibilisation) peut être efficace dans bien des cas (jusqu'à 70 %).

Pneumonie à *Pneumocystis carinii* Au cours des dernières années, on a accompli beaucoup de progrès dans le traitement de la pneumonie à *Pneumocystis carinii*. Le médicament de choix, chez toutes les personnes immunodéprimées, est le TMP-SMX, qui est offert en préparations pour injections par voie intraveineuse et pour administration par voie orale. Pour combattre l'affection, on a également recours à la pentamidine (Pentacarinat), un médicament antiprotozoaire. Le professionnel de la santé peut recommander ce médicament dans les cas où des effets indésirables apparaissent ou si la personne ne présente aucun signe d'amélioration avec un traitement par TMP-SMX. On ne doit pas donner de pentamidine par voie intramusculaire en raison du risque de formation d'abcès stériles douloureux au point d'injection. L'injection trop rapide du médicament par voie intraveineuse peut également causer une grave hypotension artérielle. Les autres effets indésirables possibles sont notamment les suivants : altération du métabolisme du glucose (hypoglycémie ou hyperglycémie), toxicité rénale, hypokaliémie ou hyperkaliémie, pancréatite. Au départ, l'utilisation de la pentamidine en aérosol a donné de bons résultats dans le traitement des cas de pneumonie à *Pneumocystis carinii* légère ou modérée. Malheureusement, la pentamidine sous cette forme s'est révélée moins efficace et plus coûteuse que le TMP-SMX, et les rechutes rapides sont courantes. On réserve donc ce traitement à la personne atteinte de pneumonie à *Pneumocystis carinii* légère ou modérée qui manifeste une intolérance aux autres traitements. On évite d'utiliser le TMP-SMX et la pentamidine en association en raison des bienfaits limités et du risque d'effets toxiques. Pour traiter la pneumonie à *Pneumocystis carinii*

RECHERCHE EN SCIENCES INFIRMIÈRES   54-1

Étude longitudinale sur les déterminants de l'observance de la thérapie antirétrovirale

G. Godin, J. Côté, H. Naccache, L.D. Lambert et S. Trottier (2005). Predictors of Adherence to Antiretroviral Therapy : A One Year Longitudinal Study. *AIDS Care, 17,* 493-504.

OBJECTIF
Une étude longitudinale a été réalisée auprès de personnes vivant avec le VIH afin de révéler les déterminants de l'observance du traitement.

DISPOSITIF ET ÉCHANTILLON
L'échantillon était constitué de 381 personnes vivant avec le VIH et recevant une thérapie antirétrovirale. Les données ont été colligées sur un an, soit au temps 0, puis à 3, 6, 9 et 12 mois. Les variables mesurées étaient : l'observance du traitement, l'attitude face à la prise des médicaments, les résultats escomptés, le sentiment d'autoefficacité, la satisfaction à l'égard de la relation avec le médecin, le soutien informel perçu, le niveau d'optimisme, les effets secondaires, la charge virale et le niveau de lymphocytes CD4.

RÉSULTATS
Les déterminants estimés de l'observance sont : un niveau élevé d'efficacité personnelle (OR : 1,68 ; IC : 95 %, 1,27-2,22), une attitude positive à l'égard de la prise des antirétroviraux

(OR : 1,56 ; IC : 95 %, 1,18-2,06), le fait de ne pas vivre seul (OR : 1,47 ; IC : 95 %, 1,04-2,08) et d'être un homme (OR : 2,81 ; IC : 95 %, 1,47-5,34). Des analyses subséquentes ont révélé que l'attitude positive à l'égard de la prise de la médication est tributaire d'un niveau de satisfaction élevé à l'égard de la relation avec le médecin, d'une perception élevée du soutien social, du sentiment d'optimisme, du fait de vivre avec le VIH depuis moins de 5 ans et de ne pas avoir d'effets indésirables. Notons aussi que le sentiment d'efficacité élevé est associé à une perception positive du soutien informel, à un niveau élevé de satisfaction à l'égard de la relation avec le médecin et au fait de ne pas vivre seul.

IMPLICATIONS POUR LA PRATIQUE INFIRMIÈRE
Les interventions infirmières de soutien à l'observance doivent aller au-delà de la transmission des connaissances ; elles doivent de plus permettre de rehausser le sentiment d'efficacité personnelle et d'encourager une attitude positive face à la prise des médicaments.

OR : *odd ratio ;* IC : intervalle de confiance.

chez la personne qui ne répond pas ou qui est intolérante au TMP-SMX ou à la pentamidine, on utilise une combinaison de clindamycine (Dalacin) et de primaquine, ou de triméto-prime (Proloprim) et de dapsone (Avlosulfon).

Complexe *Mycobacterium avium* (MAC) Une chimiopro-phylaxie est indiquée pour prévenir l'infection au **complexe *Mycobacterium avium*** (MAC) disséminé chez la personne dont la numération des lymphocytes T CD4 est de moins de 50 (USOHS/IDSA, 2002). On utilise la clarithromycine (Biaxin) ou l'azythromycine (Zithromax). L'administration de l'azythromycine en association avec la rifabutine (Myco-butin) s'est révélée encore plus efficace. Cependant, on ne peut justifier ce traitement en raison de son coût plus élevé, de la présence plus fréquente d'effets indésirables, des risques d'interactions médicamenteuses et de l'absence d'améliora-tion notable du temps de survie (USPHS/IDSA, 2002). On peut choisir d'interrompre le traitement prophylactique pri-maire chez la personne dont la numération des lymphocytes T CD4 atteint 100 ou plus et reste stable pendant au moins 3 mois à la suite d'un HAART. Il est également possible d'interrompre un traitement prophylactique secondaire contre le MAC disséminé chez la personne qui présente, à la suite d'un HAART, une augmentation soutenue (pendant plus de 6 mois) de la numération des lymphocytes T CD4 à plus de 100, si elle a suivi un traitement d'une durée d'au moins 12 mois et ne présente aucun signe ou symptôme attribuable au complexe *Mycobacterium avium.* Dans les deux cas, on reprendra la médication si la numération des cellules CD4 chute à moins de 100.

Méningite Actuellement, le traitement de premier recours contre la méningite cryptococcique consiste à administrer de l'amphotéricine B par voie intraveineuse, en association ou non avec la flucytosine par voie orale (Ancobon) ou le fluco-nazole (Diflucan). L'amphotéricine B peut avoir de graves effets indésirables : anaphylaxie, troubles rénaux et hépati-ques, déséquilibres électrolytiques, anémie, fièvre et frissons marqués. Dans le cas où l'administration uniquement par voie intraveineuse se révèle inefficace, on peut donner de l'ampho-téricine B par voie intrathécale, seule ou en association avec de l'amphotéricine B par voie intraveineuse. Avant que le fluconazole ne soit utilisé comme traitement suppressif à long terme, les récidives étaient fréquentes et le taux de mortalité élevé ; il était alors souvent nécessaire de recourir à un usage prolongé de l'amphotéricine B. Dans certains cas, la personne continuera de recevoir cette dernière à domicile. Lorsque les résultats de l'analyse du liquide céphalorachidien sont néga-tifs, on choisit le fluconazole administré par voie orale, car il est moins toxique et mieux toléré que l'amphotéricine B. Il est envisageable d'interrompre le traitement suppressif au fluco-nazole chez la personne qui présente, à la suite d'un HAART, une augmentation soutenue (pendant plus de 6 mois) de la numération des lymphocytes T CD4 à plus de 100, si elle a suivi un traitement efficace contre la méningite cryptococcique et si elle ne présente aucun signe ou symptôme de la maladie.

Rétinites à cytomégalovirus (CMV) Les rétinites provo-quées par le CMV sont l'une des principales causes de cécité chez la personne vivant avec le VIH/sida. On peut envisager un traitement prophylactique primaire par ganciclovir oral (Cytovene) chez la personne dont la numération des lympho-cytes T CD4 est inférieure à 50. Le ganciclovir intraveineux (Cytovene), le valganciclovir oral (Valcyte) et le forcasnet intraveineux (Foscavir) sont des antiviraux qui permettent de traiter efficacement les rétinites provoquées par le CMV, mais pas de les guérir. Comme ces médicaments inhibent la croissance du virus sans le tuer, la personne doit suivre le traitement pendant toute sa vie. Le taux de récidives est sem-blable, que les personnes prennent l'un ou l'autre de ces deux médicaments. L'arrêt du traitement à long terme contre la rétinite à CMV est envisageable chez la personne qui présente, à la suite d'un HAART, une augmentation soutenue (pendant plus de 6 mois) de la numération des lymphocytes T CD4 à plus de 100, si elle ne présente aucun signe ou symptôme de la maladie.

Ces traitements sont très coûteux et peuvent causer de graves effets indésirables. Pour le ganciclovir et le valganciclovir (qui est transformé en ganciclovir dans l'organisme), les princi-paux effets indésirables sont d'ordre hématologique : neutro-pénie, thrombocytopénie et anémie. Le risque de neutropénie limite l'utilisation de ces médicaments en association avec d'autres traitements pouvant avoir les mêmes conséquences comme la zidovudine (AZT, Retrovir). L'utilisation d'un implant intravitréen de ganciclovir (Vitrasert) permet d'éviter ces problèmes et s'est avérée efficace. Toutefois, cette méthode comporte des risques reliés à l'installation chirurgicale de l'implant et à l'absence de ganciclovir ailleurs dans le corps, ce qui peut favoriser la dissémination du CMV de l'œil atteint vers l'autre œil et le reste de l'organisme. Les effets indési-rables associés au forcasnet sont notamment les suivants : néphrotoxicité, déséquilibres électrolytiques (hypocalcémie, hyperphosphatémie et hypomagnésémie), convulsions, troubles gastro-intestinaux, neutropénie, thrombocytopénie et anémie.

Autres infections On peut utiliser l'acyclovir (Zovirax), le famcyclovir (Famvir) ou le valacyclovir (Valtrex), adminis-trés par voie orale, pour traiter les infections causées par le virus de l'*herpes simplex* ou de l'*herpes zoster*. On traite la candidose buccale et/ou pharyngée par des antifongiques topiques comme le clotrimazole (Canesten), sous forme de pastilles, ou la nystatine (Nilstat), sous forme de suspension orale. La candidose buccale et/ou pharyngée chronique ou réfractaire et la candidose œsophagienne sont traitées par un antifongique systémique administré par voie orale comme le fluconazole (Diflucan).

Traitements antidiarrhéiques

Bien qu'on réussisse à traiter bon nombre de types de diarrhées par des antidiarrhéiques classiques comme le lopéramide (Imodium), il n'est pas rare de voir réapparaître l'affection, laquelle peut même devenir chronique. Dans les cas chroniques graves, le traitement par octréotide (Sandostatin), analogue synthétique de la somatostatine, s'est révélé efficace. On a découvert l'existence de concentrations élevées de récepteurs de la somatostatine dans le tractus gastro-intestinal et dans d'autres tissus. La somatostatine inhibe nombre de fonctions de l'organisme, y compris la motilité gastro-intestinale et la sécrétion d'eau et d'électrolytes.

Chimiothérapie

Sarcome de Kaposi Il est généralement difficile de traiter le sarcome de Kaposi en raison de la variabilité des manifestations cliniques et des organes touchés. En revanche, ce cancer met rarement la vie de la personne en danger, sauf en cas d'atteinte des poumons ou du tube digestif. Le traitement vise à atténuer les signes et symptômes en réduisant la taille des lésions cutanées et en réduisant les malaises associés à l'œdème et aux ulcérations. Il a aussi pour objectif de diminuer les signes et symptômes associés aux atteintes des muqueuses ou des viscères. Aucun traitement ne s'est révélé efficace pour augmenter la survie. Les traitements topiques offerts sont notamment les suivants: excision chirurgicale des lésions ou application d'azote liquide sur les lésions cutanées et, pour le traitement des lésions buccales, injections de vinblastine diluée. Toutefois, les traitements topiques par injections contre les atteintes buccales sont douloureuses et peuvent occasionner de l'irritation. La radiothérapie est une mesure palliative efficace pour soulager la douleur causée par la masse tumorale (surtout dans les jambes) et pour réduire les lésions touchant, par exemple, la muqueuse buccale, la conjonctive, le visage ou la plante des pieds.

L'interféron possède des propriétés antivirales et antitumorales bien établies. On a noté une régression des tumeurs et une amélioration de la fonction immunitaire chez certaines personnes atteintes du sarcome de Kaposi cutané et traitées par **interféron alpha**. On a constaté des effets bénéfiques dans 30 à 50 % des cas. Le médicament s'est révélé encore plus efficace lorsque l'affection est peu étendue et ne s'accompagne pas d'IO. L'interféron alpha est administré par voie intraveineuse, intramusculaire ou sous-cutanée. La personne peut s'administrer elle-même le médicament à la maison ou le recevoir en consultation externe.

Lymphomes Bien que la polychimiothérapie énergique soit souvent efficace dans le traitement des lymphomes non hodgkiniens qui ne sont pas associés à l'infection par le VIH, son efficacité est moindre chez la personne vivant avec le VIH/sida à cause de l'évolution rapide des tumeurs, de la toxicité hématologique importante et des complications des IO causées par le traitement. Une combinaison de chimiothérapie et de radiothérapie peut se révéler efficace dans un premier temps, mais les bienfaits sont généralement de courte durée. C'est pourquoi de nombreux cliniciens proposent que les lymphomes associés au VIH fassent partie d'un groupe distinct lorsqu'on mène des essais cliniques.

Traitements antidépresseurs

On associe la psychothérapie aux médicaments pour traiter la dépression chez la personne infectée par le VIH. Si les symptômes sont graves et durent depuis assez longtemps, on peut envisager l'utilisation d'antidépresseurs. On recommande des antidépresseurs qui ont un effet stimulant, car ces agents présentent également l'avantage de réduire la fatigue et la léthargie. On peut administrer à faibles doses un psychostimulant tel que le méthylphénidate (Ritalin) en cas de troubles neuropsychiatriques. Un traitement par électroconvulsions est également une option en cas de dépression profonde lorsque les traitements médicamenteux se révèlent inefficaces.

Traitement nutritionnel

La malnutrition et la dénutrition accroissent le risque d'infections et peuvent aussi entraîner une augmentation des IO. Le traitement nutritionnel devrait faire partie intégrante du plan thérapeutique infirmier et devrait répondre aux besoins nutritionnels de la personne concernée. Outre l'alimentation par voie orale, le personnel soignant devrait pouvoir offrir l'alimentation par voie entérale ou parentérale, au besoin. Un régime alimentaire sain est essentiel à la personne vivant avec le VIH/sida, comme pour tous les malades. Il faut noter l'apport énergétique des personnes qui présentent une perte de poids inexpliquée afin d'évaluer leur état nutritionnel et de choisir le traitement approprié. L'objectif est de maintenir ou, s'il y a lieu, d'atteindre le poids santé.

On a utilisé avec succès des stimulants de l'appétit chez les personnes atteintes d'anorexie associée au sida. Le mégestrol (Megace), une préparation de progestérone synthétique administrée par voie orale et utilisée pour traiter le cancer du sein, favorise un gain de poids important, tout en inhibant la synthèse de la cytokine IL-1. Cet agent entraîne des gains de poids chez les personnes infectées par le VIH, principalement en augmentant la possibilité de stocker la graisse dans le corps. On utilise le dronabinol (Marinol), un tétrahydrocannabinol synthétique (THC) analogue à l'ingrédient actif de la marijuana, pour soulager les nausées et les vomissements associés à la chimiothérapie contre le cancer. La personne infectée par le VIH ayant entrepris un traitement au dronabinol peut avoir une augmentation de l'appétit accompagnée d'un modeste gain de poids.

On peut utiliser des suppléments oraux pour enrichir un régime à faible teneur en énergie et en protéines. Idéalement, ces suppléments ne devraient pas contenir de lactose (bien des personnes infectées par le VIH présentent une intolérance au lactose). Ils devraient par ailleurs avoir une teneur élevée en énergie et en protéines faciles à digérer et une faible teneur en matières grasses; celles-ci doivent être acceptables au goût, peu coûteuses et tolérées sans causer de diarrhée. Advera est un supplément nutritif mis au point à l'intention des personnes vivant avec le VIH/sida. Enfin, on choisira l'alimentation par voie parentérale en dernier recours, car les frais qu'elle entraîne sont élevés et elle comporte des risques, notamment d'infections.

APPROCHES COMPLÉMENTAIRES ET PARALLÈLES EN SANTÉ

La médecine occidentale est centrée sur le traitement des affections. Les interventions préconisées sont enseignées dans les facultés de médecine et mises en pratique par les médecins. Les approches complémentaires et parallèles en santé (ACPS) sont souvent considérées comme des interventions non orthodoxes et en général ne sont pas enseignées dans les facultés de médecine. Elles mettent l'accent sur la nécessité de traiter la personne selon une approche globale tenant compte à la fois du corps et de l'esprit (chapitre 8 ⟨⟨⟩⟩). Les personnes vivant avec le VIH/sida mentionnent qu'elles utilisent beaucoup les approches complémentaires et parallèles en santé pour traiter les signes et symptômes dont elles souffrent (Swanson *et al.*, 2000). Elles y ont recours souvent parce qu'elles sont déçues par les traitements médicaux classiques qui ne guérissent pas leur affection. De plus en plus de personnes utilisent une approche intégrative des soins en associant les ACPS à la médecine officielle dans leur démarche de santé. Les pratiques considérées auparavant comme des thérapies parallèles constituent dorénavant des «thérapies complémentaires qui se greffent aux approches conventionnelles» (Santé Canada, 2003). En association avec les traitements usuels, ces pratiques peuvent améliorer le bien-être global de la personne.

On peut diviser les approches complémentaires et parallèles en quatre catégories:

- Les thérapies corps-esprit, notamment la relaxation progressive, la rétroaction biologique (*biofeedback*), l'imagerie mentale, le yoga, la méditation, la prière, la musicothérapie, l'aromathérapie, l'humour et le rire, l'hypnose.

- Les thérapies transpersonnelles (ou énergétiques), telles que le toucher thérapeutique, la prière d'intercession et le Reiki.

- Les thérapies par le toucher (ou par les mouvements du corps), comme le massage thérapeutique (massothérapie), l'acupression, la réflexologie et la chiropratique.

- Les ACPS orientées vers les thérapies médicales parallèles (médecines douces) ou fondées sur la biologie, telles que la médecine chinoise traditionnelle (acupuncture, phytothérapie), l'herboristerie, l'homéopathie, la naturopathie et les thérapies nutritionnelles, qui comprennent les régimes végétariens ou macrobiotiques, les suppléments de vitamine C ou de bêta-carotène et le curcuma, épice qui contient de la curcumine.

Bien qu'il y ait peu d'études sur les effets des ACPS, un nombre croissant d'articles et d'ouvrages rendent compte des bienfaits de la nutrition, de l'exercice, des thérapies psychosociales et de la médecine chinoise. On mène actuellement des essais cliniques afin d'évaluer l'effet des herbes médicinales chinoises sur les manifestations de l'infection par le VIH associés à une alimentation inadéquate, tels que la fatigue, les nausées, les vomissements, la déglutition difficile et douloureuse, l'altération du goût et la diarrhée. Les essais en cours n'ont pas encore donné de résultats concluants confirmant l'efficacité de ces thérapies, mais certaines d'entre elles semblent prometteuses.

De nombreuses personnes n'informent pas leur professionnel de la santé qu'elles recourent aux ACPS. Afin que l'anamnèse soit complète, l'infirmière doit poser des questions à ce sujet et encourager les personnes à signaler leur utilisation. Des problèmes peuvent survenir si quelqu'un participe à un essai clinique sur un médicament et a recours aux ACPS en même temps: il peut ressentir des effets indésirables, ce qui complique l'évaluation des effets des médicaments sur l'affection. L'infirmière doit donc s'informer des effets indésirables possibles des différentes ACPS proposées.

Si elle pense que l'une d'entre elles est à l'origine d'un effet indésirable, elle doit en parler avec la personne et avec les professionnels de la santé concernés. À titre d'exemple, de nombreuses herbes médicinales produisent des interactions avec des médicaments anti-VIH. Elles peuvent modifier l'absorption des médicaments anti-VIH et donc en réduire l'efficacité. Toutefois, il est important aussi que l'infirmière adopte une attitude ouverte à l'égard des ACPS et qu'elle essaie de se représenter l'importance que leur accorde la personne. La communication entre l'infirmière et la personne en sera favorisée et facilitera l'action de tous les soignants en vue de parvenir au même but: répondre aux besoins de la personne.

SOINS DE SOUTIEN

La personne qui est très affaiblie à cause d'une affection chronique associée à l'infection par le VIH a généralement besoin de soins de soutien de divers types. Sur le plan nutritionnel, certaines personnes ont tout simplement besoin d'aide pour faire leurs courses ou préparer les repas. D'autres présentent des troubles nutritionnels plus graves dus à un faible apport alimentaire, au syndrome cachectique ou à une malabsorption gastro-intestinale associée à la diarrhée; elles peuvent donc avoir besoin d'une alimentation parentérale. Dans les cas de déséquilibres hydroélectrolytiques résultant de nausées, de vomissements et de diarrhée abondante, il est souvent nécessaire de favoriser le rééquilibre par voie intraveineuse.

Les ruptures de l'épiderme associées au sarcome de Kaposi, les excoriations cutanées périanales et l'immobilité exigent des soins de la peau minutieux et complets: changements de position réguliers, nettoyage et application d'onguents et de pansements médicinaux.

On administre des analgésiques à intervalles réguliers, nuit et jour, si la personne signale de la douleur associée aux ruptures de l'épiderme, aux crampes abdominales, à la neuropathie périphérique ou au sarcome de Kaposi. La relaxation et l'imagerie mentale peuvent également contribuer à réduire la douleur et l'anxiété.

Les infections, le sarcome de Kaposi et la fatigue peuvent provoquer des troubles respiratoires tels que la dyspnée et l'essoufflement. On peut alors recourir à l'oxygénothérapie, à des techniques de relaxation et à toutes les mesures qui aideront la personne à ménager ses forces. Dans les cas de troubles respiratoires graves, une ventilation assistée est souvent nécessaire. Cependant, avant d'entreprendre un tel traitement, on doit l'expliquer à la personne et à ses proches aidants. En effet, il faut respecter les souhaits de la personne si elle refuse la ventilation assistée. Idéalement, elle aura préparé un testament biologique dans lequel elle aura indiqué ses préférences concernant les traitements, les soins de fin de vie et les soins palliatifs. Dans le cas où elle n'aurait indiqué aucune préférence, le personnel soignant lui décrira toutes les options possibles afin de l'aider à prendre des décisions éclairées et à les faire respecter.

DÉMARCHE SYSTÉMATIQUE
dans la pratique infirmière

Personne vivant avec le VIH/sida

Il est difficile de prodiguer des soins et des traitements à la personne vivant avec le VIH/sida en raison de la vulnérabilité de l'organisme aux infections et au cancer. En outre, des complications peuvent survenir, car l'affection soulève de nombreuses questions d'ordre émotionnel, social et éthique. Le plan thérapeutique infirmier doit être établi de façon à répondre aux besoins particuliers de la personne. Les soins comprennent nombre d'interventions et il convient de prêter de l'attention aux préoccupations évoquées ci-dessus dans « Soins de soutien ».

▨ COLLECTE DES DONNÉES

La collecte des données porte notamment sur les facteurs de risque, tels que les antécédents de pratiques sexuelles à risque et d'utilisation de drogues par injection. L'infirmière doit évaluer l'état physique et psychologique de la personne et noter tous les facteurs qui touchent la fonction immunitaire.

État nutritionnel

L'infirmière évalue l'état nutritionnel de la personne en s'enquérant de son régime alimentaire et des facteurs qui peuvent l'empêcher de bien s'alimenter par voie orale : anorexie, nausées, vomissements, douleurs dans la bouche et troubles de la déglutition. En outre, elle doit déterminer si la personne est en mesure de se procurer des aliments et de préparer ses repas. Les données objectives qui renseignent sur l'état nutritionnel de la personne sont le poids, les mensurations, le taux d'urée, et les taux de protéines sériques totales, d'albumine et de transferrine.

Intégrité de la peau

L'infirmière examine la peau et les muqueuses de la personne tous les jours afin de déceler les signes de rupture, d'ulcération et d'infection. Elle examine également la cavité buccale pour déceler la présence de rougeurs, d'ulcérations ou de plaques crème indiquant une candidose. En cas de diarrhée abondante, il est important d'examiner la région périanale à la recherche de signes d'excoriation et d'infection. La culture de l'exsudat des lésions permet de déceler les organismes infectieux.

Fonction respiratoire

L'infirmière évalue la fonction respiratoire pour déceler toux, expectorations, dyspnée, orthopnée, tachypnée et douleur thoracique. Elle doit également ausculter les bruits respiratoires. Les autres paramètres objectifs de la fonction respiratoire sont les radiographies pulmonaires, les gaz du sang artériel, la sphygmooxymétrie et les épreuves de la fonction respiratoire.

Fonction neurologique

Pour évaluer la fonction neurologique, l'infirmière note le niveau de conscience de la personne et son orientation par rapport à autrui, à l'espace et au temps. Elle vérifie si la personne présente des pertes de mémoire. L'état mental doit être évalué le plus rapidement possible afin qu'on puisse déceler les difficultés par la suite (encadré 54-10 ■, p. 71). L'infirmière doit être à l'affût des manifestations de troubles sensoriels (troubles de la vue, céphalées, torpeur et picotements dans les membres). Des troubles moteurs peuvent également modifier la démarche ou provoquer une parésie ou une paralysie. Enfin, il faut rechercher les signes de convulsions.

Équilibre hydroélectrolytique

Pour évaluer l'équilibre hydroélectrolytique, l'infirmière examine la peau et les muqueuses et elle en vérifie l'élasticité et l'hydratation. La déshydratation peut notamment se manifester par les signes suivants : soif accrue ; réduction du débit urinaire ; baisse de la pression artérielle ou baisse de 10 à 15 mm Hg de la pression systolique avec accélération du pouls quand la personne passe de la position couchée à la position assise ; pouls faible ou rapide ; densité de l'urine supérieure à 1,025. Une diarrhée abondante entraîne souvent des déséquilibres électrolytiques tels qu'une baisse du taux sérique de sodium, de potassium, de calcium, de magnésium ou de chlore. On doit évaluer les signes et symptômes de déséquilibres électrolytiques, par exemple la détérioration des facultés mentales (encadré 54-10), les fasciculations et les crampes musculaires, le pouls irrégulier, les nausées, les vomissements et la respiration superficielle.

Connaissances sur le VIH/sida

L'infirmière évalue les connaissances de la personne, des membres de sa famille et de ses amis sur le VIH/sida et ses modes de transmission. On doit également observer la réaction psychologique à l'annonce du diagnostic d'infection par le VIH ou de sida. Cette réaction varie selon les individus et peut s'exprimer par le déni, la colère, la peur, la honte, l'isolement social et la dépression. Il est souvent utile de chercher à savoir comment la personne a réagi dans le passé à la maladie et aux situations de grand stress afin de ranimer les stratégies d'adaptation utiles par le passé. Enfin, l'infirmière doit évaluer le réseau de soutien sur lequel la personne peut compter.

▨ ANALYSE ET INTERPRÉTATION

Diagnostics infirmiers

Il existe un bon nombre de diagnostics infirmiers possibles, en raison de la nature complexe de l'infection par le VIH et du sida. Néanmoins, en se fondant sur les données recueillies, l'infirmière peut poser les diagnostics suivants :

- Atteinte à l'intégrité de la peau, reliée aux manifestations cutanées de l'infection par le VIH, aux excoriations et à la diarrhée

- Diarrhée, reliée à des microorganismes entériques, à l'infection par le VIH ou aux effets indésirables des médicaments anti-VIH

- Risque d'infection, relié au déficit immunitaire

(suite p. 72) ▨ ▨ ▨

PLAN THÉRAPEUTIQUE INFIRMIER

Soins aux personnes vivant avec le VIH/sida

INTERVENTIONS INFIRMIÈRES	JUSTIFICATIONS SCIENTIFIQUES	RÉSULTATS ESCOMPTÉS

Diagnostic infirmier: diarrhée, reliée à des agents pathogènes entériques ou à l'infection par le VIH
Objectif: rétablir les habitudes d'évacuation intestinale

INTERVENTIONS INFIRMIÈRES	JUSTIFICATIONS SCIENTIFIQUES	RÉSULTATS ESCOMPTÉS
1. Évaluer les habitudes d'évacuation intestinale normales de la personne.	1. Ces données permettront d'évaluer l'efficacité du traitement.	■ La personne retrouve ses habitudes d'évacuation intestinale normales.
2. Noter les signes et symptômes de diarrhée: selles fréquentes et molles, douleurs ou crampes abdominales; noter le volume des selles liquides et déterminer les facteurs qui exacerbent ou soulagent la diarrhée.	2. Permet de déceler une modification de l'état de la personne, d'évaluer quantitativement les pertes liquidiennes et de déterminer les mesures à prendre.	■ Elle dit moins souffrir de diarrhée et de crampes abdominales. ■ Elle connaît et évite les aliments qui irritent le tube digestif.
3. Obtenir des cultures de selles selon l'ordonnance du médecin; administrer le traitement antimicrobien prescrit.	3. Permet de déterminer les agents pathogènes; le traitement peut ainsi cibler un organisme en particulier.	■ Le traitement approprié est entrepris conformément à l'ordonnance. ■ Les cultures de selles sont normales.
4. Instaurer les mesures nécessaires pour réduire l'hyperactivité intestinale:	4. Favorise le repos intestinal qui peut réduire la gravité des épisodes de diarrhée.	■ La personne maintient un apport liquidien approprié.
a) Respecter les restrictions liquidiennes et alimentaires prescrites; suggérer à la personne de suivre le régime BRAT, c'est-à-dire de consommer davantage de bananes, de riz, de compote de pommes, de thé et de pain grillé.	a) Diminue la stimulation intestinale.	■ Elle maintient son poids. ■ Elle comprend les raisons pour lesquelles elle ne doit pas fumer. ■ Elle s'inscrit à un programme d'abandon du tabac.
b) Dissuader la personne de fumer.	b) Élimine la nicotine, qui stimule l'intestin.	■ Elle prend ses médicaments conformément à l'ordonnance.
c) Éviter les aliments qui irritent l'intestin (graisse, fritures, légumes crus et noix); offrir de petits repas, à intervalles plus fréquents.	c) Prévient la stimulation intestinale et le ballonnement et favorise un apport nutritionnel adéquat.	■ Elle est bien hydratée. ■ L'élasticité de sa peau est normale, ses muqueuses sont humides, son débit urinaire est approprié et elle ne souffre pas de soif excessive.
5. Administrer les spasmolytiques anticholinergiques, les opioïdes et autres médicaments, selon l'ordonnance.	5. Réduit les spasmes et la motilité intestinale.	
6. Maintenir un apport liquidien d'au moins 3 L, sauf contre-indication.	6. Prévient l'hypovolémie.	

Diagnostic infirmier: risque d'infection, relié à l'immunodéficience
Objectif: prévenir l'infection

INTERVENTIONS INFIRMIÈRES	JUSTIFICATIONS SCIENTIFIQUES	RÉSULTATS ESCOMPTÉS
1. Surveiller les signes et symptômes d'infection: fièvre, frissons et diaphorèse; toux, essoufflement; douleurs buccales ou troubles de déglutition; présence de plaques crème dans la cavité buccale; mictions fréquentes ou impérieuses ou dysurie; rougeur, œdème ou suintement des lésions cutanées; lésions vésiculaires sur le visage, les lèvres ou la région périanale.	1. Permet le dépistage précoce des infections, ce qui est essentiel pour commencer le traitement le plus rapidement possible. Les infections répétées et prolongées contribuent à affaiblir la personne.	■ La personne connaît les signes et symptômes des infections qu'elle doit signaler. ■ Elle consulte immédiatement son médecin si elle présente des signes ou symptômes d'infection. ■ Elle ne présente ni ne signale de fièvre, de frissons ou de diaphorèse.
2. Expliquer à la personne ou au proche aidant qu'il faut signaler les signes et symptômes d'infection.	2. Permet le dépistage précoce des infections. On peut ainsi les traiter à leur début.	■ Ses bruits respiratoires sont normaux, sans bruits surajoutés. ■ Elle maintient son poids.
3. Surveiller la numération et la formule leucocytaire.	3. Permet d'établir l'augmentation du nombre de globules blancs, qui pourrait être associée à l'infection.	■ Elle signale qu'elle a suffisamment d'énergie et ne souffre pas de fatigue excessive.
4. Obtenir des cultures des écoulements, des lésions cutanées, des urines, des selles, des expectorations, de la muqueuse buccale et du sang, selon l'ordonnance; administrer le traitement antimicrobien conformément à l'ordonnance.	4. Aide à identifier le microorganisme en cause de façon à déterminer le traitement approprié.	■ Elle signale qu'elle n'est pas essoufflée et ne tousse pas de façon excessive. ■ Sa muqueuse buccale est rose, humide et ne présente pas de lésions.
5. Enseigner à la personne comment prévenir les infections:	5. Réduit les risques d'exposition aux infections, ainsi que le risque de transmission du VIH à d'autres personnes.	■ Elle respecte le traitement prescrit. ■ Elle ne présente aucune infection.
a) Nettoyer les surfaces de la cuisine et de la salle de bains à l'aide d'un désinfectant.		■ Elle peut expliquer les justifications des stratégies qu'elle doit utiliser pour éviter les infections.
b) Bien se laver les mains après une exposition à des liquides organiques.		■ Elle modifie ses activités pour réduire son exposition aux infections ou aux personnes qui présentent des infections.
c) Éviter de s'exposer à des liquides organiques ou de partager ses ustensiles.		■ Elle adopte des pratiques sexuelles sûres.
d) Changer de position et faire des exercices de toux et de respiration profonde de		

Soins aux personnes vivant avec le VIH/sida (*suite*)

INTERVENTIONS INFIRMIÈRES	JUSTIFICATIONS SCIENTIFIQUES	RÉSULTATS ESCOMPTÉS
façon régulière, surtout en période d'activité réduite. e) Assurer la propreté de la région périanale. f) Éviter de manipuler les excréments d'animaux, ou de nettoyer la litière, la cage d'oiseaux ou l'aquarium. 6. Utiliser une technique aseptique pour effectuer des interventions effractives comme les ponctions veineuses, le cathétérisme vésical et les injections.	6. Prévient les infections nosocomiales.	■ Elle évite de partager ses ustensiles ou sa brosse à dents. ■ Sa température corporelle est normale. ■ Elle applique les techniques recommandées pour nettoyer la peau, les lésions cutanées et la région périanale. ■ Elle demande à d'autres personnes de manipuler les excréments d'animaux et d'effectuer toute tâche de nettoyage les concernant. ■ Elle adopte les techniques de cuisson recommandées.

Diagnostic infirmier: dégagement inefficace des voies respiratoires, relié à la pneumonie à *Pneumocystis carinii*, à une augmentation des sécrétions bronchiques et à une plus grande difficulté à tousser reliée à la faiblesse et à la fatigue
Objectif: améliorer le dégagement des voies respiratoires

INTERVENTIONS INFIRMIÈRES	JUSTIFICATIONS SCIENTIFIQUES	RÉSULTATS ESCOMPTÉS
1. Évaluer et déclarer les signes et symptômes d'un état respiratoire altéré: tachypnée, utilisation des muscles accessoires, toux, expectorations de couleur ou de volume anormaux, bruits respiratoires surajoutés, peau sombre ou cyanosée, agitation, confusion ou somnolence. 2. Obtenir les échantillons d'expectorations nécessaires pour les cultures prescrites; administrer le traitement antimicrobien conformément à l'ordonnance. 3. Donner les soins respiratoires nécessaires (exercice de respiration profonde et de toux, drainage postural et vibration) toutes les 2 à 4 heures. 4. Aider la personne à s'installer en position semi-Fowler ou Fowler. 5. Encourager la personne à se reposer suffisamment. 6. Prendre les mesures nécessaires pour réduire la viscosité des sécrétions: a) Maintenir un apport liquidien d'au moins 3 L par jour, sauf contre-indication. b) Humidifier l'air inspiré conformément à l'ordonnance. c) Consulter le médecin concernant l'utilisation d'agents mucolytiques administrés par nébuliseur ou la ventilation au moyen de respirateurs à pression positive intermittente. 7. Recourir à l'aspiration trachéale, selon l'ordonnance. 8. Administrer une oxygénothérapie, au besoin. 9. Aider à l'intubation endotrachéale; surveiller les ventilateurs, conformément à l'ordonnance.	1. Permet de détecter les anomalies de la fonction respiratoire. 2. Aide à déceler les microorganismes pathogènes. 3. Prévient l'accumulation des sécrétions et favorise le dégagement des voies respiratoires. 4. Facilite la respiration et le dégagement des voies respiratoires. 5. Conserve l'énergie et prévient la fatigue excessive. 6. Facilite l'expectoration des sécrétions et prévient leur accumulation. 7. Permet d'évacuer les sécrétions si la personne est incapable d'expectorer. 8. Augmente l'apport d'oxygène. 9. Maintient la ventilation.	■ La personne maintient ses voies respiratoires libres: • Sa fréquence respiratoire est < 20/minute. • Sa respiration est normale, sans recours aux muscles accessoires. • Sa peau est de couleur normale (non cyanosée). • Elle est alerte et consciente de son environnement. • La valeur de ses gaz artériels est dans les limites de la normale. • Ses bruits respiratoires sont normaux, sans bruits surajoutés. ■ La personne entreprend le traitement approprié. ■ Elle prend ses médicaments conformément à l'ordonnance. ■ Elle affirme respirer mieux. ■ Ses voies respiratoires restent dégagées. ■ Elle effectue les exercices de respiration profonde et de toux toutes les 2 à 4 heures, tel que recommandé. ■ Elle fait la démonstration des positions appropriées pour le drainage postural, qu'elle effectue toutes les 2 à 4 heures. ■ Elle dit mieux respirer en position semi-Fowler ou Fowler. ■ Elle utilise des stratégies qui lui permettent de conserver son énergie et alterne les périodes d'activité et de repos. ■ Ses sécrétions pulmonaires sont moins épaisses (moins visqueuses). ■ Elle expectore plus facilement ses sécrétions. ■ Elle respire de l'oxygène ou de l'air humidifié, au besoin ou selon l'ordonnance. ■ Elle demande de l'aide pour éliminer ses sécrétions pulmonaires. ■ Elle comprend les raisons qui justifient l'intubation endotrachéale ou la ventilation assistée, et y collabore. ■ Elle exprime ses inquiétudes concernant ses difficultés respiratoires et les traitements utilisés.

INTERVENTIONS INFIRMIÈRES	JUSTIFICATIONS SCIENTIFIQUES	RÉSULTATS ESCOMPTÉS
Diagnostic infirmier: alimentation déficiente, reliée à un apport alimentaire insuffisant **Objectif:** améliorer l'état nutritionnel		
1. Évaluer les signes de dénutrition par les mesures et les observations suivantes: taille, poids, âge, taux d'urée, taux de protéines totales et d'albumine, taux de transferrine, taux d'hémoglobine, hématocrite et anergie cutanée.	1. Permet d'évaluer de façon objective l'état nutritionnel de la personne.	■ La personne connaît les facteurs qui l'empêchent de bien manger. ■ Elle trouve des façons d'augmenter son apport nutritionnel. ■ Elle dit avoir plus d'appétit.
2. Recueillir des données sur l'alimentation habituelle de la personne; s'enquérir de ses préférences et de ses intolérances alimentaires.	2. Permet de déterminer les besoins d'enseignement de la personne en matière nutritionnelle et aide à planifier des interventions individualisées.	■ Elle connaît ses besoins nutritionnels. ■ Elle sait comment atténuer les facteurs qui l'empêchent de bien manger.
3. Évaluer les facteurs qui empêchent la personne de bien manger.	3. Permet d'établir un plan d'interventions.	■ Elle se repose avant les repas. ■ Elle mange dans une ambiance agréable et exempte d'odeurs déplaisantes.
4. Consulter une diététicienne afin de déterminer les besoins nutritionnels de la personne.	4. Facilite la planification des repas.	■ Elle fait coïncider les repas avec les heures de visite si cette mesure l'aide à mieux manger.
5. Atténuer les facteurs qui empêchent la personne de bien manger:	5. Permet de régler certains problèmes reliés à l'alimentation.	■ Elle mange davantage. ■ Elle effectue les soins d'hygiène buccodentaire appropriés avant les repas.
a) L'inciter à se reposer avant les repas.	a) Réduit la fatigue, qui peut diminuer l'appétit.	■ Elle prend ses analgésiques avant les repas.
b) Veiller à ce que les repas ne soient pas servis après une intervention douloureuse ou désagréable.	b) Réduit les risques que la personne se sente mal à l'heure des repas.	■ Elle peut expliquer comment accroître son apport de protéines et d'énergie.
c) L'inciter à manger en compagnie d'autres personnes, si possible.	c) Réduit l'isolement social.	■ Elle connaît les aliments à forte teneur en protéines et en énergie.
d) L'inciter à se préparer des repas simples ou à se faire aider dans la préparation de ses repas.	d) Ménage les forces de la personne.	■ Elle mange des aliments à forte teneur en protéines et en énergie.
e) Servir de petits repas, plus nombreux: 6 par jour.	e) Réduit les portions trop copieuses qui peuvent décourager la personne.	■ Elle perd moins de poids. ■ Elle maintient un apport alimentaire approprié.
f) Limiter l'ingestion de liquides 1 heure avant et pendant les repas.	f) Réduit l'ingestion d'une trop grande quantité de liquide, ce qui peut diminuer l'appétit.	■ Elle sait comment préparer son alimentation entérale ou parentérale.
6. Enseigner à la personne comment accroître la valeur nutritive de ses repas: manger des aliments à teneur élevée en protéines (viandes, volaille, poissons) et en glucides (pâtes alimentaires, fruits, pain).	6. Fournit une source supplémentaire de protéines et d'énergie.	
7. Consulter le médecin et la diététicienne à propos des autres méthodes d'alimentation (entérale ou parentérale).	7. Permet de maintenir l'état nutritionnel de la personne si elle est incapable de se nourrir suffisamment par voie orale.	
8. Consulter un travailleur social ou un travailleur communautaire pour trouver de l'aide financière si la personne n'a pas les moyens de bien se nourrir.	8. Accroît la diversité des aliments et améliore l'apport nutritionnel.	
Diagnostic infirmier: connaissances insuffisantes sur les risques de transmission du VIH **Objectif:** acquérir des connaissances sur les façons de réduire les risques de transmission du VIH/sida		
1. Expliquer les modes de transmission du VIH à la personne, à sa famille et à ses amis.	1. Aide à prévenir la propagation du VIH et à apaiser les craintes.	■ La personne, sa famille et ses amis connaissent les modes de transmission du VIH.
2. Enseigner à la personne, à sa famille et à ses amis la façon d'évaluer le risque de transmission du VIH:	2. Réduit les risques de transmission du VIH.	■ La personne met en pratique des mesures permettant de réduire le risque de transmission du VIH à d'autres personnes.
a) Enseigner les risques de transmission reliés aux relations sexuelles.	a) Des relations sexuelles protégées permettent de prévenir la transmission du VIH.	■ Elle prend des précautions réduisant le risque de transmission lors de ses activités sexuelles.
b) Enseigner les risques de transmission du VIH reliés à la consommation de drogues.	b) L'utilisation de seringues et d'aiguilles stériles est la seule façon de prévenir la transmission du VIH chez les toxicomanes.	■ Elle connaît les façons de prévenir la transmission du VIH.
c) Enseigner les risques de transmission de la mère au fœtus ou au nourrisson; évaluer l'opportunité de prendre des agents antirétroviraux.	c) Le sida peut se transmettre *in utero* de la mère à l'enfant; l'utilisation d'agents antirétroviraux pendant la grossesse réduit de façon importante la transmission périnatale du VIH.	■ Elle évite de partager aiguilles ou seringues avec d'autres personnes.
Diagnostic infirmier: isolement social, relié aux préjugés concernant la maladie, au retrait du réseau de soutien, aux mesures d'isolement et à la peur de transmettre l'infection **Objectif:** atténuer le sentiment d'isolement social		
1. Évaluer les modes d'interaction sociale habituels de la personne.	1. Jette les bases d'un plan d'intervention individualisé.	■ La personne satisfait son besoin de contacts sociaux en entretenant des

Soins aux personnes vivant avec le VIH/sida (*suite*)

INTERVENTIONS INFIRMIÈRES	JUSTIFICATIONS SCIENTIFIQUES	RÉSULTATS ESCOMPTÉS
2. Noter les comportements qui révèlent l'isolement social, tels que le repli sur soi, l'hostilité, la non-observance du régime thérapeutique, l'affect triste et le sentiment avoué d'être seul ou rejeté. 3. Expliquer les modes de transmission du VIH à la personne. 4. Aider la personne à se renseigner sur les ressources qui peuvent lui offrir du soutien, à se prévaloir de leurs services et à adopter de bonnes stratégies d'adaptation (par exemple relations avec la famille et les amis, groupe d'action sur le sida). 5. Prévoir du temps pour être auprès de la personne en dehors des périodes où il faut administrer les médicaments ou prodiguer des soins. 6. Encourager la personne à participer à des activités de loisirs tels que la lecture, la télévision ou le bricolage.	2. Favorise la reconnaissance précoce de l'isolement social. 3. Fournit des renseignements exacts, rectifie les erreurs et atténue l'anxiété. 4. Permet de mobiliser les intervenants qui sont en mesure de soutenir la personne. 5. Renforce l'estime de soi et fournit l'occasion d'interagir sur le plan social. 6. Permet à la personne de se distraire.	relations de qualité avec d'autres personnes. ■ Elle s'intéresse aux événements, aux activités et aux conversations. ■ Elle verbalise ses sentiments et ses réactions à propos du diagnostic, du pronostic et des répercussions sur sa vie. ■ Elle maintient ses relations avec les êtres chers. ■ Elle dévoile le diagnostic du sida à certaines personnes en temps et lieu. ■ Elle trouve des ressources (par exemple famille, amis et groupes d'entraide). ■ Elle fait appel aux ressources lorsqu'elle en a besoin. ■ Elle accepte les offres d'aide et de soutien. ■ Elle affirme que son sentiment d'isolement diminue. ■ Elle reste en contact avec les personnes importantes dans sa vie. ■ Elle s'initie ou continue de s'adonner à des activités de loisirs qui lui permettent de se distraire.

Problèmes connexes: infections opportunistes; insuffisance respiratoire; syndrome cachectique et déséquilibre hydroélectrolytique; effets indésirables des médicaments
Objectif: prévenir les complications

INFECTIONS OPPORTUNISTES 1. Surveiller les signes vitaux. 2. Obtenir des épreuves de laboratoire et effectuer le suivi des résultats des tests. 3. Informer la personne et ses proches aidants sur les signes et symptômes d'infections et souligner qu'il faut aviser le médecin dès leur apparition.	1. Les changements suivants peuvent indiquer la présence d'une infection: augmentation du rythme cardiaque, respiration plus rapide, augmentation de la pression artérielle et de la température. 2. Les prélèvements et les cultures peuvent révéler la présence d'agents pathogènes tels que les bactéries, les champignons et les protozoaires; les tests de sensibilité peuvent aider à déterminer les antibiotiques ou autres médicaments efficaces contre l'agent causal. 3. Si les signes et symptômes sont signalés promptement, le traitement pourra être administré plus rapidement et la personne évitera d'autres complications.	■ Les signes vitaux de la personne restent stables. ■ La personne maîtrise son infection. ■ Elle reconnaît les signes et symptômes en cause et ne présente aucune complication. ■ Elle reconnaît les signes et symptômes qu'elle doit signaler au médecin. ■ Elle prend ses médicaments selon l'ordonnance.
INSUFFISANCE RESPIRATOIRE 1. Surveiller le profil respiratoire. 2. Ausculter pour déceler les bruits respiratoires normaux, les bruits respiratoires anormaux et les bruits surajoutés. 3. Surveiller le pouls, la pression artérielle et la sphygmooxymétrie.	1. Une respiration courte et rapide, une diminution des bruits respiratoires et un essoufflement peuvent indiquer une insuffisance respiratoire, laquelle pourrait entraîner une hypoxie. 2. Des crépitants peuvent indiquer la présence de liquide dans les poumons, les sibilants sont le signe d'un rétrécissement au niveau de l'arbre bronchique, ce qui altère la fonction respiratoire et la capacité du sang de transporter l'oxygène. 3. Des changements dans le pouls, la pression artérielle et la sphygmooxymétrie peuvent indiquer une insuffisance respiratoire ou cardiaque.	■ La personne maintient une fréquence, un rythme et une amplitude respiratoires stables, dans les limites de la normale. ■ Elle ne présente aucun bruit pulmonaire surajouté (adventice); les bruits respiratoires sont normaux. ■ Elle présente un pouls stable, une pression artérielle dans les limites de la normale et aucune hypoxie. ■ La sphygmooxymétrie reste dans des limites acceptables.
SYNDROME CACHECTIQUE ET DÉSÉQUILIBRE HYDROÉLECTROLYTIQUE 1. Surveiller le poids de la personne et les valeurs des épreuves de laboratoire afin d'évaluer l'état nutritionnel.	1. La personne infectée par le VIH présente souvent une perte de poids, une dénutrition et de l'anémie; ces problèmes accroissent le risque de surinfection.	■ La personne maintient un poids stable. ■ Son régime alimentaire est équilibré et riche en nutriments.

INTERVENTIONS INFIRMIÈRES	JUSTIFICATIONS SCIENTIFIQUES	RÉSULTATS ESCOMPTÉS
2. Surveiller l'apport nutritionnel, les excreta et les valeurs des épreuves de laboratoire afin de déceler un déséquilibre hydro-électrolytique (potassium, sodium, calcium, phosphore, magnésium, zinc). 3. Surveiller et signaler les signes et symptômes de déshydratation.	2. La diarrhée chronique, une incapacité de bien s'alimenter par voie orale, des vomissements et une transpiration abondante diminuent les électrolytes. L'inflammation de l'intestin grêle risque de nuire à l'absorption des liquides et des électrolytes. 3. Une perte de liquides entraîne une diminution du volume liquidien dans la circulation, ce qui peut causer une tachycardie, une sécheresse de la peau et des muqueuses, une élasticité inadéquate de la peau, une densité élevée de l'urine et la soif; détecter promptement ces problèmes permet d'administrer rapidement un traitement.	■ Elle atteint et maintient un hématocrite et des taux d'hémoglobine et de ferritine dans les limites de la normale. ■ Son équilibre hydroélectrolytique reste dans les limites de la normale. ■ Elle ne présente aucun signe ou symptôme de déshydratation.
EFFETS INDÉSIRABLES DES MÉDICAMENTS 1. Surveiller les interactions médicamenteuses. 2. Surveiller et signaler rapidement tous les effets indésirables des agents antirétro-viraux. Les effets indésirables des agents antirétroviraux peuvent mettre la vie de la personne en danger. 3. Expliquer le schéma thérapeutique à la personne et à ses proches aidants.	1. La personne infectée par le VIH doit prendre un grand nombre de médicaments pour combattre le VIH et traiter les IO et les complications; il faut détecter rapidement les interactions médicamenteuses afin de prévenir les complications. 2. Les plus graves sont notamment: réaction d'hypersensibilité, pancréatite, anémie, neutropénie, pancréatite, neuropathie périphérique, confusion mentale, nausées et vomissements persistants. Il faut prendre les mesures nécessaires pour les éliminer. 3. Une bonne connaissance de la justification du traitement médicamenteux, du schéma posologique, des effets indésirables possibles et des stratégies à utiliser pour les maîtriser ou les prévenir favorise la sécurité de la personne, ainsi qu'une meilleure observance du traitement.	■ La personne évite de prendre des médicaments, des herbes médicinales, des produits naturels ou d'autres produits interagissant avec ses médicaments anti-VIH. ■ Elle signale à son professionnel de la santé la prise de tels produits. ■ La personne ne présente aucun effet secondaire ni complication grave dus aux médicaments. ■ Elle explique correctement son régime thérapeutique et suit son traitement, notamment les exigences portant sur l'heure des repas et les aliments à consommer avec ses médicaments. ■ La personne connaît les principaux effets indésirables de ses médicaments anti-VIH et la façon de les contourner.

ENCADRÉ 54-10

État mental de la personne infectée par le VIH

ÉVALUATION	FONCTION	DESCRIPTEURS
■ Apparence	■ Caractéristiques physiques, soins personnels, tenue vestimentaire	■ Obèse ou cachectique, émaciée, peu de contacts visuels, propre, débraillée, porte des vêtements hors saison, posture
■ Comportement	■ Activité motrice	■ Difficulté à rester en place, agitée, léthargique, hyperactive, raide, gestes répétitifs
■ Élocution	■ Communication verbale	■ Intelligible, claire, empâtée, rapide, ralentie, pressée, répétitive, persévérante, absente
■ Humeur	■ Impression générale	■ Amicale, craintive, hostile, euphorique, abattue, instable.
■ Affect	■ Expression émotionnelle	■ Appropriée, bizarre, atone, diminuée, apathique, excessivement dramatique
■ Facultés cognitives	■ Mémoire et orientation	■ Orientée (par rapport aux personnes, à l'espace et au temps), confuse, désorientée, aisément distraite, attention de courte durée, mémoire à court et à long terme intacte, distraite
■ Compréhension	■ Fonctionnement intellectuel	■ Capable de pensée abstraite, concrète, jugement altéré, manque de perspicacité, incapable d'effectuer des calculs, manque de connaissances générales, capable d'apprendre
■ Opérations de la pensée	■ Expression de la pensée	■ Orientée vers un objectif, difficulté à établir des rapports, en proie à des hallucinations, difficulté à faire des associations, portée au bavardage, obsessive, ritualiste
■ Perceptions	■ Vision du monde	■ Hallucinations auditives, visuelles, olfactives ou kinesthésiques

■ Intolérance à l'activité, reliée à la faiblesse, à la fatigue, à la dénutrition, à des déséquilibres hydroélectrolytiques et à l'hypoxie associée à des infections pulmonaires

■ Opérations de la pensée perturbées, reliées à la réduction du champ d'attention, aux troubles de la mémoire, à la confusion et à la désorientation associés à l'encéphalopathie due au VIH

■ Dégagement inefficace des voies respiratoires, relié à la pneumonie à *Pneumocystis carinii*, à l'accumulation des sécrétions bronchiques et à une toux inefficace due à la faiblesse et à la fatigue

■ Douleur aigue, reliée aux lésions cutanées périanales secondaires à la diarrhée, au sarcome de Kaposi et à la neuropathie périphérique

■ Alimentation déficiente, reliée à un apport alimentaire mal équilibré

■ Isolement social, relié aux préjugés concernant la maladie, au retrait du réseau de soutien, aux mesures d'isolement et à la peur de transmettre l'infection

■ Deuil, relié à la perturbation de l'exercice du rôle et du mode de vie, ainsi qu'au pronostic défavorable

■ Connaissances insuffisantes sur l'infection par le VIH, les mesures de prévention de la transmission du VIH et les autosoins

Problèmes traités en collaboration et complications possibles

En se fondant sur les données recueillies, l'infirmière peut déterminer les complications susceptibles de survenir, notamment:

■ Les infections opportunistes

■ Les troubles et insuffisances respiratoires

■ L'atrophie musculaire et le déséquilibre hydroélectrolytique

■ Les effets indésirables des médicaments

⊞ PLANIFICATION

Les principaux objectifs sont les suivants: rétablir et maintenir l'intégrité de la peau; rétablir les habitudes d'évacuation intestinale; prévenir les infections; améliorer la tolérance à l'activité; améliorer les opérations de la pensée; dégager les voies respiratoires; améliorer le bien-être; améliorer l'état nutritionnel; améliorer la socialisation; verbaliser le chagrin; acquérir des connaissances sur la prévention de la maladie et les autosoins; et prévenir les complications.

⊞ INTERVENTIONS INFIRMIÈRES

Favoriser l'intégrité de la peau

L'infirmière doit examiner fréquemment la peau et la muqueuse buccale pour déceler les changements dans l'aspect, le siège et la dimension des lésions, ainsi que les signes d'infection et de rupture de l'épiderme. Elle recommande à la personne de garder, si possible, un bon équilibre entre les périodes d'activité et les périodes de repos. Si la personne est immobilisée, l'infirmière l'aide à changer de position toutes les deux heures. Elle lui recommande de ne pas se gratter, de se laver avec un savon doux et non desséchant, d'hydrater sa peau à l'aide de crèmes non parfumées et de ne pas négliger ses soins d'hygiène buccodentaire.

Elle doit également appliquer sur les surfaces cutanées lésées les lotions médicamenteuses, les onguents et les pansements prescrits. Elle doit éviter d'utiliser du ruban adhésif et veiller à protéger la peau de la personne contre la friction en gardant les draps bien lisses et en conseillant à celle-ci de ne pas porter de vêtements serrés et entravant les mouvements. Si la personne présente des lésions aux pieds, l'infirmière doit l'inciter à porter des chaussettes en coton et des chaussures qui ne favorisent pas la transpiration. Enfin, elle administre les agents antiprurigineux, antibiotiques et analgésiques selon l'ordonnance.

L'infirmière doit examiner régulièrement la région périanale afin de déceler les signes de lésions cutanées et d'infection. Elle doit également recommander à la personne de garder cette partie du corps aussi propre que possible en la lavant après chaque selle avec de l'eau et un savon doux de façon à prévenir les infections, les excoriations et les ruptures de l'épiderme. Si la région est très douloureuse, un linge doux ou une compresse de coton peuvent être moins irritants qu'une débarbouillette. Les bains de siège ou une irrigation douce peuvent faciliter le nettoyage et favoriser le bien-être de la personne. Après le nettoyage, il faut sécher soigneusement l'épiderme périanal. Des onguents ou des lotions prescrites peuvent favoriser la cicatrisation. S'il y a apparence d'infection, il faut obtenir une culture de la plaie et entreprendre le traitement antimicrobien approprié. La personne affaiblie peut avoir besoin d'aide pour appliquer ces mesures d'hygiène.

Favoriser l'évacuation intestinale

L'infirmière évalue les habitudes d'évacuation intestinale et note tout signe de diarrhée. Elle surveille la fréquence et la consistance des selles et signale la présence de douleurs abdominales ou de crampes associées aux habitudes d'évacuation. Elle note également les facteurs qui augmentent la fréquence des diarrhées et mesure le volume des selles liquides afin de déterminer les pertes hydriques. Les cultures de matières fécales permettent de déterminer s'il y a infection.

L'infirmière doit enseigner à la personne comment diminuer la fréquence des diarrhées. Le médecin peut recommander une réduction de l'apport alimentaire, ce qui permet aux intestins de se reposer pendant les périodes d'inflammation intestinale aiguë due à une infection entérique grave. Quand la personne recommence à manger un peu plus normalement, l'infirmière lui conseille d'éviter les aliments qui irritent les intestins (par exemple fruits et légumes crus, maïs soufflé, boissons gazeuses, aliments épicés et aliments très chauds ou très froids). Pour prévenir le ballonnement, la personne peut aussi manger moins, mais plus souvent. Le médecin peut prescrire des spasmolytiques (par exemple anticholinergiques ou opioïdes) qui soulagent la diarrhée en réduisant les spasmes et la motilité intestinale. Il est possible que les agents antidiarrhéiques soient plus efficaces s'ils sont administrés de manière régulière plutôt qu'au besoin. Le médecin peut également prescrire des antibiotiques ou des antifongiques pour détruire les agents pathogènes trouvés dans les cultures. L'infirmière devrait par ailleurs évaluer les stratégies d'autosoins utilisées par la personne pour maîtriser la diarrhée (Henry *et al.*, 1999).

Prévenir les infections

La personne et tous ceux qui lui prodiguent des soins doivent surveiller les signes et symptômes d'infection: fièvre; frissons; sueurs nocturnes; toux productive ou non productive; essoufflement;

⊞ ⊞ ⊞

difficulté à respirer ; douleur dans la bouche ou difficulté à avaler ; présence de plaques blanchâtres dans la cavité buccale ; pertes pondérales inexpliquées ; tuméfaction des ganglions lymphatiques ; nausées ; vomissements ; diarrhée persistante ; mictions fréquentes, impérieuses ou douloureuses ; céphalées ; troubles de la vue ou pertes de mémoire ; rougeur, œdème ou suintement des lésions cutanées ; et présence de vésicules sur le visage, les lèvres ou la région périanale. L'infirmière doit également surveiller les résultats des examens paracliniques révélant la présence d'une infection (par exemple numération et formule leucocytaires). Le médecin peut aussi demander des cultures des écoulements, des lésions cutanées, des urines, des selles, des expectorations, de la cavité buccale et du sang afin de détecter les microorganismes pathogènes et de prescrire le traitement antimicrobien approprié. L'infirmière doit recommander à la personne d'éviter les contacts avec tout individu atteint d'une infection évolutive, par exemple d'une infection des voies respiratoires supérieures.

Améliorer la tolérance à l'activité

L'infirmière évalue le niveau de tolérance de la personne à l'activité en surveillant sa capacité de se déplacer et d'effectuer les activités quotidiennes. Divers facteurs peuvent rendre les tâches habituelles plus difficiles à accomplir : faiblesse, fatigue, essoufflement, étourdissements et troubles neurologiques. La personne peut avoir besoin d'aide pour planifier ses journées de façon à maintenir un bon équilibre entre les périodes d'activité et les périodes de repos. En outre, l'infirmière peut lui enseigner comment conserver son énergie, par exemple en lui recommandant de s'asseoir pour se laver ou préparer ses repas. Les objets dont la personne se sert souvent doivent être placés à sa portée. Des techniques comme la relaxation et l'imagerie mentale peuvent être bénéfiques, puisqu'elles réduisent l'anxiété ainsi que la faiblesse et la fatigue qui lui sont associées.

La collaboration entre les différents membres de l'équipe de soins de santé peut aider à découvrir d'autres facteurs liés à la fatigue accrue et à formuler des solutions appropriées. Par exemple, l'administration d'époétine alfa (Epogen), selon l'ordonnance, peut contribuer à soulager la fatigue causée par l'anémie et améliorer la tolérance à l'activité.

Maintenir les opérations de la pensée

L'infirmière évalue si la personne présente une détérioration des facultés mentales. Cette détérioration peut provenir d'une atteinte neurologique, d'anomalies métaboliques, d'une infection, des effets indésirables du traitement et des mécanismes d'adaptation. Les manifestations de l'atteinte neurologique sont parfois difficiles à distinguer des réactions psychologiques à l'infection par le VIH, comme la colère et la dépression.

L'infirmière encourage les proches aidants à utiliser un langage simple et clair lorsqu'ils s'adressent à la personne, et à lui laisser le temps nécessaire pour répondre aux questions. Elle leur apprend à orienter la personne dans sa routine quotidienne en parlant avec elle. Elle les encourage à établir un horaire quotidien régulier, qui permettra d'encadrer l'administration des médicaments, les soins d'hygiène personnelle ainsi que les heures des repas, du lever et du coucher. Cet horaire devrait être laissé à portée de vue de la personne (par exemple sur le réfrigérateur). Il est de plus suggéré d'installer des veilleuses dans la chambre et la salle de bains et de planifier des activités de loisirs sûres. Tous ces moyens permettront à

la personne d'observer une routine quotidienne comportant le moins de risques possible. On doit encourager la personne à poursuivre ses activités favorites, selon sa tolérance, pour autant qu'elles ne présentent pas de difficultés particulières. L'infirmière encourage les proches de la personne à faire preuve de calme et à ne pas la contrarier inutilement, tout en prenant les mesures nécessaires pour l'empêcher de se blesser. Une supervision ininterrompue peut être nécessaire. Il importe notamment d'éviter que la personne s'engage dans des activités potentiellement dangereuses (par exemple conduire une voiture, utiliser la cuisinière ou tondre le gazon). Si elle présente une encéphalopathie due au VIH, on doit viser à améliorer ou à maintenir ses capacités fonctionnelles et à assurer sa sécurité (encadré 54-11 ■).

Dégager les voies respiratoires

Au moins 1 fois par jour, on doit évaluer l'état mental de la personne, la coloration de sa peau et sa fonction respiratoire (fréquence, rythme et amplitude respiratoires, utilisation des muscles accessoires et bruits respiratoires). L'infirmière doit également évaluer la toux ainsi que le volume et les caractéristiques des expectorations. Il faut obtenir au besoin une analyse de ces dernières pour déceler les infections. Pour prévenir l'accumulation de sécrétions et favoriser le dégagement des voies aériennes, on recourt à la kinésithérapie respiratoire (toux, respiration profonde, drainage postural, percussion et vibration), toutes les deux heures s'il le faut. À cause de la faiblesse et de la fatigue, il arrive souvent que la personne ait besoin d'aide pour s'installer dans une position (par exemple position de Fowler ou semi-Fowler) qui favorise la respiration et le dégagement efficace des voies aériennes. La personne doit se reposer afin de conserver son énergie et de prévenir la fatigue excessive. L'infirmière surveille son volume liquidien afin de s'assurer que son hydratation est adéquate. La personne devrait boire 3 L de liquide par jour, sauf si elle souffre de troubles rénaux ou cardiaques. L'administration d'oxygène humide est nécessaire dans certains cas ; l'aspiration nasopharyngienne ou trachéale, l'intubation et la ventilation assistée peuvent également être indiquées pour assurer une oxygénation suffisante.

Soulager la douleur et les malaises

L'infirmière évalue l'intensité et la gravité de la douleur associée à l'atteinte à la peau de la région périanale, aux lésions du sarcome de Kaposi et à la neuropathie périphérique. Elle note les facteurs qui exacerbent ou soulagent la douleur et les effets de celle-ci sur l'alimentation, le sommeil, l'affect et la capacité de communiquer. Nettoyer la région périanale selon la technique décrite plus haut peut améliorer le bien-être de la personne. Des onguents ou des anesthésiques topiques peuvent être prescrits. La personne peut également utiliser un coussin quand elle est en position assise. L'infirmière lui recommande d'éviter les aliments qui irritent ses intestins. Il est possible que le médecin prescrive des spasmolytiques et des antidiarrhéiques pour améliorer le bien-être et réduire la fréquence des selles. Au besoin, il prescrit aussi des analgésiques.

Les personnes atteintes du sarcome de Karposi disent souvent ressentir une douleur aiguë et lancinante, ainsi qu'une lourdeur si elles présentent un lymphœdème. Le traitement de la douleur peut comprendre l'administration d'AINS et d'opioïdes, outre le recours à des méthodes non pharmacologiques telles que les techniques de relaxation.

RECHERCHE EN SCIENCES INFIRMIÈRES 54-2

Efficacité des interventions infirmières destinées à maîtriser les émotions de détresse chez des personnes vivant avec le VIH et hospitalisées à la suite de l'exacerbation de leurs symptômes

J. Côté et C. Pepler (2002). Randomized controlled trial of nursing interventions for HIV-positive persons. *Nursing Research, 51*(4), 237-244.

OBJECTIF

Un essai randomisé a été réalisé auprès de personnes vivant avec le VIH afin de comparer l'efficacité de deux interventions infirmières, l'une qui était centrée sur les habiletés cognitives et l'autre sur l'expression des émotions.

DISPOSITIF ET ÉCHANTILLON

L'échantillon était constitué de 90 personnes vivant avec le VIH et hospitalisées à la suite de l'exacerbation de leurs symptômes. Les participants ont été randomisés soit dans un groupe d'intervention, soit dans le groupe témoin. Les interventions, d'une durée de 20 à 30 minutes, se sont déroulées sur trois jours consécutifs. La réponse émotionnelle des participants a été mesurée à l'aide d'indicateurs de l'humeur, de la détresse et de l'anxiété, le jour précédant et le jour suivant l'intervention.

RÉSULTATS

Les résultats révèlent une diminution de l'humeur négative chez les participants des deux groupes d'intervention.

Toutefois, aucune des interventions n'a permis de modifier l'humeur positive. Dans le groupe bénéficiant des interventions centrées sur les habiletés cognitives, des tests T sur les paires d'échantillons indiquent une diminution de la détresse des participants, en particulier de leurs pensées obsessives. De plus, les participants qui ont fait l'objet de l'intervention centrée sur les habiletés cognitives ont montré une diminution de l'anxiété immédiatement après les sessions d'intervention, comparativement à ceux du groupe orienté vers l'expression des émotions qui ont présenté une augmentation de l'anxiété.

IMPLICATIONS POUR LA PRATIQUE INFIRMIÈRE

L'intervention centrée sur l'acquisition d'habiletés cognitives permet à la personne vivant avec le VIH, à un stade avancé de l'infection, de maîtriser ses émotions. Cette approche novatrice peut être utilisée dans les soins quotidiens prodigués à la clientèle.

La personne qui ressent une douleur reliée à une neuropathie périphérique la décrit souvent comme une brûlure, un engourdissement et une sensation de picotement. Le traitement peut comprendre l'administration d'opioïdes et de divers coanalgésiques, dont les antidépresseurs tricycliques (chapitre 13 🔗), ainsi que le port de bas compressifs pour rééquilibrer la pression. Les antidépresseurs tricycliques ont donné de bons résultats dans la maîtrise de la douleur associée à la neuropathie. Comme la majorité des coanalgésiques, ils ont pour effet de réduire celle-ci, sans qu'il soit nécessaire d'augmenter la dose d'opioïde.

Améliorer l'état nutritionnel

L'infirmière évalue l'état nutritionnel en surveillant certains paramètres: poids, apport alimentaire, mensurations, taux sériques de protéines totales et d'albumine, taux d'urée, taux de transferrine. Elle doit également évaluer les facteurs qui nuisent à l'alimentation par voie orale, par exemple: anorexie, candidose buccale et candidose œsophagienne, nausées, douleur, faiblesse, fatigue et intolérance au lactose. Selon les résultats de cette évaluation, elle peut ensuite mettre en œuvre des mesures qui faciliteront l'apport alimentaire. On consulte une diététicienne afin de déterminer les besoins nutritionnels de la personne.

En prévenant les nausées et les vomissements à l'aide de médicaments antiémétiques administrés de façon régulière, on peut aider la personne à augmenter son apport alimentaire. Pour empêcher que l'alimentation soit insuffisante en raison des douleurs causées par des lésions buccales ou un mal de gorge, on peut donner, si le médecin le prescrit, des opioïdes et de la lidocaïne visqueuse ou un autre gargarisme approprié (la personne doit se rincer la bouche et déglutir). De plus, l'infirmière encourage la personne à choisir des aliments faciles à avaler et à éviter les aliments âcres, épicés ou collants, ainsi que les aliments trop chauds et trop froids. La personne devrait effectuer ses soins d'hygiène buccodentaire avant et après les repas.

Si la fatigue ou la faiblesse empêchent la personne de bien s'alimenter, l'infirmière doit l'inciter à se reposer avant les repas. Si elle est hospitalisée, le personnel soignant ne devrait pas lui servir ses repas immédiatement après une intervention douloureuse ou désagréable. Si elle souffre de diarrhée et de crampes abdominales, l'infirmière doit lui recommander d'éviter les aliments qui favorisent le ballonnement et la motilité intestinale, comme les aliments à forte teneur en fibres ou en lactose (si elle ne le tolère pas). L'infirmière enseigne à la personne comment accroître la valeur nutritionnelle de ses repas. Afin d'augmenter la teneur en énergie et en protéines, la personne peut ajouter des œufs, du beurre, de la margarine et du lait enrichi (on pourra ajouter du lait écrémé en poudre au lait pour le rendre plus énergétique) aux sauces, aux soupes et aux laits battus. L'infirmière peut aussi lui recommander, au besoin, d'utiliser des suppléments offerts dans le commerce, comme des poudings, des mélanges en poudre, des laits battus et l'Advera (un produit nutritif spécialement conçu à l'intention des personnes vivant avec le VIH/sida). La personne incapable de maintenir son état nutritionnel par l'alimentation orale deva recourir à l'alimentation entérale et parentérale.

Soins à la personne atteinte d'encéphalopathie due au VIH

OPÉRATIONS DE LA PENSÉE PERTURBÉES

- Évaluer l'état mental et la fonction neurologique.
- Surveiller l'apparition d'interactions médicamenteuses, d'infections, de déséquilibres électrolytiques et de dépression.
- Orienter souvent la personne par rapport au temps, à l'endroit où elle se trouve, aux personnes qui l'entourent, à la réalité et à son environnement.
- Fournir des explications en utilisant des mots simples.
- Enseigner à la personne à effectuer les tâches par étapes.
- Fournir des aide-mémoire (horloges et calendriers).
- Fournir des aide-mémoire pour la prise des médicaments.
- Afficher l'horaire des activités de la personne.
- Donner une rétroaction positive lorsque la personne adopte un comportement approprié.
- Enseigner aux proches aidants comment orienter la personne par rapport au temps, à l'endroit où elle se trouve, aux personnes qui l'entourent, à la réalité et à son environnement.
- Encourager la personne à donner une procuration à une personne responsable.

RISQUE DE BLESSURES

- Évaluer l'anxiété, la confusion ou la désorientation de la personne.
- Vérifier si la personne souffre d'hallucinations.
- Retirer de l'environnement de la personne les objets présentant un danger potentiel.
- Organiser l'environnement de la personne en fonction de la sécurité requise (éclairage adéquat, ordre, mesures de surveillance au besoin).
- Surveiller la personne lorsqu'elle fume.
- Empêcher la personne de conduire un véhicule si elle présente de la confusion.
- Enseigner à la personne et à son proche aidant les mesures de sécurité à prendre à la maison.

- Aider la personne à se déplacer, à se coucher et à sortir du lit, au besoin.
- Coussiner la tête et les barreaux du lit si la personne est à risque de convulsions.

PERCEPTIONS SENSORIELLES PERTURBÉES

- Évaluer les perturbations des perceptions sensorielles.
- Réduire les stimuli dans l'environnement de la personne.
- Corriger les perceptions fausses.
- Rassurer la personne et lui fournir un environnement sûr si elle manifeste de la peur.
- S'assurer que l'environnement est sûr et stable.
- Enseigner aux proches aidants comment reconnaître les signes indiquant que les perceptions sensorielles de la personne sont perturbées.
- Enseigner aux proches aidants des techniques visant à corriger les perceptions erronées.
- Enseigner à la personne et à ses proches aidants à signaler au professionnel de la santé tout changement dans la fonction visuelle de la personne.

DÉFICIT D'AUTOSOINS

- Encourager la personne à entreprendre les activités quotidiennes selon ses capacités.
- Encourager l'indépendance de la personne, mais l'aider en cas de difficultés.
- Montrer à la personne comment effectuer toute activité présentant des difficultés.
- Surveiller l'apport alimentaire et liquidien de la personne.
- Peser la personne tous les jours ou une fois par semaine, selon les besoins.
- Encourager la personne à se nourrir et lui offrir des repas et des goûters nutritifs, ainsi que des liquides adéquats.
- Si la personne est incontinente, établir une routine pour ses visites aux toilettes.
- Enseigner aux proches aidants comment répondre aux besoins de la personne en matière d'autosoins.

Atténuer le sentiment d'isolement social

Les personnes vivant avec le VIH ou le sida sont sujettes au rejet de la société à double titre : le VIH suscite bien des craintes et les personnes qui en souffrent ont un mode de vie parfois jugé inacceptable. Le VIH s'attaque souvent à de jeunes adultes, arrivés à une étape de leur vie où tous les espoirs sont permis sur les plans personnel et professionnel. Or, l'affection, l'absence de traitements curatifs et la perspective de la mort les obligent à tout remettre en question. Dans certains cas, ces personnes devront également révéler à leur famille, à leurs amis, à leurs collègues et à leurs professionnels de la santé un mode de vie ou des comportements qu'elles avaient jusqu'alors gardés secrets. Elles risquent de ressentir beaucoup d'anxiété, de culpabilité, de honte ou de peur. Elles risquent aussi d'être rejetées par leur famille et leurs amis, de perdre leurs partenaires sexuels, leur sécurité financière, leurs rôles et leurs fonctions sociales, leur estime de soi, leur intimité et leur autonomie. Elles peuvent perdre la capacité de maîtriser leurs fonctions corporelles, d'interagir de façon satisfaisante avec leur entourage ; leur vie

sexuelle est également menacée. Certaines personnes peuvent se sentir coupables en raison de leur mode de vie ou si elles pensent avoir infecté leurs partenaires sexuels. D'autres encore peuvent éprouver de la colère à l'égard de ceux ou celles qui leur ont transmis le virus. De plus, les mesures prises dans les établissements de santé ou à la maison en vue de prévenir la transmission de l'infection exacerbent leur sentiment d'isolement. Toutes ces raisons peuvent inciter ces personnes à éviter les contacts, tant physiques qu'affectifs.

L'infirmière est l'une des personnes les mieux placées pour favoriser l'acceptation et la compréhension, par l'entourage, de ceux et celles qui vivent avec le VIH ou le sida. Elle est aussi à même d'informer ces derniers de leurs droits, des recours possibles contre la discrimination et des moyens qui peuvent faciliter leur intégration sociale (voir la *Déclaration universelle des droits de l'homme* et la *Charte des droits et libertés de la personne* du Québec [LRQ 6-12]). Elle doit évaluer dès que possible l'interaction sociale habituelle de la personne afin de déceler les changements de comportement qui révèlent l'isolement (diminution des interactions avec le personnel soignant ou les proches, hostilité, non-respect du traitement). L'infirmière doit encourager la personne à exprimer son sentiment d'isolement et de solitude, et lui faire comprendre qu'il est normal de l'éprouver.

L'infirmière l'aide également à conserver ses contacts sociaux en la renseignant sur la façon de se protéger et de protéger les autres. Il est important que la personne et ses proches comprennent que le VIH ne se transmet pas par des contacts physiques superficiels. L'enseignement donné au personnel de la santé dans ce domaine favorise également la modification des comportements et des attitudes qui contribuent au sentiment d'isolement des personnes vivant avec le VIH/sida. Assister à des conférences sur les aspects psychosociaux de l'affection peut aider l'équipe de soins de santé à être plus sensible aux besoins de ces personnes.

Favoriser l'adaptation aux pertes qui accompagnent la maladie

L'infirmière peut aider la personne à exprimer ses sentiments et à trouver des organismes de soutien. Elle peut aussi lui enseigner des mécanismes d'adaptation, surtout lorsque la personne s'inquiète d'être abandonnée par les membres de son entourage. L'infirmière encourage la personne à maintenir ses contacts avec sa famille, ses amis et ses collègues, et à s'adresser à des groupes de soutien, à des organisations communautaires de lutte contre le VIH ou à un service d'assistance téléphonique (tel que la ligne info-sida) au niveau local ou national. Dans la mesure du possible, on détermine les contacts que la personne risque de perdre et on prend des mesures pour éviter que cela se produise. On encourage la personne à poursuivre ses activités habituelles, selon ses capacités. Consulter un professionnel spécialisé en santé mentale se révèle utile dans bien des cas.

Surveiller et traiter les complications

Infections opportunistes

La personne immunodéprimée présente des risques d'infections opportunistes (IO). Il peut donc être nécessaire de prescrire des agents anti-infectieux et d'effectuer des examens paracliniques, tels que des épreuves de laboratoire, pour en surveiller les effets. Les signes et symptômes d'IO, y compris la fièvre, les malaises, la difficulté à respirer, les nausées et les vomissements, la diarrhée, la difficulté à avaler et la présence de tuméfactions ou d'écoulements anormaux, doivent être signalés.

Insuffisance respiratoire

Les troubles pulmonaires constituent une complication redoutable pour la personne : ils aggravent son malaise, causent de l'anxiété et peuvent entraîner une insuffisance respiratoire et cardiaque. L'infirmière doit surveiller la fréquence, le rythme et l'amplitude respiratoires et ausculter les poumons pour déceler les bruits respiratoires normaux, anormaux et surajoutés. Elle doit demander à la personne de signaler toute sensation d'essoufflement et toute difficulté accrue dans l'exécution de ses tâches habituelles. Elle surveille la fréquence et le rythme du pouls, la pression artérielle et la sphygmooxymétrie. Le recours à l'aspiration trachéale et à l'oxygénothérapie peut également être indiqué pour assurer un dégagement adéquat des voies respiratoires et prévenir l'hypoxie. En outre, le recours à la ventilation assistée peut se révéler nécessaire lorsque les échanges d'air ne sont pas suffisants en raison d'une infection pulmonaire, d'un déséquilibre hydroélectrolytique ou de la faiblesse des muscles respiratoires. On doit régler le ventilateur en fonction des valeurs des gaz du sang artériel. Si la personne est intubée, on doit veiller à ce qu'elle puisse communiquer efficacement avec l'infirmière et les autres intervenants. Il faut aussi aider la personne à gérer le stress associé à l'intubation et à la ventilation assistée. Dès les premiers stades de l'affection, au moment où la personne est en mesure d'exprimer ses préférences quant aux traitements proposés, l'infirmière doit s'entretenir avec elle du recours éventuel à la ventilation assistée. Ce recours doit être conforme aux décisions de fin de vie énoncées par la personne (chapitre 17 ⬭).

Syndrome cachectique et atrophie musculaire

Le syndrome cachectique et les déséquilibres hydroélectrolytiques, dont la déshydratation, sont des complications courantes de l'infection par le VIH et du sida. Pour évaluer l'état nutritionnel et l'équilibre hydroélectrolytique, l'infirmière observe les gains et les pertes de poids, l'hydratation de la peau (signe du pli cutané), les taux de ferritine et d'hémoglobine, l'hématocrite et les taux d'électrolytes. Elle surveille de près l'équilibre hydroélectrolytique ; si la personne présente des complications, elle peut noter quotidiennement les ingesta et les excreta, ainsi que la densité de l'urine. Elle examine la peau pour détecter les signes de sécheresse et le manque d'élasticité. Elle surveille les signes vitaux afin de déceler la baisse de pression systolique ou l'accélération du pouls quand la personne passe de la position assise à la position debout. L'infirmière doit noter et signaler au médecin tous les signes et symptômes de déséquilibre électrolytique (par exemple crampes musculaires, faiblesse, pouls irrégulier, diminution des facultés mentales, nausées et vomissements) et toute anomalie des taux sériques d'électrolytes.

L'infirmière aide la personne à choisir les aliments qui favorisent le rééquilibrage des électrolytes, tels que les oranges et les bananes (potassium) ou le fromage et les soupes (sodium). Elle encourage la personne à avoir un apport liquidien de 3 L ou plus, sauf contre-indication, afin de combler le déficit liquidien dû à la diarrhée, tout en prenant des mesures pour traiter cette dernière. Si le déséquilibre hydroélectrolytique ne se résorbe pas, elle peut administrer des liquides et des électrolytes par voie intraveineuse selon l'ordonnance du médecin. Elle doit surveiller les effets du traitement parentéral.

Effets indésirables des médicaments

Les effets indésirables sont un sujet de préoccupation chez la personne qui prend de nombreux médicaments pour traiter l'infection par le VIH ou ses complications. Un grand nombre de préparations pharmaceutiques peuvent entraîner des effets toxiques graves. L'infirmière doit donner à la personne tous les renseignements nécessaires sur le rôle des médicaments, leur mode d'administration, leurs effets indésirables et les stratégies visant à prévenir ou à atténuer ces effets. La personne et ses proches aidants doivent connaître les signes et symptômes qu'il leur faut immédiatement signaler à leur professionnel de la santé (tableau 54-3).

Outre les médicaments administrés pour traiter l'infection par le VIH, il peut être nécessaire de prescrire : des opioïdes, des antidépresseurs tricycliques et des AINS, pour soulager la douleur ; des antihistaminiques (diphénhydramine [Benadryl]), pour soulager le prurit (démangeaisons) ; de l'acétaminophène (Tylenol) ou de l'aspirine, pour traiter la fièvre ; ainsi que des agents antiémétiques, pour traiter les nausées et les vomissements. L'association d'un grand nombre de ces substances présente des risques de nombreuses interactions médicamenteuses, pouvant notamment diminuer l'efficacité des médicaments anti-VIH et entraîner des troubles hépatiques et hématologiques. Il est donc recommandé de vérifier le risque d'interactions médicamenteuses et de suivre attentivement les résultats des épreuves de laboratoire afin de déceler tout signe d'anomalie.

Chaque fois que l'infirmière communique avec la personne, elle doit non seulement s'informer des effets indésirables, mais également lui demander si elle a des difficultés à suivre son schéma thérapeutique. Elle peut ainsi l'aider à organiser et à planifier un horaire de prise des médicaments qui favorisera l'observance du traitement antirétroviral.

Favoriser les soins à domicile et dans la communauté

Enseigner les autosoins

L'infirmière informe la personne, sa famille et ses amis sur les modes de transmission du VIH. Elle explique comment réduire les risques de transmission du virus, notamment par le port du condom (encadré 54-12 ■). Elle enseigne les mesures de prévention, notamment la technique de lavage des mains et la façon de manipuler les articles souillés par des liquides organiques. Les proches aidants à domicile doivent aussi apprendre à administrer les médicaments prescrits, dont les préparations intraveineuses.

Les traitements médicamenteux contre le VIH et le sida sont souvent complexes et chers. On doit expliquer à la personne qui reçoit une polythérapie qu'il est important de prendre les médicaments conformément aux directives du médecin; on doit également lui donner les renseignements et l'aide dont elle a besoin pour intégrer le traitement à sa vie quotidienne (encadré 54-13 ■).

Il faut lui donner des recommandations précises sur l'infection et la façon de la maîtriser, sur les soins de suivi, l'alimentation, le repos et les activités, ainsi que sur les stratégies de prévention de l'infection. Il faut insister sur l'importance des soins d'hygiène personnelle. Les surfaces de la cuisine et de la salle de bains doivent être nettoyées régulièrement avec un désinfectant de façon à empêcher la croissance des bactéries et des champignons. La personne qui a des animaux familiers doit faire nettoyer par quelqu'un d'autre les articles souillés par ses animaux (par exemple cages d'oiseaux et bacs à litière) ou porter des gants si elle les nettoie elle-même. On lui recommande d'éviter tout contact avec les personnes malades ou ayant été récemment vaccinées. On exhorte la personne vivant avec le VIH/sida et ses partenaires sexuels à éviter tout contact avec les liquides organiques lors des rapports sexuels et à toujours porter un condom, quel que soit le type de rapport sexuel. L'usage de drogue par injection est vivement déconseillé parce que la personne risque de contracter une autre infection ou de transmettre le VIH. La personne infectée par le VIH doit éviter les contacts avec les liquides organiques (lors des rapports sexuels ou de l'usage de drogues par injection) de façon à ne pas être exposée à d'autres souches du VIH. Il faut également souligner qu'il est important de ne pas fumer et de maintenir un équilibre entre le régime alimentaire, le repos et l'exercice.

Si le recours à l'alimentation par voie entérale ou parentérale est nécessaire, la personne et ses proches aidants doivent apprendre à administrer les traitements nutritionnels à domicile. L'infirmière doit leur donner un enseignement et un soutien continus.

On informe la personne infectée par le VIH ou la personne qui s'injecte des drogues qu'elle ne doit pas donner de sang. Si cette dernière ne veut pas cesser de prendre des drogues, on lui conseille de ne pas partager son matériel d'injection avec autrui.

ENCADRÉ 54-12

ENSEIGNEMENT

Comment mettre un condom pour homme

1. Mettre un nouveau condom avant tout type de rapport sexuel.
2. Pincer le bout du condom entre le pouce et l'index pour en expulser l'air.

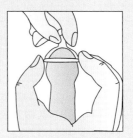

3. Dérouler le condom le long du pénis en érection.

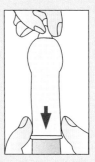

4. Accomplir l'acte sexuel.
5. Tenir le condom pour qu'il reste bien en place sur le pénis.
6. Continuer à tenir le condom au moment du retrait.
7. Mettre un nouveau condom avant chaque rapport sexuel ou si vous changez de région de pénétration (par exemple en passant du vagin à l'anus).

Conserver les condoms dans un endroit frais et sec. Ne jamais lubrifier un condom à l'aide d'une lotion pour la peau, d'huile pour bébé, de vaseline ou de crème. L'huile contenue dans ces produits peut provoquer la rupture du condom. Utiliser un produit à base d'eau (comme la gelée K-Y ou la glycérine).

Assurer le suivi

Beaucoup de personnes vivant avec le VIH/sida restent dans leur milieu de vie et poursuivent leurs activités quotidiennes, alors que d'autres ne peuvent plus travailler et perdent leur autonomie. La famille ou les proches aidants peuvent avoir besoin d'aide pour leur assurer les soins de soutien nécessaires. De nombreuses organisations communautaires fournissent un éventail de services aux personnes vivant avec le VIH/sida; l'infirmière peut aider à trouver ces services (voir la liste des organismes communautaires québécois de lutte contre le sida qui sont sous l'égide de la COCQsida).

Les infirmières en santé communautaire, les infirmières à domicile et les infirmières en soins palliatifs peuvent donner aux personnes, dans leur foyer, l'aide et le soutien dont elles ont besoin.

GRILLE DE SUIVI DES SOINS À DOMICILE

Observance du traitement anti-VIH

Après avoir reçu l'enseignement sur les soins à domicile, la personne ou le proche aidant peut:	Personne	Proche aidant
▪ Énoncer le nom de chaque médicament.	✔	✔
▪ Décrire les effets de chaque médicament.	✔	✔
▪ Indiquer l'horaire exact de la prise des médicaments.	✔	✔
▪ Décrire les précautions particulières concernant la prise des médicaments (par exemple médicaments à prendre avec les repas ou à jeun, médicaments à ne pas prendre en même temps).	✔	✔
▪ Expliquer comment assurer le suivi du schéma posologique et conserver les médicaments prescrits.	✔	✔
▪ Émunérer les épreuves de laboratoire devenues nécessaires à cause des médicaments prescrits.	✔	✔
▪ Énumérer les effets indésirables prévus de chaque médicament.	✔	✔
▪ Indiquer les effets indésirables à signaler aux professionnels de la santé.	✔	✔
▪ Expliquer pourquoi on doit suivre le schéma posologique prescrit.	✔	✔
▪ Montrer comment mettre au rebut de façon appropriée les objets pointus et les médicaments administrés par voie parentérale, conformément aux lignes directrices sur les pratiques de base.	✔	✔
▪ Montrer comment administrer correctement des médicaments par voie intramusculaire, sous-cutanée ou intraveineuse.	✔	✔
▪ Montrer comment utiliser et mettre au rebut de façon appropriée les aiguilles, les seringues et tout autre matériel utilisé pour une injection intraveineuse.	✔	✔
▪ Discuter avec les professionnels de la santé des problèmes liés aux effets indésirables et à l'observance du traitement.	✔	✔
▪ Signaler la non-observance du traitement.	✔	✔

Durant la visite, l'infirmière évalue l'état physique et affectif de la personne, ainsi que son milieu de vie. Elle évalue la capacité de la personne à respecter et à suivre son régime thérapeutique et suggère des stratégies appropriées. Elle examine la personne afin de vérifier l'évolution de l'affection et de déceler les effets indésirables des médicaments. Elle consolide l'enseignement donné antérieurement et insiste sur le fait qu'il est important de respecter les rendez-vous de suivi.

L'infirmière peut être appelée à soigner des plaies compliquées ou à administrer des soins respiratoires à domicile. La personne et ses proches aidants sont souvent incapables de prodiguer ces soins spécialisés sans aide compétente. L'infirmière joue aussi un rôle essentiel dans l'administration des antibiotiques par voie parentérale, des traitements de chimiothérapie et de l'alimentation parentérale.

L'infirmière peut orienter la personne vers des programmes communautaires qui offrent une vaste gamme de services: aide pour les tâches domestiques, les soins d'hygiène, la préparation des repas et les emplettes; service de transport; thérapies individuelles et thérapies de groupe; soutien aux proches aidants; réseau téléphonique pour les personnes confinées à la maison; et aide juridique et financière. Ces services bénévoles sont habituellement assurés tant par des professionnels que par des non-professionnels. Un travailleur social peut aider à trouver les sources d'aide financière, en cas de besoin.

Au cours de la phase terminale, on fait de plus en plus appel à des infirmières qui prodiguent des soins palliatifs à domicile pour offrir à la personne vivant avec le VIH/sida et à sa famille un soutien physique et affectif. Cette aide est tout particulièrement précieuse pour la personne qui ne peut plus compter sur ses amis ou sa famille, et cela pour quelque raison que ce soit. L'infirmière encourage la personne et sa famille à discuter des décisions de fin de vie; elle s'assure que la personne reçoit des soins conformes à ces décisions, que toutes les mesures sont prises pour assurer son bien-être et qu'elle est toujours traitée avec dignité.

⊞ ÉVALUATION

Résultats escomptés

Les principaux résultats escomptés sont les suivants :

1. La personne maintient l'intégrité de sa peau.
2. Elle rétablit ses habitudes d'évacuation intestinale.
3. Elle ne présente pas d'infection.
4. Elle maintient une bonne tolérance à l'activité.
5. Ses facultés mentales ne sont pas altérées.
6. Ses voies respiratoires sont dégagées.
7. Elle se sent bien et ne souffre pas.
8. Elle maintient un bon état nutritionnel.
9. Elle ne se sent pas isolée sur le plan social.
10. Elle progresse dans le processus de deuil.
11. Elle affirme comprendre le sida et effectue ses autosoins.
12. Elle ne présente aucune complication.

Questions d'ordre éthique et émotionnel

Quel que soit le milieu de soins où elle travaille, l'infirmière est appelée à soigner des personnes vivant avec le VIH/sida. Elle doit non seulement traiter les problèmes physiques causés par cette infection, mais elle doit aussi faire face à des problèmes d'ordre éthique et émotionnel : la peur de contracter l'infection, les responsabilités professionnelles, les valeurs en cause, la confidentialité, le stade de développement des personnes infectées par le VIH et de leurs proches aidants, et les pronostics défavorables.

De nombreuses personnes infectées par le VIH ont un mode de vie et des comportements qui sont réprouvés par la société. Si ces comportements vont à l'encontre de certaines valeurs religieuses ou morales, l'infirmière aura peut-être des réticences à s'occuper des personnes séropositives. En outre, les professionnels de la santé peuvent avoir peur de contracter l'infection malgré l'enseignement qu'ils ont reçu en matière de prévention et malgré le faible risque de transmission du virus au personnel soignant (encadré 54-14 ■). Pour pouvoir adopter une attitude ouverte, l'infirmière doit réévaluer ses convictions et ses valeurs. Elle peut également consulter le code de déontologie de son association professionnelle (par exemple, l'Ordre des infirmières et infirmiers du Québec) si elle a besoin d'aide pour résoudre les questions d'ordre éthique qui peuvent influer sur la qualité des soins.

L'infirmière doit préserver la vie privée de la personne infectée par le VIH en s'assurant que la confidentialité des informations la concernant est respectée. En dévoilant par mégarde des renseignements confidentiels, elle peut causer un préjudice à la personne sur les plans personnel, financier et émotionnel. Les circonstances dans lesquelles on peut divulguer de tels renseignements à d'autres personnes ne font pas l'unanimité. Par exemple, l'équipe de soins a besoin de savoir

ÉTHIQUE ET CONSIDÉRATIONS PARTICULIÈRES

Doit-on révéler sa séropositivité ?

Les personnes infectées par le VIH doivent-elles révéler leur séropositivité à toutes les personnes avec lesquelles elles ont eu des rapports sexuels ou avec lesquelles elles ont échangé des seringues ?

SITUATION

Le virus de l'immunodéficience humaine (VIH) provoque l'infection par le VIH, qui se transforme en sida, une affection actuellement incurable et ultimement mortelle. De nombreuses personnes séropositives connaissent leur état, mais refusent d'en informer autrui, et surtout leurs partenaires sexuels et les personnes avec lesquelles elles ont partagé une seringue (leurs partenaires d'injection). Compte tenu du risque de contagion qu'entraînent ces contacts, une disposition légale qui exigerait de notifier les partenaires enfreindrait-elle la liberté et le droit à la vie privée de la personne infectée par le VIH ?

DILEMME

La nécessité d'avertir tous les partenaires sexuels et tous les partenaires d'injection entre en conflit avec le droit à la vie privée de la personne infectée par le VIH (justice ou autonomie ?). L'intérêt général, qui oblige à contenir le virus mortel et à circonscrire une épidémie meurtrière, entre en conflit avec le droit à la vie privée (justice ou autonomie ?).

DISCUSSION

- Quels arguments utiliseriez-vous en faveur de l'obligation de notifier tous les partenaires de la personne séropositive ?
- Quels arguments utiliseriez-vous contre la notification de tous les partenaires ou de certains d'entre eux ?
- Que feriez-vous si la personne chargée de notifier les partenaires refusait d'assumer ses responsabilités en raison de ses propres convictions sur la confidentialité des renseignements concernant la séropositivité ?

qu'une personne est infectée par le VIH pour effectuer une évaluation efficace, planifier les soins, les exécuter et les évaluer, et on nuirait à la qualité des soins en lui cachant ce fait. Par ailleurs, les partenaires sexuels des personnes vivant avec le VIH/sida devraient être informés des risques auxquels ils s'exposent ; ils devraient aussi savoir qu'il leur faut adopter des pratiques sexuelles à risques réduits, subir un test de dépistage du VIH et recevoir des soins médicaux, au besoin. Présentement au Québec, la personne infectée n'a pas à déclarer son état à son entourage ou à son employeur, sauf si elle le juge nécessaire. Toutefois, elle a l'obligation d'informer son ou ses partenaires sexuels, antérieurs et futurs, ainsi que les personnes avec lesquelles elle a partagé ou partagera du matériel pour l'injection de drogues lorsque les relations sexuelles ou le partage de matériel pour l'injection de drogues comportent un risque élevé de transmission du VIH. On recommande donc aux infirmières de discuter de la question de la confidentialité avec les infirmières cadres et les associations professionnelles d'infirmières, comme l'Association des infirmières et infirmiers en sidologie, et de consulter des conseillers juridiques exerçant dans leur province pour savoir quelle ligne de conduite adopter.

Le taux de mortalité lié au sida a déjà été très élevé. Cependant, des progrès encourageants ont été réalisés dans la mise au point des traitements antirétroviraux et de la polythérapie qui permettent de ralentir ou de maîtriser l'évolution de l'affection. On ne sait pas si les schémas thérapeutiques actuels resteront efficaces, car on a constaté l'émergence d'une résistance à la majorité des médicaments précédents. La plupart des infirmières n'ont jamais eu à lutter contre une épidémie grave touchant de jeunes adultes et des adultes d'âge mûr qui risquent de mourir si l'affection suit son cours normal. Certaines de ces infirmières en viennent à remettre en question leur valeur professionnelle après avoir assisté, jour après jour, à la détérioration de l'état des personnes qu'elles soignent. Il peut être très éprouvant pour l'infirmière de voir mourir des personnes de son âge. La crainte de la contagion ou le fait de désapprouver le mode de vie et les comportements qui ouvrent la porte à la maladie contribuent aussi au stress. Contrairement au cancer et à d'autres affections, l'infection par le VIH et le sida ont provoqué de nombreuses controverses sur les plans légal, politique, religieux et personnel.

L'infirmière qui est tendue et surchargée de travail peut présenter des troubles physiques et mentaux : fatigue, céphalées, perte d'appétit, insomnie, sentiment d'impuissance, irritabilité, apathie, négativisme et colère. Plusieurs mesures peuvent l'aider à surmonter le stress causé par la prestation de soins et de traitements aux personnes vivant avec le VIH/sida. Par exemple, l'infirmière sera moins anxieuse et mieux préparée à donner des soins et des traitements sûrs et de qualité si elle est bien informée. De plus, des réunions interdisciplinaires permettent aux participants de s'entraider et de prodiguer des soins et des traitements complets. Participer aux réunions de groupes de soutien mis sur pied à l'intention du personnel peut aussi donner à l'infirmière l'occasion de résoudre des problèmes et d'analyser ses valeurs et ses sentiments en matière de soins et de traitements aux personnes vivant avec le VIH/sida et à leur famille ; ces réunions permettent de plus à l'infirmière d'exprimer son chagrin. Pour obtenir de l'aide, l'infirmière peut également se tourner vers le personnel cadre, ses collègues de travail ou un conseiller spirituel.

EXERCICES D'INTÉGRATION

1. Un homme âgé de 27 ans apprend qu'il est séropositif à l'issue d'un test de dépistage du VIH qu'on lui a fait subir lorsqu'il s'est présenté pour donner du sang. Il n'ajoute pas foi au résultat du test, prétend qu'il ne peut pas être séropositif et se met en colère quand vous essayez de lui expliquer ce que l'épreuve révèle. Quelle attitude devrez-vous adopter et quels autres tests ou traitements seront nécessaires selon vous ? Comment modifierez-vous votre approche si le jeune homme semble suicidaire ?

2. Vous faites une visite au domicile d'une personne atteinte d'encéphalopathie due au VIH. Quels aspects de la demeure devrez-vous évaluer pour assurer la sécurité de la personne et l'administration de soins adéquats ? Comment modifierez-vous votre évaluation si la personne habite seule, dans un appartement situé au troisième étage d'un édifice sans ascenseur ? Si elle habite en milieu rural ?

3. Une infirmière récemment diplômée qui travaille dans la salle d'opération s'est piquée accidentellement avec une aiguille ayant servi à administrer des médicaments à une personne séropositive. Elle a peur d'avoir été infectée par le VIH. Quelles mesures devrait-elle prendre ? Que direz-vous à l'infirmière à propos des risques et des conséquences associés au fait qu'elle s'est piquée avec une aiguille souillée ? Quels sont les tests, traitements et conseils indiqués ?

4. Le partenaire d'une personne atteinte du sida hospitalisée dans votre service vous demande : « Mon partenaire a-t-il le sida ? » Il exige une réponse en faisant valoir qu'il a le droit de le savoir. Que lui répondrez-vous ? Quels sont les aspects éthiques et légaux en jeu ?

5. Vous prenez soin d'une femme âgée de 26 ans, séropositive, mère de deux jeunes enfants séronégatifs. Elle vous dit qu'elle s'est récemment remariée et qu'elle et son conjoint envisagent d'avoir un enfant. Elle vous demande quelles sont les probabilités que son troisième enfant soit séronégatif. Quelle information et quelles connaissances devez-vous avoir pour discuter avec elle de la grossesse ? Quels conseils et quel enseignement devrait-on donner à cette femme et à son conjoint ?

6. Vous vous occupez d'une personne hospitalisée parce qu'elle est atteinte du sida, de l'hépatite C et de complications graves. Elle a de courtes périodes de désorientation. Elle a refusé de rédiger un testament biologique et même de discuter de cette question, même si sa famille aimerait qu'elle le fasse. Quelles sont les conséquences de son refus sur les soins qu'elle recevra si son état devient comateux ? Si elle ne peut pas participer à la prise de décisions concernant les soins qui lui seront donnés ?

RÉFÉRENCES BIBLIOGRAPHIQUES

en anglais • en français

L'astérisque indique un compte rendu de recherche en soins infirmiers.

Agence de santé publique du Canada (2005). *Actualité en épidémiologie sur le VIH/sida* (page consultée le 25 août 2005), [en ligne], http://www.phac-aspc.gc.ca/publicat/epiu-aepi/epi-05/pdf/epi_05_f.pdf.

Agence de santé publique du Canada (2004). *Le VIH et le sida au Canada. Rapport de surveillance en date du 30 juin 2003* (page consultée le 20 août 2005), [en ligne], http://www.phac-aspc.gc.ca/publicat/aids-sida/haic-vsac1203/index_f.html.

AIDS Institute (9/21/00). Information update: AIDS Institute discontinues recommendation of intra-vaginal application of N-9 as method of HIV risk reduction. Corning Tower, Albany, NY.

American Red Cross (2001). This month's HIV/AIDS facts. http://www. redcross.org/services/hss/tips/july/answer98.html.

ANRS (2005). *Dernière minute ; vaccin thérapeutique. Communiqué de presse du 26/02/05* (page consultée le 25 août 2005), [en ligne], http://www.actions-traitements.org/article.php3?id_article=1191.

Association paritaire pour la santé et la sécurité du travail du secteur affaires sociales (ASSTSAS ; 2000). *Guide de référence en prévention des infections à l'intention des travailleurs et des comités paritaires de santé et de sécurité du travail (CPSST)*, (page consultée le 15 août 2005), [en ligne], www.asstsas.qc.ca/documentation/publications/gp56-total.pdf.

*Bakken, S., Holzemer, W., Brown, M.A., et al. (2000). Relationships between perception of engagement with health care provider and demographic characteristics, health status, and adherence to therapeutic regimen in persons with HIV/AIDS. *AIDS Patient Care and STDs, 14*(4), 189–197.

Balter, M. (1998). Revealing HIV's T cell passkey. *Science, 280*(5371), 1833–1834.

Bartlett, J., & Moore, R. (1998). Improving HIV therapy. *Scientific American, 279*(1), 84–87.

Boden, D., Hurley, A., Zhang, L., et al. (1999). HIV-1 drug resistance in newly infected individuals. *Journal of American Medical Association, 282*(12), 1135–1141.

Cates, W., Chesney, M., & Cohen, M. (1997). Primary HIV infection: A public health opportunity. *American Journal of Public Health, 87*(12), 1928–1930.

Cavert, W., & Haase, A. (1998). A national tissue bank to track HIV eradication and immune reconstitution. *Science, 280*(5371), 1865–1866.

CDC – Centers for Disease Control and Prevention (2000). *HIV/AIDS Surveillance Report, 12*(1), 1–41.

CDC – Centers for Disease Control and Prevention. Hospital Infection Control Practices Advisory Committee (1997a). Part I. Evolution of Isolation Practices. http://www.cdc.gov/hcidod/hip/isolat/isopart1.htm.

CDC – Centers for Disease Control and Prevention. Hospital Infection Control Practices Advisory Committee (1997b). Part II. Recommendations for Isolation Precautions in Hospitals. http://www.cdc.gov/hcidod/hip/isolat/isopart2.htm.

CDC – Centers for Disease Control and Prevention. (1998a). Public health service guidelines for the management of health-care worker exposure to HIV and recommendations for postexposure prophylaxis. *MMWR CDC Recommendations and Reports, 47*(RR-7), 1–28.

CDC – Centers for Disease Control and Prevention (1998b). Glossary of terms associated with PCRS. http://www.cdc.gov/hiv/pubs/pcrs/pcrs-app.htm.

Collier, A., & the Viral Activation Transfusion Study Group (2001). Leukocyte-reduced red blood cell transfusions in patients with anemia and HIV infection: The Viral Activation Transfusion study: A randomized control trial. *Journal of American Medical Association, 285*(12), 1592–1601.

Collman, R. (1997). Effect of CCR2 and CCR5 variants on HIV disease. *Journal of American Medical Association, 278*(23), 2113–2114.

Emerman, M., & Malim, M. (1998). HIV-1 regulatory/accessory genes: Keys to unraveling viral and host cell biology. *Science, 280*(5371), 1880–1884.

Esch, J., & Frank, S. (2001). Drug resistance and nursing practice. *American Journal of Nursing, 101*(6), 30–36.

Gallant, J. (2001). The seropositive patient: The initial encounter. *HIV/AIDS Clinical Management Modules*, Medscape, Inc.

Gracia Jones, S. (2001). Taking HAART: How to support patients with HIV/AIDS. *Nursing 2001, 31*(12), 36–41.

*Henry, S., Holzemer, W., Weaver, K., & Stotts, N. (1999). Quality of life and self-care management strategies of PLWAs with chronic diarrhea. *Journal of Association of Nurses in AIDS Care, 10*(2), 46–54.

Hirsch, M., Brun-Vezinet, F., D'Aquila, R., et al. (2000). Antiretroviral drug resistance testing in adult HIV-1 infection: Recommendations of an International AIDS Society-USA Panel. *Journal of American Medical Association, 283*(18), 2417–2426.

HIV-Sida.com (2001). *L'épidémie de 1980 à 2000* (page consultée le 20 août 2005), [en ligne], http://www.hiv-sida.com/historique2.shtml.

*Holzemer, W., Corless, I., Nokes, K., et al. (1999a). Predictors of self-reported adherence in persons living with HIV disease. *AIDS Patient Care and STDs, 13*(3), 185–197.

*Holzemer, W., Henry, S., Nokes, K., et al. (1999b). Validation of the Sign and Symptom Checklist for Persons with HIV Disease. *Journal of Advanced Nursing 30*(5), 1041–1049.

Horn, T., & Pieribone, D. (1999). *Managing drug side effects*. New York: Community Research Initiative on AIDS.

Huston, D. (1997). The biology of the immune system. *Journal of the American Medical Association, 278*(22), 1804–1814.

IAVI Report (2005). Essais de vaccins anti-VIH en cours. Édition spéciale, rétrospective de l'année 2004. *VAX 3*, 1er nov. 2004/janv. 2005 (page consultée le 25 août 2005), [en ligne], http://www.iavireport.org/vax/french/Vax.2005.jan.Cvrs.Fr.pdf.

Lee, L., Karon, J., Selik, R., et al. (2001). Survival after AIDS diagnosis in adolescents and adults during the treatment era, United States, 1984–1997. *Journal of American Medical Association, 285*(10), 1308–1315.

Letvin, N. (1998). Progress in the development of an HIV-1 vaccine. *Science, 280*(5371), 1875–1880.

Letvin, N., Bloom, B., & Hoffman, S. (2001). Prospects for vaccines to protect against AIDS, tuberculosis, and malaria. *Journal of the American Medical Association, 285*(5), 606–611.

Masur, H., Kaplan, J., & Holmes, K. (1999). 1999 USPHS/IDSA guidelines for the prevention of opportunistic infections in persons infected with human immunodeficiency virus. *MMWR*, August 20, 1999/48(R10), 1–59.

Mellors, J. (1998). Viral-load tests provide valuable answers. *Scientific American, 279*(1), 90–93.

MSSS – Ministère de la Santé et des Services sociaux (2004). *Surveillance des maladies à déclaration obligatoire au Québec, définitions nosologiques, maladies d'origine infectieuse* (4e éd.), page consultée le 20 août 2005, [en ligne], http://www.rrsss17.gouv.qc.ca/santepub/pdf/04-268-01.pdf.

Nduati, R., John, G., Mbori-Ngacha, D., et al. (2000). Effect of breastfeeding and formula feeding on transmission of HIV-1: A randomized clinical trial. *Journal of American Medical Association, 283*(9), 1167–1174.

NIAID (2001). HIV research. http://www.niaid.nih.gov/daids/therapeutics/research/hivpriorities.htm.

*Nokes, K., & Bakken, S. (2002). Issues associated with measuring symptoms status: HIV/AIDS case illustration. *Journal of the New York State Nurses Association, 33*(2), 17–21.

*Nokes, K., Holzemer, W., Corless, I., et al. (2000). Health-related quality of life in persons younger and older than 50 who are living with HIV/AIDS. *Research on Aging, 22*(3), 290–310.

*Nokes, K., Wheeler, K., & Kendrew, J. (1994). Development of an HIV assessment tool. *Image: Journal of Nursing Scholarship, 26*(2), 133–138.

ONUSIDA/OMS (2004). *Le point sur l'épidémie de sida* (page consultée le 20 août 2005), [en ligne], http://www.unaids.org/wad2004/EPI_1204_pdf_fr/Chapter0-1_intro_fr.pdf.

Ordre des infirmières et infirmiers du Québec (1998). *L'accès aux seringues pour les toxicomanes : une priorité de santé publique* (page consultée le 20 août 2005), [en ligne], http://www.oiiq.org/uploads/publications/prises_de_position/distribution.html.

Panel on Clinical Practices for Treatment of HIV Infection (2005). http://AIDSinfo.nih.gov.

Perrin, L., & Telenti, A. (1998). HIV treatment failure: Testing for HIV resistance in clinical practice. *Science, 280*(5371), 1871–1873.

Porth, C. (2002). *Pathophysiology: Concepts of altered health states* (6th ed.). Philadelphia: Lippincott Williams & Wilkins.

Régie régionale de la santé et des services sociaux des Laurentides (2003). *Programme d'échange de seringues INFO PES, Région des Laurentides*. Bulletin de Santé publique en collaboration avec le Centre Sida Amitié (CSA), *2*(1).

Réseau juridique canadien VIH/sida (2001). *Exposition professionnelle au VHB, au VHC ou au VIH. Sept feuillets d'information* (page consultée le 20 août 2005), [en ligne], http://www.aidslaw.ca/francais/Contenu/themes/tests.htm.

Premier feuillet: Risques de transmission

Deuxième feuillet: Prise en charge de l'exposition

Troisième feuillet : Prophylaxie post-exposition

Quatrième feuillet : Administration de tests pour détecter l'infection

Cinquième feuillet : Renseignements de la personne source

Sixième feuillet : Appels en faveur de tests obligatoires aux personnes sources

Septième feuillet : Lectures et sources

Réseau juridique canadien VIH/sida (2002). *L'exposition professionnelle au VIH et l'administration forcée de tests du VIH. Questions et réponses* (page consultée le 25 août 2005), [en ligne], www.aidslaw.ca/Maincontent/issue/testing.htm.

Ropka, M., & Williams, A. (1998). *HIV nursing and symptom management.* Sudbury, MA : Jones & Bartlett.

Santé Canada (1997). Un protocole intégré pour la prise en charge des travailleurs de la santé exposés à des pathogènes transmissibles par le sang. *Relevé des maladies transmissibles au Canada, 23S2* (mars), 1-16, (page consultée le 15 août 2005), [en ligne], www.phacaspc.gc.ca/ publicat/ccdr-rmtc/97vol23/23s2/index_f.html#tdm.

Santé Canada (1999). Pratiques de base et précautions additionnelles visant à prévenir la transmission des infections dans les établissement de santé. Supplément du Guide de prévention des infections. Version révisée des techniques d'isolement et précautions. *Relevé des maladies transmissibles au Canada, 25S4* (page consultée le 15 août 2005), [en ligne], www.phac-aspc.gc.ca/publicat/ccdr-rmtc/ 99pdf/cdr25s4f.pdf.

Santé Canada (2003). Les approches complémentaires et parallèles en santé… l'autre piste conventionnelle ? *Bulletin de recherche sur les politiques de santé, 1* (7 nov.), page consultée le 18 août 2005, [en ligne], www.hc-sc.gc.ca/iacb-dgiac/arad-draa/francais/dgdr/fbulletin/fmaintream.pdf.

Santé Canada (2005). *VIH et sida* (page consultée le 20 août 2005), [en ligne], http://www.hc-sc.gc.ca/dc-ma/aids-sida/index_f.html.

Sherman, D. (1999). Essential information for providing quality care to patients with HIV/AIDS. *Journal of New York State Nurses Association, 30*(2), 8–19.

Stephenson, J. (1998). Studies reveal early impact of HIV infection, effects of treatment. *Journal of American Medical Association, 279*(9), 641–642.

Swanson, J., Keithley, J., Zeller, J., & Cronin-Stubbs, D. (2000). Complementary and alternative therapies to manage HIV-related symptoms. *Journal of Association of Nurses in AIDS Care, 11*(5), 40–60.

Trzcianowska, H., & Mortensen, E. (2001). HIV and AIDS: Separating fact from fiction. *American Journal of Nursing, 101*(6), 53–59.

Williams, A. (2001). Adherence to HIV regimens: 10 vital lessons. *American Journal of Nursing, 101*(6), 37–44.

Worthington, K. (2001). You've been stuck: What do you do? *American Journal of Nursing, 101*(3), 104.

Wyatt, R., & Sodroski, J. (1998). The HIV-1 envelope glycoproteins: Fusogens, antigens, and immunogens. *Science, 280*(5371), 1884–1888.

 Vous trouverez sur le Compagnon Web de l'ouvrage :

- une bibliographie exhaustive ;
- des ressources Internet.

Adaptation française
Lyne Cloutier, inf., M.Sc.
Professeure, Département des
sciences infirmières – Université
du Québec à Trois-Rivières

Troubles allergiques

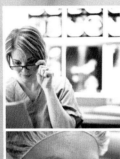

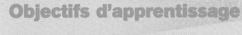

Objectifs d'apprentissage

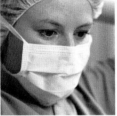

Après avoir étudié ce chapitre, vous pourrez:

1. Expliquer le fonctionnement des mécanismes physiologiques qui sous-tendent les réactions allergiques.

2. Exposer les divers types d'hypersensibilité.

3. Décrire les traitements destinés aux personnes atteintes d'affections allergiques.

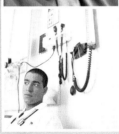

4. Présenter les mesures servant à prévenir et à traiter l'anaphylaxie.

5. Classer les diverses réactions allergiques en fonction de leur type et de leurs manifestations.

Le corps humain est exposé à une foule d'agents pathogènes, qui menacent constamment son système de défense. Quand ils réussissent à franchir cette barrière de protection, ces agents pathogènes rivalisent avec l'organisme pour s'emparer des éléments dont celui-ci se nourrit. Si à ce stade ils ne rencontrent pas d'obstacles, ils perturbent les systèmes enzymatiques et détruisent les tissus et les organes. Pour se protéger contre ces envahisseurs, l'organisme est doté d'un système de défense complexe.

La première ligne de défense se compose des cellules épithéliales de la peau, et de celles des muqueuses qui tapissent les voies urinaires, gastro-intestinales et génito-urinaires. La structure, la continuité et la résistance de ces surfaces représentent la première barrière contre l'envahisseur.

L'un des mécanismes de défense les plus efficaces de l'organisme est la fabrication rapide d'*anticorps* qui s'attaquent spécifiquement aux substances étrangères que l'on nomme *antigènes*. Les anticorps réagissent à l'invasion des antigènes de diverses façons : (1) ils en recouvrent la surface, s'il s'agit de particules ; (2) ils les neutralisent, s'il s'agit de substances toxiques ; ou (3) ils les précipitent, s'ils sont en solution.

Dans tous les cas, les anticorps attaquent les antigènes afin qu'ils soient détruits par les phagocytes du sang et des tissus. Il arrive toutefois que l'organisme réagisse de manière inappropriée ou exagérée à un antigène donné, ce qui engendre une allergie ou une hypersensibilité.

Physiologie de la réaction allergique

La réaction allergique représente la conséquence d'une lésion tissulaire causée par l'interaction entre un antigène et un anticorps ou entre un antigène et certains lymphocytes T. Le terme d'**allergie** désigne la réaction exagérée et souvent nocive du système immunitaire à des substances normalement inoffensives. Dans ce cas, cette substance se nomme **allergène**.

Quand l'organisme est envahi par un **antigène**, qui est généralement une protéine reconnue comme étrangère, on observe le déclenchement d'une série d'événements ayant pour but d'inactiver cet antigène, de le détruire et de

VOCABULAIRE

Allergène : substance qui déclenche les symptômes d'allergie.

Allergie atopique : affection qui se caractérise par l'action des IgE et touche les personnes génétiquement prédisposées aux allergies.

Allergie : réaction, exagérée et souvent nocive, que déploie le système immunitaire à l'égard de substances normalement inoffensives.

Anaphylaxie : réaction clinique, imputable à une réaction immunitaire immédiate, qui se déclenche entre un antigène spécifique et un anticorps.

Anticorps : protéine produite par l'organisme en réaction à un antigène spécifique et qui interagit avec lui.

Antigène : substance qui engendre la production d'anticorps.

Antihistaminique : médicament qui s'oppose à l'action de l'histamine.

Bradykinine : polypeptide qui stimule les fibres nerveuses et occasionne de la douleur.

Dermite atopique : hypersensibilité de type I qui se caractérise par une inflammation de la peau se manifestant par des démangeaisons, des rougeurs et diverses lésions cutanées.

Éosinophile : type de granulocyte.

Épitope : site figurant sur un antigène et actif sur le plan immunitaire ; un antigène donné peut comporter plusieurs épitopes susceptibles de déclencher une réaction de la part de divers anticorps.

Érythème : rougeur diffuse de la peau.

Haptène : antigène incomplet.

Histamine : substance, produite par l'organisme, qui engendre l'accroissement des sécrétions gastriques, la dilatation des capillaires et la contraction des muscles lisses bronchiques.

Hypersensibilité : réaction anormale et exagérée à un stimulus.

Immunoglobuline (anticorps) : protéine du sérum sanguin sécrétée par les plasmocytes.

Leucotriènes : groupe de médiateurs chimiques qui participent à la réaction inflammatoire.

Lymphocyte B : cellule qui produit un anticorps spécifique. Peut devenir un plasmocyte capable de synthétiser cet anticorps en grande quantité.

Lymphocyte T : cellule qui peut entraîner le rejet d'une greffe ou réguler la production des anticorps.

Lymphokines : substances sécrétées par les lymphocytes sensibilisés au contact d'antigènes spécifiques.

Mastocyte : cellule du tissu conjonctif dont les granules contiennent de l'héparine et de l'histamine.

Œdème de Quincke : affection qui se caractérise par de l'urticaire et un œdème diffus des couches profondes de la peau.

Prostaglandines : acides gras non saturés qui ont une gamme d'activités biologiques.

Rhinite : inflammation des muqueuses nasales.

Sérotonine : médiateur chimique qui joue le rôle d'un puissant vasoconstricteur et bronchoconstricteur.

Urticaire : éruption cutanée.

l'éliminer. Les lymphocytes B, qui produisent les **anticorps**, et les lymphocytes T sont parmi les principaux acteurs à l'origine de ces événements. Les réactions allergiques se déclenchent souvent quand le système immunitaire qui a fait l'objet d'une sensibilisation préalable réagit de manière agressive à une substance d'habitude inoffensive (poussière, mauvaises herbes, pollen ou squames animales, par exemple). Lors de cette réaction, la libération de médiateurs chimiques peut engendrer des symptômes, parfois légers, parfois allant jusqu'à mettre la vie en danger.

Le système immunitaire se compose d'un grand nombre de cellules et d'organes, ainsi que des substances sécrétées par ces cellules et organes. Ces éléments du système immunitaire doivent agir de façon coordonnée pour combattre efficacement les substances étrangères (virus, bactéries ou autres substances), sans toutefois détruire par une réaction excessive les tissus de l'organisme.

FONCTIONNEMENT ET PRODUCTION DES IMMUNOGLOBULINES

Les anticorps que produisent les lymphocytes B et les plasmocytes en réaction aux stimuli immunogéniques constituent un groupe de protéines sériques appelées **immunoglobulines**. Réparties en cinq classes (IgE, IgD, IgG, IgM et IgA), celles-ci se trouvent dans les ganglions lymphatiques, les amygdales, l'appendice et les plaques de Peyer des voies intestinales, ou dans la circulation sanguine et lymphatique. En raison de leur très grande diversité, les anticorps ont la capacité de se combiner avec une vaste gamme d'antigènes, autant des macromolécules que des substances de faible poids moléculaire (Abbas et Lichtman, 2001). Les anticorps des classes IgM, IgG et IgA ont des fonctions de protection précises et bien établies. Elles assurent la neutralisation des toxines et des virus, ainsi que la précipitation, l'agglutination ou la lyse des bactéries et d'autres substances étrangères.

La concentration des IgE s'élève dans les allergies et dans certaines infections parasitaires. Les cellules qui produisent les IgE sont situées dans les muqueuses respiratoires et intestinales. Quand deux molécules ou plus d'IgE se lient à un allergène, elles déclenchent la libération, par les **mastocytes** ou les granulocytes basophiles, de médiateurs comme l'histamine, la sérotonine, la kinine, une substance à réaction différée de l'anaphylaxie (SRD-A) et des facteurs chimiotactiques des neutrophiles. Ce sont ces médiateurs qui provoquent les éruptions cutanées, l'asthme et la rhinite allergique (aussi appelée rhume des foins).

Les anticorps se lient aux antigènes de façon très spécifique, un peu comme une clé dans une serrure. Les antigènes (clés) ne peuvent s'adapter qu'à certains anticorps (serrures). C'est pourquoi on utilise le terme de *spécificité* pour désigner le caractère sélectif de leur association. Il s'agit d'un phénomène très complexe qui peut présenter un grand nombre de variations. On appelle affinité de l'interaction (Abbas et Lichtman, 2001) la force de la liaison entre le site de fixation à l'antigène (propre à l'anticorps) et l'**épitope**, qui appartient à l'antigène. Les molécules des anticorps sont dites bivalentes, ce qui signifie qu'elles comprennent deux sites de fixation. Grâce à cette bivalence, les anticorps peuvent facilement provoquer une agglutination entre deux molécules d'antigènes par liaison croisée. Ce mécanisme permet d'éliminer les substances étrangères de la circulation sanguine. En laboratoire, on se sert des réactions d'agglutination pour déterminer les groupes sanguins.

Rôle des lymphocytes B

Certains lymphocytes, les **lymphocytes B**, sont programmés pour produire des anticorps spécifiques. Quand un lymphocyte B entre en contact avec un antigène, il se multiplie et se transforme en plasmocytes, cellules vouées à la synthèse des anticorps. Il en résulte une production abondante d'anticorps dont le but est de détruire et de supprimer l'antigène.

Rôle des lymphocytes T

Les **lymphocytes T** aident les lymphocytes B à produire des anticorps et sécrètent des substances appelées **lymphokines**. Les lymphokines favorisent la croissance des cellules, stimulent leur activation, orientent le cours de leur activité. Elles détruisent aussi les cellules cibles et stimulent les macrophages. Ces derniers digèrent les antigènes et les présentent aux lymphocytes T. Ils déclenchent la réponse immunitaire et contribuent à l'élimination des cellules et autres débris. Le récepteur d'antigène d'un lymphocyte T possède une structure qui ressemble passablement à celle d'un anticorps. Cette structure permet de détecter les épitopes au moyen d'interactions supplémentaires. Contrairement aux anticorps spécifiques, les lymphocytes T ne se lient pas aux antigènes libres (Parslow, Stites, Terr et Imboden, 2001).

FONCTIONNEMENT DES ANTIGÈNES

Les antigènes se divisent en deux groupes: les antigènes complets et les substances de faible poids moléculaire. Les antigènes complets, par exemple les squames des animaux, le pollen et le sérum de cheval, déclenchent une réaction humorale complète. (Voir le chapitre 52 🔗 pour une explication de l'immunité humorale.) Les substances de faible poids moléculaire (dont plusieurs médicaments) jouent le rôle d'**haptènes** (antigènes incomplets) en se liant à des tissus ou à des protéines sériques afin de produire un complexe porteur qui provoque la réaction des anticorps. Le mot «haptène» vient du grec *haptein* qui signifie «attacher». On donne le nom de porteurs aux protéines ou aux autres immunogènes auxquels se lient les haptènes (Parslow *et al.*, 2001)

Dans une réaction allergique, la production d'anticorps IgE particuliers à un antigène exige une communication active entre les macrophages, les lymphocytes T et les lymphocytes B. La sensibilisation à un allergène s'enclenche quand cet allergène est absorbé par les voies respiratoires, le tube digestif ou la peau. Les macrophages traitent l'antigène et le présentent au lymphocyte T approprié. Sous l'action du lymphocyte T, les lymphocytes B se différencient en plasmocytes qui produisent des immunoglobulines IgE particulières à l'allergène.

FONCTIONNEMENT DES MÉDIATEURS CHIMIQUES

Les mastocytes, qui jouent un rôle prépondérant dans l'hypersensibilité immédiate en présence d'IgE, se situent dans la peau et les muqueuses. Quand ils sont stimulés par la présence des antigènes, ils libèrent de puissants médiateurs chimiques. La libération de ces médiateurs provoque une série de réactions physiologiques qui entraînent l'apparition des symptômes d'hypersensibilité (figure 55-1 ■). Il existe deux types de médiateurs chimiques: les médiateurs primaires, qui sont préformés et présents dans les mastocytes et les granulocytes basophiles, et les médiateurs secondaires, qui sont des précurseurs inactifs formés ou libérés sous l'action des médiateurs primaires. Les principaux médiateurs primaires et secondaires sont décrits plus bas et leurs actions sont résumées dans le tableau 55-1 ■.

Médiateurs primaires

Quand un antigène se lie aux anticorps IgE fixés à certains récepteurs des mastocytes, une réaction inflammatoire se déclenche. En quelques minutes, il se produit une dégranulation des mastocytes et la libération de médiateurs chimiques. Une réaction en deux phases s'ensuit. On observe d'abord un effet immédiat sur les vaisseaux sanguins, les muscles lisses et les sécrétions glandulaires. Quelques heures plus tard, il y a une infiltration du tissu cellulaire du site touché. Ce type de réaction inflammatoire est généralement connu sous le nom de réaction d'hypersensibilité immédiate (Parslow *et al.*, 2001).

Histamine

L'**histamine** joue un rôle important dans la régulation de la réponse immunitaire. Elle est libérée par les granulocytes basophiles où elle est stockée et produit un effet maximal environ 15 minutes après qu'il y a eu contact avec l'antigène (Parslow *et al.*, 2001). La libération d'histamine engendre les effets suivants: œdème localisé se présentant sous forme de

papules; prurit; contraction des muscles lisses bronchiques, ce qui entraîne une respiration sifflante et un bronchospasme; dilatation des veinules et des vaisseaux de plus gros calibre; et augmentation de la sécrétion des cellules gastriques et des muqueuses, ce qui occasionne de la diarrhée. L'action de l'histamine passe par la stimulation des récepteurs H_1 et H_2. Les récepteurs H_1 logent principalement sur les cellules des muscles lisses des bronchioles et des vaisseaux; quant aux récepteurs H_2, ils sont présents sur les cellules pariétales gastriques.

Certains médicaments sont classés selon les récepteurs sur lesquels ils agissent. La diphenhydramine (Benadryl), par exemple, est un **antihistaminique** qui agit sur les récepteurs H_1; la cimétidine (Tagamet), la famotidine (Pepcid), la nazitidine (Axid) et la ranitidine (Zantac) agissent sur les récepteurs H_2 dans le but d'inhiber les sécrétions gastriques.

Facteur chimiotactique des éosinophiles de l'anaphylaxie

Préformé dans les mastocytes, ce facteur chimiotactique, qui a un effet sur le déplacement des **éosinophiles** (granulocytes) vers l'endroit où se trouve l'allergène, est libéré par dégranulation afin d'inhiber l'action des leucotriènes et de l'histamine.

Facteur d'activation des plaquettes (FAP)

Ce facteur a pour rôle de déclencher l'agrégation des plaquettes aux sièges des réactions d'hypersensibilité immédiate. Le FAP provoque également de la bronchoconstriction et une augmentation de la perméabilité vasculaire. Enfin, il active le facteur XII, ou facteur de Hageman, qui déclenche la formation de bradykinine.

Prostaglandines

Les **prostaglandines**, qui sont composées d'acides gras non saturés, entraînent la contraction des muscles lisses, la vasodilatation et l'augmentation de la perméabilité des capillaires. La fièvre et la douleur qui accompagnent l'inflammation sont en partie imputables aux prostaglandines.

Médiateurs secondaires

Bradykinine

La **bradykinine** est un polypeptide qui engendre une augmentation de la perméabilité vasculaire, de la vasodilatation, de l'hypotension et la contraction de divers types de muscles lisses, comme ceux des bronches (Parslow *et al.*, 2001). En augmentant la perméabilité des capillaires, la bradykinine provoque également un œdème. Elle stimule les fibres nerveuses et cause de la douleur.

Sérotonine

La **sérotonine** est libérée lors de l'agrégation des plaquettes. Elle a un effet vasoconstricteur et entraîne la contraction des muscles bronchiques.

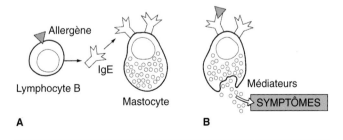

FIGURE 55-1 ■ **(A)** L'allergène déclenche la production d'anticorps IgE par les lymphocytes B. Les IgE se lient aux mastocytes. **(B)** Quand l'allergène réapparaît, il se lie aux IgE et déclenche la libération des médiateurs chimiques par les mastocytes. SOURCE: U.S. Dept. of Health and Human Services, National Institutes of Health.

TABLEAU
55-1

Médiateurs chimiques de l'hypersensibilité	
Médiateurs	**Action**
MÉDIATEURS PRIMAIRES (Préformés et présents dans les mastocytes ou les granulocytes basophiles)	
Histamine (préformée dans les mastocytes)	■ Vasodilatation ■ Contraction des muscles lisses, augmentation de la perméabilité vasculaire, accroissement de la sécrétion de mucus
Facteur chimiotactique des éosinophiles de l'anaphylaxie (préformé dans les mastocytes)	■ Attraction des éosinophiles
Facteur d'activation des plaquettes (FAP; il doit être synthétisé par les mastocytes, les granulocytes neutrophiles et les macrophages)	■ Contraction des muscles lisses ■ Agrégation plaquettaire et libération de sérotonine et d'histamine
Prostaglandines (dérivées de l'acide arachidonique; elles doivent être synthétisées par les cellules)	■ Séries D et F → bronchoconstriction ■ Série E → bronchodilatation ■ Séries D, E et F → vasodilatation
Kallicréine basophile (préformée dans les mastocytes)	■ Libération des bradykinines, ce qui entraîne de la broncho-constriction, de la vasodilatation et de la stimulation nerveuse
MÉDIATEURS SECONDAIRES (Précurseurs inactifs qui se sont formés ou ont été libérés sous l'action des médiateurs primaires)	
Bradykinine (dérivée d'un précurseur, le kininogène)	■ Contraction des muscles lisses, augmentation de la perméabilité vasculaire, stimulation des récepteurs de la douleur, augmentation de la production de mucus, vasodilatation, hypotension
Sérotonine (préformée dans les plaquettes)	■ Contraction des muscles lisses, augmentation de la perméabilité vasculaire
Héparine (préformée dans les mastocytes)	■ Anticoagulant
Leucotriènes C, D et E (dérivées de l'acide arachidonique et activées par la dégranulation des mastocytes) ou substances à réaction différée de l'anaphylaxie (SRD-A)	■ Contraction des muscles lisses, augmentation de la perméabilité vasculaire

Leucotriènes

On donne le nom de **leucotriènes** aux médiateurs chimiques qui déclenchent la réaction inflammatoire; il s'agit de métabolites libérés par les mastocytes des muqueuses. Le terme de leucotriènes regroupe les substances que l'on appelait auparavant substances à réaction différée de l'anaphylaxie (SRD-A). Les leucotriènes provoquent la contraction des muscles lisses, la bronchoconstriction, la sécrétion de mucus dans les voies respiratoires et ils engendrent une réaction papulo-érythémateuse caractéristique (Parslow *et al.,* 2001). Comparativement à l'histamine, ils ont un effet broncho-spasmatique de 100 à 1 000 fois plus puissant. Un grand nombre des manifestations de l'inflammation leur sont en partie attribuables. Les antagonistes ou les modificateurs des leucotriènes (zafirlukast [Accolate], montelukast [Singulair]) bloquent leur synthèse ou leur action et empêchent les signes et symptômes associés à l'asthme de se manifester.

HYPERSENSIBILITÉ

Même si le système immunitaire défend l'organisme contre les infections et les antigènes, la réaction immunitaire elle-même peut causer des lésions aux tissus et des affections par la suite. C'est le cas de l'**hypersensibilité**, qui est une réaction exagérée et anormale du système immunitaire (Abbas et Lichtman, 2001).

L'hypersensibilité peut être occasionnée par tout type de stimulus. Cependant, la réaction qu'elle provoque ne se produit généralement pas après le premier contact avec l'allergène. Elle apparaît plutôt lors d'un contact subséquent, autrement dit une fois que l'organisme a été sensibilisé par l'antigène. Cette sensibilisation déclenche une réponse humorale (formation d'anticorps) ou une réponse à médiation cellulaire. Les réactions d'hypersensibilité ont été classées par Gell et Coombs (figure 55-2 ■) en quatre catégories. Cette répartition permet de mieux comprendre le fonctionnement des mécanismes de l'hypersensibilité. La plupart des allergies sont associées à des réactions de type I ou de type IV.

Hypersensibilité anaphylactique (réaction de type I)

La forme la plus grave de la réaction d'hypersensibilité est l'**anaphylaxie**. Cette réaction systémique se traduit par la

Type I

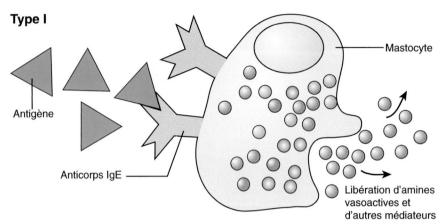

Antigène

Anticorps IgE

Mastocyte

Libération d'amines vasoactives et d'autres médiateurs

Type I. Les réactions anaphylactiques se caractérisent par une vasodilatation, une augmentation de la perméabilité capillaire, une contraction des muscles lisses et une éosinophilie. Elle peut entraîner les réactions systémiques suivantes : stridor, œdème de Quincke, hypotension et spasmes bronchiques, gastro-intestinaux ou utérins. L'urticaire représente la principale manifestation locale. Comme exemples de réactions anaphylactiques, citons l'asthme, la rhinite allergique, le choc anaphylactique, les réactions aux piqûres d'insectes.

Type II

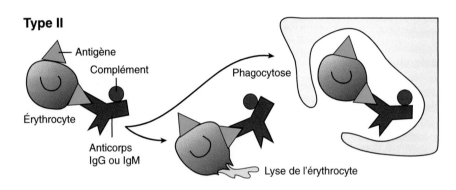

Antigène

Complément

Phagocytose

Érythrocyte

Anticorps IgG ou IgM

Lyse de l'érythrocyte

Type II. Les réactions cytotoxiques, dans lesquelles les anticorps IgG ou IgM se lient à un antigène fixé à une cellule, peuvent entraîner des lésions aux cellules ou aux tissus. Ces réactions se produisent quand l'organisme se trompe sur la nature d'une composante et qu'il la traite comme un corps étranger, ce qui provoque l'activation du complément. Citons par exemple la myasthénie grave, le syndrome de Goodpasture, l'anémie pernicieuse, l'anémie hémolytique, la maladie hémolytique du nouveau-né, les réactions transfusionnelles et la thrombocytopénie.

Type III

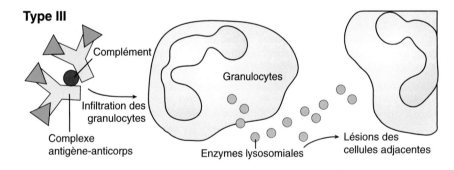

Complément

Granulocytes

Infiltration des granulocytes

Complexe antigène-anticorps

Enzymes lysosomiales

Lésions des cellules adjacentes

Type III. Les réactions par complexes immuns se caractérisent par des réactions inflammatoires aiguës provoquées par la formation et le dépôt de complexes immuns. Les articulations et les reins sont particulièrement sensibles à ce type de réactions, qui sont associées au lupus érythémateux disséminé, à la maladie du sérum, à certaines formes de néphrite et à la polyarthrite rhumatoïde. Elles peuvent engendrer les signes et symptômes suivants : urticaire, douleurs articulaires, fièvre, éruption cutanée et adénopathie (augmentation du volume des ganglions lymphatiques).

Type IV

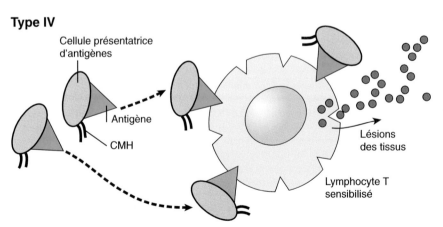

Cellule présentatrice d'antigènes

Antigène

CMH

Lésions des tissus

Lymphocyte T sensibilisé

Type IV. Les réactions différées, ou cellulaires, se manifestent un ou deux jours après l'exposition à un allergène. Ces réactions, qui provoquent des lésions aux tissus, mettent en jeu des lymphokines, des macrophages et des enzymes. On observe fréquemment de l'érythème et des démangeaisons. Mentionnons les exemples suivants : dermatite de contact, réaction du greffon contre l'hôte, maladie d'Hashimoto et sarcoïdose.

FIGURE 55-2 ■ Les quatre types de réactions d'hypersensibilité.

présence d'œdème dans de nombreux tissus, notamment dans le larynx ; elle s'accompagne souvent d'hypotension (Abbas et Lichtman, 2001). La réaction de type I est une réaction d'hypersensibilité immédiate qui se déclenche au cours des minutes qui suivent le contact avec l'antigène. Cette réaction est associée à des anticorps IgE, plutôt qu'à des anticorps IgG ou IgM. Pour qu'elle se produise, il faut que l'organisme ait été exposé une première fois à l'antigène spécifique. Ensuite, des IgE se forment dans les ganglions lymphatiques, ce qui exige l'intervention des lymphocytes T auxiliaires. Les IgE se lient à des récepteurs membranaires des mastocytes du tissu conjonctif et à des récepteurs membranaires des granulocytes basophiles. Quand l'organisme est exposé une deuxième fois à l'antigène, celui-ci se lie aux IgE, activant une réaction cellulaire qui déclenche la dégranulation et la libération de médiateurs chimiques (histamine, leucotriènes et facteur chimiotactique des éosinophiles de l'anaphylaxie).

Ce sont les médiateurs primaires qui provoquent les symptômes des réactions de type I, en raison de leurs effets sur la peau, les poumons et le tube digestif. Si la libération de médiateurs chimiques se poursuit, on observe une réaction différée qui peut se manifester pendant une période qui peut aller jusqu'à 24 heures. La gravité des symptômes dépend de la quantité d'allergène, de la quantité de médiateurs libérés, de la sensibilité de l'organe cible et de la voie de pénétration de l'allergène. Les réactions de type I peuvent être localisées ou généralisées.

Réaction cytotoxique (réaction de type II)

Les réactions de type II, ou cytotoxiques, se produisent quand l'organisme traite par erreur un composant normal comme s'il s'agissait d'un corps étranger. Ces réactions peuvent être causées par un anticorps à réaction antigénique croisée, ce qui risque d'entraîner des lésions aux cellules ou aux tissus. Les réactions de type II se produisent quand un anticorps IgG ou IgM se lie à un antigène fixé sur une cellule. Cette liaison provoque l'activation du complément (chapitre 52 🔗) et la destruction de la cellule à laquelle est fixé l'antigène.

Les réactions de type II sont à l'origine de diverses affections. Par exemple, dans la myasthénie grave, l'organisme produit des anticorps qui s'attaquent aux récepteurs normaux des terminaisons nerveuses. Dans le syndrome de Goodpasture, on observe la production d'anticorps qui s'attaquent aux tissus des poumons et des reins, ce qui entraîne des lésions pulmonaires et une insuffisance rénale.

Les réactions de type II engendrant la destruction des érythrocytes sont associées à l'anémie hémolytique auto-immune médicamenteuse, à la maladie hémolytique du nouveau-né et aux réactions transfusionnelles.

Réaction d'hypersensibilité par complexes immuns (réaction de type III)

Dans les réactions de type III, des complexes immuns se forment quand les antigènes se lient à des anticorps. Ces complexes sont ensuite éliminés de la circulation par phago-cytose. Deux facteurs contribuent à l'apparition de lésions quand les complexes immuns de la réaction de type III se déposent dans les tissus ou dans l'endothélium vasculaire : l'augmentation du nombre de complexes circulants et la présence d'amines vasoactives. Ces facteurs accroissent la perméabilité des vaisseaux et aggravent les lésions tissulaires. Les articulations et les reins sont particulièrement sensibles à ce type de lésions. La réaction de type III est associée au lupus érythémateux disséminé, à la polyarthrite rhumatoïde, à certaines formes de néphrite et à certaines formes d'endocardite bactérienne. Ces affections sont décrites dans d'autres chapitres.

Hypersensibilité différée (réaction de type IV)

Les réactions de type IV, également appelées hypersensibilité à médiation cellulaire, se manifestent de 24 à 72 heures après l'exposition à un allergène. Elles se déclenchent sous l'action des lymphocytes T sensibilisés et des macrophages. La réaction causée par une injection intradermique de tuberculine purifiée constitue un exemple de réaction de type IV. Après l'injection, les lymphocytes T sensibilisés réagissent avec l'antigène au point d'injection ou à proximité de ce point. La libération de lymphokines attire, active et retient les macrophages à cet endroit. Ceux-ci libèrent des enzymes qui lèsent les tissus. La présence d'œdème et d'un agrégat de fibrine sont les signes d'une réaction positive à la tuberculine.

La dermite de contact représente une réaction de type IV provoquée par le contact avec des allergènes, par exemple avec des produits de beauté, du ruban adhésif, des médicaments topiques, des produits inactifs des médicaments et des toxines végétales. Le tout premier contact avec l'antigène entraîne une sensibilisation ; les contacts subséquents provoquent une réaction d'hypersensibilité dans laquelle les molécules de faible poids moléculaire (ou haptènes) se lient à des protéines (ou porteurs) et sont ensuite « traitées » par les cellules de Langerhans de la peau. Les symptômes de la dermite de contact sont les démangeaisons, l'érythème et des lésions surélevées.

Examen clinique

ANAMNÈSE ET MANIFESTATIONS CLINIQUES

Une anamnèse détaillée et un examen physique complet four-nissent des données d'une grande utilité pour le diagnostic et le traitement des affections allergiques. L'utilisation d'un formulaire d'évaluation facilite la collecte et la présentation des renseignements obtenus (encadré 55-1 ■).

L'infirmière évalue l'intensité des signes et symptômes occasionnés par l'allergie, elle demande à la personne s'il y a eu une amélioration spontanée des signes et symptômes et elle s'informe des effets du traitement ; tous ces renseigne-ments sont consignés. L'infirmière prend note également des rapports entre les symptômes et l'exposition aux aller-gènes possibles.

EXAMEN CLINIQUE

Formulaire d'évaluation des allergies

Nom _____ Âge _____ Sexe _____ Date _____

I. Principal symptôme: _____

II. Problème de santé actuel: _____

III. Symptômes d'allergie: _____

Yeux:	Prurit _____	Sensation de brûlure _____	Larmoiements _____
	Œdème	Érythème de la conjonctive	Écoulement
Oreilles:	Prurit _____	Plénitude _____	Acouphènes _____
	Infections _____		
Nez:	Éternuements	Rhinorrhée	Obstruction
	Prurit	Respiration par la bouche	
	Écoulement _____		
Gorge:	Douleur	Écoulements	
	Prurit	Accumulation de sécrétions au lever	
Thorax:	Toux _____	Douleur _____	Sibilants _____
	Expectorations: _____	Couleur _____	Quantité _____
	Dyspnée:	Au repos	À l'effort
Peau:	Prurit _____	Lésions _____	
	Dermite _____	Eczéma _____	Urticaire _____

IV. Antécédents familiaux quant aux affections allergiques _____

V. Tests d'allergie et traitements subis antérieurement: _____

Tests cutanés antérieurs: _____

Médicaments:	Antihistaminiques	Amélioration	Pas d'amélioration
	Bronchodilatateurs	Amélioration	Pas d'amélioration
	Gouttes nasales	Amélioration	Pas d'amélioration _____
	Hyposensibilisation	Amélioration _____	Pas d'amélioration _____
	Durée du traitement		
	Antigènes _____		
	Réactions _____		
	Antibiotiques	Amélioration	Pas d'amélioration
	Corticostéroïdes	Amélioration	Pas d'amélioration

VI. Usage du tabac et agents incommodants: _____

Tabac:		*Agents incommodants:*	
Tabac pendant _____ ans	Alcool	Climatisation	
Cigarettes _____ par jour	Chaleur _____	Temps chaud et humide _____	
Cigares _____ par jour	Froid _____	Changements climatiques _____	
Pipes _____ par jour	Parfums	Produits chimiques	
N'a jamais fumé _____	Peintures _____	Laque (pour les cheveux) _____	
Incommodé par la fumée _____	Insecticides _____	Journaux _____	
	Produits de beauté	Latex	

VII. Manifestation des symptômes: _____

Moment et circonstances de la 1re crise: _____

État de santé antérieur: _____

Évolution de la maladie au cours des dernières décennies: aggravation _____ régression

Période de l'année: _____ Dates exactes: _____

Symptômes constants _____

Symptômes saisonniers

Exacerbation saisonnière _____

Variations mensuelles (menstruations, activités): _____

Moment de la semaine (semaine ou fin de semaine): _____

Heure du jour ou de la nuit: _____

Après piqûre d'insecte: _____

VIII. Lieu d'apparition des symptômes: _____

Lieu de résidence au moment de la première crise: _____

Résidence depuis la première apparition: _____

Effets des vacances ou de changements géographiques importants: _____

Symptômes moins prononcés à l'intérieur ou à l'extérieur: _____

Effets à l'école ou sur le lieu de travail: _____

Effets d'un séjour non loin du lieu de résidence : _____

Effets d'une hospitalisation : _____

Effets liés à des milieux précis : _____

Les symptômes se manifestent à proximité : _____

de feuilles mortes   de foin   de la rive d'un lac

d'une grange _____ de la résidence d'été _____ d'un sous-sol humide _____

d'un grenier sec _____ d'une pelouse fraîchement coupée _____

d'animaux   autres

Les symptômes se produisent après ingestion : _____

de fromage _____ de champignons _____ de bière _____ de melon _____

de bananes   de poisson   de noix   d'agrumes

d'autres aliments (préciser)

Lieu de résidence : en ville _____ en milieu rural _____

maison _____ âge de la maison _____

appartement   sous-sol   taux d'humidité

air sec _____ système de chauffage _____

animaux domestiques (depuis combien de temps ?) _____ chien _____ chat _____ autres _____

Chambre à coucher : Type Âge   *Salle de séjour* : Type Âge

Oreiller   Moquette

Matelas _____ _____ Tapis   _____ _____

Couvertures   Ameublement

Édredon

Ameublement _____ _____

Endroits de la maison où les symptômes sont plus prononcés : _____

IX. Facteurs aggravant les symptômes (selon la personne) _____

X. Dans quelles circonstances les symptômes disparaissent-ils ? _____

XI. Résumé et autres observations : _____

Examens paracliniques

L'évaluation de la personne souffrant d'allergies comprend généralement des analyses sanguines, des frottis de sécrétions corporelles, des tests cutanés et le dosage des IgE sériques spécifiques (appelé aussi technique RAST, d'après l'anglais *radioallergosorbent test*). Les résultats des analyses sanguines corroborent les autres données, mais ils ne constituent pas le principal critère de diagnostic.

NUMÉRATION GLOBULAIRE ET FORMULE LEUCOCYTAIRE

Le nombre de globules blancs est généralement normal chez la personne atteinte d'une affection allergique, sauf en présence d'infection. Les éosinophiles représentent normalement de 1 % à 3 % du nombre total de globules blancs. Un pourcentage de 5 % à 15 % peut témoigner d'une réaction allergique. Dans les cas d'éosinophilie modérée, le pourcentage d'éosinophiles peut se situer entre 15 % et 40 %. On observe de telles valeurs chez les personnes atteintes d'affections allergiques, de même que chez celles qui présentent une tumeur maligne, une immunodéficience, une infection parasitaire ou une cardiopathie congénitale, ou encore qui se soumettent à une dialyse péritonéale. En présence d'éosinophilie grave, les granulocytes éosinophiles comptent pour 50 % à 90 % des leucocytes, par exemple chez les personnes atteintes d'hyperéosinophilie idiopathique.

NUMÉRATION DES ÉOSINOPHILES

On peut obtenir la numération exacte des éosinophiles en analysant un échantillon de sang ou de sécrétion corporelle. Pour obtenir la numération totale des éosinophiles au moyen d'un échantillon de sang, on utilise des liquides de dilution spéciaux qui provoquent l'hémolyse des érythrocytes et colorent les éosinophiles. Lors des crises symptomatiques, les sécrétions nasales, les sécrétions conjonctivales et les expectorations des personnes atopiques contiennent généralement des éosinophiles, indiquant la présence d'une réaction allergique.

DOSAGE DES IgE SÉRIQUES

Lorsque la concentration sérique totale des IgE est élevée, le diagnostic d'**allergie atopique** se trouve confirmé. Toutefois, ce diagnostic ne doit pas être exclu si la concentration d'IgE est normale. Il est indiqué de doser les IgE dans les cas suivants :

- Recherche d'une immunodéficience
- Recherche d'une réaction médicamenteuse
- Dépistage de l'aspergillose allergique
- Recherche d'une allergie chez un enfant atteint de bronchiolite
- Différenciation des affections atopiques et des affections non atopiques (eczéma, asthme, rhinite).

RECHERCHE DES IgE SÉRIQUES SPÉCIFIQUES (TECHNIQUE RAST)

La technique RAST est une méthode radio-immunologique qui permet de dépister les IgE spécifiques d'un allergène donné. Elle consiste à mettre en contact un échantillon de sérum avec divers allergènes radiomarqués. Si des anticorps sont présents, ils se combineront avec les allergènes. Après centrifugation, on décèle par essai radio-immunologique les IgE combinés. On compare ensuite les résultats obtenus avec les valeurs témoins. Outre qu'elle permet de dépister les allergènes, la technique RAST indique quelle est la quantité d'allergène nécessaire pour provoquer une réaction allergique. On note les résultats sur une échelle de 0 à 5. Tout résultat égal ou supérieur à 2+ est considéré comme significatif. Par rapport aux autres épreuves, la technique RAST offre surtout les avantages suivants : réduction du risque de réaction généralisée, stabilité des antigènes et absence d'interaction médicamenteuse. Elle comporte toutefois des inconvénients : le choix des allergènes est limité, sa sensibilité est moins grande que celle des tests cutanés intradermiques, les résultats ne sont pas connus immédiatement et la technique est coûteuse.

TESTS CUTANÉS

Pour pratiquer un test cutané, on injecte une solution par voie intradermique ou on procède à des applications sur la peau en divers endroits du corps. Selon ce qu'on suppose être la cause des signes et symptômes de l'allergie, plusieurs solutions peuvent être appliquées. Ces solutions contiennent des antigènes représentant toute une gamme d'allergènes, le pollen notamment, qui sont les plus susceptibles de contribuer aux affections allergiques de la personne. La signification clinique des réactions positives (papule œdémateuse et érythème) dépend des corrélations qu'on pourra effectuer avec les antécédents de la personne, les résultats de l'examen physique et des épreuves de laboratoire.

Les données fournies par les tests cutanés s'ajoutent à l'information obtenue grâce à l'anamnèse ; elles aident à cerner les antigènes qui ont le plus probablement provoqué les symptômes et permettent d'évaluer la gravité de la sensibilisation. La dose d'antigène (allergène) injectée est significative également. La plupart des personnes atteintes sont hypersensibles à plusieurs sortes de pollen. Il arrive qu'en situation de test les personnes ne réagissent pas (bien qu'elles réagissent le plus souvent) aux pollens qui provoquent généralement leurs crises.

Si l'on doute de la validité des tests cutanés, on peut faire une recherche des IgE spécifiques (RAST) ou un test de provocation. On a recours à un test cutané lorsqu'on a des raisons de croire que les manifestations allergiques proviennent d'un allergène précis. Un certain nombre de précautions s'imposent cependant :

- Il ne faut pas pratiquer les tests pendant une période de bronchospasme.
- On effectue d'abord des tests cutanés (par scarification ou par injection intradermique) de façon à déterminer la sensibilité de la personne sans provoquer de réaction généralisée.
- On doit avoir à sa disposition du matériel d'urgence pour traiter la réaction anaphylactique, le cas échéant.

Types de tests cutanés

Les tests cutanés peuvent se faire par scarification ou par injection intradermique (figure 55-3 ■). Après avoir pratiqué des tests par scarification, on effectue le test par injection intradermique des allergènes qui n'ont pas provoqué de réaction positive. Comme le test par injection intradermique provoque une réaction plus forte, les allergènes qui ont provoqué une réaction lors des premiers tests pourraient déclencher une réaction généralisée. Le dos est la partie du corps qui convient le mieux aux tests cutanés, parce qu'il offre une grande surface. Disponible sur le marché, l'applicateur multitests est doté de têtes permettant d'administrer simultanément plusieurs antigènes au moyen d'injections en divers endroits du corps.

Interprétation des résultats des tests cutanés

Pour interpréter correctement les résultats, il importe de bien connaître le système de notation choisi et de l'appliquer de façon constante. On doit mentionner le système utilisé sur les feuilles de résultats. Les réactions positives indiquent une sensibilité à l'allergène correspondant ; elles se caractérisent par l'apparition d'une papule urticarienne (saillie cutanée, rougeâtre et de forme arrondie) ou d'un **érythème** localisé (rougeur diffuse) dans la région de l'inoculation ou du contact, ou encore d'un pseudopode (projection de forme irrégulière à l'extrémité d'une papule) associé à de l'érythème (figure 55-4 ■).

Puisque certains médicaments, comme les corticostéroïdes et les antihistaminiques, peuvent inhiber la réaction cutanée, la personne doit cesser de les prendre au moins 48 à 96 heures avant les tests, selon la durée d'action du médicament. On peut obtenir des résultats faussement positifs si les extraits sont préparés ou administrés de façon incorrecte.

L'interprétation des résultats doit s'effectuer en fonction des antécédents de la personne, de l'examen physique et des résultats de laboratoire. Voici quelques règles de base :

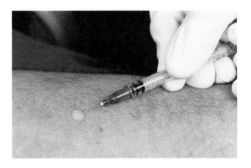

FIGURE 55-3 ■ **Test cutané par injection intradermique.**
SOURCE : B. Kozier, G. Erb, A. Berman et S. Snyder (2004). *Fundamentals of Nursing – Concepts, Process, and Practice* (7e éd). Upper Saddle River : Pearson Education, Inc. Traduction française : © ERPI, 2005, p. 1164.

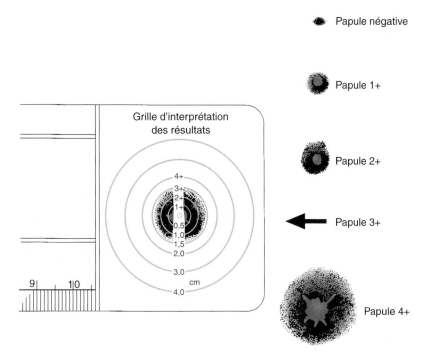

Papule négative

Papule 1+

Papule 2+

Papule 3+

Papule 4+

Grille d'interprétation
des résultats

4+
3+
2+
1+
0
0,5
1,0
1,5
2,0
3,0
cm
4,0

9 | 10

FIGURE 55-4 ■ Interprétation des réactions. Négative : papule molle, pas d'érythème ; 1+ : papule présente (5 à 8 mm), associée à de l'érythème ; 2+ : papule (7 à 10 mm) associée à de l'érythème ; 3+ : papule (9 à 15 mm) comportant un pseudopode léger et associée à de l'érythème ; 4+ : papule (12 mm et plus) comportant un pseudopode et de l'érythème diffus.

- Les tests cutanés sont plus fiables pour diagnostiquer une sensibilité atopique chez les personnes atteintes d'une rhinite allergique que chez les personnes asthmatiques.
- Les allergènes alimentaires donnent très souvent des réactions positives.
- Les tests cutanés ne sont pas toujours utiles lorsqu'on veut diagnostiquer une hypersensibilité immédiate aux médicaments, car ce sont parfois les métabolites des médicaments, et non pas les médicaments eux-mêmes, qui engendrent la réaction.

TESTS DE PROVOCATION

Les tests de provocation consistent à appliquer l'allergène dont on pense qu'il provoque une réaction directement sur le tissu sensible, notamment sur les muqueuses des conjonctives, du nez et des bronches, ou dans les voies gastro-intestinales (par ingestion), et à observer la réaction qu'il engendre dans l'organe visé. Ces tests servent à déceler les allergènes dont le rôle est important sur le plan clinique chez les personnes qui présentent un grand nombre de réactions positives. Les tests de provocation comportent toutefois deux inconvénients majeurs : on ne peut utiliser qu'un seul allergène à la fois, et il arrive qu'ils occasionnent des symptômes graves, surtout un bronchospasme, chez les personnes asthmatiques.

Réactions allergiques

Deux types de réactions allergiques peuvent se déclencher sous l'action des IgE : les allergies atopiques et les allergies non atopiques. Bien que dans ces deux types d'allergie les réactions immunologiques sous-jacentes soient les mêmes, les facteurs qui y prédisposent diffèrent, ainsi que les manifestations cliniques. Les allergies atopiques se caractérisent par le fait qu'elles supposent une prédisposition génétique et qu'elles se manifestent par des réactions localisées aux anticorps IgE libérés sous l'action des allergènes environnementaux courants (Kay, 2001a). Par contre, les allergies non atopiques ne sont pas associées à une prédisposition génétique et ne ciblent pas d'organe précis (Porth, 2002).

Les réactions d'hypersensibilité de type I entraînent des allergies atopiques ; ces réactions comprennent l'anaphylaxie, la rhinite allergique, la dermite atopique, l'urticaire, l'œdème de Quincke, les allergies alimentaires et l'asthme. L'allergie au latex peut être une réaction d'hypersensibilité de type I ou de type IV, même si la véritable allergie au latex est considérée comme une réaction d'hypersensibilité de type I (Brehler et Kütting, 2001). L'allergie au latex est expliquée en détail plus loin dans le chapitre. La dermite de contact constitue une réaction de type IV.

ANAPHYLAXIE

L'anaphylaxie est une manifestation clinique qui se produit sous l'action des IgE ; elle est imputable à une réaction d'hypersensibilité immédiate (réaction de type I) entre un antigène spécifique et un anticorps. La réaction anaphylactique peut être déclenchée par inhalation, injection ou ingestion, ou par le contact de la peau avec un antigène. Il s'agit d'une réaction allergique grave qui peut mettre en danger la vie de la personne.

Physiopathologie

L'anaphylaxie est causée par l'interaction entre un antigène étranger et un anticorps IgE spécifique fixé à la membrane de surface des mastocytes et des granulocytes basophiles. La libération de l'histamine et des autres médiateurs bioactifs qui en découle provoque l'activation des plaquettes, des éosinophiles et des neutrophiles, de même que le déclenchement des réactions de coagulation; il en résulte un spasme des muscles lisses, un bronchospasme, un œdème et une inflammation des muqueuses, ainsi qu'une augmentation de la perméabilité des capillaires. Ces réactions généralisées engendrent habituellement des manifestations cliniques au cours des secondes ou des minutes qui suivent l'exposition à l'antigène (Neugut *et al.*, 2001). Il existe aussi des réactions dites anaphylactoïdes (semblables à l'anaphylaxie); elles sont décrites dans l'encadré 55-2 ■.

Parmi les substances qui produisent le plus souvent une anaphylaxie, on trouve les aliments, les médicaments, les piqûres d'insectes et le latex (encadré 55-3 ■). Les aliments qui provoquent fréquemment cette réaction comprennent notamment les arachides, les noix, les crustacés, le poisson, le lait, les œufs, le soja et le blé. De nombreux médicaments sont associés à l'anaphylaxie, dont les plus courants sont les antibiotiques (par exemple les pénicillines), les produits de contraste, les produits anesthésiants intraveineux, l'aspirine, les AINS. Les antibiotiques et les produits de contraste causent les réactions anaphylactiques les plus graves et ils provoquent une réaction dans une proportion de 1 exposition sur 5 000.

Manifestations cliniques

Les réactions anaphylactiques se divisent en trois catégories: légères, modérées et graves. Le laps de temps qui s'écoule entre le contact avec l'antigène et la manifestation des symptômes constitue un bon indicateur de la gravité de la réaction: plus la réaction est rapide, plus elle sera grave (Neugut *et al.*, 2001).

Les réactions généralisées légères entraînent un picotement dans les membres et une sensation de chaleur; elles s'accompagnent parfois d'une sensation de plénitude dans la bouche

ENCADRÉ 55-2

Réactions anaphylactoïdes

Les réactions dites anaphylactoïdes (semblables à l'anaphylaxie) sont dues à la libération de médiateurs par les mastocytes et les basophiles. Elles sont déclenchées par un événement dans lequel n'interviennent pas les IgE. Elles peuvent être attribuables à des médicaments, à des aliments, à l'exercice ou à une transfusion d'anticorps cytotoxiques. Les réactions peuvent être locales ou généralisées. Les réactions locales se caractérisent généralement par de l'urticaire et par un œdème de Quincke au point de contact avec l'antigène. Elles sont parfois graves, mais rarement fatales. Les réactions généralisées surviennent au cours des 30 minutes qui suivent l'exposition; elles peuvent toucher l'appareil respiratoire, l'appareil gastro-intestinal et les téguments. Dans l'ensemble, les symptômes et le traitement des réactions anaphylactoïdes sont identiques à ceux des réactions anaphylactiques.

ENCADRÉ 55-3

Causes les plus fréquentes de l'anaphylaxie

ALIMENTS

Arachides, noix (noix de Grenoble, pacanes, cajous, amandes, etc.), crustacés (crevettes, crabe, etc.), poisson, lait, œufs, soja, blé

MÉDICAMENTS

Antibiotiques, en particulier les pénicillines et les sulfamidés, produits de contraste, anesthésiques locaux (lidocaïne, procaïne), aspirine, AINS, agents de chimiothérapie

AUTRES AGENTS PHARMACEUTIQUES OU BIOLOGIQUES

Sérum d'origine animale (antitoxine tétanique, antitoxine de venin de serpent, antitoxine de la rage) utilisé dans les tests cutanés, vaccins, produits sanguins

PIQÛRES D'INSECTES

Abeilles, guêpes, frelons, guêpes jaunes, fourmis, notamment les fourmis rouges

LATEX

Articles médicaux et autres contenant du latex

et la gorge. On peut aussi observer une congestion nasale, un œdème périorbitaire, un prurit, des éternuements et un larmoiement. Ces symptômes apparaissent moins de deux heures après l'exposition.

Les réactions généralisées modérées peuvent se manifester par les symptômes mentionnés au paragraphe précédent, de même que par des bouffées vasomotrices, une sensation de chaleur, de l'anxiété et des démangeaisons. Elles peuvent même s'accompagner d'un bronchospasme, d'un œdème des voies respiratoires et du larynx, ainsi que de dyspnée, de toux et de respiration sifflante. Des sibilants peuvent également être perçus à l'auscultation. Les symptômes se manifestent aussi moins de deux heures après l'exposition.

Les réactions généralisées graves apparaissent soudainement et se manifestent par les mêmes signes et symptômes que les réactions légères et modérées. Elles évoluent rapidement vers un bronchospasme, un œdème laryngé, une dyspnée grave, une cyanose et de l'hypotension. On peut aussi observer une dysphagie (déglutition difficile), des crampes abdominales, des vomissements, de la diarrhée et des convulsions. Il arrive parfois qu'elles aboutissent à un arrêt cardiaque et au coma. La figure 55-5 ■ présente un résumé des effets multisystémiques de la réaction anaphylactique grave.

Prévention

Il est d'une grande importance que la personne qui présente un risque d'anaphylaxie évite de s'exposer aux allergènes auxquels elle est sensible (Neugut *et al.*, 2001). Les personnes sensibles aux piqûres d'insectes ne doivent pas se rendre dans les régions infestées d'insectes, elles doivent porter des vêtements appropriés, utiliser de l'insectifuge et prendre les précautions nécessaires pour ne pas être piquées de nouveau.

Si la personne ne peut pas échapper aux allergènes, il est essentiel qu'elle reçoive de l'adrénaline (chlorhydrate d'épinéphrine) dans le but de prévenir toute réaction anaphylactique.

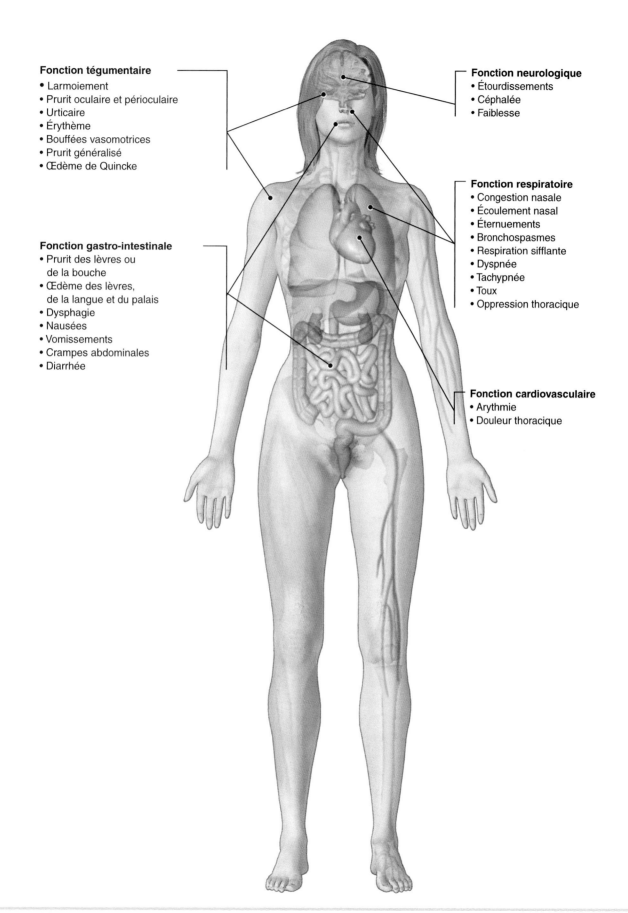

Fonction tégumentaire
- Larmoiement
- Prurit oculaire et périoculaire
- Urticaire
- Érythème
- Bouffées vasomotrices
- Prurit généralisé
- Œdème de Quincke

Fonction gastro-intestinale
- Prurit des lèvres ou
  de la bouche
- Œdème des lèvres,
  de la langue et du palais
- Dysphagie
- Nausées
- Vomissements
- Crampes abdominales
- Diarrhée

Fonction neurologique
- Étourdissements
- Céphalée
- Faiblesse

Fonction respiratoire
- Congestion nasale
- Écoulement nasal
- Éternuements
- Bronchospasmes
- Respiration sifflante
- Dyspnée
- Tachypnée
- Toux
- Oppression thoracique

Fonction cardiovasculaire
- Arythmie
- Douleur thoracique

FIGURE 55-5 ■ Effets multisystémiques de la réaction anaphylactique grave.

Les personnes sensibles aux piqûres et morsures d'insectes, ainsi que celles qui ont présenté par le passé des réactions alimentaires ou médicamenteuses, des réactions anaphylactiques idiopathiques ou des réactions à l'effort, doivent toujours garder sur elles une trousse d'urgence contenant de l'épinéphrine. La trousse EpiPen® (figure 55-6 ■) est une trousse d'urgence, offerte dans le commerce, qui permet d'administrer des doses d'épinéphrine prémesurées, de 0,3 mg (EpiPen®) et de 0,15 mg (EpiPen® Jr.). Aucune préparation n'est requise et la technique d'autoadministration est simple. Le dispositif de simulation EpiPen® fourni avec la trousse permet à la personne de montrer qu'elle est en mesure de s'administrer le médicament. L'infirmière lui donne de l'information orale et écrite au sujet de la trousse d'urgence et elle lui apprend comment éviter de se trouver en contact avec les allergènes dangereux.

Du point de vue préventif, il importe de dépister les allergies avant de prescrire un médicament ou au moment de l'administrer pour la première fois. C'est ainsi qu'il faut noter minutieusement les antécédents d'allergie au préalable, surtout si on doit donner le médicament par voie parentérale, car cette voie d'administration est associée aux réactions anaphylactiques les plus graves. Toutes les infirmières, qu'elles travaillent dans un centre hospitalier, à domicile, au service de consultation externe ou dans un établissement de soins de longue durée, doivent évaluer le risque de réaction anaphylactique. L'infirmière demandera à la personne si elle a été exposée à des produits de contraste utilisés dans les examens paracliniques et si elle a eu des réactions allergiques, ou encore des réactions à certains médicaments, à des aliments, à des piqûres d'insectes ou au latex. Enfin, elle doit inciter la personne prédisposée à l'anaphylaxie à porter un bracelet ou un médaillon Medic Alert où sont notées ses allergies médicamenteuses, alimentaires et autres.

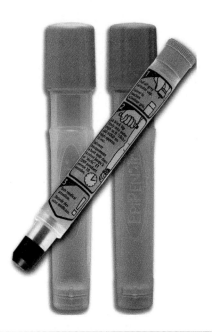

Afin de prévenir les réactions anaphylactiques, il peut se révéler utile de donner une immunothérapie aux personnes qui sont allergiques au venin des insectes. On limite ainsi les symptômes, sans toutefois traiter l'affection. L'immunothérapie réduit d'une façon très efficace le risque d'anaphylaxie associé aux piqûres subséquentes (Neugut *et al.*, 2001). Les personnes qui se soumettent à ce processus doivent savoir que le traitement doit être administré régulièrement et sans interruption, car tout retard pourrait faire réapparaître la réaction allergique au moment où le médicament est injecté de nouveau.

Traitement médical

Le traitement dépend de la gravité de la réaction. Au début, on évalue la fonction respiratoire et cardiovasculaire. Dans les cas d'arrêt cardiaque, il faut procéder à une réanimation cardiorespiratoire. On donne de l'oxygène à forte concentration pendant la réanimation cardiorespiratoire, ou encore quand la personne présente une cyanose, une dyspnée ou un sifflement. On administre de l'épinéphrine, par voie sous-cutanée ou intramusculaire, en solution de 1 partie par 1 000 dans l'un des membres supérieurs ou dans la cuisse; il faut parfois en poursuivre l'administration par perfusion continue. On peut également donner des antihistaminiques et des corticostéroïdes pour prévenir les récidives, et réduire l'urticaire et l'œdème de Quincke. Pour maintenir la pression artérielle et rétablir l'équilibre hémodynamique, on utilise des solutés intraveineux (crystalloïdes ou colloïdes), ainsi que des agents vasopresseurs. Dans le cas des personnes qui présentent des épisodes de bronchospasmes, des antécédents d'asthme ou de BPCO, on peut également administrer de l'aminophylline et des corticostéroïdes afin d'améliorer la perméabilité et la fonction respiratoires. Si l'hypotension n'est pas corrigée par les agents vasopresseurs, on peut injecter du glucagon par voie intraveineuse pour ses effets inotropes et chronotropes. Si la personne présente une réaction grave, il faut la laisser en observation environ 12 à 14 heures; si elle présente une réaction légère, on doit l'informer des risques de récidive.

Soins et traitements infirmiers

L'infirmière doit tout d'abord examiner la personne qui présente une réaction allergique pour déceler les signes et symptômes de l'anaphylaxie. Elle évalue les voies respiratoires, le mode de respiration et les signes vitaux; elle surveille les signes indiquant la progression de l'œdème et de la détresse respiratoire. Il est important que l'infirmière informe rapidement le médecin et qu'elle prépare la personne au traitement d'urgence (intubation, administration de médicaments, installation de lignes intraveineuses, perfusion, administration d'oxygène) afin d'atténuer la gravité de la réaction et de rétablir le fonctionnement cardiovasculaire. L'infirmière note les mesures prises et la réaction au traitement, ainsi que les signes vitaux et les résultats des examens paracliniques.

On explique ce qui s'est produit à la personne qui se rétablit à la suite d'une réaction anaphylactique, on lui apprend à ne plus s'exposer aux allergènes de même qu'à s'administrer les médicaments servant au traitement d'urgence de l'anaphylaxie. L'infirmière lui explique également quels sont les allergènes à éviter et les stratégies à adopter pour prévenir toute récidive de l'anaphylaxie. Toutes les personnes qui ont présenté une réaction anaphylactique par le passé doivent recevoir une prescription leur permettant d'obtenir des seringues qui contiennent des doses prémesurées d'épinéphrine. L'infirmière en expose le mode d'emploi tant à la personne qu'à ses proches et elle leur donne l'occasion de montrer qu'ils savent les utiliser correctement (encadré 55-4 ■).

RHINITE ALLERGIQUE

La **rhinite** allergique (inflammation des muqueuses nasales, rhume des foins, rhinite allergique chronique, pollinose) est la forme d'allergie respiratoire la plus fréquente. On croit qu'elle est attribuable à une réaction immunitaire immédiate (hypersensibilité de type I). Les symptômes sont les mêmes que ceux de la rhinite virale, mais ils persistent habituellement plus longtemps et sont saisonniers (Tierney, McPhee et Papadakis, 2001). La rhinite allergique s'accompagne souvent de conjonctivite, de sinusite ou d'asthme allergique. On l'associe à une diminution du rendement scolaire ou professionnel et de la qualité de vie (Ratner, Ehrlich, Fineman *et al.*, 2002). Si elle n'est pas traitée, elle peut entraîner de nombreuses complications, dont l'asthme, l'obstruction nasale chronique, l'otite moyenne chronique avec perte de l'audition, l'anosmie (perte du sens de l'odorat) et, chez les enfants, des déformations buccofaciales. Il est donc très important de la dépister dès les premiers stades et d'administrer le traitement qui convient afin d'atténuer les complications et de soulager les symptômes.

Lorsqu'elle est induite par des pollens ou des moisissures transportés par le vent, la rhinite allergique se manifeste à divers moments de l'année selon l'allergène en cause :

- Début du printemps : pollen des arbres (chêne, orme, peuplier)
- Début de l'été : pollen des herbages cultivés (fléole des prés, agrostide commune)
- Début de l'automne : pollen des mauvaises herbes (herbe à poux)

Les crises commencent et se terminent à peu près à la même période tous les ans. Les spores fongiques transportées par le vent ont besoin de chaleur et d'humidité. Elles apparaissent généralement au début du printemps, sont très abondantes durant l'été et disparaissent graduellement aux premiers gels.

Physiopathologie

L'organisme est d'abord sensibilisé par l'ingestion ou l'inhalation d'un antigène. Quand il est exposé de nouveau à cet antigène, on observe un ralentissement de l'action des cils dans la muqueuse nasale, un œdème et une infiltration de leucocytes, plus particulièrement de granulocytes éosinophiles. L'histamine est le médiateur principal des réactions allergiques de la muqueuse nasale. L'œdème tissulaire provient de la vasodilatation et de l'augmentation de la perméabilité des capillaires.

Manifestations cliniques

Les signes et symptômes caractéristiques de la rhinite allergique sont une congestion nasale accompagnée d'écoulements séreux

ENSEIGNEMENT

Autoadministration de l'épinéphrine

L'infirmière enseigne à la personne à s'injecter de l'épinéphrine en cas de réaction anaphylactique ; elle l'incite à se servir d'un dispositif de simulation pour s'exercer à le faire.

1. Déboucher délicatement le dispositif EpiPen® en s'assurant que la tête d'injection est dirigée vers le haut.

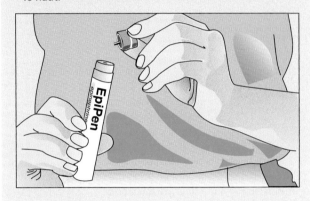

2. Placer le dispositif à la hauteur de la partie médiane de la cuisse.

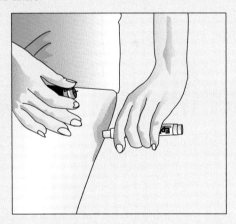

3. Enfoncer le dispositif le plus loin possible dans la cuisse. Le dispositif EpiPen® injectera automatiquement une dose prémesurée d'épinéphrine dans le tissu sous-cutané.

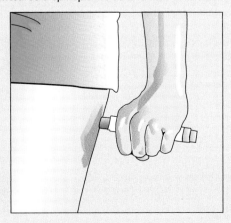

clairs, d'éternuements intermittents et de démangeaisons. Les démangeaisons dans la gorge et le palais mou se rencontrent fréquemment aussi. On observe une toux sèche ou un enrouement, car les sécrétions nasales s'écoulent dans le pharynx, d'où de multiples tentatives pour dégager la gorge. La rhinite allergique peut aussi s'accompagner de céphalées, d'une douleur sinusale ou d'une épistaxis. Les symptômes de cette affection chronique dépendent de l'environnement et de la sensibilité inhérente de l'hôte. La rhinite allergique peut avoir des effets sur la qualité de vie, en raison de la fatigue, du manque de sommeil et des troubles de la concentration qui y sont associés (Ratner *et al.*, 2002).

Examen clinique et examens paracliniques

Le diagnostic de la rhinite allergique saisonnière repose sur l'anamnèse, l'examen physique et les résultats des examens paracliniques. Les épreuves suivantes peuvent être utilisées pour poser le diagnostic : frottis nasal, hémogramme, taux sérique total des IgE, tests cutanés, tests de provocation, recherche des IgE spécifiques (RAST). Pour exclure les allergies alimentaires, on effectuera des tests de provocation au moyen d'allergènes alimentaires. L'augmentation du taux des IgE et des éosinophiles, de même que la réaction positive aux tests effectués au moyen des allergènes, indiquent que la rhinite est imputable à une allergie. On peut obtenir des résultats faussement positifs ou faussement négatifs, surtout quand on procède à des tests cutanés ou à des tests de provocation.

Traitement médical

Le traitement vise à soulager les symptômes et peut faire appel à une ou à plusieurs des interventions suivantes : élimination des allergènes, pharmacothérapie ou immunothérapie (Kay, 2001b). On consolidera par des renseignements écrits les recommandations fournies verbalement. Les personnes atteintes doivent avoir suffisamment d'informations pour prévenir et traiter la rhinite.

Élimination des allergènes

Ce traitement consiste à prendre toutes les mesures possibles pour éliminer les allergènes qui occasionnent le déclenchement des crises. Les symptômes peuvent souvent être atténués en recourant à des mesures simples et en modifiant l'environnement. On peut par exemple utiliser un climatiseur, un purificateur d'air, ainsi qu'un humidificateur ou un déshumidificateur, et éviter de s'exposer à la fumée de cigarette. Dans bien des cas, il est impossible de prévenir l'exposition à tous les allergènes environnementaux ; une pharmacothérapie ou une immunothérapie s'avère alors nécessaire.

Pharmacothérapie

Antihistaminiques Les antagonistes des récepteurs H$_1$ (les H$_1$-bloquants) sont fréquemment utilisés dans le traitement des réactions allergiques légères ou modérées, comme la rhinite allergique. Les antagonistes des récepteurs H$_1$ se lient de manière sélective aux récepteurs H$_1$, ce qui inhibe l'action des histamines à l'emplacement de ces liaisons. Ils n'entravent pas la libération de l'histamine par les mastocytes ou les basophiles. Les antagonistes des récepteurs H$_1$ n'ont aucun effet sur les récepteurs H$_2$, mais ils ont la capacité de se lier à des récepteurs autres que ceux de l'histamine.

Les antihistaminiques administrés par voie orale, qui sont absorbés rapidement, sont plus efficaces quand on les prend dès l'apparition des symptômes, car ils préviennent alors l'apparition de nouveaux symptômes en inhibant l'action de l'histamine sur les récepteurs H$_1$. Ils sont efficaces pour le rhume des foins, la rhinite vasomotrice, l'**urticaire** et les autres réactions allergiques, légères ou modérées. Dans les cas graves, toutefois, ils sont rarement efficaces s'ils sont utilisés seuls.

Les antihistaminiques de première génération (diphenhydramine [Benadryl] et hydroxyzine [Atarax]) sont des antagonistes des récepteurs muscariniques. Cette activité anticholinergique engendre des effets secondaires indésirables, le plus fréquent étant la somnolence. Ils peuvent aussi entraîner de la nervosité, des tremblements, des étourdissements, une sécheresse de la bouche, des palpitations, de l'anorexie, des nausées et des vomissements. Il faut utiliser ces médiments avec prudence chez les personnes âgées, qui sont particulièrement sensibles à leurs effets anticholinergiques, et chez les personnes dont l'état peut être aggravé par l'inhibition des récepteurs muscariniques, par exemple dans les cas d'asthme, de rétention urinaire, de glaucome ou d'hypertrophie bénigne de la prostate.

Les antihistaminiques de deuxième génération n'engendrent pas de somnolence, car ils ne traversent pas la barrière hématoencéphalique et ne se lient pas aux récepteurs cholinergiques, aux récepteurs de la sérotonine ou aux récepteurs alpha-adrénergiques. Ils se lient aux récepteurs H$_1$ du système nerveux périphérique plutôt qu'à ceux du système nerveux central, de sorte que l'effet sédatif est très faible ou absent. Parmi ces médicaments, citons les suivants : la loratadine (Claritin), la cétirizine (Reactine) et la fexofénadine (Allegra). Ces médicaments sont présentés au tableau 55-2 ■.

Adrénergiques Les décongestionnants adrénergiques, qui provoquent une vasoconstriction des muqueuses, sont administrés de façon topique (gouttes nasales ou ophtalmiques) ou par voie orale. L'application locale (gouttes ou vaporisateur) entraîne moins d'effets secondaires que l'administration orale, mais elle est seulement recommandée pour une utilisation de quelques jours afin de prévenir le déclenchement d'une congestion de rebond (ou congestion réactionnelle). Leurs principaux effets secondaires sont l'hypertension, les arythmies, les palpitations, la stimulation du système nerveux central, l'irritabilité, les tremblements et la tachyphylaxie (épuisement de l'effet thérapeutique). Le tableau 55-3 ■ présente un certain nombre de décongestionnants adrénergiques, ainsi que leur voie d'administration.

Stabilisateurs des mastocytes Le cromoglycate est un médicament qui stabilise la membrane des mastocytes, ce qui diminue la libération de l'histamine et des autres médiateurs de la réaction allergique. Il est disponible sous plusieurs formes : vaporisateur nasal, gouttes ophtalmiques et inhalateur. On l'utilise à titre prophylactique avant une exposition aux allergènes afin de prévenir l'apparition des symptômes

Classification chimique des antagonistes des récepteurs H₁ (antihistaminiques)

TABLEAU
55-2

Catégories et exemples	Principaux effets secondaires	Interventions infirmières
PREMIÈRE GÉNÉRATION		
Éthanolamines ■ Par exemple : diphenhydramine (Benadryl)	■ Somnolence, confusion ■ Sécheresse de la bouche, nausée, vomissements ■ Photosensibilité ■ Rétention urinaire	■ Recommander à la personne de s'abstenir de prendre de l'alcool, de conduire un véhicule ou de faire fonctionner une machine jusqu'à ce que la réaction de son système nerveux central au traitement se soit stabilisée. ■ Pour soulager la sécheresse de la bouche, lui conseiller d'utiliser de la gomme à mâcher. ■ Lui recommander d'utiliser un écran solaire et de porter un chapeau à l'extérieur. ■ Rechercher les signes de rétention urinaire et mesurer régulièrement le débit urinaire.
Pipérazines ■ Par exemple : hydroxyzine (Atarax)	■ Réduction de la vigilance, somnolence ■ Sécheresse de la bouche	■ Recommander à la personne de s'abstenir de prendre de l'alcool, de conduire un véhicule ou de faire fonctionner une machine jusqu'à ce que la réaction de son système nerveux central au traitement se soit stabilisée. ■ Pour soulager la sécheresse de la bouche, lui conseiller d'utiliser de la gomme à mâcher.
Alkylamines ■ Par exemple : chlorphéniramine (Chlor-Tripolon)	■ Dépression du système nerveux central moins importante que dans les autres groupes ; meilleur choix pour usage diurne	■ Recommander à la personne se s'abstenir de prendre de l'alcool, de conduire un véhicule ou de faire fonctionner une machine jusqu'à ce que la réaction de son système nerveux central au traitement se soit stabilisée.
Phénothiazines ■ Par exemple : prométhazine (Phenergan)	■ Sédation et somnolence marquées ■ Congestion nasale ■ Hypotension	■ Recommander à la personne de s'abstenir de prendre de l'alcool, de conduire un véhicule ou de faire fonctionner une machine jusqu'à ce que la réaction de son système nerveux central au traitement se soit stabilisée. ■ Recommander d'utiliser un humidificateur à la maison. ■ Conseiller à la personne de passer lentement de la position assise à la position debout.
DEUXIÈME GÉNÉRATION		
Loratadine (Claritin)	■ Céphalées, irritation des voies gastro-intestinales	■ Recommander à la personne de prendre le médicament à jeun.
Fexofénadine (Allegra)	■ Céphalées	
Cétirizine (Reactine)	■ Somnolence possible, sécheresse de la bouche	■ Recommander à la personne de s'abstenir de prendre de l'alcool, de conduire un véhicule ou de faire fonctionner une machine jusqu'à ce que la réaction de son système nerveux central au traitement se soit stabilisée.

Décongestionnants adrénergiques et voies d'administration

TABLEAU
55-3

Décongestionnants adrénergiques	Nom commercial	Voies d'administration
Naphazoline	Allergy Drops, Clear Eyes, Collyre Bleu, Vasocon	Gouttes ophtalmiques
Oxymétazoline	Afrin, Dristan longue durée, Drixoral nasal, Visine Workplace	Voie locale et gouttes ophtalmiques
Pseudoéphédrine	Actifed, Sudafed	Voie orale
Xylométazoline	Otrivin	Voie locale

et afin de traiter ceux-ci une fois qu'ils se sont manifestés, ou encore pour traiter la rhinite allergique chronique. Le vaporisateur nasal est aussi efficace que les antihistaminiques; il l'est cependant moins que les corticostéroïdes en administration intranasale dans le traitement des allergies saisonnières. On doit informer la personne qu'il peut s'écouler jusqu'à une semaine avant que les bienfaits du médicament ne se fassent sentir. Celui-ci n'a aucun effet sur la rhinite non allergique; il s'accompagne généralement d'effets secondaires légers (éternuements et sensation localisée de picotement et de brûlure).

Corticostéroïdes Les corticostéroïdes en administration intranasale sont indiqués dans les cas plus graves de rhinites allergiques saisonnières, qui ne peuvent être traités à l'aide de médicaments plus classiques comme les décongestionnants, les antihistaminiques et le cromoglycate intranasal. Parmi ces médicaments, citons le flunisolide (Rhinalar), le fluticasone (Flonase), le budésonide (Rhinocort), et la triamcinolone (Nasacort).

En raison de leur effet anti-inflammatoire, ces médicaments sont tout aussi efficaces dans la prévention que dans le soulagement des principaux symptômes de la rhinite allergique. Les corticostéroïdes sont administrés au moyen d'un aérosol doseur. Si les voies nasales sont bloquées, un décongestionnant topique peut être utilisé pour libérer le passage avant l'administration du corticostéroïde intranasal. Il est important d'expliquer à la personne que les corticostéroïdes mettent parfois jusqu'à deux semaines pour agir pleinement. Leurs effets indésirables sont légers; on observe une sécheresse des muqueuses nasales ainsi qu'une sensation de picotement et de brûlure attribuable à la substance utilisée pour administrer le médicament. Le budésonide, le flunisolide, le fluticasone et la triamcinolone sont métabolisés rapidement; ils n'atteignent donc pas une concentration élevée dans le sang.

Immunothérapie

La désensibilisation aux allergènes (hyposensibilisation ou immunothérapie spécifique) est surtout utilisée dans le cas des affections qui se déclenchent sous l'action des IgE; on injecte pour cela des extraits d'allergènes. Ce type de traitement s'ajoute au traitement pharmacologique appliqué aux symptômes; on y recourt quand il est impossible d'éliminer les allergènes (Parslow *et al.*, 2001). La méthode consiste à injecter des doses de plus en plus concentrées d'extraits de certains allergènes au cours d'une période prolongée (Kay, 2001b). L'immunothérapie vise à réduire le taux des IgE circulantes, à augmenter la concentration d'anticorps bloqueurs (IgG) et à réduire la sensibilité des cellules qui libèrent les médiateurs. Elle est surtout efficace contre le pollen de l'herbe à poux, mais elle donne également de bons résultats contre l'herbe, le pollen des arbres, le poil de chat et les acariens.

Si on obtient un résultat positif au test cutané pour un allergène donné, que ce résultat concorde avec les antécédents de la personne et que le contact avec l'allergène ne peut être évité, l'immunothérapie est indiquée. Son efficacité a été assez bien étayée dans les cas de rhinite allergique et

d'asthme attribuables à la sensibilité à l'un des pollens ou des spores de moisissures courants, ou encore à la poussière présente dans les maisons. Même si elle est efficace dans la plupart des cas, l'immunothérapie ne guérit pas l'atopie. Avant d'entreprendre le traitement, le médecin doit donc exposer à la personne les résultats qu'elle peut en attendre et les raisons pour lesquelles il faut le poursuivre pendant plusieurs années. Si on procède à des tests cutanés, on doit mettre les résultats en corrélation avec les manifestations cliniques; le traitement se fonde sur les besoins de la personne plutôt que sur les résultats des tests cutanés.

La plupart du temps, on injecte de façon répétée un ou plusieurs antigènes choisis en fonction des tests cutanés. Cette manière de faire représente un moyen simple et efficace de déterminer les antigènes contre lesquels la personne a des anticorps IgE. Le traitement spécifique consiste à injecter des extraits du pollen ou de la spore fongique qui est à l'origine des symptômes. D'abord très faibles, les doses injectées augmentent progressivement, généralement chaque semaine, jusqu'à ce qu'on atteigne la dose maximale tolérée. On procède ensuite à des injections de rappel toutes les deux à quatre semaines; il faut souvent plusieurs années pour que la personne retire tous les bienfaits du traitement.

Les injections peuvent s'effectuer de trois manières: pendant la saison, avant la saison ou de façon continue au cours de l'année. Dans la méthode des injections «pendant la saison», le traitement commence dès le début de la période de l'année où les symptômes d'allergie se manifestent. Peu efficace, cette méthode est aussi peu employée; en outre, elle comporte un risque élevé de réaction généralisée. Dans le traitement «avant la saison», on commence à donner les injections deux ou trois mois avant l'apparition des symptômes, ce qui laisse à l'organisme le temps de se désensibiliser, et on cesse de les administrer au début de la saison où les symptômes apparaissent normalement. Selon la méthode continue, on procède généralement à des injections mensuelles tout au long de l'année; il s'agit de la méthode le plus souvent utilisée, car c'est la plus efficace et ses résultats sont les plus durables.

Toute personne qui reçoit une immunothérapie spécifique présente un risque d'anaphylaxie généralisée, anaphylaxie qui peut même lui être fatale. Cette réaction se produit généralement au début du traitement ou au moment où les doses augmentent. On a tenté de réduire ce risque en traitant les extraits d'allergènes à l'aide d'agents comme le formaldéhyde. Le traitement réduit la liaison de l'allergène aux IgE, mais il entraîne également une diminution de l'immunogénicité (Kay, 2001b).

> **ALERTE CLINIQUE** *Comme elle peut entraîner une réaction généralisée, l'injection d'un allergène doit se faire dans un lieu où l'épinéphrine est en tout temps à portée de la main.*

En raison du risque d'anaphylaxie, il ne faut pas que l'extrait soit injecté par un non-spécialiste ou par la personne elle-même. Celle-ci doit rester à l'endroit où elle a reçu l'injection pendant une période d'au moins 30 minutes ; il faut de plus vérifier si elle présente des symptômes de réaction généralisée. Si un œdème important apparaît au point d'injection, on ne doit pas augmenter la dose suivante, car l'œdème peut constituer le signe avant-coureur d'une réaction généralisée.

On peut conclure à l'échec du traitement si celui-ci n'entraîne pas une régression des symptômes en moins de 12 à 24 mois, s'il n'augmente pas la tolérance aux antigènes connus et s'il ne permet pas de diminuer la prise des médicaments destinés à soulager les symptômes. Les causes possibles de l'échec du traitement sont les suivantes : diagnostic erroné, dosage inadéquat de l'allergène, apparition d'une nouvelle allergie et absence de modification des facteurs environnementaux.

DERMITE DE CONTACT

La dermite de contact (eczéma de contact), qui constitue une réaction d'hypersensibilité différée ou de type IV, est une inflammation de la peau, chronique ou aiguë, causée par le contact direct avec divers produits chimiques ou allergènes. La dermite de contact se présente principalement sous quatre formes : allergique, irritante, phototoxique et photoallergique (tableau 55-4 ■). Dans 80 % des cas, elle résulte d'une exposition massive ou de l'effet cumulatif d'expositions répétées à des agents irritants tels que les savons, les détergents ou les solvants organiques (Tierney *et al.,* 2001). La sensibilité cutanée peut se manifester à la suite d'un contact bref ou prolongé ; les symptômes apparaissent quelques heures ou quelques semaines après l'exposition de la peau sensibilisée.

Manifestations cliniques

La dermite de contact se manifeste par l'un ou l'autre des symptômes suivants : prurit, sensation de brûlure, érythème, lésions cutanées (vésicules) et œdème. Les vésicules peuvent se dessécher ou se rompre, suinter ou se couvrir d'une croûte. Dans les cas très graves, des bulles hémorragiques peuvent se constituer. Les réactions répétées peuvent s'accompagner d'un épaississement de la peau et d'une modification de sa pigmentation. Le fait de frotter ou de gratter les lésions peut entraîner une infection bactérienne. Habituellement, la personne ne présente aucun symptôme d'ordre général, sauf si l'éruption est très étendue.

Examen clinique et examens paracliniques

La topographie de l'éruption ainsi que les antécédents d'exposition de la personne facilitent parfois le diagnostic. Si on ne connaît pas l'agent irritant ou si la personne n'est pas très observatrice, il peut se révéler plus difficile d'établir l'étiologie. On devra alors se résoudre à procéder par tâtonnement, parfois pendant une période assez longue, avant de trouver la cause exacte de la dermite ; les tests cutanés effectués avec les agents qui pourraient être en cause s'avèrent parfois utiles.

DERMITE ATOPIQUE

La **dermite atopique** fait partie des réactions d'hypersensibilité immédiate, ou de type I. La personne a souvent des antécédents familiaux. La dermite atopique se rencontre plus fréquemment chez les nourrissons et les enfants ; aussi appelée eczéma, cette affection touche de 10 à 20 % des enfants occidentaux (Kay, 2001b). Dans la plupart des cas, on observe une élévation significative du taux sérique des IgE ainsi qu'une éosinophilie périphérique. Le prurit et l'hyper-irritabilité de la peau sont les manifestations les plus caractéristiques de la dermite atopique ; elles sont attibuables à une importante concentration d'histamine près de la surface du corps. La sécheresse excessive de la peau et le prurit qui en résulte sont reliés à une modification de la teneur de celle-ci en lipides, à une modification de l'activité des glandes sébacées et à la transpiration. L'épiderme rougit immédiatement quand on le frotte, pâlit 15 à 30 secondes plus tard et reste pâle pendant 1 à 3 minutes. Le grattage exacerbe les lésions, surtout dans les régions très vascularisées où la transpiration est abondante. La dermite atopique est une affection chronique qui se manifeste par des crises suivies de rémissions, et cela depuis l'adolescence jusqu'à l'âge de 20 ans. Il faut adapter le traitement aux besoins de la personne.

Traitement médical

De manière générale, on peut donner les conseils suivants : pour atténuer les démangeaisons et le grattage, porter des vêtements en coton, laver les vêtements avec un détergent doux, humidifier la maison en hiver, maintenir la température ambiante entre 20 et 22 °C, prendre des antihistaminiques comme la diphenhydramine (Benadryl) et éviter d'entrer en contact avec les animaux, la poussière, les pulvérisateurs et les parfums. On incite la personne à garder sa peau humide par un bain quotidien et l'application d'hydratants. Elle peut prévenir l'inflammation en appliquant des corticostéroïdes sur la peau et en traitant les infections au *Staphylococcus aureus* par des antibiotiques, au besoin. Il peut également être utile d'utiliser de faibles doses de cyclosporine (Neoral, Sandimmune), qui est un immunosuppresseur (Kay, 2001b). Le tacrolimus topique (Protopic), un autre immunosuppresseur, peut aussi être utilisé.

Soins et traitements infirmiers

Il faut offrir à la personne atteinte de dermite atopique, de même qu'à ses proches, de l'aide et du soutien pour faciliter leur adaptation à cette affection. Les symptômes sont souvent gênants pour la personne et pour les membres de la famille. L'apparence de la peau peut amoindrir l'estime de soi ainsi que le désir d'avoir des rapports avec son entourage. Il sera peut-être utile de fournir des directives et des conseils sur les stratégies permettant d'intégrer les mesures préventives et les traitements au mode de vie de la famille.

La personne et ses proches doivent pouvoir déceler les signes de surinfection et savoir à quel moment la personne doit être traitée quand l'infection se manifeste. L'infirmière exposera à la personne et à sa famille les effets secondaires des médicaments utilisés pour le traitement.

TABLEAU
55-4

Types de dermites de contact, examens paracliniques et traitement

Type	Étiologie	Manifestations cliniques	Examens paracliniques	Traitement
Allergique	Elle est attribuable au contact entre la peau et une substance allergène. La période de sensibilisation s'étend sur 10 à 14 jours.	■ Vasodilatation et infiltration périvasculaire du derme ■ Œdème intracellulaire ■ Généralement présente sur le dos de la main	■ Tests cutanés (contre-indiqués dans les cas de dermite étendue ou aiguë)	■ Élimination de la substance en cause ■ Compresse de solution d'acétate d'aluminium (Burosol) ou d'eau fraîche ■ Corticostéroïdes généraux (prednisone) pendant 7 à 10 jours ■ Corticostéroïdes topiques dans les affections légères ■ Antihistaminiques par voie orale pour soulager les démangeaisons
Irritante	Elle est attribuable au contact avec une substance qui entraîne des lésions d'ordre chimique ou physique; celles-ci ne sont pas causées par une réaction immunitaire. L'allergie se déclenche dès la première exposition ou après des expositions répétées, sur une longue période, à un agent faiblement irritant.	■ Sécheresse de la peau pendant quelques jours ou quelques mois ■ Formation de vésicules, de fissures et de crevasses ■ Les mains et les avant-bras sont le plus souvent touchés	■ Examen clinique ■ Tests cutanés négatifs	■ Détermination et élimination de la source de l'irritation ■ Application d'une crème hydrofuge ou de vaseline pour soulager et protéger la peau ■ Corticostéroïdes topiques et compresses en cas de lésion suintante ■ Antibiotiques contre l'infection et antihistaminiques par voie orale contre les démangeaisons
Phototoxique	Semblable à celle de la dermite irritante, mais les lésions sont engendrées par la combinaison du soleil et d'un agent irritant.	■ Semblables à celles de la dermite irritante	■ Test de photo-allergie	■ Même traitement que celui de la dermite irritante
Photoallergique	Semblable à celle de la dermite allergique, mais la réaction immunitaire ne se déclenche que sous l'effet de l'exposition à la lumière et du contact avec l'allergène.	■ Semblables à celles de la dermite allergique	■ Test de photo-allergie	■ Même traitement que celui qui est utilisé dans la dermite allergique et la dermite irritante

RÉACTIONS MÉDICAMENTEUSES CUTANÉES

Les réactions cutanées dues à l'ingestion de certains médicaments sont souvent des réactions d'hypersensibilité de type I. En règle générale, et bien qu'on observe des différences individuelles, de nombreux médicaments provoquent des réactions du même type. Celles qui affectent la peau comptent parmi les effets indésirables les plus courants; elles touchent de 2 à 3 % des personnes hospitalisées (Tierney *et al.*, 2001).

Dans la plupart des cas, les lésions cutanées causées par des médicaments apparaissent soudainement, sont de couleur très vive, ont des caractéristiques beaucoup plus marquées que les réactions analogues d'origine infectieuse et, à l'exception des réactions provoquées par les bromures et l'iode,

disparaissent rapidement après qu'on a cessé de prendre le médicament. Certaines d'entre elles s'accompagnent de symptômes généralisés. Quand on diagnostique une telle allergie, il faut informer la personne qu'elle est hypersensible au médicament qui a causé l'allergie et lui recommander de ne plus le prendre. La personne doit toujours avoir sur elle de l'information à propos de cette hypersensibilité.

Les éruptions cutanées causées par un traitement médicamenteux indiquent souvent une hypersensibilité plus grave. On doit évaluer fréquemment la peau et signaler rapidement l'apparition d'une éruption afin qu'un traitement soit entrepris au plus tôt. Certaines réactions médicamenteuses sont associées à des manifestations cliniques complexes qui touchent d'autres organes. On leur donne le nom de *réactions médicamenteuses complexes* (Tierney *et al.*, 2001).

URTICAIRE ET ŒDÈME DE QUINCKE

L'urticaire est une réaction allergique d'hypersensibilité de type I; elle touche la peau et se caractérise par l'apparition soudaine de papules œdémateuses rosâtres, de forme et de grosseur variées, qui provoquent des démangeaisons et un malaise localisé. L'urticaire peut se manifester sur n'importe quelle partie du corps, notamment sur les muqueuses (surtout sur celles de la bouche), sur le larynx (symptôme comportant parfois des complications respiratoires graves) et sur les voies gastro-intestinales.

Les crises d'urticaire peuvent persister pendant un laps de temps allant de quelques minutes à plusieurs heures. Des lésions groupées peuvent apparaître et disparaître de façon intermittente, durant un certain nombre d'heures ou de jours. Si les éruptions se manifestent sans arrêt, on parle d'urticaire chronique (Tierney *et al.*, 2001).

L'**œdème de Quincke** touche les couches profondes de la peau; les lésions sont plus diffuses que celles de l'urticaire. Dans certains cas, l'œdème peut même s'étendre sur tout le dos. Bien que la peau ait un aspect normal, elle est généralement rougeâtre. Il ne se forme pas de godet comme dans l'œdème ordinaire. Les régions le plus souvent touchées sont les lèvres, les paupières, les joues, les mains, les pieds, les organes génitaux et la langue. Les muqueuses du larynx, des bronches et des voies gastro-intestinales peuvent également être touchées, surtout dans la forme héréditaire de l'affection (se reporter à la section suivante). L'œdème peut apparaître soudainement, en quelques secondes ou en quelques minutes, ou se constituer lentement, en une ou deux heures. Dans ce cas-ci, il est précédé de démangeaisons ou d'une sensation de brûlure. La personne présente rarement plus d'une infiltration œdémateuse à la fois, mais il arrive qu'il s'en forme une au moment où une autre disparaît. De même, celles-ci se forment rarement plus d'une fois et elles durent en général de 24 à 36 heures. Parfois, mais c'est rare, elles reviennent avec une régularité remarquable toutes les trois ou quatre semaines.

ŒDÈME DE QUINCKE HÉRÉDITAIRE

L'œdème de Quincke héréditaire ne constitue pas une affection immunitaire au sens strict, cependant il en est question dans le présent chapitre en raison de sa gravité et parce qu'il est semblable à l'œdème de Quincke allergique. Les symptômes sont causés par l'œdème de la peau, des voies respiratoires ou du tube digestif. Les crises peuvent être engendrées par un traumatisme ou bien se déclencher de manière spontanée.

Manifestations cliniques

Quand l'organe touché est la peau, l'œdème est généralement diffus. On note l'absence de démangeaisons et d'urticaire. L'œdème du tube digestif peut provoquer des douleurs abdominales suffisamment intenses pour qu'on songe à pratiquer une intervention chirurgicale. D'habitude, les crises durent de un à quatre jours et elles sont sans danger. L'œdème atteint parfois les tissus sous-cutanés et sous-muqueux des voies respiratoires supérieures et il entraîne une obstruction respiratoire et l'asphyxie. Cette affection est transmise de manière héréditaire selon le mode autosomique dominant. Environ 85 % des personnes qui présentent cette affection sont porteuses d'un gène déficient; quant aux 15 % qui restent, elles sont porteuses d'une mutation du gène (Parslow *et al.*, 2001).

Traitement médical

Les crises durent habituellement trois ou quatre jours, pendant lesquels il faut laisser la personne en observation pour déceler les signes d'obstruction du larynx pouvant exiger une trachéotomie d'urgence. Le traitement comprend habituellement l'administration d'épinéphrine, d'antihistaminiques et de corticostéroïdes, mais ces médicaments ne donnent que des résultats limités.

ALLERGIES ALIMENTAIRES

Les allergies alimentaires déclenchées par l'action des IgE, qui constituent une réaction d'hypersensibilité de type I, touchent de 0,1 à 7 % de la population. Presque tous les aliments peuvent occasionner des symptômes d'allergie, ou contenir un allergène qui entraîne l'anaphylaxie. Les aliments le plus souvent en cause sont les fruits de mer (homard, crevettes, crabe, palourdes, poisson), les légumes (arachides, pois, légumineuses, réglisse), les graines (graines de sésame, de coton, de carvi, de moutarde, de lin et de tournesol), les noix, les baies, les blancs d'œufs, le sarrasin, le lait et le chocolat (Parslow *et al.*, 2001). Les allergies aux arachides et aux noix (cajous, noix de Grenoble) entraînent les réactions les plus graves (Sicherer, Munoz-Furlong, Burks *et al.*, 1999).

Les allergènes alimentaires représentent une grande menace du fait qu'ils se trouvent parfois dissimulés dans d'autres aliments; la personne qui y est sensible ne les aperçoit pas. Par exemple, les arachides et le beurre d'arachides entrent souvent dans la confection des vinaigrettes et des mets asiatiques, africains et mexicains, ce qui peut provoquer une réaction allergique grave, voire une anaphylaxie. Si on utilise du matériel ayant servi à fabriquer des aliments renfermant des allergènes (des arachides, par exemple) pour préparer un autre produit alimentaire (un gâteau au chocolat, par exemple), la contamination sera suffisante pour causer une réaction anaphylactique chez les personnes qui sont très sensibles à cet allergène.

Manifestations cliniques

Les allergies alimentaires se manifestent par les symptômes d'allergie observés habituellement (urticaire, dermite atopique, sifflement, toux, œdème laryngé et œdème de Quincke). On rencontre aussi des manifestations gastro-intestinales (démangeaisons; œdème des lèvres, de la langue et du palais; douleurs abdominales; nausées; crampes; vomissements; et diarrhée).

Examen clinique et examens paracliniques

Lorsqu'on croit qu'une personne présente une allergie alimentaire, on doit faire un bilan de santé détaillé: antécédents d'allergie complets, anamnèse, examen physique et examens paracliniques. Les tests cutanés permettront de déterminer la source des symptômes et les aliments qui les déclenchent.

Traitement médical

Pour traiter les allergies alimentaires, on élimine les aliments qui sont la cause de l'hypersensibilité (encadré 55-6 ■). Il faut employer un traitement médicamenteux quand l'exposition aux aliments allergènes ne peut être évitée ou quand la personne est allergique à plus d'un aliment. On utilise généralement des antihistaminiques H$_1$-bloquants et H$_2$-bloquants, des adrénergiques, des corticostéroïdes et du cromoglycate.

Dans beaucoup de cas, surtout chez les enfants, les allergies alimentaires s'éteignent avec le temps. Environ un tiers des allergies confirmées disparaissent au bout d'un ou deux ans si la personne évite pendant cette période d'entrer en contact avec l'aliment en cause.

Soins et traitements infirmiers

Outre qu'elle participe au traitement de la réaction allergique, l'infirmière s'assure que la personne évite toute exposition ultérieure à l'allergène alimentaire. Si la personne a présenté une réaction grave ou une anaphylaxie, l'infirmière lui enseigne, à elle et à ses proches, des stratégies visant à prévenir les récidives. Elle insiste sur la nécessité de bien évaluer les aliments préparés par d'autres personnes, afin d'y déceler les sources d'allergie apparentes ou cachées, et d'éviter de se trouver dans des emplacements et à proximité d'installations où ces allergènes risquent d'être présents. La personne et sa famille doivent savoir déceler les premiers signes et symptômes des réactions allergiques et bien connaître la technique d'administration de l'épinéphrine en cas de besoin. L'infirmière conseille aussi à la personne de porter un bracelet Medic Alert ou d'avoir sur elle de l'information sur son allergie et de l'équipement d'urgence en tout temps.

ALLERGIE AU LATEX

L'allergie au latex, réaction allergique aux protéines du caoutchouc naturel, se manifeste par une rhinite, une conjonctivite, une dermite de contact, de l'urticaire, de l'asthme et l'anaphylaxie. C'est en 1927 que l'allergie et l'hypersensibilité au latex ont été signalées pour la première fois (Parslow *et al.,* 2001). Même si on ne sait pas quelle est la fréquence de cette affection, le nombre de cas a augmenté constamment depuis 1989 (Parslow *et al.,* 2001). Cette croissance tient sans doute à un certain nombre de facteurs : à la suite de l'épidémie du sida, l'utilisation des gants s'est répandue ; celle-ci s'accompagne de la mise en place des mesures de précaution universelles ; des modifications ont été apportées à la fabrication des gants dans le but d'accélérer leur production et de satisfaire à la demande croissante ; on connaît mieux l'allergie au latex, de même que ses signes et symptômes.

Le latex naturel provient de la sève de l'hévéa *(Hevea brasiliensis).* Sa transformation en un produit fini suppose l'ajout de plus de 200 substances chimiques. On croit que les protéines du latex naturel (protéines de l'hévéa) ou les diverses substances chimiques utilisées dans le processus de fabrication sont à l'origine des réactions allergiques. Tous les articles contenant du latex ne possèdent pas la même capacité de déclencher une réaction allergique, c'est-à-dire que leur antigénicité diffère grandement selon les méthodes de fabrication utilisées.

Parmi les populations qui sont susceptibles de présenter une allergie au latex, citons les travailleurs de la santé, les personnes qui souffrent d'allergies atopiques ou qui ont subi de nombreuses chirurgies, celles qui travaillent dans des usines où l'on fabrique des produits en latex, et celles qui sont atteintes de spina-bifida. Étant de plus en plus nombreux à porter des gants en latex, ceux qui manipulent des aliments, les coiffeurs, les mécaniciens d'automobile et les agents de police risquent davantage de présenter une allergie à ce pro-

ENCADRÉ 55-6

GRILLE DE SUIVI DES SOINS À DOMICILE

Traitement des allergies alimentaires

Après avoir reçu l'enseignement sur les soins à domicile, la personne ou le proche aidant peut:	**Personne**	**Proche aidant**
■ Expliquer pourquoi il est indispensable d'éliminer l'allergène du régime alimentaire.	✔	✔
■ Déterminer de quelle manière la personne peut éviter d'entrer en contact avec les allergènes quand elle ne mange pas chez elle.	✔	✔
■ Expliquer pourquoi elle doit porter un bracelet ou un collier Medic Alert.	✔	✔
■ Dresser la liste des symptômes de l'allergie alimentaire.	✔	✔
■ Montrer qu'elle sait comment procéder à l'administration d'urgence de l'épinéphrine.	✔	✔
■ Expliquer pourquoi il faut entreprendre très tôt le traitement et effectuer le suivi des soins.	✔	✔

duit. On estime que de 1 à 3 % de la population dans son ensemble est allergique au latex et que de 10 à 17 % des travailleurs de la santé y sont sensibilisés. Les personnes soumises à un traitement médical courent le risque de présenter une réaction anaphylactique en raison du contact avec le latex, surtout au cours d'une intervention chirurgicale. Environ 19 % des réactions anaphylactiques associées à une anesthésie sont causées par une allergie au latex (Brehler et Kütting, 2001).

Les aliments qui ont été manipulés par des personnes portant des gants en latex peuvent déclencher une réaction allergique. On a observé des réactions croisées chez des personnes qui sont allergiques à certains produits alimentaires, entre autres les kiwis, les bananes, les ananas, les fruits de la passion et les marrons.

L'exposition au latex peut s'effectuer par voie cutanée, percutanée ou parentérale, par les muqueuses ou par un aérosol. Elle se fait le plus souvent par voie cutanée et elle est généralement associée au port de gants. La poudre qui sert à faciliter la mise en place de ces derniers peut transporter les protéines du latex; quand on enfile les gants ou qu'on les retire, les particules se répandent dans l'air et peuvent être inhalées ou se déposer sur la peau, les muqueuses ou les vêtements. L'exposition des muqueuses peut avoir lieu lorsqu'on utilise des condoms, des cathéters, des tubes et des tétines en latex. L'exposition parentérale se fait généralement par les lignes intraveineuses ou par le matériel d'hémodialyse. Les dérivés du latex entrent également dans la composition de nombreux articles d'usage quotidien. On estime à environ 40 000 le nombre d'articles médicaux et autres qui contiennent du latex (Brehler et Kütting, 2001).

Manifestations cliniques

Il existe plusieurs types de réactions au latex. L'irritation mécanique de la peau ou le pH alcalin des gants causent parfois une dermite de contact irritante, ou encore une réaction non immunitaire. Les symptômes les plus fréquents de ce type de dermite sont l'érythème et le prurit. On peut les éliminer en changeant de marque de gants ou en utilisant des gants non poudrés. Le fait d'appliquer de la crème pour les mains avant de porter des gants en latex est susceptible d'aggraver les symptômes parce que la crème peut attirer les protéines du latex, ce qui augmente l'exposition de la peau et le risque d'apparition d'une véritable réaction allergique (Burt, 1998).

L'hypersensibilité différée au latex, ou réaction allergique de type IV, déclenchée par les lymphocytes T, se limite à la région qui a été exposée; elle se manifeste par les symptômes de la dermite de contact, notamment par des lésions vésiculaires, des papules, du prurit, de l'œdème, de l'érythème, la formation de croûtes et l'épaississement de la peau. Ces symptômes apparaissent généralement sur le dos de la main. On croit que la réaction est causée par les substances chimiques qui entrent dans la fabrication des articles en latex. Il s'agit de la forme la plus fréquente d'allergie au latex. Bien que sa vie ne soit habituellement pas menacée par les réactions d'hypersensibilité différée, la personne doit apporter des changements importants dans son domicile et dans son environnement de travail pour prévenir toute nouvelle exposition.

L'hypersensibilité immédiate, réaction allergique de type I, se déclenche sous l'action des mastocytes porteurs d'IgE. Les symptômes sont, entre autres, la rhinite, la conjonctivite, l'asthme et l'anaphylaxie. L'expression « allergie au latex » est généralement associée à ce type de réaction. Celle-ci apparaît en général rapidement; elle se caractérise par de l'urticaire, une respiration sifflante, de la dyspnée, un œdème laryngé, un bronchospasme, la tachycardie, un œdème de Quincke, une hypotension et, dans les cas les plus graves, un arrêt cardiaque.

Les premiers symptômes, qui se manifestent habituellement quelques minutes après l'exposition à l'allergène, sont des démangeaisons localisées, un érythème et de l'urticaire localisé. Les symptômes des réactions subséquentes peuvent être les suivants: urticaire généralisé, œdème de Quincke, rhinite, conjonctivite et asthme. Un choc anaphylactique peut survenir quelques minutes après que la peau ou les muqueuses ont été exposées. Les personnes allergiques au latex sont de plus en plus nombreuses à présenter des réactions graves se manifestant par de l'urticaire généralisé, un bronchospasme et de l'hypotension (Brehler et Kütting, 2001).

Examens paracliniques

Le diagnostic d'une allergie au latex repose sur les antécédents de la personne et sur les résultats des examens paracliniques (Parslow *et al.*, 2001). La sensibilisation peut être décelée au moyen d'un test cutané ou de la recherche des IgE spécifiques (technique RAST). Les tests cutanés ne doivent être effectués que par des cliniciens qui possèdent de l'expertise dans l'administration et l'interprétation de ces tests et qui disposent du matériel nécessaire pour traiter les réactions allergiques localisées ou généralisées qui seraient déclenchées par le réactif (Hamilton et Adkinson, 1998). À l'avenir, le test de provocation nasale et l'épreuve sur bandelette réactive serviront peut-être à dépister les allergies au latex.

Traitement médical

À l'heure actuelle, le meilleur traitement consiste à éliminer les produits qui contiennent du latex, mais il est d'application difficile en raison de la diversité des usages de ces produits. On doit inciter les personnes qui ont présenté une réaction anaphylactique à porter un bracelet Medic Alert. Ces personnes doivent avoir à leur disposition des antihistaminiques et une trousse d'urgence contenant de l'épinéphrine, de même que des directives portant sur le traitement d'urgence des symptômes. On doit conseiller à ces personnes d'informer les autres du fait qu'elles souffrent d'une allergie; par exemple, elles peuvent fixer au pare-brise de leur voiture une étiquette afin d'avertir, en cas d'accident, les policiers et les travailleurs paramédicaux de l'allergie au latex du conducteur ou d'un passager. On leur fournira également une liste de produits de remplacement et on leur signalera l'existence de groupes de soutien locaux; il faut aussi leur suggérer d'avoir avec eux une provision de gants qui ne contiennent pas de latex.

Dans certains cas, les personnes qui souffrent d'une hypersensibilité de type I doivent renoncer à travailler si elles ne sont pas en mesure d'éliminer le latex de leur environnement professionnel. Il en est ainsi des chirurgiens, des dentistes, du personnel des salles d'opération ou des infirmières des unités de soins intensifs. Les conséquences professionnelles de l'allergie sur les personnes qui présentent une sensibilité de type IV sont habituellement moins marquées, puisque ces personnes peuvent porter des gants qui ne contiennent pas de latex et s'abstenir d'entrer en contact avec le matériel médical à base de latex. À l'heure actuelle, on explore la possibilité de recourir à l'immunothérapie pour traiter cette forme d'allergie. Mais il s'agit d'une approche qui en est encore au stade expérimental (Brehler et Kütting, 2001).

Soins et traitements infirmiers

L'infirmière peut jouer un rôle clé en s'informant si les personnes sont allergiques au latex et en prêtant une attention particulière à celles qui présentent un risque plus élevé (à celles qui sont atteintes de spina-bifida ou qui ont subi de nombreuses interventions chirurgicales, par exemple). Chaque fois qu'on procède à un traitement effractif, on doit penser qu'une allergie au latex est possible. Les infirmières des salles d'opération, des unités de soins intensifs, des unités de court séjour et des services d'urgence doivent s'intéresser tout particulièrement à cette affection. On trouve au chapitre 20 ⊕ le formulaire de dépistage des allergies au latex.

Même si c'est la réaction de type I qui amène les conséquences les plus graves, il revient à l'infirmière de veiller à ce que les personnes qui présentent une dermite de contact irritante ou une réaction d'hypersensibilité différée ne soient pas soumises à de nouvelles expositions au latex. On conseille aux personnes qui sont allergiques d'en informer leur médecin

et de porter un bracelet Medic Alert. Les personnes doivent savoir quels articles contiennent du latex et connaître les produits de remplacement sécuritaires. Elles doivent également pouvoir déceler les signes et symptômes de l'allergie, de même qu'utiliser le traitement d'urgence et la technique d'autoadministration de l'épinéphrine en cas de réaction allergique.

Nouvelles méthodes de traitement des affections allergiques

Même si elle permet d'atténuer les symptômes associés au contact avec un allergène donné, et cela des années après la fin du traitement, l'immunothérapie spécifique est limitée quant à son utilité en raison du risque d'effets indésirables, de l'anaphylaxie surtout, et de la nécessité d'utiliser des extraits d'allergènes relativement bruts. De nouvelles méthodes de traitement des affections allergiques dépourvues de pareils désavantages sont à l'étude ; on songe à utiliser des substances comme certaines isoformes naturelles d'allergènes, provenant des plantes et des arbres. Ces isoformes comportent moins de risque de réactions anaphylactiques. On pense que l'utilisation d'allergènes recombinés éliminera les variations entre les lots d'allergènes. D'autres méthodes expérimentales font appel à la vaccination par ADN, aux anticorps monoclonaux et à des stratégies visant à inhiber les IgE ou à en freiner la synthèse (Kay, 2001b).

EXERCICES D'INTÉGRATION

1. Un homme de 45 ans se présente au service des urgences de l'établissement où vous travaillez. Il déclare être extrêmement allergique aux abeilles et avoir été piqué par une guêpe il y a environ 10 minutes. Vous apprenez qu'il a subi un choc anaphylactique par le passé, justement à la suite d'une piqûre d'abeille. Il vous explique en outre qu'il a reçu des injections contre l'allergie aux piqûres d'abeilles il y a environ 10 ans. En l'examinant, vous remarquez que l'homme présente des papules et de l'urticaire sur tout le corps ; il se plaint aussi d'avoir la gorge serrée. Quelles mesures prendriez-vous sur-le-champ ?

2. Une femme qui souffre d'allergies graves est sur le point de recevoir une formation portant sur l'autoadministration d'épinéphrine en cas d'anaphylaxie. Mettez au point un plan d'enseignement à l'intention de cette femme et décrivez les résultats qui permettraient d'évaluer l'efficacité de votre

enseignement. Quelles modifications apporteriez-vous au plan d'enseignement si la personne vous indiquait que les injections l'effraient ? Si elle présentait un trouble de l'audition ? Si elle était malvoyante ?

3. Un homme de 28 ans vient de subir une intervention chirurgicale pour une varicocèle. Un drain de Penrose (en latex) a été inséré dans son scrotum au cours de la chirurgie. L'homme présente un érythème et un œdème importants au scrotum, mais ces symptômes ne sont pas liés à l'opération qu'il a subie. L'infirmière de la salle d'opération a indiqué sur la grille de suivi de l'intervention que l'homme était allergique au latex. À quelles mesures recourriez-vous dans l'immédiat ? Que feriez-vous pour éviter que la situation ne se reproduise ? Quelles mesures pourriez-vous prendre pour assurer un environnement sans latex aux personnes allergiques ?

RÉFÉRENCES BIBLIOGRAPHIQUES
en anglais • en français

Abbas, A.K., & Lichtman, A.H. (2001). *Basic immunology: Functions and disorders of the immune system.* Philadelphia: W.B. Saunders.

Bélanger, M.-A. (2004). Les réactions allergiques graves : marche à suivre. *Le Clinicien, 19*(9), 67-72.

Brehler, R., & Kütting, B. (2001). Natural rubber latex allergy: A problem of interdisciplinary concern in medicine. *Archives of Internal Medicine, 161*(8), 1057–1064.

Burt, S. (1998). What you need to know about latex allergy. *Nursing, 28*(10), 33–39.

Caron, A. (2002). Les pseudo-allergies médicamenteuses : vraies ou fausses allergies ? *Le Clinicien,* 17(10), 87-94.

Dorval, G. (2002). Les tests cutanés d'allergies : ces maux connus, mal connus. *Le Clinicien,* 17(5), 99-103

Hamilton, R.G., & Adkinson, N.F., Jr. (1998). Diagnosis of natural rubber latex allergy: Multicenter latex skin testing efficacy study. *Journal of Allergy and Clinical Immunology, 102*(3), 482–490.

Kay, A.B. (2001*a*). Advances in immunology: Allergy and allergic diseases (first of two parts). *New England Journal of Medicine, 344*(1), 30–37.

Kay, A.B. (2001*b*). Advances in immunology: Allergy and allergic diseases (second of two parts). *New England Journal of Medicine, 344*(2), 109–113.

Lemire, C. (2004). Les allergies aux arachides : n'attendez pas qu'il soit trop tard. *Le Clinicien,* 19(3), 95-101.

Ménard, A. (2003). L'urticaire, une énigme. *Le Clinicien, 18*(10), 81-87

Neugut, A.I., Ghatak, A.T., & Miller, R.L. (2001). Anaphylaxis in the United States: An investigation into its epidemiology. *Archives of Internal Medicine, 161*(1), 15–21.

Parslow, T.G., Stites, D.P., Terr, A.I., & Imboden, J.B. (2001). *Medical immunology.* New York: McGraw-Hill.

Porth, C.M. (2002). *Pathophysiology: Concepts of altered health states* (6th ed.). Philadelphia: Lippincott Williams & Wilkins.

Ratner, P.H., Ehrlich, P.M., Fineman, S.M., et al. (2002). Use of intranasal cromolyn sodium for allergic rhinitis. *Mayo Clinic Proceedings, 77*(4), 350–354.

Sicherer, S.H., Munoz-Furlong, A., Burks, A.W., et al. (1999). Prevalence of peanut and tree nut allergy in the U.S. determined by a random digit dial telephone survey. *Journal of Allergy and Clinical Immunology, 103*(4), 559–562.

Tierney Jr., L.M., McPhee, S.J., & Papadakis, M.A. (Eds.). (2001). *Current medical diagnosis and treatment.* Stamford, CT: Appleton & Lange.

 En complément de ce chapitre, vous trouverez sur le Compagnon Web :

• une bibliographie exhaustive ;

• des ressources Internet ;

• une rubrique « Démarche systématique dans la pratique infirmière » : *Personne atteinte de rhinite allergique.*

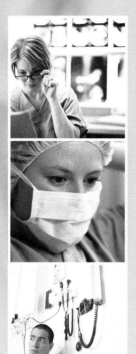

Adaptation française
Lyne Cloutier, inf., M.Sc.
Professeure, Département des
sciences infirmières – Université
du Québec à Trois-Rivières

CHAPITRE 56

Affections rhumatismales

Objectifs d'apprentissage

Après avoir étudié ce chapitre, vous pourrez:

1. Expliquer le rôle joué par l'inflammation et le processus de dégénérescence dans l'évolution des affections rhumatismales.

2. Décrire l'examen clinique et les examens paracliniques effectués chez les personnes susceptibles de présenter une affection rhumatismale.

3. Exposer en détail les interventions infirmières fondées sur les diagnostics infirmiers et sur les problèmes traités en collaboration qui sont les plus courants dans les cas d'affections rhumatismales.

4. Appliquer la démarche systématique aux personnes atteintes d'affections rhumatismales, par exemple d'arthrose ou d'une affection du tissu conjonctif.

5. Décrire les effets généraux d'une affection du tissu conjonctif.

6. Élaborer un plan d'enseignement destiné aux personnes chez qui on vient de diagnostiquer une affection rhumatismale.

7. Énumérer les modifications qu'on apporte aux interventions infirmières dans le but de prendre en compte les changements entraînés par l'évolution de la maladie dans la capacité fonctionnelle de la personne.

Les affections rhumatismales comprennent des affections courantes, comme l'arthrose, tout autant que des affections plus rares, comme le lupus érythémateux disséminé ou la sclérodermie. Ces affections peuvent être bénignes ou suffisamment graves pour mettre la vie en danger. Les affections rhumatismales n'ont pas pour seul effet de restreindre la mobilité et de limiter les activités quotidiennes de la personne qui en souffre; elles s'accompagnent également d'effets généraux plus diffus, pouvant engendrer une insuffisance organique ou provoquer la mort, ou encore entraîner de la douleur, de la fatigue, des changements dans l'image de soi et des troubles du sommeil. L'affection peut constituer le principal problème de santé de la personne ou être pour elle une maladie secondaire. Néanmoins, il importe de bien comprendre les affections rhumatismales et leurs effets sur les capacités physiques et le bien-être afin de mettre au point un plan thérapeutique infirmier approprié.

Affections rhumatismales

Les affections rhumatismales, souvent désignées par le terme arthrite (inflammation d'une articulation) et considérées comme une seule maladie, comprennent plus de cent affections distinctes; elles touchent surtout les muscles du squelette, les os, les cartilages, les ligaments, les tendons et les articulations des personnes de tout âge. Certaines de ces affections sont plus susceptibles d'apparaître à une période particulière de la vie; certaines touchent surtout les hommes, d'autres surtout les femmes. Les affections rhumatismales se manifestent de façon brutale ou insidieuse, elles peuvent évoluer par poussées (période de réapparition ou d'aggravation des symptômes) suivies de rémissions (période de régression ou de disparition des symptômes). Dans certains cas, le traitement est très simple et vise à procurer un soulagement local; dans d'autres cas, il est très complexe et a pour objectif l'atténuation des effets généraux. Les affections rhumatismales peuvent être à l'origine de changements permanents.

Pour classer les affections rhumatismales, on recourt à plusieurs méthodes. L'une d'entre elles consiste à les répartir en deux catégories – les affections monoarticulaires (une seule articulation est atteinte) et les affections polyarticulaires (plusieurs articulations sont atteintes) –, puis en deux sous-catégories – les affections inflammatoires et les affections non inflammatoires (Klippel, 2001). Certains troubles susceptibles d'atteindre la structure du système locomoteur appartiennent également à ces classifications, ce qui témoigne de la diversité des maladies rhumatismales.

Physiopathologie

Pour comprendre la physiopathologie des affections rhumatismales, il est essentiel de bien connaître l'anatomie et la physiologie normales des articulations mobiles, ou **diarthroses**; notons au passage que toutes les articulations mobiles sont des articulations **synoviales**. Les diarthroses ont pour fonction d'assurer le mouvement. Elles comportent chacune une amplitude de mouvement qui varie d'une personne à l'autre.

Dans une diarthrose normale, le cartilage articulaire recouvre l'extrémité osseuse des articulations et offre une surface lisse et élastique. La synoviale est une membrane qui tapisse la face profonde de la capsule articulaire et sécrète du liquide. Le liquide synovial sert d'amortisseur et de lubrifiant de manière à permettre aux articulations de se mouvoir aisément.

L'articulation est la région le plus souvent atteinte par l'inflammation et la dégénérescence caractéristiques des affections rhumatismales. Bien qu'elles offrent une grande

VOCABULAIRE

Ankylose: perte de la mobilité d'une articulation.

Anticorps: substance protéinique formée par l'organisme en réaction à un antigène spécifique et qui interagit avec celui-ci.

Antigène: substance qui entraîne une réaction immunitaire et, notamment, la production d'anticorps.

Arthroplastie: réfection d'une articulation.

Complément: protéines plasmatiques associées aux réactions immunitaires.

Cytokine: protéine, autre que les anticorps, libérée lors d'une réaction immunitaire et qui sert de médiateur intercellulaire.

Diarthrose: articulation mobile. Aussi appelée articulation synoviale.

Épanchement articulaire: écoulement dans l'interligne articulaire de liquide en provenance des vaisseaux sanguins ou lymphatiques.

Hémarthrose: hémorragie dans une articulation.

Leucotriènes: médiateurs chimiques formés de constituants (d'acide arachidonique, par exemple) des membranes cellulaires; ils déclenchent le processus inflammatoire et en favorisent la poursuite.

Os sous-chondral: plaque osseuse qui soutient le cartilage articulaire.

Ostéophyte: excroissance ou protubérance osseuse; bec-de-perroquet.

Pannus: synoviale nouvellement formée et qui présente de l'inflammation.

Prostaglandines: molécules liposolubles synthétisées à partir de constituants (d'acide arachidonique, par exemple) de membranes cellulaires; elles modifient le processus inflammatoire.

Synovial: relatif au liquide qui lubrifie les articulations.

Tophus: accumulation de dépôts de cristaux dans les surfaces articulaires, les os, les tissus mous et le cartilage.

diversité, qu'elles s'échelonnent de l'atteinte localisée d'une articulation à des affections multisystémiques généralisées, les affections rhumatismales présentent toutes un certain degré d'inflammation et de dégénérescence pouvant apparaître simultanément. Dans l'articulation, l'inflammation se manifeste par une synovite. Dans les affections rhumatismales inflammatoires (par exemple dans la polyarthrite rhumatoïde), le processus primaire observé est une inflammation dans les articulations, causée par une réaction immunitaire anormale. La dégénérescence subséquente est un processus secondaire qui résulte de la formation d'un **pannus** (prolifération de la synoviale nouvellement formée et présentant de l'inflammation).

À l'opposé, dans les affections rhumatismales dégénératives (arthrose), c'est l'inflammation qui constitue le processus secondaire. Généralement moins grave, la synovite apparaît en général au stade avancé de la maladie et représente une extension réactive. On croit que la synovite est causée par une irritation mécanique.

Inflammation

L'inflammation progresse au cours d'une série d'étapes liées les unes aux autres. Dans un premier temps, un **antigène** active des monocytes et des lymphocytes T ; ceux-ci stimulent la production d'immunoglobulines qui forment des complexes immuns en se joignant aux antigènes. Les complexes immuns sont ensuite phagocytés, ce qui engendre une réaction inflammatoire, notamment de la douleur et de l'œdème dans l'articulation (figure 56-1 ■).

À l'étape suivante, la réaction immunitaire s'éloigne du processus normal. La phagocytose provoque la libération de certaines substances chimiques, par exemple des leucotriènes et des prostaglandines. Les **leucotriènes** participent au processus inflammatoire en attirant d'autres globules blancs dans la région. Les **prostaglandines**, elles, représentent des modificateurs de l'inflammation ; elles peuvent soit l'exacerber, soit l'atténuer. L'action des leucotriènes et des prostaglandines donne lieu à la production d'enzymes, dont la collagénase, qui dégradent le collagène (tissu essentiel au bon fonctionnement des articulations normales). La libération de ces enzymes dans l'articulation entraîne un œdème, la formation d'un pannus par prolifération de la synoviale, la destruction du cartilage et l'érosion des os.

Le processus immunologique se met en branle quand les antigènes entrent en contact avec les lymphocytes T, ce qui provoque une prolifération des lymphocytes T et B. Les lymphocytes B sont à l'origine des cellules qui forment les **anticorps** (plasmocytes). En réaction aux antigènes spécifiques, ces plasmocytes produisent et libèrent des anticorps, qui s'unissent aux antigènes correspondants pour former des complexes immuns. Ceux-ci s'agglomèrent, puis ils se déposent dans la synoviale ou dans d'autres organes, ce qui déclenche une réaction inflammatoire qui peut à la longue endommager le tissu atteint.

Certaines maladies rhumatismales, regroupées sous l'appellation d'affections diffuses du tissu conjonctif, ont un caractère systémique que l'on reconnaît à l'ampleur du processus inflammatoire auquel elles donnent lieu. Même si elle s'attaque principalement aux articulations, l'inflammation touche aussi d'autres régions, notamment les vaisseaux sanguins (vasculite et artérite), les poumons, le cœur et les reins. Dans les articulations, cette réaction inflammatoire se manifeste par un pannus qui s'étend dans tout l'interligne articulaire ; si elle persiste, elle érode le cartilage articulaire, ce qui entraîne des changements dégénératifs.

Dégénérescence

Même si on ne comprend pas encore très bien ce qui cause la dégénérescence du cartilage articulaire, on sait que ce processus a un effet sur le métabolisme et qu'on pourrait plus adéquatement lui donner le nom de « détérioration ». Selon une hypothèse, le cartilage se trouve lésé en raison de facteurs génétiques ou hormonaux, de facteurs mécaniques, ou encore de lésions articulaires antérieures. La détérioration du cartilage et l'accroissement du stress mécanique sur les extrémités osseuses qui s'ensuit entraînent un certain raidissement des tissus osseux. Selon une autre hypothèse, le raidissement des tissus osseux engendre une augmentation du stress mécanique sur le cartilage, ce qui déclenche le processus de détérioration.

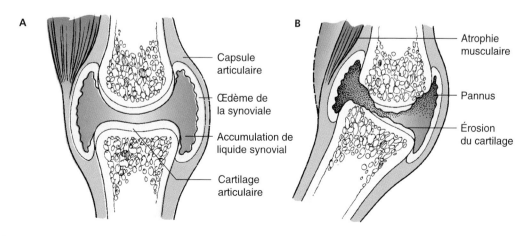

FIGURE 56-1 ■ **(A)** Œdème de la synoviale et accumulation de liquide dans l'articulation. **(B)** Pannus (prolifération de tissu synovial), érosion du cartilage articulaire et rétrécissement de l'interligne articulaire ; ces trois processus favorisent l'atrophie musculaire et l'ankylose (raideur articulaire et immobilité).

Le cartilage articulaire joue deux rôles mécaniques essentiels. Premièrement, il procure une surface de soutien remarquablement lisse et, grâce au liquide synovial, réduit considérablement la friction pendant le mouvement. Deuxièmement, il transmet à l'os la charge ou la pression qu'il supporte, ce qui dissipe le stress mécanique. Divers facteurs spécifiques sont associés à la dégénérescence articulaire.

Stress mécanique Le cartilage articulaire résiste très bien à l'usure causée par la répétition des mouvements. Toutefois, les chocs répétés (et l'ampleur des forces appliquées) entraînent rapidement des lésions du cartilage. Lors de la marche, le genou absorbe trois ou quatre fois le poids du corps. Une flexion complète du genou transmet jusqu'à neuf fois le poids du corps sur l'articulation fémoro-patellaire. Quand une articulation est soumise à un stress mécanique répété, l'élasticité de la capsule, du cartilage et des ligaments s'en trouve réduite. La plaque articulaire (**os sous-chondral**) s'amincit et perd sa capacité d'absorber les chocs. L'interligne articulaire se rétrécit et sa stabilité diminue. Quand la plaque articulaire disparaît, des **ostéophytes** se forment aux bords des surfaces articulaires, et la capsule et les membranes synoviales épaississent. Le cartilage se détériore et s'atrophie (rétrécissement), les os des surfaces articulaires durcissent et s'hypertrophient (épaississement), puis les ligaments se calcifient. Des **épanchements articulaires** (écoulement dans l'interligne articulaire de liquide en provenance des vaisseaux sanguins ou lymphatiques) stériles ainsi qu'une synovite secondaire peuvent se produire (figure 56-2 ■).

Modifications de la lubrification Outre les changements observés dans le cartilage dans l'os sous-chondral, les modifications qui ont lieu dans la lubrification des articulations jouent également un rôle dans leur détérioration. Normalement, quand l'articulation doit supporter un poids, la compression de ses surfaces opposées a pour effet de libérer du liquide interstitiel du cartilage et de lubrifier les pièces mobiles. Les mécanismes qui produisent ce film lubrifiant en présence de lourdes charges peuvent se modifier.

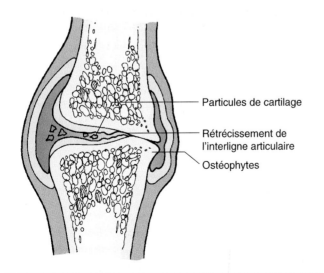

Particules de cartilage

Rétrécissement de l'interligne articulaire

Ostéophytes

FIGURE 56-2 ■ Les détériorations articulaires se caractérisent par un rétrécissement de l'interligne articulaire et par la présence d'ostéophytes.

Immobilité L'immobilisation d'une articulation peut aussi entraîner une détérioration du cartilage articulaire. Ces détériorations sont plus marquées et plus fréquentes dans les zones de contact, mais on les observe aussi dans des régions qui ne subissent pas de compression mécanique. La détérioration du cartilage consécutive à une immobilisation peut provenir d'une défaillance dans le pompage du lubrifiant qui accompagne le mouvement articulaire. Trois semaines après la remobilisation de l'articulation, les anomalies du cartilage disparaissent. Les exercices comportant surtout des chocs (comme le jogging) empêchent de remédier à l'atrophie. On croit plutôt que des mouvements lents et progressifs aident à prévenir les lésions touchant le cartilage.

Manifestations cliniques

La douleur est en général le symptôme qui incite les personnes atteintes d'affections rhumatismales à consulter un médecin. On observe fréquemment aussi des symptômes comme l'œdème, la diminution de la mobilité, la raideur, la diminution de l'amplitude des mouvements, la faiblesse et la fatigue.

Examen clinique et examens paracliniques

Pour évaluer une personne souffrant d'une affection rhumatismale, il faut d'abord effectuer une anamnèse; celle-ci porte sur le moment où les symptômes se sont manifestés pour la première fois, sur l'évolution de la maladie, les traitements médicamenteux, les antécédents familiaux et tous les facteurs qui ont pu jouer un rôle (activités physiques pratiquées ou emploi occupé). Puisque de nombreuses affections rhumatismales sont chroniques, l'anamnèse doit aussi tenir compte de la façon dont la personne perçoit son problème de santé, des traitements qu'elle a reçus antérieurement et de leur efficacité, de son réseau de soutien et, enfin, des connaissances et des sources d'information dont elle dispose. L'anamnèse est suivie d'un examen physique complet.

Les affections rhumatismales peuvent être décelées grâce à un examen physique et à un bilan fonctionnel. Lors de la première entrevue, l'infirmière observe l'aspect général de la personne : démarche, posture, stature et structure. Elle note les déformations et les anomalies des mouvements. Elle examine et note la symétrie, la taille et la forme des autres tissus conjonctifs, de la peau et du tissu adipeux par exemple. L'encadré 56-1 ■ présente les régions du corps qu'il importe d'examiner tout particulièrement. L'examen fonctionnel comprend la liste des symptômes décrits par la personne (ce qu'elle affirme pouvoir faire et ne pas pouvoir faire) et les données fournies par l'examen physique (observation des activités de la personne : ce qu'elle peut faire et ne peut pas faire, par exemple s'habiller, ou s'asseoir sur une chaise et se relever). L'observation tient compte aussi des adaptations et des ajustements consentis par la personne (parfois sans s'en rendre compte); par exemple, quand l'affection touche l'épaule ou le coude, la personne peut se pencher pour atteindre la fourchette avec sa bouche au lieu de la soulever jusqu'à celle-ci.

Le médecin pose un diagnostic en tenant compte de l'anamnèse et de l'examen physique, en se fondant sur les examens paracliniques qui permettent de confirmer ou d'étayer ce

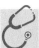

EXAMEN CLINIQUE

Affections rhumatismales

Outre l'examen physique complet et le bilan fonctionnel, il faut prêter une attention particulière aux éléments suivants lorsqu'on se livre à l'examen physique d'une personne atteinte d'une affection rhumatismale ou susceptible d'en présenter une.

MANIFESTATIONS	SIGNIFICATION
Peau (inspecter et poser des questions)	
■ Éruptions et lésions	■ Associées au lupus érythémateux aigu disséminé (LED), à l'angéite et à certains effets indésirables d'un médicament
■ Tendance aux ecchymoses	■ Associée à de nombreuses affections rhumatismales et à certains effets indésirables d'un médicament
■ Érythème	■ Signe d'inflammation
■ Amincissement	■ Effets indésirables d'un médicament
■ Chaleur localisée	■ Signe d'inflammation
■ Sensibilité à la lumière	■ Associée au LED, à la dermatomyosite et à certains effets indésirables d'un médicament
Cheveux (inspecter et poser des questions)	
■ Alopécie et éclaircissement	■ Associés à certaines affections rhumatismales et à certains effets indésirables d'un médicament
Yeux (inspecter et poser des questions)	
■ Sécheresse, sensation de corps étranger	■ Associées au syndrome de Gougerot-Sjögren (courantes également dans la polyarthrite rhumatoïde [PR] et le LED)
■ Cécité totale ou partielle	■ Associée à l'artérite temporale et à certains effets indésirables d'un médicament
■ Cataractes	■ Effets indésirables d'un médicament
■ Baisse de la vision périphérique	■ Effets indésirables d'un médicament
■ Conjonctivite et uvéite	■ Associées à la spondylarthrite ankylosante (SA) et au syndrome de Fiessinger-Leroy-Reiter (affection inflammatoire diffuse, consécutive à une infection à chlamydia)
Oreilles (inspecter)	
■ Acouphènes	■ Effets indésirables d'un médicament
■ Diminution de l'acuité	■ Effets indésirables d'un médicament
Bouche (inspecter et poser des questions)	
■ Lésions buccales et sublinguales	■ Associées à l'angéite, à la dermatomyosite et à certains effets indésirables d'un médicament
■ Modification du goût	■ Effets indésirables d'un médicament
■ Sécheresse	■ Associée au syndrome de Gougerot-Sjögren (syndrome sec; diminution des sécrétions des diverses muqueuses du corps)
■ Dysphagie	■ Associée à la myosite
■ Mastication difficile	■ Associée à la diminution de l'amplitude des mouvements de la mâchoire
Poitrine (inspecter et poser des questions)	
■ Douleur pleurétique	■ Associée à la PR et au LED
■ Réduction de l'amplitude thoracique	■ Associée à la SA
■ Intolérance à l'effort (dyspnée)	■ Associée à l'hypertension pulmonaire reliée à la sclérodermie généralisée (SG)
Appareil cardiovasculaire (inspecter, poser des questions et palper)	
■ Blêmissement des doigts après exposition au froid	■ Associé à la maladie de Raynaud
■ Diminution de l'amplitude des pouls périphériques	■ Peut indiquer une atteinte vasculaire ou un œdème associé à des effets indésirables d'un médicament ou à une affection rhumatismale, plus particulièrement au LED ou à la SG

EXAMEN CLINIQUE

Affections rhumatismales (*suite*)

MANIFESTATIONS	SIGNIFICATION
Abdomen (inspecter et palper)	
■ Changements dans les habitudes d'évacuation intestinale	■ Associés à la SG, à la spondylose, à la rectocolite hémorragique, à la diminution de la mobilité physique ou à des effets indésirables d'un médicament
■ Nausées, vomissements, ballonnement et douleur	■ Effets indésirables d'un médicament
■ Perte ou gain de poids	■ Associés à la PR (perte) et à certains effets indésirables d'un médicament (perte ou gain)
Organes génitaux (inspecter et poser des questions)	
■ Sécheresse, démangeaisons	■ Associées au syndrome de Gougerot-Sjögren
■ Troubles menstruels	■ Effets indésirables d'un médicament
■ Changements dans les capacités sexuelles	■ Peur de la douleur (ou de la douleur causée par le partenaire) et réduction des mouvements pouvant modifier les activités sexuelles
■ Manque d'hygiène	■ Reliée à la difficulté d'accomplir les activités quotidiennes
■ Urétrite, dysurie	■ Associées à la SA et au syndrome de Fiessinger-Leroy-Reiter
■ Lésions	■ Associées à l'angéite
Système nerveux (inspecter et poser des questions)	
■ Paresthésies; anomalies des réflexes	■ Compression d'un nerf associée au syndrome du canal carpien, à une sténose spinale, etc.
■ Céphalées	■ Associées à l'artérite temporale ou à des effets indésirables d'un médicament
Système locomoteur (inspecter et palper)	
■ Rougeur, chaleur locale, œdème, sensibilité et déformation des articulations (noter la première articulation atteinte, l'évolution, la symétrie, le caractère aigu ou chronique)	■ Signes d'inflammation
■ Diminution de l'amplitude des mouvements articulaires	■ Réduction de la mobilité pouvant indiquer une affection grave ou la progression de la maladie
Tissus environnants	
■ Atrophie musculaire, nodules sous-cutanés, kyste poplité	■ Manifestations extra-articulaires
■ Diminution de la force musculaire (force de préhension)	■ La force musculaire diminue en fonction de la progression de la maladie.

diagnostic. Dans certains cas, on se sert des examens paracliniques pour suivre l'évolution de la maladie. Par exemple, la vitesse de sédimentation globulaire reflète l'activité inflammatoire et, indirectement, l'évolution ou la rémission de la maladie. Les épreuves suivantes sont celles qui sont le plus couramment utilisées dans les cas d'affections rhumatismales.

Arthrocentèse

On pratique l'arthrocentèse (ponction de liquide synovial) non seulement pour obtenir un échantillon de liquide synovial à des fins d'analyse, mais aussi pour soulager la douleur causée par la pression qu'exerce l'augmentation du volume liquidien, généralement dans le genou ou l'épaule. Habituellement, on analyse le liquide synovial dans le but de déceler la présence de cellules inflammatoires si on craint qu'il y ait

une infection articulaire; de révéler la présence de cristaux dans les cas de goutte; ou d'observer la présence de sang s'il y a eu un traumatisme.

Après avoir procédé à une anesthésie locale de l'articulation, on prélève un échantillon de liquide à l'aide d'une aiguille de gros calibre introduite dans l'interligne articulaire. Comme cette intervention comporte un risque de contamination bactérienne de l'articulation, on doit se conformer aux règles de l'asepsie. Après l'intervention, l'infirmière doit être à l'affût des signes d'infection et d'**hémarthrose** (hémorragie se déclarant dans l'articulation).

Normalement, le liquide synovial est clair, visqueux et de couleur paille; son volume est faible, et il ne contient que quelques cellules. Lorsque l'articulation présente de l'inflammation, il est souvent trouble, laiteux ou jaune foncé; de plus, il contient un grand nombre de leucocytes ainsi que du

complément (protéines plasmatiques associées à la réaction immunitaire). Dans les affections inflammatoires, le liquide perd de sa viscosité et il est parfois très abondant. Épreuve diagnostique très utile, l'arthrocentèse est difficile à réaliser dans les petites articulations (doigts ou poignet, par exemple).

Radiographies

Les radiographies sont un outil indispensable à l'évaluation des affections rhumatismales. Il faut toutefois bien choisir le moment où on les effectuera : par exemple, si l'inflammation articulaire a débuté depuis deux mois seulement, il est peu probable qu'elles laissent voir des transformations ; par contre, si l'inflammation est très ancienne, elles révéleront probablement une dégénérescence articulaire grave. Grâce aux radiographies effectuées sur plusieurs années, il est possible de suivre l'évolution de la maladie, particulièrement la perte de cartilage et le rétrécissement de l'interligne articulaire. De plus, les radiographies font apparaître les anomalies des cartilages, l'érosion des articulations, les excroissances osseuses et l'ostéopénie (déminéralisation osseuse).

Arthrographie L'arthrographie est une technique qui permet de déceler les atteintes diffuses du tissu conjonctif. Elle consiste à injecter un opacifiant ou de l'air dans la cavité articulaire afin d'en étudier les contours. On prend une série de clichés tandis que le membre affecté est immobilisé. Après l'intervention, l'opacifiant est absorbé par l'organisme et l'œdème de l'articulation examinée disparaît. L'infirmière doit ensuite observer la personne pour déceler les signes d'infection et d'hémarthrose.

Scintigraphies osseuse et articulaire

La scintigraphie osseuse permet d'observer l'affinité du réseau cristallin des os pour un isotope radioactif ; les zones présentant une fixation accrue témoignent d'une anomalie. Quant à la scintigraphie articulaire, elle sert à déceler les lésions articulaires dans tout le corps. Cet examen est le plus sensible lorsqu'on souhaite déceler les premières manifestations d'une maladie rhumatismale. Comme les scintigraphies osseuse et articulaire ne représentent pas les méthodes les moins coûteuses pour la prévention et la détection précoce des affections, elles n'appartiennent pas à la panoplie des examens paracliniques de routine.

Biopsie musculaire

La biopsie musculaire, qu'on pratique en vue d'examiner les muscles squelettiques, est employée pour diagnostiquer la myosite. Elle consiste à effectuer, dans des conditions d'asepsie, une incision chirurgicale dans le muscle atteint afin de prélever un échantillon qui sera ensuite envoyé au laboratoire pour une analyse microscopique. Après l'intervention, on applique un bandage compressif sur la région touchée et on immobilise le membre pendant environ 12 à 24 heures.

La biopsie artérielle sert à prélever un échantillon de paroi artérielle pour examen. Dans la plupart des cas, on choisit l'artère temporale. La technique de la biopsie artérielle ressemble à celle de la biopsie musculaire. Elle confirme souvent le diagnostic d'inflammation de la paroi artérielle ou d'artérite (forme d'angéite).

On peut aussi procéder à une biopsie cutanée pour confirmer le diagnostic d'atteinte diffuse du tissu conjonctif (lupus érythémateux disséminé ou sclérodermie diffuse, par exemple). L'échantillon cutané est prélevé par simple grattage de la peau, ce qui provoque peu de douleur. Si le grattage est insuffisant, on peut effectuer une biopsie plus profonde.

Analyses sanguines

En général, on utilise en rhumatologie des analyses de laboratoire qui corroborent l'hypothèse selon laquelle la majorité des affections rhumatismales seraient d'origine auto-immune. Ces analyses sont pour la plupart très complexes et aucune d'entre elles ne permet à elle seule de poser un diagnostic d'affection rhumatismale. Le tableau 56-1 ■ présente les analyses sanguines les plus courantes, de même que les valeurs normales correspondantes et les principales indications. Étant donné leur complexité, certaines de ces épreuves ne s'effectuent que dans des laboratoires spécialisés. Le médecin détermine les épreuves nécessaires en se basant sur les symptômes, sur le stade de la maladie, ainsi que sur les coûts et les avantages de l'examen paraclinique.

Conclusions

Il n'est pas toujours simple de poser d'une manière précise le diagnostic d'une affection rhumatismale. Souvent, c'est en observant les signes et les symptômes cliniques au fil du temps qu'on pourra formuler le diagnostic. Les antécédents, l'examen clinique, les épreuves paracliniques et les manifestations de l'affection, tous ces éléments doivent étayer les explications et les interprétations qu'on fournit à la personne. C'est particulièrement le cas de celle qui souffre d'une affection rhumatismale multisystémique, par exemple d'une atteinte diffuse du tissu conjonctif comme le lupus érythémateux disséminé.

La présence de cristaux ou de bactéries dans le liquide synovial détermine le diagnostic spécifique de la goutte ou de l'arthrite infectieuse, respectivement. Toutefois, dans le cas d'une personne âgée qu'on croit atteinte d'arthrose, il peut s'agir d'une simple présomption basée sur le fait qu'une seule articulation est atteinte, sur les radiographies et sur l'absence de signe renvoyant à une autre maladie (Altman *et al.*, 2000).

Le médecin généraliste peut diagnostiquer avec précision de nombreuses formes d'affections rhumatismales, mais les personnes qui présentent des signes et symptômes complexes doivent être envoyées à un rhumatologue (médecin spécialisé dans le diagnostic et le traitement des affections rhumatismales).

Particularités reliées à la personne âgée

Les personnes de tout âge peuvent être atteintes d'une affection rhumatismale, depuis les nouveau-nés jusqu'aux personnes âgées. Cependant, la croyance que ces affections sont une conséquence inévitable du vieillissement est très répandue. Bon nombre de personnes âgées s'attendent à souffrir d'une affection rhumatismale et acceptent les difficultés de mobilité et les autosoins qui y sont rattachés sans même tenter de se faire aider, car elles sont convaincues qu'on n'y peut rien. Mais, en fait, un diagnostic minutieux et

TABLEAU
56-1

Analyses sanguines fréquemment utilisées dans les cas d'affections rhumatismales

Analyse	Valeurs normales	Interprétation des résultats
SÉRUM		
Créatinine ■ Métabolite excrété par les reins	■ 50-110 mmol/L	■ L'augmentation est généralement associée à une insuffisance rénale attribuable au LED, à la sclérodermie ou à la polyarthrite.
Vitesse de sédimentation globulaire ■ Mesure le taux de sédimentation en 1 heure des globules rouges dans le sang non coagulé.	■ Technique de Westergren: *hommes*: 0-15 mm/h; *femmes*: 0-25 mm/h	■ Généralement, l'augmentation est associée aux atteintes du tissu conjonctif. ■ L'augmentation indique une hausse de l'inflammation, ce qui entraîne l'agglutination des globules rouges; ils deviennent plus lourds qu'en temps normal. Plus la vitesse est élevée, plus l'inflammation est importante.
Hématocrite ■ Mesure le volume des globules rouges dans le sang.	■ *Hommes*: 42-52 % ■ *Femmes*: 35-47 %	■ On note une diminution dans les cas d'inflammation chronique (anémie de la maladie chronique); de plus, perte de sang dans les selles attribuable à l'effet des médicaments.
Numération érythrocytaire ■ Mesure les érythrocytes dans le sang circulant.	■ *Hommes*: moyenne de 4,8 millions/mL ■ *Femmes*: moyenne de 4,3 millions/mL	■ Diminution associée à la PR ou au LED.
Leucocytémie ■ Mesure le nombre de leucocytes dans le sang circulant.	■ 5 000-10 000 cellules/mm^3	■ Diminution associée au LE.
VDRL (Venereal Disease Research Laboratory) ■ Mesure les anticorps contre la syphilis.	■ Absence de réaction	■ Résultat faux positif associé au LED.
Acide urique ■ Mesure le taux d'acide urique dans le sang.	■ 0,15-0,5 mmol/L	■ Augmentation associée à la goutte.
IMMUNOLOGIE SÉRIQUE		
Anticorps antinucléaires ■ Mesure les anticorps qui réagissent à une série d'antigènes nucléaires. ■ En présence d'anticorps, une autre épeuve détermine le type d'autoanticorps nucléaires qui circulent dans le sang (anti-ADN, anti-RNP).	■ Pas d'anticorps ■ Certains adultes en bonne santé ont un résultat positif.	■ Résultat positif associé au LED, à la PR, à la sclérodermie, à la maladie de Raynaud, au syndrome de Gougerot-Sjögren et à l'angéite nécrosante. ■ Plus le résultat est élevé, plus l'inflammation est importante. ■ Le mode d'immunofluorescence (mouchetée, homogène ou nucléolaire) aide à déterminer le diagnostic.
Anti-ADN, fixation d'ADN ■ Mesure du titre des anticorps contre l'ADN à double brin	■ Pas d'anticorps	■ Résultat élevé associé au LED; augmentation du résultat associée à la hausse de l'activité de la maladie.
Taux du complément – C_3, C_4 ■ Le complément est une substance protéinique qui se fixe aux complexes antigène-anticorps pour la lyse. Quand le nombre de complexes augmente considérablement, le complément est utilisé pour la lyse, ce qui réduit la quantité disponible dans le sang.	■ C_3: 0,55-1,2 g/L ■ C_4: 0,11-0,400 g/L	■ Diminution associée à la PR et au LED. ■ Diminution associée à l'activité auto-immune et à l'inflammation.

Analyse	Valeurs normales	Interprétation des résultats
Test de la protéine C-réactive *(CRP)* ▪ Indique la présence de glycoprotéines anormales attribuable au processus inflammatoire.	▪ Traces-6 mg/mL	▪ Résultat positif associé à une inflammation évolutive. ▪ Résultat positif souvent associé à la PR et au LED.
Électrophorèse des immunoglobulines ▪ Mesure les valeurs des immuno-globulines.	▪ IgA: 5-3 g/L ▪ IgG: 6,35-14 g/L ▪ IgM: 0,4-2,8 g/L	▪ Taux élevé chez les personnes présentant une maladie auto-immune.
Facteur rhumatoïde ▪ Détermine la présence d'anticorps anormaux trouvés dans les cas d'atteintes du tissu conjonctif.	▪ Pas d'anticorps	▪ Résultat positif > 1 : 80 ▪ Présent chez 80 % des personnes présentant une PR. ▪ Un facteur rhumatoïde positif peut aussi révéler un LED, un syndrome de Gougerot-Sjögren ou une atteinte du tissu conjonctif mixte. Plus le résultat est élevé (nombre à droite des deux-points), plus l'inflammation est importante.
TYPAGE TISSULAIRE		
Antigène HLA-B27 ▪ Mesure la présence des antigènes HLA qui sont utilisés dans la reconnaissance tissulaire.	▪ Pas d'antigènes	▪ Présents chez 80 à 90 % des personnes présentant une spondylarthrite ankylosante ou un syndrome de Fiessinger-Leroy-Reiter.

un traitement approprié peuvent améliorer leur qualité de vie. Néanmoins, il faut reconnaître que les affections rhumatismales font l'objet de considérations particulières chez la personne âgée.

C'est ainsi que d'autres affections peuvent avoir priorité sur l'affection rhumatismale, dont le diagnostic et le traitement revêtent une importance moindre. Il faut donc déterminer les effets de celle-ci sur les habitudes de vie et l'autonomie de la personne ainsi que sur ses autres affections, chroniques ou aiguës.

La fréquence, le mode d'apparition, le tableau clinique, la gravité et les conséquences d'ordre fonctionnel des affections rhumatismales peuvent en effet être très différents chez la personne très âgée. La fréquence de certaines de ces affections, comme l'arthrose, augmente en fonction de l'âge (Altman *et al.*, 2000); quant à la pseudopolyarthrite rhyzomélique, elle touche uniquement les personnes âgées (Gonzalez-Gay *et al.*, 1999). L'arthrose produit le plus grand nombre de cas d'invalidité totale chez les personnes âgées, plus que l'AVC ou le cancer, qui sont pourtant considérés comme plus graves. Par contre, certaines affections frappent moins durement les personnes âgées.

Dans certains cas, les médecins éprouvent des difficultés à formuler le diagnostic en raison de l'âge de la personne et des autres problèmes de santé dont elle souffre. Il n'est pas rare que l'on omette de poser ce diagnostic, car on suppose souvent que la plupart des personnes âgées qui présentent des problèmes articulaires souffrent d'arthrose. De plus, on aura peut-être du mal à faire la distinction entre les problèmes associés au vieillissement et les problèmes engendrés par une affection rhumatismale. Par exemple, on sait que la

polyarthrite rhumatoïde (PR) n'a pas chez la personne âgée le même pronostic et le même traitement que chez l'enfant ou le jeune adulte. Les symptômes apparaissent souvent brutalement chez la personne âgée qui est atteinte d'une PR, mais son évolution ne semble pas différer de la PR dont l'apparition est insidieuse. De plus, les personnes âgées qui sont atteintes d'une PR ont moins de risque de présenter des nodules sous-cutanés ou un facteur rhumatoïde au début de la maladie (Ruddy *et al.*, 2001).

La personne âgée qui a souffert d'une atteinte diffuse du tissu conjonctif risque davantage de souffrir d'ostéoporose. L'ostéoporose évolutive peut entraîner de la douleur, une perte de mobilité, une baisse de l'estime de soi et une augmentation de la morbidité. Le diagnostic et le traitement de l'ostéoporose ne doivent donc pas être négligés au sein de cette population. L'exercice physique, la posture, les analgésiques, la modification des activités quotidiennes et le soutien psychologique contribuent au traitement.

Il existe des affections (les lésions des tissus mous comme la bursite, par exemple) qui ne sont pas invalidantes en soi. Toutefois, quand elles s'ajoutent à d'autres problèmes de santé et au processus normal du vieillissement, elles peuvent considérablement réduire la qualité de vie. Les affections rhumatismales peuvent entraîner des changements importants dans les habitudes de vie de la personne et mettre en jeu son autonomie. La baisse de l'acuité visuelle et les problèmes d'équilibre chez la personne âgée peuvent être la source de difficultés si ses capacités locomotrices sont touchées par une affection rhumatismale dans les membres inférieurs. En outre, la surdité, les troubles visuels, les pertes de mémoire et la dépression contribuent à la faible observance du traitement. Dans certains cas, l'infirmière devra faire appel à des techniques particulières permettant d'accroître la sécurité et l'autonomie de la personne ainsi qu'à des méthodes comme l'aide-mémoire pour lui faciliter la prise des médicaments.

Puisque la personne âgée est souvent en contact avec le système médical en raison de ses multiples problèmes de santé, il est possible qu'elle reçoive un traitement trop lourd ou inapproprié. La douleur dont elle souffre sera peut-être soulagée par le recours à des analgésiques opioïdes plutôt que par le repos, l'utilisation d'aides techniques et des méthodes de soulagement local de la douleur telles que des applications chaudes ou froides. L'acétaminophène est souvent efficace ; c'est pourquoi on conseille de l'essayer avant de prescrire des médicaments qui occasionnent souvent des effets secondaires. Les injections intra-articulaires de corticostéroïdes soulagent rapidement les symptômes. Toutefois, on doit informer la personne des répercussions possibles d'une utilisation excessive. De plus, les programmes d'exercice se révèlent parfois inappropriés ou inefficaces, car la personne s'attend peut-être à des résultats rapides ou encore ce type de programme ne l'intéresse pas.

Il est plus difficile de mettre au point un traitement pharmacologique des affections rhumatismales chez la personne âgée que chez la personne plus jeune, et cela pour plusieurs raisons. Ainsi, les effets des médicaments sur les perceptions sensorielles (ouïe) ou sur la cognition sont amplifiés chez la personne âgée. De même, en raison des transformations physiologiques qui accompagnent le vieillissement, les effets cumulatifs des médicaments sont plus importants. Par exemple, les modifications touchant la fonction rénale peuvent provoquer un ralentissement de l'élimination de certains médicaments, notamment des anti-inflammatoires non stéroïdiens (AINS). En outre, bien des personnes âgées sont sensibles aux effets secondaires de ces médicaments, entre autres aux hémorragies ou aux ulcères gastroduodénaux ; elles risquent davantage d'utiliser les médicaments offerts en vente libre, de prendre tout à la fois une pléthore de médicaments différents (polypharmacie) ou d'adopter des méthodes de traitement discutables (Michocki, 2001).

Beaucoup de personnes âgées atteintes d'une affection rhumatismale supportent inutilement la douleur, la perte de mobilité et la perte d'autonomie. La volonté de se percevoir comme une personne autonome malgré le vieillissement exige parfois une grande énergie. Le recours à des aides techniques (à une canne, par exemple) peut porter atteinte à l'image corporelle et à l'estime de soi, surtout s'il y a aussi une dépression sous-jacente. La personne âgée peut percevoir l'utilisation d'équipement adapté (une pince à long manche, par exemple) comme un signe évident du vieillissement plutôt qu'un moyen de renforcer son autonomie.

Généralement, la personne âgée a appris au fil des ans à gérer le stress quotidien. En s'appuyant sur cette façon de faire, il arrive souvent qu'elle adopte une attitude positive et conserve une bonne estime de soi quand elle est atteinte d'une affection rhumatismale, particulièrement quand elle peut recevoir du soutien. L'infirmière évalue les méthodes de gestion du stress utilisées par la personne. Si ces méthodes sont efficaces, l'infirmière doit l'encourager à les employer. Dans le cas contraire, elle doit l'aider à en trouver de nouvelles, l'inciter à les adopter, puis évaluer leur efficacité.

Traitement médical

L'équipe multidisciplinaire de même que la personne participent de concert à la mise au point du programme thérapeutique servant de base au traitement de l'affection rhumatismale. Comme il s'agit la plupart du temps d'affections chroniques, il est essentiel que la personne comprenne la maladie, obtienne l'information nécessaire pour prendre de bonnes décisions concernant ses autosoins et suive un programme thérapeutique compatible avec ses habitudes de vie. Le tableau 56-2 ■ présente les objectifs et les mesures utilisées dans le traitement des affections rhumatismales.

Pharmacologie

Dans les affections rhumatismales, les médicaments servent à soulager les symptômes, à limiter l'inflammation et, dans certains cas, à faire reculer la maladie. Le traitement médicamenteux comprend des salicylates, des anti-inflammatoires non stéroïdiens (AINS) et des agents antirhumatismaux modificateurs de la maladie (AARMM). On trouvera au tableau 56-3 ■ la liste des médicaments les plus utilisés.

Le fait de limiter l'inflammation reliée au processus morbide aide à soulager la douleur, mais les effets du traitement se font souvent sentir avec un certain retard. On utilise couramment des médicaments sans opioïdes pour soulager la douleur, particulièrement au début du traitement, jusqu'à ce qu'on puisse appliquer de nouvelles mesures (Burckhardt, 2001a). À court terme, de faibles doses d'antidépresseurs, comme

Principaux objectifs du traitement des affections rhumatismales et mesures appliquées	TABLEAU 56-2

Objectifs	Mesures
Faire disparaître l'inflammation et la réaction auto-immune.	Optimiser la pharmacothérapie (anti-inflammatoires et AARMM).
Limiter la douleur.	Protéger les articulations; soulager la douleur grâce à des attelles, des applications chaudes ou froides et des méthodes de relaxation.
Préserver ou améliorer la mobilité articulaire.	Mettre en œuvre un programme d'exercice destiné à favoriser la mobilité articulaire, à renforcer les muscles et à améliorer l'état de santé en général.
Préserver ou améliorer l'état fonctionnel.	Utiliser des aides spécialisées.
Bien connaître la maladie.	Fournir de l'enseignement à la personne.
Encourager la personne à effectuer ses autosoins tout en respectant le programme thérapeutique.	S'assurer de la compatibilité entre le programme thérapeutique et les habitudes de vie.

Médicaments utilisés dans le traitement des affections rhumatismales		TABLEAU 56-3

Médicaments	Action, utilisation et indications	Interventions infirmières
SALICYLATES		
Acétylés ■ Aspirine Non acétylés ■ Trisalicylate de choline et de magnésium (Trilisate) ■ Diflunisal (Dolobid)	■ *Action*: anti-inflammatoire, analgésique et antipyrétique ■ Les salicylates sont des inhibiteurs de l'agrégation plaquettaire. L'effet de l'aspirine sur les plaquettes est irréversible. ■ Aux doses anti-inflammatoires, la concentration sanguine de salicylate se situe entre 15 et 30 mg/dL.	■ Administrer au moment des repas pour prévenir l'irritation gastrique. ■ Examiner la personne si elle se plaint d'acouphènes, d'intolérance gastrique ou d'hémorragie gastro-intestinale et de tendances purpuriques. ■ Surveiller les signes de confusion chez les personnes âgées.
ANTI-INFLAMMATOIRES NON STÉROÏDIENS (AINS)		
■ Diclofénac (Voltaren) ■ Étodolac (Ultradol) ■ Flurbiprofène (Ansaid) ■ Ibuprofène (Advil, Motrin) ■ Indométhacine (Indocid) ■ Kétoprofène (Orudis, Oruvail) ■ Acide méfénamique (Ponstan) ■ Méloxicam (Mobicox) ■ Nabumétone (Relafen) ■ Naproxène (Naprosyn) ■ Naproxène sodique (Anaprox) ■ Oxaprozine (DayPro) ■ Piroxicam (Feldene) ■ Sulindac (Clinoril) ■ Tolmétine sodique (Tolectin)	■ *Action*: anti-inflammatoire, analgésique, antipyrétique; inhibition de l'agrégation plaquettaire ■ Tous les AINS sont utiles dans le traitement à court terme des crises de goutte.	■ Administrer les AINS en même temps que de la nourriture. ■ Surveiller les effets secondaires sur la fonction digestive, neurologique, cardiovasculaire, urinaire, hématopoïétique et tégumentaire. ■ Éviter d'administrer les salicylates en association; utiliser l'acétaminophène comme analgésique additionnel. ■ Surveiller les signes de confusion chez les personnes âgées.
■ Inhibiteurs de la COX-2 • Célécoxib (Celebrex)	■ *Action*: ils inhibent seulement la cyclooxygénase-2 (COX-2), enzyme produite pendant l'inflammation, et ils épargnent la COX-1 qui protège l'estomac. ■ Pas d'effet sur l'agrégation plaquettaire	■ Être à l'affût des mêmes signes que quand on administre des AINS. ■ Médicaments appropriés pour les personnes âgées et les personnes qui présentent un risque élevé d'ulcères gastriques
AGENTS ANTIRHUMATISMAUX MODIFICATEURS DE LA MALADIE (AARMM)		
Antipaludiques ■ Hydroxychloroquine (Plaquenil) ■ Chloroquine (Aralen)	■ *Action*: anti-inflammatoire, inhibe les enzymes lysosomiales. ■ Action lente, les effets peuvent se manifester au bout de 2 à 4 mois. ■ Médicaments utiles dans les cas de PR et de LED.	■ Administrer en association avec des AINS. ■ Rechercher les signes d'effets toxiques: troubles visuels, troubles gastro-intestinaux, éruptions cutanées, céphalées, sensibilité au soleil, décoloration des cheveux. ■ Insister sur l'importance des examens ophtalmologiques (tous les 6 à 12 mois).
Sels d'or (voie intra-musculaire) ■ Aurothioglucose (Solganal) ■ Aurothiomalate de sodium (Myochrysine) (voie orale) ■ Auranofine (Ridaura)	■ *Action*: ils inhibent l'activité des lymphocytes T et B; ils suppriment la synovite pendant la phase active des affections rhumatismales. ■ Action lente; les effets peuvent se manifester au bout de 3 à 6 mois. ■ Les préparations intramusculaires sont administrées toutes les semaines pendant 6 mois, puis toutes les 2 à 4 semaines.	■ Administrer en association avec des AINS. ■ Rechercher les signes d'effets toxiques: stomatite, diarrhée, dermatite, protéinurie, hématurie, diminution des globules blancs et des plaquettes. ■ Obtenir des analyses du sang et des urines toutes les 2 injections.
■ Sulfasalazine (Salazopyrin)	■ *Action*: anti-inflammatoire, limite la réaction lymphocytaire, inhibe l'angiogenèse. ■ Action lente; les effets peuvent se manifester au bout de 1 ou 2 mois. ■ Médicament utile dans la PR et les spondylarthropathies séronégatives.	■ Administrer en association avec des AINS. ■ Ne pas utiliser chez les personnes allergiques aux sulfamides ou aux salicylates. ■ Encourager la personne à prendre des liquides en quantité suffisante.

Médicaments	Action, utilisation et indications	Interventions infirmières
		- Rechercher les signes d'effets toxiques: troubles gastro-intestinaux, éruptions cutanées, céphalées, anomalies hépatiques, anémie. - Obtenir des analyses du sang toutes les 2 à 4 semaines.
- Pénicillamine (Cuprimine)	- *Action:* anti-inflammatoire, inhibe le fonctionnement des lymphocytes T, modifie la présentation des antigènes. - Action lente; les effets peuvent se manifester au bout de 1 à 3 mois. - Médicament utile dans les cas de PR et de SG.	- Administrer en association avec des AINS. - Rechercher les signes d'effets toxiques: irritation gastro-intestinale, diminution du goût, démangeaisons et éruptions cutanées, aplasie médullaire, protéinurie. - Obtenir des analyses du sang et des urines toutes les 2 à 4 semaines.
Immunosuppresseurs - Méthotrexate (Rheumatrex) - Azathioprine (Imuran) - Cyclophosphamide (Cytoxan, Procytox)	- *Action:* immunodépression, agissent sur la synthèse de l'ADN et ont d'autres effets cellulaires. - Les médicaments peuvent avoir des effets tératogènes; l'azathioprine et la cyclophosphamide sont réservées aux affections plus envahissantes ou plus réfractaires au traitement. - Le méthotrexate constitue le traitement de choix de la PR; il est aussi utile dans les cas de LED.	- Rechercher les signes d'effets toxiques: aplasie médullaire, ulcérations gastro-intestinales, éruptions cutanées, alopécie, toxicité pour la vessie (cyclophosphamide), diminution de la résistance aux infections. - L'administration d'acide folique atténue la toxicité du méthotrexate. - Obtenir des analyses du sang, des enzymes hépatiques et de la créatinine toutes les 2 à 4 semaines. - Recommander à la personne d'utiliser une méthode contraceptive en raison de la tératogénicité.
- Cyclosporine (Néoral, Sandimmune)	- *Action:* immunomodulatrice - Médicament utilisé dans le traitement de la PR aiguë ou évolutive qui ne réagit pas aux autres AARMM. - Médicament utilisé en association avec le méthotrexate	- Amorcer le traitement en administrant d'abord une faible dose, puis accroître la dose jusqu'à l'apparition d'effets bénéfiques ou de signes de toxicité. - Surveiller les effets toxiques: saignement des gencives, rétention liquidienne, hypertension, hirsutisme, tremblements. - Prendre la pression artérielle et mesurer le taux de créatinine toutes les 2 semaines jusqu'à ce qu'ils soient stables.
Immunomodulateurs - Léflunomide (Arava)	- *Action:* le médicament inhibe la synthèse de la pyrimidine; anti-inflammatoire. - Médicament parfois utilisé seul ou en association avec d'autres AARMM. Utilisé dans le cas de PR modérée ou grave.	- Longue demi-vie; il faut administrer une dose d'attaque, suivie de doses quotidiennes. Surveiller les effets secondaires: diarrhée, nausée, éruptions cutanées, alopécie. Contre-indiquée chez les femmes enceintes. - Obtenir des analyses du sang et de la fonction hépatique toutes les 4 à 8 semaines.
- Étanercept (Enbrel)	- *Action:* le médicament se fixe au facteur de nécrose tumorale, cytokine agissant dans les réactions inflammatoires et immunitaires. - Médicament utilisé dans les cas de PR modérée ou grave qui ne réagissent pas au méthotrexate.	- Enseigner à la personne à s'administrer des injections sous-cutanées deux fois par semaine. - Examiner les points d'injection. - Informer la personne de l'augmentation du risque d'infection; cesser de prendre le médicament en cas de fièvre.
- Infliximab (Remicade)	- *Action:* le médicament se fixe au facteur de nécrose tumorale alpha, cytokine agissant dans les réactions inflammatoires et immunitaires. - Médicament utilisé en association avec le méthotrexate	- Administré par perfusion intraveineuse à plusieurs semaines d'intervalle. Réaction allergique possible pendant la perfusion. - Informer la personne de la hausse du risque d'infection.
- Anakinra (Kineret)	- *Action:* le médicament se fixe aux récepteurs de l'interleukine1, ce qui empêche celle-ci d'exercer son activité inflammatoire.	- Enseigner à la personne à s'administrer des injections sous-cutanées une fois par jour. - Examiner les sites d'injection.

TABLEAU 56-3

Médicaments utilisés dans le traitement des affections rhumatismales (*suite*)

Médicaments	Action, utilisation et indications	Interventions infirmières
	▪ Ne pas employer en association avec l'étanercept.	▪ Informer la personne de la hausse du risque d'infection; cesser de prendre les médicaments en cas de fièvre. ▪ Obtenir des analyses du sang tous les 3 mois.
CORTICOSTÉROÏDES		
▪ Prednisone ▪ Prednisolone ▪ Hydrocortisone ▪ Injections intra-articulaires	▪ *Action:* anti-inflammatoire, analgésique ▪ Médicament utilisé pour une courte durée et à la plus faible dose possible pour atténuer les effets indésirables. ▪ Médicament utile dans le traitement des affections évolutives et invalidantes: PR, LED, pseudopolyarthrite rhizomélique, myosite et artérite. ▪ Effets rapides, en quelques jours ▪ Les injections sont utiles pour les articulations qui ne réagissent pas aux AINS.	▪ Être à l'affût des effets indésirables: irritation gastrique, hyperglycémie, hypertension, fractures de fragilité, hirsutisme, nervosité, insomnie, amincissement de la peau, cataractes. ▪ Les articulations les plus susceptibles de réagir aux injections sont celles des chevilles, des genoux, des hanches, des épaules et des mains. ▪ Les injections répétées peuvent endommager les articulations.
ANALGÉSIQUES TOPIQUES		
▪ Capsaïcine (Zostrix)	▪ *Action:* analgésique	▪ Expliquer à la personne qu'il faut éviter d'appliquer le médicament dans les régions où la peau est lésée, autour des yeux et sur les muqueuses. Se laver soigneusement les mains après l'application. ▪ Il faut effectuer des applications régulières pour assurer l'efficacité du médicament. ▪ Examiner les signes d'irritation cutanée.

l'amitriptyline (Elavil), peuvent être prescrites dans le but de rétablir de bonnes habitudes de sommeil et d'amortir les effets de la douleur (Wegner, 2001).

Mesures non pharmacologiques de soulagement de la douleur

Les mesures non pharmacologiques de soulagement de la douleur ont une grande importance. On fait appel à des applications chaudes ou froides ainsi qu'à des aides techniques (on emploiera une canne ou une attelle pour poignet, par exemple) afin de protéger et de soutenir l'articulation. Il est parfois nécessaire d'utiliser plus d'une méthode car, selon l'évolution de la maladie, certaines d'entre elles ont de meilleurs effets que d'autres.

Exercice et activité

Comme la plupart des affections rhumatismales ont un caractère évolutif, il est essentiel de conserver – et même d'améliorer lorsque c'est possible – la mobilité et la fonction de l'articulation. Un programme d'exercice personnalisé est indispensable pour favoriser la mobilité. Le tableau 56-4 ▪ offre le résumé des exercices destinés aux personnes atteintes d'affections rhumatismales. La démonstration est faite qu'en se conformant à un programme d'exercice approprié, on atténue la douleur et on améliore la capacité fonctionnelle. Les personnes qui entreprennent un programme d'exercice doivent prendre une faible dose d'analgésique avant d'entamer la séance et signaler à un membre du personnel

soignant les douleurs aiguës ou prolongées ressenties au cours de l'exercice pour qu'il en fasse l'évaluation (Minor et Westby, 2001).

La nécessité d'orchestrer tous les aspects du traitement en fonction de l'évolution de la maladie constitue une grande difficulté tant pour la personne atteinte que pour les soignants. Les effets de la maladie peuvent varier au fil des jours et même au cours d'une même journée, surtout chez la personne qui souffre d'une atteinte diffuse du tissu conjonctif, par exemple de PR ou de lupus érythémateux disséminé (LED).

Exercices recommandés pour favoriser la mobilité		TABLEAU 56-4
Inflammation (douleur)	**Exercices recommandés**	**Capacités de la personne**
Exacerbation aiguë; douleur intense	Exercices passifs d'amplitude des mouvements	La personne est incapable de faire les exercices seule.
Subaiguë; douleur modérée ou faible	Exercices actifs, assistés ou non, d'amplitude des mouvements selon la tolérance à la douleur	La personne peut faire les exercices en faisant appel à une autre personne ou au moyen d'une aide technique.
Inactive; en rémission; douleur faible ou absente	Exercices actifs d'amplitude des mouvements; exercices isométriques	La personne peut faire les exercices seule.

DÉMARCHE SYSTÉMATIQUE
dans la pratique infirmière

Personne atteinte d'une affection rhumatismale

✇ COLLECTE DES DONNÉES

La portée et l'orientation de la collecte des données varient compte tenu de divers facteurs : le milieu de soins (clinique externe, domicile, établissement de soins prolongés ou centre hospitalier de soins aigus), le rôle de l'infirmière (infirmière soignante, infirmière clinicienne spécialisée ou infirmière praticienne) et les besoins de la personne. L'infirmière est souvent le premier membre de l'équipe de soins à entrer en contact avec la personne. Elle doit évaluer les perceptions de celle-ci par rapport à sa maladie et à sa situation, les méthodes utilisées pour soulager la douleur, le plan thérapeutique et les attentes. Elle cerne les problèmes sur lesquels les interventions infirmières peuvent avoir un effet et elle collabore avec les autres membres de l'équipe interdisciplinaire en vue d'obtenir les résultats escomptés.

L'anamnèse et l'examen physique portent sur les symptômes actuels dont la personne fait état et sur ceux qu'elle a connus par le passé (fatigue, faiblesse, douleur, raideur, fièvre, anorexie, par exemple); on examine également les effets de ces symptômes sur les habitudes de vie de la personne et sur son image de soi. Comme les affections rhumatismales affectent plusieurs fonctions de l'organisme, il faut procéder à l'examen de tous les systèmes, en accordant une attention particulière à ceux qui sont le plus souvent touchés, au système locomoteur notamment (encadré 56-1).

L'infirmière évalue aussi l'état psychologique et mental de la personne, ainsi que sa capacité d'accomplir les activités quotidiennes, d'effectuer ses autosoins et de suivre son traitement. L'information recueillie peut aider l'infirmière à déterminer si la personne comprend son traitement médicamenteux ; elle peut lui révéler que les médicaments sont mal utilisés ou employés de manière potentiellement dangereuse, ou que le traitement n'est pas observé. En outre, l'infirmière évalue la compréhension, la motivation, les connaissances, les stratégies d'adaptation, les expériences, les idées préconçues et les craintes de la personne. Elle s'intéresse aussi aux effets de la maladie sur l'image de soi. La perception de la maladie et les effets de cette perception influent sur les décisions, les actions et les choix relatifs aux traitements.

✇ ANALYSE

Diagnostics infirmiers

En se fondant sur les données recueillies, l'infirmière peut poser les diagnostics infirmiers suivants :

- Douleur aiguë ou chronique, reliée à l'inflammation, à l'évolution de la maladie, aux lésions tissulaires, à la fatigue ou à une baisse de la tolérance
- Fatigue, reliée à l'évolution de la maladie, à la douleur, au manque de repos ou de sommeil, à l'atrophie musculaire, à une alimentation déficiente, au stress émotionnel ou à la dépression

- Habitudes de sommeil perturbées, reliées à la douleur, à la dépression et aux médicaments
- Mobilité physique réduite, reliée à la diminution de l'amplitude des mouvements articulaires, à la faiblesse musculaire, à la douleur, à la diminution de l'endurance et à l'utilisation incorrecte des aides à la motricité
- Déficit de soins personnels, relié aux contractures, à la fatigue, à la diminution de la mobilité
- Image corporelle perturbée, reliée aux changements physiques et psychologiques, ainsi qu'à la dépendance, engendrés par l'aspect chronique de l'affection
- Stratégies d'adaptation inefficaces, reliées aux changements réels ou perçus dans le mode de vie et dans l'exercice du rôle

Problèmes traités en collaboration et complications possibles

En se fondant sur les données recueillies, l'infirmière peut déterminer les complications susceptibles de survenir, notamment :

- Effets indésirables des médicaments

✇ PLANIFICATION

Les principaux objectifs sont les suivants : soulager la douleur et les malaises ; atténuer la fatigue ; accroître la mobilité ; effectuer les autosoins ; améliorer l'image corporelle ; favoriser l'utilisation de stratégies d'adaptation efficaces ; et prévenir les complications.

✇ INTERVENTIONS INFIRMIÈRES

L'infirmière fonde ses interventions sur une bonne compréhension du processus morbide (qu'il s'agisse de dégénérescence ou d'inflammation, ou des deux, l'un étant la cause de l'autre). Elle doit aussi savoir si l'affection est localisée ou disséminée, car l'extension de la maladie influe sur les soins et les traitements infirmiers.

Dans certaines affections rhumatismales (dans l'arthrose, par exemple) qui se manifestent par des modifications assez localisées du tissu conjonctif, il est possible d'atténuer les symptômes tels que la douleur ou la raideur. D'autres affections (la goutte, par exemple) ont une cause précise et on sait comment les traiter. Les affections rhumatismales qui présentent les plus grandes difficultés pour l'infirmière sont celles qui donnent lieu à des manifestations générales, comme l'atteinte diffuse du tissu conjonctif (dans la sclérodermie, par exemple).

Soulager la douleur et les malaises

Lorsque la douleur est aiguë, on utilise les médicaments pendant un court laps de temps. Si elle est persistante, on emploie souvent des analgésiques sans opioïdes comme l'acétaminophène. Après avoir administré les médicaments, l'infirmière réévalue régulièrement l'intensité de la douleur. Les capacités de la personne et les stratégies d'adaptation qu'elle a utilisées antérieurement feront également l'objet d'une évaluation.

La personne doit comprendre qu'il est important de prendre ses médicaments, les AINS et les AARMM par exemple, conformément à l'ordonnance pour en optimiser les effets bénéfiques. On vise notamment à soulager la douleur et à limiter l'inflammation. Lorsque ces effets tardent à se manifester, la personne peut croire à tort que les médicaments ne sont pas efficaces, les prendre sporadiquement et ainsi ne pas réussir à contrer l'évolution de la maladie. Il arrive aussi que la personne ne saisisse pas pourquoi elle doit poursuivre le traitement médicamenteux si la douleur est endiguée.

On peut conseiller à la personne de se conformer à un programme d'amaigrissement pour réduire la tension qu'exerce le poids du corps sur les articulations douloureuses. L'application de chaleur permet souvent de soulager la douleur, la raideur et les spasmes musculaires. Les douches et les bains chauds, ou les compresses chaudes et humides, peuvent procurer une chaleur superficielle. Les bains de paraffine offrent une chaleur plus concentrée; ils sont efficaces chez les personnes qui souffrent de douleur au poignet ou à une autre articulation. On obtient les meilleurs résultats au bout de 20 minutes d'application. Il est plus bénéfique de faire des applications fréquentes pendant de courtes périodes. La personne effectuera les exercices thérapeutiques plus facilement et plus efficacement après avoir reçu une application de chaleur.

Dans certains cas, par contre, la chaleur peut aggraver la douleur, les spasmes musculaires et le volume de liquide synovial. Quand elle observe une inflammation aiguë, l'infirmière peut essayer d'appliquer du froid, au moyen d'une compresse froide ou d'un sac de glace. La chaleur et le froid contribuent tous deux à l'analgésie des récepteurs nerveux de la douleur et au soulagement des spasmes musculaires. L'infirmière doit évaluer si l'utilisation du froid et de la chaleur est sûre, particulièrement chez les personnes qui présentent des paresthésies ou de l'hypoesthésie.

On peut utiliser des orthèses, des attelles et des aides à la motricité, par exemple une canne, des béquilles ou un ambulateur, pour soulager la douleur en restreignant les mouvements ou la tension qu'exerce le poids du corps sur les articulations douloureuses. Pour soulager une articulation qui présente beaucoup d'inflammation, on peut en limiter les mouvements à l'aide d'une attelle. Les attelles soulagent également les spasmes en soutenant l'articulation. L'utilisation de cannes et de béquilles peut soulager les articulations tuméfiées et douloureuses, tout en permettant à la personne de se déplacer en toute sécurité. Le collet cervical aide à soutenir le poids de la tête et à limiter les mouvements du cou. Si les pieds sont déformés ou douloureux, on peut placer une barre métatarsienne ou des coussinets spéciaux dans les chaussures.

Les techniques de relaxation, l'imagerie mentale, l'autohypnose et les divertissements constituent aussi des mesures qui permettent de soulager la douleur.

Atténuer la fatigue

La fatigue associée aux affections rhumatismales peut être aiguë (brève et soulagée par le repos et le sommeil) ou chronique. La fatigue chronique, reliée au processus morbide, est persistante, cumulative et ne s'atténue pas avec le repos. Elle est tributaire de facteurs biologiques, psychologiques, sociaux et personnels.

Les facteurs associés à la maladie qui peuvent influer sur l'ampleur et la gravité de la fatigue sont entre autres les suivants: douleur persistante, perturbation des habitudes de sommeil, changements dans l'activité physique et durée de la maladie. La douleur accroît la fatigue, car la personne doit dépenser plus d'énergie physique et émotionnelle pour la supporter ou pour accomplir les tâches de manière moins douloureuse. Il se peut aussi que la douleur perturbe le sommeil et par conséquent augmente la fatigue (Aaronson *et al.*, 1999; Wolfe et Skevington, 2000).

L'infirmière s'efforcera de réduire la fatigue éprouvée par la personne. Celle-ci peut retrouver une certaine énergie en s'octroyant des périodes de repos, mais il lui revient de déterminer le type et la quantité de repos dont elle a besoin. Les siestes ou les nuits de sommeil peuvent procurer un repos systémique. Les attelles aident les articulations à se reposer en limitant les mouvements et la tension qu'elles supportent. Quant aux techniques de relaxation, elles procurent du repos sur le plan émotionnel. Comme l'inactivité peut entraîner une baisse de forme physique et de la fatigue, l'infirmière doit appliquer des mesures destinées à accroître l'endurance. On s'adonne à des exercices de mise en forme, comme la marche, la natation ou la bicyclette, de façon progressive et en tenant compte de l'évolution de la maladie.

Les facteurs psychosociaux qui ont des répercussions sur la fatigue sont notamment la dépression et le soutien social (Belza, 2001; Parker *et al.*, 2001). Ces facteurs modifient la façon dont la personne perçoit et évalue la fatigue. L'amélioration de l'état fonctionnel peut améliorer l'humeur. L'infirmière doit enseigner à la personne des techniques susceptibles de l'aider à conserver son énergie (planifier et regrouper ses activités pour éviter de monter et de descendre inutilement les escaliers, s'asseoir pour préparer les repas, etc.).

Favoriser un sommeil réparateur

Le sommeil réparateur aide la personne à gérer la douleur, à atténuer la fatigue physique et à s'adapter aux changements qu'entraîne la maladie chronique. Chez les personnes souffrant d'une affection aiguë, les heures de sommeil sont souvent réduites et entrecoupées de longues périodes d'éveil. La raideur, la dépression et les médicaments peuvent aussi amoindrir la qualité du sommeil et accroître la fatigue durant la journée. Adopter une routine favorisant le sommeil, prendre des médicaments appropriés et appliquer des mesures de bien-être peuvent aider à bien dormir.

Accroître la mobilité

Pour réduire la tension imposée aux articulations et prévenir les déformations, il est essentiel que la personne soit installée correctement. Toutes les articulations devraient être soutenues et placées en position fonctionnelle. Au lit, la personne doit reposer à plat sur un matelas ferme, les pieds contre un appui-pieds; pour prévenir la cyphose, elle ne doit utiliser qu'un seul oreiller. Il ne faut pas mettre un oreiller sous les genoux, car cela favorise la contracture en flexion de l'articulation. La personne doit s'étendre sur le ventre plusieurs fois par jour afin de prévenir la contracture en flexion des hanches.

L'infirmière l'incite aussi à effectuer des exercices actifs d'amplitude des mouvements pour prévenir la raideur articulaire. Si la personne est incapable de faire des exercices actifs, l'infirmière lui fera effectuer des exercices passifs.

La personne doit également avoir une bonne posture. Pour cela, il lui faut, entre autres choses, marcher en gardant le dos droit et s'asseoir sur une chaise à dossier droit, les pieds à plat sur le sol, les épaules et les hanches appuyées contre le dossier.

On doit s'assurer que les attelles destinées à procurer du confort ne restreignent pas la mobilité. Le genou soutenu par une attelle doit être en extension complète et le poignet, en dorsiflexion légère. Il ne faut pas « bloquer » les articulations en flexion en raison de la force prédominante des muscles fléchisseurs. On doit retirer périodiquement l'attelle et faire des exercices d'amplitude des mouvements pour éviter que cette situation ne se produise. Dans les cas où la structure de l'articulation subit une transformation, on doit modifier l'attelle.

De plus, la personne peut avoir besoin d'aides techniques pour se mouvoir. Ces aides doivent convenir parfaitement à la personne et on doit lui enseigner à les utiliser de manière sûre. À cet effet, il peut être utile de consulter une ergothérapeute. On choisit une canne dont la longueur permet une légère flexion du coude. La personne doit la tenir avec la main opposée au côté affecté. Si les articulations du poignet et de la hanche sont touchées, la personne devra peut-être utiliser des béquilles d'avant-bras, surtout si elle vient de subir une reconstruction des articulations des membres inférieurs. Les aides techniques peuvent souvent décider de la dépendance ou de l'autonomie de la personne. Elles peuvent cependant perturber son image corporelle et l'inciter à ne pas respecter les modalités du traitement.

Favoriser les autosoins

Les aides techniques peuvent accroître l'autonomie de la personne. Quand elle lui présente ces aides, l'infirmière doit se montrer sensible à ce qu'éprouve la personne à cet égard et adopter elle-même une attitude positive. Elle doit se rappeler que le degré de déformation ne reflète pas nécessairement la gravité de l'invalidité. Par exemple, des mains tuméfiées peuvent restreindre davantage les activités que des mains déformées. À l'hôpital ou à l'établissement de soins prolongés, l'infirmière peut aider la personne à préserver son autonomie en mettant à sa disposition les aides techniques pour manger, aller aux toilettes, se laver et s'habiller. À la maison, elle peut encourager la personne à utiliser ces aides. En atténuant la douleur, la raideur et la fatigue, l'infirmière peut accroître la capacité de la personne à effectuer ses autosoins (Luck, 2001).

Améliorer l'image corporelle

Le caractère imprévisible et incertain de l'évolution de la maladie peut perturber tous les aspects de la vie de la personne, y compris sa vie professionnelle, sa vie sociale, sa vie sexuelle et sa situation financière. La perturbation de l'image corporelle aboutit parfois à l'isolement social et à la dépression. L'infirmière et les proches de la personne doivent chercher à comprendre comment celle-ci réagit à sa maladie sur le plan émotionnel. L'infirmière favorise la communication avec la personne et sa famille afin de les aider à exprimer leurs émotions, leurs perceptions et leurs craintes. Elle les aide aussi à voir dans quelle mesure ils peuvent agir sur les symptômes de la maladie et sur le traitement. Pour obtenir de bons résultats, il est essentiel d'observer le plan thérapeutique et d'utiliser des stratégies d'adaptation efficaces.

Surveiller et traiter les complications

Les médicaments utilisés dans le traitement des affections rhumatismales peuvent engendrer des effets indésirables marqués. Le médecin se fie aux résultats des examens et à l'anamnèse de la personne pour prescrire les médicaments, puis il surveille les effets secondaires à partir des signes et symptômes signalés par la personne et par l'infirmière, de même qu'au moyen d'examens cliniques et paracliniques périodiques. L'infirmière joue un rôle essentiel en collaborant étroitement avec le médecin et le pharmacien pour aider la personne à dépister et à traiter les effets secondaires des médi-

caments. Les hémorragies gastro-intestinales, l'aplasie médullaire, la toxicité rénale ou hépatique, l'infection, les lésions buccales, les éruptions cutanées et les troubles de la vision font partie des effets secondaires possibles. Les ecchymoses, les troubles respiratoires, les étourdissements, l'ictère, les urines de couleur sombre, les selles sanguinolentes ou noires, la diarrhée, les nausées, les vomissements et les céphalées sont aussi des signes et symptômes révélant la présence des effets secondaires des médicaments. Les infections généralisées ou locales, que l'administration de corticostéroïdes à fortes doses peut souvent masquer, doivent être suivies de près (voir le tableau 56-3 pour plus d'information sur l'administration des médicaments).

L'infirmière doit enseigner à la personne à s'autoadministrer les médicaments et à atténuer les effets secondaires. Elle doit aussi lui expliquer les mesures à prendre pour qu'elle obtienne des vérifications régulières. L'infirmière peut organiser des rencontres dans les intervalles entre les visites chez le médecin. Si la personne présente des effets secondaires, il se pourrait qu'elle doive cesser de prendre ses médicaments ou en réduire la dose. Elle peut noter une augmentation des symptômes de la maladie pendant qu'on remédie aux complications ou lorsqu'on ajoute un nouveau médicament. Dans ce cas, les rencontres avec l'infirmière peuvent porter sur le traitement des symptômes, ce qui aura pour effet d'atténuer l'anxiété ou le désarroi de la personne.

Favoriser les soins à domicile et dans la communauté

Enseigner les autosoins

L'enseignement représente un aspect essentiel des soins, car il leur permet de rester le plus autonome possible, de prendre leurs médicaments de manière sûre et d'utiliser correctement les aides techniques. Cet enseignement porte sur l'affection elle-même, sur les changements reliés à l'affection, le plan thérapeutique prescrit, les effets secondaires des médicaments, les mesures visant à conserver son autonomie et ses capacités fonctionnelles et à assurer la sécurité chez soi (encadré 56-2 ■).

L'infirmière incite la personne et ses proches à exprimer leurs préoccupations et à poser des questions. Comme la douleur, la fatigue et la dépression peuvent réduire les capacités d'apprentissage, l'infirmière essayera d'atténuer ces problèmes avant d'entreprendre le programme d'enseignement et elle en tiendra compte si elle ne peut le faire. Elle choisira les techniques d'enseignement en fonction des connaissances de la personne, de son intérêt, de son degré de bien-être, de son bagage socioculturel et de sa volonté d'apprendre. L'enseignement portera sur le traitement de base et sur les changements à apporter aux habitudes de vie. Comme l'élimination de l'inflammation et des réactions auto-immunes fait appel aux anti-inflammatoires, aux AARMM et aux immunosuppresseurs, l'infirmière fournit un enseignement complet sur ces médicaments, incluant la posologie, les justifications scientifiques, les effets secondaires, l'autoadministration et les méthodes utilisées pour le suivi. Si la personne est hospitalisée, l'infirmière l'encourage à s'initier aux techniques de soins qui sont nouvelles pour elle, avec l'aide de ses proches aidants. Chaque fois qu'elle s'entretient avec la personne, l'infirmière revoit avec elle les connaissances et les techniques apprises. Elle évalue les obstacles qui l'empêchent d'observer son traitement, puis trouve des solutions pour qu'elle adhère à son plan thérapeutique.

GRILLE DE SUIVI DES SOINS À DOMICILE

Personne atteinte d'une affection rhumatismale		
Après avoir reçu l'enseignement sur les soins à domicile, la personne ou le proche aidant peut :	**Personne**	**Proche aidant**
▪ Expliquer en quoi consistent la maladie et le traitement.	✔	✔
▪ Décrire le plan thérapeutique (nom des médicaments, posologie, horaire d'administration, précautions, effets secondaires et résultats escomptés).	✔	✔
▪ Décrire les méthodes de surveillance à appliquer.	✔	✔
▪ Énumérer les sources d'information additionnelle, au besoin.	✔	✔
▪ Montrer comment on administre (ou s'administre) les médicaments de façon précise et sûre.	✔	✔
▪ Décrire les méthodes destinées à soulager la douleur et en faire la démonstration.	✔	✔
▪ Faire la démonstration des techniques de protection des articulations dans les activités quotidiennes.	✔	✔
▪ Montrer qu'on sait effectuer les autosoins avec ou sans aides techniques.	✔	
▪ Faire la démonstration d'un programme d'exercices sûr.	✔	
▪ Faire la démonstration d'une méthode de relaxation.	✔	

Assurer le suivi

Le suivi à domicile sera fonction de la gravité de l'affection ainsi que des ressources et du soutien dont la personne dispose. Toutefois, la personne âgée ou de santé fragile, qui souffre d'une affection rhumatismale limitant considérablement ses capacités fonctionnelles et vivant seule doit bénéficier d'un suivi à domicile.

Les conséquences des affections rhumatismales sur la vie quotidienne d'une personne ne sautent pas toujours aux yeux dans le contexte d'un établissement de soins ou d'une clinique externe. De fréquentes visites à domicile permettent à l'infirmière de cerner les problèmes de la personne et de mettre en œuvre des interventions visant à améliorer sa qualité de vie. Quand l'infirmière rencontre la personne à son domicile, l'affection rhumatismale n'est souvent pas la raison principale de sa visite. Dans ce cas, les problèmes occasionnés par l'affection rhumatismale peuvent gêner le traitement conçu pour l'affection principale : par exemple, en raison de son affection rhumatismale une personne qui se rétablit d'une chirurgie cardiaque est incapable de suivre le programme d'exercice recommandé. Inversement, le fait de traiter l'affection principale peut entraîner des problèmes associés au rhumatisme, ou les aggraver : ainsi, une personne atteinte d'une maladie cardiovasculaire à qui on recommande de faire de longues promenades tous les jours peut constater que cette activité aggrave ses symptômes d'arthrose dans les genoux.

Au cours de ses visites à domicile, l'infirmière doit évaluer l'aspect sécuritaire du domicile de la personne et déterminer s'il est adapté au traitement de son affection. Il sera parfois plus facile pour la personne d'observer son traitement à domicile, car on définira plus aisément les obstacles sociaux et physiques susceptibles de l'en empêcher : par exemple, la personne atteinte de diabète qui a besoin d'insuline peut être dans l'incapacité de remplir ses seringues avec

précision ou de s'administrer de l'insuline en raison d'une mobilité articulaire restreinte. Quand elle observe la personne à domicile, l'infirmière a souvent plus de facilité à choisir les aides techniques qui peuvent améliorer l'autonomie de la personne. Il lui faut cerner tous les obstacles qui empêchent la personne d'observer son traitement et faire les recommandations nécessaires.

Lorsqu'elle s'occupe d'une personne qui présente un risque d'atteinte à l'intégrité de la peau, l'infirmière à domicile doit surveiller étroitement l'état de la peau et prodiguer les soins nécessaires. Elle enseigne aussi les soins cutanés préventifs à la personne et à ses proches, ou elle les supervise. Elle détermine si la personne doit recevoir de l'aide à domicile et évalue les installations sanitaires qui peuvent répondre aux nombreux besoins de la personne atteinte d'une affection rhumatismale. L'infirmière peut diriger la personne vers un physiothérapeute ou un ergothérapeute, une fois qu'elle connaît les problèmes de la personne ou quand ses limites fonctionnelles deviennent plus contraignantes. Il est indispensable qu'elle visite le domicile de la personne pour s'assurer que celle-ci demeure aussi autonome que possible malgré ses problèmes de mobilité et qu'elle puisse suivre son plan thérapeutique en toute sécurité. L'infirmière doit renseigner la personne et sa famille sur les organismes qui peuvent leur venir en aide.

Puisque de nombreux médicaments antirhumatismaux s'administrent sous forme d'injection, l'infirmière doit donner ces injections ou enseigner à la personne à s'autoadministrer le médicament. Ces contacts fréquents lui permettent de revoir avec la personne d'autres techniques de soulagement de la douleur.

L'infirmière évalue également l'état physique et psychologique de la personne, l'efficacité des méthodes destinées à soulager la douleur et l'observance du plan thérapeutique. Elle revera certaines notions apprises précédemment en mettant l'accent sur un certain nombre de points: les effets secondaires des médicaments, les changements dans l'état physique qui révèlent la progression de la maladie et qui doivent être signalés à un professionnel de la santé pour une réévaluation. L'infirmière explique l'importance des consultations de suivi à la personne et à ses proches.

La personne atteinte d'une affection chronique néglige souvent ses problèmes de santé généraux. Par conséquent, l'infirmière rappelera à la personne et à ses proches l'importance des autres activités de prévention et des examens de dépistage (vaccins, taux de cholestérol, ostéodensitométrie, examen gynécologique, mammographie, colonoscopie, par exemple).

ÉVALUATION

Résultats escomptés

Les principaux résultats escomptés sont les suivants:

1. La personne éprouve un certain soulagement de la douleur.
   a) Elle sait quels sont les facteurs qui provoquent ou aggravent la douleur.
   b) Elle se fixe des objectifs réalistes pour le soulagement de la douleur.
   c) Elle fait appel à des mesures efficaces et sûres pour soulager la douleur.
   d) Elle affirme avoir moins mal et se sentir mieux.
2. La personne est moins fatiguée.
   a) Elle sait quels sont les facteurs qui accroissent sa fatigue.
   b) Elle explique les rapports entre la fatigue et l'évolution de la maladie.
   c) Elle se réserve des périodes de repos régulières et utilise d'autres mesures pour prévenir ou atténuer la fatigue.
   d) Elle se dit moins fatiguée.
3. La personne dort mieux.
   a) Elle se réveille moins souvent la nuit.
   b) Elle utilise des techniques qui favorisent le sommeil.
   c) Elle se sent reposée au réveil.
4. La personne est plus mobile.
   a) Elle sait quels sont les facteurs qui nuisent à sa mobilité.
   b) Elle s'adonne à des activités et à des exercices qui favorisent sa mobilité.
   c) Elle utilise les aides techniques de façon appropriée.
   d) Elle conserve une bonne posture et un bon alignement corporel.
5. La personne assume ses autosoins.
   a) Elle participe à ses autosoins, dans la mesure de ses capacités.
   b) Elle utilise des aides techniques pour participer davantage à ses autosoins.
   c) Elle conserve toute la mobilité et toute l'autonomie dont elle est capable.
6. La personne améliore son image corporelle.
   a) Elle exprime ses préoccupations à propos de l'effet de l'affection rhumatismale sur son apparence et sa capacité d'agir.
   b) Elle se fixe des objectifs réalistes.
   c) Elle reconnaît sa valeur.
   d) Elle s'adapte aux changements physiques causés par la maladie.
   e) Elle décrit des méthodes d'adaptation efficaces et les utilise.
7. La personne ne présente pas de complications.
   a) Elle prend ses médicaments selon l'ordonnance.
   b) Elle énumère les effets secondaires possibles et ceux qu'elle doit signaler.
   c) Elle expose les ojectifs du suivi.
   d) Elle observe les recommandations en matière de suivi.
   e) Elle décrit les techniques utilisées pour réduire les risques d'effets secondaires.

Affections diffuses du tissu conjonctif

On regroupe dans la catégorie des affections diffuses du tissu conjonctif les affections de nature chronique qui se caractérisent par des réactions inflammatoires étendues et par la dégénérescence des tissus conjonctifs. Ces affections ont en commun les mêmes manifestations cliniques et peuvent toucher les mêmes organes. En général, ces affections évoluent en passant par des poussées et des rémissions. Même si on n'en connaît pas les causes, on croit qu'elles résultent d'anomalies du système immunitaire. Elles comprennent la PR, le LED, la sclérodermie, la polyomyosite et la pseudopolyarthrite rhizomélique.

POLYARTHRITE RHUMATOÏDE

Physiopathologie

On considère souvent la polyarthrite rhumatoïde (PR) comme le prototype de l'arthrite inflammatoire. On estime qu'environ 1 % de la population en est atteint, les femmes deux à trois fois plus souvent que les hommes (Haraoui, 2002). Actuellement, la PR touche environ 300 000 Canadiens. On y observe d'abord une réaction immunitaire dans le tissu synovial (figure 56-3 ■). La phagocytose produit des enzymes dans l'articulation. Ces enzymes détruisent le collagène, ce qui entraîne un œdème, une prolifération de la synoviale et finalement la formation d'un pannus. Le pannus détruit le cartilage et érode l'os. Il en résulte une certaine perte des surfaces articulaires du membre atteint et de la mobilité. Les fibres musculaires font l'objet de dégénérescence. Les tendons et les ligaments perdent leur élasticité et leur pouvoir contractile. Les causes de la PR n'ont pas encore été déterminées, mais quand une personne en est atteinte, il n'est pas rare que d'autres membres de sa famille le soient également. On pense qu'une mutation génétique pourrait être à l'origine du dysfonctionnement du système immunitaire.

Manifestations cliniques

Le tableau clinique de la PR peut varier, mais il est généralement déterminé par le stade de la maladie et la gravité du processus morbide. Les manifestations cliniques classiques

PHYSIOLOGIE/PHYSIOPATHOLOGIE

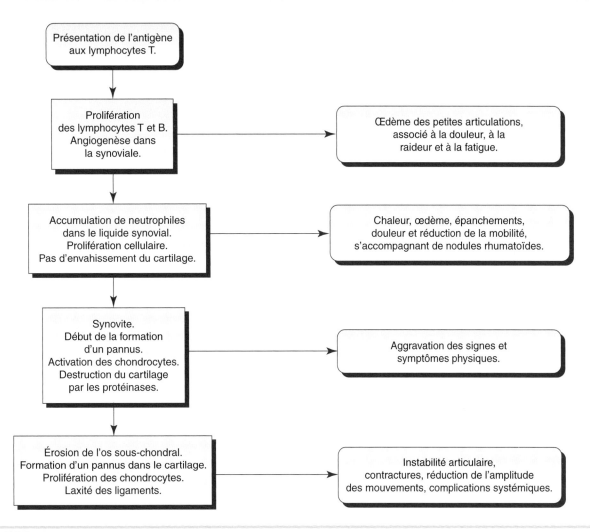

FIGURE 56-3 ■ Physiopathologie de la PR et signes physiques qui lui sont associés.

sont les suivantes : douleur articulaire, œdème, chaleur localisée, érythème et modification fonctionnelle. À la palpation de l'articulation, les tissus sont œdémateux et spongieux. On peut le plus souvent aspirer du liquide à partir de l'articulation présentant de l'inflammation. Généra-lement, l'atteinte touche d'abord les petites articulations des mains, des poignets et des pieds, puis elle se propage peu à peu aux genoux, aux épaules, aux hanches, aux coudes, aux chevilles, à la colonne cervicale et aux articulations temporomaxillaires. Les premiers symptômes (douleur et œdème articulaires, ainsi que raideur articulaire au lever qui persiste pendant plus de 30 minutes) apparaissent habituellement de façon brutale (Klippel, 2001) ; ils sont généralement bilatéraux et symétriques.

La personne peut présenter des incapacités fonctionnelles dans les articulations où l'inflammation se manifeste, et cela dès les premiers stades de la maladie, avant l'apparition des changements osseux. La personne a des difficultés à mouvoir ses articulations, qui sont chaudes, tuméfiées et douloureuses ; c'est pourquoi elle a tendance à les protéger en les

gardant immobiles. Une immobilisation prolongée peut aboutir à des contractures et entraîner la déformation des tissus mous.

La PR engendre souvent une déformation des mains et des pieds (figure 56-4 ■). Ces déformations peuvent être causées par un mauvais alignement de l'articulation attribuable à l'œdème, au chevauchement des surfaces osseuses de l'articulation, ou à la destruction graduelle de celle-ci.

La PR touche tout l'organisme ; elle comporte plusieurs manifestations extra-articulaires, dont les plus courantes sont la fièvre, la perte de poids, la fatigue, l'anémie et la lymphadénopathie. Le phénomène de Raynaud se manifeste fréquemment (le froid ou le stress déclenchent des crises vasomotrices ; les doigts blanchissent ou deviennent cyanosés).

Des nodules rhumatoïdes s'observent chez approximativement la moitié des personnes qui présentent une PR au stade avancé. Quand ils se forment dans le tissu sous-cutané voisin de l'articulation, ces nodules sont spongieux et mobiles. Ils

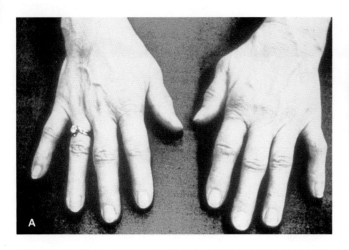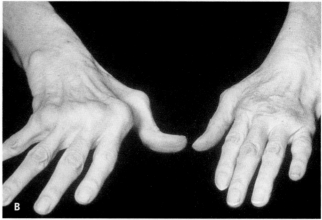

FIGURE 56-4 ■ Polyarthrite rhumatoïde. **(A)** Premier stade. **(B)** Stade avancé.

apparaissent habituellement sur les éminences osseuses (sur le coude, par exemple), ils sont de grosseur variable et ils peuvent disparaître spontanément. Ils ne touchent que les personnes possédant le facteur rhumatoïde et témoignent souvent d'une progression rapide de la maladie. Parmi les autres manifestations extra-articulaires, on note les artérites, la neuropathie périphérique, la fibrose interstitielle diffuse du tissu pulmonaire, les sclérites (inflammation de la sclérotique), la péricardite, les lésions des valvules cardiaques, la splénomégalie et le syndrome de Gougerot-Sjögren (sécheresse des yeux et des muqueuses). La figure 56-5 ■ présente les effets multisystémiques de la PR.

Examen clinique et examens paracliniques

De nombreux facteurs contribuent au diagnostic de la PR : présence de nodules rhumatoïdes, inflammation des articulations décelée à la palpation de même que certaines épreuves de laboratoire. L'anamnèse et l'examen physique révèlent un certain nombre de manifestations : raideur bilatérale et symétrique, sensibilité, œdème et chaleur au niveau des articulations. On examine aussi la personne à la recherche de changements extra-articulaires comme la perte de poids, les modifications sensorielles liées à la neuropathie périphérique comme les paresthésies ou l'hypoesthésie, la lymphadénopathie et la fatigue. Le facteur rhumatoïde est présent chez plus de 80 % des personnes atteintes de PR. Cependant, la mise en évidence de ce facteur ne permet pas à elle seule de poser le diagnostic. La vitesse de sédimentation augmente de façon significative chez la personne qui souffre de PR. La numération des érythrocytes et le taux de la composante C_4 du complément sont plus bas que la normale. Les recherches de la protéine C-réactive et des anticorps antinucléaires (AAN) donnent des résultats positifs. L'arthrocentèse révèle la présence de liquide synovial trouble, laiteux ou jaune foncé, contenant de nombreuses cellules inflammatoires (leucocytes) et des composantes du complément.

Les examens radiologiques servent à poser le diagnostic, de même qu'à déterminer le stade de la maladie et à en suivre l'évolution. Aux stades plus avancés, les radiographies révèlent une érosion osseuse et un pincement des interlignes articulaires.

Traitement médical

Stade précoce de la polyarthrite rhumatoïde

Aux premiers stades de la maladie, il faut informer la personne, lui enseigner à doser le repos et l'exercice, et l'orienter vers les associations ou regroupements communautaires qui peuvent lui venir en aide. En ce qui concerne le traitement médicamenteux, on a d'abord recours aux salicytates ou aux AINS. Administrés aux doses thérapeutiques optimales, ces médicaments ont une action analgésique et anti-inflammatoire. Pour obtenir une plus grande efficacité anti-inflammatoire, il faut s'assurer que la concentration sanguine du médicament reste uniforme. Les salicylates et les AINS n'influent pas sur l'évolution de la maladie.

L'utilisation de divers inhibiteurs de la cyclooxygénase-2 (COX-2) dans le traitement de la PR a reçu l'approbation des autorités compétentes. La cyclooxygénase est une enzyme qui participe au processus inflammatoire. Appartenant à une autre catégorie d'AINS, les inhibiteurs de la COX-2 bloquent l'action de l'enzyme associée à l'inflammation sans influer sur l'enzyme (COX-1) qui protège la muqueuse de l'estomac. Le risque d'irritation gastrique et d'ulcération est donc moindre lorsqu'on emploie les inhibiteurs de la COX-2 que lorsqu'on recourt aux autres types d'AINS (Bombardier *et al.*, 2000).

Dans le traitement de la PR, on a maintenant tendance à utiliser une pharmacothérapie puissante dès le début de la maladie. Les possibilités de juguler les symptômes et d'améliorer le traitement sont nombreuses au cours des deux premières années de l'affection. On administre donc des AARMM (antipaludiques, sels d'or, pénicillamine ou sulfasalazine) dès qu'on entreprend le traitement. Si les symptômes sont prononcés (érosion précoce des os révélée par les radiographies), on peut avoir recours au méthotrexate. Si ce dernier est le médicament de choix dans le traitement de la PR, c'est qu'il a des effets positifs sur les paramètres de l'affection (douleur, articulations douloureuses et tuméfiées, qualité de vie, par exemple) et permet d'en ralentir la progression. L'objectif est de limiter les symptômes et de prévenir la destruction des articulations (Koopman, 2001).

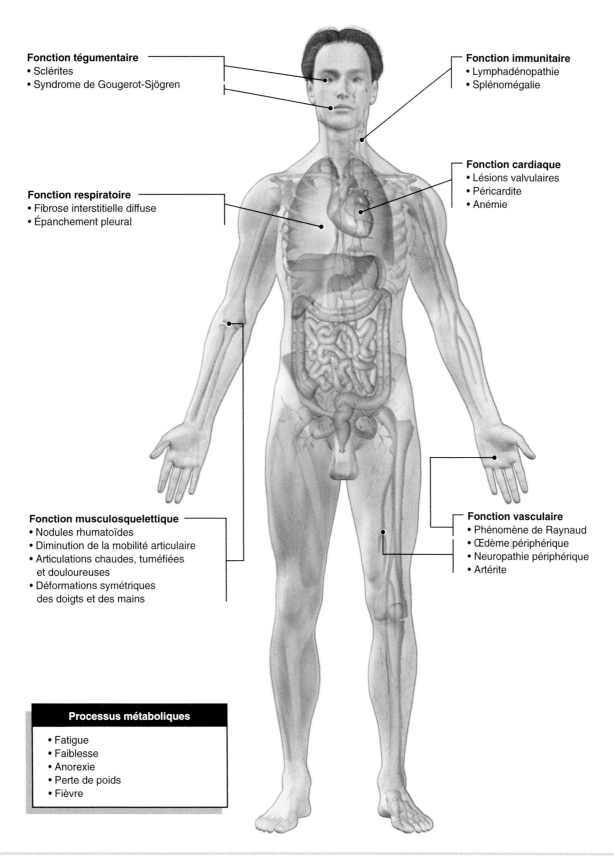

Fonction tégumentaire
• Sclérites
• Syndrome de Gougerot-Sjögren

Fonction immunitaire
• Lymphadénopathie
• Splénomégalie

Fonction cardiaque
• Lésions valvulaires
• Péricardite
• Anémie

Fonction respiratoire
• Fibrose interstitielle diffuse
• Épanchement pleural

Fonction musculosquelettique
• Nodules rhumatoïdes
• Diminution de la mobilité articulaire
• Articulations chaudes, tuméfiées
  et douloureuses
• Déformations symétriques
  des doigts et des mains

Fonction vasculaire
• Phénomène de Raynaud
• Œdème périphérique
• Neuropathie périphérique
• Artérite

Processus métaboliques

• Fatigue
• Faiblesse
• Anorexie
• Perte de poids
• Fièvre

FIGURE 56-5 ■ Effets multisystémiques extra-articulaires de la polyarthrite rhumatoïde.
SOURCE: © Stéphane Bourrelle.

Certains des nouveaux traitements de la PR proviennent des thérapies biologiques. Les modificateurs de la réaction biologique constituent un groupe d'agents formés de molécules produites par les cellules du système immunitaire, dont les cellules qui participent aux réactions inflammatoires (Koopman, 2001). Des études récentes (Moreland *et al.*, 1999; Weinblatt *et al.*, 1999), portant sur les inhibiteurs du facteur de nécrose tumorale alpha (TNF-α) administrés seuls ou en association avec d'autres médicaments, ont montré que l'état de santé s'améliore considérablement. Parmi les modificateurs de la réaction biologique aujourd'hui disponibles, mentionnons l'étanercept (Enbrel), l'infliximab (Remicade) et l'anakinra (Kineret). L'étanercept et l'infliximab inhibent la fonction du TNF-α, **cytokine** qui joue un rôle majeur dans le processus inflammatoire de la PR (Miller, 2001). L'anakinra inhibe la fonction de l'interleukine-1, autre cytokine pro-inflammatoire. Notons que de nombreuses recherches sont en cours dans ce domaine.

On peut prescrire d'autres analgésiques dans les périodes de douleur intense. Il vaut mieux cependant s'abstenir d'administrer des analgésiques opioïdes, car ils n'influent pas sur l'inflammation et ils entraînent une dépendance physique. Il faut aussi enseigner les techniques non pharmacologiques de soulagement de la douleur, notamment la relaxation et les applications de chaud et de froid.

Polyarthrite rhumatoïde érosive modérée

Dans les cas de PR érosive modérée, on met au point un programme structuré d'ergothérapie et de physiothérapie afin d'enseigner à la personne des mesures de protection des articulations et de conservation de l'énergie, des méthodes de simplification du travail, des exercices d'amplitude des mouvements et des exercices de renforcement musculaire. L'accent est mis sur la participation active de la personne. Il faut parfois réévaluer le traitement médicamenteux et y apporter des changements.

Polyarthrite rhumatoïde érosive évolutive

Dans les cas de PR érosive évolutive, on doit souvent utiliser la chirurgie reconstructive et les corticostéroïdes. La chirurgie reconstructive est indiquée quand le traitement médicamenteux ne parvient pas à soulager la douleur. Les interventions pratiquées sont la synovectomie (exérèse de la synoviale), la ténorraphie (suture d'un tendon), l'arthrodèse (fusion chirurgicale d'une articulation) ou l'**arthroplastie** (réfection chirurgicale d'une articulation). Normalement, on ne pratique pas de chirurgie pendant une poussée de la maladie.

À tous les stades de la maladie, on utilise des corticostéroïdes par voie générale quand l'inflammation et la douleur sont constantes, ou quand il faut employer un médicament «de transition» en attendant que les effets des AARMM (de la méthotrexate, par exemple) se fassent sentir. Les corticostéroïdes sont administrés à faibles doses et tout juste le temps qu'il faut pour atténuer les effets secondaires. On peut procéder à des injections locales de corticostéroïdes dans les articulations qui présentent une forte inflammation et qui ne réagissent pas aux traitements médicamenteux mentionnés précédemment (Ruddy *et al.*, 2001).

Polyarthrite rhumatoïde grave au stade avancé

Dans la PR grave au stade avancé, on a recours aux immunosuppresseurs (méthotrexate, cyclophosphamide et azathioprine), car ces médicaments peuvent réduire la production des anticorps. On donne de fortes doses de méthotrexate (Rheumatrex), de cyclophosphamide (Cytoxan, Procytox) et d'azathioprine (Imuran). Ces médicaments comportent toutefois des effets secondaires importants: aplasie médullaire, anémie, troubles gastro-intestinaux et éruptions cutanées.

À tous les stades de la maladie, la dépression et le manque de sommeil peuvent exiger l'administration de faibles doses d'antidépresseurs pour rétablir de bonnes habitudes de sommeil et pour mieux soulager la douleur chronique.

Santé Canada a approuvé l'utilisation d'un dispositif médical conçu pour les personnes qui présentent une PR très grave, ne réagissent pas aux AARMM ou ne les tolèrent pas. Ce dispositif, constitué d'une colonne de protéine A servant à l'immunoadsorption (Prosorba), a été employé dans des traitements d'aphérèse de 2 heures, étalés sur 12 semaines, dans le but de fixer les IgG (autrement dit les complexes immuns circulants). Diverses études ont conclu que les quelques personnes qui avaient bénéficié de ce traitement avaient vu leur état s'améliorer de façon considérable (Felson *et al.*, 1999; Gendreau, 2001).

Traitement nutritionnel

La personne atteinte de PR souffre souvent d'anorexie, d'une perte pondérale et d'anémie. Le bilan nutritionnel permet de déterminer ses habitudes et ses préférences alimentaires. On lui apprend à choisir des aliments fournissant les apports quotidiens recommandés et provenant des quatre groupes alimentaires de base, et on l'encourage à choisir des aliments riches en vitamines, en protéines et en fer, qui contribuent à la régénération des tissus. Si elle est atteinte d'anorexie grave, on peut lui recommander de manger peu à la fois, mais souvent, et de prendre des suppléments de protéines. En revanche, certains médicaments (les corticostéroïdes, par exemple) utilisés dans le traitement de la PR stimulent l'appétit et peuvent entraîner un gain pondéral si la personne réduit ses activités. Dans ce cas, on doit lui conseiller d'adopter un régime alimentaire sain et de restreindre au besoin son apport énergétique.

Soins et traitements infirmiers

Les soins et traitements infirmiers prodigués à la personne atteinte d'une affection rhumatismale s'inspirent de la démarche systématique présentée plus tôt dans le présent chapitre. Les problèmes les plus courants d'une personne souffrant de PR sont la douleur, les troubles du sommeil, la fatigue, les modifications de l'humeur et la réduction de la mobilité. Il faut fournir de l'information à la personne qui vient d'avoir un diagnostic de PR; ainsi pourra-t-elle prendre des décisions éclairées à propos de son traitement quotidien et s'adapter à cette maladie chronique.

Les fréquentes rencontres avec la personne procurent à l'infirmière l'occasion d'évaluer les problèmes reliés à la maladie et lui permettent d'intervenir. La PR touche souvent des femmes jeunes, et celles-ci peuvent s'inquiéter de leur capacité d'avoir des enfants, d'élever une famille et de travailler. La personne atteinte d'une affection chronique peut chercher une «cure» ou s'interroger sur les traitements parallèles. Souvent, cependant, elles hésitent à faire part de leurs inquiétudes aux professionnels de la santé (American College of Rheumatology, 1998).

LUPUS ÉRYTHÉMATEUX DISSÉMINÉ

Le LED touche 0,05 % des Canadiens adultes ; les femmes sont davantage atteintes que les hommes, dans la proportion de 10 à 1 (Santé Canada, 2003).

Physiopathologie

Le LED est un dérèglement du système immunitaire qui entraîne une production exagérée d'autoanticorps. On associe ce dérèglement à un ensemble de facteurs génétiques, hormonaux (la PR se rencontre plus fréquemment chez les femmes en âge de procréer) et environnementaux (exposition au soleil, brûlures thermiques). Certains médicaments, notamment l'hydralazine (Apresoline), la procaïnamide (Pronestyl), l'isoniazide (INH), la chlorpromazine (Largactil), et certains anticonvulsivants ont aussi été mis en cause.

Il semble que l'augmentation de la production des auto-anticorps résulte d'une anomalie touchant le fonctionnement des lymphocytes T, ce qui engendre la formation de complexes immuns et des lésions tissulaires. L'inflammation stimule la présentation des antigènes, ce qui entraîne la sécrétion d'autres anticorps ; et le cycle se répète.

Manifestations cliniques

Le LED peut se manifester de façon insidieuse ou brutale. Il arrive qu'il ne soit diagnostiqué que plusieurs années après son apparition. Plusieurs fonctions de l'organisme sont atteintes dans le LED.

Manifestations générales

Le LED peut toucher n'importe quelle fonction de l'organisme. On trouvera à la figure 56-6 ■ le résumé des effets multisystémiques du LED.

La fonction musculosquelettique est fréquemment atteinte ; les premiers symptômes sont souvent des arthralgies et de l'arthrite (synovite). On observe couramment un œdème des articulations, une douleur à la palpation et une douleur à la mobilisation accompagnés d'une raideur matinale.

Plusieurs manifestations cutanées sont possibles, entre autres le lupus érythémateux cutané subaigu, où on observe des lésions papulosquameuses ou annulaires polycycliques, et le lupus discoïde, qui se traduit par une éruption cutanée chronique, présentant des papules ou des plaques érythémateuses et une desquamation qui peut entraîner des cicatrisations et des changements dans la pigmentation. La manifestation cutanée la plus connue (même si elle apparaît chez moins de 50 % des gens) est une lésion aiguë qui prend la forme d'un érythème en papillon de part et d'autre des ailes du nez et des joues (figure 56-7 ■). Dans certains cas de lupus discoïde, on n'observe que des manifestations cutanées. Dans d'autres cas, l'atteinte cutanée peut être le signe avant-coureur d'une atteinte plus disséminée. Les lésions s'aggravent souvent pendant les poussées et peuvent être provoquées par une exposition au soleil ou à des rayons ultraviolets artificiels.

La personne peut aussi présenter des ulcères situés sur la muqueuse buccale ou la voûte palatine. Ces ulcères apparaissent en groupes, souvent au cours des poussées et ils accompagnent parfois les lésions cutanées. Un érythème palmaire est également fréquent.

La péricardite est la manifestation cardiaque la plus courante. Les femmes atteintes de LED présentent un risque d'athérosclérose précoce.

On utilise les taux de créatinine sérique et les analyses des urines pour déceler les atteintes rénales. La détection précoce de la glomérulopathie permet d'administrer rapidement un traitement qui peut prévenir les lésions rénales. L'atteinte aux reins peut provoquer de l'hypertension, ce qui exige une surveillance étroite.

L'atteinte au système nerveux central est courante ; elle peut prendre la forme de divers troubles neurologiques. Les manifestations neuropsychologiques du LED sont aujourd'hui bien connues. Elles entraînent généralement des changements ténus dans les habiletés cognitives. La dépression et la psychose sont fréquentes (Klippel, 2001 ; Petri, 2000 ; Ruddy *et al.*, 2001).

Examen clinique et examens paracliniques

Le diagnostic du LED se fonde sur une anamnèse complète, un examen physique et des analyses du sang. L'examen d'une personne présentant un LED est semblable à celui d'une personne souffrant d'une affection rhumatismale, mais il comporte en outre un certain nombre de caractéristiques particulières. L'infirmière inspecte la peau à la recherche d'érythème. La personne peut présenter des placards érythémateux recouverts de squames adhérentes sur le cuir chevelu, le visage ou le cou. On observe parfois une hyperpigmentation ou une hypopigmentation, selon le stade et la forme de l'affection. L'infirmière demande à la personne si elle a observé des changements cutanés (car ceux-ci sont parfois transitoires), si elle est sensible aux rayons du soleil ou aux rayons ultraviolets artificiels. Elle note la présence d'alopécie, elle examine la bouche et la gorge pour déceler des ulcérations révélatrices d'une atteinte gastro-intestinale.

L'évaluation cardiovasculaire comprend la recherche d'un frottement péricardique, qui peut révéler une myocardite ou un épanchement pleural. L'épanchement pleural et les infiltrations se manifestent par des bruits respiratoires adventices (crépitants) qui révèlent une insuffisance respiratoire. Des lésions papuleuses, érythémateuses et purpuriques, parfois nécrosées, peuvent indiquer une atteinte vasculaire. Ces lésions sont susceptibles d'apparaître au bout des doigts, sur les coudes, les orteils, les avant-bras ou sur le côté des mains.

L'examen physique révèle parfois un œdème des articulations, la présence de points sensibles et chauds, une douleur à la mobilisation et une raideur. L'atteinte articulaire est souvent symétrique et semblable à celle de la PR.

En général, l'examen permet d'observer les symptômes classiques du LED (fièvre, fatigue et perte de poids), ainsi que des signes d'arthrite, de pleurésie et de péricardite. En

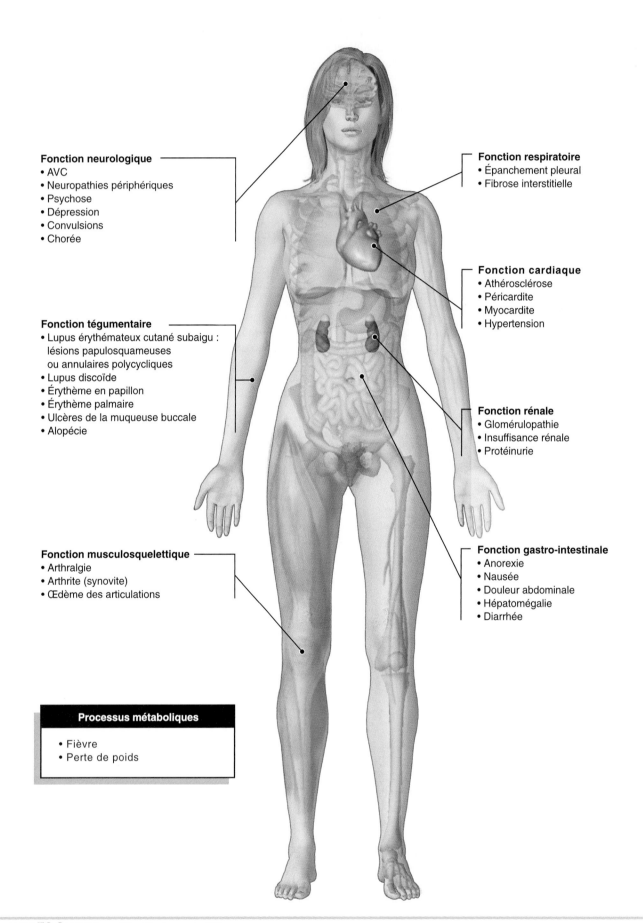

Fonction neurologique
- AVC
- Neuropathies périphériques
- Psychose
- Dépression
- Convulsions
- Chorée

Fonction tégumentaire
- Lupus érythémateux cutané subaigu : lésions papulosquameuses ou annulaires polycycliques
- Lupus discoïde
- Érythème en papillon
- Érythème palmaire
- Ulcères de la muqueuse buccale
- Alopécie

Fonction musculosquelettique
- Arthralgie
- Arthrite (synovite)
- Œdème des articulations

Fonction respiratoire
- Épanchement pleural
- Fibrose interstitielle

Fonction cardiaque
- Athérosclérose
- Péricardite
- Myocardite
- Hypertension

Fonction rénale
- Glomérulopathie
- Insuffisance rénale
- Protéinurie

Fonction gastro-intestinale
- Anorexie
- Nausée
- Douleur abdominale
- Hépatomégalie
- Diarrhée

Processus métaboliques
- Fièvre
- Perte de poids

FIGURE **56-6** ■ Effets multisystémiques du LED. Source : © Stéphane Bourrelle.

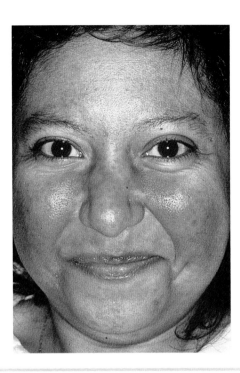

FIGURE 56-7 ■ Érythème en papillon du lupus érythémateux aigu disséminé.

conversant avec la personne et sa famille, l'infirmière pourra détecter d'autres symptômes indiquant une atteinte systémique. L'examen neurologique sert à déceler et à décrire tout changement intervenu dans le système nerveux central. L'infirmière interrogera la personne et ses proches concernant les changements dans le comportement, entre autres les signes de psychose. Elle note les signes de dépression, de convulsions ou de chorée, et tout autre symptôme lié au fonctionnement du système nerveux central.

Il n'existe pas d'épreuve de laboratoire qui permette d'établir le diagnostic du LED. Les analyses sanguines peuvent révéler une anémie modérée ou grave, une thrombopénie, une leucocytose ou une leucopénie ainsi que la présence d'anticorps antinucléaires. D'autres épreuves immunologiques fournissent des données convergentes, mais elles ne permettent pas non plus de confirmer le diagnostic. On peut déceler une hématurie à l'aide d'analyses d'urines.

Traitement médical

Le traitement du LED s'applique tout autant à ses formes aiguës qu'à ses formes chroniques. Le LED peut certes mettre la vie en jeu. Cependant, grâce aux progrès réalisés dans les traitements, le taux de survie a augmenté et la morbidité a diminué. Lorsque l'affection est dans une phase aiguë, il faut intervenir afin d'entraver sa progression ou d'empêcher les exacerbations de toucher les autres systèmes de l'organisme. Les manifestations cliniques et les épreuves de laboratoire fournissent le tableau de l'évolution de l'affection; ils reflètent l'inflammation consécutive au LED. Pour traiter les atteintes chroniques, il faut se livrer à une évaluation périodique de la personne dans le but de dépister les changements cliniques qui exigent une modification du traitement (Ruddy *et al.*, 2001).

Le traitement a pour objectif de ralentir la perte graduelle des fonctions organiques, de diminuer les risques de poussées, d'atténuer les incapacités causées par l'affection et de prévenir les complications. Il exige un suivi étroit, grâce auquel l'évolution de l'affection et l'efficacité des interventions pourront être évaluées.

Pharmacologie

Le traitement médicamenteux du LED se fonde sur l'hypothèse selon laquelle l'inflammation tissulaire locale est attribuable à un dérèglement plus ou moins grave du système immunitaire. Le traitement doit donc être adapté en conséquence. Afin de réduire l'usage des corticostéroïdes, on les associe à des AINS lorsqu'il s'agit de soigner des manifestations cliniques de moindre importance.

Dans le traitement du LED, les corticostéroïdes sont les médicaments les plus utilisés. Ils sont employés à faibles doses si l'atteinte systémique est mineure et à fortes doses dans les atteintes graves. Par ailleurs, ils servent à traiter localement les manifestations cutanées. L'administration par bolus intraveineux peut remplacer l'administration de doses élevées par voie orale. Les antipaludiques sont également efficaces dans le traitement des manifestations cutanées et musculosquelettiques, de même que des atteintes organiques bénignes. On utilise aussi des immunosuppresseurs (agents alkylants et analogues des purines, par exemple) pour leur action sur la fonction immunitaire. Toutefois, en raison des nombreux effets secondaires qu'ils engendrent, on les réserve habituellement aux personnes qui présentent une atteinte grave ou chez qui les traitements classiques ont échoué (Kimberly, 2001; National Institutes of Health, 1998; Ruddy *et al.*, 2001).

Soins et traitements infirmiers

Les soins et traitements infirmiers destinés aux personnes atteintes de LED s'inspirent de la démarche systématique présentée plus tôt dans le présent chapitre. Les problèmes les plus courants sont la fatigue, les atteintes à l'intégrité de la peau, la perturbation de l'image corporelle et les connaissances insuffisantes pour permettre de prendre des décisions éclairées concernant les autosoins. L'affection elle-même, ou encore le traitement, peut entraîner des changements importants dans l'apparence de la personne et provoquer chez elle un grand désarroi. Les changements et l'évolution imprévisible de l'affection exigent de la compétence en matière d'évaluation ainsi que les soins d'une infirmière compétente et sensible aux réactions psychologiques de la personne. L'infirmière peut diriger la personne vers un groupe de soutien pour qu'elle obtienne de l'information sur l'affection, des conseils sur le traitement quotidien et un appui social. L'exposition aux rayons du soleil et aux rayons ultraviolets artificiels pouvant favoriser la progression de la maladie ou provoquer une crise, l'infirmière conseillera à la personne d'éviter de s'exposer au soleil ou de se protéger en appliquant un écran solaire et en portant des vêtements longs.

Puisque le risque d'atteinte multisystémique est élevé, la personne doit comprendre l'importance des examens de dépistage réguliers et des activités de prévention. Il faut qu'elle respecte les recommandations alimentaires, étant donné le risque élevé de maladies cardiovasculaires (hypertension et athérosclérose, entre autres); l'infirmière peut l'orienter vers une diététiste. En outre, l'infirmière explique à la personne qu'il est important d'observer son traitement médicamenteux, et elle lui expose les changements et les effets secondaires associés à l'utilisation des médicaments. En dernier lieu, elle lui rappelle qu'il est nécessaire de se conformer au suivi en raison du risque élevé d'effets systémiques, notamment d'atteintes rénales ou cardiovasculaires.

SCLÉRODERMIE

La sclérodermie («peau dure») est une affection relativement rare et que l'on connaît mal. En fait, on en ignore la cause. Selon la Société d'arthrite, elle touche environ 16 000 Canadiens (1 sur 1 800) et elle est jusqu'à cinq fois plus fréquente chez les femmes que chez les hommes. Elle se manifeste d'habitude chez les personnes de 30 à 50 ans (Société d'arthrite, 2005).

Physiopathologie

Tout comme le LED, la sclérodermie diffuse évolue par poussées et par rémissions, de façon variable. Son pronostic est cependant moins encourageant que celui du lupus. L'affection se manifeste tout d'abord souvent par une atteinte cutanée. Des cellules mononucléaires constituent des amas, ce qui provoque une stimulation du procollagène par les lymphokines. Du collagène insoluble se forme alors et s'accumule dans les tissus. Au début, la réaction inflammatoire engendre un œdème, ce qui donne à la peau un aspect tiré, lisse et brillant. On observe ensuite une fibrose, qui fait perdre à la peau son élasticité et qui est suivie d'une dégénérescence. Cette série de phénomènes, de l'inflammation à la dégénérescence, se produit également dans les vaisseaux sanguins et dans les principaux organes (Klippel, 2001).

Manifestations cliniques

La sclérodermie débute de façon insidieuse par le phénomène de Raynaud et par un œdème des mains. La peau et les tissus sous-cutanés deviennent de plus en plus indurés, ce qui empêche de les distinguer des structures sous-jacentes en les pinçant. Les plis cutanés et les rides disparaissent, la peau s'assèche, car la sécrétion de la sueur est inhibée dans la région touchée. Les extrémités se raidissent et perdent leur mobilité. La sclérodermie évolue lentement. Pendant des années, les changements cutanés peuvent se limiter aux mains et aux pieds. À un stade plus avancé, le visage perd son expression et devient figé comme un masque; la bouche aussi devient rigide.

Les changements internes sont moins apparents, mais beaucoup plus importants que les manifestations visibles. L'atteinte au ventricule gauche du cœur provoque de l'insuffisance cardiaque, le durcissement de l'œsophage nuit à la déglutition, la formation de cicatrices dans les poumons entrave la respiration, le durcissement (sclérose) de l'intestin entraîne des troubles digestifs. On observe parfois une insuffisance rénale progressive.

La personne peut présenter divers symptômes que l'on réunit sous le nom de syndrome CREST. Les lettres CREST évoquent de façon contournée le détail de ces manifestations: calcinose (dépôts de calcium dans les tissus), phénomène de Raynaud, atteinte œsophagienne, sclérodactylie (sclérodermie des doigts) et télangiectasies (dilatations capillaires qui forment des lésions vasculaires).

Examen clinique et examens paracliniques

L'examen porte sur les changements sclérotiques de la peau, les contractures des doigts, ou encore sur les lésions aux doigts ou sur les anomalies de la pigmentation au bout des doigts. Pour évaluer l'atteinte générale, l'infirmière passe en revue les systèmes de l'organisme en accordant une attention particulière aux symptômes gastro-intestinaux, pulmonaires, rénaux et cardiaques. Elle évalue les limites fonctionnelles et les capacités d'autosoins de la personne, de même que les effets que peut avoir cette affection sur son image corporelle.

Aucune épreuve ne permet à elle seule de diagnostiquer la sclérodermie. On effectue une biopsie cutanée afin de mettre en évidence les transformations cellulaires caractéristiques de la maladie. Les épreuves respiratoires peuvent révéler des anomalies de la ventilation et de la perfusion; l'échocardiogramme permet de déceler l'épanchement péricardique qui accompagne souvent l'atteinte cardiaque. Dans 75 % des cas, l'examen de l'œsophage révèle une perte de mobilité. La présence d'anticorps antinucléaires (AAN), fréquente dans les cas de sclérodermie, indique une atteinte du tissu conjonctif et peut même déterminer à quel sous-groupe appartient l'affection. Le test d'anticorps antinucléaires donne en général un résultat positif chez les personnes atteintes de sclérodermie.

Traitement médical

Le traitement de la sclérodermie dépend de la forme sous laquelle l'affection se présente. Les personnes atteintes doivent toutes bénéficier de counselling afin qu'elles se fixent des objectifs réalistes. Les mesures de soutien visent à soulager la douleur et à atténuer l'invalidité. Un programme d'exercice modéré est recommandé afin de prévenir les contractures. On conseille à la personne d'éviter les températures extrêmes et d'appliquer des lotions hydratantes pour prévenir la sécheresse excessive de la peau.

Pharmacologie

Il n'existe pas à l'heure actuelle de traitement médicamenteux contre la sclérodermie diffuse. On peut cependant utiliser divers médicaments pour traiter les organes atteints. Les bloquants des canaux calciques et d'autres antihypertenseurs permettent d'atténuer les symptômes du phénomène de Raynaud. On peut aussi utiliser des anti-inflammatoires pour soulager l'arthralgie, la raideur et les douleurs musculo-squelettiques (Klippel, 2001; Ramsey-Goldman, 2001).

Soins et traitements infirmiers

Les soins infirmiers destinés à la personne atteinte de sclérodermie s'inspirent de la démarche systématique présentée plus tôt dans le présent chapitre. Les diagnostics infirmiers les plus courants sont les suivants: atteinte à l'intégrité de la peau, déficit d'autosoins, alimentation déficiente et image corporelle perturbée. Au stade avancé de l'affection, la personne peut aussi présenter des échanges gazeux perturbés, un débit cardiaque diminué, un trouble de la déglutition et de la constipation.

Il incombe à l'infirmière de prodiguer des soins cutanés méticuleux et de prévenir les symptômes du phénomène de Raynaud. Elle doit expliquer à la personne la nécessité d'éviter le froid et de se protéger les doigts en portant des mitaines (par temps froid ou quand elle parcourt le rayon des produits surgelés à l'épicerie, par exemple). Le port de chaussettes chaudes et de chaussures bien adaptées aide à prévenir les ulcères ; il est important de procéder à des examens fréquents pour les déceler. On doit absolument renoncer au tabac.

POLYMYOSITE

La polymyosite fait partie de cet ensemble d'affections appelées myopathies inflammatoires idiopathiques. Il s'agit d'une maladie rare, car on rencontre de un à huit cas pour un million de personnes (Ruddy *et al.*, 2001).

Physiopathologie

On range la polymyosite dans les affections auto-immunes en raison de la présence d'autoanticorps. Cependant, ces anticorps ne causent pas de dommages aux cellules des muscles, ce qui indique qu'ils jouent un rôle indirect dans les lésions tissulaires. La pathogenèse est multifactorielle et il semble y avoir une prédisposition génétique. Rarement induite par les médicaments, l'affection pourrait avoir une cause virale.

Manifestations cliniques

La polymyosite peut apparaître brutalement et progresser rapidement ou avoir un début lent et insidieux. Généralement, le premier symptôme est une faiblesse des muscles proximaux, souvent symétrique et diffuse. La dermatomyosite, une affection connexe, se manifeste le plus souvent par une lésion érythémateuse lisse ou squameuse à la surface des articulations.

Examen clinique et examens paracliniques

Une anamnèse et un examen physique complet aident à écarter les autres affections musculaires. Comme dans les autres affections du tissu conjonctif, aucune épreuve ne permet de confirmer la polymyosite. On procède à un électromyogramme pour éliminer la possibilité qu'il s'agisse d'une affection musculaire dégénérative. Une biopsie musculaire peut révéler de l'inflammation dans les tissus. Des analyses sériques indiquent une augmentation de l'activité des enzymes musculaires.

Traitement médical

Le traitement débute par de fortes doses de corticostéroïdes, suivies d'une réduction graduelle de la posologie sur plusieurs mois en fonction de la baisse du taux des enzymes musculaires. Les personnes qui ne réagissent pas aux corticostéroïdes doivent prendre en plus des immunosuppresseurs. Quant aux personnes qui ne réagissent ni aux corticostéroïdes ni aux immunosuppresseurs, on leur propose une plasmaphérèse, une lymphophérèse ou une irradiation corporelle totale. Les éruptions cutanées peuvent être traitées à l'aide d'un antipaludique, la hydroxychloroquine (Pacquenil). On entreprend un programme d'exercice progressif afin de rétablir la force musculaire et l'amplitude des mouvements (Klippel, 2001).

Soins et traitements infirmiers

Les soins infirmiers destinés aux personnes atteintes de sclérodermie s'inspirent de la démarche systématique présentée plus tôt dans le présent chapitre. Les diagnostics infirmiers les plus courants dans les cas de polymyosite sont les suivants : mobilité physique réduite, fatigue, déficit d'autosoins et connaissance insuffisante des techniques d'autosoins.

La personne atteinte de polymyosite peut présenter des symptômes semblables à ceux des affections inflammatoires. Cependant, la faiblesse des muscles proximaux est caractéristique de cette affection, ce qui signifie que la personne peut avoir de la difficulté à effectuer certaines activités, notamment se brosser les cheveux, lever les bras au-dessus de la tête ou utiliser les escaliers. L'infirmière lui conseille donc de se servir d'aides techniques et elle l'adresse à un ergothérapeute ou à un physiothérapeute.

PSEUDOPOLYARTHRITE RHIZOMÉLIQUE

Physiopathologie

On ne connaît pas précisément le mécanisme sous-jacent associé à la pseudopolyarthrite rhizomélique. Cette affection se manifeste surtout chez les personnes de race blanche et plus particulièrement au sein de la famille proche. Puisqu'elle est associée au marqueur génétique HLA-DR4, on pense qu'il existe une prédisposition génétique. La présence de dépôts d'immunoglobulines dans la paroi des artères temporales qui présentent de l'inflammation fait songer à un processus auto-immun.

Manifestations cliniques

La pseudopolyarthrite rhizomélique se caractérise par une douleur intense dans les muscles proximaux et par un léger œdème de l'articulation. On note souvent une douleur intense dans les muscles du cou, de la ceinture scapulaire ou de la ceinture pelvienne. La raideur est plus marquée le matin ou après une période d'inactivité. Les manifestations générales comprennent notamment une faible fièvre, une perte pondérale, des malaises, de l'anorexie et de la dépression. Comme la pseudopolyarthrite rhizomélique apparaît généralement chez les personnes âgées de 50 ans ou plus, on peut croire, à tort, qu'il s'agit d'un signe de vieillissement.

La pseudopolyarthrite rhizomélique s'accompagne souvent d'une artérite à cellules géantes qui peut entraîner des céphalées, des troubles de la vue et une contracture intermittente de la mâchoire. Il faut intervenir rapidement en raison des risques de cécité soudaine et permanente. En général, la pseudopolyarthrite rhizomélique et l'artérite à cellules géantes évoluent vers une guérison spontanée en quelques mois ou en quelques années (Paget, 2001).

Examen clinique et examens paracliniques

On observe la pseudopolyarthrite rhizomélique et l'artérite à cellules géantes presque exclusivement chez les personnes âgées de 50 ans ou plus. L'artérite à cellules géantes touche 18 personnes sur 100 000. Quant à la pseudopolyarthrite rhizomélique, on compte tous les ans 52 cas pour 100 000 personnes âgées de plus de 50 ans (Loeslie, 2000 ; Ruddy *et al.*, 2001).

L'examen vise à déceler les douleurs musculosquelettiques à la palpation, la faiblesse et les modifications fonctionnelles. On doit examiner soigneusement la tête de la personne pour dépister les troubles de la vue, les céphalées et la claudication de la mâchoire.

Le diagnostic est souvent difficile à établir, car les examens paracliniques ne sont pas particuliers à l'affection. L'augmentation de la vitesse de sédimentation globulaire, qui représente un test de dépistage, ne confirme pas le diagnostic. On procède généralement par élimination, mais cela dépend grandement de la compétence et de l'expérience du médecin. Selon certains médecins, le diagnostic se trouve confirmé lorsque la personne réagit rapidement aux corticostéroïdes.

Traitement médical

Le traitement de la pseudopolyarthrite rhizomélique (non accompagnée d'artérite à cellules géantes) consiste à administrer des doses modérées de corticostéroïdes. On a parfois recours aux AINS pour les atteintes légères. Dans les cas d'artérite à cellules géantes, il est essentiel d'intervenir rapidement et d'observer rigoureusement la corticothérapie dans le but de prévenir la cécité.

Soins et traitements infirmiers

Les soins infirmiers destinés à la personne atteinte de pseudopolyarthrite rhizomélique s'inspirent de la démarche systématique présentée plus tôt dans le présent chapitre. Les diagnostics infirmiers les plus courants sont les suivants : douleur et connaissance insuffisante du traitement médicamenteux.

L'infirmière doit s'assurer que la personne prend les médicaments prescrits, souvent des corticostéroïdes, jusqu'à la disparition des symptômes ; on peut alors mettre fin au traitement. La décision d'interrompre le traitement se base sur les résultats des examens paracliniques. L'infirmière aide la personne à prévenir l'apparition des effets secondaires des médicaments (infections, diabète, troubles gastro-intestinaux ou dépression, par exemple) et à s'adapter aux effets secondaires qu'on ne peut atténuer (hausse de l'appétit et perturbation de l'image corporelle, par exemple).

> **! ALERTE CLINIQUE** *L'infirmière doit expliquer à la personne qu'il est très important qu'elle respecte le traitement médicamenteux pour éviter les complications associées à l'artérite à cellules géantes, notamment la cécité.*

La perte de masse osseuse associée à l'utilisation des corticostéroïdes augmente le risque d'ostéoporose au sein de cette population à risque. L'infirmière doit mettre l'accent sur les interventions visant à assurer la santé des os ; elle recommandera par exemple d'adopter un régime alimentaire riche en calcium et en vitamine D, d'effectuer des exercices de mise en charge et de renoncer au tabac, s'il y a lieu (Buckley *et al.*, 2001 ; Loeslie, 2000).

Arthrose

L'arthrose est, parmi les atteintes articulaires, l'affection la plus courante et la plus invalidante. Étant considérée comme banale, on en pose trop rapidement le diagnostic ; en outre, il arrive souvent qu'on la traite de façon trop lourde ou insuffisante. Les effets fonctionnels de l'arthrose sur la qualité de vie sont fréquemment négligés, particulièrement chez les personnes âgées.

En 2000, l'arthrose touchait près de quatre millions de Canadiens, soit 16 % de la population (Santé Canada, 2003). L'arthrose vient au troisième rang des problèmes de santé chronique le plus fréquemment signalés tant par les hommes que par les femmes (Statistique Canada, 2000). La prévalence de l'arthrose parmi les Canadiens devrait augmenter de près de 1 % tous les cinq ans ; on prévoit qu'elle sera supérieure à 20 % d'ici 2026. Dans 25 ans, on estime que 6,4 millions de Canadiens pourraient souffrir de cette affection (Santé Canada, 2003).

L'arthrose se manifeste soit sous sa forme primaire (idiopathique), sans crise antérieure ou affection connexe, soit sous sa forme secondaire, résultant d'une affection articulaire ou inflammatoire antérieure. La distinction entre arthrose primaire et arthrose secondaire n'est pas toujours claire.

Le processus dégénératif de l'articulation est directement lié au vieillissement, car la résistance du cartilage articulaire aux microfractures causées par de faibles impacts répétés se trouve réduite. L'arthrose se manifeste vers l'âge de 30 ans et atteint son sommet entre 50 et 60 ans. Chez les personnes de 75 ans, les radiographies ou les signes cliniques révèlent la présence d'arthrose dans 85 % des cas ; cependant, seulement 15 à 25 % de ces personnes présentent des symptômes importants (Ruddy *et al.*, 2001).

Physiopathologie

On considère que l'arthrose constitue le résultat de nombreux facteurs, dont une prédisposition à l'affection. Elle touche le cartilage articulaire, l'os sous-chondral (la plaque osseuse qui soutient le cartilage articulaire) et la synoviale. Elle se manifeste par la destruction des cartilages, un durcissement osseux et une inflammation de la synoviale. La figure 56-8 ■ présente le processus dégénératif articulaire qui caractérise l'affection. On en comprend de mieux en mieux les causes, de sorte que l'hypothèse d'une maladie «d'usure» reliée au vieillissement est écartée. L'encadré 56-3 ■ présente les facteurs de risque de l'arthrose.

On sait que les affections congénitales et les anomalies du développement de la hanche prédisposent à l'arthrose de la

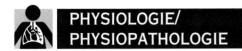

PHYSIOLOGIE/ PHYSIOPATHOLOGIE

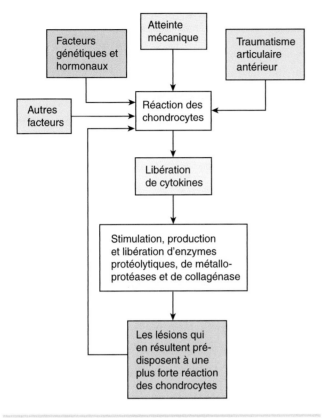

FIGURE 56-8 ■ Physiopathologie de l'arthrose.

hanche. Ces affections comprennent la subluxation-dislocation de la hanche, la dysplasie acétabulaire, la maladie de Legg-Perthes-Calvé et l'épiphysiolyse fémorale supérieure.

Aujourd'hui, on considère l'obésité comme un facteur de risque de l'arthrose (USDHHS, 2001). La surcharge pondérale et l'obésité accroissent la douleur associée à la maladie (Altman *et al.*, 2000 ; Coggon *et al.*, 2001).

Manifestations cliniques

Douleur, raideur de l'articulation et incapacité fonctionnelle constituent les principales manifestations cliniques. On associe la douleur à un certain nombre de facteurs : inflammation de la synoviale, étirement de la capsule articulaire ou des ligaments, irritation des terminaisons nerveuses du périoste qui recouvre les ostéophytes, microfractures trabéculaires, hypertension intraosseuse, bursite, tendinite ou spasmes musculaires. La raideur se fait habituellement sentir le matin au réveil, dure généralement moins de 30 minutes et diminue lorsque l'articulation est mobilisée. L'incapacité fonctionnelle est causée par une douleur à la mobilisation et par la réduction de la mobilité articulaire associée à des changements structuraux dans les articulations.

L'arthrose touche le plus souvent les articulations portantes (hanches, genoux, colonne cervicale et lombaire), mais les articulations interphalangiennes distales et proximales peuvent

également être atteintes. On observe aussi des nodules osseux caractéristiques, qui sont généralement indolores à l'examen et à la palpation, sauf en cas d'inflammation.

Examen clinique et examens paracliniques

Il n'est pas simple de poser un diagnostic d'arthrose, car seulement 30 à 50 % des personnes présentant des changements illustrés par les radiographies éprouvent des symptômes. L'examen physique de la fonction musculosquelettique révèle des articulations douloureuses et tuméfiées. L'inflammation n'est pas destructrice comme celle qu'on observe dans les atteintes du tissu conjonctif (dans la polyarthrite rhumatoïde, par exemple). L'arthrose se caractérise par une perte progressive du cartilage articulaire. Sur les radiographies, cette perte se manifeste par un rétrécissement de l'interligne articulaire. Quand le cartilage tente de se régénérer, on observe des changements réactifs qui prennent la forme d'ostéophytes sur les bords des articulations et sur l'os sous-chondral. Ni la présence d'ostéophytes ni le rétrécissement de l'interligne articulaire ne peut confirmer le diagnostic de l'arthrose. Cependant, quand ils apparaissent simultanément, ils fournissent des résultats spécifiques et décelables. Au stade précoce de l'arthrose, on ne peut établir qu'une faible corrélation entre la douleur articulaire et la synovite. Les analyses sanguines ne sont d'aucune utilité pour poser le diagnostic.

Traitement médical

Même s'il n'existe pas de traitement permettant de freiner le processus dégénératif, certaines mesures de prévention peuvent ralentir l'évolution de la maladie si on les applique d'entrée de jeu. Ces mesures comprennent la perte pondérale, la prévention des blessures, le dépistage périnatal d'une coxalgie congénitale et certaines modifications ergonomiques.

Comme mesures de soutien, on recommande d'appliquer de la chaleur, de perdre du poids, de favoriser le repos des articulations ou encore de les protéger au moyen d'appareils (attelles et orthèses), d'effectuer des exercices isométriques et posturaux et des exercices aérobiques. On peut faire appel à une équipe multidisciplinaire, incluant un ergothérapeute et un physiothérapeute, pour mettre au point un plan d'interventions concerté.

ENCADRÉ 56-3

FACTEURS DE RISQUE

Arthrose

- Vieillissement
- Obésité
- Traumatisme articulaire antérieur
- Utilisation répétée de l'articulation (professionnelle ou récréative)
- Déformation anatomique
- Prédisposition génétique

Pharmacologie

Le traitement médicamenteux de l'arthrose vise à soulager les symptômes et la douleur. On associe les médicaments à des mesures non pharmacologiques, sur lesquelles on s'appuie surtout pour soigner l'affection (Altman *et al.*, 2000). Dans la plupart des cas d'arthrose, le principal traitement analgésique est l'acétaminophène. Certaines personnes réagissent bien aux AINS non sélectifs ; les personnes qui présentent un risque élevé de complications gastro-intestinales, notamment d'hémorragie, réagissent bien aux inhibiteurs de la COX-2 (célécoxib [Celebrex] ; Altman *et al.*, 2000 ; Beehrle et Evans, 1999 ; Bombardier *et al.*, 2000 ; Pasero et McCaffery, 2001 ; Ruddy *et al.*, 2001). Le choix des médicaments s'effectue en fonction des besoins de la personne, du stade de la maladie et des risques d'effets secondaires. On peut aussi recourir aux opioïdes et aux injections intra-articulaires de corticostéroïdes. Les analgésiques topiques, comme la capsaïcine (Zostrix) et les salicylates topiques (Antiphlogistine, Myoflex), sont recommandés également (Altman *et al.*, 2000 ; Ruddy *et al.*, 2001).

Les nouveaux plans thérapeutiques font appel à la glucosamine et à la chondroïtine qui semblent améliorer la fonction tissulaire et retarder la destruction du cartilage (Altman *et al.*, 2000 ; McAlindon *et al.*, 2000). On croit que la viscosuppléance (injection intra-articulaire d'acide hyaluronique) améliore la fonction et retarde la dégénérescence du cartilage ; elle semble aussi avoir un effet anti-inflammatoire (Huskisson et Donnelly, 1999 ; Watterson et Esdaile, 2000 ; Wright *et al.*, 2000).

Traitement chirurgical

Dans les cas d'arthrose modérée ou grave, on peut avoir recours à la chirurgie pour soulager la douleur aiguë et préserver la capacité fonctionnelle. L'ostéotomie (visant à répartir la charge dans l'articulation) et l'arthroplastie sont les interventions le plus couramment utilisées. Dans l'arthroplastie, on remplace par des produits artificiels les composantes atteintes de l'articulation (chapitre 70 🔗).

La viscosuppléance (reconstitution de la viscosité du liquide synovial) peut également faire partie de l'arsenal thérapeutique. Lors de cette intervention, on emploie de l'acide hyaluronique (Hyalgan, Synvisc), glucosaminoglycane qui agit comme un lubrifiant et un liquide amortisseur dans l'articulation. L'acide hyaluronique stimule la production des cellules synoviales, ce qui peut favoriser et prolonger le soulagement de la douleur. On administre de trois à cinq injections intra-articulaires par semaine ; la douleur peut ainsi être soulagée pendant une période allant jusqu'à six mois (Kellick *et al.*, 1998).

L'irrigation (lavement) du genou exige l'introduction, puis l'extraction, d'une grande quantité de solution salée dans l'articulation à l'aide de canules. Dans certains cas, cette technique peut soulager la douleur pendant une période pouvant aller jusqu'à six mois (Klippel, 2001 ; Lozada et Altman, 2001).

Soins et traitements infirmiers

Les interventions infirmières destinées aux personnes souffrant d'arthrose comportent des mesures pharmacologiques et des mesures non pharmacologiques. L'infirmière commence par appliquer les mesures non pharmacologiques, puis elle poursuit le traitement en ajoutant des agents pharmacologiques. Le soulagement de la douleur et l'amélioration des capacités fonctionnelles sont les principaux objectifs des interventions infirmières. Il est essentiel que la personne comprenne le processus et les symptômes de sa maladie pour pouvoir suivre le plan thérapeutique. Puisqu'elles sont généralement âgées, les personnes atteintes d'arthrose souffrent parfois d'autres problèmes de santé. Habituellement, elles ont un excédent de poids et elles mènent une vie sédentaire. La perte de poids et la pratique d'exercices aérobiques comme la marche (en accordant une attention particulière au renforcement des quadriceps) représentent des mesures importantes dans le soulagement de la douleur (Altman *et al.*, 2000 ; Bautch *et al.*, 1997 ; Ettinger *et al.*, 1997). L'infirmière peut diriger la personne vers un programme de physiothérapie ou un programme d'exercice si elle présente des problèmes de ce type. On fera peut-être appel à la canne ou à d'autres aides ambulatoires. Les exercices comme la marche doivent être modérés et augmenter graduellement en intensité. Les personnes atteintes d'arthrose doivent effectuer leurs exercices quotidiens au moment de la journée où la douleur est la moins intense ; sinon, elles peuvent prendre un analgésique avant d'entreprendre leur séance. Il importe de pratiquer une bonne technique de soulagement de la douleur afin d'assurer l'efficacité du programme d'exercice.

Spondylarthropathies

Les spondylarthropathies sont des affections inflammatoires du squelette ; elles comprennent la spondylarthrite ankylosante, l'arthrite réactionnelle (syndrome de Fiessinger-Leroy-Reiter) et l'arthrite psoriasique. Elles sont associées à des entéropathies inflammatoires comme la rectocolite hémorragique et la maladie de Crohn.

Ces affections rhumatismales ont en commun diverses manifestations cliniques. L'inflammation tend à se déclarer en périphérie des points d'attache (tendons, capsules articulaires et ligaments). On peut noter une inflammation du périoste. Bon nombre de personnes présentent de l'arthrite dans les articulations sacro-iliaques. La maladie se manifeste généralement au début de l'âge adulte et touche plus souvent les hommes que les femmes. Elle semble comporter une forte prédisposition génétique. L'antigène HLA-B27 est souvent présent.

SPONDYLARTHRITE ANKYLOSANTE

La spondylarthrite ankylosante touche le squelette axial (rachis et ceinture) et les tissus environnants. Dans certains cas, de grosses diarthroses comme l'articulation de la hanche, des genoux ou des épaules peuvent être atteintes. Généralement diagnostiquée entre l'âge de 20 et 40 ans, l'affection est souvent moins grave chez les femmes que chez les hommes. Cependant, on l'observe plus fréquemment chez les hommes, où elle peut toucher plusieurs systèmes de l'organisme. La maladie se manifeste le plus souvent par une douleur lombaire. À un stade plus avancé, toute la colonne vertébrale peut s'ankyloser, ce qui entraîne à l'occasion des troubles respiratoires.

ARTHRITE RÉACTIONNELLE (SYNDROME DE FIESSINGER-LEROY-REITER)

On dit que cette affection est réactionnelle, car elle se déclare à la suite d'une infection. Elle touche principalement les jeunes adultes de sexe masculin et se manifeste par une urétrite, une atteinte articulaire et une conjonctivite. On observe parfois une dermatite et une ulcération de la bouche et du pénis. Les douleurs lombaires basses sont fréquentes.

ARTHRITE PSORIASIQUE

L'arthrite psoriasique se manifeste par une synovite, une polyarthrite et une spondylite. Le psoriasis et les rhumatismes sont des manifestations courantes et, selon une hypothèse, la présence des deux affections est fortuite. Cependant, une étude épidémiologique indique que l'arthrite s'observe chez les personnes atteintes de psoriasis dans une proportion de 7 à 42 %, ce qui dépasse le taux de la maladie dans la population en général. De la même manière, de 2,6 à 7 % des personnes souffrant d'arthrite sont également atteintes de psoriasis, comparativement à 0,1 à 2,8 % dans la population en général, ce qui renforce l'hypothèse selon laquelle ces deux affections se produisent simultanément au cours du même processus morbide (Ruddy *et al.*, 2001).

Traitement des spondylarthropathies

Le traitement médical vise principalement à supprimer l'inflammation pour soulager la douleur et préserver la mobilité. Dans les cas de spondylarthrite ankylosante, il importe de surveiller la posture et l'alignement corporel de la personne, pour que celle-ci se trouve dans la position la plus fonctionnelle si une **ankylose** survient. Il est tout particulièrement important d'enseigner à la personne des exercices d'amplitude des mouvements et de renforcement musculaire.

Pharmacologie

Les salicylates, les AINS et les corticostéroïdes donnent généralement lieu à une amélioration marquée des symptômes lombaires, cutanés et articulaires. On utilise également le méthotrexate pour traiter le psoriasis et l'inflammation dans les articulations.

Traitement chirurgical

On doit dans certains cas procéder à un remplacement de la hanche (chapitre 70 ⟲).

Soins et traitements infirmiers

Les principales interventions infirmières destinées aux personnes atteintes de spondylarthropathie sont reliées au soulagement des symptômes et au maintien d'une capacité fonctionnelle maximale. En rhumatologie, les cas de spondylarthopathie sont exceptionnels, car la maladie touche principalement les jeunes adultes de sexe masculin. Ceux-ci s'inquiètent surtout du pronostic et de leur aptitude au travail, particulièrement s'ils effectuent un travail de nature physique.

Affections métaboliques et endocriniennes associées aux affections rhumatismales

On peut associer certaines affections métaboliques et endocriniennes aux affections rhumatismales. Il s'agit d'anomalies biochimiques (amylose et scorbut), d'affections endocriniennes (diabète et acromégalie), de déficits immunitaires (infection par le VIH, sida) et d'autres troubles héréditaires (syndromes d'hypermotilité). Cependant, les affections les plus courantes sont les arthropathies causées par des dépôts de cristaux, comme l'urate monosodique (goutte) ou le diphosphate de calcium (chondrocalcinose articulaire, ou pseudogoutte), dans les articulations et dans d'autres tissus.

GOUTTE

La goutte est un ensemble d'affections reliées à une anomalie génétique du métabolisme des purines qui provoque une hyperuricémie (taux sérique élevé d'acide urique). Elle peut être causée par une sécrétion d'acide urique excessive, une diminution de son excrétion urinaire, ou encore une combinaison de ces deux phénomènes. Elle touche de 1,6 à 13,6 personnes sur mille; la fréquence augmente avec l'âge et l'indice de masse corporelle. En général, elle se manifeste plus souvent chez les hommes que chez les femmes (Ruddy *et al.*, 2001).

Dans les cas d'hyperuricémie primaire, on croit que l'augmentation du taux sérique d'acide urique (ou les dépôts de cristaux d'urate) découle d'une défaillance du métabolisme de cet acide. L'hyperuricémie primaire peut être provoquée par un régime amaigrissant rigoureux, par la dénutrition, par un apport excessif d'aliments riches en purines (fruits de mer, abats) ou par des facteurs héréditaires. Dans les cas d'hyperuricémie secondaire, la goutte représente une manifestation clinique consécutive à un certain nombre d'affections génétiques ou acquises, notamment de celles qui entraînent une accélération du renouvellement cellulaire (leucémie, myélome multiple, certaines formes d'anémie, psoriasis) ou une accélération de la dégradation cellulaire. L'anomalie du fonctionnement des tubules rénaux, qu'elle soit attribuable directement ou indirectement à l'alcool ou à l'administration de certains médicaments (comme les thiazides, le furosémide ou les salicylates à faibles doses), peut contribuer à l'insuffisance de l'excrétion de l'acide urique.

Physiopathologie

L'hyperuricémie (taux sérique d'acide urique supérieur à 0,4 mmol/L) peut entraîner la formation de dépôts de cristaux d'urate monosodique. Plus elle est élevée, plus les risques augmentent (Ruddy *et al.*, 2001). Les crises de goutte semblent reliées à l'augmentation ou à la diminution soudaine du taux sérique d'acide urique. Elles sont déclenchées par la précipitation de cristaux d'urate dans une articulation et par la réaction inflammatoire qui s'ensuit. Si les crises se répètent, des concrétions d'urate monosodique (appelées **tophus**) se déposent dans les régions périphériques, notamment dans les gros orteils, les mains et les oreilles. On observe parfois une lithiase rénale accompagnée d'une néphropathie chronique.

La présence de cristaux d'urate dans le liquide synovial des articulations asymptomatiques laisse croire que d'autres facteurs pourraient être reliés à la réaction inflammatoire. Les cristaux d'urate sont enrobés d'immunoglobulines, d'IgG tout particulièrement. Les IgG accélèrent la phagocytose des cristaux, ce qui fait songer à une certaine activité immunitaire.

Manifestations cliniques

Les manifestations de la goutte sont, entre autres, l'arthrite goutteuse (crises récurrentes d'inflammation articulaire et périarticulaire aiguë), les tophus (accumulation de dépôts cristallins dans le tissu articulaire, le tissu osseux, le tissu mou et le cartilage), la néphropathie goutteuse (affection rénale) et les calculs urinaires uriques. La goutte comporte quatre stades : le stade asymptomatique, le stade aigu, le stade inter-critique et le stade chronique. Les risques de goutte sont directement proportionnels à l'ancienneté et à l'importance de l'hyperuricémie. L'observance à vie du traitement médicamenteux de l'hyperuricémie ne s'impose qu'à partir du premier accès goutteux.

La plupart du temps, l'arthrite aiguë est la première manifestation clinique de la maladie. L'articulation métatarso-phalangienne du gros orteil est l'articulation le plus souvent touchée (dans 75 % des cas), mais la région tarsienne, la cheville ou le genou peuvent également être atteints. Le poignet, les doigts et le coude sont moins souvent touchés. L'accès goutteux peut se déclencher sous l'effet d'un traumatisme, d'un excès d'alcool, de certains médicaments, d'un stress chirurgical ou d'une maladie. Dans beaucoup de cas, il survient la nuit de façon soudaine. L'articulation est très douloureuse, rouge, œdémateuse et chaude. Les premières crises se résorbent souvent de façon spontanée en trois à dix jours, même sans traitement. Elles sont suivies d'une période asymptomatique jusqu'à la crise suivante, qui peut ne se déclarer que quelques mois ou quelques années plus tard. Avec le temps, cependant, les crises sont plus fréquentes et plus longues, et elles touchent un plus grand nombre d'articulations.

Les tophus sont habituellement associés à l'augmentation de la fréquence et de la gravité des crises, et leur formation est reliée à l'élévation du taux sérique d'acide urique. Ils prennent naissance le plus souvent dans la synoviale, la bourse séreuse de l'olécrane, l'os sous-chondral, le tendon rotulien et le tendon d'Achille, le tissu sous-cutané de la face d'extension des avant-bras et les articulations sous-jacentes. Dans certains cas, les parois aortiques, les valvules cardiaques, le cartilage nasal et auriculaire, les paupières, la cornée et la sclérotique sont également touchés. L'œdème des articulations peut entraîner une perte de mobilité. Des dépôts d'acide urique peuvent causer des calculs rénaux et des lésions aux reins.

Traitement médical

On confirme le diagnostic d'arthrite goutteuse par l'examen au microscope du liquide synovial prélevé dans l'articulation atteinte. On peut voir des cristaux d'acide urique dans les granulocytes contenus dans le liquide. On utilise la colchicine, les AINS ou des cortocostéroïdes pour soulager les crises. Quand l'inflammation s'est résorbée, on peut traiter l'hyper-uricémie, les tophus, la destruction articulaire et les troubles rénaux. Pour remédier à l'hyperuricémie et permettre aux dépôts d'urate de se résorber, on utilise les uricosuriques qui accroissent l'excrétion de l'acide urique et l'allopurinol qui en réduit la production. Quand la personne présente une insuffisance rénale ou des calculs rénaux (ou si elle est sujette aux calculs rénaux), l'allopurinol est le médicament recommandé. Si elle connaît plusieurs crises aiguës ou qu'elle présente des signes de formation de tophus, on doit songer à un traitement prophylactique. On décide du traitement en se basant sur les taux sériques d'acide urique, l'excrétion urinaire de ce dernier en 24 heures et la fonction rénale (tableau 56-5 ■).

Soins et traitements infirmiers

Autrefois, on associait l'arthrite goutteuse à la « grande vie » que menaient les rois et les personnes très riches. La véracité de cette hypothèse n'a jamais été prouvée. Même s'il n'est pas nécessaire d'imposer des restrictions alimentaires strictes, on doit encourager la personne à restreindre sa consommation d'aliments riches en purines, tout particulièrement d'abats, et de limiter sa consommation d'alcool. Il faut aussi l'inciter à conserver un poids santé. Dans les périodes de crise, on doit absolument soulager la douleur. Entre ces périodes, la personne se sent bien et a tendance à cesser d'appliquer les mesures préventives, ce qui peut provoquer un nouvel accès. On réussit à traiter efficacement la goutte quand on entreprend le traitement médicamenteux au début de la crise.

Fibromyalgie

La fybromyalgie est une affection courante qui se manifeste par de la fatigue chronique, des douleurs musculaires généralisées et de la raideur. Selon une étude canadienne, la prévalence de la fibromyalgie est de 3,3 % dans l'ensemble de la population, de 4,9 % chez les femmes et de 1,6 % chez les hommes (Camerlain, 2003). Même si on a établi des critères pour classer les diverses formes de fibromyalgie (Wolfe *et al.*, 1990), on n'arrive pas à déterminer si ce diagnostic chapeaute une seule maladie. La cause en est inconnue et on ne discerne aucune caractéristique pathologique propre à cette affection. Pour traiter la personne, on doit tenir compte de tous les symptômes qu'elle signale. On peut par exemple utiliser des AINS pour traiter la douleur musculaire diffuse et la raideur, et administrer un antidépresseur pour soulager la douleur neurologique, rétablir de bonnes habitudes de sommeil et améliorer l'humeur. La mise au point d'un programme d'exercices personnalisé permet de renforcer les muscles, de soulager la douleur et de contrer la baisse de forme physique observée chez ces personnes (American College of Rheumatology Fact Sheet [ACR], 2002 ; Burckhardt, 2001b ; Clark *et al.*, 2001).

Traitement médicamenteux de la goutte			TABLEAU 56-5

Médicament	Action et utilisation	Interventions infirmières
Colchicine	Diminue la réaction inflammatoire attribuable aux cristaux d'acide urique et réduit la formation de dépôts d'acide urique; ne modifie pas les taux sériques ou urinaires d'acide urique; utilisée dans le traitement des crises et des formes chroniques.	■ *Traitement au moment des crises:* administrer au début de l'accès; augmenter les doses jusqu'à ce que la douleur soit soulagée ou qu'une diarrhée survienne. ■ *Traitement des formes chroniques:* l'utilisation prolongée peut réduire l'absorption de la vitamine B_{12}; elle entraîne des malaises gastro-intestinaux chez la plupart des personnes atteintes.
Probénécide (Benuryl)	Agent uricosurique: inhibe la réabsorption rénale d'acide urique, ce qui accroît l'excrétion urinaire d'acide urique.	■ Être à l'affût des signes de nausée, d'éruption cutanée et de constipation.
Allopurinol (Zyloprim)	Inhibiteur de la xanthine oxydase: inhibe la dégradation des purines avant la formation d'acide urique.	■ Surveiller les effets secondaires, y compris la dépression médullaire osseuse, les vomissements et les douleurs abdominales.

Soins et traitements infirmiers

Habituellement, les personnes atteintes de fibromyalgie souffrent de ces symptômes depuis longtemps. Elles ont parfois l'impression qu'on ne les prend pas au sérieux. L'infirmière s'efforcera de fournir du soutien à ces personnes et de les encourager quand elles amorcent leur plan thérapeutique; les groupes de soutien sont d'une certaine efficacité. Elle doit aussi inciter la personne à exprimer ses inquiétudes et ses symptômes, car c'est ainsi qu'elle pourra l'aider à apporter les changements indispensables à l'amélioration de sa qualité de vie (Anderson et Burckhardt, 1999).

Arthrite associée à des agents infectieux

On peut associer l'arthrite, la ténosynovite et la bursite à des agents infectieux. Certaines inflammations des articulations, des tendons et des bourses sont directement reliées à une infection causée par un agent bactérien, viral ou fongique. L'arthrite bactérienne est la forme d'arthrite infectieuse qui engendre les dommages les plus foudroyants. Il existe principalement deux sortes d'arthrite bactérienne: celle qui est causée par *Neisseria gonorrhoeae* et celle qui est causée par une bactérie non gonococcique. Les agents non gonococciques les plus courants sont *Staphylococcus aureus* et les diverses variantes de streptocoques. Les agents pathogènes les moins courants sont reliés à la syphilis, la tuberculose, la lèpre, les champignons (la coccidioïdomycose en particulier), les mycoplasmes, ainsi qu'à des agents viraux comme ceux de la rubéole et de l'hépatite B, et le parvovirus.

Manifestations cliniques

Le symptôme caractéristique de la maladie se manifeste de manière fulgurante: une articulation devient tout à coup chaude et œdémateuse. Une culture bactérienne prélevée dans le liquide synovial confirme le diagnostic. La personne immobilise souvent l'articulation atteinte et la surélève en raison de

la douleur et de l'œdème. Il peut y avoir une forte fièvre. Les signes habituels de l'infection généralisée sont parfois absents chez les personnes âgées, les personnes diabétiques et celles dont le système immunitaire est affaibli. Le diagnostic et le traitement peuvent être différés chez les personnes qui souffrent déjà d'une affection arthritique et qui attribuent ces symptômes à une poussée d'arthrite.

Traitement

Ce type d'arthrite constitue une urgence médicale qui nécessite un diagnostic précoce et un traitement approprié pour éliminer les agents en cause; sinon, l'articulation risque d'être détruite rapidement. Le traitement consiste à administrer des antibiotiques par voie parentérale et à drainer l'articulation. Les résultats des cultures aident à déterminer le traitement antibiotique approprié. Il peut être nécessaire d'immobiliser l'articulation et d'y effectuer des aspirations répétées. Les interventions infirmières consistent principalement à soulager la douleur, à administrer les antibiotiques et à aider la personne à effectuer ses autosoins. Si la personne rentre chez elle munie d'une perfusion d'antibiotiques, l'infirmière doit assurer les soins à domicile, montrer à la personne ainsi qu'à son aidant naturel à administrer les médicaments de façon sûre et leur indiquer les changements qu'il leur faut signaler à un professionnel de la santé.

Tumeurs et affections neurovasculaires, osseuses et extra-articulaires

Les tumeurs primaires des articulations, des gaines tendineuses et des bourses sont rares. La plupart d'entre elles proviennent de la synoviale et sont bénignes; mentionnons les lipomes, les hémangiomes et les fibromes. On observe aussi des pseudo-tumeurs comme les ganglions tuméfiés, les bursites et les kystes synoviaux. Les tumeurs malignes comprennent les tumeurs primaires, comme les sarcomes synoviaux et osseux, et les atteintes secondaires, comme les envahissements articulaires par la leucémie, les lymphomes, les myélomes ou les métastases. Les tumeurs peuvent se manifester par une douleur lombaire ou cervicale.

Les affections neurovasculaires comprennent les syndromes de compression, notamment l'enclavement périphérique (syndrome du canal carpien), la radiculopathie et la sténose spinale. La maladie de Raynaud (ou phénomène de Raynaud) et l'érythromélalgie (douleur pulsative et semblable à une brûlure, qui se manifeste souvent dans les mains et les pieds) appartiennent également à cette catégorie.

Les affections osseuses et cartilagineuses comprennent l'ostéoporose, l'ostéomalacie, l'ostéoarthropathie hypertrophiante, l'hyperostose squelettique idiopathique diffuse, la maladie osseuse de Paget, l'ostéonécrose, la nécrose avasculaire, le syndrome de Tietze, l'ostéolyse ou la chondrolyse et les anomalies biomécaniques ou anatomiques. Ces affections se manifestent notamment par une résorption, une destruction, une infection ou un remodelage de l'os.

Le terme de « rhumatisme abarticulaire » désigne l'ensemble des affections qui attaquent les structures autres que les articulations. À ce type d'affection appartiennent les syndromes de douleur générale ou régionale, les lumbagos, les affections du disque intervertébral, les tendinites, les bursites et les kystes synoviaux.

Affections diverses

La dernière catégorie d'affections rhumatismales se nomme à juste titre « affections diverses », car elle englobe de nombreux troubles souvent associés à l'arthrite ou à d'autres maladies. Ces affections peuvent être, entre autres, les conséquences directes d'un traumatisme (dislocation d'articulation); elles incluent les affections pancréatiques (reliées à la nécrose avasculaire ou à l'ostéonécrose), la sarcoïdose (affection polyviscérale qui atteint surtout les ganglions lymphatiques et les poumons) et les rhumatismes palindromiques (variété rare d'arthrite et de périarthrite récurrente et aiguë qui peut parfois se transformer en PR, mais qui se caractérise par des périodes asymptomatiques allant de quelques jours à quelques mois). Les autres affections sont la synovite villo-nodulaire, l'hépatite active chronique et les syndromes rhumatismaux associés aux médicaments. Les interventions infirmières varient en fonction des problèmes multisystémiques que présente la personne. Cependant, l'infirmière ne doit pas négliger les composantes musculosquelettiques. Pour trouver des renseignements supplémentaires sur ces affections rares, on consultera les ouvrages spécialisés.

EXERCICES D'INTÉGRATION

1. Une jeune femme de 28 ans, qui s'est mariée récemment, vient d'apprendre qu'elle est atteinte de lupus érythémateux disséminé. On la soumet à de nombreux examens afin de déterminer les effets généraux de la maladie. Cependant, elle affirme qu'elle se sent bien et qu'elle ne comprend pas à quoi servent tous ces examens. Quelles explications pourriez-vous lui fournir? Exposez les rapports entre le LED et les effets systémiques que peut engendrer cette maladie.

2. Une femme de 68 ans, qui souffre d'occlusion intestinale, vient d'arriver au service des urgences. On envisage de pratiquer une colostomie. Elle est atteinte d'une polyarthrite rhumatoïde avancée touchant les quatre membres et la colonne cervicale. En quoi la polyarthrite rhumatoïde influera-t-elle sur les soins qui lui seront prodigués immédiatement après l'intervention chirurgicale? Quelles seront les modifications indispensables qui permettront à cette femme d'effectuer les autosoins reliés à la colostomie, puisque ses mains sont touchées par la polyarthrite rhumatoïde?

3. Un homme de 57 ans atteint d'arthrose se présente au service des urgences; il souffre depuis dix jours d'une douleur aiguë et d'un œdème au genou droit. Il présente de la fièvre et son genou est chaud au toucher. Selon lui, ces symptômes sont attribuables à une poussée d'arthrose. On songe à une arthrite infectieuse. Expliquez les conséquences possibles de cette forme d'arthrite et décrivez les interventions médicales et infirmières qui s'imposent. Quelles répercussions le fait d'avoir tardé à consulter un médecin pourrait-il entraîner?

4. On a prescrit des AINS et des corticostéroïdes à une personne atteinte d'une affection rhumatismale. En quoi l'action de ces médicaments diffère-t-elle de celle des autres médicaments? Quelles directives et recommandations devriez-vous donner à la personne pour s'assurer qu'elle les utilise de façon sûre?

RÉFÉRENCES BIBLIOGRAPHIQUES
en anglais • en français

L'astérisque indique un compte rendu de recherche en soins infirmiers.

*Aaronson, L.S., Teel, C.S., Cassmeyer, V., et al. (1999). Defining and measuring fatigue.

Image: Journal of Nursing Scholarship, 31(1), 45–50.

Altman, R.D., Hochberg, M.C., Moskowitz, R.W., & Schnitzer, T.J. (2000). Recommendations for the medical management of osteoarthritis of the hip and knee. *Arthritis & Rheumatism, 43*(9), 1905–1915.

American College of Rheumatology. (1998). Position statement: "Complementary" and "alternative" therapies for rheumatic diseases:

http://www.rheumatology.org/position/alternative.html.

*Anderson, K.L., & Burckhardt, C.S. (1999). Conceptualization and measurement of quality of life as an outcome variable for health care intervention and research. *Journal of Advanced Nursing, 29*(2), 298–306.

*Bautch, J.C., Malone, D.G., & Vailas, A.C. (1997). Effects of exercise on knee joints with osteoarthritis: A pilot study of biologic markers. *Arthritis Care Research, 10*(1), 48–55.

Beehrle, D.M., & Evans, D. (1999). A review of NSAID complications: Gastrointestinal and more. *Lippincott's Primary Care Practice, 3*(3), 305–315.

Belza, B. (2001). Fatigue. In L. Robbins, C.S. Burckhardt, M.T. Hannan, & R.J. DeHoratius (Eds.), *Clinical care in the rheumatic diseases* (pp. 251–254). Atlanta: Association of Rheumatology Health Professionals.

Bombardier, C., Laine, L., Reicin, A., et al. (2000). Comparison of upper gastrointestinal toxicity of Rofecoxib and Naproxen in patients with rheumatoid arthritis. *New England Journal of Medicine, 343*(21), 1520–1528.

Brazier, J-F (2003). Est-ce possible? Des produits naturels pour traiter l'arthrite. *Le Clinicien, 18*(8), 82-87.

Buckley, L., Greenwald, M., Hochberg, M., et al. (2001). Recommendations for the prevention and treatment of glucocorticoid-induced osteoporosis. *Arthritis & Rheumatism, 44*(7), 1496–1503.

Burckhardt, C. (2001a). Pain management. In L. Robbins, C.S. Burckhardt, M.T. Hannan, & R.J. DeHoratius (Eds.), *Clinical care in the rheumatic diseases* (pp. 245–249). Atlanta: Association of Rheumatology Health Professionals.

Burckhardt, C.S. (2001b). Fibromyalgia. In L. Robbins, C.S. Burckhardt, M.T. Hannan, & R.J. DeHoratius (Eds.), *Clinical care in the rheumatic diseases* (pp. 135–139). Atlanta: Association of Rheumatology Health Professionals.

Camerlain, M. (2003). La fibromyalgie: du doute aux découvertes. *Le Clinicien, 18*(5), 75-83, 86.

Camerlain, M. (2002). La douleur chronique et l'arthrite: comment y remédier? *Le Clinicien, 17*(11), 73-81.

Camerlain, M. (2000). Les anti-inflammatoires sélectifs de la COX-2: un traitement de première ligne. *Le Clinicien, 15*(6), 1-2, 26.

Charlish, A., et Fisher, P. (2000). *Pour en savoir plus sur l'arthrite et les rhumatismes et vivre mieux.* Paris: Sand.

Chartier, S., et Doré, N. (1998). Tour d'horizon sur le lupus érythémateux systémique. *Le Clinicien, 13*(6), p. 119-131.

Clark, S.R., Jones, K.D., Burckhardt, C.S., & Bennett, R. (2001). Exercise for patients with fibromyalgia: Risks versus benefits. *Current Rheumatology Reports, 3*(2), 135–140.

Coggon, D., Reading, I., Croft, P., et al. (2001). Knee osteoarthritis and obesity. *International Journal of Obesity and Related Metabolic Disorders,* (5), 622–627.

Ettinger, W.H., Burns, R., et al. (1997). A randomized trial comparing aerobic exercise and resistance exercise with a health education program in older adults with knee osteoarthritis: The Fitness Arthritis and Seniors Trial (FAST). *Journal of the American Medical Association, 277*(1), 25–31.

Felson, D.T., Anderson, J.J., Boers, M., et al. (1995). American College of Rheumatology preliminary definition of improvement in rheumatoid arthritis. *Arthritis & Rheumatism, 38*(6), 727–735.

Felson, D.T., LaValley, M.P., Baldassare, A.R., et al. (1999). The Prosorba column for treatment of refractory rheumatoid arthritis: a randomized, double-blind, sham-controlled trial. *Arthritis & Rheumatism, 42*(10), 2153–2159.

Gendreau, R.M. (2001). A randomized double-blind sham-controlled trial of the Prosorba column for treatment of refractory rheumatoid arthritis. *Therapeutic Apheresis, 5*(2), 79–83.

Gonzalez-Gay, M.A., Garcia-Porrua, C., Salvarani, C., & Hunder, G.G. (1999). Diagnostic approach in a patient presenting with polymyalgia. *Clinical and Experimental Rheumatology, 17*(3), 276–278.

Haraoui, B. (2002). Exposé de principes sur l'utilisation des agents biologiques dans le traitement de la polyarthrite rhumatoïde, La société canadienne de rhumatologie. (Document consulté le 5 avril 2005), [en ligne], http://www.cra.ucalgary.ca/cra1/announcements/Expos%E9-de-principe-sur-1%27utilisation-des-agent.PDF.

Huskisson, E.C., & Donnelly, S. (1999). Hyaluronic acid in the treatment of osteoarthritis of the knee. *Rheumatology, 38*(7), 602–607.

Kellick, K. A., Martins-Richards, J., & Chow, C. (1998). Management of arthritis. *Lippincott's Primary Care Practice, 2*(1), 66–80.

Kimberly, R.P. (2001). Research advances in systemic lupus erythematosus. *Journal of the American Medical Association, 285*(5), 650–652.

Klippel, J.H. (Ed.) (2001). *Primer on the rheumatic diseases* (12th ed.). Atlanta: Arthritis Foundation.

Koopman, W.J. (2001). Prospects for autoimmune disease: Research advances in rheumatoid arthritis. *Journal of the American Medical Association, 285*(5), 648–650.

Lara, A. C., Perlemuter, L., Quevauvilliers, J., Perlemuter, G., Amar, B., et Aubert, L. (1999). *Soins infirmiers aux personnes atteintes d'affections traumatologiques orthopédiques et rhumatologiques.* Paris: Masson.

Larocque, A., Levesque, M-H, Chartier, S. et Doré, N. (1999). Petit guide du lupus érythémateux cutané subaigu et discoïde. *Le Clinicien, 14*(1), 93-102.

Ligier, S. (2001). Les douleurs articulaires: quand faut-il soupçonner une arthrite inflammatoire? *Le Médecin du Québec, 36*(11), 37-43.

Loeslie, V. (2000). Pain in the elderly: Polymyalgia rheumatica. *Clinical Excellence for Nurse Practitioners, 4*(6), 345–348.

Lozada, C.J., & Altman, R.D. (2001). Osteoarthritis. In L. Robbins, C.S. Burckhardt, M.T. Hannan, & R.J. DeHoratius (Eds.), *Clinical care in the rheumatic diseases* (pp. 97–103). Atlanta: Association of Rheumatology Health Professionals.

Luck, J.N. (2001). Enhancing functional ability. In L. Robbins, C.S. Burckhardt, M.T. Hannan, & R.J. DeHoratius (Eds.), *Clinical care in the rheumatic diseases* (pp. 197–202). Atlanta: Association of Rheumatology Health Professionals

Mazières, B., Cantagrel, A., Laroche, M., et Constantin, A. (2002). *Guide pratique de rhumatologie.* Paris: Masson.

McAlindon, T.E., LaValley, M.P., Gulin, J.P., & Felson, D.T. (2000). Glucosamine and chondroitin for treatment of osteoarthritis. *Journal of the American Medical Association, 283*(11), 1469–1475.

Michocki, R.J. (2001). Polypharmacy and principles of drug therapy. In A.M. Adelman & M.P. Daly (Eds.), *20 common problems in geriatrics.* New York: McGraw-Hill.

Miller, D.R. (2001). Pharmacologic interventions in the 21st century. In L. Robbins, C.S. Burckhardt, M.T. Hannan, & R.J. DeHoratius (Eds.), *Clinical care in the rheumatic diseases* (pp. 169–177). Atlanta: Association of Rheumatology Health Professionals.

Minor, M.A., & Westby, M.D. (2001). Rest and exercise. In L. Robbins, C.S. Burckhardt, M.T. Hannan, & R.J. DeHoratius (Eds.). *Clinical care in the rheumatic diseases* (pp. 179–184). Atlanta: Association of Rheumatology Health Professionals.

Moreland, L.W., Schiff, M.H., Baumgartner, S.W., et al. (1999). Etanercept therapy in rheumatoid arthritis. *Annals of Internal Medicine, 130*(6), 476–486.

National Institutes of Health, National Institute of Arthritis and Musculoskeletal and Skin Diseases. *Handout on Health–Systemic Lupus Erythematosus,* 1998.

Paget, S.A. (2001). Polymyalgia rheumatica. In L. Robbins, C.S. Burckhardt, M.T. Hannan, & R.J. DeHoratius (Eds.), *Clinical care in the rheumatic diseases* (pp. 151–153). Atlanta: Association of Rheumatology Health Professionals.

Parker, J.C., Wright, G.E., & Smarr, K.L. (2001). Psychological assessment. In L. Robbins, C.S. Burckhardt, M.T. Hannan, & R.J. DeHoratius (Eds.), *Clinical care in the rheumatic diseases* (pp. 69–73). Atlanta: Association of Rheumatology Health Professionals.

Pasero, C., & McCaffery, M. (2001). Selective COX-2 inhibitors. *American Journal of Nursing, 101*(4), 55–56.

Petri, M. (2000). Systemic lupus erythematosus: Women's health issues. *Bulletin on the Rheumatic Diseases, 49*(8), 1–3.

Ramsey-Goldman, R. (2001). Connective tissue diseases. In L. Robbins, C.S. Burckhardt, M.T. Hannan, & R.J. DeHoratius (Eds.), *Clinical care in the rheumatic diseases* (pp. 97–103). Atlanta: Association of Rheumatology Health Professionals.

Ruddy, S., Harris, E.D., & Sledge, C.B. (Eds.) (2001). *Kelley's textbook of rheumatology.* Philadelphia: W.B. Saunders.

Santé Canada (2003). *L'arthrite au Canada. Une bataille à gagner.* Ottawa: Santé Canada.

Société d'arthrite (2005). La sclérodermie (page consultée le 5 avril 2005), [en ligne], http://www.arthrite.ca/types%20of%20arthritis/cleroderma/default.asp?s=1.

Statistique Canada (2000). Enquête sur la santé dans les collectivités canadiennes.

USDHHS – U.S. Department of Health and Human Services. (2001). *The Surgeon General's call to action to prevent and decrease overweight and obesity.* Rockville, MD: U.S. Department of Health and Human Services, Public Health Service.

Watterson, J.R., & Esdaile, J.M. (2000). Viscosupplementation: Therapeutic mechanisms and clinical potential in osteoarthritis of the knee. *Journal of the American Academy of Orthopedic Surgery, 8*(5), 277–284.

Wegner, S.T. (2001). Sleep problems. In L. Robbins, C.S. Burckhardt, M.T. Hannan, & R.J. DeHoratius (Eds.), *Clinical care in the rheumatic diseases* (pp. 255–259). Atlanta: Association of Rheumatology Health Professionals.

Weinblatt, M.E., Kremer, J. M, Bankhurst, A.D., et al. (1999). A trial of etanercept, a recombinant tumor necrosis factor receptor: Fc fusion protein, in patients with rheumatoid arthritis receiving methotrexate. *New England Journal of Medicine, 340*(4), 253–259.

Wolfe, F., & Skevington, S.M. (2000). Measuring the epidemiology of distress:

The rheumatology distress index. *Journal of Rheumatology, 27*(8), 2000–2009.

Wolfe, F., Smythe, H.A., Yunus, M.B., et al. (1990). The American College of Rheumatology 1990 criteria for the classification of fibromyalgia: report of the multicenter criteria committee. *Arthritis & Rheumatism, 33*, 160–172.

Wright, K.E., Maurer, S.G., & DiCesare, P.E. (2000). Viscosupplementation for osteoarthritis. *American Journal of Orthopedics, 29*(2), 80–89.

En complément de ce chapitre, vous trouverez sur le Compagnon Web:
• une bibliographie exhaustive;
• des ressources Internet.

Adaptation française
Nancy Chénard, inf., B.Sc.,
DESS sciences infirmières
Coordonnatrice en clinique
de transplantation cardiaque –
Institut de cardiologie de Montréal

CHAPITRE 57

Maladies infectieuses

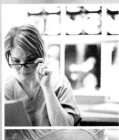
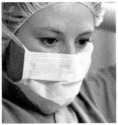
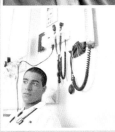

Objectifs d'apprentissage

Après avoir étudié ce chapitre, vous pourrez:

1. Faire la distinction entre les notions de colonisation, d'infection et de maladie, ou affection.

2. Utiliser les renseignements contenus dans le rapport de microbiologie pour interpréter les signes de maladie infectieuse.

3. Énumérer les ressources gouvernementales dont disposent les infirmières pour se renseigner sur les maladies infectieuses.

4. Exposer les avantages des vaccinations recommandées.

5. Expliquer en quoi consistent les pratiques de base ainsi que les précautions additionnelles et dire pourquoi on conseille de les observer.

6. Définir la notion de maladies infectieuses en émergence et cerner les facteurs qui influent sur leur apparition.

7. Appliquer la démarche systématique aux personnes atteintes d'une infection transmissible sexuellement.

8. Décrire les mesures de soins à domicile qui réduisent le risque d'infection.

9. Appliquer la démarche systématique aux personnes souffrant d'une maladie infectieuse.

Les maladies infectieuses sont causées par la prolifération de germes pathogènes dans l'organisme. Certaines maladies infectieuses sont contagieuses (transmissibles), d'autres ne le sont pas. La science moderne a permis d'enrayer de nombreuses maladies infectieuses ou d'en diminuer la fréquence. D'autres maladies infectieuses toutefois, par exemple celles qui sont causées par des organismes résistants aux antibiotiques et les maladies infectieuses en émergence, ont aussi une fréquence accrue, ce qui constitue un problème sérieux. Le présent chapitre traite tout particulièrement de ce type de maladies infectieuses, les autres types étant exposés ailleurs dans cet ouvrage; ainsi, on aborde la tuberculose au chapitre 25 ⊂⊃.

Il est important que l'infirmière connaisse bien les causes des affections contagieuses – les affections graves comme les affections courantes – et qu'elle sache les traiter. Le tableau 57-1 ▪ offre un aperçu d'un bon nombre de maladies infectieuses: on y précise l'agent causal, le mode de transmission et la **période d'incubation** habituelle (autrement dit le laps de temps qui s'écoule entre le contact avec l'agent causal et l'apparition des premiers signes et symptômes).

L'infirmière joue un rôle clé dans le traitement de l'infection et la mise en œuvre des mesures de prévention. L'enseignement qu'elle donne aux personnes touchées aide à réduire le risque de contamination ou à atténuer les séquelles d'une infection. Utilisation des moyens de protection appropriés, minutieuse hygiène des mains, respect de l'asepsie des cathéters intraveineux et du matériel d'exploration, toutes ces pratiques permettent de diminuer le risque d'infection.

Processus infectieux

Pour qu'une maladie infectieuse se propage, il doit y avoir une chaîne ininterrompue d'événements. La figure 57-1 ▪ (p. 150) illustre les maillons de cette chaîne et met en évidence les maillons faibles sur lesquels les professionnels de la santé peuvent intervenir pour briser la chaîne. Le processus infectieux comprend nécessairement les éléments suivants:

- agent causal
- réservoir d'organismes

VOCABULAIRE

Affection (ou maladie): stade au cours duquel l'hôte voit sa santé décliner en raison de l'infection.

Bactériémie: présence, attestée par les examens paracliniques, de bactéries dans le sang circulant.

Colonisation: présence de microorganismes, sur un hôte ou chez celui-ci, sans qu'il y ait eu d'intrusion ou d'interaction et sans que l'hôte présente de symptômes.

Entérococcus résistant à la vancomycine (ERV): type d'entérocoque qui est résistant à la vancomycine.

Flore normale: ensemble des organismes non pathogènes qui colonisent un hôte de façon persistante.

Flore transitoire: ensemble des organismes dont l'hôte se débarrasse habituellement en un laps de temps relativement court.

Fongémie: maladie infectieuse causée par la présence d'un champignon dans le sang.

Hôte: personne qui héberge un microorganisme.

Immunisé: qui est protégé en raison d'une exposition antérieure au microorganisme, ou d'une immunisation, et qui résiste à une nouvelle infection provoquée par le même microorganisme.

Infection: état d'un hôte envahi par des germes pathogènes qui interagissent sur le plan physiologique et immunitaire.

Infection nosocomiale: infection qui se manifeste durant un séjour au centre hospitalier et qui n'était ni présente ni en période d'incubation lors de l'arrivée.

Maladies infectieuses en émergence: maladies infectieuses touchant l'être humain, dont la fréquence a augmenté au cours des vingt dernières années ou risque d'augmenter à court terme.

Période d'incubation: temps écoulé entre le moment où l'hôte est entré en contact avec le microorganisme et l'apparition des premiers signes et symptômes.

Porteur: personne qui héberge un organisme causant une maladie donnée sans en manifester les symptômes; personne pouvant transmettre une maladie infectieuse.

Pratiques de base: précautions utilisées habituellement dans les contacts entre les professionnels de la santé et les personnes malades, chacun pouvant être porteur de germes infectieux.

Précautions additionnelles: précautions qu'on ajoute aux pratiques de base en présence d'organismes contagieux ou susceptibles de provoquer une épidémie; on se protège ainsi contre trois types de transmission: par voie aérienne, par gouttelettes, par contact.

Réceptif: qui n'est pas immunisé contre un pathogène donné.

Réservoir: personne, plante, animal, substance ou emplacement qui héberge des microorganismes et en favorise la propagation.

Staphylococcus aureus résistant à la méthicilline (SARM): type de _Staphylococcus aureus_ qui ne réagit pas aux antibiotiques dérivés de la pénicilline, comme la méthicilline, l'oxacilline ou la nafcilline.

Staphylococcus aureus résistant à la vancomycine (SARV): type de _Staphylococcus aureus_ qui ne réagit pas à la vancomycine.

Virulence: degré de nocivité d'un organisme infectieux.

Maladies infectieuses : agents causaux, modes de transmission et périodes d'incubation habituelles

TABLEAU
57-1

Maladie infectieuse	Agent causal	Mode de transmission habituel	Période d'incubation habituelle (du contact au premier symptôme)
Amibiase	▪ *Entamœba histolytica*	▪ Eau contaminée	▪ 2 à 4 semaines
Ankylostomiase	▪ *Necator americanus* ou *Ancyclostoma duodenale*	▪ Contact avec de la terre contaminée par des matières fécales humaines	▪ De quelques semaines à plusieurs mois
Anthrax	▪ *Bacillus anthracis*	▪ Voie aérienne ou contact	▪ 2 à 60 jours
Bactériémie ou méningite méningococcique	▪ *Neisseria meningitidis*	▪ Contact avec des sécrétions pharyngées; peut-être par voie aérienne	▪ 2 à 10 jours
Chancre mou	▪ *Hæmophilus ducreyi*	▪ Contact sexuel	▪ 3 à 5 jours
Choléra	▪ *Vibrio choleræ*	▪ Ingestion d'eau contaminée par des eaux usées	▪ Quelques heures à 5 jours
Cryptococcose	▪ *Cryptococcus neoformans*	▪ Probablement par inhalation	▪ Durée imprécise
Cryptosporidiose	▪ Bactéries appartenant au genre *Cryptosporidium*	▪ Ingestion d'eau contaminée; contact direct avec un porteur	▪ Probablement 1 à 12 jours
Dermatomycose	▪ Bactéries appartenant au genre *Microsporum* ou *Trychophyton*	▪ Contact direct ou indirect avec des lésions	▪ 4 à 10 jours
Ebola	▪ Virus d'Ebola	▪ Contact avec du sang ou des liquides corporels	▪ 2 à 21 jours
Fièvre de Lassa	▪ Virus de Lassa	▪ Contact avec des déjections animales ou contact direct avec du sang ou des liquides corporels	▪ 7 à 21 jours
Fièvre pourprée des montagnes Rocheuses	▪ *Rickettsia rickettsii*	▪ Piqûre d'une tique infectée	▪ 3 à 14 jours
Gale	▪ *Sarcoptes scabei*	▪ Contact cutané direct	▪ 2 à 6 semaines
Gastro-entérite à rotavirus	▪ Rotavirus	▪ Voie orofécale	▪ Environ 48 heures
Gonorrhée	▪ *Neisseria gonorrhœæ*	▪ Contact sexuel ou transmission périnatale	▪ 2 à 7 jours
Grippe	▪ Virus grippal A, B ou C	▪ Inhalation de gouttelettes	▪ 24 à 72 heures
Hépatite d'origine alimentaire	▪ Virus de l'hépatite A	▪ Ingestion d'eau ou d'aliments contaminés; contact direct avec un porteur	▪ 15 à 50 jours
Hépatite transmissible par le sang	▪ Virus de l'hépatite B	▪ Contact sexuel, transmission périnatale ou voie percutanée	▪ 45 à 160 jours
	▪ Virus de l'hépatite C	▪ Contact sexuel, transmission périnatale ou voie percutanée	▪ 6 à 9 jours
	▪ Virus de l'hépatite D	▪ Contact sexuel, transmission périnatale ou voie percutanée	▪ Durée imprécise
	▪ Virus de l'hépatite G	▪ Voie percutanée	▪ Durée imprécise
Herpangine	▪ Virus Coxsackie	▪ Contact direct avec les sécrétions du nez et de la gorge ou avec les selles d'une personne infectée	▪ 3 à 5 jours
Herpès	▪ Virus de l'herpès 1 et 2	▪ Contact avec les sécrétions des muqueuses	▪ 2 à 12 jours
Histoplasmose	▪ *Histoplasma capsulatum*	▪ Inhalation de spores diffusées par voie aérienne	▪ 5 à 18 jours

Maladies infectieuses: agents causaux, modes de transmission et périodes d'incubation habituelles (*suite*)

TABLEAU
57-1

Maladie infectieuse	Agent causal	Mode de transmission habituel	Période d'incubation habituelle (du contact au premier symptôme)
Impétigo	▪ *Staphylococcus aureus*	▪ Contact avec un porteur de *S. aureus*	▪ 4 à 10 jours
Infection à cytomégalovirus	▪ Cytomégalovirus	▪ Transfusion ou transplantation; contact sexuel ou transmission périnatale	▪ Très variable: 3 à 8 semaines après la transfusion; 3 à 12 semaines après la naissance
Listériose	▪ *Listeria monocytogenes*	▪ Ingestion d'aliments ou transmission périnatale	▪ Durée imprécise, probablement de 3 à 70 jours
Lymphogranulome vénérien	▪ *Chlamydia inguinale*	▪ Contact sexuel	▪ Quelques semaines ou des années
Maladie de Lyme	▪ *Borrelia burgdorferi*	▪ Piqûre de tique	▪ 14 à 23 jours
Maladie des légionnaires	▪ *Legionella pneumophila*	▪ Diffusion par voie aérienne à partir d'une source d'eau	▪ 2 à 10 jours
Maladie diarrhéique (causes fréquentes)	▪ Bactéries appartenant au genre *Campylobacter* ▪ *Clostridium difficile* ▪ Bactéries appartenant au genre *Salmonella* ▪ Bactéries appartenant au genre *Shigella* ▪ Bactéries appartenant au genre *Yersinia*	▪ Ingestion d'aliments contaminés ▪ Voie orofécale ▪ Ingestion d'eau ou d'aliments contaminés ▪ Ingestion d'eau ou d'aliments contaminés; contact direct avec un porteur ▪ Ingestion d'eau ou d'aliments contaminés; contact direct avec un porteur	▪ 3 à 5 jours ▪ Variable, liée pour une part aux effets des antibiotiques ▪ 12 à 36 heures ▪ 1 à 3 jours ▪ 1 à 3 jours
Maladie respiratoire syncytiale	▪ Virus respiratoire syncytial	▪ Auto-inoculation par le nez ou la bouche après un contact avec des sécrétions respiratoires infectées	▪ 3 à 7 jours
Malaria ou paludisme	▪ *Plasmodium vivax, Plasmodium malariæ, Plasmodium falciparum* ou *Plasmodium ovale*	▪ Piqûre de moustique (anophèle)	▪ 12 à 30 jours
Mononucléose	▪ Virus d'Epstein-Barr	▪ Contact avec des sécrétions pharyngées	▪ 4 à 6 semaines
Mycobactériose	▪ Bactéries non tuberculeuses appartenant au genre *Micobacterium*, telles: *Mycobacterium avium, Mycobacterium kansasii, Mycobacterium foruitum, Mycobacterium gordonæ*	▪ Variable, probablement par contact avec de la terre, de l'eau ou un autre élément situé dans l'environnement; inconnu, ne peut être transmis par une personne infectée	▪ Variable
Oxyurose (entérobiase)	▪ *Enterobius vermicularis*	▪ Contact direct avec des objets contaminés par des œufs	▪ 4 à 6 semaines; il s'écoule souvent des mois entre le début de la maladie et le diagnostic
Pédiculose	▪ *Pediculus humanus capitis* (pou de tête) et *Phthirus pubis* (pou de pubis)	▪ Contact direct	▪ 1 à 2 semaines
Pneumonie à *Pneumocystis carinii*	▪ *Pneumocystis carinii*	▪ Inconnu, ne peut être transmis par une personne infectée	▪ Enfants: 1 à 2 mois ▪ Adultes: durée imprécise
Pneumonie due à un mycoplasme	▪ *Mycoplasma pneumoniæ*	▪ Inhalation de gouttelettes	▪ 14 à 21 jours
Pneumonie à pneumocoques	▪ *Streptococcus pneumoniæ*	▪ Inhalation de gouttelettes	▪ Probablement de 1 à 3 jours

Maladie infectieuse	Agent causal	Mode de transmission habituel	Période d'incubation habituelle (du contact au premier symptôme)
Rage	▪ Virus rabique	▪ Morsure d'un animal enragé	▪ 2 à 8 semaines
Roséole infantile	▪ Virus de l'herpès 6	▪ Salive	▪ 10 à 15 jours
Rubéole	▪ Virus de la rubéole	▪ Inhalation de gouttelettes ou contact direct	▪ 14 à 21 jours
Syndrome d'immunodéficience acquise (sida)	▪ Virus de l'immuno-déficience humaine (VIH)	▪ Contact sexuel; voie percutanée; transmission périnatale	▪ 10 ans (valeur médiane)
Syndrome mains-pieds-bouche	▪ Virus Coxsackie	▪ Contact direct avec les sécrétions du nez et de la gorge ou avec les selles d'une personne infectée	▪ 3 à 5 jours
Syndrome pulmonaire causé par le hantavirus	▪ Virus Sin Nombre	▪ Contact (direct ou indirect) avec des rongeurs	▪ Durée imprécise
Syphilis	▪ *Treponema pallidum*	▪ Contact sexuel ou transmission périnatale	▪ 10 jours à 10 semaines
Tétanos	▪ *Clostridium tetani*	▪ Plaie par perforation	▪ 4 à 21 jours
Trichinose	▪ *Trichinella spiralis*	▪ Ingestion d'aliments insuffisamment cuits, surtout porc ou bœuf	▪ 10 à 14 jours
Tuberculose	▪ *Mycobacterium tuberculosis*	▪ Voie aérienne	▪ 4 à 12 semaines avant la formation des premières lésions
Varicelle	▪ Virus de la varicelle et du zona	▪ Voie aérienne ou contact	▪ Environ 14 jours
Variole	▪ *Variola major*	▪ Voie aérienne ou contact	▪ 7 à 14 jours

- porte de sortie du réservoir
- mode de transmission du réservoir à l'hôte
- hôte réceptif
- porte d'entrée chez l'hôte

ÉLÉMENTS D'UNE INFECTION

Agent causal

Les bactéries, les rickettsies, les virus, les protozoaires, les champignons et les helminthes constituent des types d'organismes qui causent les maladies infectieuses. En éliminant l'agent causal, on peut empêcher la plupart des maladies infectieuses de se propager.

Réservoir

On appelle **réservoir** une personne, une plante, un animal, une substance ou un milieu qui procure aux germes pathogènes de quoi s'alimenter et qui favorise leur propagation.

Porte de sortie

Pour quitter le réservoir, l'organisme doit disposer d'une porte de sortie. Il faut que l'hôte infecté libère l'organisme et passe chez un autre hôte ou dans l'environnement pour que la transmission ait lieu. Les organismes utilisent les voies respiratoires, le tube digestif, les voies génito-urinaires ou la circulation sanguine pour quitter l'hôte.

Mode de transmission

Il doit exister un mode de transmission entre la source de l'infection et son nouvel hôte. La transmission d'un organisme infectieux peut se faire par contact sexuel, par contact cutané, au moyen d'une injection percutanée ou par des particules diffusées par l'air. On appelle **porteur** de la maladie infectieuse celui qui héberge un organisme ou qui le transmet tout en n'en présentant pas de signes ou de symptômes apparents.

Il est essentiel de savoir que les organismes utilisent divers modes de transmission pour propager l'infection. Par exemple, l'agent de la tuberculose humaine (bacille de Koch) est presque toujours transmis par voie aérienne. Les professionnels de la santé ne «transportent» pas la bactérie de la tuberculose sur leurs vêtements ou leurs mains. Par contre, certaines bactéries, comme S*taphylococcus aureus*, se transmettent facilement d'une personne à l'autre par l'entremise des mains du personnel soignant.

Au besoin, l'infirmière expliquera aux personnes malades comment se transmettent les maladies infectieuses. Ainsi, le fait de se trouver dans la même pièce qu'une personne infectée par le virus de l'immunodéficience humaine (VIH)

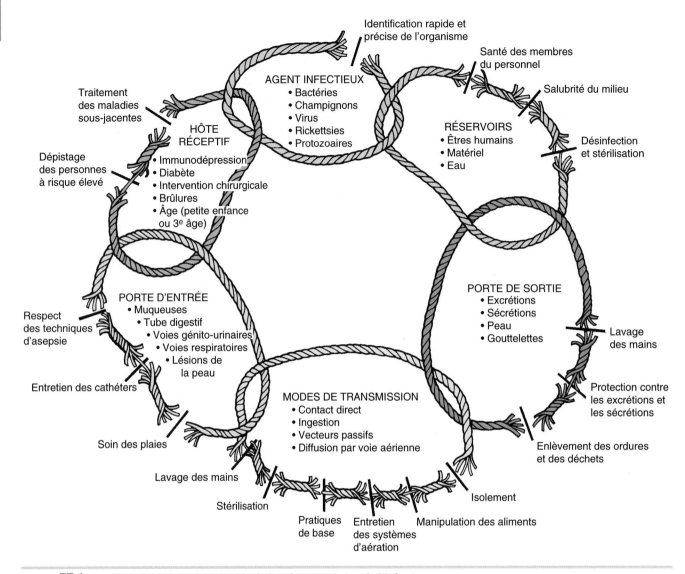

FIGURE **57-1** ■ Interventions visant à rompre la chaîne de transmission de l'infection.

ne comporte pas de risque, puisque ce virus ne se transmet que par contact intime (autrement dit par contact sexuel ou parentéral).

Hôte réceptif

Pour qu'une maladie infectieuse se transmette, l'**hôte** doit être **réceptif** (autrement dit, ne pas être immunisé contre l'agent pathogène en cause). S'il a déjà été atteint d'une infection ou a été vacciné contre elle, l'hôte peut être **immunisé** (il ne sera plus réceptif) contre une nouvelle infection par le même agent. Notre système immunitaire nous protège contre de nombreuses maladies infectieuses. Même si nous sommes exposés presque constamment à des microorganismes potentiellement infectieux, le système immunitaire complexe dont nous disposons empêche généralement l'affection de se manifester. Par contre, les personnes dont le système immunitaire est affaibli font preuve d'une plus grande réceptivité et sont ainsi plus susceptibles de contracter une infection à germes opportunistes.

Porte d'entrée

Pour que l'organisme puisse infecter l'hôte, il doit avoir une porte d'entrée. Par exemple, le bacille de Koch ne provoque pas l'affection lorsqu'il se dépose simplement sur la peau d'un hôte. Les voies respiratoires constituent la seule porte d'entrée de cet agent infectieux.

COLONISATION, INFECTION ET MALADIE

L'anatomie (le cerveau, le sang, les os, le cœur, le système vasculaire, etc.) comprend très peu de zones stériles. Les bactéries présentes dans le corps constituent la **flore normale**, bénéfique, qui rivalise avec les agents pathogènes afin de faciliter la digestion ou qui agit en symbiose avec l'hôte.

Colonisation

Le terme de **colonisation** désigne le fait que des micro-organismes sont présents, mais qu'ils ne gênent pas l'hôte ou n'ont pas d'interaction avec lui. Bien comprendre la notion de colonisation facilite la lecture des rapports de microbiologie. Les organismes dont la présence est révélée dans les résultats de ces rapports sont souvent associés à une colonisation plutôt qu'à une infection.

Infection

Le terme d'**infection**, par contre, indique qu'il y a une interaction entre l'hôte et l'organisme. La personne colonisée par *Staphylococcus aureus* peut porter cette bactérie sur sa peau sans que des lésions ou une irritation se manifestent. En cas d'incision de la peau, le staphylocoque pourrait y pénétrer et provoquer une réaction du système immunitaire ; une inflammation circonscrite au siège de l'infection se déclarerait et des leucocytes y seraient expédiés. Certains signes cliniques, comme la rougeur, la chaleur et la douleur, ainsi que la présence de leucocytes révélée par un frottis de la plaie, indiquent une infection. Dans notre exemple, l'hôte détermine que le staphylocoque est un corps étranger. La réaction de l'hôte et l'identification de l'organisme montrent qu'il existe une infection.

Affection

Il faut savoir quelle est la différence entre infection et **affection (ou maladie)**. Lorsque la santé de l'hôte infecté commence à décliner en raison de l'infection, on emploiera l'expression « maladie infectieuse ». Quand l'hôte réagit à un organisme sur le plan immunitaire, mais qu'il ne présente pas de symptôme, on ne peut définir son état comme une « affection » ou une « maladie ». Par exemple, l'agent de la

tuberculose chez l'être humain (*M. tuberculosis*, ou bacille de Koch) subsiste souvent à titre d'infection sans que l'affection apparaisse. L'hôte peut être contaminé parce qu'il a été exposé au bacille de la tuberculose. On considère la personne comme *contaminée* quand les bactéries sont décelées pour la première fois grâce à la détection de l'antigène non spécifique, puis au fur et à mesure que les lymphocytes T nouvellement sensibilisés disséminent des sous-chaînes de cellules protectrices propres au germe de la tuberculose. Après cette première contamination, l'hôte qui ne se soumet pas à un traitement court peu de risques de devenir malade. Environ 90 % des hôtes contaminés par le bacille de la tuberculose ne sont pas atteints par cette maladie infectieuse. La figure 57-2 ■ montre comment les cellules et l'hôte réagissent à une infection bactérienne.

RAPPORT DE MICROBIOLOGIE

Le rapport de microbiologie constitue la principale source d'information sur la plupart des infections bactériennes. L'infirmière doit se servir du rapport de microbiologie tout autant que des signes cliniques pour déterminer si la personne est victime d'une colonisation, d'une infection ou d'une maladie.

Quand des prélèvements sont envoyés au laboratoire pour une culture, les résultats comportent trois éléments : le frottis et la coloration, la culture et la nature de l'organisme et la sensibilité aux antimicrobiens. En tant qu'indicateurs du risque d'infection, le frottis et la coloration fournissent généralement les renseignements les plus utiles, car ils donnent une description du mélange de cellules présent à un endroit

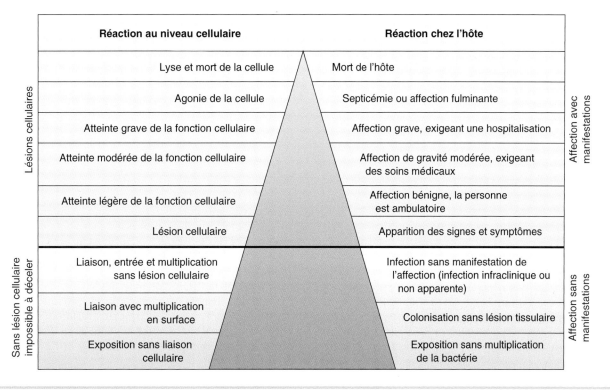

FIGURE 57-2 ■ Réactions biologiques à une infection bactérienne, au niveau cellulaire (*à gauche*) et chez l'hôte (*à droite*). Source : A.S. Evans et P.S. Brachman (1998). *Bacterial infections in humans.* New York : Plenum.

donné au moment du prélèvement. La culture et la sensibilité permettent de savoir quels sont les organismes en cause et quel type d'antibiotique en arrêtera la croissance.

Maladies infectieuses : prévention et lutte épidémiologique

ORGANISMES CHARGÉS DE PRÉVENIR LES MALADIES INFECTIEUSES ET DE LUTTER CONTRE ELLES

Relevant du gouvernement fédéral, l'Agence de santé publique du Canada (ASPC) et le Centre de prévention et de contrôle des maladies infectieuses (CPCMI) sont chargés de prévenir les maladies infectieuses et de lutter contre elles. Au niveau provincial, c'est l'Institut national de santé publique du Québec (INSPQ) qui appuie le ministre de la Santé et des Services Sociaux (MSSS) et les régies régionales dans l'exercice de leur mission de santé publique.

Les maladies infectieuses ont des effets variables au fil du temps, selon les mutations des organismes, les changements dans la structure des comportements ou les nouvelles possibilités de traitement. Les organismes fédéraux et provinciaux de lutte contre les maladies infectieuses jouent un rôle essentiel, car ils diffusent des recommandations scientifiques qui sont d'une grande utilité pour l'infirmière lorsqu'elle donne des soins ou de l'enseignement aux personnes atteintes d'une maladie infectieuse.

Agence de santé publique du Canada (ASPC)

L'ASPC a pour mission de faciliter ou de coordonner les enquêtes portant sur les éclosions d'affections dans les provinces et les territoires canadiens, de cerner les menaces qui pourraient peser sur la vie et la sécurité des habitants du pays, en collaborant au besoin avec ses partenaires à l'échelle internationale. La prévention et le contrôle des maladies infectieuses s'effectuent en fonction des deux grandes priorités de l'Agence : mettre au point et orienter les stratégies à long terme du Canada en matière de santé publique ; intégrer ces stratégies et les axer sur des maladies particulières.

Centre de prévention et de contrôle des maladies infectieuses (CPCMI)

Au sein de Santé Canada, le CPCMI a les mêmes responsabilités que l'Agence de santé publique du Canada, dont il relève, mais ses activités s'exercent plus particulièrement dans le domaine des maladies infectieuses, au sujet desquelles il rassemble, analyse, interprète et dissémine des données. Il surveille l'évolution de ce type de morbidité, tant à l'échelle nationale qu'internationale, poursuit des recherches dans des domaines ciblés, encourage la recherche appliquée ainsi que la recherche en laboratoire. Le CPCMI a pour objectif de réduire la transmission des maladies infectieuses et d'améliorer l'état de santé des personnes atteintes.

Ministère de la Santé et des Services sociaux du Québec (MSSS)

Le ministère de la Santé et des Services sociaux du Québec (MSSS) est chargé de l'application des lois et des règlements relatifs à la santé et aux services sociaux ; il doit s'assurer que tous les citoyens québécois bénéficient de services de qualité.

Institut national de santé publique du Québec (INSPQ)

Créé en 1998, l'INSPQ représente le centre d'expertise et de référence en matière de santé publique au Québec ; il offre des services spécialisés de laboratoire et de dépistage.

PRÉVENTION DES MALADIES INFECTIEUSES DANS LA COMMUNAUTÉ

La lutte contre les maladies infectieuses dans la communauté et la prévention de celles-ci représentent des objectifs communs à l'ASPC et au MSSS. En santé publique, on insiste beaucoup sur la prévention des maladies infectieuses afin d'empêcher les flambées et d'éviter toute autre situation indésirable. Parmi les méthodes utilisées pour la prévention, mentionnons les techniques de désinfection (par exemple, purification de l'eau et élimination des eaux usées et d'autres matières pouvant être contaminées), les mesures d'hygiène (entre autres la manipulation, la conservation, l'emballage et la préparation des aliments dans les établissements) et les programmes de vaccination. Au Canada, la fréquence des maladies infectieuses a diminué grâce à ces programmes.

Programmes de vaccination

Les programmes de vaccination constituent un effort collectif visant à protéger la population contre certaines maladies infectieuses. Les décisions de santé publique qui s'y rapportent sont complexes, puisque les risques et les avantages qu'ils comportent tant pour les individus que pour la société doivent être évalués en tenant compte de nombreux facteurs : taux de morbidité, taux de mortalité et considérations financières.

Les vaccins sont des préparations d'antigènes en suspension conçues dans le but de provoquer chez l'hôte une réaction immunitaire destinée à le protéger lors des contacts qu'il pourrait avoir avec l'organisme en cause. Les receveurs ne peuvent pas tous considérer les vaccins comme entièrement sûrs. En effet, certaines personnes sont allergiques à l'antigène ou à la substance qui le véhicule. Quand des organismes vivants sont utilisés comme antigènes, l'affection contre laquelle on lutte peut se manifester (souvent sous une forme modifiée). Il faut tenir compte des contre-indications qui figurent dans la notice accompagnant le produit ; on y trouve des détails concernant les allergies et les autres complications observées, ainsi que des renseignements essentiels sur la réfrigération, l'entreposage, la posologie et l'administration du vaccin.

On ne doit prendre la décision de s'écarter du programme de vaccination recommandé qu'au cas par cas, en fonction des facteurs de risque liés à une personne en particulier et à la probabilité qu'elle revienne pour recevoir un vaccin de rappel au moment approprié. On obtient la meilleure protection en se conformant au calendrier habituel; c'est pour cette raison qu'on ne reprend pas les séries vaccinales interrompues, peu importe le laps de temps écoulé.

Le Guide canadien d'immunisation (2002) renseigne sur les vaccins disponibles au Canada. L'efficacité des programmes provinciaux et territoriaux d'immunisation des enfants est illustrée par de nombreux exemples: l'élimination du poliovirus sauvage et la baisse de plus de 95 % de l'incidence des infections attribuables à *Hæmophilus influenzæ* de type b ou à la rougeole (ASPC, 2002).

Cependant, le calendrier de vaccination peut varier d'une province à l'autre. Par exemple, la quatrième édition du Protocole d'immunisation du Québec a été conçue à partir des connaissances scientifiques les plus récentes et de l'expertise disponible dans le domaine de l'implantation des programmes d'immunisation. Au Québec, 2,5 millions de doses de vaccins sont administrées chaque année et ce nombre s'accroît constamment (MSSS, 2004).

Avant 2003, la vaccination était un acte délégué aux infirmières. La Loi modifiant le Code des professions (loi 90) ainsi que d'autres dispositions législatives dans le domaine de la santé (L.Q. 2002, chapitre C-33) est entrée en vigueur le 30 janvier 2003; cette loi confie, entre autres, de nouvelles responsabilités en matière d'immunisation aux infirmières et infirmiers de même qu'aux infirmières et infirmiers auxiliaires du Québec. Cet outil contribuera grandement à orienter et à encadrer la pratique de ces intervenants. Le texte définit clairement l'acte vaccinal et propose divers outils visant à ce que la population québécoise, lors d'une consultation chez le médecin ou l'infirmière, se voie offrir une mise à jour de son statut vaccinal.

Inscrit au Programme national de santé publique 2003-2012, le Programme d'immunisation du Québec est en constante évolution. La vaccination représente la mesure de santé publique la plus efficace et, utilisée de manière sûre, elle est encore aujourd'hui l'une des meilleures mesures de prévention. Le comité chargé du dossier de l'immunisation poursuit ses efforts en vue d'incorporer au programme les nouveaux vaccins recommandés par les organismes consultatifs, et cela afin de réduire davantage la fréquence des affections évitables; le protocole d'immunisation du Québec (MSSS, 2004) est disponible sur le site Internet du MSSS.

Les recommandations concernant la vaccination des adultes visent à protéger trois groupes de personnes: celles qui sont atteintes d'une affection sous-jacente susceptible d'accroître leur réceptivité aux maladies infectieuses; celles dont le travail comporte des risques de contamination; et celles qui risquent d'être exposées à des agents infectieux au cours d'un voyage. Les adultes immunodéprimés (y compris ceux qui ont subi une splénectomie) devraient être vaccinés contre les infections à pneumocoques (*Streptococcus pneumoniæ*), les infections à méningocoques (*Neisseria meningitidis*) et *Hæmophilus influenzæ*. Les professionnels de la santé devraient être immunisés contre la rougeole, les oreillons, la rubéole, l'hépatite B et la varicelle. On recommande fortement aux personnes appartenant à ces groupes, de même qu'aux personnes qui souffrent d'asthme ou d'une autre affection respiratoire chronique, de se faire vacciner chaque année contre la grippe. Une enquête de l'Institut de la statistique du Québec a montré que, en 2003-2004, 43 % des Québécois âgés de 50 ans et plus ont été vaccinés contre l'influenza (ISQ, 2004).

PRÉVENTION DES MALADIES INFECTIEUSES EN MILIEU HOSPITALIER

Les **infections nosocomiales** constituent une cause majeure de complications dans le domaine des soins de santé. Elles figurent d'ailleurs au deuxième rang des accidents évitables, tout juste après les erreurs médicamenteuses (Leape, 1991). L'OMS déclarait en 2002: «On retrouve les infections nosocomiales partout dans le monde. Elles sont l'une des principales causes de mortalité et de morbidité chez les personnes hospitalisées. Ce type d'infection est un fardeau important tant pour les personnes soignées que pour la santé publique.»

Au Canada, une étude de prévalence effectuée dans 29 centres hospitaliers de soins de courte durée (CHSCD), et à laquelle participaient 9 provinces dont le Québec, a mis en évidence une ou des infections nosocomiales chez 9,9 % des adultes et chez 8 % des enfants hospitalisés. Cela représente environ 60 000 infections nosocomiales par année au Québec dans les seuls CHSCD (INSPQ, 2002).

Le risque d'infection augmente sensiblement au fur et à mesure que s'accroît la complexité du matériel utilisé pour les soins médicaux et qu'on recourt davantage à des dispositifs qui affaiblissent les moyens de protection anatomiques naturels. Les infirmières jouent un rôle important dans la réduction des risques; elles doivent accorder une grande attention à l'hygiène des mains, s'assurer que les antibiotiques sont correctement administrés et appliquer les mesures de réduction des risques associées aux appareils de soins.

La mise en application du programme de prévention et de contrôle des infections repose principalement sur le travail quotidien des professionnels en prévention des infections (PPI), sous la supervision d'un médecin qui possède de l'expertise dans ce domaine. Un comité multidisciplinaire de prévention des infections, formé de personnes appartenant à divers secteurs de l'établissement, recueille les observations des PPI et s'assure de la mise en application des recommandations faites par ce même comité.

Organismes pouvant engendrer une infection nosocomiale

Clostridium difficile

Clostridium difficile est une bactérie sporulée qui représente un risque important d'infection nosocomiale. Celle-ci est en général précédée par une prise d'antibiotiques qui perturbe la flore intestinale normale et permet aux spores de *C. difficile* résistantes aux antibiotiques de proliférer dans l'intestin.

L'organisme engendre l'affection en libérant des toxines à l'intérieur de l'intestin. Dans la colite pseudomembraneuse, qui constitue la forme la plus grave de l'infection au *C. difficile,* des débris provenant de lésions de la paroi interne de l'intestin ainsi que des leucocytes s'accumulent dans le côlon et y forment des pseudomembranes ou des zones irrégulières. La destruction d'une région anatomique aussi importante peut entraîner une grave septicémie.

L'infection à *C. difficile* obéit à des fluctuations saisonnières. Il faut donc s'attendre à observer une hausse au cours de la période hivernale, période pendant laquelle on administre une plus grande quantité d'antibiotiques afin de traiter les infections des voies respiratoires. Les personnes âgées sont également plus susceptibles de contracter une infection à *C. difficile*. De plus, comme l'utilisation des antibiotiques est très répandue dans le milieu hospitalier, la plupart des personnes hospitalisées risquent d'être atteintes. D'ailleurs, dans les lignes directrices émises par le Comité sur les infections nosocomiales du Québec (CINQ), il est recommandé de créer un comité chargé de veiller à l'emploi des antibiotiques dans les établissements.

Le risque d'infection s'accroît parce que les spores sont passablement résistantes aux désinfectants et qu'elles peuvent se disséminer sur les mains du personnel soignant quand il entre en contact avec du matériel qui a été contaminé par *C. difficile*. La lutte contre cette infection est particulièrement efficace quand on recourt à un nettoyage accru, à des mesures de précautions lors des contacts avec les personnes contaminées et quand on insiste auprès du personnel soignant sur le port des gants et sur l'hygiène des mains.

Un système de surveillance de l'infection à *Clostridium difficile* (SSICD) a été mis en place en août 2004, sous la responsabilité de l'INSPQ. Ces travaux ont été entrepris avec la collaboration d'experts du CINQ et de son sous-comité de surveillance provinciale des infections nosocomiales (SPIN). Cette surveillance est obligatoire dans tous les CHSCD visés, autrement dit dans 88 établissements.

Microorganismes résistants aux antimicrobiens (MRA)

Santé Canada affirme que l'usage abusif et inadéquat des antibiotiques, aussi bien dans les hôpitaux que dans la communauté, explique l'ampleur du phénomène de la résistance aux antibiotiques. La transmission des MRA dans les établissements de soins de courte durée est bien connue et suscite beaucoup d'inquiétude. Parmi les facteurs qui prédisposent à contracter une infection par un MRA figurent les thérapies antimicrobiennes, les affections graves, les séjours prolongés à l'hôpital, l'admission à l'unité des soins intensifs, les interventions chirurgicales, les interventions et les dispositifs effractifs. D'ailleurs, la colonisation par des MRA est plus fréquente dans les unités de soins intensifs, qui accueillent des personnes gravement malades, à la résistance affaiblie ; de plus, le personnel y donne fréquemment des soins directs.

Pour prévenir la transmission des MRA dans les établissements de soins de courte durée, on pourrait envisager d'accroître l'importance des mesures de protection qui s'appliquent à toutes les personnes soignées ou de procéder à la détection des MRA chez toutes les personnes hospitalisées. Bien qu'il soit impossible de soumettre tous ceux qui reçoivent des soins à un dépistage visant à déterminer s'ils sont porteurs de MRA, il pourrait être indiqué de procéder à la détection ciblée de microorganismes comme les ERV et les SARM (Goldmann, 1996).

Staphylococcus aureus résistant à la méthicilline

Staphylococcus aureus **résistant à la méthicilline (SARM)** est une bactérie qui provoque de nombreuses infections nosocomiales dans les hôpitaux et les établissements de soins prolongés. On désigne par SARM les germes de *S. aureus* qui sont résistants à la méthicilline ou à des agents pharmaceutiques semblables, notamment à l'oxacilline et à la nafcilline. En raison de la pathogénicité des bactéries de *Staphylococcus aureus*, on s'inquiète de la résistance aux antibiotiques depuis la découverte de la pénicilline en 1940. Peu de temps après qu'on a commencé à utiliser la pénicilline, *S. aureus* est devenu totalement résistant à ce médicament. Heureusement, il existe d'autres possibilités de traitement, par exemple ceux qui font appel aux céphalosporines et à des solutions de pénicilline synthétique comme la méthicilline. C'est seulement vers la fin des années 1970 que *S. aureus* a commencé à résister à la méthicilline. À cette époque, la présence du germe a d'abord été associée sur le plan épidémiologique aux personnes qui s'administrent des drogues par voie intraveineuse. Toutefois, depuis la fin des années 1960, la diffusion des SARM a considérablement augmenté ; sa transmission en milieu hospitalier et dans les établissements de santé est bien connue. La surveillance des SARM dans les hôpitaux a montré que les taux d'infection continuent de grimper au Canada. Ils sont maintenant 10 fois plus élevés qu'en 1995, alors qu'une surveillance a commencé à être exercée. La hausse du nombre de résultats positifs peut être attribuée pour une bonne part aux programmes de dépistage dans les hôpitaux. Les taux les plus élevés ont été observés dans les hôpitaux du Québec et de l'Ontario (ASPC, 2005a).

Les principaux traitements de rechange contre les infections graves aux SARM font appel à la vancomycine (Vancocin), au linézolide (Zyvoxam) et à l'association quinupristine/ dalfopristine (Synercid). Toutefois, il est inquiétant de songer que les SARM risquent de devenir résistants à ces médicaments fréquemment utilisés. En avril 2002, une **infection à *Staphylococcus aureus* résistant à la vancomycine (SARV)** a été diagnostiquée pour la première fois chez une personne du Michigan. Les Centers for Disease Control and Prevention (CDC) et d'autres associations professionnelles ont concentré leurs efforts de prévention sur la menace que constitue la transmission de cette souche et l'apparition de souches semblables chez d'autres personnes. La menace que représente la croissance des SARV est considérée comme une catastrophe potentielle de santé publique, car de nombreuses personnes contaminées par les germes de *Staphylococcus aureus* risquent de ne pas pouvoir être traitées correctement (CDC, 2002).

Le personnel transmet souvent des SARM aux personnes soignées parce que ce germe colonise facilement la peau. Comme il est rare que la colonisation soit détectée, le personnel doit supposer que *tous* les contacts avec les personnes soignées comportent un risque d'exposition aux SARM. Même s'il n'existe aucune preuve que les SARM soient plus virulents que d'autres souches de staphylocoques, les personnes colonisées risquent de présenter une infection aux SARM si elles sont soumises à des interventions effractives, par exemple à un traitement administré par voie intraveineuse, à un traitement d'inhalothérapie ou à une chirurgie. La personne colonisée par les SARM sert également de réservoir aux germes résistants qu'elle peut transmettre à d'autres personnes. Les SARM contractés en milieu hospitalier peuvent persister dans la flore normale de la personne.

Entérocoque résistant à la vancomycine

L'entérocoque est une bactérie à Gram positif qui fait partie de la flore normale du système gastro-intestinal. Il peut produire une affection grave quand il arrive à contaminer le sang, des plaies ou l'urine. L'entérocoque constitue la deuxième cause connue d'infection nosocomiale aux États-Unis.

L'entérocoque possède diverses caractéristiques qui en font un germe nosocomial parfait. L'hôte transporte une grande quantité de germes, même s'il n'est pas contaminé ; le germe résiste à la bile et peut survivre dans des zones anatomiques inhospitalières comme l'intestin. L'entérocoque dispose d'un potentiel de résistance à de nombreux antibiotiques, c'est pourquoi certains agents thérapeutiques employés pour réduire la concurrence bactérienne peuvent le laisser se multiplier librement. De plus, ce germe subsiste sur les mains du personnel soignant et sur les objets du milieu hospitalier.

Puisque cet organisme manifeste d'entrée de jeu une résistance à plusieurs antibiotiques, le traitement des infections par les entérocoques se limite à certaines pénicillines (l'ampicilline et la pipéracilline, par exemple) ou à la vancomycine, combinée ou non à un aminoglycoside (la gentamicine, par exemple). Le linézolide (Zyvoxam) et l'association quinupristine/dalfopristine (Synercid) peuvent être utilisés pour traiter les infections par les **entérocoques résistants à la vancomycine (ERV)**.

Selon le Laboratoire de santé publique du Québec, le nombre global d'ERV a augmenté en 2003, passant de 106 nouveaux cas en 2002 à 275 en 2003 (INSPQ, 2003). La hausse observée (160 %) indique bien que la prévention doit se poursuivre, et même être renforcée de manière à repérer rapidement les souches d'ERV.

L'évolution rapide de ce problème entraîne de graves répercussions. Comme de nombreuses souches d'ERV résistent à tous les autres traitements antimicrobiens, les cliniciens n'arrivent plus à traiter ce qui était auparavant une infection relativement commune. Les infections par les ERV peuvent jouer le rôle de réservoirs de gènes codés pour la résistance à la vancomycine ; ceux-ci pourraient être transférés à *Staphylococcus aureus*, qui est encore plus fréquent et virulent. Le premier cas d'infection aux SARM illustre bien ce problème, car la personne était contaminée à la fois par des ERV et des SARM. Le gène qui cause généralement la résistance des ERV a été décelé dans les deux organismes, ce qui indique clairement qu'il y a eu un transfert génétique d'une espèce à l'autre (CDC, 2002).

Prévention des infections nosocomiales à diffusion hématogène (bactériémie et fongémie)

La réduction du risque d'infections nosocomiales à diffusion hématogène fait appel aux mesures de prévention (outre les pratiques de base et les précautions additionnelles, qui seront présentées plus loin). Quand une infection nosocomiale à diffusion hématogène se déclare, on évite de la voir déboucher sur une complication comme l'endocardite et l'abcès cérébral en posant très tôt le diagnostic. Ce type d'infection ne représente que de 10 à 15 % de toutes les infections nosocomiales, mais elles sont parmi les plus graves. Le taux de mortalité peut atteindre 25 % dans les cas d'infections

attribuables à certains germes. En 2000-2001, une étude réalisée par le groupe SPIN (Surveillance provinciale des infections nosocomiales), sous-comité qui relève du Comité sur les infections nosocomiales du Québec (CINQ), a montré que 20 % des bactériémies recensées ont été causées par des germes de S*taphylococcus aureus* ; 18 % de ces bactériémies étaient résistantes à la méthicilline (SARM). Dans les 18 CHSCD qui ont participé à cette étude, une diminution de 15 % des bactériémies a été observée, ce qui donne à penser que le programme de surveillance des infections nosocomiales à diffusion hématogène a des effets bénéfiques.

La **bactériémie** se caractérise par la présence, attestée par les épreuves de laboratoire, de bactéries dans le sang circulant. La **fongémie** est une infection du sang due à un champignon. Tout dispositif d'accès vasculaire peut être la source d'une infection du sang. La contamination peut se produire à partir de la flore de la personne elle-même si cette flore passe à l'extérieur du cathéter ou par contamination d'un tube interne au cours de la manipulation. Le liquide administré par voie intraveineuse peut lui-même être contaminé et constituer une source d'infection. La plupart des personnes hospitalisées reçoivent un traitement à l'aide d'un dispositif d'accès vasculaire ; de plus en plus, des cathéters centraux de longue durée sont utilisés pour permettre aux personnes qui peuvent se déplacer de recevoir leur traitement intraveineux dans une clinique ou à la maison. Dans tous les cas, l'infirmière doit prendre les mesures appropriées pour réduire le risque de bactériémie et elle doit se montrer attentive à la manifestation des signes cliniques associés. On trouvera dans l'encadré 57-1 ■ la liste des situations qui peuvent indiquer une bactériémie ou une fongémie nosocomiales dues à un dispositif d'accès vasculaire.

Désinfection de la peau

Lorsqu'elle insère un dispositif d'accès vasculaire, l'infirmière doit respecter rigoureusement les techniques d'asepsie. Elle se lave les mains minutieusement avant d'effectuer

ENCADRÉ 57-1

Situations pouvant indiquer une bactériémie ou une fongémie nosocomiales attribuables à un dispositif d'accès vasculaire

- Le cathéter est en place, la personne semble souffrir d'une infection, mais rien ne permet de penser qu'elle soit prédisposée à une septicémie.
- Aucune autre partie du corps ne présente d'infection qui pourrait être la source de la septicémie.
- Le point d'insertion du cathéter vasculaire présente une rougeur, un œdème ou un écoulement (on devrait s'inquiéter surtout s'il est purulent).
- Une ligne vasculaire centrale est installée au moment où la septicémie se déclare.
- L'infection du sang circulant est causée par des bactéries du genre *Candida* ou par des germes cutanés courants, des staphylocoques à coagulase négative, des bactéries du genre *Bacillus* ou *Corynebacterium,* par exemple.
- L'infection persiste après qu'on a administré le traitement approprié sans retrait du dispositif d'accès vasculaire.

l'insertion. Quant aux professionnels de la santé qui mettent en place les cathéters centraux, ils doivent utiliser une technique chirurgicale qui comprend des gants stériles, une blouse stérile à manches longues, un masque et un grand drap déposé sur la personne malade. Le gluconate de chlorhexidine est la meilleure solution pour la désinfection du site d'insertion. On peut également utiliser de la povidone-iode ou de l'alcool. On ne doit pas appliquer un onguent à trois antibiotiques à l'endroit de l'insertion puisqu'il semble associé à un accroissement du taux de colonisation par des champignons du genre *Candida* (Mermel, 2000).

Les pansements en polyuréthane transparent et les pansements de gaze ne diffèrent pas de manière apparente en ce qui a trait aux risques et aux avantages qui leur sont liés. Toutefois, si du sang suinte à l'endroit où le cathéter est inséré, on doit utiliser un pansement de gaze. Peu importe le pansement, il faut respecter les techniques d'asepsie et sceller le pansement de tous les côtés (Mermel, 2000).

Utilisation des guides métalliques

On ne doit pas automatiquement utiliser les guides métalliques au moment d'insérer un cathéter veineux central. On peut toutefois s'en servir s'il n'y a pas de signe d'infection et si le risque lié à l'insertion est trop élevé pour être acceptable, comme dans le cas d'une personne atteinte d'une affection de la coagulation ou d'une personne obèse.

Changement de l'équipement, du robinet et des solutions de perfusion

L'équipement utilisé pour les perfusions intraveineuses et les robinets doivent être changés tous les quatre jours. Cependant, l'équipement et les tubulures qui ont servi à la perfusion de produits sanguins ou de solutions lipidiques doivent être changés toutes les 24 heures. Quant aux produits sanguins, on les administre moins de quatre heures après l'exposition à la température ambiante. Avant tout branchement, le point d'injection doit être nettoyé à l'aide d'une solution d'alcool à 70 % ou d'un iodophore (Mermel, 2000).

Les infirmières jouent un rôle important dans la prévention des infections du sang, car elles examinent la personne à la recherche de signes d'infection, font l'inspection quotidienne des points d'insertion des dispositifs d'accès vasculaire et changent les lignes de perfusion au moment prévu. On doit évaluer et traiter rapidement tout signe d'infection apparaissant chez une personne munie d'un dispositif de ce genre.

Mesures d'isolement

L'importance du phénomène des MRA et le sous-typage moléculaire des microorganismes généralement considérés comme appartenant à la flore normale nous enseignent que la colonisation nosocomiale des personnes hospitalisées est plus fréquente qu'on ne le croyait auparavant.

Pratiques de base

Dans les établissements de soins de courte durée, les pratiques de base visent à prévenir ou, tout au moins, à réduire le plus possible la transmission des infections nosocomiales. Selon Santé Canada, les **pratiques de base** se fondent sur le principe

que d'une part tous les êtres humains sont colonisés ou contaminés par des microorganismes, peu importe s'ils présentent ou non des signes et des symptômes, et que d'autre part les mêmes mesures doivent être utilisées, quelle que soit la personne que l'on soigne. Les pratiques de base sont entre autres les suivantes : hygiène des mains ; port de gants et usage d'autres moyens de protection (masque, lunettes, écran facial, blouse, par exemple) ; manipulation attentive du matériel utilisé pour les soins de même que de la literie ; surveillance de l'environnement, prévention des blessures causées par des dispositifs coupants ; et façons d'installer la personne.

Hygiène des mains La cause la plus fréquente des flambées d'infection dans les établissements de santé est la transmission des germes qui s'effectue par les mains des membres du personnel soignant. On doit se laver ou se décontaminer les mains fréquemment pendant que l'on prodigue des soins. L'encadré 57-2 ■ présente les situations dans lesquelles on recommande de se laver les mains.

Quand les mains sont visiblement souillées ou qu'elles sont contaminées par du matériel biologique provenant des soins, on doit les laver avec de l'eau et du savon. Dans les unités de soins intensifs et dans les autres endroits où des germes résistants ou virulents risquent d'être présents, on peut utiliser un agent antimicrobien (comme le gluconate de chlorhexidine, les iodophores, le chloroxylénol, le triclosan). Un lavage de mains efficace comporte au moins *15 secondes de frottage vigoureux* ; on prête une attention particulière aux zones situées autour des ongles et entre les doigts, là où les bactéries se logent de préférence. On doit bien se rincer les mains après les avoir lavées.

ENCADRÉ 57-2

Hygiène des mains : quand les professionnels de la santé doivent-ils se laver les mains ?

- Après être entrés directement en contact avec un patient et avant d'entrer en contact avec un autre patient
- Avant d'entrer en contact avec des personnes immunodéprimées ou des personnes qui sont traitées à l'unité des soins intensifs
- Avant de procéder à une intervention effractive
- Après être entrés en contact avec du sang, des liquides organiques, des sécrétions et des excrétions, ainsi qu'avec les exsudats d'une plaie
- Après être entrés en contact avec des objets certainement ou probablement contaminés par du sang, des liquides organiques, des sécrétions ou des excrétions (bassins, urinaux, pansements)
- Immédiatement après avoir retiré les gants
- Entre plusieurs interventions auprès de la même personne, lorsqu'il est probable que les mains ont été souillées, afin d'éviter toute contamination croisée dans l'organisme
- Avant de préparer, de manipuler, de servir ou de manger des aliments et avant de nourrir un patient
- Lorsque les mains sont visiblement souillées
- Après être allés aux toilettes ou s'être essuyé le nez

SOURCE : Santé Canada (1999). *Guide de prévention des infections.* Version révisée des techniques d'isolement et des précautions. Reproduit avec la permission du Ministre des Travaux publics et Services gouvernementaux Canada, 2005

Si les mains ne sont pas visiblement souillées, on recommande fortement au personnel soignant de se décontaminer les mains au moyen d'un agent antiseptique à base d'alcool à utiliser sans eau. Ces agents sont supérieurs au savon et aux agents antimicrobiens quant à la rapidité d'action et à l'efficacité contre les bactéries et les virus. Comme ils contiennent des émollients, en général le personnel soignant les tolère davantage que les autres agents. De plus, puisqu'on peut s'en servir même si on ne dispose pas d'un lavabo et d'une serviette, on estime qu'ils sont plus faciles à utiliser. Les infirmières qui prodiguent des soins à domicile ou qui travaillent dans des conditions comportant de fréquents déplacements devraient avoir avec elles une petite bouteille de solution à base d'alcool (Zaragoza *et al.,* 1999).

La flore cutanée normale est habituellement composée de staphylocoques à coagulase négative ou de diphthéroïdes. En milieu hospitalier, le personnel soignant peut transporter temporairement des bactéries (autrement dit une **flore transitoire**), comme *S. aureus, Pseudomonas aeruginosa,* ainsi que d'autres organismes qui possèdent un important potentiel pathogène. Généralement, la flore transitoire n'est fixée que de manière superficielle; elle peut donc être retirée grâce au lavage des mains et à la régénération de la peau.

Le lavage ou la désinfection des mains réduit la quantité de flore normale et de bactéries transitoires, ce qui diminue le risque de transmission à d'autres personnes. Tous les établissements de santé devraient mettre en place des programmes leur permettant d'évaluer si le personnel soignant respecte les mesures de désinfection des mains.

Dans le cadre de son travail, l'infirmière ne devrait pas porter d'ongles artificiels ou plastifiés. Ces types d'ongles ont été associés sur le plan épidémiologique à d'importantes éclosions d'infection. Les ongles naturels ne doivent pas mesurer plus de 0,5 cm et le vernis devrait en être retiré avant qu'il ne commence à s'écailler, car il peut héberger des bactéries en plus grand nombre.

Port des gants Les gants constituent un moyen de protection efficace des mains contre la microflore associée aux soins de la personne; le port des gants doit être considéré comme une mesure additionnelle, qui ne remplace pas le lavage des mains. Le personnel soignant doit porter des gants chaque fois qu'il entre en contact avec des sécrétions ou des excrétions. Les gants doivent être jetés après chaque utilisation. Comme les organismes qui colonisent les mains des professionnels de la santé en milieu hospitalier peuvent proliférer dans l'environnement chaud et humide des gants, on doit se laver les mains vigoureusement avec du savon après avoir retiré les gants. En tant qu'intervenantes auprès des personnes, les infirmières jouent un rôle clé dans la prévention des infections. Elles doivent encourager le personnel hospitalier, comme les techniciens de laboratoire et tous ceux qui entrent en contact avec les personnes hospitalisées, à se laver les mains et à porter des gants.

Le personnel préfère généralement les gants en latex aux gants en vinyle parce qu'ils sont plus confortables et qu'ils s'ajustent mieux. De plus, certaines études indiquent qu'ils offrent une meilleure protection contre les risques. Toutefois, le recours plus fréquent aux gants en latex durant les dernières années a été suivi de l'accroissement du nombre de réactions allergiques au latex signalées par les professionnels de la santé. Les réactions se manifestent par une irritation cutanée localisée ou par des symptômes plus graves, notamment une dermite généralisée, une conjonctivite, de l'asthme, un œdème de Quincke et une anaphylaxie (chapitre 55 🔗).

Port d'un masque, de lunettes protectrices, d'un écran facial et d'une blouse Quand les professionnels de la santé effectuent une activité au cours de laquelle des liquides corporels risquent de les éclabousser, ils doivent utiliser les moyens de protection appropriés. Si l'éclaboussure risque d'atteindre le visage, on recommande de porter un masque, des lunettes et un écran facial. Le port systématique de la blouse n'est pas recommandé. Cependant, si l'infirmière manipule du matériel qui risque de souiller ses vêtements ou si elle participe à une intervention au cours de laquelle ses vêtements peuvent être éclaboussés avec du matériel biologique, elle doit porter une blouse par-dessus ses vêtements.

Isolement et hébergement De façon générale, il n'est pas nécessaire de placer dans une chambre individuelle les personnes qui reçoivent des soins de base. Cependant, les personnes qui souillent l'environnement ou qui ne peuvent observer les règles de l'hygiène (incontinence) devraient occuper une chambre dotée d'installations sanitaires privées.

Équipement de soins et environnement de la personne Les unités de soins intensifs et les autres secteurs à risque élevé devraient avoir recours à de l'équipement réservé à une seule personne. Tout matériel réutilisable doit être soigneusement nettoyé et décontaminé ou stérilisé avant d'être employé auprès d'une autre personne. De plus, l'équipement souillé doit être manipulé de manière à prévenir toute exposition de la peau et des muqueuses ainsi que la contamination des vêtements et de l'environnement. On doit établir des règles relatives au nettoyage et à la désinfection des meubles et de l'environnement.

Prévention des blessures occasionnées par les aiguilles L'aspect le plus important de la réduction du risque d'infection à diffusion hématogène est la prévention des blessures percutanées. On doit faire preuve d'un soin extrême chaque fois qu'on utilise une aiguille, un scalpel ou d'autres objets tranchants. Il ne faut pas remettre le capuchon d'une aiguille qui a été utilisée; elle doit plutôt être placée directement dans un contenant réservé à cet effet qui se trouve près de l'endroit où l'aiguille a été employée. De 25 à 30 % des blessures percutanées sont attribuables au recapuchonnage, qui représente la cause la plus fréquente d'accident. Des dispositifs novateurs, comportant des aiguilles protégées ou des systèmes sans aiguille avec embout «luer-lock» sont utilisés dans de nombreux centres, réduisant ainsi les risques de blessure.

Précautions additionnelles

Certains germes sont tellement contagieux ou si virulents sur le plan épidémiologique que, dès qu'ils ont été repérés, les pratiques de base ne suffisent plus et il faut prendre d'autres précautions. On doit donc recourir à un deuxième groupe de précautions, qu'on appelle **précautions additionnelles**. Ces mesures de sécurité supplémentaires ont trait à la transmission par voie aérienne, par gouttelettes ou par contact (encadré 57-3 ■), ainsi qu'aux bactéries multirésistantes (Santé Canada, 1999).

Les *précautions contre la transmission par voie aérienne* doivent être prises dans les rapports avec les personnes qui sont atteintes, ou que l'on suppose être atteintes, de tuberculose pulmonaire ou de varicelle. On recommande également de prendre ce type de précautions si l'on pense qu'une personne, victime d'un acte de terrorisme biologique, a la variole. En cas d'hospitalisation, ces personnes doivent être placées dans des chambres dont la pression d'air est négative; la porte doit rester fermée et les professionnels de la santé doivent porter un masque N95 en tout temps pendant qu'ils se trouvent dans cette chambre.

Les *précautions contre la transmission par gouttelettes* sont utilisées pour lutter contre des germes transmissibles par les contacts rapprochés de personne à personne, comme la grippe ou la méningite à méningocoques. Quand une infirmière prodigue des soins à une personne avec laquelle elle doit prendre ce type de précautions, il lui faut porter un masque facial; puisque le risque de transmission se limite au contact rapproché, la porte de la chambre peut cependant rester ouverte.

Les *précautions contre la transmission par contact* servent à lutter contre des germes qui se disséminent par contact cutané, comme les organismes résistants aux antibiotiques ou *C. difficile*. Il s'agit de précautions qui, dans leur conception même, mettent en évidence la nécessité d'appliquer rigoureusement ces techniques à des germes qui ont des effets épidémiologiques graves ou qui se transmettent facilement par le contact entre un professionnel de la santé et une personne malade. On réaffirme les principes de lutte contre la transmission mis en œuvre dans les pratiques de base. Dans la mesure du possible, on installe la personne dans une chambre individuelle afin de faciliter l'hygiène des mains et de mieux protéger les vêtements contre la contamination par l'environnement. Il n'est pas nécessaire de porter un masque ni de fermer la porte, mais il est indispensable de porter des gants.

Les précautions contre les bactéries multirésistantes (ERV, MRSA) comprennent l'hébergement en chambre individuelle, porte fermée. Le port de gants, d'une blouse et d'un masque est obligatoire dès que le personnel entre dans la chambre et pour tout contact direct avec la personne. Celle-ci ne doit quitter sa chambre que pour des interventions essentielles et être transportée sur une civière ou en fauteuil roulant, être couverte d'un drap et porter un masque. Des mesures spéciales de nettoyage sont requises lors de son départ.

Maladies infectieuses en émergence

Les **maladies infectieuses en émergence** sont des affections d'origine infectieuse dont la fréquence chez l'être humain est à la hausse depuis vingt ans ou risque d'augmenter dans un avenir proche. Un certain nombre de maladies infectieuses en émergence sont présentées ci-dessous: virus du Nil occidental, maladie du légionnaire, maladie de Lyme,

syndrome pulmonaire dû au hantavirus, virus d'Ebola et de Marburg et syndrome respiratoire aigu sévère (SRAS). Les maladies infectieuses, notamment les maladies infectieuses en émergence, sont énumérées dans le tableau 57-1, p. 147.

De nombreux facteurs contribuent à l'émergence ou à la réémergence des maladies infectieuses, entre autres les voyages, la mondialisation de l'approvisionnement en aliments et la centralisation de leur transformation, la croissance de la population et la hausse de la concentration urbaine, les mouvements de population (en raison de guerres, de famines ou de désastres naturels, par exemple), les changements écologiques, les comportements des êtres humains (par exemple les comportements sexuels à risque, la consommation de drogues par voie intraveineuse), la résistance aux antimicrobiens, les facteurs environnementaux et la défaillance des mesures de santé publique.

L'importance de ces affections, sur le plan épidémiologique, vient de ce que leurs répercussions ne se sont pas encore stabilisées. Tandis que les médecins et les scientifiques acquièrent des connaissances sur les manifestations d'une affection dans une communauté, l'inquiétude des personnes atteintes et de leurs proches augmente parallèlement. Dans une période où le terrorisme biologique suscite de plus en plus d'inquiétude, que cette inquiétude soit déclenchée par des événements réels ou par des canulars, il incombe aux infirmières de faire la distinction entre ce qui relève des faits et ce qui relève des craintes. Dans ses conversations avec les personnes qu'elle soigne et avec les autres professionnels de la santé, l'infirmière doit se concentrer sur ce qui est avéré et s'en servir pour clarifier ce qu'il convient de faire en matière de diagnostic et de traitement de même qu'en ce qui concerne les mesures d'isolement.

VIRUS DU NIL OCCIDENTAL

Le virus du Nil occidental a d'abord fait son apparition dans les années 1930 en Afrique et c'est en 1999 que la maladie a été observée pour la première fois en Amérique du Nord. L'épidémie de 1999 a été très angoissante, car des New Yorkais se présentaient dans les hôpitaux, souffrant d'une méningite d'étiologie indéterminée. En effet, la plupart des personnes touchées par ce virus sont asymptomatiques. Lorsque des symptômes se manifestent, ils apparaissent généralement au bout de 3 à 15 jours. Dans les cas bénins, la plupart des gens présentent des symptômes ressemblant à ceux de la grippe, dont de la fièvre, des maux de tête et des courbatures. Certaines personnes peuvent aussi présenter une éruption cutanée mineure ou une hypertrophie des ganglions lymphatiques. Il n'existe pas de traitement contre le virus du Nil occidental.

Les oiseaux constituent le réservoir naturel du virus. Les moustiques contractent le virus quand ils se nourrissent du sang d'oiseaux contaminés; ils peuvent ensuite transmettre le virus à d'autres animaux et aux êtres humains. Le Canada a recensé ses premiers cas confirmés du virus du Nil occidental (VNO) en 2002. Pour la plupart des Canadiens, le risque d'infection par le virus du Nil occidental est peu élevé, et le risque de graves conséquences sur la santé en raison d'une infection par ce virus est encore plus faible. Quoi qu'il en soit, il est important de connaître les symptômes

Types de précautions et types de maladies infectieuses

PRATIQUES DE BASE
On doit utiliser les pratiques de base auprès de toutes les personnes atteintes d'une maladie infectieuse.

PRÉCAUTIONS CONTRE LA TRANSMISSION PAR VOIE AÉRIENNE
Outre les pratiques de base, il faut appliquer les précautions contre la transmission par voie aérienne quand on soigne une personne atteinte, ou qu'on pense atteinte, d'une affection grave et transmissible par voie aérienne sous forme de gouttelettes contenant des germes. Mentionnons quelques-unes des affections appartenant à ce groupe:

- Rougeole
- Varicelle (y compris le zona)*
- Tuberculose

PRÉCAUTIONS CONTRE LA TRANSMISSION PAR GOUTTELETTES
Outre les pratiques de base, il faut appliquer les précautions contre la transmission par gouttelettes quand on soigne une personne atteinte, ou qu'on pense atteinte, d'une affection grave et transmissible par de grosses gouttelettes contenant des germes. Mentionnons quelques-unes des affections appartenant à ce groupe:

- Formes envahissantes de *Hæmophilus influenzæ* de type B, notamment la méningite, la pneumonie, l'épiglottite et la septicémie
- Formes envahissantes de *Neisseria meningitidis*, y compris la méningite, la pneumonie et la septicémie
- Autres infections respiratoires graves dues à des bactéries transmises par gouttelettes, entre autres:
  • Diphtérie (pharyngée)
  • Pneumonie atypique (*Mycoplasma pneumoniae*)
  • Coqueluche
  • Peste pulmonaire
  • Pharyngite, pneumonie ou scarlatine à streptocoques (groupe A) chez les bébés et les jeunes enfants
- Infections virales graves transmises par gouttelettes, entre autres:
  • Adénovirus*
  • Grippe
  • Oreillons
  • Entérite à parvovirus
  • Rubéole

PRÉCAUTIONS CONTRE LA TRANSMISSION PAR CONTACT
Outre les pratiques de base, il faut appliquer les précautions contre la transmission par contact quand on soigne une personne atteinte, ou qu'on pense atteinte, d'une affection grave et facilement transmissible, soit par contact direct avec la personne, soit par contact avec des objets se trouvant à proximité de la personne. Mentionnons quelques-unes des affections appartenant à ce groupe:

- Infections des voies gastro-intestinales, des voies respiratoires, de la peau ou d'une plaie; colonisation par des germes résistants à de nombreux médicaments, résistance qui constitue un problème important sur les plans épidémiologique et clinique.
- Infections entériques associées à une infection de faible intensité ou à une persistance prolongée dans l'environnement, entre autres:
  • *Clostridium difficile*
- Dans le cas des personnes incontinentes ou portant une couche: infections à *Escherichia coli* entéro-hémorragiques, à bactéries appartenant au genre *Shigella*, au virus de l'hépatite A ou à rotavirus
- Infections dues au virus respiratoire syncytial, au virus parainfluenza ou aux entérovirus chez les bébés et les jeunes enfants
- Infections cutanées très contagieuses ou qui affectent la peau sèche, entre autres:
  • Diphtérie (cutanée)
  • Virus de l'herpès (infection néonatale ou mucocutanée)
  • Impétigo
  • Abcès importants (non cloisonnés), cellulite ou plaies de pression
  • Pédiculose
  • Gale
  • Furonculose à staphylocoques chez les bébés et les jeunes enfants
  • Zona (chez un hôte immunodéprimé)*
- Conjonctivite virale ou hémorragique
- Infections hémorragiques d'origine virale (Ebola, Lassa ou Marburg)

* Dans le cas de certaines maladies infectieuses, il est nécessaire d'appliquer plus d'un type de précautions.
SOURCE: Centers for Disease Control and Prevention (1997). Atlanta, Georgie.

de l'infection et de savoir comment limiter les risques, surtout si une activité virale est signalée dans une région avoisinante. Les données existantes montrent que la plupart des personnes infectées par le virus du Nil occidental ont contracté le virus après avoir été piquées par un moustique contaminé. En 2002, des scientifiques ont découvert d'autres modes de propagation du virus du Nil occidental, notamment au moyen de transfusions sanguines, de transplantations d'organes et de tissus. Le risque de contracter le VNO de ces manières est considéré comme très faible. Tout porte à croire que le virus peut aussi être transmis par le lait maternel ou passer d'une femme enceinte à son nourrisson à naître (Santé Canada, 2003).

MALADIE DU LÉGIONNAIRE

La maladie du légionnaire, ou légionellose, est une affection multisystémique qui comprend habituellement la pneumonie; elle est causée par *Legionella pneumophila*, qui est une bactérie à Gram négatif. Son nom vient du fait que l'affection s'est déclarée pour la première fois en 1976, chez des personnes qui participaient à un congrès de la Légion américaine. Des éclosions ont été attestées à plusieurs reprises dans des hôpitaux et d'autres établissements. Les germes de *Legionella* se trouvent dans de nombreuses sources d'eau. Bien que les germes puissent d'abord être présents en petit nombre, leur croissance est favorisée par les facteurs suivants: stockage de l'eau, entartrage (formation d'un film biologique) des parois des châteaux d'eau, températures comprises entre 25 et 42 °C, ainsi que présence fréquente dans l'eau de certaines amibes dans lesquelles peut croître *Legionella*.

Physiopathologie

La bactérie *L. pneumophila* se transmet par la pulvérisation, semblable à celle d'un aérosol, les gouttelettes passant d'une source environnementale aux voies respiratoires d'une personne. Elle n'est pas transmissible d'une personne à l'autre. En milieu hospitalier, les personnes peuvent aspirer les gouttelettes provenant de tours de refroidissement, de sources d'eau de la plomberie ou du matériel d'inhalo-thérapie. Comme l'état de santé sous-jacent peut hausser la réceptivité de l'hôte, et par conséquent la gravité de l'affection, et comme les systèmes de plomberie des hôpitaux sont souvent très complexes, les éclosions surviennent plus souvent en milieu hospitalier qu'ailleurs dans la communauté. Le taux de mortalité associé à cette affection est d'environ 10 à 15 %, mais cette proportion varie selon l'âge et l'état de santé général ; elle dépend également de la rapidité des soins.

Facteurs de risque

Les facteurs de risque fortement associés à une infection à *Legionella* sont les maladies qui provoquent un grave affai-blissement du système immunitaire, notamment le syndrome d'immunodéficience acquise (sida), la leucémie, la néphro-pathie terminale ou la prise d'immunodépresseurs. Les autres facteurs associés à un accroissement du risque sont l'âge avancé, le diabète, la surconsommation d'alcool, le tabagisme et les affections pulmonaires.

Manifestations cliniques

Les poumons sont les principaux organes touchés par l'infec-tion ; toutefois, on a signalé des cas où l'affection se déclenche sans manifestation pulmonaire. D'autres organes peuvent être affectés. La période d'incubation est de 2 à 10 jours. Les premiers symptômes sont les suivants : malaise, myalgie, maux de tête et toux sèche. Pendant l'évolution de l'affection, la personne manifeste de plus en plus de symptômes pulmo-naires, notamment une toux productive, de la dyspnée et une douleur thoracique. Les personnes sont habituellement fébriles et leur température corporelle peut atteindre plus de 39,4 °C. Elles se plaignent souvent de diarrhée et d'autres malaises gastro-intestinaux ainsi que d'une vaste gamme de symptômes pulmonaires. Dans les cas graves, de nombreux organes sont touchés et il s'ensuit une insuffisance cardiaque.

Examen clinique et examens paracliniques

Les examens paracliniques permettant de diagnostiquer la maladie du légionnaire comprennent des cultures (comportant l'utilisation de méthodes et de milieux microbiologiques spé-ciaux), l'immunofluoromicroscopie, le titrage des anticorps et la détection d'antigènes urinaires. Pour diagnostiquer la maladie du légionnaire au moyen du titrage des anticorps, on doit disposer de résultats montrant que les titres ont quadruplé au fil du temps ; il ne suffit pas de détecter une simple augmentation. L'épreuve servant à déceler les antigènes (*L. pneumophila* de sérotype 1, sous-genre le plus fréquent) dans les urines présente une certaine utilité, car il est facile d'obtenir de l'urine et les résultats sont positifs même si le traitement aux antibiotiques a été amorcé. Ce marqueur per-sistant facilite particulièrement le diagnostic si la pneumonie a été contractée au sein de la communauté parce qu'alors les personnes sont souvent traitées de manière empirique. Les cultures de *L. pneumophila* deviennent rapidement négatives après le début du traitement aux antibiotiques, même si l'état de la personne se détériore. Il est souvent nécessaire d'avoir recours à plus d'un examen paraclinique afin de diagnostiquer la maladie du légionnaire, car aucun ne donne de résultat concluant. On pose généralement le diagnostic en rassem-blant les renseignements obtenus à partir de l'anamnèse, de l'examen physique, des radiographies, des examens para-cliniques et de l'évaluation de l'efficacité du traitement. Les radiographies abdominales révèlent des anomalies dont la gravité et le siège varient.

Traitement médical

L'azithromycine (Zithromax) est considérée comme le meilleur antibiotique dans le traitement de cette affection. On peut aussi utiliser la clarithromycine (Biaxin), l'érythromycine, la lévofloxacine (Levaquin), la moxifloxacine (Avelox) et la gatifloxacine (Tequin).

Soins et traitements infirmiers

Les soins infirmiers prodigués aux personnes atteintes de pneumonie (chapitre 25 ⊕) devraient constituer la base des soins donnés aux personnes atteintes de la maladie du légion-naire. On n'isole pas ces personnes puisqu'il n'a pas été démontré que l'affection se transmet d'une personne à l'autre. Santé Canada recueille des informations sur le nombre de cas de légionellose au Canada dans le cadre des efforts mis en œuvre en collaboration avec les agents d'hygiène publique des provinces et des territoires en vue de surveiller et d'ana-lyser l'incidence des maladies infectieuses.

MALADIE DE LYME

La maladie de Lyme, causée par le spirochète *Borrelia burgdorferi,* est transmise aux humains par les tiques. Les oiseaux transportent sur de longues distances les tiques à pattes noires infectées par *B. burgdorferi* et les emmènent au Canada à partir des États-Unis. Bien que la maladie de Lyme ne soit pas à déclaration obligatoire à l'échelle du Canada, le ministère de la Santé de l'Ontario a recensé 205 cas de 1984 à 1994, dont 105 ont été transmis par le vecteur en Ontario. La maladie de Lyme se manifeste par un large éventail de symptômes, marquant divers degrés de gravité. Lorsqu'elle se déclare, on note souvent une éruption cutanée, qui s'accom-pagne parfois d'une adénopathie localisée. Par la suite, on observe parfois des manifestations neurologiques allant de la paralysie faciale idiopathique à un syndrome semblable à celui de Guillain-Barré ou à la démence. D'autres endroits peuvent être touchés, comme les articulations, le cœur ou les yeux.

Examen clinique et examens paracliniques

L'éruption cutanée associée à la maladie de Lyme, à laquelle on donne le nom d'érythème migrateur, est souvent décrite comme une cible concentrique qui s'étend ; il ne faut pas la confondre avec une piqûre d'araignée. On peut poser le diagnostic, confirmé par un examen paraclinique, quand la personne présente cette éruption caractéristique ainsi qu'au moins un autre signe tardif (arthrite, paralysie faciale, méningite, cardite, par exemple).

Traitement médical

La doxycycline (Vibramycin), la ceftriaxone (Rocephin) et l'azythromycine comptent parmi les antibiotiques le plus souvent administrés. Le traitement s'étend habituellement sur 3 ou 4 semaines. On doit inciter la personne atteinte à s'y astreindre jusqu'au bout et à signaler tout changement dans les symptômes, car il peut être nécessaire de modifier le traitement si son efficacité laisse à désirer.

SYNDROME PULMONAIRE ATTRIBUABLE AU HANTAVIRUS

Le syndrome pulmonaire attribuable au hantavirus (SPH) est causé par un membre de la famille des hantavirus. L'hantavirus Sin Nombre provoque une affection cardiopulmonaire grave dont le taux de mortalité est d'environ 50 %. Les virus à l'origine du SPH ont été isolés dans les deux Amériques ; le virus Hantaan circule principalement en Asie, le virus Puumala en Europe, et le virus Séoul partout dans le monde (ASPC, 2001a).

On doit penser au SPH lorsqu'une personne qui habite une région rurale a été en contact avec des rongeurs, qu'elle se plaint de fièvre, de douleurs musculaires et de nausées. Une thrombopénie et une hémoconcentration se manifestent souvent.

Un traitement à la ribavirine (Virazole), administré tôt dans l'évolution de l'affection, peut réduire le risque de décès. La détection et l'évaluation précoces ainsi que le dégagement des voies respiratoires constituent les aspects les plus importants des soins à prodiguer aux personnes qui souffrent de cette maladie. L'infirmière doit surveiller de près les ingesta et les excreta, car il existe un risque de surhydratation, ce qui peut entraîner une atteinte cardiopulmonaire.

Afin de réduire le risque, on adopte des stratégies visant à restreindre les contacts avec les rongeurs et leurs excréments. Dans les régions rurales, les cliniques et les programmes de santé publique doivent enseigner aux gens à éliminer ce qui peut servir de nourriture pour les rongeurs dans les zones proches des habitations humaines. On doit boucher les ouvertures dans les murs ou les armoires. Il faut installer des pièges dans des endroits comme les remises et les granges, qui sont des lieux de travail où les rongeurs peuvent entrer. On doit porter des gants au moment de retirer un rongeur d'un piège ; celui-ci doit être désinfecté avec une solution contenant de l'eau de Javel dans un rapport de 1:10. Les personnes qui entrent dans ces endroits doivent éviter de soulever la poussière ou de respirer de la poussière qui peut être contaminée. Il faut utiliser les balais et les aspirateurs avec prudence. Les endroits où on risque de produire de la poussière au moment du nettoyage doivent d'abord être humidifiés avec une solution à l'eau de Javel afin de réduire le risque de contamination virale lié à la dispersion de la poussière.

VIRUS D'EBOLA ET DE MARBURG

Les virus d'Ebola et de Marburg sont des filovirus des années 1960 ; ils ont été à l'origine d'environ 20 flambées épidémiques. Ces deux virus ont été mis au point en vue d'être utilisés comme armes biologiques ; ils occasionnent de graves inquiétudes en raison de leur extrême virulence et des taux de mortalité très élevés liés à la maladie infectieuse qu'ils provoquent.

Les personnes atteintes présentent des manifestations cliniques variées, mais il s'agit souvent de fièvre, d'éruption cutanée et d'encéphalite. Les symptômes apparaissent en général rapidement et, pour les deux virus, l'affection évolue en peu de temps vers une hémorragie massive, l'atteinte de certains organes et le choc. Le taux de mortalité est d'environ 90 %. Les personnes qui survivent mettent du temps à récupérer ; durant cette période, elles présentent de la faiblesse et des malaises, et elles sont émaciées.

Malgré les recherches entreprises, on ne sait pas quels sont les réservoirs naturels des filovirus ; cependant, les experts sont d'avis que les êtres humains ne sont contaminés que par accident, après être entrés en contact avec un hôte dont on ignore qu'il a été lui-même contaminé, ou encore avoir été piqués par un insecte. La transmission d'une personne à l'autre s'effectue généralement par le contact avec du sang ou un autre liquide organique. En cas de transmission percutanée, il semble qu'un très petit inoculât de sang contaminé soit suffisant pour que la transmission ait lieu. Le virus peut également se transmettre par le contact avec les muqueuses. Même si la transmission par voie aérienne semble peu probable, cette possibilité n'a pas été entièrement éliminée. Toutes les personnes qui participent au traitement des personnes atteintes d'un filovirus doivent respecter rigoureusement les mesures de lutte contre les infections. On conseille de mettre en place des systèmes permettant de s'assurer que toutes les infirmières et les autres professionnels de la santé portent un équipement de protection complet, soit un casque, des lunettes, un masque, une blouse, des gants et des couvre-chaussures.

Selon l'Organisation mondiale de la Santé (OMS) et les autorités sanitaires de l'Angola, 266 cas d'infection, dont 239 décès, ont été recensés lors d'une éclosion du virus de Marburg dans le nord-ouest de l'Angola (ASPC, 2005b). Comme cette affection n'a jamais été observée en Amérique du Nord, il se pourrait qu'on ait des difficultés à en déceler les premiers signes. On doit penser à cette affection chez une personne qui présente une affection hémorragique fébrile après avoir fait un voyage en Asie ou en Afrique ou chez une personne qui a manipulé des animaux ou des carcasses d'animaux dans ces régions du monde. Puisque ni l'hôpital ni les laboratoires locaux ne sont en mesure de confirmer le diagnostic, il faut communiquer immédiatement avec les autorités régionales de santé publique si on pense qu'une personne a été contaminée par le virus d'Ebola ou de Marburg.

Aucun agent antiviral ne semble efficace contre les virus d'Ebola et de Marburg. Le traitement vise essentiellement à soutenir les systèmes circulatoire et respiratoire. Il faudra probablement fournir à la personne contaminée une assistance ventilatoire et de la dialyse afin qu'elle puisse survivre aux phases aiguës de l'affection.

La personne atteinte d'une affection aussi dévastatrice a besoin de soutien psychologique, de même que ses proches. Une maladie aussi grave et pour laquelle il n'existe pas de traitement provoque une peur bien naturelle et certainement amplifiée en raison de sa rareté. La personne contaminée, sa famille, le personnel soignant et les membres de la communauté devront recevoir un enseignement substantiel et structuré concernant ce que l'on sait de cette affection et ce que l'on en ignore.

SYNDROME RESPIRATOIRE AIGU SÉVÈRE (SRAS)

En mars 2003, l'Organisation mondiale de la santé (OMS) a lancé un avertissement général portant sur l'apparition d'un nouveau type de pneumonie, appelée syndrome respiratoire aigu sévère (SRAS). Il s'agit d'une affection semblable à la grippe ; les personnes atteintes présentent de la fièvre et elles toussent. Chez un faible pourcentage des personnes atteintes, l'affection évolue vers la détresse respiratoire. Cette maladie a d'abord été détectée en Chine, puis quelques semaines plus tard une deuxième série de cas s'est déclarée à Hong Kong, au Viêt-nam et dans plus de 17 autres pays.

La dissémination à l'échelle internationale a été attribuée surtout aux voyages, car certains signes épidémiologiques indiquaient clairement que des personnes contaminées au même endroit avaient ensuite gagné de nombreux autres pays. La propagation du SRAS constitue un exemple de la vitesse à laquelle les germes bénins, en particulier les virus, peuvent subir une mutation et se transformer en agents pathogènes dangereux pour les êtres humains. Cette épidémie illustre l'importance des principes de santé publique et de lutte contre les infections. Avant que l'affection ne soit signalée à l'OMS, des infirmières et d'autres professionnels de la santé avaient été contaminés. Une fois que les personnes atteintes ont été isolées de la manière appropriée et que les professionnels de la santé ont utilisé les mesures qui font obstacle à la propagation de l'affection et soigneusement nettoyé les surfaces contaminées, la transmission a grandement diminué et on a même réussi à l'enrayer.

VOYAGES ET IMMIGRATION

Au cours de l'histoire, les migrations de populations ont souvent provoqué des épidémies dans des pays dont les habitants n'étaient pas immunisés contre des affections jusqu'alors inconnues. Par l'entremise du commerce, de l'immigration et des guerres, la fièvre jaune, la malaria, l'ankylostomiase, la lèpre, la variole, la rougeole, les oreillons, la syphilis et de nombreuses autres maladies infectieuses ont fait leur apparition dans l'hémisphère occidental. Récemment, l'épidémie de VIH s'est répandue partout dans le monde à la suite de la généralisation des voyages et de l'immigration.

Immigration et syndrome d'immunodéficience acquise (sida)

Le fait que le sida a atteint des proportions pandémiques moins de dix ans après avoir été détecté confirme que les voyages contribuent à sa transmission dans le monde.

Le premier cas de sida au Canada a été observé en 1982. Depuis, on observe une augmentation du nombre de personnes vivant avec l'infection au VIH. À la fin de 2002, on estimait ce nombre à 56 000, ce qui représente une augmentation de 12 % environ par rapport à l'estimation de 49 800 personnes à la fin de 1999 (ASPC, 2004). Le VIH-2, dont les symptômes d'immunodéficience sont semblables à ceux du VIH-1 et qui est néanmoins beaucoup moins contagieux dans les premiers stades, se rencontre surtout en Afrique de l'Ouest.

Du point de vue de la santé publique, le défi consiste à mettre en place des mécanismes de contrôle et de lutte ayant pour but d'empêcher que l'affection soit constamment réintroduite en Amérique du Nord. Étant donné la rareté du VIH-2, les personnes qui manifestent des signes d'atteinte du système immunitaire ne passent habituellement pas de test de dépistage. Toutefois, les personnes atteintes d'immunodéficience devraient passer un test de dépistage du VIH-2 si elles ont obtenu un résultat négatif au test de dépistage du VIH-1 ou si elles ont visité un pays où le VIH-2 est très répandu. Il faut soumettre tous les dons de sang à des tests de dépistage du VIH-2. Des études portant sur la présence du virus dans le sang devraient être effectuées régulièrement afin que le nombre de personnes contaminées reste bas (Grant et DeCock, 2001).

Immigration et tuberculose

Bien qu'on ait mis au point de nombreux programmes visant à éliminer la tuberculose, celle-ci se répand aujourd'hui dans les pays en voie de développement et prend des allures d'épidémie. L'immigration a toujours eu d'importantes répercussions sur l'évolution de l'épidémiologie de la tuberculose au Canada. En 2001, un total de 1 704 nouveaux cas en évolution et de cas de rechute (5,5 pour 100 000) de tuberculose ont été signalés au Système canadien de déclaration des cas de tuberculose (SCDCT). C'est dans la région de l'Atlantique que l'incidence de la tuberculose était la plus faible (Nouveau-Brunswick, Terre-Neuve et Labrador, Nouvelle-Écosse et Île-du-Prince-Édouard : 1,7 pour 100 000). Les trois provinces les plus peuplées (Colombie-Britannique, Ontario et Québec), qui regroupent 75 % de la population canadienne, comptent 75 % du total des cas signalés (ASPC, 2001a).

Les rapports entre l'immigration et le risque de transmission sont plus étroits dans les régions urbaines qui sont souvent très densément peuplées et visitées par de nombreux étrangers. Les villes sont souvent l'épicentre de l'épidémie de VIH, ce qui produit une population de personnes dont le système immunitaire est réceptif à la tuberculose. L'élimination de la tuberculose représente un grand défi en raison de la combinaison des risques sociaux, financiers et immunologiques que pose cette affection.

La personne qui a été contaminée par la tuberculose à un moment ou l'autre de sa vie obtient un résultat positif au test cutané de fraction protéique purifiée (PPD). Puisque ce test n'indique pas si l'affection est en évolution, il ne peut pas être employé pour déterminer le risque de contagion. La complexité de l'interprétation des résultats s'accroît en raison du fait que, le vaccin antituberculeux de Calmette et Guérin (BCG) étant encore administré dans de nombreux pays, les résultats du test de fraction protéique purifiée restent souvent positifs pendant une période assez longue, ce qui réduit la valeur du test en matière de dépistage.

Immigration et affections à transmission vectorielle

Dans les pays en voie de développement, la malaria, la fièvre jaune et la dengue représentent des causes importantes de morbidité et de mortalité ; ces affections sont transmises par des moustiques contaminés. Dans de nombreuses autres affections parasitaires à transmission vectorielle, les moustiques et d'autres organismes font partie du cycle de vie de l'affection et lui servent de vecteurs.

L'exemple de la dengue nous permettra d'illustrer la gravité des affections à transmission vectorielle provenant d'autres pays. La dengue est causée par un virus qui se propage au sein de la population humaine par la piqûre d'un moustique du type *Ædes ægypti*. Ce moustique vit dans des zones tropicales et se reproduit dans de l'eau stagnante. Les voyageurs, les immigrants et les membres du personnel militaire qui rentrent au pays peuvent servir de réservoir de l'infection. La présence accrue du virus de la dengue dans les Caraïbes a suscité une certaine inquiétude aux États-Unis ; on s'est demandé, en effet, si dans les régions où ils vivent en grand nombre, les moustiques ne pourraient pas servir de vecteurs.

La dengue se manifeste par des symptômes semblables à ceux du rhume : fièvre, frissons, douleurs aux yeux, douleurs articulaires et parfois éruption cutanée hyperpigmentée. Souvent, les symptômes apparaissent, puis disparaissent, et ils sont généralement limités. Parmi les personnes atteintes, un petit nombre peuvent présenter une affection hémorragique de nature à mettre la vie en danger dans les cas graves. Il n'existe pas de traitement particulier pour cette affection. Les efforts de prévention se concentrent sur la lutte contre les moustiques dans les régions en cause.

Affections diarrhéiques

Dans les pays en voie de développement, la diarrhée infectieuse tue environ 4 millions de personnes chaque année. Dans les pays industrialisés, on signale que la proportion de personnes souffrant chaque année d'affections d'origine alimentaire pourrait atteindre 30 %. Aux États-Unis par exemple, on estime que 76 millions de cas surviennent chaque année, entraînant 325 000 hospitalisations et 5 000 décès (OMS, 2005).

La déshydratation est le plus important facteur de morbidité et de mortalité qui soit associé aux affections diarrhéiques. La déshydratation est pourtant facile à maîtriser grâce à un traitement de réhydratation (Guerrant et Steiner, 2000).

Transmission

La porte d'entrée de tous les agents pathogènes associés à la diarrhée est l'ingestion par la bouche. Même si les aliments que l'on consomme sont loin d'être stériles, la forte acidité de l'estomac et les cellules productrices d'anticorps de l'intestin grêle aident à réduire la nocivité des agents pathogènes. Si le nombre de germes est suffisamment élevé ou si l'aliment neutralise l'environnement acide, une infection peut se répandre. La diminution de l'acidité gastrique conjuguée à une anomalie de la flore intestinale normale (comme après une chirurgie), l'utilisation d'agents antimicrobiens et le mauvais fonctionnement du système immunitaire dû au sida comptent parmi les facteurs susceptibles d'entraîner un affaiblissement du système de défense de l'intestin.

Causes particulières à chacune des affections

Les affections diarrhéiques peuvent avoir des causes virales, bactériennes ou parasitaires. Le rotavirus constitue la plus importante cause virale de diarrhée chez les jeunes enfants. Parmi les causes d'origine bactérienne les plus courantes, mentionnons les bactéries appartenant aux genres *Escherichia*, *Salmonella*, *Shigella*, *Campylobacter* et *Yersinia*. Les infections parasitaires graves sont souvent dues à des germes de la famille des *Giardia* et des *Cryptosporidium* ainsi qu'à *Entamœba histolytica*.

Escherichia coli

E. coli est l'organisme aérobie qui colonise le plus souvent le gros intestin. Quand on procède à une culture de germes d'*E. coli* à partir d'un échantillon de selles, les résultats orientent rarement vers une affection ; ils reflètent plutôt la flore normale. Toutefois, certaines souches d'*E. coli*, à la **virulence** (pouvoir pathogène d'un organisme) accrue, ont causé des flambées significatives au cours des dernières années. Ces souches, plus puissantes sur le plan pathogène, forment un sous-groupe ; on les appelle colibacilles entérotoxigéniques parce qu'elles produisent des entérotoxines. Les souches de colibacilles entérotoxigéniques occasionnent souvent une maladie semblable au choléra, qui entraîne une déshydratation rapide et grave, associée à un taux de mortalité élevé.

Des flambées récentes d'une souche particulière d'*E. coli* ont été fréquemment liées à l'ingestion de viande de bœuf insuffisamment cuite. Cette bactérie vit dans les intestins du bétail et peut être introduite dans la viande au moment de l'abattage. Afin de prévenir toute contamination à partir de cette souche d'*E. coli*, on conseille de faire bien cuire la viande de bœuf (jusqu'à ce qu'elle ait perdu sa couleur rosée et qu'elle rende un jus clair).

Infections aux salmonelles

La salmonelle est un bacille à Gram négatif qui comporte de nombreuses variétés, dont le très pathogène *Salmonella typhi* (qui cause la fièvre typhoïde). Parmi les variétés qui ne causent pas la typhoïde, la plupart des organismes sont surtout présents dans les sources d'alimentation des animaux. On estime que plus de 50 % des produits du poulet en vente dans le commerce sont contaminés par l'une ou l'autre variété de salmonelles ; on en trouve souvent dans les œufs (qu'ils soient intacts ou brisés), dans le lait cru et parfois dans la viande de bœuf (Crump *et al.,* 2002). Environ 40 % des décès imputables à une infection aux salmonelles touchent des personnes qui vivent dans un établissement de soins prolongés. Ce taux de mortalité élevé traduit bien la gravité de l'infection chez les personnes âgées, dont le système immunitaire est souvent affaibli (CDC, 2000).

L'infection aux salmonelles est associée à une vaste gamme de symptômes; outre les cas asymptomatiques, mentionnons la gastro-entérite et l'infection généralisée. La diarrhée est souvent associée à la gastro-entérite. L'infection disséminée et la bactériémie, accompagnées ou non de diarrhée, sont moins fréquentes.

Les personnes atteintes d'une diarrhée due aux salmonelles peuvent transmettre l'infection à d'autres. On doit insister sur l'hygiène; les professionnels de la santé doivent se montrer particulièrement attentifs au moment de manipuler le bassin, les échantillons de selles ou d'autres objets qui pourraient être contaminés par des fèces. Il est essentiel de se laver les mains après chaque contact avec une personne qui souffre d'une diarrhée causée par des salmonelles. On ne traite habituellement pas les personnes qui souffrent de gastro-entérite à l'aide d'antibiotiques parce que ces médicaments peuvent prolonger la période pendant laquelle la personne héberge la bactérie tout en ne présentant pas d'amélioration clinique. Toutefois, les personnes qui souffrent d'une salmonellose généralisée doivent être traitées à l'aide d'antibiotiques.

Infections aux shigelles

La bactérie *Shigella* est un organisme à Gram négatif qui, envahissant l'intérieur de l'intestin, cause l'affection et une grave diarrhée aqueuse (contenant parfois du sang). Les germes de *Shigella* se propagent par la voie orofécale et la transmission d'une personne à l'autre est facile. Il suffit d'un très petit nombre de germes pour que l'affection se déclare. Comme la transmission se produit quand les mesures d'hygiène ne sont pas respectées, il n'est pas étonnant de constater que les germes de *Shigella* touchent de manière disproportionnée les populations pédiatriques. Chez les très jeunes enfants, l'affection se complique rarement de symptômes pulmonaires ou neurologiques.

On doit entreprendre rapidement un traitement aux antimicrobiens. Il est souvent nécessaire de modifier le traitement de départ quand les examens microbiologiques révèlent à quoi l'organisme est sensible.

Infections à *Campylobacter*

Au Canada, le nombre d'affections diarrhéiques imputables à la campylobactérie dépasse celui qu'on attribue aux germes de salmonelles et de shigelles. Cet organisme est présent en abondance dans les sources d'alimentation des animaux. On le trouve surtout dans la volaille, mais également dans le bœuf et le porc. La transmission semble s'effectuer le plus souvent par la voie orofécale, les sources d'alimentation représentant le réservoir de l'organisme. La transmission directe d'une personne à l'autre semble moins fréquente que dans le cas d'autres agents pathogènes entériques, des shigelles, notamment.

Pour se prémunir contre la campylobactérie, on doit cuire et conserver les aliments à la température appropriée. Afin de prévenir la transmission de la bactérie, il faut s'assurer que les ustensiles de cuisine utilisés pour la préparation des viandes n'entrent pas en contact avec les autres aliments.

Une fois la personne contaminée, la bactérie attaque directement l'intérieur de l'intestin et cause l'affection en libérant une entérotoxine. Les symptômes vont de simples crampes abdominales accompagnées d'une diarrhée légère jusqu'à une poussée grave se manifestant par une abondante diarrhée aqueuse et des crampes abdominales invalidantes. Le traitement antimicrobien n'est recommandé que pour les personnes gravement malades.

Giardia lamblia

Giardia lamblia est un protozoaire qui se transmet d'une personne à l'autre par la voie orofécale (kystes portés de la main à la bouche) ou lorsque des aliments ou des boissons sont contaminés par des matières fécales. Cela se produit le plus souvent au cours d'un voyage dans une région d'un pays industrialisé ou en voie de développement où les conditions sanitaires sont déficientes. L'organisme peut être transmis à la faveur de contacts rapprochés, comme dans les garderies. On a également signalé des cas de transmission par contact sexuel. Avec 25 % des cas d'affections intestinales, *Giardia lamblia* représente la cause la plus fréquente de diarrhée non bactérienne en Amérique du Nord (ASPC, 2001b).

L'infection passe souvent inaperçue. On la remarque plus souvent chez les enfants que chez les adultes. Dans les cas graves, la personne peut souffrir de douleurs abdominales et de diarrhée chronique, décrite comme contenant du mucus et des matières grasses mais pas de sang. L'examen d'échantillons de selles au microscope indique à quel stade le parasite, trophozoïte ou kyste, en est arrivé dans son évolution.

On recourt souvent au métronidazole (Flagyl) pour soigner les infections à *Giardia*. Néanmoins ce traitement n'est pas très fiable, tout comme les autres traitements utilisés. Il est essentiel d'informer les personnes infectées que l'organisme peut facilement se transmettre aux membres de la famille ou de l'entourage. On doit insister sur les mesures d'hygiène personnelle et conseiller aux personnes qui voyagent ou qui campent dans des régions où l'eau n'est pas traitée et filtrée d'éviter de boire cette eau, sauf si elle est purifiée ou utilisée dans la cuisson.

Vibrio choleræ

Même si le nombre de cas de choléra signalés en Amérique du Nord a été fort peu élevé au cours des dernières années, on ne peut pas aborder la diarrhée infectieuse sans décrire cette très grave maladie infectieuse. Les épidémies de choléra ont eu dans l'histoire des répercussions sur tous les aspects de la vie, de la médecine à la politique, et les taux de contamination ont été suffisamment importants pour anéantir des gouvernements et décimer des armées. On s'inquiète toujours de l'apparition du choléra quand une guerre ou une catastrophe naturelle entraîne la contamination de l'eau. On peut également trouver *Vibrio choleræ* dans des rivières saumâtres ou dans l'eau qui longe les côtes.

V. choleræ est un organisme à Gram négatif qui se présente sous différents sérotypes ; celui qui est généralement associé aux épidémies, *V. choleræ* 01, est toxicogène. Cet organisme se transmet par l'entremise d'eau ou d'aliments contaminés. Aux États-Unis, les plus récents cas de contamination étaient associés à la consommation de fruits de mer pêchés dans le golfe du Mexique ou touchaient des personnes qui avaient importé aux États-Unis des fruits de mer contaminés.

Le choléra se manifeste par l'apparition très rapide d'une diarrhée abondante au cours de laquelle une personne peut perdre jusqu'à 1 L de liquide à l'heure. La déshydratation puis le collapsus cardiovasculaire qui s'ensuit peuvent faire passer rapidement la personne atteinte des premiers signes et symptômes à la mort. Le principal traitement est la réhydratation, pour laquelle on doit fournir des efforts vigoureux et soutenus. Si la personne est incapable de prendre des liquides par la bouche, on doit l'hospitaliser afin de la traiter par voie intraveineuse.

Une culture des selles permet de confirmer l'identité de l'organisme en cause. Il est essentiel que tous les cas soient signalés aux organismes de santé publique. Les personnes qui voyagent dans des régions touchées par le choléra doivent garder à l'esprit le conseil suivant : faites bouillir vos aliments, cuisez-les ou pelez-les, sinon n'y touchez pas ! Un vaccin vivant atténué oral pour le choléra est homologué au Canada ; il est efficace seulement contre le sérogroupe O1 (ASPC, 2000).

DÉMARCHE SYSTÉMATIQUE
dans la pratique infirmière

Personne atteinte de diarrhée infectieuse

⬚ COLLECTE DES DONNÉES

L'élément le plus important de la collecte de données auprès d'une personne atteinte de diarrhée consiste à déterminer son bilan hydrique. La réhydratation a pour objectif de remédier à la déperdition liquidienne. Lorsqu'elle effectue la collecte des données, l'infirmière doit examiner la personne pour savoir si elle présente les signes suivants : soif, sécheresse des muqueuses de la bouche, yeux enfoncés, pouls faible et perte d'élasticité de la peau. Il est particulièrement important de déceler ces signes dans le cas d'une affection causant une déshydratation rapide (le choléra, par exemple) et chez les jeunes enfants.

L'infirmière mesure les ingesta et les excreta afin d'évaluer l'équilibre hydrique. Elle calcule la quantité de selles liquides et inscrit cette information au dossier, ainsi que la fréquence des selles. Il est important de noter la consistance et l'apparence des selles,

car il s'agit d'indicateurs clés du type et de la gravité d'une affection diarrhéique. L'infirmière doit également indiquer s'il y a du mucus ou du sang dans les selles.

Dans le cadre de la collecte des données, l'infirmière doit déterminer si la personne a voyagé récemment, si elle suit un traitement aux antibiotiques, ce qu'elle a mangé et si elle a été en contact avec quelqu'un qui vient de souffrir d'une affection diarrhéique. Les personnes atteintes pensent souvent que les symptômes sont attribuables au dernier repas qu'elles ont consommé. Toutefois, la période d'incubation de la plupart des affections diarrhéiques est plus longue que l'intervalle entre deux repas, c'est pourquoi l'infirmière doit obtenir des renseignements détaillés sur le repas qui a précédé le début de l'affection et sur tous les aliments ingérés au cours des trois ou quatre derniers jours. Lors de la collecte des données, l'infirmière demande à la personne de nommer tous les aliments auxquels elle a goûté. L'infirmière doit également demander à la personne si elle travaille dans un service où l'on s'occupe de la préparation des aliments, car il est obligatoire de signaler aux services de santé publique qu'un travailleur de l'alimentation est atteint de diarrhée infectieuse.

⬚ ANALYSE ET INTERPRÉTATION

Diagnostics infirmiers

En se fondant sur les données recueillies, l'infirmière peut poser les diagnostics infirmiers suivants :

- Déficit de volume liquidien, relié à une perte de liquides en raison de la diarrhée
- Connaissances insuffisantes sur l'infection et le risque de transmission

Problèmes traités en collaboration et complications possibles

En se fondant sur les données recueillies, l'infirmière peut déterminer les complications susceptibles de survenir, notamment :

- Bactériémie
- Choc hypovolémique

⬚ PLANIFICATION

Les principaux objectifs sont les suivants : assurer le maintien de l'équilibre hydroélectrolytique ; favoriser l'acquisition de connaissances sur la maladie et le risque de transmission ; et prévenir les complications.

⬚ INTERVENTIONS INFIRMIÈRES

Remédier à la déshydratation occasionnée par la diarrhée

L'infirmière doit établir le bilan hydrique de la personne ; elle pourra ainsi déterminer la quantité de liquide nécessaire et décider de la méthode de réhydratation appropriée. Dans la plupart des cas, la réhydratation par voie orale suffit pour redresser la situation ; elle permet de réduire la gravité des complications liées aux affections diarrhéiques, quel que soit l'agent en cause. Il s'agit d'un traitement

⬚ ⬚ ⬚

économique et efficace, mais il est trop peu utilisé parce que l'on croit à tort qu'il faut réduire l'apport liquidien pendant une poussée de diarrhée. Après avoir apporté de nombreuses améliorations à la formule qu'ils proposent, l'Organisation mondiale de la santé (OMS) et le Fonds des Nations unies pour l'enfance (UNICEF) se sont mis d'accord sur la composition d'une solution servant à traiter la déshydratation et le déséquilibre électrolytique reliés au choléra de même qu'aux autres formes d'affections diarrhéiques. Cette solution est la suivante (en millimoles par litre): sodium, 90; potassium, 20; chlorure, 80; citrate, 10; et glucose, 111.

Déshydratation légère

La personne présente les signes suivants: sécheresse des muqueuses de la bouche et soif. À ce stade, l'objectif de la réhydratation est l'ingestion d'environ 50 mL de solution orale de réhydratation par kilogramme de poids au cours d'une période de 4 heures.

Déshydratation modérée

Les signes suivants sont souvent présents: yeux enfoncés, perte d'élasticité de la peau et sécheresse des muqueuses de la bouche. Chez les bébés, il peut y avoir dépression de la fontanelle. L'objectif de la réhydratation est de fournir environ 100 mL/kg au cours d'une période de 4 heures.

Déshydratation grave

La personne atteinte de déshydratation grave présente des signes de choc (par exemple pouls filant et rapide, cyanose, froideur des extrémités, respiration rapide, léthargie, coma); elle doit recevoir une thérapie liquidienne par voie intraveineuse jusqu'à ce que son état hémodynamique et mental redevienne normal. Quand la personne montre des signes d'amélioration, on peut reprendre la réhydratation par voie orale.

Administrer la thérapie liquidienne

Des solutions vendues dans le commerce, comme Pedialyte, sont efficaces pour rétablir l'équilibre hydroélectrolytique chez les enfants atteints d'une affection diarrhéique virale. Toutefois, quand la déperdition liquidienne reliée à la diarrhée est très importante (plus de 10 mL/kg à l'heure), la faible concentration en sodium de ces solutions en fait un traitement moins efficace que la formule de l'OMS.

Chez les enfants hospitalisés, les liquides perdus en raison de la diarrhée doivent être pesés et la solution orale de réhydratation doit être administrée à un taux de 1 mL par gramme de selles diarrhéiques. On estime qu'une personne devrait recevoir environ 10 mL/kg de solution orale de réhydratation pour chaque selle diarrhéique.

Il est important que les enfants et les adultes présentant des symptômes de diarrhée aiguë maintiennent leur apport énergétique. Les bébés allaités doivent continuer de boire à la demande; ceux qui boivent du lait maternisé doivent recevoir une portion complète de lait maternisé sans lactose ou à faible teneur en lactose tout de suite après la réhydratation. On doit proposer des aliments solides ou en purée aux enfants qui en mangent habituellement. On recommande de faire manger des féculents, des céréales, du yogourt, des fruits et des légumes. On évite par contre de leur donner des aliments à teneur élevée en sucres simples.

Comme les poussées de diarrhée sont souvent accompagnées de vomissements, il peut être difficile pour la personne de recommencer à boire et à manger. On doit offrir souvent de petites quantités de solution orale de réhydratation. Si les vomissements persistent, on

administrera régulièrement aux jeunes enfants des liquides à la cuiller plutôt que de les faire boire au biberon ou au verre. Une personne qui présente un choc ou une déshydratation grave doit recevoir un traitement par voie intraveineuse.

Accroître les connaissances et empêcher l'infection de se propager

Les infirmières de la santé publique, les infirmières des écoles et celles qui participent à l'enseignement à la personne doivent souligner les principes d'une saine préparation des aliments, en insistant particulièrement sur la préparation et la cuisson des viandes. On doit faire cuire le bœuf haché jusqu'à ce qu'il perde sa couleur rosée; toutes les viandes doivent être conservées à une température inférieure à 4 °C ou supérieure à 60 °C. Lorsqu'on planifie des événements rassemblant un bon nombre de personnes, il est important de prévoir des endroits pour la conservation des aliments et des dispositifs permettant de les réchauffer à la température appropriée. Il faut penser à changer de plan de travail, de couteau, et mettre de côté tout autre ustensile utilisé quand on passe de la préparation de la viande à celle d'autres aliments.

On doit signaler les cas d'affections diarrhéiques décrites dans la présente section aux autorités régionales de santé publique. Cette déclaration est effectuée dans le but de recueillir des renseignements qui serviront à évaluer l'évolution de la fréquence de ces maladies et à déterminer le plus rapidement possible si certains restaurants ou établissements où l'on prépare des aliments ont servi des aliments contaminés.

On doit convaincre les parents d'enfants atteints d'une affection diarrhéique de l'importance de la réhydratation et de la réalimentation. Les croyances concernant les maladies et les habitudes alimentaires prennent souvent leur source dans les traditions ou la culture, il faut donc faire preuve de respect à l'égard de la culture de la personne à qui l'on fournit un enseignement sur la santé.

Quand on traite des personnes atteintes d'une affection diarrhéique, on se concentre sur l'hygiène, tant dans la prestation des soins de santé qu'à la maison. Parmi les aspects importants de la lutte contre l'infection, notons les notions de lavage des mains et de port de gants sur lesquelles on a mis l'accent dans l'exposé portant sur les pratiques de base.

Surveiller et traiter les complications

Bactériémie

Les bactéries du genre *Escherichia*, *Salmonella* et *Shigella* peuvent toutes s'introduire dans le sang circulant et se répandre dans d'autres organes. On doit effectuer une hémoculture quand une personne extrêmement fébrile est atteinte de diarrhée. Si les résultats initiaux du frottis indiquent qu'il s'agit d'organismes à Gram négatif, on doit administrer un traitement aux antibiotiques.

Choc hypovolémique

Quand le choc est associé à une affection diarrhéique, on évalue avec précision les ingesta et les excreta et on procède à un remplacement liquidien énergique. Dans un petit nombre de cas, les personnes qui présentent un grave déséquilibre liquidien doivent bénéficier d'un traitement intensif et d'une étroite surveillance hémodynamique.

▒ ÉVALUATION

Résultats escomptés

Les principaux résultats escomptés sont les suivants :

1. L'équilibre hydrique de la personne est rétabli.

   a) Les excreta sont presque les mêmes que les ingesta.

   b) Les muqueuses de la personne semblent humides.

   c) L'élasticité de la peau est normale.

   d) La personne ingère une quantité adéquate de liquide et de kilojoules.

   e) La personne ne vomit pas.

   f) La consistance et la couleur des selles sont normales.

2. La personne connaît mieux la diarrhée infectieuse et elle comprend comment elle se transmet.

   a) Elle prend les précautions appropriées pour prévenir la propagation de l'infection dans son entourage.

   b) Elle décrit les principes et les techniques utilisés pour bien conserver, préparer et cuire les aliments.

3. La personne ne présente pas de complications.

   a) Sa température est normale.

   b) Les résultats de l'hémoculture sont négatifs.

   c) L'équilibre hydrique est atteint.

Modes de transmission de certaines infections transmissibles sexuellement	TABLEAU 57-2
Infections	**Modes de transmission**
Chancre mou, *Lymphogranuloma venereum* et *Granuloma inguinale*	Contact sexuel
Chlamydia	Contact sexuel
Cytomégalovirus (CMV)	Contact sexuel moins intime
Gonorrhée	Contact sexuel, transmission périnatale
Hépatite B (HBV)	Contact sexuel, voie percutanée, transmission périnatale
Hépatite C (VHC)	Voie percutanée, probablement par contact sexuel et par transmission périnatale
Herpès	Contact sexuel
Infection par le VIH (sida)	Contact sexuel, voie percutanée, transmission périnatale
Papillomavirus	Contact sexuel
Syphilis	Contact sexuel, transmission périnatale

Infections transmissibles sexuellement

Une infection transmissible sexuellement (ITS) est une maladie contractée par contact sexuel avec une personne contaminée. Le tableau 57-2 ■ présente un certain nombre de maladies appartenant au groupe des ITS.

D'autres organismes peuvent se transmettre par contact sexuel, mais on ne les considère généralement pas comme des ITS. Par exemple, les germes de *G. lamblia,* qui sont habituellement associés à l'eau contaminée, sont également transmissibles par contact sexuel.

Les ITS sont les maladies infectieuses les plus répandues en Amérique du Nord et elles sévissent sous forme d'épidémie dans la plupart des régions du monde (encadré 57-4 ■). La peau et les muqueuses de l'urètre, du col de l'utérus, du vagin, du rectum et de l'oropharynx sont les principales portes d'entrée des microorganismes et sièges de l'infection.

Santé Canada a publié un document intitulé *L'Essentiel des Lignes directrices canadiennes pour les ITS* ; destiné aux intervenants de première ligne, notamment aux médecins et aux infirmières, ce texte a été rédigé afin d'aider à la prévention et au traitement de ce type d'infections (Santé Canada, 1998). Statistique Canada fait état par ailleurs des résultats d'une étude portant sur les pratiques sexuelles des jeunes adultes et des adolescents ; bon nombre d'entre eux, constate-t-on, mettent leur santé en péril lorsqu'ils ont des rapports sexuels sans utiliser de dispositifs de protection (condoms). Près de 44 % des jeunes de 20 à 24 ans, actifs sexuellement, ont déclaré avoir eu des rapports sexuels sans condom, tout comme 33 % des jeunes de 18 à 19 ans, et 22 % des jeunes de 15 à 17 ans (Statistique Canada, 2005).

Le chapitre 49 traite également des ITS (papillomavirus, virus de l'herpès, chlamydia et gonorrhée).

ENCADRÉ 57-4

 FACTEURS DE RISQUE

Infections transmissibles sexuellement

Le risque de contracter une infection transmissible sexuellement (ITS) augmente chez les personnes qui adoptent les comportements à risque élevé suivants :

■ Avoir des rapports sexuels avec des personnes contaminées, avec plusieurs partenaires ou avec des prostituées.

■ Avoir des contacts sexuels mettant en jeu la bouche ou l'anus.

■ Utiliser des drogues administrées par injection ou par voie intraveineuse.

■ De plus, l'augmentation des cas d'ITS chez les adolescents reflète un accroissement des activités sexuelles dans ce groupe d'âge.

Prévention

L'enseignement visant à prévenir les ITS doit fournir de l'information sur les facteurs de risque et les comportements qui peuvent provoquer l'infection. De plus, il faut faire valoir l'importance de l'utilisation des préservatifs dans la réduction du risque d'infection.

La population a été fortement encouragée à employer des préservatifs afin de se protéger contre la transmission des organismes reliés aux ITS, surtout depuis la découverte du VIH et du sida. On a démontré que l'utilisation du préservatif, tout d'abord considéré comme une méthode permettant d'avoir une sexualité sans risque, réduisait le risque de transmission du VIH et d'autres ITS, sans le faire disparaître complètement. L'expression *sexualité moins risquée* traduirait de façon plus juste le message de santé publique que l'on souhaite véhiculer en encourageant la population à utiliser les préservatifs.

Répercussions

Les ITS posent des défis particuliers que les infirmières, les médecins et les responsables de la santé publique doivent relever. Par peur d'être rejetées ou de mettre en péril leurs relations affectives, les personnes qui manifestent des symptômes d'une ITS hésitent souvent à se faire soigner en temps opportun. Comme de nombreuses autres maladies infectieuses, les ITS peuvent évoluer sans qu'on puisse observer de symptômes. Tout retard dans le diagnostic et le traitement présente un danger en raison du risque de complications pour la personne contaminée et parce que le risque de transmission s'accroît avec le temps.

Il est possible qu'une personne atteinte d'une ITS ait été également contaminée par d'autres organismes. Quand une ITS a été détectée, on doit faire passer d'autres examens afin de dépister les autres infections. Il faut aussi vérifier si la personne atteinte d'une ITS est porteuse du VIH.

VIRUS DE L'IMMUNODÉFICIENCE HUMAINE

Le VIH est l'agent causal du sida. La définition du sida a été modifiée de nombreuses fois depuis la découverte de ce syndrome en 1981. De manière générale, il s'agit de déceler le moment dans l'évolution de la pathogénie du VIH où on note une grave atteinte sur le plan clinique au système immunitaire de l'hôte. L'apparition de nombreuses infections opportunistes et de néoplasmes marque la gravité de l'immunodépression. Depuis 1993, la définition comprend aussi une numération des cellules CD4$^+$ inférieure à 200 indiquant qu'un seuil a été franchi. Les cellules CD4$^+$ constituent un sous-groupe de la famille des lymphocytes et l'une des cibles de l'infection par le VIH.

Le virus se transmet par les contacts sexuels, par l'injection percutanée de sang contaminé ou par la mère au cours de la période périnatale. En ce qui concerne les personnes qui contractent l'affection par voie percutanée, la plupart d'entre elles se sont injectées des drogues par voie intraveineuse en recourant à des aiguilles usagées et contaminées ; la transmission peut aussi se faire par la transfusion de sang contaminé, mais ces cas sont rares. Au Canada, les nouvelles infections par le VIH sont moins nombreuses dans la population en général et le système d'approvisionnement en sang est devenu aussi sûr que possible pour ce qui est de la contamination par le VIH et par d'autres maladies infectieuses (ASPC, 2005a). On trouvera au chapitre 54 ⊕ d'autres renseignements sur le VIH.

Risques pour les professionnels de la santé

Les professionnels de la santé peuvent contracter l'affection par voie percutanée s'ils se blessent avec une aiguille ou un autre objet tranchant portant du sang contaminé. Des études prospectives consacrées à l'examen de ce risque ont montré que, quand la personne source était porteuse du VIH, le virus n'avait été transmis que dans moins de 1 % des cas (CDC, 2001a). Bien que le risque de transmission soit assez faible, on recommande aux professionnels de la santé de faire preuve d'une extrême prudence afin d'éviter de se trouver en contact avec le sang d'une personne contaminée, soit avec les muqueuses, soit par l'entremise d'une blessure causée par une aiguille. Depuis 2001, les établissements de soins de santé doivent fournir aux professionnels des dispositifs conçus pour réduire le risque de blessure causée par une aiguille ou un autre objet. Depuis 1996, le CDC conseille d'administrer une prophylaxie après coup dans les cas de grave exposition professionnelle au VIH. Le type de prophylaxie ainsi que le choix des médicaments et des doses appropriées doivent être précisés au cas par cas. Le tableau 57-3 ■ présente l'algorithme utilisé afin de déterminer la combinaison de médicaments antirétroviraux à administrer aux professionnels de la santé qui ont été en contact avec le VIH. Les professionnels de la santé doivent comprendre qu'il est très important de signaler toute blessure causée par une aiguille ou toute blessure percutanée (CDC, 2001b).

SYPHILIS

La syphilis est une maladie infectieuse aiguë ou chronique causée par un spirochète, *Treponema pallidum*. Généralement transmise par contact sexuel, elle peut également être congénitale.

Stades de la syphilis

Chez une personne non traitée, l'évolution de la syphilis comporte trois stades : primaire, secondaire et tertiaire. Ces stades renseignent sur le temps qui s'est écoulé depuis le moment de la contamination et sur les manifestations cliniques observées au cours de cette période ; ces indications servent de base au choix du traitement.

On entre dans le stade de la *syphilis primaire* deux ou trois semaines après la contamination. La lésion indolore qui apparaît au siège de l'infection s'appelle *chancre*. Si elle n'est pas traitée, cette lésion guérit spontanément au bout de deux mois environ.

Le stade de la *syphilis secondaire* se caractérise par la dispersion hématogène des organismes du chancre initial, ce qui entraîne la généralisation de l'infection. L'éruption cutanée associée à la syphilis secondaire survient généralement deux à huit semaines après l'apparition du chancre ; elle touche le tronc et les extrémités, même la paume des mains et la plante

	TABLEAU 57-3
Algorithme servant à déterminer le traitement recommandé après une exposition au VIH	

Type d'exposition	Source séropositive asymptomatique ou porteuse d'une charge virale <1 500 copies d'ARN/mL	Source séropositive; symptomatique ou porteuse d'une charge virale élevée	Source dont l'état est inconnu	Source inconnue	Source séronégative
Exposition par voie percutanée moins grave (aiguille et blessure superficielle)	Traitement de base comprenant deux médicaments*	Traitement de base comprenant deux médicaments* et un médicament provenant de la liste élargie**	En général, le traitement n'est pas indispensable; donner le traitement de base, comprenant deux médicaments*, si la source présente des facteurs de risque du VIH	En général, pas de traitement nécessaire, donner le traitement de base, comprenant deux médicaments*, dans un environnement où l'exposition à des personnes contaminées au VIH est probable	Pas de prophylaxie
Exposition par voie percutanée plus grave (aiguille de gros calibre, perforation profonde, sang visible sur l'objet, aiguille utilisée dans une artère ou une veine)	Traitement de base, comprenant deux médicaments* et un médicament provenant de la liste élargie**	Traitement de base, comprenant deux médicaments* et un médicament provenant de la liste élargie**	Même prophylaxie que ci-dessus	Même prophylaxie que ci-dessus	Même prophylaxie que ci-dessus
Exposition d'un petit volume à une muqueuse ou à de la peau lésée (quelques gouttes)	Traitement de base, comprenant deux médicaments*	Traitement de base, comprenant deux médicaments*	Même prophylaxie que ci-dessus	Même prophylaxie que ci-dessus	Même prophylaxie que ci-dessus
Exposition d'un grand volume à une muqueuse ou à de la peau lésée (grosses éclaboussures)	Traitement de base, comprenant deux médicaments*	Traitement de base, comprenant deux médicaments* et un médicament provenant de la liste élargie**	Même prophylaxie que ci-dessus	Même prophylaxie que ci-dessus	Même prophylaxie que ci-dessus

Médicaments de base: d4T, stavudine (Zerit); ddl, didanosine (Videx); lamivudine (3TC); ZDT, zidovudine (Retrovir [AZT])
   * Traitement de base, comprenant deux médicaments: (ZDT et 3TC) ou (3TC et d4T) ou (d4T et ddl).
** Liste élargie des médicaments: indinavir (Crixivan), nelfinavir (Viracept), abacavir (Ziagen), efavirenz (Sustiva).
SOURCE: Centers for Disease Control and Prevention. (2001). Updated U.S. Public Health Service guidelines for the management of occupational exposures to HBV, HCV, and HIV and recommendations for postexposure prophylaxis, *Morbidity and Mortality Weekly Report,* 50 (RR-11), 1-42.

des pieds. Il peut y avoir transmission de l'infection par contact avec ces lésions. Les signes de la généralisation de l'infection sont les suivants: adénopathie, arthrite, méningite, perte des cheveux, fièvre, malaises et perte de poids.

Après le stade secondaire, l'affection entre dans la période de **latence,** pendant laquelle la personne ne présente aucun signe ni symptôme. La période de latence peut être interrompue par une nouvelle poussée de syphilis secondaire.

La *syphilis tertiaire* constitue le dernier stade de l'évolution naturelle de l'affection. On estime qu'environ 20 % à 40 % des personnes contaminées ne souffrent d'aucun signe ou symptôme au dernier stade de l'affection. Chez les autres, la syphilis se présente comme une maladie inflammatoire dont l'évolution est lente et qui peut s'attaquer à n'importe quel organe. Les manifestations les plus fréquentes sont l'aortite et la neurosyphilis, qui s'expriment par la démence, la psychose, la parésie, un accident vasculaire cérébral ou la méningite.

Le taux global de la syphilis est en hausse au Canada, tant chez les hommes que chez les femmes. Les comportements sexuels aventureux chez les hommes ayant des rapports sexuels avec d'autres hommes (HRSH) ainsi que dans d'autres secteurs de la population augmente à l'échelle du globe. Les nombreuses éclosions de syphilis infectieuse à l'échelle planétaire en sont une des répercussions. En 1995, l'OMS a estimé que le nombre de nouveaux cas de syphilis se chiffrait à 12,2 millions (Santé Canada, 2001).

Examen clinique et examens paracliniques

Comme la syphilis présente les mêmes symptômes que bien d'autres affections, les antécédents cliniques et les examens paracliniques constituent des éléments importants du diagnostic. On peut poser un diagnostic concluant en identifiant directement le spirochète obtenu à partir du chancre de la syphilis primaire. Les examens sérologiques utilisés dans le diagnostic de la syphilis secondaire et tertiaire exigent une mise en relation des résultats. On recourt aux examens sérologiques suivants :

- Les *tests non tréponémiques* ou *réaginiques*, notamment la réaction de microagglutination sur lame du Venereal Disease Research Laboratory (VDRL) ou le test de réaction rapide de la réagine plasmatique (RPR-CT), servent généralement au dépistage et au diagnostic. Lorsque la personne a suivi le traitement approprié, l'importance numérique des résultats affichés par ces tests devrait diminuer peu à peu jusqu'à ce qu'ils deviennent négatifs environ deux ans après la fin du traitement.

- Les tests *tréponémiques,* notamment le test d'immunofluorescence absorbée (FTA-ABS) et le test de micro-hémagglutination (MHA-TP), permettent de vérifier que les résultats obtenus au test de dépistage n'étaient pas des résultats faussement positifs. Comme les résultats positifs le restent généralement la vie durant, ce test n'a guère d'utilité pour déterminer l'efficacité thérapeutique.

Traitement médical

L'antibiothérapie permet de traiter la syphilis à tous les stades. Pour la syphilis primaire ou la syphilis latente datant de moins d'un an, le médicament de choix est la pénicilline G benzathine (Bicillin-LA), administrée en une seule fois par injection intramusculaire. On recommande de donner le même traitement aux personnes atteintes de syphilis primaire latente. Pour la syphilis tertiaire, la syphilis latente datant de plus d'un an ou d'une durée inconnue, on recommande de donner trois injections à une semaine d'intervalle. Les personnes allergiques à la pénicilline reçoivent généralement de la doxycycline. Après une injection de pénicilline G benzathine, on doit garder la personne en observation pendant 30 minutes afin de s'assurer qu'elle ne présente pas de réaction allergique.

Soins et traitements infirmiers

La syphilis est une affection contagieuse à déclaration obligatoire. Dans tous les établissements de soins de santé, on doit mettre en place un mécanisme permettant de signaler tous les cas de syphilis à l'organisme approprié afin d'assurer le suivi dans la communauté. C'est aux représentants de l'organisme de santé publique qu'il incombe de déterminer avec qui la personne a eu des rapports sexuels afin d'informer les partenaires et de leur faire passer un test de dépistage.

Les lésions de la syphilis primaire et secondaire peuvent être très contagieuses. On doit porter des gants pour tout contact direct avec les lésions et se laver les mains après avoir enlevé les gants. Il n'est pas nécessaire d'isoler la personne dans une chambre (encadré 57-5 ■).

GONORRHÉE

Le gonocoque de Neisser (*Neisseria gonorrhœæ*) est une bactérie à Gram négatif dont la transmission s'effectue surtout par contact sexuel. L'infection peut aussi se déclarer chez les nouveau-nés par contact à la naissance. La bactérie peut causer une infection des muqueuses, une infection locale ou

ENCADRÉ 57-5

ENSEIGNEMENT

Traitement de la syphilis et prévention de la contagion

- On doit expliquer à la personne qu'elle doit suivre son traitement jusqu'au bout s'il comporte plus d'une injection de pénicilline.

- Il faut expliquer à la personne atteinte de syphilis primaire ou secondaire que le traitement approprié entraîne la guérison des lésions et des autres séquelles de l'infection.

- On doit demander à la personne de s'abstenir d'avoir des rapports sexuels avec le partenaire actuel ou d'anciens partenaires qui n'ont pas été traités.

une infection généralisée. Il arrive souvent que l'affection n'entraîne pas de symptômes.

Après vingt ans de déclin constant au Canada, les taux de gonorrhée ont grimpé de plus de 40 % au cours des cinq dernières années. De plus, on observe partout au Canada des souches de la bactérie résistantes aux antibiotiques. Ainsi, la proportion d'échantillons résistant à la ciprofloxacine, l'un des principaux antibiotiques utilisés contre la gonorrhée, a augmenté de plus de deux cents fois au cours de la dernière décennie (Santé Canada, 2004a).

Manifestations cliniques

La gonorrhée se manifeste généralement de manière localisée. Chez l'homme, les symptômes les plus fréquents sont l'urétrite et l'épididymite. La gonorrhée est plus souvent asymptomatique, aussi bien chez la femme que chez l'homme. Le principal foyer infectieux se situe dans le col utérin et les symptômes comprennent une infection des voies urinaires, un écoulement vaginal abondant et des démangeaisons. Chez la femme, la complication la plus fréquente d'une infection localisée au gonocoque est la salpingite qui se manifeste quand l'organisme s'attaque à l'utérus, aux trompes de Fallope ou au liquide péritonéal. Une des complications de la salpingite à gonocoques est l'accroissement du risque de grossesse ectopique et l'occlusion bilatérale des trompes, qui cause la stérilité.

Il arrive rarement que l'organisme se dissémine chez une personne contaminée qui n'a pas été traitée. La bactériémie peut être accompagnée d'autres symptômes systémiques, comme l'arthrite ou la dermite. Dans certains cas, les valvules cardiaques sont infectées par *N. gonorrhœæ* ou une méningite à gonocoques se manifeste.

Examen clinique et examens paracliniques

On examine la personne pour savoir si elle souffre de fièvre, si elle présente un écoulement urétral, vaginal ou rectal, et si elle montre des signes d'arthrite. Les frottis et les cultures constituent les meilleures méthodes pour diagnostiquer la maladie et pour s'assurer que le traitement est efficace. Chez l'homme, les prélèvements se font dans l'urètre, le canal anal et le pharynx. Chez la femme, on obtient les cultures à partir du col de l'utérus, du pharynx et du canal anal. Au moment d'effectuer ces prélèvements, l'infirmière doit porter des gants jetables et se laver minutieusement les mains après avoir retiré les gants. On ne doit pas utiliser de gelée lubrifiante pour procéder à l'examen vaginal, car la gelée peut contenir des substances qui inhibent la croissance des agents pathogènes ou les détruisent, ce qui enlève de la précision aux résultats de l'examen microbiologique ; il faut plutôt utiliser de l'eau comme lubrifiant. Comme *N. gonorrhœæ* réagit aux changements environnementaux, il faut apporter les prélèvements au laboratoire immédiatement après les avoir obtenus.

Traitement médical

Pour traiter les infections à gonocoques, il est recommandé d'administrer de la ceftriaxone (Rocephin), de la céfixime (Suprax) ou une fluoroquinolone comme la ciprofloxacine (Cipro), ainsi que de l'azithromycine ou de la doxycycline. On ajoute l'azithromycine ou la doxycycline au traitement de première intention pour traiter une infection présumée à *Chlamydia trachomatis* qu'on trouve souvent chez les personnes atteintes de gonorrhée. Les personnes qui ont suivi le traitement et qui ne présentent pas de complications n'ont pas à consulter de nouveau leur médecin pour confirmer la guérison. Si la personne indique que les symptômes ont réapparu ou qu'elle a encore une fois obtenu des résultats positifs aux tests de gonorrhée, il s'agit plus probablement d'une nouvelle infection que d'un échec du traitement. Les personnes atteintes de gonorrhée devraient aussi passer un test de dépistage de la syphilis et d'une infection par le VIH, parce que la présence d'une ITS constitue un facteur de risque pour toutes les autres ITS.

Soins et traitements infirmiers

La gonorrhée est une affection contagieuse à déclaration obligatoire. Dans tous les établissements de soins de santé, on doit mettre en place un mécanisme permettant de signaler tous les cas de gonorrhée à l'organisme approprié afin d'assurer le suivi dans la communauté. Il incombe également aux représentants de l'organisme de santé publique de déterminer avec qui la personne a eu des rapports sexuels afin d'informer les partenaires et de leur faire passer un test de dépistage.

INFECTION À CHLAMYDIA

La chlamydia (*C. trachomatis)* est l'infection bactérienne transmissible sexuellement (ITS) la plus courante au Canada. Elle se transmet par des relations vaginales, anales et orales et peut aussi être transmise par la mère à son enfant au cours de l'accouchement. Elle est connue sous le nom de « maladie silencieuse », car plus de 50 % des hommes infectés et 70 % des femmes infectées n'ont pas de symptômes et ignorent qu'ils sont atteints de l'affection (Santé Canada, 2004b).

Manifestations cliniques

Chez la femme, la manifestation clinique la plus courante est la salpingite, mais les symptômes sont souvent si ténus que l'affection peut évoluer sans que la personne s'en rende

compte. Les effets à long terme sont entre autres les suivants : douleur chronique, accroissement du risque de grossesse ectopique, salpingite du post-partum et stérilité.

L'infection se transmet fréquemment d'une mère contaminée à son bébé né par voie vaginale. Environ 20 % à 50 % des bébés contaminés présentent une conjonctivite à chlamydia et environ 20 % d'entre eux souffrent d'une pneumonie à chlamydia (Schacter et Grossman, 2001).

Même s'ils sont souvent asymptomatiques, les hommes contaminés peuvent facilement transmettre l'infection à leurs partenaires sexuels. L'urétrite est l'affection le plus souvent associée à l'infection chez les hommes hétérosexuels qui présentent des symptômes. Chez les hommes homosexuels, le principal foyer infectieux est le rectum.

Examen clinique et examens paracliniques

On doit penser à une infection à chlamydia chez les personnes atteintes de gonorrhée, d'urétrite non gonococcique, de salpingite ou d'épididymite. Les examens paracliniques comprennent des techniques de culture cellulaire et une assez vaste gamme d'autres techniques, notamment le dosage immunologique, les sondes d'ADN et les enzymogrammes.

Traitement médical

Pour traiter une infection à chlamydia, on administre généralement de la doxycycline ou de l'azithromycine. Le partenaire sexuel doit également être traité. Aucun de ces antibiotiques ne doit être donné à une femme enceinte.

Prévention et enseignement

Les adolescents et les jeunes adultes constituent le groupe cible à qui doit s'adresser la prévention. On doit les encourager à remettre à plus tard les premiers rapports sexuels, à limiter le nombre des partenaires et à utiliser des préservatifs pour se protéger. On doit également faire valoir l'importance du dépistage et du traitement précoce dans le cas d'une infection à chlamydia pour diminuer la progression de l'affection, fréquente chez la femme, et réduire le risque de contaminer le bébé.

DÉMARCHE SYSTÉMATIQUE
dans la pratique infirmière

Personne atteinte d'une infection transmissible sexuellement

▣ COLLECTE DES DONNÉES

L'infirmière demande à la personne de préciser à quel moment les symptômes sont apparus et comment ils ont évolué, d'indiquer l'emplacement des lésions et la présence d'écoulements, s'il y a lieu.

▣▣▣

Quand il s'agit de questions à caractère sexuel, il est indispensable que les informations restent confidentielles. Pour obtenir une anamnèse détaillée, l'infirmière doit respecter le droit à l'intimité de la personne. Il est souvent utile d'exposer les raisons pour lesquelles l'infirmière doit obtenir ces renseignements. L'infirmière et la personne doivent clarifier les termes qu'elles utilisent quand leur interlocutrice ne les comprend pas. L'infirmière ne posera des questions précises sur les rapports sexuels que si elle fait partie de l'équipe chargée d'assurer le suivi auprès des partenaires sexuels de la personne contaminée. Lorsqu'elle effectue la collecte des données, l'infirmière doit évaluer si la personne sait qu'il lui faut informer ses partenaires sexuels ; c'est ainsi qu'elle pourra déterminer les objectifs de son enseignement.

Au cours de l'examen physique, l'infirmière décèle les éruptions cutanées, les lésions, les écoulements et l'œdème. Elle palpe les ganglions inguinaux pour déterminer s'ils sont douloureux ou enflés. Elle examine les femmes afin de savoir si elles présentent une sensibilité abdominale ou utérine au toucher. Il importe également de déceler les signes d'inflammation ou d'exsudat dans la bouche et dans la gorge. L'infirmière doit porter des gants quand elle examine les muqueuses et elle doit les changer après un examen vaginal ou rectal.

❖ Analyse et interprétation

Diagnostics infirmiers

En se fondant sur les données recueillies, l'infirmière peut poser les diagnostics infirmiers suivants :

- Connaissances insuffisances sur l'affection ainsi que sur le risque de transmission et de récidive
- Anxiété, reliée à la stigmatisation prévue, au pronostic et aux complications
- Non-observance du traitement

Problèmes traités en collaboration et complications possibles

En se fondant sur les données recueillies, l'infirmière peut déterminer les complications susceptibles de survenir, notamment :

- Accroissement du risque de grossesse ectopique
- Stérilité
- Transmission de l'infection au fœtus, entraînant des anomalies congénitales ou d'autres conséquences néfastes
- Neurosyphilis
- Méningite à gonocoques
- Arthrite à gonocoques
- Aortite syphilitique
- Complications liées au VIH

❖ Planification

Les principaux objectifs sont les suivants : favoriser l'acquisition des connaissances portant sur l'évolution naturelle et le traitement de l'infection ; atténuer les craintes ; favoriser l'observance du traitement et l'atteinte des objectifs de prévention ; et prévenir les complications.

❖ Interventions infirmières

Favoriser l'acquisition des connaissances et empêcher l'infection de se propager

L'accroissement des connaissances et la prévention de la propagation des ITS se réalisent souvent de manière simultanée. Lorsqu'on traite des facteurs de risque, on doit insister sur le fait que les comportements qui ont conduit à la contamination par une ITS peuvent comporter des risques de contamination par d'autres ITS, notamment par le VIH. On doit parler des façons de se mettre en rapport avec les partenaires sexuels. La personne doit comprendre qu'elle peut être contaminée par son partenaire si elle a des rapports sexuels avec lui avant qu'il ait été traité. Il faut parfois fournir de l'aide aux personnes contaminées dans la planification des conversations qu'elles envisagent d'avoir avec leurs partenaires. Si la personne fait preuve d'une grande appréhension à ce sujet, on devra peut-être lui proposer de rencontrer un travailleur social ou un autre spécialiste. Ce soutien est d'une importance particulière quand la personne vient d'apprendre qu'elle est contaminée par le VIH.

On doit aborder le sujet de l'efficacité relative des préservatifs dans la réduction du risque d'infection. Au besoin, on doit encourager la personne à expliquer pour quelles raisons elle refuse d'utiliser des préservatifs afin de l'aider à prendre des décisions concernant cette méthode de prévention.

On doit procurer à la personne contaminée un certain nombre d'informations essentielles concernant l'agent causal de l'affection, son évolution habituelle (lui indiquer notamment à quel moment l'infection peut se transmettre) et les complications possibles. L'infirmière doit insister sur la nécessité de suivre le traitement tel qu'il a été prescrit et sur la nécessité de signaler tout effet secondaire lié au traitement ou l'aggravation des symptômes.

Atténuer l'anxiété

Au besoin, l'infirmière doit inciter la personne à parler de ses inquiétudes et de ses craintes relativement au diagnostic, au traitement ou au pronostic. Pour personnaliser son enseignement, l'infirmière peut rassurer la personne en lui citant des faits qui s'appliquent à son cas. Par exemple, elle encouragera les personnes séropositives à participer à un programme structuré qui fait place tant au soutien, à l'enseignement, au counseling qu'au respect des objectifs du traitement. Ces programmes sont conçus pour offrir des soins structurés tout au long de l'évolution de l'affection.

Favoriser l'observance du traitement

Qu'elle s'adresse à un groupe (par exemple, dans une clinique externe d'obstétrique) ou à un individu, l'infirmière verra son enseignement facilité si elle parle franchement des ITS. La personne se sentira plus à l'aise si on lui donne une explication précise des causes, des conséquences, des traitements, des modes de prévention et des responsabilités. Comme la plupart des communautés disposent de vastes ressources en ce qui concerne la prévention des ITS, l'infirmière peut compléter ses activités d'enseignement en proposant à la personne contaminée de consulter l'organisme approprié ; ainsi aura-t-elle la certitude que les questions ou les incertitudes à venir seront soumises à des personnes expérimentées.

❖ ❖ ❖

Surveiller et traiter les complications

Stérilité et accroissement du risque de grossesse ectopique

Les ITS peuvent entraîner une salpingite, qui accroît le risque de grossesse ectopique et de stérilité.

Infections congénitales

Toutes les ITS peuvent être transmises à un bébé, que ce soit avant la naissance ou au moment de l'accouchement. Les complications liées aux infections congénitales peuvent prendre plusieurs formes, allant d'une infection localisée (infection à gonocoques touchant la gorge, par exemple) à des anomalies congénitales (arrêt de la croissance ou surdité causée par la syphilis congénitale, par exemple), ou même à des affections qui mettent en danger la vie de l'enfant (comme l'herpès congénital).

Neurosyphilis, méningite à gonocoques, arthrite à gonocoques, aortite syphilitique

Les ITS peuvent causer une infection généralisée. Dans certains cas de neurosyphilis et de méningite à gonocoques, c'est le système nerveux central qui est touché. Si la gonorrhée contamine le système osseux, l'arthrite à gonocoques se manifeste. La syphilis peut atteindre le système cardiovasculaire et provoquer des lésions végétatives sur les valves aortiques ou mitrales.

Complications liées au virus de l'immunodéficience humaine

Le VIH, qui est essentiellement un virus transmissible sexuellement, provoque la grave immunodépression qu'est le sida. Les complications d'une contamination par le VIH comprennent de nombreuses infections opportunistes, dues notamment aux germes suivants : *Pneumocystis carinii*, *Cryptococcus neoformans*, cytomégalovirus et *Mycobacterium avium*.

ÉVALUATION

Résultats escomptés

Les principaux résultats escomptés sont les suivants :

1. La personne acquiert des connaissances sur l'affection et elle la comprend davantage.
2. Elle est moins anxieuse.
   a) Elle parle de ses inquiétudes et des objectifs du traitement.
   b) Elle s'examine pour déceler les lésions, les éruptions et les écoulements.
   c) Elle accepte l'enseignement et le counseling, au besoin.
   d) Elle aide à fournir des renseignements sur l'infection à ses partenaires sexuels.
   e) Elle explique les comportements susceptibles d'atténuer le risque d'infection de même que les pratiques sexuelles moins risquées.
3. La personne se conforme au traitement.
   a) Elle fait l'objet d'un traitement réussi.
   b) Elle se présente aux consultations de suivi, au besoin.
4. Elle n'a pas de complications.

Soins à domicile prodigués à une personne atteinte d'une maladie infectieuse

RÉDUCTION DES RISQUES

Les infirmières qui prodiguent des soins à domicile doivent fournir des mesures de protection contre la propagation de l'infection à la personne malade, à sa famille et au proche aidant (encadré 57-6 ■).

Réduction des risques pour la personne

Les personnes qui doivent recevoir des soins à domicile sont souvent celles qui sont atteintes d'une immunodépression liée à une affection sous-jacente, à une infection par le VIH ou à un cancer, ou celles dont l'immunodépression est causée par un traitement, au moyen d'un agent antinéoplasique par exemple. Il est important d'examiner la personne pour déceler les signes d'infection.

Hygiène des mains

À domicile, le lavage des mains et l'utilisation d'un désinfectant à base d'alcool constituent des mesures de prévention efficaces. Que le traitement soit prodigué par l'infirmière, par un membre de la famille ou par la personne infectée, le respect des mesures d'hygiène des mains réduit le risque lié à la flore transitoire.

Désinfection du matériel

L'utilisation d'un matériel de soins augmente le risque d'infection en raison de la nature complexe et effractive de l'équipement. On doit inciter tous les soignants à prêter une attention particulière aux techniques de désinfection et d'asepsie. L'infirmière et les membres de la famille doivent être attentifs aux signes de rougeur, d'œdème ou d'écoulement autour du point d'insertion d'un cathéter. On doit penser à une infection liée à l'utilisation d'un cathéter quand une personne présente une fièvre inexpliquée.

On ne conseille pas d'intervalle précis pour changer les cathéters urinaires à demeure. L'infirmière doit rapidement signaler au médecin tout signe d'infection des voies urinaires ou d'infection généralisée.

Recommandations à la personne

Quand on effectue l'évaluation à domicile du risque d'infection chez une personne immunodéprimée, on doit tenir compte du fait suivant : les colonies de bactéries et les infections virales latentes que la personne héberge présentent pour elle un risque plus élevé que les contaminants environnementaux extrinsèques. On doit rassurer la personne et ses proches et leur dire que la maison doit être propre, mais pas stérile ; il convient de faire preuve de bon sens en ce qui a trait à la propreté et à la réduction du risque. Les personnes atteintes d'une neutropénie grave ne doivent pas manger de fruits et de légumes crus ; les personnes souffrant de neutropénie ou d'une atteinte des lymphocytes T (par exemple,

ENCADRÉ 57-6

GRILLE DE SUIVI DES SOINS À DOMICILE

Prévention de l'infection

Après avoir reçu l'enseignement sur les soins à domicile, la personne ou le proche aidant peut:	Personne	Proche aidant
■ Montrer qu'il ou elle connaît les mesures d'asepsie appropriées pour l'utilisation de dispositifs techniques comme les cathéters intraveineux ou la sonde urinaire à demeure.	✔	✔
■ Montrer qu'il ou elle se lave les mains minutieusement après avoir prodigué des soins.	✔	✔
■ Confirmer que la personne suit son traitement aux antibiotiques ou qu'elle a reçu tous ses vaccins.	✔	✔
■ Expliquer pourquoi on doit bien cuire tous les aliments et conserver les viandes à part des autres aliments.	✔	✔
■ Prouver qu'il ou elle utilise ses propres ustensiles et serviettes.	✔	✔
■ Montrer qu'il ou elle évite d'entrer en contact avec une personne qu'il ou elle sait atteinte d'une maladie infectieuse.	✔	✔

les personnes atteintes du sida) doivent éviter d'entrer en contact avec des personnes souffrant d'une affection potentiellement contagieuse.

Réduction des risques pour l'entourage

Mise en place de mesures de protection et de précaution

L'un des éléments importants des soins à domicile est la mise en place de mesures de protection contre la transmission de l'infection. On doit d'abord déterminer la voie de transmission de l'organisme en cause. L'infirmière peut ensuite montrer aux membres de la famille comment réduire le risque d'infection. Si la personne souffre de tuberculose pulmonaire évolutive, on doit en informer l'organisme de santé publique concerné afin que les membres de la famille subissent un test de dépistage et reçoivent un traitement. Dans le cas d'une personne qui présente un zona, on considère que les membres de la famille qui ont reçu un vaccin contre la varicelle ou qui ont eu la varicelle sont immunisés et qu'ils n'ont pas besoin de prendre de précautions. Toutefois, si un membre de la famille est immunodéprimé ou réceptif à la varicelle pour une autre raison, on lui recommande de ne pas entrer en contact avec la personne infectée pendant que les lésions présentent un écoulement.

Préparation des aliments et hygiène personnelle

Les organismes transmis par voie orofécale se propagent facilement à domicile si on ne prête pas la plus grande attention à la préparation des aliments et à l'hygiène personnelle. Un membre de la famille peut facilement être contaminé par des germes de *Shigella* et de *C. difficile* quand il prodigue des soins personnels. On doit se laver les mains minutieusement après tout contact intime. Il faut rassurer les membres de la famille en leur disant que les désinfectants ordinairement employés dans la maison réussissent à détruire les sources environnementales de ces organismes.

Risque d'infection à diffusion hématogène

Les membres de la famille qui prodiguent des soins à une personne souffrant d'une infection à diffusion hématogène, comme le VIH ou l'hépatite C, doivent être attentifs au risque de transmission au cours de la manipulation d'objets coupants contaminés. L'enseignement à la famille traitera peut-être de la prudence dont on doit faire preuve quand on rase la personne contaminée, on change un pansement ou on administre un médicament par voie intraveineuse, intramusculaire ou sous-cutanée. Il est important d'avoir sous la main un contenant résistant aux perforations pour y placer les aiguilles, les seringues et les dispositifs d'accès vasculaire.

L'infirmière doit également expliquer à la famille que certaines infections sont contagieuses et que d'autres ne le sont pas. Les infections opportunistes associées au sida, la tuberculose exceptée, ne constituent pas un risque pour la famille. On doit rassurer les proches en leur disant qu'ils peuvent réutiliser la vaisselle après l'avoir lavée à l'eau chaude, ainsi que les draps et les vêtements eux aussi lavés à l'eau chaude.

Réduction des risques pour le proche aidant

Comme la collecte des données ne permet pas de déceler toutes les infections latentes ou évolutives, le proche aidant doit respecter scrupuleusement les pratiques de base à domicile. On doit mettre en place un environnement de travail où la désinfection des mains et les techniques d'asepsie sont aussi faciles à pratiquer qu'en milieu hospitalier.

Le proche aidant doit se faire vacciner chaque année contre la grippe. Cette mesure est particulièrement importante si le proche aidant ou la personne sont âgés de plus de cinquante ans, souffrent d'une affection cardiaque ou pulmonaire sous-jacente ou présentent une immunodépression sous-jacente.

DÉMARCHE SYSTÉMATIQUE
dans la pratique infirmière

Personne atteinte d'une maladie infectieuse

✺ COLLECTE DES DONNÉES

Les symptômes varient considérablement selon les maladies infectieuses et selon les personnes. Dans certaines infections comme la varicelle, une éruption généralisée constitue le premier signe d'affection et la plupart des personnes nouvellement atteintes en présentent une. Dans d'autres infections comme la tuberculose et le VIH, la période de latence est longue et la plupart des personnes contaminées ne manifestent aucun symptôme; l'infection est plutôt décelée grâce aux examens paracliniques.

La collecte des données, l'examen physique et les tests de dépistage jouent tous un rôle important quand il s'agit de détecter une infection ou une maladie infectieuse. L'anamnèse permet d'en savoir davantage concernant la source probable de l'infection, la gravité de l'affection et des symptômes qu'elle provoque. Dans la mesure du possible, on doit examiner le dossier médical de la personne. Dans le cadre de la collecte des données, l'infirmière peut poser les questions suivantes :

- La personne a-t-elle souffert d'une autre infection dans le passé ou s'agit-il d'une récidive de celle-ci ? La personne est-elle atteinte d'une infection due à un organisme dont la période de latence est longue, comme le VIH, le virus de l'herpès ou la tuberculose ?

- A-t-elle eu de la fièvre ? Jusqu'où sa température est-elle montée ? De quel type de fièvre s'agit-il ? La température est-elle constante, ou bien a-t-elle des hauts et des bas ? La fièvre s'accompagne-t-elle de frissons ? La personne a-t-elle pris des antipyrétiques ?

- La personne tousse-t-elle ? Sa toux est-elle chronique ou aiguë ? S'accompagne-t-elle de difficultés respiratoires ? de crachats ? Sont-ils sanguinolents ? La personne a-t-elle récemment passé un test à la tuberculine PPD ? Le cas échéant, quels en ont été les résultats ? La personne a-t-elle reçu une prophylaxie à l'isoniazide pour le traitement de la tuberculose ? A-t-elle été traitée pour la tuberculose ?

- La personne ressent-elle de la douleur ? à quel endroit ? De quel type de douleur s'agit-il ? La personne a-t-elle mal à la gorge ? Souffre-t-elle de maux de tête, de myalgie ou d'arthralgie ? Ressent-elle de la douleur quand elle urine ou au cours d'autres activités ?

- La personne présente-t-elle un œdème ? Celui-ci est-il associé à un écoulement ? La région enflée est-elle chaude au toucher ?

- La personne présente-t-elle un écoulement ? Celui-ci est-il associé à une lésion ou à une intervention ? Est-il purulent ou clair ?

- La personne présente-t-elle de la diarrhée, des vomissements ou des douleurs abdominales ?

- La personne a-t-elle une éruption cutanée ? de quel type ? L'éruption est-elle plate, élevée, rouge, croûteuse, purulente ou dentelée ?

- Quels vaccins la personne a-t-elle reçu ?

- La personne a-t-elle pris des médicaments qui auraient pu provoquer l'éruption ?

- La personne a-t-elle été en contact avec une personne souffrant d'une maladie infectieuse connue ou présentant une éruption ?

- La personne a-t-elle été piquée par un insecte ou mordue par un animal ? A-t-elle été griffée par un animal ? A-t-elle été en contact avec des animaux domestiques, des animaux de ferme ou des animaux de laboratoire ?

- Quels médicaments la personne prend-elle ? A-t-elle pris des antibiotiques récemment ou de manière prolongée ? Suit-elle un traitement aux corticoïdes, aux immunodépresseurs, ou encore une chimiothérapie ?

- La personne a-t-elle déjà fait usage de drogues ?

- La personne a-t-elle été traitée pour une maladie infectieuse ? A-t-elle été hospitalisée en raison d'une maladie infectieuse ?

- Si cette information est pertinente, la personne a-t-elle eu des rapports sexuels avec une personne atteinte d'une ITS connue ? A-t-elle été elle-même traitée pour une ITS ? Est-elle enceinte ou l'a-t-elle été récemment ? A-t-elle passé un test de dépistage du VIH ?

- La personne a-t-elle visité un pays en voie de développement ? A-t-elle reçu des vaccins ou une prophylaxie antimicrobienne à titre de protection pendant son voyage ?

- Dans quel domaine la personne travaille-t-elle ? Quel est son emploi ?

Comme l'infection peut se manifester dans n'importe quel système, on détecte parfois des signes d'infection en divers endroits au cours de l'examen physique. Les infections chroniques se manifestent par des signes généraux, entre autres une perte pondérale importante ou une pâleur attestant de l'anémie associée à une affection chronique. Quant aux infections aiguës, elles se caractérisent par de la fièvre, des frissons, une adénopathie ou une éruption cutanée. Les signes localisés varient considérablement en fonction de la source de l'infection; écoulement purulent, douleur, œdème ou rougeur, tous ces signes indiquent clairement une infection localisée. La toux et les difficultés respiratoires sont attribuables à la grippe, à une pneumonie ou à la tuberculose, de même qu'à de nombreuses causes non infectieuses.

✺ ANALYSE ET INTERPRÉTATION

Diagnostics infirmiers

En se fondant sur les données recueillies, l'infirmière peut poser les diagnostics infirmiers suivants, qui sont justement reliés à l'infection:

- Risque de contagion

- Connaissances insuffisantes sur l'affection, la cause de l'infection, le traitement et les mesures de prévention

- Risque de température corporelle anormale (fièvre), relié à l'infection

L'infection peut perturber le fonctionnement normal de tous les systèmes du corps. On peut obtenir des renseignements sur ces perturbations à partir des diagnostics infirmiers figurant dans les chapitres consacrés à chacun des systèmes.

Problèmes traités en collaboration et complications possibles

En se fondant sur les données recueillies, l'infirmière peut déterminer les complications susceptibles de survenir, notamment:

- Septicémie, bactériémie ou infection
- Choc infectieux
- Déshydratation
- Formation d'un abcès
- Endocardite
- Cancers reliés à une maladie infectieuse
- Stérilité
- Anomalies congénitales

❋ PLANIFICATION

Les principaux objectifs sont les suivants: empêcher l'infection de se propager; favoriser l'acquisition de connaissances portant sur l'infection et le traitement; soulager la fièvre et les autres malaises; et prévenir les complications.

❋ INTERVENTIONS INFIRMIÈRES

Empêcher l'infection de se propager

Afin d'empêcher l'infection de se propager, on doit comprendre comment le germe se transmet habituellement. En milieu hospitalier, la personne contaminée peut représenter un risque de contagion pour les autres si la maladie infectieuse dont elle souffre est transmissible par le sang ou si elle est causée par une bactérie, comme *C. difficile,* qui peut se transmettre par les spores toujours présents dans l'environnement. Dans des cas de ce genre, on doit respecter rigoureusement les mesures d'isolement afin de réduire le risque de contamination. L'équipe de soins doit en général aider à prévenir la transmission des germes d'une personne à l'autre. En effet, la transmission des germes par l'entremise des mains et des gants chez les professionnels de la santé constitue une source habituelle d'infection croisée dans les hôpitaux et les cliniques.

La responsabilité des infirmières dans la lutte contre la transmission des germes comporte deux volets. Premièrement, puisqu'elles sont les professionnelles de la santé qui ont le plus de contacts avec les personnes contaminées, les infirmières courent plus de risques que les autres de propager l'infection. Il est primordial que les infirmières se désinfectent les mains avant d'entrer en contact avec une personne malade et après l'avoir fait, de même qu'après une intervention qui présente un risque de contamination des mains. Elles doivent se désinfecter les mains chaque fois qu'elles retirent leurs gants. Par exemple, l'infirmière qui a effectué une succion endotrachéale doit retirer ses gants et se laver les mains avant de procéder à d'autres interventions auprès de la personne.

Deuxièmement, les infirmières peuvent réduire le risque de propagation par les mains en défendant les intérêts de la personne. Étant donné qu'un grand nombre de gens participent tous les jours aux soins de la personne, les risques sont grands que les techniques d'hygiène ne soient pas toujours appliquées comme il convient. Dans la mesure du possible, l'infirmière doit superviser les activités d'hygiène des mains des autres professionnels et s'entretenir avec eux de leurs défaillances dans l'application des mesures.

Expliquer comment l'infection évolue

Dans le cas des maladies infectieuses, la transmission est interrompue lorsque la personne est informée du diagnostic et observe le traitement. Le rôle de l'infirmière consiste à fournir un enseignement à la personne et, dans certains cas, à signaler l'affection à l'organisme de santé publique approprié où l'on s'occupera de rechercher les partenaires sexuels et d'effectuer le suivi.

L'infirmière doit insister sur l'importance de l'immunisation auprès des parents de jeunes enfants et des personnes à qui l'on recommande de se faire vacciner, notamment les personnes âgées, les personnes immunodéprimées ou celles qui souffrent d'une affection chronique. Les infirmières doivent montrer qu'elles ont le sens des responsabilités et se faire vacciner contre l'hépatite B et la grippe afin d'éviter de contracter ces maladies et de réduire ainsi le risque de les propager.

Fréquemment perçues comme inquiétantes, les maladies infectieuses donnent souvent lieu à une mise à l'écart de la personne atteinte. Dans le cadre de son enseignement, l'infirmière doit faire preuve d'empathie et de sensibilité. Elle aura peut-être à fournir des renseignements essentiels à la personne qui doit recevoir une prophylaxie à l'isoniazide afin de l'aider à comprendre les modalités du traitement et d'alléger le sentiment de culpabilité que la personne peut ressentir.

Traiter la fièvre et les maladies qui l'accompagnent

On doit toujours pratiquer d'autres examens afin de déterminer si la fièvre est causée par une infection. Il a été démontré que la fièvre, qui est déclenchée par l'hypothalamus, peut accroître les fonctions bénéfiques d'un ensemble de signes appelé *réaction de la phase aiguë*. Ces réactions comprennent un changement dans la synthèse des protéines du foie, des anomalies des métaux sériques, comme le fer, et une augmentation de la production de certaines catégories de leucocytes et d'autres cellules du système immunitaire. Dans la plupart des cas, la fièvre est régulée sur le plan physiologique de façon à ne pas dépasser 41 °C. Toutefois, une fièvre élevée, comme dans la méningite à méningocoques, peut provoquer un coup de chaleur et d'autres complications. Même les fièvres légères, qui s'accompagnent de fatigue, de frissons et de diaphorèse, sont

> **❗ ALERTE CLINIQUE** *Puisque la fièvre fournit des indices sur la gravité de l'infection et l'efficacité du traitement aux antibiotiques, l'infirmière doit montrer aux personnes non hospitalisées comment obtenir des valeurs de température précises. Souvent, les parents savent que leur enfant a la peau chaude, mais ils n'ont pas voulu le déranger pour prendre sa température. Les valeurs de la température corporelle sont des données très utiles pour choisir le traitement ou réévaluer le diagnostic primaire.*

souvent incommodantes pour la personne atteinte. C'est le médecin qui décide des mesures à prendre pour maîtriser la fièvre. Que la fièvre soit traitée ou non, il est important de maintenir un apport liquidien suffisant au cours des poussées de fièvre.

Surveiller et traiter les complications

Il faut surveiller de près les signes vitaux et le niveau de conscience des personnes atteintes d'une maladie infectieuse à évolution rapide. On doit interpréter les résultats des examens radiologiques, microbiologiques, immunologiques, hématologiques, cytologiques et parasitologiques à la lumière des autres résultats cliniques afin de déterminer l'évolution de la maladie infectieuse.

Le traitement aux antibiotiques est souvent complexe et on doit y apporter des modifications en fonction des résultats fournis par les épreuves de sensibilité et d'après l'évolution de la maladie. Il est important d'amorcer le traitement aux antibiotiques dès qu'il est

ordonné, plutôt que d'attendre le moment où l'on donne habituellement les médicaments. De la sorte, on peut atteindre la concentration sanguine thérapeutique aussitôt que possible. Le plan de soins et traitements infirmiers décrit les interventions infirmières nécessaires lorsqu'une infection donne lieu à des complications.

ÉVALUATION

Résultats escomptés

Les principaux résultats escomptés sont les suivants:

1. La personne utilise les mesures appropriées pour empêcher que l'infection se propage.

2. Elle acquiert des connaissances sur le processus infectieux.

3. Sa température n'est pas élevée.

PLAN THÉRAPEUTIQUE INFIRMIER

Personne atteinte d'une maladie infectieuse

INTERVENTIONS INFIRMIÈRES	JUSTIFICATIONS SCIENTIFIQUES	RÉSULTATS ESCOMPTÉS
Diagnostic infirmier: risque de contagion **Objectif:** empêcher les agents infectieux de se propager		
1. Empêcher la transmission de l'infection d'une personne à l'autre.	1. Les germes qui se propagent par voie aérienne ou qui sont très contagieux par contact direct peuvent se transmettre en milieu hospitalier.	■ Il n'y a pas de signe de transmission d'infection d'une personne à l'autre. ■ Il n'y a pas de signe de transmission d'infection par l'entremise des professionnels de la santé. ■ Les infirmières et les autres professionnels de la santé ne contractent pas une infection au travail. ■ Il n'y a pas de signe de contagion par du matériel contaminé. ■ La personne ne présente pas de bactériémie, de septicémie ni d'infection. ■ La personne n'est pas atteinte d'une infection des voies urinaires. ■ La personne ne présente pas de pneumonie.
a) Mettre la personne en isolement en respectant les recommandations de Santé Canada et les pratiques de base. b) S'assurer que les personnes atteintes d'une affection transmissible par voie aérienne restent dans une chambre individuelle pendant leur séjour à l'hôpital. Si elles doivent sortir de leur chambre, il faut prendre les mesures appropriées pour réduire le risque de contact avec d'autres personnes hospitalisées. Les chambres doivent être aérées conformément aux critères de Santé Canada. Au besoin, on doit porter du matériel de protection personnelle, par exemple un masque N95. Dans le cadre de la lutte contre la tuberculose, le port du masque N95 constitue le niveau de protection minimal. La lettre «N» signifie que le filtre résiste aux lipides en suspension et le chiffre «95» indique que le masque est efficace à 95 % pour filtrer les particules testées (ASPC, 2001). Dans tous les établissements de soins où les personnes risquent particulièrement de souffrir de séquelles après une grippe, on doit inciter le personnel et les personnes soignées à se faire vacciner chaque année contre la grippe.	a) Les mesures d'isolement de Santé Canada ont été mises au point dans le but de réduire le risque de transmission d'une personne à l'autre. b) Les mesures portant sur l'entretien des systèmes d'ingénierie jouent un rôle important dans la prévention des affections transmissibles par voie aérienne. Le vaccin contre la grippe constitue un moyen sécuritaire de réduire les risques associés à cette affection très contagieuse et souvent virulente.	

Personne atteinte d'une maladie infectieuse (*suite*)

INTERVENTIONS INFIRMIÈRES	JUSTIFICATIONS SCIENTIFIQUES	RÉSULTATS ESCOMPTÉS
c) S'assurer que les personnes atteintes d'une infection causée par des germes très contagieux mais non transmissibles par voie aérienne, comme *Clostridium difficile* et *Shigella*, sont séparées physiquement des autres personnes hospitalisées, si les mesures d'hygiène ou les règles en vigueur dans l'établissement l'exigent.	c) Il est nécessaire d'accroître les mesures de prévention quand des germes présentent un risque élevé de provoquer une épidémie.	
2. Veiller à ce que les professionnels de la santé ne fassent pas passer les germes d'une personne à l'autre.	2. La propagation des germes par l'entremise des mains des professionnels de la santé constitue une voie de transmission courante. Les germes qui colonisent les mains des professionnels de la santé peuvent être virulents.	
a) Appliquer les mesures d'hygiène des mains (en les lavant ou en utilisant une solution à base d'alcool) de manière constante et stricte en se désinfectant les mains avant d'entrer en contact avec une personne et après l'avoir fait, de même qu'après une intervention qui comporte des risques de contamination.	a) L'hygiène des mains constitue un facteur important dans l'élimination de la flore transitoire sur les couches externes de l'épiderme. Les désinfectants à base d'alcool sont également efficaces pour réduire la flore transitoire.	
b) Porter des gants pour manipuler tout liquide corporel. On doit changer de gants entre les interventions et se désinfecter les mains après avoir retiré les gants.	b) Les gants constituent un moyen de protection efficace. Cependant, ils se contaminent rapidement et représentent alors un risque de transmission des germes. La microflore qui se trouve sur les mains risque de proliférer quand on porte des gants.	
c) Éviter de porter des ongles artificiels ou plastifiés. Les ongles naturels doivent rester courts.		
d) Surveiller les comportements des professionnels de la santé qui prodiguent des soins en ce qui concerne l'hygiène des mains et le port des gants.	d) On sait que les professionnels de la santé ne respectent pas les mesures d'hygiène des mains. Afin de prendre la défense des personnes soignées, l'infirmière doit encourager les comportements qui empêchent l'infection de se propager.	
3. Empêcher la transmission de l'infection d'un professionnel de la santé à une personne soignée.	3. Les professionnels de la santé peuvent contracter une infection au travail en raison de leurs contacts étroits avec les personnes traitées.	
a) Éviter d'être contaminé par la tuberculose.	a) La détection précoce de la tuberculose est l'élément le plus important dans la réduction du risque de contamination. Les symptômes de l'affection sont souvent ténus et c'est fréquemment l'infirmière qui est le plus en contact avec la personne qui les remarque d'abord.	
(1) Participer au repérage précoce des personnes atteintes d'une maladie évolutive. On doit poser à la personne des questions visant à déterminer les facteurs de risque, les symptômes, les expositions précédentes et les résultats obtenus au test de dépistage de la tuberculose.	(1) Le repérage des personnes à risque peut réduire le risque d'exposition.	
(2) Procéder rapidement au bilan diagnostique au moyen d'une radiographie pulmonaire, de la recherche de germes dans les expectorations et d'un test de dépistage de la tuberculose.	(2) La confirmation du diagnostic facilite l'élaboration d'un plan de traitement approprié, y compris la prévention de la transmission de l'infection.	
(3) Appliquer des mesures relevant de l'aménagement des lieux. Placer la personne dans une chambre individuelle dont la porte doit rester fermée.	(3) En forçant l'air à demeurer dans l'entourage immédiat de la personne et en l'évacuant vers l'extérieur de l'établissement, on réduit le risque de contaminer les professionnels de la santé qui se trouvent à l'extérieur de la chambre (chambre à pression négative).	

INTERVENTIONS INFIRMIÈRES	JUSTIFICATIONS SCIENTIFIQUES	RÉSULTATS ESCOMPTÉS
(4) Utiliser les mesures de protection dans la chambre d'isolement ou au cours d'une intervention qui risque de provoquer la toux, comme la succion, l'intubation ou l'administration de médicaments en nébuliseur.	(4) Les masques N95 sont conçus pour réduire les risques auxquels sont exposés les professionnels de la santé.	
b) Éviter de transmettre des affections à diffusion hématogène, comme l'hépatite B, l'hépatite C et le virus de l'immunodéficience acquise.	b) Les professionnels de la santé peuvent contracter une affection à diffusion hématogène en subissant une blessure percutanée causée par une aiguille, par exemple, ou en entrant en contact avec du sang ou des liquides corporels sanguinolents provenant des muqueuses, comme les yeux ou la bouche.	
(1) Se faire vacciner contre l'hépatite B.	(1) On doit se faire vacciner contre l'hépatite B afin de réduire les risques liés à ce virus contagieux à diffusion hématogène.	
(2) Appliquer les pratiques de base, telles que les définit Santé Canada	(2) Les pratiques de base sont fondées sur le fait que la collecte des données ne permet pas de repérer la plupart des personnes contaminées. Les professionnels de la santé doivent donc prendre pour acquis que toutes les personnes peuvent être contaminées par un germe à diffusion hématogène ou par d'autres infections et utiliser les moyens de protection appropriés dans tous les cas.	
(3) Utiliser des seringues sans aiguille et d'autres dispositifs permettant de prévenir les blessures.	(3) L'utilisation de dispositifs permettant de prévenir les blessures réduit le risque de transmission des maladies à diffusion hématogène.	
c) Éviter de propager les affections transmissibles par voie aérienne. (1) Se faire vacciner chaque année contre la grippe. (2) Se faire vacciner contre la rougeole, les oreillons, la rubéole et la varicelle ou fournir une preuve de vaccination.	c) On recommande aux professionnels de la santé de se faire vacciner contre la grippe afin de réduire le risque de propagation en milieu hospitalier où des personnes immunodéprimées peuvent être exposées à cette affection.	
4. Éviter d'exposer les personnes à du matériel médical contaminé.	4. Les progrès technologiques offrent de nouvelles occasions de procéder à des interventions effractives. Le matériel utilisé est parfois complexe et difficile à nettoyer.	
a) S'assurer que le matériel qui est inséré dans de la peau intacte est stérilisé chaque fois qu'on s'en sert auprès d'une nouvelle personne.	a) La stérilisation permet d'éliminer tous les microorganismes qui contaminent le matériel.	
b) S'assurer que le matériel qui entre en contact avec les muqueuses est stérilisé ou qu'il a subi une désinfection radicale chaque fois qu'on s'en sert auprès d'une nouvelle personne.	b) La désinfection radicale permet d'éliminer tous les microorganismes qui se trouvent sur un objet, sauf les germes qui produisent des spores.	
c) S'assurer que le matériel qui est utilisé sur de la peau intacte est nettoyé à fond et qu'il a subi une désinfection chaque fois qu'on s'en sert auprès d'une nouvelle personne.	c) Dans ce cas-ci, le but de la désinfection est de ramener la quantité de microorganismes à un niveau qui ne menace pas la vie d'un hôte dont la peau est intacte.	
5. Suivre les recommandations concernant le retrait et le remplacement à intervalles réguliers des dispositifs d'accès vasculaire.	5. Les dispositifs d'accès vasculaire à demeure peuvent permettre à des germes de se propager dans le sang.	
6. Retirer les sondes urinaires le plus rapidement possible.	6. Le risque d'infection des voies urinaires est directement proportionnel à la durée pendant laquelle la sonde urinaire reste en place.	
7. Retirer les tubes endotrachéaux et nasogastriques dès que possible.	7. Le risque de pneumonie augmente en fonction de la durée pendant laquelle les tubes restent en place.	

Personne atteinte d'une maladie infectieuse (*suite*)

INTERVENTIONS INFIRMIÈRES	JUSTIFICATIONS SCIENTIFIQUES	RÉSULTATS ESCOMPTÉS

Diagnostic infirmier: connaissances insuffisantes sur l'affection, la cause de l'infection et les mesures de prévention
Objectif: favoriser l'acquisition de connaissances portant sur le processus infectieux

INTERVENTIONS INFIRMIÈRES	JUSTIFICATIONS SCIENTIFIQUES	RÉSULTATS ESCOMPTÉS

1. Écouter attentivement ce que dit la personne à propos de l'affection et du traitement reçu dans le passé.
 	
2. Donner des explications appropriées sur:
  a) Le germe en cause et la voie de transmission
  b) Les objectifs du traitement
  c) Les consultations de suivi
  d) La prévention de la propagation.
3. Permettre à la personne de poser des questions et de s'exprimer.
 	
4. Prodiguer de l'enseignement à la personne et à sa famille sur les sujets suivants:
  a) La prophylaxie ou l'immunisation, si l'une ou l'autre a été recommandée
  b) Les ressources communautaires, au besoin
  c) Les moyens de prévenir la propagation de l'infection à la maison.
	1. Grâce à l'écoute, l'infirmière peut plus facilement déceler les malentendus et les informations erronées; elle a alors l'occasion de faire de l'enseignement.
	2. La personne observe plus volontiers le traitement quand elle possède des connaissances sur le diagnostic et les traitements.
	
	3. Les questions de la personne attirent l'attention sur des problèmes qui doivent être résolus.
	4. Le fait de comprendre les risques et les précautions associés à une infection peut réduire la propagation.
		■ La personne participe activement au traitement.
		■ La personne se conforme aux mesures de lutte contre l'infection.

Diagnostic infirmier: risque de température corporelle anormale (fièvre), relié à la présence de l'infection
Objectif: assurer le bien-être de la personne et le retour à la température normale

INTERVENTIONS INFIRMIÈRES	JUSTIFICATIONS SCIENTIFIQUES	RÉSULTATS ESCOMPTÉS
1. Vérifier régulièrement la température, le pouls et la respiration.	1. En traçant la courbe des températures, on détermine quand la fièvre est apparue, combien de temps elle a duré et si la personne réagit au traitement.	■ La température de la personne est normale. ■ L'équilibre hydroélectrolytique est atteint. ■ La personne n'a pas de malaises.

Problèmes traités en collaboration: les complications possibles comprennent la septicémie, la bactériémie, le choc infectieux, la déshydratation, la formation d'un abcès, l'endocardite, les cancers reliés à une maladie infectieuse et la stérilité
Objectif: prévenir les complications

INTERVENTIONS INFIRMIÈRES	JUSTIFICATIONS SCIENTIFIQUES	RÉSULTATS ESCOMPTÉS
SEPTICÉMIE, BACTÉRIÉMIE 1. Observer la personne pour repérer tout signe d'infection. 2. Évaluer l'efficacité du traitement de toutes les infections connues. 3. Administrer les antibiotiques ainsi qu'ils ont été prescrits en donnant la première dose le plus rapidement possible.	1. La vigilance dans le repérage d'une infection bactérienne ou fongique facilite le diagnostic et le traitement précoces et diminue le risque d'infections secondaires. 2. L'évolution naturelle de certaines infections peut être rapide si un traitement aux antibiotiques n'est pas entrepris rapidement. 3. Un traitement amorcé rapidement donne de meilleurs résultats.	■ La personne ne présente plus de poussées d'infection. ■ Les infections bactériennes et fongiques sont traitées efficacement et ne se transmettent pas au sang. ■ L'infection évolue rapidement vers une amélioration.

CHOC INFECTIEUX
1. Mesurer régulièrement les signes vitaux chez les personnes atteintes d'une infection connue de même que chez les personnes dont le système immunitaire est gravement affaibli et qui courent un risque de choc. En particulier, être attentive au signes de:
  a) Fièvre
  b) Tachycardie (plus de 90 battements par minute)
  c) Tachypnée (plus de 20 respirations par minute)
  d) Signes de diminution de l'irrigation sanguine ou de mauvais fonctionnement d'un organe vital se manifestant de la manière suivante:
	1. Le repérage rapide des signes et un traitement précoce du risque de choc peuvent réduire la gravité de l'affection et son taux de mortalité.	■ La personne ne présente pas de symptômes de choc infectieux.
		■ L'état hémodynamique et respiratoire de la personne est normal.

INTERVENTIONS INFIRMIÈRES	JUSTIFICATIONS SCIENTIFIQUES	RÉSULTATS ESCOMPTÉS
(1) Changement dans l'état mental (2) Hypoxémie mesurée par l'analyse des gaz artériels (3) Élévation des taux de lactates sériques (4) Diminution du débit urinaire (moins de 30 mL par heure) 2. Administrer les antibiotiques, les vaso-presseurs et l'oxygène et procéder au remplacement liquidien, selon l'ordonnance.	2. Il est nécessaire d'administrer un traitement visant à rétablir l'état hémodynamique et respiratoire de la personne jusqu'à ce que l'infection soit maîtrisée grâce aux antibiotiques.	
DÉSHYDRATATION 1. Évaluer les signes de déshydratation (soif, sécheresse des muqueuses, perte d'élasticité de la peau, diminution des pouls périphériques, débit urinaire inférieur à 30 mL/h). 2. Peser la personne. 3. Surveiller les ingesta et les excreta ainsi que les concentrations d'électrolytes sériques. 4. Procéder au remplacement liquidien, au besoin. Si la personne tolère les liquides par voie orale, lui en offrir toutes les 2 à 4 heures. Administrer les solutions par voie intraveineuse selon l'ordonnance.	1. Les signes de déshydratation sont à la base du remplacement liquidien et indiquent d'autres complications possibles, comme le collapsus cardiovasculaire. 2. Une variation pondérale rapide indique un changement de volume liquidien. 3. La déshydratation entraîne une insuffisance de certains électrolytes. Une diminution du débit urinaire peut indiquer une hypovolémie et une diminution de l'irrigation sanguine des reins. 4. Quand c'est possible, il est préférable de procéder à une hydratation par voie orale parce que la personne peut choisir ce qu'elle veut boire, décider de la quantité et de l'intervalle des prises et se soigner à domicile. De plus, on évite les risques reliés aux dispositifs d'accès vasculaire. S'il est nécessaire d'administrer des liquides par voie intraveineuse, les solutions utilisées sont conçues pour faciliter la réabsorption intestinale des liquides et des électrolytes.	■ L'équilibre hydrique de la personne est rétabli (les excreta sont presque égaux aux ingesta; le poids de la personne ne change pas). ■ Les muqueuses semblent humides; l'élasticité de la peau est normale. ■ Les électrolytes sériques sont normaux.
FORMATION D'UN ABCÈS 1. Examiner les points d'accès vasculaire, les plaies, les plaies de pression et les autres endroits susceptibles de receler une accumulation apparente de matière purulente. 2. Examiner la personne qui a subi une chirurgie abdominale ou un traumatisme de la région abdominale pour déceler les signes localisés d'abcès intra-abdominal. Ces signes sont les suivants: a) Fièvre peu élevée b) Numération leucocytaire élevée c) Douleur localisée d) Sensibilité abdominale e) Masse visible ou palpable f) Diarrhée postopératoire g) Hémorragie gastro-intestinale 3. Examiner la personne qui a subi le drainage percutané d'un abcès afin de déterminer si l'intervention a réussi. Être attentive à tous les signes et symptômes énumérés ci-dessus. 4. Administrer les antibiotiques selon l'ordonnance.	1. L'accumulation de matière purulente doit souvent être drainée avant que le traitement aux antibiotiques puisse être efficace. 2. La formation d'un abcès intra-abdominal se produit surtout après une rupture traumatique ou chirurgicale des voies gastro-intestinales. Les signes sont souvent ténus au début. 3. Après un drainage percutané, le retour ou la persistance des signes d'abcès indique qu'il est nécessaire d'avoir recours à une intervention chirurgicale. 4. Les antibiotiques, jumelés au drainage, constituent les éléments les plus importants du traitement d'un abcès intra-abdominal.	■ La personne n'a pas d'abcès. ■ Elle prend ses antibiotiques selon l'ordonnance.
ENDOCARDITE **Prévention** 1. Enseigner l'importance de la prophylaxie aux antibiotiques dans le cadre d'interventions qui présentent un risque d'endocardite. a) Valvulopathie b) Cardiopathie congénitale c) Dispositif intracardiaque d) Endocardite antérieure	1. Les personnes qui souffrent d'une valvulopathie ou d'une autre anomalie cardiaque sous-jacente courent un risque accru que leurs valves cardiaques soient contaminées au cours d'une intervention qui peut causer une bactériémie.	■ Avant une intervention effractive, la personne met les professionnels de la santé au courant du fait qu'elle présente une affection cardiaque exigeant une prophylaxie. ■ Elle suit son traitement prophylaxique aux antibiotiques selon l'ordonnance.

Personne atteinte d'une maladie infectieuse (*suite*)

INTERVENTIONS INFIRMIÈRES	JUSTIFICATIONS SCIENTIFIQUES	RÉSULTATS ESCOMPTÉS
Traitement 1. Effectuer les hémocultures selon l'ordonnance et noter les résultats. Indiquer les infections persistantes du sang à un germe donné. 2. Obtenir une anamnèse détaillée concernant la durée d'une fièvre dont l'étiologie n'a pas été déterminée. 3. Administrer le traitement intraveineux aux antibiotiques aux moments prescrits.	1. Pour être décisif, le diagnostic d'endocardite doit être confirmé par une hémoculture. 2. On doit penser à une endocardite dans le cas où une personne signale qu'elle souffre depuis plus d'une semaine d'une fièvre inexpliquée. 3. Il est généralement nécessaire d'avoir recours à un traitement par voie intraveineuse pour enrayer l'infection. L'objectif du traitement consiste à éradiquer complètement les germes. Il est donc essentiel de respecter scrupuleusement le programme d'administration des antibiotiques.	■ L'endocardite est diagnostiquée et traitée et la personne guérit.

CANCERS RELIÉS À UNE MALADIE INFECTIEUSE ET STÉRILITÉ

On prévient ces complications possibles d'une maladie infectieuse surtout en évitant de contracter l'infection.
Le traitement de ces complications consiste à considérer chacune d'entre elles comme une maladie non infectieuse.
Par exemple, le traitement d'un cancer découlant de l'hépatite B est abordé comme un problème oncologique et non pas infectieux.

EXERCICES D'INTÉGRATION

1. Dans votre unité de soins, de nombreuses personnes ont été contaminées par la même bactérie. Le personnel veut lancer une campagne visant à réduire le risque de contagion. Sur quels aspects du problème doit-on se concentrer? Quels doivent être les produits disponibles? Que faut-il faire pour être attentif à l'évolution de la situation? De quelle manière peut-on mesurer les résultats de la campagne?

2. Vous supervisez une personne qui se prépare à pratiquer une ponction veineuse. Cependant, le matériel qu'elle s'apprête à utiliser ne comprend pas de gants. Comment évalueriez-vous la situation et quelles mesures prendriez-vous? Justifiez votre réponse.

3. Une personne âgée souffrant d'une cardiopathie et de diabète vous demande pourquoi son médecin l'a encouragée à se faire vacciner contre la grippe et les infections à pneumocoques. Elle a peur, vous confie-t-elle, que le vaccin la rende malade. Comment lui répondriez-vous? Quelles explications lui donneriez-vous? Exposez le raisonnement que vous utiliseriez pour la convaincre de recevoir le vaccin. Si elle refusait de se rendre à vos arguments, explorez les différentes mesures que vous pourriez prendre et les avantages et les inconvénients de chacune.

RÉFÉRENCES BIBLIOGRAPHIQUES

ASPC (2000). Choléra. (Page consultée le 19 mars 2005) http://www.phac-aspc.gc.ca/tmp-pmv/info/cholera_f.html.

ASPC (2001a). La tuberculose au Canada. (Page consultée le 20 mars 2005) http://www.phac-aspc.gc.ca/publicat/tbcan01/index_f.html.

ASPC (2001b). Giardia lamblia. (Page consultée le 18 mars 2005) http://www.phac-aspc.gc.ca/msds-ftss/msds71f.html.

ASPC (2002). Guide canadien d'immunisation (6ᵉ éd.). (Page consultée le 11 mars 2005) www.hchttp://www.phac-aspc.gc.ca/publicat/cig-gci/index_f.html.

ASPC (2004). Estimations de la prévalence et de l'incidence du VIH au Canada, 2002. (page consultée le 8 juin 2005) http://www.phac-aspc.gc.ca/publicat/epiu-aepi/epi_update_may_04/1_f.html.

ASPC (2005a). Surveillance de *Staphylococcus aureus* résistant à la méthicilline dans les hôpitaux canadiens: Bilan du Programme canadien de surveillance des infections nosocomiales. (Page consultée le19 mars 2005) http://www.phac-aspc.gc.ca/publicat/ccdr-rmtc/05vol31/rm3103fa.html.

ASPC (2005b). Éclosion de fièvre hémorragique virale: virus de Marburg. (Page consultée le 8 juin 2005) http://www.phac-aspc.gc.ca/tmp-pmv/2005/marburg050517_f.html.

Centers for Disease Control and Prevention. (2000). Surveillance for foodborne disease outbreaks–United States, 1993–1997. *Morbidity and Mortality Weekly Report, 49,* (SS-01), 1–51.

Centers for Disease Control and Prevention. (2001a). Updated U.S. Public Health Service guidelines for the management of occupational exposures to HBV, HCV, and HIV and recommendations for postexposure prophylaxis. *Morbidity and Mortality Weekly Report, 50,* (RR-11), 1–42.

Centers for Disease Control and Prevention. (2001b). Management of occupational exposures to hepatitis B, hepatitis C, and HIV and recommendations for postexposure prophylaxis. Updated U.S. Public Health Service Guidelines, 2001. *Morbidity and Mortality Weekly Report, 50,* (RR-11), 1–42.

Centers for Disease Control and Prevention. (2002). *Staphylococcus aureus* resistant to vancomycin–United States, 2002. *Morbidity and Mortality Weekly Report, 51*(26), 565–567.

Crump, J.A., Griffin, P.M., & Angulo, F. (2002). Bacterial contamination of animal feed and its relationship to human foodborne illness. *Clinical Infectious Diseases, 35,* 859–865.

Goldmann, D.A., Weinstein, R.A., Wenzel, R.P., et al. (1996). Strategies to prevent and control the emergence and spread of antimicrobial-resistant microorganisms in hospitals. *Journal of the American Medical Association, 275,* 234-240.

Grant, A.D., & DeCock, K.M. (2001). HIV infection and AIDS in the developing world.

Clinical review: ABC of AIDS. *British Medical Journal, 322,* 1475–1478.

Guerrant, R.L., & Steiner, T.S. (2000). Principles and syndromes of enteric infection. In Mandell, G.L., Douglas, R.G., & Bennett, J.E. (Eds.), *Principles and practice of infectious diseases.* New York: Churchill Livingstone.

INSPQ (2002). Comité sur les infections nosocomiales du Québec (CINQ). (Page consultée le 8 mars 2005) http://www.inspq.qc.ca/InfectionsNosocomiales/default.asp?id=1.

INSPQ (2003). Laboratoire de santé publique du Québec : ERV Rapport annuel 2003. (Page consultée le 17 mars 2005) http://www.inspq.qc.ca/lspq/surveillance/default.asp?D=6&D6=6&Contexte=1.

ISQ (2004) : 200, chemin Sainte-Foy, Québec (Québec), G1R 5T4. Enquête québécoise sur les couvertures vaccinales contre l'influenza et le pneumocoque : 2003-2004. (Page consultée le 8 juin 2005) http://www.stat.gouv.qc.ca/publications/sante/influenza2004_pdf.htm.

Leape, L.L., Brennan, T.A., Laird, L., et al. (1991). The nature of adverse events in hospitalized study. *New England Journal of Medicine, 324,* 377-384.

Mermel, L.A., Farr, B.M., Sherertz, R.J., & Raad, I.I. (2001). Guidelines for the management of intravascular catheter-related infections. *Journal of Intravenous Nursing 24*(3), 180–207.

MSSS (2004). Protocole d'immunisation du Québec (mis à jour en novembre 2004). (Page consultée le 11 mars 2005) http://www.msss.gouv.qc.ca/sujets/santepub/preventioncontrole/immunisation/fs_immunisation.html.

OMS (2005). Salubrité des aliments et maladies d'origine alimentaire. (Page consultée le 16 mars 2005) http://www.who.int/mediacentre/factsheets/fs237/fr/.

Santé Canada (1998). L'Essentiel des Lignes directrices canadiennes pour les ITS. (Page consultée le 8 juin 2005). http://www.phac-aspc.gc.ca/publicat/std-ITS98hls/pdf/std98htf.pdf.

Santé Canada (1999). Pratiques de base et précautions additionnelles visant à prévenir la transmission des infections dans les établissements de santé. (page consultée le 15 mars 2005). http://www.phac-aspc.gc.ca/publicat/ccdr-rmtc/99vol25/25s4/index_f.html.

Santé Canada (2001). La syphilis infectieuse au Canada. (Page consultée le 22 mars 2005) http://www.phac-aspc.gc.ca/publicat/epiu-aepi/std-ITS/infsyph_f.html.

Santé Canada (2003). Virus du Nil occidental : Stratégie de 2003. (Page consultée le 17 mars 2005). http://www.hc-sc.gc.ca/francais/media/communiques/2003/2003_22bk.htm.

Santé Canada (2004a). Gonorrhée. (Page consultée le 22 mars 2005) http://www.hc-sc.gc.ca/francais/vsv/maladies/gonorrhee.html.

Santé Canada (2004b). Chlamydiose. (Page consultée le 22 mars 2005) http://www.hc-sc.gc.ca/francais/vsv/maladies/chlamydiose.html.

Schacter, J., & Grossman, M. (2001). *Chlamydia.* In Remington, J.S., & Klein, J.O. (Eds.), *Infectious diseases of the fetus and newborn infant.* Philadelphia: W.B. Saunders.

Statistique Canada (2005). Relations sexuelles précoces, utilisation de condoms et ITS. (Page consultée le 8 juin 2005) http://www.statcan.ca/Daily/Francais/050503/q050503a.htm.

Zaragoza, M., Salles, M., Gomez, J., Bayas, J.M., & Trilla, A. (1999). Handwashing with soap or alcoholic solutions? A randomized clinical trial of its effectiveness. *American Journal of Infection Control, 27,* 258–261.

En complément de ce chapitre, vous trouverez sur le Compagnon Web :
- une bibliographie exhaustive ;
- des ressources Internet.

Fonction tégumentaire

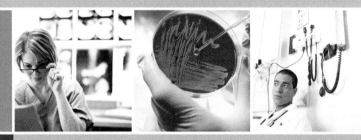

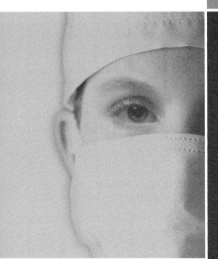

Adaptation française
Isabelle Reeves, inf., Ph.D.
Professeure agrégée,
École des sciences infirmières,
Faculté de médecine et des
sciences de la santé – Université
de Sherbrooke

Évaluation de la fonction tégumentaire

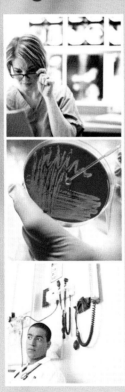

Objectifs d'apprentissage

Après avoir étudié ce chapitre, vous pourrez:

1. Décrire les structures et les fonctions de la peau.

2. Définir la composition et la fonction de chaque couche de la peau : épiderme, derme et tissu sous-cutané.

3. Reconnaître les lésions cutanées primaires et secondaires, ainsi que leur distribution, et les décrire.

4. Reconnaître les lésions cutanées et leurs manifestations courantes associées à la maladie systémique.

5. Décrire le processus normal de vieillissement de la peau et les changements cutanés chez les personnes âgées.

6. Dresser une liste de questions destinées à recueillir des informations durant une évaluation de la peau.

7. Décrire les composantes les plus utiles de l'examen physique durant l'évaluation de la peau, des poils et des ongles.

8. Énumérer les examens paracliniques courants utilisés pour diagnostiquer les affections cutanées.

Il est fréquent de rencontrer des affections cutanées dans la pratique infirmière. En Amérique du Nord, environ 10 % des consultations externes et des visites au cabinet du médecin ont pour cause une affection cutanée. La peau étant un reflet de l'état général de la personne, nombre de maladies systémiques s'accompagnent de manifestations cutanées (Fleischer *et al.*, 2000).

Le stress entraîné par la maladie ou par les difficultés personnelles ou familiales se manifeste souvent par des affections cutanées. De plus, certains traitements peuvent provoquer des démangeaisons subites ou une éruption transitoire chez une personne hospitalisée. Les affections cutanées sont souvent aussi le premier signe de maladies comme l'hépatite ou le cancer.

Anatomie et physiologie

La peau est l'organe le plus étendu du corps humain. C'est une structure indispensable à la vie humaine ; elle protège les organes internes des agressions de l'environnement et participe à plusieurs fonctions vitales. Elle est en continuité avec les muqueuses au niveau des orifices naturels des voies digestives, respiratoires et urogénitales. Les atteintes à l'intégrité de la peau étant très apparentes, il est fréquent qu'elles constituent la raison première d'une consultation.

ANATOMIE DE LA PEAU, DES POILS, DES ONGLES ET DES GLANDES

La peau est formée de trois couches : l'épiderme, le derme et le tissu sous-cutané (figure 58-1 ■). L'épiderme est la couche la plus superficielle. Il est formé de cellules épithéliales stratifiées et se compose principalement de kératinocytes. Son épaisseur varie entre 0,1 mm sur les paupières et 1 mm sur la paume des mains et la plante des pieds. L'épiderme se subdivise en quatre couches distinctes : la couche basale, la plus profonde, puis la couche granuleuse, la couche claire et la couche cornée, la plus superficielle. Les cellules deviennent de plus en plus matures et elles ont des fonctions de plus en plus précises.

Épiderme

L'épiderme se compose d'une couche externe, la couche malpighienne, qui est contiguë aux muqueuses et au revêtement des conduits auditifs. Celle-ci est constituée de cellules vivantes et recouverte à sa surface de cellules mortes (kératinocytes) provenant du derme. Elle se renouvelle presque entièrement toutes les 3 à 4 semaines. Les kératinocytes morts contiennent une grande quantité de **kératine**, une protéine insoluble et résistante qui forme la barrière externe de la peau ; celle-ci est capable de repousser les agents pathogènes et de prévenir une évaporation excessive de l'eau contenue dans l'organisme. La kératine est le principal agent durcissant des ongles et des poils.

Les **mélanocytes** sont des cellules de l'épiderme dont le rôle essentiel est de produire la **mélanine**, le pigment qui détermine la couleur de la peau et des cheveux. Plus la peau est riche en mélanine, plus elle est foncée. La peau très foncée des personnes d'origine africaine et certaines parties du corps (comme les mamelons) chez les individus à la peau claire d'origine caucasienne renferment beaucoup de mélanine. La couleur de la peau peut aller du rose pâle au brun foncé ou au noir presque pur. Certaines maladies systémiques modifient la couleur de la peau. Par exemple, l'hypoxie se manifeste par une coloration bleuâtre, l'ictère par une coloration jaune verdâtre, et la fièvre et l'inflammation par une coloration rouge (tableau 58-1 ■).

VOCABULAIRE

Alopécie : perte de cheveux.

Cellules de Merkel : cellules de l'épiderme participant à la transmission de la perception sensorielle.

Dermatose (ou dermite) : état anormal de la peau.

Érythème : rougeur de la peau due à la dilatation des capillaires.

Glandes sébacées : glandes du derme qui sécrètent le sébum, une substance qui protège la peau.

Hirsutisme : croissance excessive du système pileux.

Hyperpigmentation : augmentation de la concentration de mélanine dans la peau qui accroît la pigmentation.

Hypopigmentation : diminution de la concentration de mélanine dans la peau qui réduit la pigmentation.

Kératine : protéine insoluble et fibreuse formant la couche superficielle de la peau.

Lichénification : épaississement anormal de la peau qui lui confère l'aspect du cuir.

Lumière de Wood : lumière de couleur bleue utilisée dans le diagnostic des affections cutanées.

Mélanine : pigment qui colore la peau.

Mélanocytes : cellules de la peau qui produisent la mélanine.

Papilles du derme (ou pédicelles d'insertion) : ondulations et sillons apparaissant à la jonction dermoépidermique et qui cimentent les deux couches cutanées.

Pétéchies : taches rouges localisées apparaissant sur la peau, causées par de petites hémorragies sous-cutanées.

Phase anagène : phase active de la croissance des cheveux.

Sébum : sécrétion lipidique des glandes sébacées.

Télangiectasie : marques rouges sur la peau causées par la dilatation des vaisseaux sanguins superficiels.

Vitiligo : affection localisée ou étendue qui se caractérise par la destruction des mélanocytes dans des régions circonscrites de la peau, ce qui engendre des taches blanches.

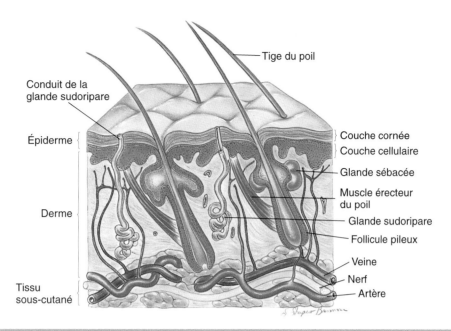

Tige du poil

Conduit de la
glande sudoripare

Épiderme

Couche cornée
Couche cellulaire

Glande sébacée

Muscle érecteur
du poil

Derme

Glande sudoripare

Follicule pileux

Veine

Nerf

Tissu
sous-cutané

Artère

FIGURE **58-1** ■ Structures anatomiques de la peau. Source : L.S. Bickley et R.A. Hoekelman (2003). *Bates' guide to physical examination and history taking* (8ᵉ éd.). Philadelphie: Lippincott Williams & Wilkins.

La production de mélanine est régulée par une hormone sécrétée par l'hypothalamus, la *mélanostimuline* (MSH). La mélanine est capable d'absorber les rayons ultraviolets.

Les autres cellules de l'épiderme sont notamment les cellules de Merkel et les cellules de Langerhans. Les **cellules de Merkel** sont des récepteurs qui transmettent des stimuli à l'axone par une synapse chimique. Les cellules de Langerhans jouent un rôle important dans la réponse du système immunitaire cutané. Ces cellules accessoires du système immunitaire transforment les antigènes envahisseurs et les acheminent jusqu'au système lymphatique, ce qui active les lymphocytes T.

L'épiderme n'est pas identique sur toutes les parties du corps. Il est plus épais et contient davantage de kératine sur la paume des mains et la plante des pieds. Le frottement peut provoquer un épaississement de l'épiderme se manifestant par des callosités, qui se forment le plus souvent sur les mains et les pieds.

À la jonction dermoépidermique, on observe des ondulations et des sillons appelés **papilles du derme** ou **pédicelles d'insertion**. C'est à ce niveau que se font les échanges d'éléments nutritifs essentiels entre les deux couches. Le contact entre le derme et l'épiderme produit de fins sillons à la surface de la peau. Aux extrémités des doigts, ces sillons se nomment *empreintes digitales*. Celles-ci diffèrent d'une personne à l'autre et sont un trait caractéristique de chaque individu. Elles sont virtuellement immuables.

Derme

Le derme forme la majeure partie de la peau et lui procure force et structure. Il est composé de deux couches : le stratum papillaire et le stratum réticulaire. Le stratum papillaire se trouve directement sous l'épiderme et se compose principalement de fibroblastes, qui assurent la synthèse du collagène, une composante du tissu conjonctif. Le stratum réticulaire se situe sous le stratum papillaire ; il produit également des faisceaux de fibres élastiques de collagène. Le derme contient des vaisseaux sanguins et lymphatiques, des nerfs, des glandes sudoripares et sébacées ainsi que les racines des poils. On qualifie souvent le derme de « vraie peau ».

Tissu sous-cutané

Le tissu sous-cutané, ou hypoderme, est la couche la plus profonde de la peau. Il se compose essentiellement de tissu adipeux, qui sert de coussin entre les couches de la peau, les muscles et les os. Il assure la souplesse de la peau, définit la silhouette et sert d'isolant au corps. La quantité de tissu adipeux et sa répartition varient selon le sexe, ce qui explique en partie les différences dans la silhouette de l'homme et de la femme. La suralimentation entraîne une accumulation croissante de graisse sous la peau. Le tissu sous-cutané et le tissu adipeux jouent un rôle important dans la régulation de la température corporelle.

Poils

Les poils sont disséminés sur toute la surface cutanée, sauf sur la paume des mains et la plante des pieds. Ils sont formés d'une racine implantée dans le derme et d'une tige qui sort à la surface de la peau. Ils poussent dans une cavité nommée *follicule pileux*. La prolifération de cellules dans le bulbe entraîne la croissance des poils (figure 58-1).

La croissance des poils est cyclique, et sa vitesse varie selon la nature du poil. Les poils de la barbe sont ceux qui poussent le plus rapidement. Viennent ensuite les cheveux, les poils des aisselles et des jambes et, enfin, les sourcils. Les cheveux passent successivement par une phase de croissance (**phase anagène**), qui dure jusqu'à 6 ans, et une phase de repos (phase télogène), qui dure 4 mois et qui aboutit

Manifestations cutanées des maladies systémiques

TABLEAU
58-1

Les manifestations cutanées courantes associées aux maladies systémiques sont notamment les suivantes : *prurit* (démangeaisons), qui peut provenir d'une néphropathie chronique ; gale ; pédiculose (poux) ; ictère obstructif ; maladie de Hodgkin ou hématosarcome ; réactions à un médicament ; *pâleur*, qui indique une anémie ou une affection cardiopulmonaire ; et *épaississement* et *durcissement* de la peau, comme dans le cas de la sclérodermie ou de la dermatomyosite.

	Manifestation	Maladie systémique
Plaque	Plaques squameuses (sur la face antérieure du genou)	Psoriasis
Ecchymose Purpura	Ecchymose (bleu) et purpura (hémorragie intracutanée)	Anomalie plaquettaire, fragilité des vaisseaux sanguins
Dermite	Urticaire (papules)	Infections, réactions allergiques
Papule ortifiée Nodule	Lésions cutanées : plaques ou nodules violacés ou brun foncé	Sarcome de Kaposi
Macule	Taches maculaires café au lait	Phacomatose, comme dans la neurofibromatose (maladie de von Recklinghausen)
Lésion ulcéreuse	Chancre indolore ou lésion ulcéreuse	Syphilis

à la chute du cheveu. Durant la phase télogène, le corps perd des poils. Le follicule pileux revient spontanément à la phase anagène après la chute du poil ou l'épilation. On trouve des poils en phase de croissance et des poils en phase de repos sur tout le corps. Normalement, environ 90 % des 100 000 follicules pileux d'un cuir chevelu normal sont en phase anagène, et on perd de 50 à 100 cheveux chaque jour.

Sur le côté du follicule pileux se trouve un petit renflement renfermant les cellules souches qui migrent vers la racine du follicule et entament le cycle de reproduction de la tige capillaire. On a découvert que ces renflements contiennent aussi les cellules souches qui migrent vers le haut pour reproduire la peau (Jaworski et Gilliam, 1999). Ce phénomène permet la réépithélialisation à la suite de blessures. Lorsqu'une inflammation endommage la racine du poil, une nouvelle croissance est possible. Mais si l'inflammation endommage le côté du renflement, les cellules souches sont détruites et le poil ne pousse plus.

Les hormones sexuelles assurent la croissance des poils dans certaines parties du corps. Ainsi, les hormones mâles (androgènes) régissent la croissance des poils sur le visage (barbe et moustache), la poitrine et le dos. Certaines femmes qui ont des concentrations élevées de testostérone ont des poils sur des parties du corps normalement imberbes (par exemple visage, poitrine et bas de l'abdomen). Il s'agit souvent d'une modification génétique normale. Si ce phénomène s'accompagne de règles irrégulières et d'un changement de poids, il peut indiquer un déséquilibre hormonal.

La fonction des poils diffère selon la partie du corps où ils sont situés. Les cils et les sourcils, ainsi que les poils des narines et des oreilles, protègent de la poussière, des insectes et des débris atmosphériques. Chez les animaux, les poils servent d'isolant thermique. Sous l'effet du froid ou de la peur, on observe une horripilation (érection des poils) due à la contraction de minuscules muscles érecteurs rattachés aux follicules pileux. Chez les êtres humains, cette réaction est probablement un vestige hérité de nos lointains ancêtres.

Le poil doit sa coloration à la quantité de mélanine que renferme sa tige. Les cheveux gris ou blancs sont le résultat d'une perte de pigmentation. Certains troubles endocriniens peuvent affecter la quantité et la répartition des poils. Par exemple, le syndrome de Cushing provoque un **hirsutisme** (développement excessif du système pileux, surtout chez la femme), et l'hypothyroïdie (ralentissement de la fonction thyroïdienne) entraîne des modifications de la texture des poils. Certains traitements anticancéreux (chimiothérapie et radiothérapie) provoquent un amincissement et une chute partielle ou complète des cheveux (**alopécie**) et des poils.

Ongles

Sur la face dorsale des doigts et des orteils, la peau est recouverte d'une lame rigide et translucide faite de kératine qu'on appelle *ongle.* La croissance de l'ongle débute à la racine. La racine de l'ongle se situe dans un repli cutané appelé *cuticule.* L'ongle a pour fonction de préserver l'extrême sensibilité des doigts et des orteils et de permettre aux doigts d'accomplir des actions exigeant beaucoup de dextérité, comme saisir de petits objets.

La croissance des ongles se poursuit toute la vie. La croissance moyenne est de 0,1 mm par jour. La croissance des ongles de la main est plus rapide que celle des ongles des orteils. Elle ralentit avec l'âge. Le renouvellement complet des ongles de la main prend environ 170 jours, et celui des orteils de 12 à 18 mois.

Glandes

Il y a deux types de glandes cutanées: les glandes sébacées et les glandes sudoripares (figure 58-1). Les **glandes sébacées** sont reliées aux follicules pileux; elles déversent dans l'espace situé entre le follicule et la tige du poil un mélange huileux appelé **sébum.** Cette substance a pour fonction de lubrifier les poils, et d'assouplir et d'adoucir la peau. Le sébum possède également des propriétés bactéricides et antifongiques.

Les glandes sudoripares se retrouvent sur presque toute la surface du corps, mais sont particulièrement abondantes sur la paume des mains et la plante des pieds. Seuls le gland du pénis, les lèvres, l'oreille externe et le lit de l'ongle en sont dépourvus. Ces glandes se subdivisent en deux catégories: les glandes eccrines et les glandes apocrines.

Les glandes eccrines sont présentes sur tout le corps; leurs canaux débouchent directement à la surface de la peau. La *sueur,* sécrétion aqueuse claire, se forme dans la partie basale enroulée des glandes eccrines et est libérée dans leur lumière étroite. La sueur se compose principalement d'eau et renferme environ deux fois moins de sel que le plasma sanguin. Les glandes eccrines libèrent la sueur en réaction à une élévation de la température ambiante ou de la température corporelle, à un débit régi par le système nerveux sympathique. La douleur et le stress peuvent provoquer une transpiration excessive sur la paume des mains, la plante des pieds, les aisselles et le front.

Les glandes apocrines sont plus volumineuses que les glandes eccrines et, contrairement à ces dernières, leurs sécrétions renferment des débris de cellules sécrétrices. On trouve des glandes apocrines dans les parties suivantes du corps: aisselles, région anale, scrotum et grandes lèvres. Leurs canaux s'ouvrent généralement dans les follicules pileux. Les glandes apocrines deviennent actives à la puberté. Chez la femme, elles augmentent de volume au cours du cycle menstruel. Les glandes apocrines sécrètent une sueur laiteuse dont la dégradation est parfois assurée par des bactéries, ce qui produit une odeur caractéristique sous les aisselles. L'oreille externe renferme les *glandes à cérumen,* des glandes apocrines dont la fonction est de sécréter une cire appelée cérumen.

FONCTIONS DE LA PEAU

Protection

La peau protège la plus grande partie du corps. Elle n'a pas plus de 1 mm d'épaisseur, mais procure une protection très efficace contre les bactéries et d'autres substances étrangères. Dans les régions où elle est plus épaisse (paume des mains et plante des pieds), elle protège des effets du frottement.

L'épiderme, la couche superficielle de la peau, se compose de différentes couches de kératinocytes, lesquels changent de caractéristiques à mesure qu'ils migrent vers la surface. La couche cornée, la couche la plus superficielle de l'épiderme, protège des pertes d'eau, des agressions de l'environnement (substances chimiques, microbes) et des morsures d'insectes.

De nombreux lipides sont synthétisés dans la couche cornée et assurent la fonction de protection de cette couche. Il s'agit de lipides à longue chaîne qui résistent mieux à l'eau que les phospholipides. La présence de ces lipides dans la couche cornée crée une barrière relativement imperméable qui prévient les pertes d'eau et la pénétration de toxines, de microbes et d'autres substances qui entrent en contact avec la surface de la peau.

Certaines substances réussissent à pénétrer dans la peau, mais n'arrivent pas à s'infiltrer dans les canaux situés entre les couches de cellules de la couche cornée. Les microbes et les champignons, qui font partie de la flore normale de l'organisme, ne peuvent pas pénétrer dans la peau, sauf en cas de lésion de la barrière cutanée.

La jonction dermoépidermique constitue la couche de base; elle est composée de collagène. Cette couche de base assure quatre fonctions: elle contribue à l'organisation tissulaire et à la régénération; elle offre une perméabilité sélective pour la filtration du sérum; elle sert de barrière physique entre différents types de cellules; et elle adhère à l'épithélium avec les couches de cellules sous-jacentes.

Sensibilité

La stimulation des terminaisons nerveuses de la peau nous permet de percevoir constamment les conditions de notre environnement immédiat, et de sentir la chaleur, la douleur et les pressions légères ou fortes. Des terminaisons nerveuses différentes répondent à chacun de ces stimuli. Les terminaisons nerveuses sont réparties dans tout le corps, mais elles sont plus abondantes à certains endroits comme le bout des doigts.

Hydratation

La couche cornée (la couche superficielle de l'épiderme) peut absorber de l'eau, ce qui empêche une perte excessive d'eau et d'électrolytes et l'assèchement des tissus sous-cutanés. Quand la peau subit d'importantes lésions, comme dans les cas de brûlures graves, on observe une perte rapide d'importantes quantités de liquides et d'électrolytes pouvant entraîner un collapsus cardiovasculaire (état de choc) et la mort.

La peau n'est pas complètement imperméable à l'eau. Elle laisse normalement s'échapper par évaporation continue de petites quantités d'eau, environ 600 mL par jour chez un adulte en bonne santé. C'est ce qu'on appelle la *perspiration insensible*. Cette dernière augmente en fonction de la température corporelle (notamment en cas de fièvre) et de la température ambiante. À la suite d'une immersion dans l'eau, la peau peut retenir jusqu'à trois ou quatre fois son poids en eau, ce qui se traduit par le gonflement qu'on observe après un bain prolongé.

Thermorégulation

L'énergie créée par le métabolisme des aliments permet à l'organisme de produire de la chaleur de façon constante. Cette chaleur se dissipe principalement par la peau, à travers trois mécanismes: (1) la radiation transmet la chaleur du corps à un objet moins chaud se trouvant à distance; (2) la conduction transmet la chaleur au contact d'un objet contigu moins chaud; et (3) la convection éloigne les molécules d'air chaud autour du corps.

L'évaporation au niveau de la peau favorise la perte de chaleur par conduction. La chaleur est amenée à la surface de la peau dans des molécules d'eau qui sont soumises à l'évaporation. L'eau qui atteint la surface peut provenir de la perspiration insensible, de la transpiration ou du milieu ambiant.

Normalement, les trois mécanismes contribuent à la perte de chaleur mais, lorsque la température ambiante est très élevée, la radiation et la convection perdent leur efficacité, et la chaleur se dissipe uniquement par évaporation.

Dans des conditions normales, la chaleur produite par le métabolisme est entièrement compensée par les pertes de chaleur, et la température interne de l'organisme se maintient constamment aux environs de 37 °C. La vitesse à laquelle la chaleur se dissipe dépend essentiellement de la température superficielle de la peau, qui est elle-même fonction de l'irrigation par le sang. Dans des conditions normales, la quantité totale de sang qui circule dans la peau est d'environ 450 mL par minute, ou de 10 à 20 fois la quantité de sang indispensable pour fournir les métabolites et l'oxygène nécessaires. Le débit du sang qui circule dans ces vaisseaux est essentiellement régi par le système nerveux sympathique. Un accroissement de l'apport sanguin cutané entraîne une augmentation de la température de la peau, ainsi qu'une accélération de la vitesse à laquelle le corps perd sa chaleur. À l'inverse, une diminution de l'apport sanguin cutané entraîne une baisse de la température de la peau, ce qui favorise la conservation de la chaleur. Dès que la température corporelle commence à baisser, comme cela se produit par temps froid, on observe une vasoconstriction de la peau, ce qui réduit les pertes de chaleur.

La transpiration est un autre mécanisme de thermorégulation. Pour transpirer, le corps doit atteindre une température supérieure à 37 °C, quelle que soit la température de la peau. Une chaleur ambiante excessive peut entraîner des pertes d'eau de l'ordre de 1 L par heure. Dans certaines circonstances (par exemple sous l'effet d'un stress émotionnel), la transpiration peut résulter d'un réflexe totalement étranger à la thermorégulation.

Production de vitamines

Exposée aux rayons ultraviolets, la peau transforme des substances nécessaires à la synthèse de la vitamine D (cholécalciférol). La vitamine D est essentielle dans la prévention du rachitisme, une maladie qui entraîne des déformations osseuses. Cette affection est le résultat d'une carence en vitamine D, en calcium et en phosphore.

Fonction de la réponse immunitaire

Certaines recherches (Demis, 1998) ont révélé que liverses cellules dermiques (cellules de Langerhans, kératinocytes produisant de l'interleukine 1 et lymphocytes T) et trois variétés d'antigènes leucocytaires humains (marqueurs protéiques sur les leucocytes indiquant le type de cellule) constituent d'importants éléments du système immunitaire. On s'attend à ce que des recherches en cours permettent de définir clairement le rôle de ces cellules dermiques dans la fonction immunitaire.

Particularités reliées à la personne âgée

La peau subit de nombreux changements physiologiques associés au processus normal du vieillissement. Ceux-ci peuvent se manifester prématurément chez les personnes qui se sont exposées exagérément au soleil, qui ont des maladies systémiques, qui souffrent de malnutrition ou qui prennent certains médicaments (par exemple corticostéroïdes). Ces changements physiologiques accroissent la vulnérabilité aux lésions et à certaines maladies. Les affections de la peau sont courantes chez les personnes âgées.

Avant d'effectuer un examen de la peau, l'infirmière doit connaître les principales altérations cutanées liées au vieillissement, notamment la sécheresse, les rides, les altérations de la pigmentation et différentes lésions prolifératives. Les changements cellulaires associés au vieillissement comprennent l'amincissement de la jonction dermoépidermique, qui entraîne une diminution des points d'ancrage entre les deux couches cutanées. Ainsi, une lésion ou un stress, même légers, peuvent détacher l'épiderme du derme. Le phénomène de vieillissement entraîne une vulnérabilité accrue de la peau aux traumatismes. Avec l'âge, l'épiderme et le derme s'amincissent et s'aplatissent, ce qui crée des rides, des affaissements et des plis cutanés (figure 58-2 ■).

La perte d'élastine et de collagène du tissu sous-cutané et de la masse adipeuse sous-cutanée réduit la protection et le coussin des tissus sous-jacents et des organes, diminue le tonus musculaire et altère les propriétés isolantes du tissu adipeux.

Le vieillissement a aussi pour effet de ralentir le renouvellement cellulaire. À mesure que les couches dermiques s'amincissent, la peau se fragilise et devient transparente. L'apport sanguin dans la peau subit aussi des changements avec l'âge. Les vaisseaux, surtout les capillaires, diminuent en nombre et en taille. Ces changements vasculaires retardent le processus de guérison des plaies chez les personnes âgées.

Les glandes sudoripares et sébacées sont moins nombreuses et perdent leurs capacités fonctionnelles, ce qui rend la peau sèche et rugueuse. On croit aussi que la baisse de la production d'androgène amoindrit la capacité fonctionnelle des glandes sébacées.

La croissance des poils diminue avec l'âge, en particulier sur les jambes et le cou-de-pied. Les cheveux deviennent plus clairsemés, et les poils des aisselles et du pubis se raréfient. La fonction protectrice, la perception sensorielle et la régulation thermique sont également touchées par le vieillissement.

Le photovieillissement est l'altération de la peau causée par une exposition excessive au soleil. Les personnes qui, par obligation ou par goût (ouvriers du bâtiment, sauveteurs, adeptes du bronzage), ont passé au cours de leur vie de nombreuses heures au soleil, sans protection, présentent souvent des rides profondes, une perte d'élasticité marquée, des taches, une atrophie cutanée et des lésions, bénignes ou malignes.

De nombreuses lésions cutanées font partie du processus normal de vieillissement. Il est important de savoir les reconnaître pour rassurer la personne. Certaines lésions cutanées qui se manifestent normalement avec le vieillissement sont présentées dans l'encadré 58-1 ■. Ces lésions ne nécessitent pas de soins particuliers, à moins que la peau ne devienne infectée ou irritée, ou que la personne n'en soit incommodée.

Examen clinique

ANAMNÈSE ET MANIFESTATIONS CLINIQUES

Lorsqu'elle soigne une personne souffrant d'une affection cutanée, l'infirmière peut obtenir d'importants renseignements en établissant son profil, ainsi qu'en l'observant directement. L'aptitude à effectuer l'examen physique ainsi qu'une connaissance de l'anatomie et des fonctions de la

ENCADRÉ 58-1

Lésions cutanées bénignes associées au vieillissement

- Taches rubis
- Raréfaction des poils, particulièrement sur la tête et le pubis
- Dyschromie (changements de pigmentation)
  - Taches de vieillesse
  - Mélasme (coloration foncée de la peau)
  - Lentigo (taches de rousseur)
- Névrodermite (zones prurigineuses)
- Kératoses séborrhéiques (taches brunes et croûteuses)
- Angiomes stellaires
- Télangiectasie (marques rouges sur la peau causées par la dilatation des vaisseaux sanguins superficiels)
- Rides
- Xérose (sécheresse)
- Xanthélasma (amas cireux jaunâtres sur les paupières supérieures et inférieures)

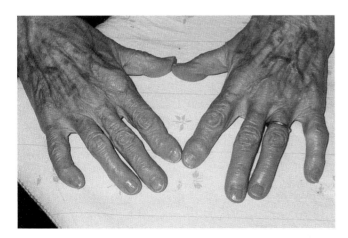

FIGURE 58-2 ■ Mains présentant des taches, des rides et des plis associés au vieillissement de la peau; la transparence est associée à la diminution de l'épaisseur du derme.

peau permettront à l'infirmière de reconnaître les affections cutanées, de les décrire lorsqu'elle inscrit des notes dans le dossier de la personne et d'en informer les autres intervenants.

Au cours de l'anamnèse, l'infirmière s'informe des antécédents d'allergies cutanées, de réactions aux aliments et aux produits chimiques, de lésions cutanées et de cancer de la peau chez la personne et ses proches. Elle doit noter le nom de tout cosmétique, savon, shampoing, bijou (en métal) ou autre produit d'hygiène personnelle dont l'utilisation aurait causé une affection cutanée récente chez la personne. Elle recueille les informations pertinentes sur l'apparition, les signes et symptômes, le siège et la durée de la douleur, des démangeaisons, de l'éruption ou de tout autre malaise ressenti par la personne. Une liste de questions permettant d'obtenir les renseignements appropriés figure dans l'encadré 58-2 ■.

EXAMEN PHYSIQUE

L'examen doit porter sur toute la surface de la peau, y compris sur les espaces interdigitaux des mains et des pieds, les muqueuses, le cuir chevelu et les ongles. La peau étant le reflet de l'état général de la personne, son altération traduit souvent une maladie organique. Pour examiner la peau, on procède généralement à un examen visuel et à une palpation, qui doivent se faire dans une pièce bien éclairée et bien chauffée. On peut utiliser une lampe-stylo pour mettre les lésions en évidence. Si la peau présente des éruptions ou des lésions, on doit porter des gants durant l'examen. Toutefois, on doit éviter de faire sentir à la personne que sa peau ne peut pas être touchée. En touchant les lésions de la personne, l'infirmière montre qu'elle l'accepte.

État général

On établit d'abord l'état général de la peau en observant sa coloration, sa température, sa moiteur, sa sécheresse, sa texture (rugueuse ou douce), ses lésions, sa vascularité et sa souplesse ; de la même façon, on observe les cheveux et les ongles. On palpe ensuite la peau pour en évaluer la souplesse et l'élasticité, et déterminer la présence d'un œdème.

La coloration de la peau varie d'une personne à l'autre. Elle peut aller de l'ivoire au brun foncé ou au noir presque pur. La pigmentation est plus foncée sur les parties du corps non recouvertes par les vêtements, surtout dans les pays ensoleillés et chauds. La vasodilatation provoquée par la fièvre, les coups de soleil et l'inflammation donne à la peau une couleur rosée ou rougeâtre. À l'inverse, la pâleur provient d'une absence ou d'une baisse de l'apport sanguin et s'observe surtout dans les conjonctives ou autour de la bouche.

La cyanose (coloration bleuâtre) indique une hypoxie ; on l'observe aux extrémités : lit de l'ongle, lèvres et muqueuses. La teinte jaune est due parfois à un ictère et est directement reliée à une hausse du taux de bilirubine ; il est fréquent qu'on l'observe d'abord au niveau de la conjonctive et des muqueuses (figure 58-3 ■).

Érythème

L'**érythème** est une rougeur de la peau causée par la congestion des capillaires. Chez les personnes à la peau claire, l'érythème

EXAMEN CLINIQUE

Affections cutanées

Les questions suivantes permettront de recueillir les données pertinentes :

- Quand avez-vous observé ce changement cutané pour la première fois (début, durée, intensité) ?
- Est-ce la première fois ?
- Avez-vous observé d'autres symptômes ?
- À quel endroit ce changement s'est-il d'abord manifesté ?
- À quoi ressemblait l'éruption ou la lésion quand vous l'avez remarquée ?
- Comment s'est-elle propagée, et en combien de temps ?
- Avez-vous ressenti des démangeaisons, des brûlures, des picotements ou des fourmillements, ou une perte de sensibilité ?
- Avez-vous une idée de ce qui a provoqué cette éruption ou cette lésion ?
- Avez-vous par le passé souffert de rhume des foins, d'asthme, d'urticaire, d'eczéma ou d'autres allergies ?
- Le contact de certaines substances avec votre peau provoque-t-il une éruption ?
- L'affection s'aggrave-t-elle à certains moments de la journée ou de l'année ?
- Un membre de votre famille souffre-t-il d'affections cutanées ou d'éruptions ?
- L'éruption est-elle apparue après que vous avez mangé certains aliments ? Si oui, lesquels ?
- Aviez-vous récemment consommé de l'alcool ?
- D'après vous, l'apparition de l'éruption ou de la lésion a-t-elle fait suite à un événement particulier ?
- Prenez-vous des médicaments ? Si oui, lesquels ?
- Quels produits médicamenteux (pommade, crème, baume) avez-vous appliqués sur la lésion (y compris les médicaments en vente libre) ?
- Quels produits pour la peau ou quels produits cosmétiques utilisez-vous ?
- En quoi consiste votre travail ?
- Qu'est-ce qui, dans votre environnement immédiat (plantes, animaux, produits chimiques, infections), aurait pu provoquer cette éruption ? Y a-t-il eu des changements dans votre environnement ?
- Comment cette affection influe-t-elle sur votre vie ?
- Y a-t-il d'autres points que vous aimeriez aborder à propos de votre affection cutanée ?

est facile à observer où qu'il soit sur le corps. Pour déterminer la présence d'une inflammation, on palpe la peau pour déceler une augmentation de la chaleur, la présence d'un œdème ou une induration (par exemple infiltration intracellulaire). Chez les personnes à la peau foncé, l'érythème est parfois difficile à dépister, car la peau prend une couleur rouge grisâtre.

Démangeaisons

En cas de prurit (démangeaisons), on demande à la personne de préciser quelle est la zone affectée. On tend légèrement la peau pour diminuer la rougeur et mettre l'éruption en

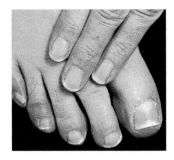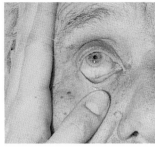

FIGURE **58-3** ■ Exemples de modifications de la pigmentation de la peau : coloration bleuâtre de la cyanose (*à gauche*) et teint jaune de l'ictère (*à droite*).

évidence. Pour faire ressortir l'éruption, on peut éclairer la peau latéralement à l'aide d'une lampe-stylo. On détermine les différences de texture en palpant légèrement la peau avec le bout des doigts. Les contours de l'éruption peuvent être palpables. On examine aussi la bouche et les oreilles. (La rubéole et la rougeole font parfois apparaître des plaques rouges sur le bord du pavillon de l'oreille.) On prend la température de la personne et on palpe les aires ganglionnaires lymphatiques.

Cyanose

La cyanose se manifeste par une coloration bleuâtre due au manque d'oxygène dans le sang. Elle se manifeste lors d'un état de choc ou d'une insuffisance respiratoire ou circulatoire. Chez les personnes à la peau claire, on remarque cette teinte bleuâtre sur les lèvres, le bout des doigts et le lit de l'ongle. La cyanose peut également se manifester par une peau froide et moite, un pouls rapide et filant et une respiration rapide et superficielle. On doit examiner la conjonctive palpébrale à la recherche d'une pâleur ou de **pétéchies** (petites taches hémorragiques sur la peau).

Chez une personne à la peau foncée, la cyanose donne généralement à la peau une couleur grisâtre. Pour déceler la cyanose, on examine le pourtour de la bouche, les lèvres, la partie saillante des joues et le lobe des oreilles.

Modifications de la pigmentation

Presque tous les processus qui se produisent sur la peau causent une modification de la pigmentation. Par exemple, l'**hypopigmentation** (diminution de la quantité de mélanine entraînant une perte de pigmentation) peut être causée par une affection fongique, l'eczéma ou le **vitiligo** (affection qui se caractérise par la destruction des mélanocytes dans des régions plus ou moins importantes du corps et cause des taches blanches). L'**hyperpigmentation** (augmentation de la quantité de mélanine entraînant une augmentation de la pigmentation) peut se manifester à la suite d'une maladie ou d'une atteinte cutanée (par exemple une atteinte post-inflammatoire), après un érythème solaire ou à cause du vieillissement.

Les modifications de la pigmentation touchent davantage les personnes dont la peau est foncée ; elles constituent chez elles une source de préoccupation plus grande, car elles sont

plus visibles. Certaines variations dans la pigmentation sont considérées comme normales, notamment l'hyperpigmentation du sillon nasal, les stries pigmentées des ongles et les taches sur la conjonctive de l'œil. Certaines variations de pigmentation sont héréditaires.

Variations de la couleur de la peau chez les personnes à la peau foncée

Chez les personnes dont la peau est foncée, la couleur de la peau connaît des variations qui sont en grande partie déterminées par l'hérédité. Elle peut être claire, moyennement foncée ou foncée. La production de mélanine est plus rapide et abondante chez les personnes à la peau foncée que chez les personnes à la peau claire. Une peau foncée saine a un fond rougeâtre ou un ton nuancé. La muqueuse buccale, la langue, les lèvres et les ongles sont normalement rosés. La pigmentation peut modifier l'apparence des lésions, qui seront noires, violettes ou grises, et non brun clair ou rouges, comme chez les personnes à la peau claire. Après une blessure ou une inflammation, le pigment foncé réagit en se décolorant. De plus, après une inflammation, il est plus fréquent de noter une hyperpigmentation chez les personnes à la peau foncée que chez les personnes à la peau claire. Cette hyperpigmentation finit par s'estomper au bout de quelques mois ou d'un an.

En général, les personnes à la peau foncée souffrent des mêmes affections cutanées que les personnes à la peau claire. Toutefois, elles sont moins sujettes au cancer de la peau, mais plus susceptibles de présenter des chéloïdes et des troubles dus à une occlusion des follicules pileux.

Les modifications de la pigmentation chez les personnes à la peau claire et chez les personnes à la peau foncée sont résumées dans le tableau 58-2 ■. Des directives précises pour l'examen des peaux claires et des peaux foncées figurent dans la section suivante.

Lésions cutanées

Les lésions cutanées constituent l'affection dermatologique la plus courante. Leur taille, leur forme et leurs causes varient. On les classe selon leur apparence et leur origine. On distingue les lésions cutanées primaires, qui sont des lésions initiales propres à une maladie, des lésions secondaires, qui ont des causes externes (par exemple grattage, traumatisme, infection ou cicatrice). En fonction de leur stade d'évolution, les lésions sont classées selon leur type (primaire ou secondaire) et leur aspect (encadré 58-3 ■).

Un examen préliminaire de l'éruption ou des lésions permet d'établir le type de **dermatose** (c'est-à-dire l'état anormal de la peau) et de déterminer si les lésions sont primaires ou secondaires. Simultanément, on note la distribution des lésions, car certaines d'entre elles touchent des endroits bien précis sur le corps et ont une forme particulière (figures 58-4 ■ et 58-5 ■). Pour déterminer l'étendue de l'éruption, on compare les côtés droit et gauche du corps et on note la couleur et l'aspect des lésions. On palpe ensuite les lésions pour en déterminer la texture, la forme et les contours, et on note si elles sont molles et remplies de liquide, ou dures et adhérentes aux tissus environnants.

TABLEAU
58-2

Modifications de la pigmentation de la peau claire et de la peau foncée

Étiologie	Peau claire	Peau foncée
PÂLEUR		
■ Anémie: baisse de l'hématocrite ■ État de choc: diminution de l'irrigation, vasoconstriction	Pâleur généralisée	La peau brune prend une teinte brun-jaune mate; la peau brun foncé prend une teinte gris cendré mate. (Observer les régions les moins pigmentées: conjonctive, muqueuses.)
■ Insuffisance artérielle locale	Pâleur marquée et localisée (des membres inférieurs, en particulier quand ils sont surélevés)	Gris cendré, mate; froide à la palpation
■ Albinisme: absence totale de mélanine	Rose blanchâtre	Brun clair, crème, blanche
■ Vitiligo: maladie caractérisée par la destruction des mélanocytes dans des zones circonscrites de la peau (peut être localisée ou étendue)	Taches irrégulières d'un blanc laiteux, souvent bilatéralement symétriques	Taches irrégulières d'un blanc laiteux, souvent bilatéralement symétriques
CYANOSE		
■ Augmentation de la quantité d'hémoglobine non oxygénée	Bleu cyan	Foncée, mais mate et terne; seule la cyanose grave est apparente sur la peau. (Observer la conjonctive, la muqueuse buccale, les lèvres et le lit des ongles.)
■ Centrale: maladie cardiaque et pulmonaire chronique entraînant une désaturation artérielle	Lit des ongles bleu	Périphérique: exposition au froid, anxiété
ÉRYTHÈME		
■ Hypérémie: accumulation de sang dans une artère engorgée, comme en cas d'inflammation, de fièvre, de consommation d'alcool ou de rougeur	Rouge, rose clair	Teinte violacée, mais difficile à voir. (Palper pour déceler une augmentation de chaleur avec inflammation, peau tendue et durcissement des tissus profonds.)
■ Polyglobulie: augmentation des globules rouges, stase capillaire	Visage, muqueuse buccale, conjonctive, mains et pieds de teinte bleu-rouge	Bien dissimulée par les pigments. (Évaluer la présence de rougeurs sur les lèvres.)
■ Intoxication oxycarbonée (monoxyde de carbone)	Visage et haut du torse de couleur rouge cerise	Lit des ongles, lèvres et muqueuse buccale de couleur rouge cerise
■ Stase veineuse: diminution du débit sanguin, veinules engorgées	Rougeur violet foncé sur les membres	Facilement dissimulée. (Palper pour repérer les zones chaudes ou œdémateuses.)
ICTÈRE		
■ Augmentation de la concentration de bilirubine sérique (> 2-3 mg/100 mL) due à une insuffisance rénale ou à une hémolyse, comme dans le cas de brûlures graves ou de certaines infections	Teinte jaune orangé d'abord sur la conjonctive, le palais dur et les muqueuses, puis sur la peau	Vérifier la conjonctive à la recherche d'une coloration jaune près du limbe; ne pas confondre les dépôts de graisse jaune normaux sous les paupières et l'ictère. (Il est plus facile de déceler l'ictère à la jonction du palais dur et du palais mou et sur la paume des mains.)
■ Caroténémie: taux accru de carotène sérique dû à l'ingestion de grandes quantités d'aliments riches en carotène	Teinte jaune orangé sur le front, la paume des mains, la plante des pieds et les sillons nasogéniens; la conjonctive et les muqueuses ne jaunissent pas.	Teinte jaune orangé sur la paume des mains et la plante des pieds
■ Urémie: insuffisance rénale entraînant une rétention de pigments urochromes dans le sang	Pâleur généralisée de teinte vert orangé ou grise caractéristique de l'anémie; il peut aussi y avoir des ecchymoses et du purpura.	Difficile à déceler. (Se fier aux résultats cliniques et aux résultats de laboratoire.)

Étiologie	Peau claire	Peau foncée
MALADIE BRONZÉE		
■ Maladie d'Addison : insuffisance en cortisol stimulant la production de mélanine	Apparence hâlée, bronzée ; plus visible autour des mamelons, du périnée, des organes génitaux et aux points de pression (intérieur des cuisses, fesses, coudes, aisselles)	Difficile à déceler. (Se fier aux résultats cliniques et aux résultats de laboratoire.)
■ Taches café au lait : causées par l'augmentation de la mélanine dans la couche de cellules basales	Teint hâlé à brun clair, taches ovales de formes irrégulières aux contours bien définis, souvent imperceptibles chez les personnes de peau très foncée	

ENCADRÉ 58-3

Lésions cutanées primaires, secondaires et vasculaires

LÉSIONS CUTANÉES PRIMAIRES

Les lésions cutanées primaires sont des lésions initiales issues d'une peau antérieurement saine. Les lésions secondaires peuvent provenir de lésions primaires et sont le résultat de l'évolution de la maladie primaire sous une autre forme.

Macule, tache

Changement de la couleur de la peau ; lésion non palpable et mate (de couleur brune, blanche, brun clair, violette ou rouge).

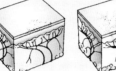
Macule   Tache

■ Macule : < 1 cm, contour circonscrit
■ Tache : ≥ 1 cm, peut avoir un contour irrégulier

Exemples : taches de rousseur, nævi plats, pétéchies, rubéole, vitiligo, taches de vin, ecchymoses

Papule, plaque

Lésion pleine, palpable et saillante.

Contour circonscrit.

La plaque peut être constituée d'un ensemble de papules au dessus plat.

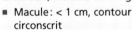
Papule   Plaque

■ Papule : < 0,5 cm
■ Plaque : ≥ 0,5 cm

Exemples :

Papules : nævi saillants, verrues, lichen plan

Plaques : psoriasis, kératose actinique

Nodule, tumeur

Lésion ferme, palpable et saillante.

S'étend plus en profondeur dans le derme que la papule.

■ Nodule : 0,5 à 2 cm ; circonscrit
■ Tumeur : > 1 à 2 cm ; les tumeurs n'ont pas toujours de contour net.

Tumeur

Exemples :

Nodules : lipome, carcinome squameux, injection mal absorbée, dermatofibrome

Tumeurs : gros lipome, carcinome

Vésicule, bulle

Lésion palpable, saillante et circonscrite, contenant un liquide séreux.

■ Vésicule : < 0,5 cm
■ Bulle : ≥ 0,5 cm

Bulle   Vésicule

Exemples :

Vésicule : herpès simplex/zona, varicelle, herbe à puces, phlyctène (cloque)

Bulle : pemphigus, dermite de contact, grosses cloques, herbe à puces, impétigo bulleux

Papule ortifiée

■ Lésion saillante aux contours temporaires.
■ Souvent irrégulière.
■ Couleurs et tailles diverses.
■ Causée par le mouvement du liquide séreux dans le derme.
■ La cavité ne contient pas de liquide (comme c'est le cas pour la vésicule).

Papule ortifiée

Exemples : urticaire, morsures d'insecte

Pustule

■ Vésicule ou bulle remplie de liquide purulent.

Exemples : acné, impétigo, furoncles, anthrax

Pustule

Kyste

■ Lésion encapsulée remplie d'une substance liquide ou semi-liquide.
■ Situé dans le tissu sous-cutané ou dans le derme.

Exemples : kystes sébacés, kystes épidermoïdaux

Kyste

Lésions cutanées primaires, secondaires et vasculaires (*suite*)

LÉSIONS CUTANÉES SECONDAIRES

Les lésions secondaires sont consécutives à l'évolution des lésions primaires.

Excoriation

- Perte de l'épiderme superficiel.
- Ne s'étend pas au derme.
- Dépression cutanée humide.

Exemples: vésicules rompues, marques de grattage

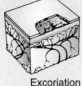
Excoriation

Ulcère

- Destruction de la peau s'étendant au-delà de l'épiderme.
- Perte de tissu nécrotique.
- Possibilité de saignement et de cicatrice.

Exemples: ulcère de stase lié à l'insuffisance veineuse, plaie de pression

Ulcère

Fissure

- Fente linéaire dans la peau.
- Peut s'étendre au derme.

Exemples: lèvres ou mains gercées, pied d'athlète

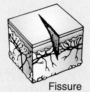
Fissure

Squames

- Écailles secondaires à un épithélium desquamé et nécrosé.
- Les écailles peuvent adhérer à la surface de la peau.
- La couleur varie (argentée, blanche).
- La texture varie (épaisse, mince).

Exemples: pellicules, psoriasis, peau sèche, pityriasis rosé

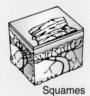
Squames

Croûte

- Couche formée de sérum, de sang et de pus séchés à la surface de la peau.
- On appelle «gale» une grosse croûte adhérente.

Exemples: résidus laissés après la rupture d'une vésicule (impétigo, herpès, eczéma)

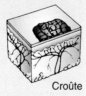
Croûte

Cicatrice

- Marque cutanée laissée après la guérison d'une plaie ou d'une lésion.
- Remplacement, par des tissus conjonctifs, des tissus détruits.
- Jeune cicatrice: rouge ou mauve.
- Cicatrice mature: blanche ou luisante.

Exemples: plaie cicatrisée, incision chirurgicale

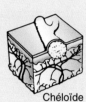
Cicatrice

Chéloïde

- Tissu cicatriciel hypertrophié.
- Secondaire à une formation excessive de collagène durant la guérison.
- Saillante, irrégulière, rouge.
- Incidence plus élevée chez les personnes à la peau foncée et d'origine africaine.

Exemples: chéloïde d'une oreille percée ou d'une incision chirurgicale

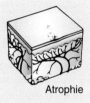
Chéloïde

Atrophie

- Épiderme mince, sec et transparent.
- Secondaire à la perte de collagène et d'élastine.
- Vaisseaux sous-jacents parfois visibles.

Exemples: peau âgée, insuffisance artérielle

Atrophie

Lichénification

- Épaississement de la peau, rugosité.
- Accentuation des plis cutanées.
- Peut être secondaire à un frottement répété, à une irritation ou à un grattage chronique.

Exemple: dermite de contact

Lichénification

LÉSIONS CUTANÉES VASCULAIRES

Pétéchies

- Macules rondes, rouges ou violettes.
- Petites: 1 à 2 mm.
- Secondaires à un épanchement de sang.
- Associées à des troubles hémorragiques ou à une embolie.

Pétéchies

Ecchymose

- Lésion ronde ou irrégulière.
- Plus grosse que les pétéchies.
- La couleur varie et change: teintes bleu violacé, jaune et verte.
- Secondaire à un épanchement de sang.
- Associé à un traumatisme avec hémorragie.

Ecchymose

Tache de Morgan (tache rubis)

- Papuleuse et ronde.
- Rouge ou violette.
- Située sur le tronc et les membres.
- Peut blanchir sous l'effet d'une pression.
- Altération cutanée normale associée au vieillissement.
- Généralement non significative du point de vue clinique.

Tache de Morgan

Télangiectasie

- Les formes varient : stellaire ou linéaire.
- Teinte bleue ou rouge.
- Ne blanchit pas sous l'effet d'une pression.
- Située sur les jambes et la face antérieure du thorax.
- Secondaire à une dilatation superficielle des veines et des capillaires.
- Associée à l'augmentation de la pression veineuse (varicosités).

Télangiectasie

Angiome stellaire

- Lésion rouge artériolaire.
- Corps central avec ramifications.
- Situé sur le visage, le cou, les bras et le tronc.
- Rarement situé au-dessous de la taille.
- Peut blanchir sous l'effet d'une pression.
- Associé aux maladies du foie, à la grossesse et à une carence en vitamines B.

Angiome stellaire

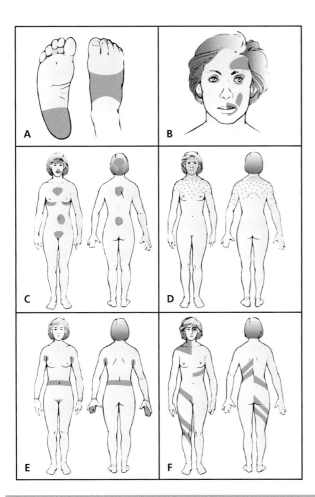

FIGURE 58-4 ■ Topographie des affections cutanées courantes. **(A)** Dermite de contact (chaussures). **(B)** Dermite de contact (produits de beauté, parfums, boucles d'oreilles). **(C)** Dermite séborrhéique. **(D)** Acné. **(E)** Gale. **(F)** Zona.

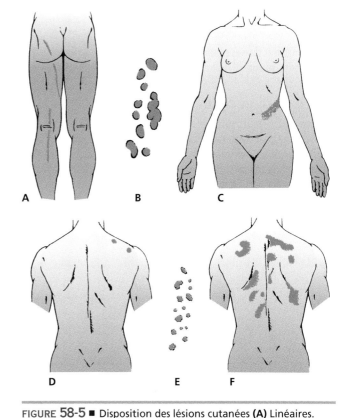

FIGURE 58-5 ■ Disposition des lésions cutanées **(A)** Linéaires. **(B)** Circinées (tendance à former des cercles) et arciformes (en forme d'arcs). **(C)** Zostériformes (linéaires le long d'une voie nerveuse). **(D)** Groupées. **(E)** Effacées (séparées et distinctes). **(F)** Confluentes (tendance à se rejoindre). Source: J.W. Weber et J. Kelley (2003). *Health assessment in nursing* (2e éd.). Philadelphie : Lippincott Williams & Wilkins.

On mesure les lésions à l'aide d'une règle, ce qui permettra de déterminer si elles s'étendent. On note ensuite ses observations dans le dossier de la personne, avec précision et clarté, en utilisant les termes appropriés.

Après avoir déterminé la disposition des lésions, on doit noter clairement et avec précision les renseignements suivants :

- Couleur de la lésion
- Rougeur, chaleur, douleur ou œdème
- Taille de la lésion et région touchée
- Type des lésions (par exemple maculaires, papuleuses, squameuses, suintantes, effacées, confluentes)
- Disposition (par exemple bilatérale, symétrique, linéaire, circulaire)

Si on décèle des lésions ou des plaies ouvertes, on doit effectuer un examen approfondi et noter les observations dans le dossier de la personne. L'examen doit porter sur les points suivants :

- Lit de la lésion (fond de la plaie) : évaluer la présence de tissus nécrotiques, de tissu granuleux ; examiner l'épithélium, l'exsudat, la couleur et l'odeur.
- Contours des plaies : observer le décollement (l'étendue de la plaie sous la surface de la peau) et évaluer l'état.
- Taille de la plaie : mesurer en millimètres ou en centimètres, pour déterminer le diamètre et la profondeur de la plaie et de l'érythème avoisinant.
- Pourtour de la plaie : évaluer la couleur, la souplesse, l'hydratation, l'irritation et la desquamation.

Vascularité et hydratation

Après avoir déterminé la couleur de la peau et la nature des lésions, on évalue les atteintes vasculaires, s'il y a lieu. La description des changements vasculaires comprend les éléments suivants : siège, disposition, couleur, taille et présence de pulsations. Les lésions vasculaires les plus fréquentes sont les pétéchies, les ecchymoses, les **télangiectasies** (marques rouges sur la peau causées par la dilatation des vaisseaux sanguins superficiels) et les angiomes (par exemple, les angiomes stellaires).

On évalue l'hydratation, la température et la texture de la peau, essentiellement par la palpation. L'élasticité de la peau, qui diminue avec l'âge, peut être un facteur à prendre en considération lorsqu'on évalue l'hydratation.

Ongles et poils

On examine rapidement les ongles pour vérifier leur forme, leur couleur et leur consistance. Les altérations des ongles ou du lit des ongles peuvent traduire différentes affections localisées ou systémiques, évolutives ou antérieures (figure 58-6 ■). Des sillons transversaux dans les ongles (sillons unguéaux de Beau) peuvent indiquer un retard de croissance de la matrice de l'ongle dû à une maladie grave ou, plus fréquemment, à un trauma localisé. Un trauma localisé peut également entraîner l'apparition de stries, une hypertrophie de l'ongle ainsi que d'autres manifestations. Le panaris superficiel est une inflammation du pourtour de l'ongle s'accompagnant généralement d'une sensibilité et d'un érythème. Normalement,

l'ongle est très légèrement incurvé et forme un angle de 160 degrés avec sa base, qui est généralement dure. Dans l'hippocratisme digital, cet angle peut dépasser 180 degrés, et la base de l'ongle est ramollie et a une consistance spongieuse à la palpation.

L'évaluation des poils s'effectue par l'observation et la palpation. On doit porter des gants et la salle d'examen doit être bien éclairée. En prenant soin de séparer les poils pour pouvoir apprécier l'état de la peau, l'infirmière évalue leur couleur, leur texture et leur répartition. Elle doit noter dans le dossier de la personne les lésions anormales, les signes de démangeaison, d'inflammation ou d'infestation (par exemple poux ou acariens).

Couleur et texture

La couleur naturelle des poils va du blanc au noir. Généralement, les cheveux commencent à grisonner au cours de la trentaine quand la baisse de synthèse de la mélanine devient apparente. Cependant, il n'est pas rare que les cheveux grisonnent avant la trentaine à cause de traits héréditaires. La personne atteinte d'albinisme (absence partielle ou totale de pigmentation) peut être génétiquement prédisposée à avoir des cheveux blancs dès la naissance. On peut modifier l'état naturel des cheveux en utilisant des colorants capillaires, des décolorants, des produits frisants ou défrisants. Au cours de l'évaluation, l'infirmière doit noter les produits utilisés par la personne.

La texture des cheveux varie beaucoup : ils vont de fins à gros, de soyeux à cassants, de gras à secs et de brillants à ternes, et ils peuvent être raides, frisés ou crépus. Les cheveux peuvent être secs et cassants en raison de l'utilisation excessive de colorants capillaires, du séchoir à cheveux, du fer à friser ou encore d'une affection endocrinienne, comme

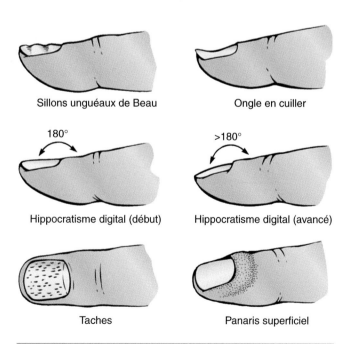

Sillons unguéaux de Beau

Ongle en cuiller

180° Hippocratisme digital (début)

>180° Hippocratisme digital (avancé)

Taches

Panaris superficiel

FIGURE **58-6** ■ Affections courantes de l'ongle. SOURCE : J.W. Weber et J. Kelley (2003). *Health assessment in nursing* (2ᵉ éd.). Philadelphie : Lippincott Williams & Wilkins.

un dysfonctionnement thyroïdien. Les cheveux gras sont souvent le résultat d'une augmentation de la sécrétion des glandes sébacées du cuir chevelu. Si la personne signale un changement récent dans la texture de ses cheveux, on doit en trouver la raison sous-jacente. Cette modification peut être due simplement à l'utilisation excessive de produits capillaires commerciaux ou à un changement de shampoing.

Répartition

La répartition des poils varie selon les régions du corps. Les poils sont fins sur la majeure partie du corps, sauf sous les aisselles et dans la région pubienne où ils sont gros. Les poils pubiens, qui se développent à la puberté, forment un triangle qui s'étend jusqu'au nombril chez les garçons et les hommes. Chez les femmes, les poils pubiens forment un triangle inversé. Une répartition des poils pubiens caractéristique du sexe opposé peut indiquer un problème endocrinien, et il faut approfondir l'évaluation. La texture des poils varie selon les origines : ainsi les Asiatiques ont les cheveux raides, tandis que les personnes noires ont les cheveux frisés et crépus.

En général, les hommes ont plus de poils sur le corps et le visage que les femmes. La chute des poils, ou alopécie, peut se produire sur tout le corps ou ne toucher qu'une région particulière. La chute des cheveux peut ne toucher que des endroits localisés ou aller de l'éclaircissement à la calvitie totale. Au cours de l'évaluation de la chute des cheveux, l'infirmière doit tenter d'en déterminer la cause sous-jacente avec la personne. La chute de cheveux localisée peut être attribuée à différentes causes : tirage ou tressage des cheveux ; traction excessive des cheveux sur le cuir chevelu (nattes trop serrées) ; utilisation excessive de colorants capillaires, de défrisants et d'huiles ; agents chimiothérapiques (par exemple doxorubicine, cyclophosphamide) ; infections fongiques ; nævi ou lésions du cuir chevelu. La repousse est parfois irrégulière et la chevelure moins fournie qu'auparavant.

Chute des cheveux

La cause la plus courante de la perte des cheveux est la calvitie masculine. Elle touche plus de la moitié de la population mâle et on croit qu'elle est associée à l'hérédité, au vieillissement, à la concentration d'androgènes (hormones mâles) et à des récepteurs androgéniques au niveau des capillaires. L'androgène est responsable de la calvitie masculine. La chute des cheveux débute par un recul de la ligne capillaire dans la région du front et des tempes. Il se produit ensuite un éclaircissement progressif qui mène à la perte complète des cheveux sur le dessus, l'arrière et les côtés de la tête. La figure 58-7 ■ illustre le modèle typique de calvitie masculine.

Autres modifications

Une perte de cheveux similaire à celle des hommes survient parfois chez certaines femmes ménopausées lorsque les ovaires ne produisent plus d'œstrogène. À l'opposé, les femmes atteintes d'hirsutisme ont une croissance excessive de poils sur le visage, la poitrine, les épaules et la région pubienne. Une fois qu'on a écarté la ménopause comme cause sous-jacente de ce trouble, on doit envisager des anomalies hormonales reliées au dysfonctionnement hypophysaire ou surrénalien.

Les personnes souffrant d'affections cutanées sont parfois mal perçues par leur entourage, ce qui peut les amener à s'isoler. Les affections cutanées peuvent défigurer la personne, l'isoler socialement, entraîner une perte d'emploi et des difficultés financières.

Certaines affections peuvent être des maladies de longue durée et entraîner une dépression, des frustrations, une image de soi négative, de l'ostracisme et du rejet. Les démangeaisons et l'irritation, qui caractérisent la plupart des dermatoses, sont perturbantes, gênent le sommeil et provoquent de l'anxiété et de la dépression, ce qui entraîne désarroi et fatigue.

L'infirmière doit donner aux personnes souffrant d'une telle détresse physique et psychologique des explications sur la maladie, des directives précises relatives au traitement, du soutien et des encouragements. Il faut leur consacrer beaucoup de temps pour qu'elles arrivent à comprendre et à résoudre leurs difficultés. Il est essentiel que l'infirmière surmonte sa répugnance à l'égard des personnes atteintes d'une affection cutanée inesthétique afin de ne pas aggraver leurs problèmes psychologiques.

Examens paracliniques

En plus d'obtenir l'anamnèse, l'examinatrice doit évaluer les lésions primaires et secondaires ainsi que leur forme et leur distribution. On peut aussi utiliser certaines techniques diagnostiques pour définir la nature des affections cutanées.

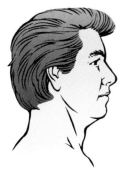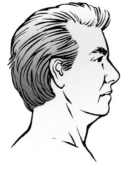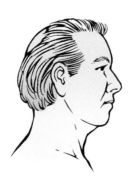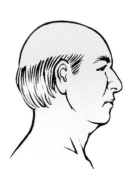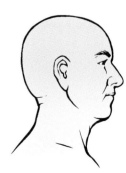

FIGURE **58-7** ■ Évolution de la calvitie masculine.

Biopsie de la peau

On effectue une biopsie de la peau pour obtenir des tissus en vue d'un examen microscopique. Pour ce faire, on prélève un échantillon de tissu à l'aide d'un scalpel ou d'un poinçon. On effectue une biopsie sur les nodules, les plaques et les autres lésions dans le but d'écarter la possibilité d'un cancer et d'établir un diagnostic précis.

Immunofluorescence

Le test d'immunofluorescence est conçu pour repérer le foyer d'une réponse immunitaire ; il combine un antigène ou un anticorps avec un marqueur au fluorochrome. On peut rendre les anticorps fluorescents en les fixant à un marqueur. Les tests d'immunofluorescence effectués directement sur la peau servent à déceler des anticorps que le corps dirige contre lui-même au niveau de la peau. Les tests d'immuno-fluorescence indirects servent à déceler des anticorps spécifiques dans le sérum.

Test épicutané d'allergie

Ce test sert à déterminer des substances auxquelles une personne est allergique. Il consiste à appliquer l'allergène sur une peau normale qu'on recouvre d'un matériel occlusif. L'apparition de rougeurs, de petites vésicules ou de déman-geaisons indique une faible réaction positive. L'apparition de petites cloques, de papules et de démangeaisons graves révèle une réaction positive modérée. La présence de bulles, de douleur et d'ulcérations indique une forte réaction positive (chapitre 55 ⬚).

Grattage cutané

Le grattage cutané consiste à prélever des échantillons de tissu sur des lésions fongiques suspectes à l'aide d'un scalpel huilé pour faire adhérer la peau prélevée sur la lame. L'échan-tillon est ensuite transposé sur une lame de verre, couvert d'une lamelle, puis examiné au microscope.

Frottis de Tzanck

On utilise cette technique cytologique pour examiner des cel-lules prélevées sur des troubles cutanés produisant des lésions, comme le zona, la varicelle, l'herpès simplex ou toute forme de pemphigus. On applique les sécrétions de la lésion sus-pecte sur une lame de verre, on la colore, puis on l'examine.

Examen à la lumière de Wood

La **lumière de Wood** est une lampe spéciale qui produit une source d'ultraviolets à ondes longues, ce qui donne une fluorescence caractéristique à certaines lésions. La couleur de la source fluorescente est plus facilement perceptible dans une pièce sombre ; elle permet de différencier les lésions épi-dermiques des lésions dermiques ou les lésions hypopigmen-tées des lésions hyperpigmentées. Par exemple, les lésions colonisées par *Pseudomonas* apparaissent bleu pâle, alors que les lésions d'origine fongique comme la teigne appa-raissent jaune fluorescent. On doit rassurer la personne en lui expliquant que la lumière n'est pas nocive pour la peau ni les yeux. Sous l'effet de la lumière ultraviolette, les lésions contenant de la mélanine disparaissent pratiquement, tandis que les lésions dépourvues de mélanine, comme le vitiligo, blanchissent.

Photographies cliniques

Les photographies cliniques permettent de documenter la nature et l'étendue d'une affection cutanée, ainsi que de déterminer la progression ou l'amélioration de la lésion pendant le traitement.

EXERCICES D'INTÉGRATION

1. En considérant que la peau est le premier moyen utilisé pour préserver l'homéostasie, indiquez les menaces possibles à l'intégrité de la peau qu'on doit évaluer lors de l'admission d'une personne à l'hôpital. Quel effet le type de soin cutané administré a-t-il sur l'intégrité de la peau ? En quoi l'évaluation de la peau d'une personne âgée diffère-t-elle de celle d'une personne jeune ?

2. On hospitalise une personne âgée d'origine africaine pour traiter son diabète. Quelles particularités devez-vous prendre en considération en ce qui a trait à la peau et à la circulation sanguine d'une personne diabétique ? En quoi l'évaluation de la peau de cette personne diffère-t-elle de celle d'une personne blanche ?

RÉFÉRENCES BIBLIOGRAPHIQUES

en anglais • en français

L'esthétique et la santé de la peau (2005). *Le médecin du Québec, 40*(4).

Bickley, L.S., & Szilagyi, P.G. (2003). *Bates' guide to physical examination and history taking* (8th ed.). Philadelphia: Lippincott Williams & Williams.

Bonafé, J.-L. *et al.* (2000). *Dictionnaire de dermatologie pédiatrique* (2ᵉ éd.). Paris: Maloine.

Demis, D.J. (Ed.). (1998). *Clinical dermatology.* Philadelphia: Lippincott-Raven.

Du Vivier, A. (1996). *Atlas de dermatologie clinique* (2ᵉ éd.). Bruxelles: De Boeck Université.

Fleischer, A.B., Feldman, S.R., & Rapp, S.R. (2000). The magnitude of skin disease in the United States. *Dermatologic Clinics, 17*(2), 322–327.

Jaworski, C., & Gilliam, A.C. (1999). Immunopathology of the hair follicle. *Dermatologic Clinics, 17*(3), 561–568.

Saurat, J.-H. (2004). *Dermatoligie et infections sexuellement transmissibles* (4ᵉ éd.). Paris: Masson.

Weber, J.W., & Kelley, J. (2003). *Health assessment in nursing* (2nd ed.). Philadelphia: Lippincott Williams & Wilkins.

White, G. (2005). *Atlas en couleurs de dermatologie.* Paris: Maloine.

En complément de ce chapitre, vous trouverez sur le Compagnon Web:
- une bibliographie exhaustive;
- des ressources Internet;
- une rubrique «La génétique dans la pratique infirmière»: *Affections cutanées.*

Adaptation française
Isabelle Reeves, inf., Ph.D.
Professeure agrégée,
École des sciences infirmières,
Faculté de médecine et des
sciences de la santé – Université
de Sherbrooke

Affections cutanées

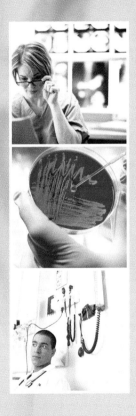

Objectifs d'apprentissage

Après avoir étudié ce chapitre, vous pourrez:

1. Décrire le traitement administré aux personnes atteintes d'affections cutanées.

2. Appliquer la démarche systématique aux personnes atteintes de psoriasis.

3. Décrire l'enseignement destiné aux personnes atteintes d'infections ou d'infestations de la peau.

4. Appliquer la démarche systématique aux personnes atteintes d'affections cutanées inflammatoires et non infectieuses.

5. Décrire les soins et traitements infirmiers prodigués aux personnes atteintes d'un cancer de la peau.

6. Appliquer la démarche systématique aux personnes atteintes de mélanome malin.

7. Décrire les caractéristiques du sarcome de Kaposi, sous ses diverses formes.

8. Comparer les divers types de chirurgie plastique ou réparatrice de la peau.

9. Appliquer la démarche systématique aux personnes subissant une chirurgie plastique du visage.

Les soins et traitements infirmiers destinés aux personnes atteintes d'affections cutanées font appel à divers moyens; mentionnons les médicaments à action locale et à action générale, les pansements humides, les autres types de pansements et les bains thérapeutiques. Le traitement comporte quatre objectifs principaux: prévenir l'apparition de nouvelles lésions; prévenir les infections; enrayer l'inflammation; et soulager les symptômes.

Soins et traitements destinés aux personnes présentant des problèmes cutanés

Le contact du savon et de l'eau aggrave considérablement certaines dermatoses. On doit donc suggérer aux personnes de modifier leurs habitudes d'hygiène en fonction de l'affection que l'on traite. Les régions dénudées et enflammées, quelle qu'en soit l'étendue, sont très sensibles aux produits chimiques et aux traumatismes. Une friction trop vigoureuse de la peau avec une serviette suffit à déclencher une réaction inflammatoire pouvant aggraver les lésions.

Protéger la peau

Lorsqu'elle donne le bain à une personne atteinte de dermatose, l'infirmière utilise un savon doux, sans lipides (ou un succédané du savon). Elle rince bien la peau pour éliminer toute trace de savon, puis elle la sèche en tapotant avec une serviette douce. Il vaut mieux éviter d'employer des savons désodorisants.

L'infirmière doit se montrer particulièrement attentive quand elle change les pansements. Elle peut utiliser une solution saline pour éliminer les débris et l'exsudat, de même que pour retirer les pansements qui adhèrent à la peau. Elle peut aussi imbiber le pansement de soluté physiologique ou d'une autre solution prescrite par le médecin.

Prévenir les infections

L'infirmière doit considérer toute lésion cutanée comme potentiellement infectieuse. La plupart des lésions purulentes sont un signe d'infection. L'infirmière et le médecin doivent observer les mesures de précaution élémentaires, par exemple se laver les mains et porter des gants pour examiner la peau ou changer les pansements. Ils doivent jeter les gants, les pansements et les autres objets souillés, conformément aux règles en vigueur dans l'établissement.

Enrayer l'inflammation

Le traitement ou le médicament à action locale varie selon le type de lésion (suintante, infectée ou sèche). S'il y a une inflammation grave (chaleur, rougeur, douleur et œdème) accompagnée de suintement, on contrôle l'infection et on applique de préférence des pansements absorbants, qui permettent de retirer l'exsudat tout en conservant un milieu humide. Dans les cas de dermatose chronique où la peau est sèche et desquamée, on utilise des émulsions hydrosolubles, des crèmes, des onguents et des pâtes. Le traitement fera l'objet de modifications selon le résultat obtenu. La personne et l'infirmière doivent noter si les médicaments ou les pansements semblent irriter la peau. On recommande à la personne de consulter une infirmière ou un médecin si les pansements ou le médicament engendrent de l'irritation. Le succès du traitement dépend des connaissances et de l'état de santé de la personne, ainsi que de l'intérêt et de l'appui du personnel soignant.

VOCABULAIRE

Acantholyse: processus par lequel les cellules épidermiques se séparent les unes des autres à la suite de lésions ou d'anomalies de la substance intracellulaire.

Anthrax: infection cutanée localisée, touchant les follicules pileux.

Balnéothérapie: bain comportant des additifs thérapeutiques.

Chéilite: sécheresse, craquelure et inflammation de la peau aux commissures de la bouche.

Comédons: lésions primaires de l'acné causées par un bouchon de sébum dans le follicule pileux.

Débridement: ablation de tissu nécrosé effectuée en recourant à des moyens mécaniques, chirurgicaux ou autolytiques.

Dermatite: toute inflammation cutanée.

Dermatophytie: infection fongique superficielle de la peau, des ongles ou du cuir chevelu.

Dermatose: toute lésion cutanée anormale.

Furoncle: infection cutanée localisée dans un follicule pileux.

Hydrophile: matière qui absorbe l'humidité.

Hydrophobe: matière qui repousse l'humidité.

Hygroscopique: qui absorbe l'humidité contenue dans l'air.

Intertrigineux: se dit de surfaces cutanées qui se frottent.

Lichénification: épaississement de la couche cornée de l'épiderme.

Liniment: lotion à base d'huile destinée à adoucir la peau.

Plasmaphérèse: intervention par laquelle on prélève le sang total du corps, on en sépare les éléments cellulaires par centrifugation et on réinfuse ces éléments en suspension dans une solution saline ou un autre succédané plasmatique, ce qui a pour effet de diminuer la quantité de plasma de l'organisme sans réduire le nombre de cellules.

Propionibacterium acnes: bactérie vivant sur la peau; première cause de l'acné.

Pyodermite: infection cutanée d'origine bactérienne.

Suspension: préparation liquide contenant une poudre; on doit l'agiter avant de l'utiliser.

Soins des lésions cutanées

On utilise trois grandes catégories de pansements pour soigner les dermatoses : les pansements humides, les pansements à rétention d'humidité et les pansements occlusifs. Au cours des années 1980 et 1990, le nombre de pansements a quadruplé grâce à la mise au point de nouveaux produits, surtout dans la catégorie des pansements semi-humides. Cette catégorie comprend les hydrogels, les hydrocolloïdes, les pellicules transparentes, les pansements de mousse et les alginates. L'infirmière peut consulter un spécialiste en traitement des plaies pour l'aider à choisir le produit qui convient le mieux (encadré 59-1 ■).

Règles à observer dans le choix des pansements

Malgré la diversité grandissante des pansements (il en existe une centaine de types), l'infirmière peut faire un choix approprié si elle observe les cinq règles du soin des plaies (Krasner *et al.*, 2002).

Règle n° 1 : catégorisation L'infirmière doit savoir à quelle catégorie générique appartiennent les pansements et pouvoir comparer les nouveaux produits aux autres produits de la catégorie. Elle doit également se familiariser avec les indications, les contre-indications et les effets secondaires. Elle peut fabriquer de meilleurs pansements en combinant des produits appartenant à plusieurs catégories et ainsi atteindre plusieurs objectifs à la fois. On traite de ces catégories plus loin dans le texte.

Règle n° 2 : sélection Dans la mesure du possible, l'infirmière doit choisir un pansement sûr, efficace, facile à utiliser et économique. Même si elle se conforme à l'ordonnance du médecin, elle doit en retour lui donner des informations concernant les effets du pansement sur la plaie et sa facilité d'utilisation pour la personne. Elle doit aussi fournir d'autres renseignements au besoin.

Règle n° 3 : rotation L'infirmière effectue les changements de pansements en se basant sur sa propre évaluation de la personne, de la plaie et du pansement ; elle ne doit jamais s'en tenir à la routine. Conformément au plan thérapeutique infirmier utilisé habituellement, l'infirmière change les pansements selon l'horaire préétabli, souvent trois ou quatre fois par jour.

● ALERTE CLINIQUE *On estime en général qu'il faut aider la plaie à guérir naturellement. S'il n'y a pas d'infection ou d'écoulement abondant, on recouvre généralement les plaies chroniques pendant une période allant de 48 à 72 heures et les plaies aiguës pendant une période de 24 heures.*

Règle n° 4 : évolution Pour favoriser la guérison, on doit modifier le rythme de changement des pansements au fur et à mesure que la plaie guérit. Il est rare, particulièrement dans le cas des plaies chroniques, qu'on juge approprié d'appliquer le même type de pansement tout au long de la guérison. L'infirmière et la personne ou ses proches doivent pouvoir choisir parmi une grande diversité de produits et d'information portant sur la façon de les utiliser. L'infirmière expliquera à la personne ou à ses proches comment soigner la plaie. Elle doit s'assurer que la famille pourra se procurer les pansements appropriés.

Règle n° 5 : expérience L'infirmière doit se familiariser avec les pansements pour savoir quels sont les paramètres de rendement de chacun. Elle s'exercera à appliquer correctement les pansements et se renseignera sur les nouveaux produits. Il faut éviter de confier les changements de pansement aux aides-soignantes ; seules les infirmières professionnelles possèdent les connaissances et le savoir-faire indispensables pour accomplir ces tâches.

Compresses humides

Autrefois, on utilisait les compresses humides (appliquées sur les régions atteintes) dans les cas de lésions enflammées et suitantes. Elles sont aujourd'hui considérées comme presque dépassées depuis l'arrivée de nouveaux produits destinés aux soins des plaies. Les compresses humides peuvent être stériles ou non stériles, selon le type de dermatose. L'application de ces pansements vise à débrider mécaniquement la plaie pour : atténuer l'inflammation en provoquant une vasoconstriction qui réduit l'apport sanguin dans la région enflammée ; débarrasser la peau des exsudats, des croûtes et des squames ; assurer le drainage des lésions ; favoriser la guérison en facilitant le mouvement des cellules épidermiques de la peau lésée pour améliorer la formation de nouveaux tissus de granulation. Toutefois, le retrait de ces pansements une fois qu'ils sont secs engendre des douleurs ; en outre, ils entraînent avec eux du tissu

---

ENCADRÉ 59-1

Produits utilisés pour le soin des plaies

- Adhésif
- Agent débridant enzymatique
- Antibiotique
- Antimicrobien
- Antiseptique
- Bandage
- Bandage pour ulcère de la jambe, bandage compressif
- Couche de contact
- Crème ou pâte protectrice pour la peau
- Dissolvant d'adhésif
- Écran protecteur
- Facteur de croissance
- Hydratant
- Nettoyant
- Nettoyant périnéal
- Onguent

- Pansement à pellicule transparente
- Pansement au collagène
- Pansement biosynthétique
- Pansement composite
- Pansement d'alginate
- Pansement de gaze ou de coton hydrophile
- Pansement hydrocolloïde
- Pansement hydrogel
- Pansement de mousse
- Protecteur cutané
- Sur-pansement
- Suture cutanée adhésive
- Vaporisateur lubrifiant, stimulant
- Pansement pour cavité de plaie : pâte, poudre, billes
- Sac collecteur

sain (tissu de granulation) tout comme du tissu dévitalisé. On utilise les pansements humides pour soigner les vésicules, les phlyctènes ou bulles, les pustules et les ulcères, de même que les inflammations.

L'infirmière doit se laver soigneusement les mains et porter des gants stériles. Les pansements ouverts seront changés fréquemment, en raison de l'évaporation rapide. Il n'est pas nécessaire de changer les pansements fermés aussi souvent, mais il faut se rappeler qu'ils peuvent engendrer une macération de la peau. On utilise les pansements humides ouverts pour retirer les exsudats des érosions ou des ulcères.

Pansements absorbants

Les nouveaux pansements absorbants offerts sur le marché remplissent les mêmes fonctions que les pansements humides, mais ils sont plus efficaces pour absorber les exsudats parce que leur taux de rétention est plus élevé. Certains comportent des réservoirs destinés à recevoir le surplus d'exsudat. En outre, des études ont montré que la guérison des plaies par l'humidité accélère de 40 % le renouvellement de la couche de surface (comparativement aux plaies exposées à l'air). Les pansements absorbants ont pour principaux avantages d'atténuer la douleur, de réduire les infections et la formation de tissu cicatriciel et de favoriser le débridement autolytique en douceur. De plus, on n'a pas à les changer aussi souvent. On peut laisser la plupart de ces pansements pendant 12 à 24 heures sur la plaie, selon le produit qu'on utilise et la dermatose qu'on traite. Certains peuvent rester en place pendant une durée qui peut aller jusqu'à sept jours. Le tableau 59-1 ■ énumère les catégories de pansements et les fonctions de chacune (Moulin, 2002).

Les hydrogels sont des polymères comprenant de 90 à 95 % d'eau. Ils sont présentés sous forme de compresses imbibées ou de gel en tube. Leur teneur élevée en humidité est idéale pour le débridement autolytique des plaies. Ils ne sont pas gênants et apaisent la douleur. Comme ils ne sont pas munis d'un adhésif, il faut appliquer un deuxième pansement pour les maintenir en place. L'hydrogel est idéal pour soigner les plaies superficielles présentant un écoulement séreux peu abondant, comme les abrasions, les greffons de peau et les ulcères veineux.

Les pansements hydrocolloïdes sont constitués d'une protection extérieure hydrofuge en polyuréthane, séparée de la plaie par un matériau hydrocolloïdal. Ils sont adhérents de même qu'imperméables aux vapeurs d'eau et à l'oxygène.

! ALERTE CLINIQUE *Les pansements hydrocolloïdes ne doivent pas être utilisés sur les plaies dont les indices de perfusion sont faibles ou qui sont infectées par des bactéries anaérobies.*

L'eau qui s'évapore de la plaie est absorbée par le pansement, qui ramollit et se décolore au fur et à mesure que sa teneur en eau augmente. On peut retirer le pansement sans endommager la plaie. Quand celui-ci absorbe l'eau, une couche fétide et jaunâtre apparaît sur la plaie. Il s'agit d'une interaction chimique normale entre le pansement et l'exsudat de la plaie

qu'on ne doit pas confondre avec un écoulement purulent. Malheureusement, la plupart des pansements hydrocolloïdes sont opaques ; on doit donc les retirer pour examiner la plaie.

Offerts en feuilles ou en gel, les pansements hydrocolloïdes constituent un bon choix pour les plaies présentant un exsudat faible à modéré. Faciles à utiliser et peu gênants pour la personne qui les porte, ils favorisent le débridement et la formation de tissu de granulation. Il n'est pas nécessaire de les retirer pour le bain. On peut laisser le pansement en place pendant une période pouvant aller jusqu'à sept jours.

Les pansements de mousse sont fabriqués avec du polyuréthane microporeux ; ils sont munis d'une surface **hydrophile** (absorbant l'eau), qui couvre la plaie, et d'un fond **hydrophobe** (résistant à l'eau), qui empêche les fuites d'exsudat. Ils n'adhèrent pas à la plaie. La mousse absorbe l'humidité, ce qui diminue la macération des tissus avoisinants. Ces pansements assurent le maintien d'un milieu humide. Toutefois, ils sont opaques ; on doit donc les retirer pour examiner la plaie. Ils conviennent tout particulièrement au soin des plaies exsudatives.

L'alginate de calcium provient des algues. Les pansements qui en contiennent sont constitués de fibres très absorbantes et hémostatiques. On utilise aussi l'alginate de calcium pour fabriquer des draps, des matelas ou des cordes en matière très absorbante. Les fibres d'alginate de calcium se transforment en hydrogel visqueux au fur et à mesure qu'elles absorbent l'exsudat. Ces pansements conviennent tout particulièrement aux lésions dont le tissu est très irrité ou macéré. Le pansement forme une poche humide sur la plaie. Quand il entre en contact avec le liquide de la plaie, il forme une couche d'odeur fétide. L'alginate agit très bien quand on le bourre dans une cavité creuse et une plaie qui suinte beaucoup (Krasner *et al.*, 2002). Ces pansements n'adhèrent pas à la plaie et doivent être recouverts d'un deuxième pansement.

Débridement autolytique

Le **débridement** autolytique est une technique qui fait appel aux enzymes digestives de l'organisme pour détacher le tissu nécrosé. Des pansements occlusifs permettent de garder la plaie humide. On doit ramollir, liquéfier et séparer les escarres et les débris nécrosés du lit de la plaie.

Certains produits contiennent des enzymes comme celles que l'organisme produit naturellement ; mentionnons par exemple Accu Zyme, Santyl (collagénase), Granulex et Zymase. Ces agents débridants enzymatiques ne sont pas offerts au Canada. L'application de ces produits permet d'accélérer le débridement du tissu nécrosé. Cependant, cette méthode est tout compte fait moins rapide, et pas plus efficace, que le débridement chirurgical. Lorsqu'on procède au débridement enzymatique à l'aide d'un pansement occlusif, la détérioration des débris cellulaires de la plaie produit une odeur fétide, qui pourtant n'indique pas une infection. L'infirmière doit s'attendre à cette réaction et expliquer à la personne la raison de cette odeur.

Progrès dans le traitement des plaies

Comme on connaît mieux le processus de guérison de la peau, cette compréhension nouvelle a donné lieu à de nombreux progrès dans le traitement des plaies. Examinons par exemple

TABLEAU
59-1

Les catégories de pansements et leur utilisation

Catégories	Action	Exemples
Absorption	■ Absorber l'exsudat	■ Alginate, pansement composite, mousse, hydrocolloïde, hydrogel
Nettoyage	■ Éliminer l'écoulement purulent, les débris et les tissus dévitalisés	■ Nettoyant pour plaies
Débridement	■ *De type autolytique*: recouvrir la plaie et permettre aux enzymes d'autodigérer les débris de peau	■ Billes absorbantes, pâte, poudre, alginate, pansement composite, mousse, gaze hydrate, hydrogel, hydro-colloïde, pellicule transparente, système de soin des plaies.
	■ *De type chimique ou enzymatique à appli-cation topique*: éliminer les tissus dévitalisés	■ Agent de débridement enzymatique
	■ *De type mécanique*: éliminer le tissu par la force mécanique	■ Nettoyant pour plaie; gaze (humide à sèche); bain tourbillon
Diathermie	■ Produire un courant électrique afin de procurer de la chaleur et de favoriser la croissance de nouveaux tissus	
Hydratation	■ Humidifier la plaie	■ Gaze (imbibée d'une solution saline), hydrogel, système de soin des plaies, pansement de duvet fibreux
Maintien du milieu humide	■ Régler le degré d'humidité de la plaie et maintenir l'humidité du milieu	■ Composite, couches de contact, mousse, gaze (imbibée ou saturée), hydrogel, hydrocolloïde, pellicule transparente, système de soins des plaies
Soin des plaies à écoulement abondant	■ Absorber l'excès d'exsudat	■ Système de sac, VAC
Tamponnage ou obturation de l'espace mort	■ Prévenir la fermeture prématurée de la plaie ou remplir les zones superficielles et faciliter l'absorption	■ Billes absorbantes, poudre, pâte, alginate, composite, mousse, gaze (imbibée et non imbibée)
Protection et recou-vrement de la plaie	■ Protéger du milieu extérieur	■ Composite, mousse, gaze, hydrogel, hydrocolloïde, pansement à pellicule transparente
Protection de la peau en périphérie de la plaie	■ Empêcher l'humidité et les traumatismes d'origine mécanique d'endommager le tissu délicat entourant la plaie	■ Composite, mousse, hydrocolloïde, système de sac, scellant cutané, pansement à pellicule transparente
Compression thérapeutique	■ Fournir le soutien nécessaire aux membres inférieurs en cas de maladie s'accompagnant de stase veineuse	■ Pansement compressif

les facteurs de croissance: ce sont des protéines (cytokines) qui ont une forte activité mitogénique (Valencia *et al.*, 2001). De faibles quantités de cytokines circulent continuellement dans le sang, mais les plaquettes, une fois activées, libèrent dans la plaie des quantités accrues de facteurs de croissance préformés. Cette hausse de cytokines favorise la croissance cellulaire et la granulation de la plaie. La beclapermine (Regranex) est un facteur de croissance dérivé des plaquettes. On l'utilise sous forme de gel qu'on applique sur la plaie pour favoriser la guérison. Quant à Apligraf, c'est un assemblage cutané (substitut cutané produit par génie biomédical), inclus dans un pansement qui contient des kératinocytes et des fibroblastes. Appliqués sur la plaie, ces agents stimulent l'activité et réduisent considérablement le temps de guérison (Paquette et Falanga, 2002).

Traitement médical

Bains thérapeutiques (balnéothérapie) et médicaments

Les bains thérapeutiques, ou **balnéothérapie**, permettent de traiter les régions cutanées sur de grandes surfaces. On s'en sert pour débarrasser la peau des croûtes et des squames, pour enlever ce qui reste des médicaments, ainsi que pour soulager l'inflammation et le prurit qui accompagnent les dermatoses aiguës. La température de l'eau doit être agréable pendant toute la durée du bain, qui ne doit pas dépasser de 20 à 30 minutes pour prévenir la macération et la contamination. Voir le tableau 59-2 ■ pour les types de bains thérapeutiques et leur emploi.

TABLEAU
59-2

Bains thérapeutiques

Solutions et médicaments	Effets et utilisation	Interventions infirmières
▪ Eau	▪ Semblables à ceux des pansements humides	▪ Remplir à moitié la baignoire.
▪ Eau salée	▪ Pour les lésions largement disséminées	▪ S'assurer que l'eau reste à une température agréable.
▪ Solutions colloïdales (farine d'avoine [Aveeno])	▪ Antiprurigineux et adoucissants	▪ Ne jamais laisser l'eau refroidir.
		▪ Placer un tapis de caoutchouc dans la baignoire: *le médicament peut rendre les parois très glissantes.*
▪ Bicarbonate de sodium	▪ Rafraîchissants	▪ Si on veut obtenir une action émolliente, appliquer un agent lubrifiant après le bain (favorise la réhydratation). Puisque les goudrons sont volatils, bien aérer la salle de bains.
▪ Amidon	▪ Adoucissants	
▪ Médicaments à base de goudron	▪ Traitement du psoriasis et de l'eczéma chronique	▪ Assécher la peau en la tapotant avec une serviette.
▪ Huiles de bain	▪ Antiprurigineux et émollients; pour les éruptions eczémateuses aiguës ou subaiguës	▪ Pour prévenir les refroidissements, s'assurer que la pièce reste chaude.
		▪ Conseiller à la personne de porter des vêtements légers et amples après le bain.

Pharmacothérapie

Comme la peau est facile d'accès, les médicaments à action locale présentent des avantages sur les médicaments administrés par voie générale. C'est pourquoi ils sont souvent utilisés. On peut en appliquer de fortes concentrations directement sur les lésions sans qu'ils produisent d'effets secondaires importants, l'absorption dans l'organisme étant faible. Cependant, certains médicaments sont facilement absorbés par la peau et peuvent avoir des effets sur tout le corps. Les préparations à application locale peuvent causer une dermite de contact de nature allergique (inflammation de la peau) chez les personnes sensibles. L'infirmière doit signaler immédiatement au médecin toute réaction indésirable et cesser d'utiliser le médicament.

Les médicaments à action locale destinés à traiter les lésions cutanées se présentent sous forme de lotions, de crèmes, d'onguents, de gels et de poudres (tableau 59-3 ▪). En général, on utilise des pansements humides, avec ou sans médicaments, pendant la phase aiguë, les lotions et les crèmes pendant la phase subaiguë, et les onguents quand l'inflammation est chronique, que la peau se dessèche et présente une desquamation de même qu'une **lichénification**.

L'infirmière doit apprendre à la personne à appliquer le médicament en le faisant pénétrer doucement, puis à recouvrir la région traitée d'un pansement pour protéger les vêtements.

Lotions Il existe deux types de lotions: les **suspensions**, constituées d'une poudre mélangée à de l'eau (on doit agiter le flacon avant usage), et les solutions, dont le principe actif est totalement dissous. Généralement, on applique la lotion directement sur la peau; cependant, on peut mettre un pansement imbibé de lotion sur la région lésée. Par exemple, la lotion Calamine, qui est une suspension, rafraîchit la peau par évaporation et laisse une fine couche médicamenteuse et poudreuse sur la région affectée. Les lotions sont fréquemment employées pour compenser la diminution des sécrétions huileuses et soulager le prurit. Il faut en renouveler l'application toutes les trois ou quatre heures pour obtenir un effet thérapeutique durable. Si on laisse le pansement plus longtemps sur la peau, une croûte peut se former ou s'agglutiner

sur la peau. Les **liniments** sont des lotions huileuses qui empêchent la formation de croûte. Comme les lotions sont faciles à appliquer, la personne observe généralement le traitement.

Poudres Les poudres sont habituellement à base de talc, d'oxyde de zinc, de bentonite ou de fécule de maïs; on les applique au moyen d'un flacon poudreur ou d'une éponge de coton. Bien que leur action soit de courte durée, elles jouent le rôle d'agents **hygroscopiques** puisqu'elles absorbent l'humidité. Elles réduisent aussi les frictions entre la peau et les vêtements ou les draps.

Crèmes Les crèmes sont des suspensions d'huile dans l'eau ou des émulsions d'eau dans l'huile, additionnées d'ingrédients qui préviennent la croissance des bactéries et des champignons. Elles peuvent les unes et les autres occasionner des réactions allergiques comme la dermite de contact. Les crèmes, constituées d'huile dans l'eau, s'appliquent facilement; ce sont les produits que les personnes acceptent le plus aisément sur le plan esthétique. On peut les utiliser sur le visage, mais elles ont un effet asséchant. Les émulsions, constituées d'eau dans l'huile, sont plus grasses et on les utilise surtout dans les cas de dermatoses sèches et desquameuses. En général, on applique les crèmes en frictionnant avec les doigts; elles ont un effet hydratant et adoucissant.

Gels Les gels sont des émulsions en partie solides qui se liquéfient au contact de la peau. Ils sont peu apparents une fois appliqués, ne sont pas gras et ne tachent pas. Les nouveaux gels à base d'eau semblent mieux pénétrer dans la peau et causer moins de picotements à l'application. On les utilise surtout dans les cas de dermite aiguë présentant un exsudat suintant (sumac vénéneux [herbe à puces], par exemple).

Pâtes Les pâtes sont des mélanges de poudres et d'onguents que l'on emploie dans les cas d'inflammation. Elles adhèrent à la peau et on doit parfois utiliser de l'huile minérale ou de l'huile d'olive pour les éliminer complètement. On les applique avec un abaisse-langue en bois ou avec les doigts, en portant des gants.

Exemples de préparations à action locale	TABLEAU 59-3

Préparations	Nom des produits commerciaux
Pour le bain ■ Au goudron ■ À l'avoine colloïdale ■ À l'avoine et à l'huile minérale ■ À l'huile minérale	Balnetar, Doak Oil Poudre de bain à l'avoine Aveeno Poudre de bain oléagineuse Aveeno Huile de bain Nutraderm, huile de bain Alpha-Keri
Crèmes	Curel, Dermasil, Eucerin, Lubriderm, Noxzema
Onguents	Onguent Aquaphor, vaseline
Anesthésiques à action locale	Lidocaïne (Xylocaïne), offerte en plusieurs concentrations (aérosol, onguent, gel); crème EMLA (lidocaïne à 2,5 % et prilocaïne à 2,5 %)
Antibiotiques à action locale	Bacitracine (Baciguent), Polysporin (bacitracine et polymixine), onguent ou crème Bactroban (mupirocine à 2 %), clindamicine à 1 % (Dalacin en crème, gel ou solution), gentamicine à 1 % (Garamycin en crème ou onguent), crème de sulfadiazine d'argent à 1 % (Flamazine)

Onguents Les onguents retardent la déshydratation, lubrifient la peau et la protègent. On les utilise de préférence pour traiter les affections chroniques ou les lésions localisées, comme l'eczéma ou le psoriasis. On applique les onguents à l'aide d'un abaisse-langue en bois ou avec les doigts, en portant des gants.

Vaporisateurs et aérosols Les préparations en vaporisateur et en aérosol sont utilisées, quoique rarement, pour le traitement des lésions importantes. Elles s'évaporent au contact de la peau.

Corticostéroïdes Les préparations de corticostéroïdes à action locale servent à traiter un grand nombre d'affections cutanées. Elles atténuent l'inflammation et calment ainsi la douleur et les démangeaisons. L'infirmière doit enseigner à la personne à les appliquer conformément aux directives du fabricant, en petite quantité et en frictionnant doucement la peau pour les faire bien pénétrer. Pour favoriser la pénétration, on peut hydrater la peau avant d'appliquer la préparation et recouvrir les régions traitées d'un pansement occlusif ou qui retient l'humidité. L'utilisation inappropriée de corticostéroïdes à action locale peut provoquer des effets secondaires localisés ou généralisés, particulièrement quand le médicament est absorbé par une peau enflammée et excoriée, sous un pansement occlusif ou lorsqu'il est employé trop longtemps dans une région sensible. Des effets secondaires locaux peuvent en découler: atrophie et amincissement de la peau, stries et télangiectasies. C'est parce que les corticostéroïdes inhibent la synthèse du collagène qu'ils provoquent l'amincissement de la peau (Odom *et al.*, 2000). Cet effet est réversible lorsqu'on cesse d'employer le médicament, mais les stries et les

télangiectasies sont permanentes. Parmi les effets secondaires généralisés, citons entre autres l'hyperglycémie et certains symptômes du syndrome de Cushing. On doit faire preuve de prudence quand on applique des stéroïdes autour des yeux, car leur utilisation peut à la longue engendrer un glaucome, des cataractes ou des infections virales et fongiques.

On ne doit jamais appliquer des stéroïdes de puissance élevée sur le visage ou sur les surfaces **intertrigineuses** (aisselle et aine), car ces régions sont munies d'une couche cornée plus mince et elles absorbent donc le médicament beaucoup plus rapidement que des régions comme l'avant-bras ou la jambe. L'utilisation prolongée de corticostéroïdes à action locale de puissance élevée peut entraîner une **dermatite** acnéiforme, appelée acné induite par les stéroïdes, et une hypertrichose (développement anormal de la pilosité). Comme certains corticostéroïdes sont vendus sans ordonnance, l'infirmière doit informer la personne des effets d'une utilisation prolongée et inappropriée. On trouvera au tableau 59-4 ■ la liste des préparations de corticostéroïdes topiques classées selon leur activité thérapeutique.

Traitement intralésionnel Le traitement intralésionnel consiste à injecter une suspension stérile d'un médicament (généralement d'un corticostéroïde) dans une lésion, ou juste au-dessous de la lésion. Ce traitement a des effets anti-inflammatoires, mais il peut causer une atrophie localisée si on injecte le médicament dans le tissu adipeux sous-cutané. On recourt à ce traitement dans les cas de psoriasis, de chéloïdes et d'acné kystique. À l'occasion, on administre de cette façon des médicaments immunothérapeutiques et antifongiques.

Médicaments systémiques On emploie également des médicaments administrés par voie systémique pour traiter les affections cutanées. Il s'agit notamment des corticostéroïdes dont on se sert pour le traitement à court terme de la dermite de contact ou le traitement prolongé de la dermatose chronique, appelée pemphigus vulgaire. On recourt couramment aussi aux antibiotiques, aux antifongiques, aux antihistaminiques, aux sédatifs, aux tranquillisants, aux analgésiques et aux médicaments cytotoxiques et immunomodulateurs pour traiter les affections cutanées.

Soins et traitements infirmiers

Les soins et traitements infirmiers comportent une anamnèse complète, l'observation directe de la personne et un examen physique complet. Le chapitre 58 ∞ fournit une description de l'évaluation tégumentaire. Parce qu'elle est très exposée, l'affection cutanée passe rarement inaperçue; elle est difficile à cacher, ce qui engendre souvent des difficultés émotives chez la personne atteinte. Les principaux objectifs sont entre autres les suivants: préserver l'intégrité de la peau; soulager la douleur; favoriser le sommeil; faciliter l'acceptation de soi; acquérir des notions de soins de la peau; et prévenir les complications.

Les soins et traitements infirmiers destinés aux personnes qui doivent soigner elles-mêmes leurs affections cutanées (appliquer les médicaments et les pansements, par exemple) portent principalement sur l'enseignement. L'infirmière doit leur apprendre à nettoyer la région affectée et à l'assécher par

	TABLEAU 59-4
Corticostéroïdes à action locale et puissances	

Puissances	Corticostéroïdes*	Préparations
Faible	■ Hydrocortisone de 0,5 % à 1,0 % (Cortate, Hyderm, en vente libre) ■ Valérate de bétaméthasone à 0,05 % (Celestoderm V/2) ■ Acétonide de fluocinolone à 0,01 % (Synalar) ■ Acétonide de triamcinolone à 0,1 % (Aristocort R)	■ Crème, lotion, onguent ■ Crème, lotion, onguent ■ Crème, solution ■ Crème
Moyenne	■ Acétonide de fluocinolone à 0,025 % (Synalar) ■ Acétonide de triamcinolone à 0,1 % (Kenalog) ■ Désoximétasone à 0,05 % (Topicort Doux) ■ Furoate de mométasone à 0,1 % (Elocom) ■ Valérate d'hydrocortisone à 0,2 % (Hydroval, Westcort) ■ Valérate de bétaméthasone à 0,1 % (Celestoderm V, Valisone)	■ Onguent ■ Crème, onguent ■ Crème ■ Crème ■ Crème, onguent, solution ■ Crème, onguent, lotion
Importante	■ Acétonide de triamcinolone à 0,1 % (Aristocort R) ■ Amcinonide à 0,1 % (Cyclocort) ■ Fluocionide à 0,05 % (Lidex, Topsyn) ■ Désoximétasone sous forme de gel à 0,05 % et d'onguent à 0,25 % (Topicort) ■ Halcinonide à 0,1 % (Halog) ■ Dipropionate de bétaméthasone à 0,05 % (Diprosone)	■ Onguent ■ Crème, onguent, lotion ■ Crème, onguent, gel ■ Onguent, gel ■ Crème, onguent, solution ■ Crème, onguent
Très importante	■ Propionate de clobétasol à 0,05 % (Dermovate) ■ Dipropionate de bétaméthasone à 0,05 % (Diprolene) ■ Propionate d'halobétasol à 0,05 % (Ultravate)	■ Crème, onguent, lotion ■ Crème, onguent, lotion ■ Crème, onguent

* Liste non exhaustive

tapotement, à appliquer le médicament sur la lésion pendant que la peau est encore humide, à recouvrir la lésion d'une pellicule de plastique (serviettes Telfa, gant de vinyle, etc.) si c'est nécessaire, et enfin à poser un ruban élastique, un pansement ou un ruban adhésif pour sceller les bords de la pellicule. Toutes les 24 heures, on doit retirer pendant 12 heures les pansements qui contiennent un corticostéroïde à action locale ou qui sont posés par-dessus un médicament de ce genre, afin de prévenir l'amincissement de la peau (atrophie), les stries et les télangiectasies (petites lésions rouges causées par la dilatation des vaisseaux sanguins).

Pour recouvrir les préparations à action locale, surtout sur les doigts, les orteils et les membres, on se sert également d'autres types de pansement, par exemple de pansements en coton doux ou en coton élastique (Surgitube, TubeGauze). On peut recouvrir les mains de gants jetables en polyéthylène ou en vinyle, que l'on ferme hermétiquement aux poignets. Les pieds peuvent être placés dans des sacs en plastique protégés par des bas de coton. Il est possible aussi de se procurer des gants et des bas imbibés d'émollient pour en faciliter l'application sur les mains et les pieds. Pour les plus grandes surfaces, on utilise un linge de coton sur lequel on pose un pansement élastique tubulaire. Les couches jetables ou les couches en tissu sont utiles pour recouvrir les régions inguinales et périnéales. Pour les aisselles, on utilise un pansement de coton fixé avec du ruban adhésif ou maintenu en place par des dessous-de-bras. Un turban ou encore un bonnet de douche peut servir à maintenir en place un pansement sur le cuir chevelu. On peut recouvrir le visage d'un morceau de gaze dans lequel on a pratiqué des trous pour les yeux, le nez et la bouche, et qu'on fixe ensuite par des attaches de gaze passées dans des trous percés aux quatre coins. Se reporter au plan thérapeutique infirmier présenté à la page 214 pour plus d'information.

Prurit

DÉMANGEAISON

Le prurit (démangeaison) est l'un des symptômes des affections cutanées qui se rencontre le plus fréquemment. Les récepteurs de la démangeaison sont des terminaisons nerveuses amyéliniques en forme de pinceau que l'on trouve seulement dans la peau, les muqueuses et la cornée. Bien que le prurit soit généralement associé aux atteintes cutanées qui entraînent des éruptions ou des lésions, il peut aussi se déclencher sans qu'il y ait d'éruption ou de lésion ; ce phénomène se nomme prurit fondamental. En général, il s'installe rapidement, il peut être grave et nuire à la poursuite des activités quotidiennes.

Le prurit se manifeste dans certaines maladies comme le diabète, dans quelques maladies du sang ou cancers, de même que dans certaines affections rénales, hépatiques et thyroïdiennes (encadré 59-2 ■). Les médicaments pris oralement, notamment l'aspirine, les antibiotiques, les hormones (œstrogènes, testostérone ou contraceptifs oraux, par exemple), ou les opioïdes (morphine ou codéine, par exemple) peuvent engendrer du prurit, soit directement, soit en accentuant la sensibilité de la peau aux rayons ultraviolets. Certains savons et produits chimiques, la radiothérapie ou la chimiothérapie,

ENCADRÉ 59-2

Maladies systémiques reliées au prurit généralisé

- Néphropathie chronique
- Maladie obstructive des voies biliaires (cirrhose hypertrophique de Hanot-Guilbert, obstruction biliaire extrahépatique, cholostase médicamenteuse)
- Insuffisance endocrinienne (thyrotoxicose, hypothyroïdie, diabète)
- Dérèglements psychiques (stress émotionnel, anxiété, névrose, phobies)
- Cancer (maladie de Vaquez, maladie de Hodgkin, lymphome, leucémie, myélome multiple, mycose fongoïde et cancers du poumon, du sein, du système nerveux central et du tractus gastro-intestinal)
- Affections neurologiques (sclérose en plaques, abcès cérébral, tumeur cérébrale)
- Infestations (gale, poux, autres insectes)
- Prurit de grossesse (papules et plaques urticariennes prurigineuses, cholostase de grossesse, pemphigoïde de grossesse)
- Folliculite (bactérienne, fongique)
- Affections cutanées (dermatite séborrhéique, folliculite, anémie ferriprive, dermatite atopique)

la transpiration abondante (fièvre miliaire, par exemple) et les vêtements de laine peuvent aussi le provoquer. Le prurit a parfois une origine psychologique, en cas de stress important, relié à la famille ou au travail.

Physiopathologie

Le grattage amène les cellules enflammées et les terminaisons nerveuses à libérer de l'histamine, ce qui aggrave le prurit ; il se crée ainsi un cercle vicieux. Si la personne réagit aux démangeaisons en se grattant, l'intégrité de sa peau peut être lésée et le prurit peut se compliquer d'excoriations, d'érythème, de papules œdémateuses, d'infections cutanées et de changements dans la pigmentation. La personne qui souffre de prurit est surtout incommodée au cours de la nuit, car alors rien ne vient l'en distraire comme durant la journée. Les prurits graves ont des effets débilitants.

Particularités reliées à la personne âgée

Chez les personnes âgées, le prurit est souvent dû à la sécheresse de la peau. Ces personnes sont plus susceptibles que les autres de présenter une maladie systémique et pouvant entraîner des démangeaisons. De plus, elles risquent davantage de souffrir d'une affection chronique et de prendre plus de médicaments que la population plus jeune. Tous ces facteurs accroissent la fréquence du prurit.

Traitement médical

L'anamnèse détaillée de la personne et l'examen physique fourniront des indices sur l'origine du prurit (rhume des foins, allergie, utilisation récente d'un nouveau médicament ou utilisation de nouveaux produits cosmétiques, par exemple). Le traitement vise d'abord à faire disparaître la cause du prurit, si on la connaît, et à diminuer les démangeaisons. Il faut rechercher les signes d'infection ou poser des questions sur les facteurs environnementaux (air sec et chaud, draps de lit irritants). En général, on évite d'utiliser de l'eau chaude ou du savon. Les huiles de bain qui contiennent un surfactant permettant à l'huile de se mélanger à l'eau du bain (Lubriderm, Alpha Keri) peuvent être suffisantes pour nettoyer la peau. Cependant, on déconseille fortement aux personnes âgées d'employer des huiles de bain, en raison des risques de chute. Les bains chauds et les savons doux suivis d'un émollient doux appliqué sur la peau dans le but de l'hydrater peuvent traiter la xérose (sécheresse de la peau). Les compresses froides, de glace ou d'onguents à base de menthol ou de camphre présentent en général une certaine efficacité grâce à leur effet vasoconstricteur.

Pharmacothérapie

Les corticostéroïdes à action locale soulagent les démangeaisons en raison de leur effet anti-inflammatoire. Les antihistaminiques administrés par voie orale sont encore plus efficaces parce qu'ils inhibent les effets de l'histamine libérée par les mastocytes lésés. Les antihistaminiques de première génération comme la diphénydramine (Benadryl) et l'hydroxyzine (Atarax) sont sédatifs, mais sont particulièrement efficaces pour soulager le prurit. On peut utiliser des antihistaminiques non sédatifs, la fexofénadine (Allegra) par exemple, pour soulager le prurit au cours de la journée si la sédation doit être évitée. On prescrit des antidépresseurs tricycliques, comme la doxépine (Sinequan), lorsque le prurit a une origine neuropsychique. Si les démangeaisons persistent, il faut songer à des causes d'ordre général.

Soins et traitements infirmiers

L'infirmière doit expliquer à la personne les raisons qui justifient les interventions thérapeutiques et lui montrer comment effectuer certains soins. Si on a prescrit des bains, elle rappellera à la personne qu'il faut utiliser de l'eau tiède plutôt que de l'eau chaude et éponger les surfaces intertrigineuses avec une serviette. On évitera de frictionner trop vigoureusement la peau, ce qui pourrait aggraver les démangeaisons et déshydrater la couche cornée. Immédiatement après le bain, on lubrifiera la peau à l'aide d'un émollient pour retenir l'humidité.

L'infirmière conseillera à la personne d'éviter de se trouver dans des situations favorisant la vasodilatation (augmentation de la lumière des vaisseaux) : environnement trop chaud ou consommation d'alcool. Tous ces facteurs peuvent provoquer des démangeaisons, ou les aggraver. L'utilisation d'un humidificateur est utile si l'air ambiant est sec. La personne doit limiter les activités qui font suer, car la transpiration peut irriter la peau et favoriser les démangeaisons. Si celles-ci nuisent au sommeil, l'infirmière peut suggérer de porter des vêtements de coton plutôt que des tissus synthétiques. Il faut aussi dormir dans une pièce fraîche et humide. La personne doit éviter de se gratter vigoureusement et avoir des ongles courts pour prévenir les lésions et les infections cutanées. Lorsqu'elle doit subir de nouveaux examens afin de déceler les causes du prurit, l'infirmière lui explique les raisons de chaque examen et les résultats escomptés.

PLAN THÉRAPEUTIQUE INFIRMIER

Personne atteinte d'une affection cutanée (dermatose)

INTERVENTIONS INFIRMIÈRES	JUSTIFICATIONS SCIENTIFIQUES	RÉSULTATS ESCOMPTÉS
Diagnostic infirmier: atteinte à l'intégrité de la peau, reliée à l'anomalie de la fonction protectrice de la peau **Objectif:** préserver l'intégrité de la peau		
1. Protéger la peau saine de la macération (hydratation excessive de la couche cornée) lors de l'application de pansements humides. 2. Sécher la peau en l'épongeant doucement avec une serviette; éviter de frictionner. 3. Prévenir les brûlures quand on applique des pansements humides et chauds, ou encore quand on se sert de coussins ou d'éléments chauffants. 4. Conseiller à la personne d'utiliser un écran solaire.	1. La macération peut menacer l'intégrité de la peau et aggraver l'affection. 2. Les frictions et la macération jouent un rôle important dans certaines dermatoses. 3. Les personnes atteintes de dermatose sont souvent moins sensibles à la chaleur. 4. Un grand nombre de taches cutanées et pratiquement toutes les tumeurs malignes de la peau sont causées par le soleil.	■ La personne préserve l'intégrité de sa peau. ■ Elle prévient toute macération de la peau. ■ Elle ne présente aucun signe de brûlure. ■ Elle ne présente pas d'infection. ■ Elle applique les préparations topiques selon l'ordonnance du médecin. ■ Elle prend ses médicaments selon l'horaire recommandé.
Diagnostic infirmier: douleur aiguë et démangeaisons, reliées aux lésions cutanées **Objectif:** soulager la douleur et les démangeaisons		
1. Examiner la région touchée. a) Rechercher la cause du malaise. b) Noter en détail ses observations, en utilisant des termes descriptifs. c) Évaluer la possibilité d'une réaction allergique; demander à la personne quels médicaments elle prend. 2. Éliminer les facteurs environnementaux et physiques susceptibles d'aggraver le problème. a) S'assurer que le taux d'humidité de l'air ambiant se maintient à 60 %; utiliser un humidificateur. b) S'assurer que la température ambiante reste fraîche. c) Se servir d'un savon doux pour peaux sensibles (par exemple Dove, Neutrogena, Aveeno). d) Ne conserver que les vêtements et les couvertures nécessaires. e) Utiliser un savon doux non parfumé pour laver les draps et les vêtements. f) Éviter que la peau entre en contact de manière répétée avec les détergents, les produits nettoyants et les solvants. 3. Prodiguer des soins de la peau qui permettent d'en préserver l'intégrité. a) Prendre des bains tièdes ou appliquer des pansements humides pour soulager les démangeaisons. b) Traiter la sécheresse de la peau conformément à l'ordonnance du médecin. c) Appliquer une crème ou une lotion immédiatement après le bain. d) Avoir les ongles courts. e) Appliquer la préparation à action locale selon l'ordonnance du médecin.	1. Le fait de connaître l'ampleur de la lésion et de comprendre les caractéristiques de la peau aide à planifier les interventions. a) Ces connaissances aident à choisir les mesures appropriées pour favoriser le bien-être de la personne. b) Il est indispensable d'effectuer une description précise de l'éruption cutanée pour poser le diagnostic et lancer le traitement. Un grand nombre d'affections de la peau se ressemblent, bien que leurs causes diffèrent. Chez les personnes âgées, la réaction inflammatoire est parfois moins apparente. 2. La chaleur, les produits chimiques et les irritants aggravent les démangeaisons. a) Lorsque le taux d'humidité est trop bas, la peau s'assèche. b) Les démangeaisons diminuent lorsque la température est fraîche. c) Ces savons ne contiennent ni détergents, ni colorants, ni agents de durcissement. d) La chaleur aggrave les démangeaisons. e) Les savons durs peuvent irriter la peau. f) Toute substance qui retire l'eau, les lipides ou les protéines de l'épiderme entrave la fonction protectrice de la peau. 3. La peau est une barrière protectrice qui doit rester intacte. a) Les pansements humides rafraîchissent la peau et soulagent les démangeaisons par évaporation. b) La sécheresse peut entraîner des dermatites accompagnées de rougeurs, démangeaisons, squames et, dans les cas graves, de fissures et suintements. c) L'hydratation efficace de la couche cornée permet de garder la peau intacte. d) Les ongles courts préviennent les égratignures dues au grattage. e) Le traitement aide à soulager les symptômes.	■ La personne ressent du soulagement. ■ Elle dit éprouver moins de démangeaisons. ■ Elle ne présente aucune excoriation ou égratignure. ■ Elle se conforme au traitement. ■ Elle assure l'hydratation et la lubrification de sa peau. ■ Sa peau est intacte et reprend un aspect sain.

INTERVENTIONS INFIRMIÈRES	JUSTIFICATIONS SCIENTIFIQUES	RÉSULTATS ESCOMPTÉS
f) Aider la personne à accepter le traitement prolongé que son état exige. g) Conseiller à la personne d'éviter d'utiliser des lotions ou des pommades offertes en vente libre.	f) Les mesures efficaces procurent généralement du bien-être. g) Ces produits peuvent aggraver le problème.	

Diagnostic infirmier: habitudes de sommeil perturbées, reliées au prurit
Objectif: jouir d'un sommeil réparateur

INTERVENTIONS INFIRMIÈRES	JUSTIFICATIONS SCIENTIFIQUES	RÉSULTATS ESCOMPTÉS
1. Prévenir la sécheresse de la peau ou y remédier. a) Conseiller à la personne de bien aérer et humidifier sa chambre. b) Assurer une bonne hydratation de la peau. c) Si la peau est très sèche, limiter les bains ou les douches et éviter d'utiliser du savon ou n'utiliser que des savons doux. Appliquer une lotion ou une crème immédiatement après le bain, quand la peau est encore humide. 2. Conseiller à la personne d'adopter les mesures suivantes pour favoriser le sommeil: a) Se coucher et se lever toujours à la même heure. b) Éviter de consommer des boissons contenant de la caféine dans la soirée. c) Faire régulièrement de l'exercice, surtout en fin d'après-midi. d) Adopter un rituel pour le coucher. e) Prendre l'antihistaminique prescrit au coucher, le cas échéant.	1. Le prurit nocturne nuit au sommeil. a) Un degré d'humidité approprié et une bonne aération réduisent les démangeaisons et favorisent la relaxation. b) Cette mesure prévient les pertes d'eau. La sécheresse et le prurit cutanés ne se guérissent pas, mais on peut les soulager. c) Ces mesures préservent l'humidité de la peau. 2. Il est nécessaire de dormir pour favoriser la santé et le bien-être. a) La régularité dans les heures de sommeil est essentielle à l'obtention d'un sommeil réparateur. b) Les effets de la caféine sont à leur maximum deux à quatre heures après l'ingestion. c) L'exercice pratiqué en fin d'après-midi semble avoir un effet bénéfique sur le sommeil. d) Le rituel facilite la transition entre l'éveil et le sommeil. e) Les antihistaminiques atténuent les démangeaisons et favorisent le sommeil.	■ La personne dort bien. ■ Elle affirme moins souffrir de démangeaisons. ■ Elle s'assure que l'air ambiant est conforme à ce qui est approprié. ■ Elle évite de consommer de la caféine en fin d'après-midi ou en soirée. ■ Elle peut citer les mesures qui favorisent le sommeil. ■ Elle a acquis de bonnes habitudes de repos et de sommeil.

Diagnostic infirmier: image corporelle perturbée, reliée à l'aspect inesthétique de la peau
Objectif: avoir davantage confiance en soi

INTERVENTIONS INFIRMIÈRES	JUSTIFICATIONS SCIENTIFIQUES	RÉSULTATS ESCOMPTÉS
1. Évaluer la personne pour déceler toute perturbation de l'image de soi (absence de contact visuel, énoncés négatifs, expressions de dégoût). 2. Juger de la maturité mentale de la personne. 3. Donner à la personne l'occasion de s'exprimer. L'écouter (sans la juger) et la laisser librement exprimer son chagrin et ses inquiétudes face aux modifications de son image corporelle. 4. Déterminer les raisons de l'inquiétude de la personne. Si elle éprouve de l'anxiété, l'aider à mieux comprendre ce qui se passe, à cerner les problèmes et à composer avec eux. 5. Soutenir les efforts de la personne pour améliorer son image corporelle (participation au traitement; soins de l'apparence), à mieux s'accepter, à entretenir des contacts sociaux et à utiliser des moyens cosmétiques pour améliorer son apparence.	1. Toute maladie ou toute affection apparente peut s'accompagner de changements dans l'image corporelle. La perception que l'on a de son corps affecte l'image de soi. 2. La maturité mentale de la personne et son image de soi détermineront ses réactions face à la maladie. 3. La personne a besoin d'être écoutée et comprise. 4. L'infirmière peut ainsi soulager l'anxiété de la personne et rétablir les faits. La peur nuit à l'adaptation. 5. En adoptant une attitude constructive et en suggérant à la personne des moyens d'améliorer son apparence, l'infirmière aide celle-ci à mieux s'accepter et à garder des contacts sociaux.	■ La personne s'accepte mieux. ■ Elle observe le traitement et participe aux soins. ■ Elle dit qu'elle a le sentiment de maîtriser la situation. ■ Elle pratique l'autorenforcement. ■ Elle a une meilleure perception d'elle-même. ■ Elle éprouve moins de gêne; elle rencontre des gens et ne craint pas de croiser le regard des autres. ■ Elle demande conseil et a recours à des produits cosmétiques pour améliorer son apparence.

Diagnostic infirmier: connaissances insuffisantes sur les soins de la peau et le traitement des affections cutanées
Objectifs: acquérir des connaissances sur les soins de la peau

INTERVENTIONS INFIRMIÈRES	JUSTIFICATIONS SCIENTIFIQUES	RÉSULTATS ESCOMPTÉS
1. Déterminer ce que la personne sait de sa maladie et vérifier si elle a des idées fausses.	1. On obtient les données de base servant à mettre au point le plan d'enseignement.	■ La personne acquiert des connaissances portant sur les soins de la peau.

Personne atteinte d'une affection cutanée (dermatose) (*suite*)

INTERVENTIONS INFIRMIÈRES	JUSTIFICATIONS SCIENTIFIQUES	RÉSULTATS ESCOMPTÉS
2. Informer continuellement la personne; rectifier ses idées fausses. 3. Montrer à la personne à appliquer les pansements ou les médicaments à action locale. 4. Conseiller à la personne d'appliquer une crème ou une lotion pour favoriser l'hydratation de la peau et en conserver la souplesse. 5. Encourager la personne à adopter un régime alimentaire sain.	2. La personne aime savoir qu'elle peut poser des gestes pour soulager ses malaises; en général, les explications et les paroles rassurantes ont une certaine utilité. 3. La personne apprend à appliquer correctement le médicament. 4. La couche cornée a besoin d'eau pour préserver sa souplesse. L'application d'une crème ou d'une lotion prévient la sécheresse et la rugosité de la peau, de même que les fissures et les squames. 5. L'apparence de la peau reflète l'état de santé général. Les anomalies peuvent être causées par une mauvaise alimentation.	▪ Elle observe le traitement prescrit et elle peut en énumérer les justifications. ▪ Elle prend les bains thérapeutiques et applique les pansements selon l'ordonnance du médecin. ▪ Elle fait un usage approprié des préparations à action locale. ▪ Elle comprend l'importance d'une bonne nutrition pour avoir une peau saine.

Problèmes traités en collaboration: infection
Objectif: prévenir les complications

INTERVENTIONS INFIRMIÈRES	JUSTIFICATIONS SCIENTIFIQUES	RÉSULTATS ESCOMPTÉS
1. Être à l'affût des infections chez la personne dont le système immunitaire est affaibli. 2. Expliquer le traitement d'une façon claire et détaillée. 3. Appliquer par intermittence des pansements, selon l'ordonnance du médecin, pour enrayer l'inflammation. 4. Faire prendre des bains thérapeutiques à la personne, selon l'ordonnance du médecin. 5. Administrer les antibiotiques prescrits par le médecin. 6. Appliquer les préparations locales à base de corticostéroïdes selon l'ordonnance du médecin. 　a) Observer les lésions à intervalles réguliers pour juger de la réaction au traitement. 　b) Prévenir la personne que l'usage prolongé de stéroïdes fluorés peut entraîner des effets indésirables. 7. Conseiller à la personne de cesser immédiatement d'utiliser tout produit pour la peau qui entraîne une aggravation des symptômes et lui recommander de consulter un médecin.	1. L'affaiblissement des défenses immunitaires accroît les risques d'infection cutanée. 2. Pour être efficace, l'enseignement doit reposer sur la capacité d'établir une relation de confiance avec la personne. Les directives doivent être données de façon claire, oralement et par écrit. 3. Les pansements humides rafraîchissent la peau par évaporation, ce qui provoque la constriction des vaisseaux superficiels. 4. Les bains aident à dégager les débris et les squames. 5. On les utilise pour faire cesser ou prévenir la croissance des germes. 6. Les corticostéroïdes ont une action anti-inflammatoire. L'utilisation prolongée de corticostéroïdes peut entraver la croissance des cellules épidermiques (perte de poils dans la région de l'application). 7. Tout ingrédient d'un médicament peut causer une réaction allergique.	▪ La personne ne présente pas d'infection. ▪ Elle décrit les mesures qui assurent la propreté et qui préviennent les lésions cutanées. ▪ Elle énumère les signes et symptômes d'infection à signaler. ▪ Elle sait quels sont les effets secondaires des médicaments à signaler au personnel soignant. ▪ Elle participe aux soins cutanés (changements de pansements, bains, etc.).

PRURIT VULVOPÉRINÉAL

Le prurit vulvopérinéal peut être causé par la présence de petites particules de matières fécales dans les plis et sur les poils de la vulve ou du périnée. Il peut également provenir d'une atteinte à l'intégrité de la peau de la région périanale; cette atteinte serait attribuable au grattage, à une trop forte humidité ou à la prise de stéroïdes ou d'antibiotiques. Le prurit vulvopérinéal peut aussi être provoqué par une irritation due à la gale ou aux poux, par des lésions comme les hémorroïdes ou par une infection attribuable à des levures, à des champignons ou à des oxyures. Il est parfois associé au diabète, à l'anémie, à l'hyperthyroïdie ou à la grossesse. Parfois, on ne peut en déterminer la cause.

Traitement médical

On recommande à la personne d'avoir une hygiène rigoureuse et on lui conseille de cesser de prendre des médicaments en vente libre ou des remèdes maison. Elle doit rincer la région périanale à l'eau tiède. Elle peut utiliser des serviettes en papier humidifiées après la défécation.

Il vaudrait mieux également que la personne évite de prendre des bains trop chauds, ou des bains moussants, d'utiliser du bicarbonate de sodium ou des détergents, pour ne pas que la peau s'assèche davantage. La région périanale et périnéale doit rester aussi sèche que possible; c'est pourquoi la personne évitera de porter des sous-vêtements en fibres synthétiques. Le port de vêtements rugueux ou en laine est déconseillé. Une alimentation riche en fibres a pour effet de ramollir les selles, ce qui aide à prévenir les traumatismes mineurs de la muqueuse anale.

Affections sécrétoires

La fonction sécrétoire de la peau est surtout assurée par les glandes sudoripares, qui aident à régulariser la température du corps en produisant un liquide appelé sueur; en s'évaporant, celle-ci permet au corps de se refroidir. Situées dans diverses parties du corps, ces glandes réagissent à toutes sortes de stimuli. Les glandes du tronc réagissent généralement aux stimuli d'origine thermique. Les glandes des paumes des mains et des plantes des pieds réagissent aux stimuli nerveux, tandis que les glandes axillaires et frontales réagissent aux deux types de stimuli. Normalement, la transpiration n'a pas d'odeur. Les odeurs corporelles sont produites par la dégradation de la sueur par des bactéries et des champignons.

En général, la peau est humide quand elle est chaude, et sèche quand elle est froide. Il ne faut pas considérer cela comme une règle absolue, car il n'est pas rare de rencontrer des personnes déshydratées à la peau chaude et sèche ou d'observer une peau sèche et très chaude dans certains états fébriles.

En général, on peut limiter la transpiration à l'aide de produits antisudorifiques et de désodorisants. La plupart des produits antisudorifiques contiennent des sels d'aluminium qui bloquent l'ouverture des conduits sudoripares. Les désodorisants purs inhibent la croissance des bactéries et la dégradation de la sueur par celles-ci; ils n'ont pas d'effets antisudorifiques. Des désodorisants sans parfum sont disponibles pour les personnes ayant une peau sensible (Odom *et al.*, 2000).

HIDROSADÉNITE SUPPURATIVE

L'hidrosadénite suppurative est une affection relativement rare; on n'en connaît pas la cause.

Physiopathologie

L'obstruction anormale des glandes sudoripares entraîne une inflammation chronique, des nodules et un écoulement des voies sinusales. Il se forme ensuite des bandes de tissus cicatriciels dans la région où se trouvent ces glandes.

Manifestations cliniques

L'affection se manifeste plus couramment dans la région axillaire, mais aussi dans les plis inguinaux, sur le pubis et autour des fesses. Les nombreuses lésions suppuratives dans une même petite région peuvent être la source d'un grand inconfort. Cette affection ne se manifeste pas avant la puberté et semble avoir un caractère héréditaire.

Traitement médical

L'affection est difficile à traiter. On a souvent recours aux compresses chaudes et aux antibiotiques oraux. La clindamycine topique peut être efficace. L'isotrétinoïne (Accutane) peut être utilisée, mais on doit surveiller de près les effets secondaires. Si la suppuration touche une grande surface, il faut souvent pratiquer une incision et la drainer en insérant des tampons de gaze. Quelquefois, mais c'est rare, toute la région est excisée pour retirer le tissu cicatriciel et l'infection. On n'emploie cette technique draconienne qu'en dernier recours (Hall, 2000).

ECZÉMA SÉBORRHÉIQUE

La séborrhée est la production excessive de sébum par les glandes sébacées dans les endroits où celles-ci sont nombreuses (visage, cuir chevelu, sourcils, paupières, sillons nasolabiaux, joues, oreilles, aisselles, sous les seins, aine, pli fessier). L'eczéma séborrhéique est une inflammation chronique de la peau dans les régions qui viennent d'être mentionnées et où on trouve un nombre élevé de bactéries.

Manifestations cliniques

Il existe deux types d'eczéma séborrhéique: l'un s'accompagne de squames grasses, l'autre de squames sèches. Dans les deux cas, l'affection débute parfois dès l'enfance et peut durer toute la vie. L'eczéma séborrhéique accompagné de squames grasses confère à la peau une apparence humide et graisseuse. On observe parfois des plaques jaunâtres et grasses, comportant ou non de la desquamation, et un érythème léger (rougeurs), surtout sur le front, sur les sillons nasolabiaux, dans la région de la barbe et sur le cuir chevelu, ainsi que sur les surfaces intertrigineuses des aisselles, de l'aine et des seins. On peut noter l'apparition de papules ou de pustules acnéiformes sur le tronc. L'eczéma séborrhéique accompagné de squames sèches se manifeste par une desquamation floconneuse du cuir chevelu produisant une quantité importante de pellicules. Dans sa forme bénigne, l'eczéma séborrhéique est asymptomatique. Toutefois, si la desquamation s'accompagne de prurit, le grattage peut provoquer des complications, notamment des infections ou des excoriations.

L'eczéma séborrhéique peut être héréditaire. Les hormones, l'état nutritionnel, les infections et le stress influent sur son évolution. La personne doit savoir que cette affection peut apparaître par poussées. Si celle-ci se manifeste soudainement par poussées aiguës et qu'elle n'a pas déjà été diagnostiquée, on doit effectuer une anamnèse et un examen physique complet de la personne.

Traitement médical

Comme il n'existe pas encore de remède contre la séborrhée, le traitement visera à combattre la maladie et à rétablir l'intégrité de la peau. L'application locale d'une crème à base de corticostéroïdes, qui soulage l'inflammation, peut être efficace sur le corps ou le visage. Cependant, ces crèmes doivent être utilisées avec précaution près des paupières, car elles peuvent provoquer un glaucome et des cataractes chez les personnes prédisposées à ces affections. L'eczéma séborrhéique se complique parfois d'une candidose dans les plis cutanés. Pour la prévenir, on conseille à la personne de bien nettoyer ces plis et de laisser la peau respirer. Les personnes atteintes d'une candidose chronique doivent subir un examen de dépistage du diabète.

Pour enrayer les pellicules (squames sèches), on aura recours à des shampoings médicamenteux (utilisés tous les jours ou au moins trois fois par semaine). Pour éviter que la séborrhée ne devienne résistante à un shampoing en particulier, on utilisera en alternance deux ou trois shampoings différents. On laisse le shampoing agir pendant 5 à 10 minutes. Quand on note une amélioration, on peut espacer les traitements. Les shampoings antiséborrhéiques sont généralement à base de sulfure de sélénium, de pyrithione de zinc, d'acide salicylique et de soufre, ou encore de goudron additionné de soufre et d'acide salicylique.

Soins et traitements infirmiers

On conseille à la personne atteinte d'eczéma séborrhéique d'éviter de se trouver en contact avec des irritants externes, d'être exposée à une chaleur excessive ou de transpirer. Le frottement et le grattage aggravent l'affection. Pour prévenir les infections, la personne veillera à laisser la peau respirer et à garder les plis cutanés propres et secs.

L'infirmière montre aux personnes atteintes de pellicules à se servir des shampoings médicamenteux ; elle doit savoir que, dans certaines cultures, il n'est pas permis de se laver souvent les cheveux. Il lui faut donc tenir compte de ces différences culturelles quand elle fournit de l'enseignement sur les soins à domicile.

L'eczéma séborrhéique est une affection chronique qui se manifeste souvent par poussées ; le traitement vise à en limiter l'ampleur. Il faut inciter les personnes à se conformer au traitement. L'infirmière doit manifester beaucoup de sensibilité à l'égard de ceux qui sont démoralisés par les modifications de leur image corporelle et elle doit leur donner l'occasion d'exprimer leurs sentiments.

ACNÉ

L'acné est une inflammation des follicules pilosébacés du visage, du cou et de la partie supérieure du tronc. Elle se caractérise par la présence de **comédons** (premières lésions de l'acné), ouverts ou fermés, ainsi que de papules, de pustules, de nodules et de kystes.

Il s'agit de l'affection cutanée la plus courante chez les adolescents et les jeunes adultes âgés de 12 à 35 ans. Elle touche également les deux sexes, bien qu'elle apparaisse plus tôt chez les filles, peut-être parce que chez elles la puberté se manifeste à un âge plus précoce. L'acné se rencontre très fréquemment à la puberté et à l'adolescence en raison de l'activité accrue de certaines hormones qui influent sur les sécrétions des glandes sébacées. Les causes de l'acné semblent être multiples et comprennent notamment des facteurs héréditaires, hormonaux et bactériens. On note qu'il existe des antécédents familiaux dans la plupart des cas.

Physiopathologie

Durant l'enfance, les glandes sébacées sont de petite taille et elles fonctionnent très peu. Elles sont régies par le système endocrinien, particulièrement par les androgènes. À la puberté, l'activité des androgènes augmente, ce qui stimule les glandes sébacées, les fait grossir et entraîne la sécrétion d'une huile

naturelle, le sébum, qui remonte dans le conduit du follicule pileux et se répand à la surface de la peau. Chez les adolescents atteints d'acné, le sébum est sécrété en trop grande quantité et obstrue les conduits des follicules pilosébacés, d'où l'apparition de comédons. Même si on ne sait pas exactement pourquoi il en est ainsi, certains points blancs peuvent s'ouvrir et se vider de leur contenu (sébum, kératine, bactéries, par exemple) dans le derme, ce qui peut provoquer une inflammation attribuable à la présence de bactéries, notamment ***Propionibacterium acnes***, qui vivent dans les follicules pileux. Leur rôle consiste à décomposer les triglycérides du sébum en acides gras libres et en glycérine. Certains médicaments comme les androgènes, les corticostéroïdes, la phénytoïne (Dilantin) et la cyclosporine (Neoral, Sandimmune) peuvent causer de l'acné.

Manifestations cliniques

L'acné se manifeste tout d'abord par les comédons. Les points blancs (comédons fermés) sont constitués de sébum et de kératine, qui bloquent le follicule pilosébacé. Ce sont de petites papules blanchâtres munies de minuscules ouvertures folliculaires généralement invisibles. Les comédons peuvent se transformer en points noirs qui sont ouverts sur l'extérieur. La couleur des points noirs (comédons ouverts) ne s'explique pas par la présence de saleté, mais par l'accumulation de lipides et de débris de bactéries et de cellules épithéliales.

L'inflammation se présente sous forme de papules érythémateuses, de pustules et de kystes. Les papules et les kystes superficiels se vident et guérissent spontanément ; les papules et les kystes profonds, par contre, peuvent laisser des cicatrices sur la peau. En général, on qualifie l'acné de bénigne, de modérée ou de grave en se basant sur le nombre et le type de lésions (comédons, papules, pustules, kystes).

Examen clinique et examens paracliniques

Le diagnostic de l'acné se fonde sur l'anamnèse et l'examen physique, sur la présence de lésions caractéristiques de l'acné et sur l'âge de la personne. L'acné ne se manifeste pas avant la puberté. C'est la présence de comédons (points blancs et points noirs) et une peau excessivement grasse, surtout dans la région au milieu du visage, qui permet de différencier cette affection cutanée. Les autres parties du visage peuvent sembler sèches. La peau dégage parfois une odeur sébacée particulière lorsque les lésions sont nombreuses et ouvertes. Il arrive que les femmes présentent des poussées quelques jours avant les règles. On ne procédera à une biopsie des lésions que pour poser le diagnostic sans risque d'erreur.

Traitement médical

Le traitement vise à réduire le nombre de bactéries, à diminuer l'activité des glandes sébacées, à prévenir l'obstruction des follicules, à atténuer l'inflammation, à combattre l'infection, à prévenir les cicatrices et à éliminer les facteurs qui prédisposent à l'acné. On détermine le traitement en fonction du type de lésions (comédons, papules, pustules, kystes).

On ne sait pas encore comment éliminer à coup sûr cette affection, mais le recours à plusieurs traitements utilisés conjointement permet de la juguler de façon efficace. Dans les cas d'acné bénigne ou modérée, ainsi que de lésions inflammatoires superficielles (papules ou pustules), il suffit souvent d'employer un traitement topique.

Alimentation et hygiène

Par le passé, on recommandait parfois de restreindre la consommation de certains aliments pour traiter l'acné, mais il semble que le régime alimentaire ne joue pas un rôle important dans ce domaine. Cependant, si on constate que des aliments ou des produits alimentaires, comme le chocolat, le cola, les fritures ou les produits laitiers, sont associés tout particulièrement aux poussées d'acné, il faut insister pour qu'on cesse de les consommer. Une alimentation saine aide le système immunitaire à lutter contre les bactéries et les infections.

Dans les cas d'acné bénigne, il suffit parfois de se laver le visage deux fois par jour avec un savon nettoyant, lequel élimine l'excès de gras et les comédons dans la plupart des cas. Pour favoriser le bien-être de la personne atteinte d'acné et pour l'aider à mieux connaître la maladie et à comprendre le plan thérapeutique, l'infirmière doit lui fournir des encouragements, l'écouter attentivement et lui permettre d'exprimer ses sentiments. Les médicaments contre l'acné offerts en vente libre contiennent de l'acide salicylique ou du peroxyde de benzoyle, deux produits très efficaces pour dégager les follicules obstrués par le sébum. Cependant, certaines personnes sont sensibles à ces produits qui peuvent causer de l'irritation ou une sécheresse cutanée exagérée, particulièrement quand on les utilise en combinaison avec des médicaments à action locale. L'infirmière indiquera à la personne qu'il faut cesser de les utiliser en cas d'irritation grave. On doit par ailleurs choisir d'employer des produits cosmétiques et des crèmes sans huile, puisque ces produits sont généralement conçus pour les peaux sujettes à l'acné.

La durée du traitement dépend de l'ampleur et de la gravité de l'acné. Dans les cas d'acné grave, le traitement peut s'étaler sur plusieurs années.

Pharmacothérapie

Peroxyde de benzoyle On utilise très souvent des préparations à base de peroxyde de benzoyle, car celles-ci atténuent l'inflammation dans les lésions de façon rapide et prolongée. La production de sébum diminue et les comédons qui obstruent les follicules disparaissent. De plus, ces préparations ont des effets antibactériens, éliminant efficacement *Propionibacterium acnes.* Au début, le peroxyde de benzoyle provoque des rougeurs et des squames, cependant la peau s'adapte dans la plupart des cas. Habituellement, le traitement consiste à appliquer la préparation une ou deux fois par jour ou tous les deux jours en cas d'irritation importante. Souvent, aucun autre traitement n'est nécessaire. On peut se procurer, avec ou sans ordonnance, des préparations à base de peroxyde de benzoyle ainsi que des préparations de benzoyle associé à de l'érythromycine, du résorcinol ou du soufre.

Le peroxyde de benzoyle prend de 8 à 12 semaines pour atténuer l'acné. Cependant, la personne doit savoir que les symptômes peuvent s'aggraver au cours des premières semaines de traitement; il est possible qu'elle observe une inflammation, un érythème et une desquamation de la peau. Les gels sont plus asséchants et irritants que les crèmes et les lotions. Les concentrations les plus faibles sont aussi les moins irritantes. On commence donc souvent par une concentration faible et on augmente celle-ci selon la réponse et la tolérance. Malgré tout, certaines personnes ne tolèrent pas ce traitement. Le peroxyde de benzoyle peut décolorer les poils, les cheveux et les vêtements.

Rétinoïdes topiques Les rétinoïdes topiques (analogues de la vitamine A) permettent de déloger les bouchons de sébum des conduits pilosébacés. Ils ne possèdent pas d'activité antibactérienne, mais ils diminuent la production de sébum, accélèrent le renouvellement cellulaire, éliminent les comédons et préviennent la formation de nouveaux comédons. Il en existe diverses préparations: vitamine A acide ou trétinoïne (Retin-A), tazarotène (Tazorac) et adapalène (Differin). Comme pour le peroxyde de benzoyle, la personne doit savoir que les symptômes peuvent s'aggraver au cours des premières semaines de traitement. L'exposition au soleil est déconseillée, car le médicament accroît la sensibilité de la peau aux rayons ultraviolets. La personne doit se conformer strictement aux directives fournies dans la notice qui accompagne le médicament.

Antibiotiques topiques On a très souvent recours aux antibiotiques topiques pour traiter l'acné. Ils inhibent la croissance de *P. acnes,* diminuent la quantité d'acides gras libres à la surface de la peau et font disparaître les comédons, les papules et les pustules. En général, ils n'ont pas d'effets secondaires et causent peu d'irritation. On emploie fréquemment des préparations contenant de la clindamycine, de la tétracycline (celle-ci peut tacher la peau et les vêtements) ou de l'érythromycine. Les antibiotiques topiques peuvent être utilisés en association avec le peroxyde de benzoyle et les rétinoïdes topiques.

Traitement par voie générale

Antibiotiques Les antibiotiques oraux, comme la tétracycline, la doxycycline (Vibra-Tabs) et la minocycline (Minocin), administrés à faibles doses et sur de longues périodes traitent très efficacement l'acné modérée ou grave, particulièrement lorsqu'il y a inflammation accompagnée de pustules, d'abcès, de fissures et de cicatrices. On peut poursuivre le traitement pendant des mois, voire des années. Les antibiotiques de la famille de la tétracycline sont contre-indiqués chez les enfants de moins de 12 ans et chez les femmes enceintes. Dans la plupart des cas, on peut administrer ces médicaments sans hésiter pendant une longue période, mais durant la grossesse ils peuvent nuire à la croissance des dents, en provoquant une hypoplasie de l'émail et une décoloration permanente des dents chez l'enfant. Les effets secondaires de ces antibiotiques sont entre autres les suivants: photosensibilité, nausées, diarrhée et vaginites chez la femme. La minocycline ne cause pas de photosensibilité, mais peut être à l'origine de vertiges ou d'arthralgies; elle est rarement responsable d'une hépatotoxicité ou d'un syndrome lupique. Chez certaines femmes, les antibiotiques à large spectre diminuent la flore bactérienne vaginale et prédisposent aux infections fongiques, notamment à la candidose.

Rétinoïdes oraux Les dérivés synthétiques de la vitamine A (rétinoïdes oraux) sont extrêmement efficaces chez les personnes qui sont atteintes d'acné grave, présentent des kystes et des nodules, et ne répondent pas au traitement habituel. L'un de ces dérivés, l'isotrétinoïne (Accutane), est également utilisé pour traiter l'acné inflammatoire, accompagnée de papules et de pustules, qui a tendance à laisser des cicatrices. L'isotrétinoïne entraîne une réduction de la taille des glandes sébacées, et donc l'inhibition de la production de sébum. Elle engendre également une desquamation épidermique, ce qui déloge les comédons.

La **chéilite** (inflammation des lèvres) est l'effet secondaire le plus courant des rétinoïdes oraux; presque tous ceux qui reçoivent le médicament en sont affectés. Sécheresse et gerçures de la peau et des muqueuses se rencontrent fréquemment. Ces effets sont réversibles quand on cesse de prendre le médicament et ils peuvent être atténués par l'application de crèmes ou d'onguents hydratants. L'exposition au soleil est déconseillée, car l'isotrétinoïne accroît grandement la sensibilité de la peau aux rayons ultraviolets. Les autres effets indésirables possibles du médicament sont l'hypertriglycéridémie, les arthralgies, les myalgies, l'hépatotoxicité, la myélodépression et la diminution de la vision nocturne. On signale aussi la possibilité d'une association entre l'isotrétinoïne et la survenue d'une dépression et/ou d'idées suicidaires (Santé Canada, 2001). Soulignons que cet agent, comme les autres métabolites de vitamine A, a un effet tératogène chez le fœtus, c'est-à-dire qu'il peut provoquer des anomalies congénitales: malformations cardiaques, anomalies du système nerveux central et anomalies structurelles du visage. Les femmes en âge de procréer doivent donc obligatoirement utiliser deux méthodes contraceptives un mois avant le début du traitement, pendant le traitement et un mois après la fin de celui-ci. Deux tests de grossesse négatifs sont nécessaires avant que le traitement ne soit entrepris, un test doit être fait tous les mois durant le traitement et un mois après l'arrêt de celui-ci (Santé Canada, 2001). L'isotrétinoïne potentialisant les effets toxiques de la vitamine A, il est conseillé de s'abstenir de prendre des suppléments de cette vitamine (Odom *et al.*, 2000).

Hormonothérapie L'œstrogénothérapie (entre autres les préparations de progestérone et d'œstrogènes) empêche la formation de sébum et assèche la peau. On la prescrit généralement aux jeunes filles chez qui l'acné est apparue tardivement, qui connaissent des poussées à certains moments du cycle menstruel et dont le cycle menstruel est irrégulier. On administre les œstrogènes de façon cyclique, sous forme de contraceptifs oraux contenant une plus forte dose d'œstrogènes que de progestérone. On ne donne pas d'œstrogènes aux hommes en raison des effets indésirables qu'ils entraînent, notamment la croissance des seins et la diminution de la pilosité. Diane-35, composé de cyprotérone (un progestatif antiandrogénique) et d'éthinylœstradiol, est indiqué dans le traitement de l'acné grave ne répondant pas aux traitements usuels ou dans celui de l'acné accompagné de signes d'hyperandrogénie comme l'hirsutisme. Il agira aussi comme contraceptif, mais on ne doit pas y recourir pour la contraception seulement, car il augmente le risque d'événements thromboemboliques de façon plus importante que les autres contraceptifs oraux.

Traitement chirurgical

Le traitement chirurgical de l'acné comporte l'extraction des comédons, l'injection de corticostéroïdes dans les lésions enflammées, de même que l'incision et le drainage des lésions kystiques nodulaires, de grande taille et mobiles (en vagues perceptibles). On peut aussi recourir à la cryochirurgie (refroidissement à l'azote liquide) pour traiter l'acné qui s'accompagne de kystes et de nodules. Pour les cicatrices profondes, on peut utiliser la dermabrasion, technique qui vise à enlever l'épiderme et la couche superficielle du derme pour faire disparaître les lésions.

On extrait les comédons à l'aide d'un tire-comédon. On nettoie d'abord la région avec de l'alcool. On place ensuite l'orifice du tire-comédon sur la lésion et on presse pour forcer le comédon à se vider dans l'orifice. L'extraction provoque parfois un érythème qui peut persister pendant plusieurs semaines. Il est fréquent que le comédon se reforme en raison de l'activité continue des glandes sébacées. On trouve au tableau 59-5 ■ le résumé des méthodes employées pour traiter l'acné.

Soins et traitements infirmiers

Les soins et traitements infirmiers prodigués aux personnes atteintes d'acné consistent à faire preuve de vigilance à l'égard des complications potentielles et à les traiter quand elles se manifestent. L'enseignement, portant tout particulièrement sur les soins cutanés, représente la principale intervention infirmière; on s'occupe aussi des éventuels problèmes reliés à l'affection cutanée ou au traitement.

Prévenir les cicatrices

La prévention des cicatrices est l'objectif ultime du traitement. Les risques de cicatrices augmentent en proportion de la gravité de l'acné. L'acné ayant atteint le stade III ou IV (de 25 à plus de 50 comédons, papules ou pustules) nécessite généralement un traitement prolongé faisant appel à des antibiotiques, administrés par voie générale, ou à de l'isotrétinoïne. Les personnes qui souffrent de cette affection doivent savoir que le fait de cesser de prendre les médicaments peut exacerber l'acné, engendrer davantage de poussées et accroître le risque de cicatrices profondes. De plus, toute manipulation des comédons, des papules et des pustules accroît le risque de cicatrices.

Quand on prescrit un traitement chirurgical pour extraire les comédons profondément incrustés ou pour soigner les lésions enflammées, ou encore pour inciser et drainer des lésions cystiques, l'intervention elle-même peut entraîner de nouvelles cicatrices. La dermabrasion, qui nivelle le tissu cicatriciel, peut aussi accroître le risque de cicatrices. Le tissu cutané cicatrisé peut présenter une hyperpigmentation ou une hypopigmentation. On doit informer la personne de ces risques avant d'opter pour la chirurgie comme traitement de l'acné.

Prévenir l'infection

On doit indiquer aux femmes qui suivent un traitement prolongé à la tétracycline qu'elles doivent déceler les signes et symptômes de candidose vaginale (infection à champignons léviliformes), et les signaler au médecin.

Principaux traitements de l'acné		TABLEAU 59-5

Catégories	Moyens
Médicaments à action locale	■ Nettoyants sous forme de gel ou de crème au peroxyde de benzoyle ■ Préparation à base de peroxyde de benzoyle et d'érythromycine (Benzamycin) ■ Préparation à base de peroxyde de benzoyle et de soufre ■ Résorcinol (comme ingrédient dans d'autres préparations) ■ Acide salicylique (comme ingrédient dans d'autres préparations) ■ Soufre (comme ingrédient dans d'autres préparations) ■ Rétinoïdes topiques (trétinoïne [Retin-A], adapalène [Differen], tazorotène [Tazorac]) ■ Antibiotiques à action locale

Médicaments à action systémique	■ Antibiotiques oraux (tétracycline, doxycycline, minocycline)
	■ Isotrétinoïne (Accutane)
	■ Hormones :
	  • Corticostéroïdes
	    – À fortes doses, ils ont des effets anti-inflammatoires.
	    – À faibles doses, ils inhibent l'action des androgènes.
	    – Intralésionnels, ils ont des effets anti-inflammatoires.
	  • Antiandrogènes
	    – Contraceptifs oraux (pour les femmes seulement)

Traitement chirurgical	■ Extraction du contenu des comédons ■ Drainage des pustules et des kystes ■ Excision des sinus et des kystes ■ Injection intralésionnelle de corticostéroïdes pour obtenir des effets anti-inflammatoires ■ Cryochirurgie ■ Dermabrasion pour les cicatrices ■ Laser pour les cicatrices

Favoriser les soins à domicile et dans la communauté

Enseigner les autosoins On conseille à la personne non seulement de prendre ses médicaments, mais également de se laver le visage avec de l'eau et du savon doux deux fois par jour pour enlever l'huile qui se trouve à la surface de la peau et prévenir l'obstruction des glandes sébacées. Elle doit toutefois s'abstenir de se laver constamment le visage dans l'espoir de faire disparaître l'acné ; cette pratique n'a aucun effet, puisque l'absence d'hygiène n'est pas en cause.

Des savons légèrement abrasifs et des agents desséchants peuvent être utilisés pour rendre la peau moins grasse, sensation qui gêne un grand nombre de personnes. Cependant, il faut éviter de pratiquer une abrasion excessive qui ne ferait qu'aggraver l'acné en causant à la surface de la peau de minuscules égratignures, propices à la contamination bactérienne. Il importe aussi de se rappeler que le savon peut être un irritant.

Le visage doit être protégé de tout traumatisme et de toute forme de friction. On conseillera donc à la personne de ne pas s'appuyer sur son visage, de ne pas le frotter, et de renoncer à porter des cols ou des casques trop serrés. On lui expliquera qu'elle ne doit pas essayer de pincer les points blancs ou les points noirs, car ces gestes ne pourraient qu'aggraver la situation. En effet, on peut ainsi pousser une partie du contenu du comédon plus profondément dans le derme et provoquer la rupture du follicule. À moins de directives contraires, il vaut mieux éviter d'utiliser des cosmétiques, des crèmes à raser et des lotions qui peuvent aggraver l'acné.

Infections bactériennes (pyodermites)

Aussi appelées **pyodermites**, les infections bactériennes purulentes de la peau peuvent être primaires ou secondaires. Les infections primaires se manifestent sur une peau d'apparence normale et sont attribuables, en général, à un seul microorganisme. Les infections secondaires surviennent à la suite d'une affection cutanée ou d'une atteinte à l'intégrité de la peau causée par une blessure ou une intervention chirurgicale. Dans de nombreux cas, plusieurs microorganismes sont en cause (*Staphylococcus aureus*, *Streptrococcus* bêtahémolytique, streptocoques du groupe A, par exemple). Les infections primaires les plus courantes sont l'impétigo et la folliculite, cette dernière pouvant causer des furoncles ou des anthrax.

IMPÉTIGO

L'impétigo est une infection superficielle de la peau, qui peut être attribuable à des streptocoques, à des staphylocoques ou à de multiples bactéries. L'impétigo bulleux, infection cutanée enracinée en profondeur qui est causée par *Staphylococcus aureus*, se caractérise par la formation de bulles (grosses papules remplies de liquide) à partir des vésicules d'origine. Ces bulles se rompent, laissant une plaie rouge et à vif.

L'impétigo touche surtout les surfaces exposées du corps, comme le visage, les mains, le cou et les membres. Il s'agit d'une maladie contagieuse qui peut se propager à d'autres parties du corps ou se transmettre aux membres de la famille qui ont des contacts directs avec la personne ou qui utilisent un peigne ou une serviette contaminés.

L'impétigo peut se manifester à n'importe quel âge, mais il est plus fréquent chez les enfants. Il est souvent consécutif à une pédiculose du cuir chevelu (poux), à la gale, à l'herpès, aux morsures d'insectes, au sumac vénéneux ou à l'eczéma. Chez l'adulte, le mauvais état de santé, le manque d'hygiène et la malnutrition contribuent à son apparition. Certaines personnes sont porteuses asymptomatiques de *Staphylococcus aureus*, généralement dans les voies nasales.

Manifestations cliniques

La maladie se manifeste d'abord par de petites macules érythémateuses qui deviennent vite discrètes, puis par des vésicules à parois minces qui se rompent et se recouvrent de croûtes jaunâtres (figure 59-1 ■). Ces croûtes s'enlèvent facilement et laissent apparaître une surface humide, rouge et lisse, sur laquelle une nouvelle croûte se forme rapidement. Lorsque le cuir chevelu est atteint, les cheveux sont emmêlés, ce qui différencie cette affection de la teigne.

Traitement médical

On a généralement recours à des antibiotiques administrés par voie générale pour limiter la propagation de l'infection, traiter les infections en profondeur et prévenir l'apparition d'une glomérulonéphrite aiguë (infection rénale), qui constitue une complication possible des dermatites streptococciques. On traite l'impétigo bulleux ou atteignant une grande surface avec une antibiothérapie orale. La pénicilline a longtemps été l'antibiotique de choix, mais la résistance limite son utilisation. On privilégie maintenant la cloxacilline (Orbenin), la céphalexine (Keflex) et les macrolides (érythromycine, clarithromycine [Biaxin], azythromycine [Zithromax]).

On peut prescrire un traitement antibactérien à action locale quand l'affection est limitée. Cependant, le traitement topique exige que le médicament soit appliqué sur les lésions plusieurs

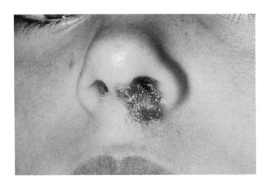

FIGURE **59-1** ■ Impétigo à la narine.

fois par jour pendant une semaine, ce qui est parfois irréalisable pour la personne atteinte ou le proche aidant. Les antibiotiques à action locale n'offrent pas la même efficacité que les traitements administrés par voie générale lorsqu'il s'agit d'éradiquer les streptocoques présents dans les voies respiratoires, ou d'en empêcher la propagation, de sorte que le risque de glomérulonéphrite est alors plus élevé.

Si on emploie le traitement topique, on nettoie d'abord les lésions à l'eau savonneuse pour éliminer le foyer central de croissance bactérienne, ce qui permet à l'antibiotique à action locale d'atteindre la région lésée. On enlève ensuite les croûtes et on applique le médicament (acide fusidique [Fucidin], mupirocine [Bactroban], par exemple). L'infirmière doit porter des gants pour effectuer ce traitement. Elle peut utiliser une solution antiseptique, comme la providone-iode (Bétadine), pour nettoyer la peau, réduire le nombre de bactéries autour de la zone infectée et empêcher ainsi qu'elles se propagent.

Soins et traitements infirmiers

On recommande à la personne et à ses proches de prendre un bain au moins une fois par jour et de se laver avec un savon bactéricide. La propreté et de bonnes mesures d'hygiène peuvent empêcher que la maladie s'étende à d'autres régions du corps ou gagne les autres membres de la famille. L'impétigo étant une affection contagieuse, chacun doit se servir de sa propre serviette et de sa propre débarbouillette ; en outre, la personne atteinte doit éviter d'entrer en contact avec les autres jusqu'à la guérison des lésions.

FOLLICULITE, FURONCLES ET ANTHRAX

La folliculite est une infection des follicules pileux, d'origine bactérienne ou fongique. Elle se manifeste par des lésions superficielles ou profondes, des papules ou des pustules se formant près des follicules. Elle apparaît surtout dans la région de la barbe chez l'homme qui se rase et sur les jambes chez la femme. Elle peut également toucher d'autres régions telles que les aisselles, le tronc et les fesses.

La pseudofolliculite de la barbe (poil incarné) est une réaction inflammatoire du visage. Elle se manifeste fréquemment chez les hommes aux poils bouclés, car ceux-ci poussent à un angle plus aigu que les autres en raison de leur racine incurvée. Leur pointe peut donc pénétrer dans la peau, ce qui provoque une irritation. Ce phénomène s'observe surtout chez les hommes de race noire. Le traitement consiste à se laisser pousser la barbe. S'il est impossible d'adopter cette solution, on déloge les poils au moyen d'une brosse spéciale, ou encore on utilise une lotion spéciale ou des antibiotiques. Si la personne doit se raser le visage, on lui conseille d'utiliser une crème dépilatoire ou un rasoir électrique plutôt qu'un rasoir à main.

On nomme **furoncle** (clou) l'inflammation aiguë qui, issue d'un ou de plusieurs follicules pileux, atteint le derme avoisinant. Il s'agit en fait d'une folliculite avec atteinte du derme profond. S'il s'agit de furoncles multiples ou de furoncles récidivants, on parlera de furonculose. Les lésions peuvent apparaître partout sur le corps, mais elles se présentent le plus souvent dans les régions exposées aux irritations, aux pressions, aux frictions, et dans celles où la transpiration est abondante, comme la nuque, les aisselles ou les fesses.

Le furoncle se manifeste d'abord sous la forme d'un petit nodule douloureux et rougeâtre. Fréquemment, l'infection se propage à la peau et aux tissus adipeux sous-cutanés environnants, engendrant de la sensibilité au toucher, de la douleur et une cellulite. Une rougeur et une induration résultent des efforts déployés par l'organisme pour limiter l'infection. Le germe qui cause l'infection (habituellement un staphylocoque) engendre la nécrose des tissus atteints, qui se manifeste quelques jours plus tard par l'apparition d'un bourbillon jaunâtre ou noirâtre. En langage populaire, on dit alors que le furoncle est « mûr ».

L'**anthrax** est un abcès de la peau et des tissus sous-cutanés résultant de la propagation de l'infection vers plusieurs follicules pileux ; habituellement de bonnes dimensions, il est également profondément enraciné. L'anthrax est généralement causé par une infection staphylococcique ; il apparaît surtout dans les régions les plus épaisses et les moins élastiques de la peau, soit sur la nuque ou les fesses. L'infection peut se généraliser et provoquer de la fièvre, de la douleur, une leucocytose, et même atteindre la circulation sanguine.

Les furoncles et les anthrax touchent surtout les personnes atteintes d'une maladie systémique, par exemple le diabète ou une affection hématologique, ou celles qui suivent un traitement immunosuppresseur. Les furoncles et les anthrax sont fréquents dans les pays chauds, surtout chez les personnes qui portent des vêtements trop ajustés.

Traitement médical

Quand on traite une infection à staphylocoques, il importe de ne pas rompre la membrane qui circonscrit la région atteinte. On ne doit donc jamais pincer le bourbillon ou la pustule.

La folliculite, les furoncles et les anthrax sont généralement causés par des staphylocoques mais, quand le système immunitaire est atteint, ils peuvent être dus à des bactéries à Gram négatif. On administre généralement des antibiotiques par voie orale, en se basant sur les résultats d'un antibiogramme. La cloxacilline (Orbenin), la céphalexine (Keflex), la clindamycine (Dalacin) et le triméthoprime/sulfaméthoxazole (TMP-SMX ; Bactrim, Septra) peuvent être utilisés. On conseille à la personne atteinte de furoncles au périnée ou dans la région anale de garder le lit. Pour empêcher l'infection de se propager, un traitement aux antibiotiques administré par voie orale est indiqué.

Lorsque le pus est circonscrit et fuyant sous le doigt, une petite incision pratiquée à l'aide d'un scalpel accélérera la résolution en réduisant la pression et en assurant une évacuation directe du pus et du tissu nécrosé. On explique à la personne qu'il faut laisser un pansement sur la lésion incisée.

Soins et traitements infirmiers

Lorsque la personne est très atteinte, on fait baisser la fièvre en recourant à diverses mesures de soutien, par exemple aux perfusions intraveineuses ou aux compresses. Les compresses humides et chaudes favorisent la vascularisation et accélèrent

la résolution du furoncle ou de l'anthrax. On peut nettoyer délicatement la peau avoisinante avec un savon antiseptique et appliquer un onguent antiseptique. Il faut observer les précautions usuelles quand on se débarrasse des pansements souillés. Afin de ne pas propager les staphylocoques, les infirmières doivent respecter à la lettre les mesures d'isolement et porter des gants lorsqu'elles donnent les soins.

> **● ALERTE CLINIQUE** *On doit prendre des précautions particulières dans le cas des furoncles au visage, car le contenu de la lésion peut s'écouler directement dans les sinus de la dure-mère. On sait que la manipulation d'un furoncle dans cette région peut provoquer une thrombose sinusale, suivie d'une pyohémie fatale. L'infection peut circuler dans les voies sinusales et pénétrer dans la cavité cérébrale, causant ainsi un abcès au cerveau.*

Favoriser les soins à domicile et dans la communauté

Enseigner les autosoins Pour prévenir et enrayer les infections cutanées à staphylocoques (furoncles, anthrax), on doit éliminer la bactérie de la peau et de l'environnement. Il faut accroître la résistance de la personne et s'assurer de la salubrité des lieux où elle se trouve. S'il y a des écoulements, on doit recouvrir le matelas et l'oreiller d'un plastique qu'on désinfectera quotidiennement ; on lavera les draps, les serviettes et les vêtements après chaque usage. La personne doit utiliser un savon et un shampoing antiseptiques pendant une certaine période, qui s'étend souvent sur plusieurs mois.

Pour prévenir les récidives, la personne doit prendre les antibiotiques prescrits (par exemple : prise quotidienne de clindamycine par voie orale pendant trois mois) ; il est essentiel qu'elle se conforme exactement à l'ordonnance. Le personnel soignant peut être infecté par l'écoulement purulent provenant d'un furoncle ou d'un anthrax, ou propager l'infection. Les antécédents de récidive peuvent indiquer que la personne est porteuse de germes. On doit donc établir si c'est le cas et traiter la personne au moyen d'une crème antiseptique, par exemple de la mupirocine (Bactroban).

Infections virales

ZONA

Le zona est une infection causée par le virus de la varicelle (*herpes zoster*), qui appartient au groupe des virus à ADN. Les virus causant la varicelle et le zona sont impossibles à différencier, d'où le nom de virus varicelle-zona. L'affection se caractérise par une éruption de vésicules douloureuses, disposées sur le trajet des nerfs sensitifs au niveau des ganglions postérieurs. On croit que le zona serait attribuable à la réactivation du virus de la varicelle et qu'il indiquerait l'affaiblissement du système immunitaire. Lorsque la varicelle a suivi son cours naturel, pense-t-on, le virus reste à l'état latent à l'intérieur des neurones situés près de l'encéphale et de la moelle épinière. Quand il est réactivé, il se déplace sur le trajet des nerfs périphériques et atteint la peau, où il prolifère et engendre l'apparition de bouquets de petites vésicules pleines de liquide. Environ 10 % des adultes souffrent un jour ou l'autre de zona, généralement après l'âge de 50 ans. Les personnes dont le système immunitaire est affaibli ou qui sont atteintes de cancer, en particulier d'une leucémie ou d'un lymphome, risquent davantage d'avoir le zona (Odom *et al.*, 2000).

Manifestations cliniques

Généralement, une douleur précède l'éruption ou l'accompagne ; elle peut s'étendre à toute la région qui surplombe les nerfs atteints. Elle peut prendre la forme de brûlures ou d'élancements et être déchirante ou incisive. Certaines personnes ne ressentent aucune douleur. On observe parfois des démangeaisons et de la sensibilité dans la région atteinte. Dans certains cas, l'éruption est précédée de malaises ou de dérèglements gastro-intestinaux. Le zona se caractérise par l'apparition d'un groupe de vésicules en placards érythémateux et œdémateux. Au début, les vésicules contiennent un liquide séreux, puis elles deviennent purulentes, se rompent et forment des croûtes. L'inflammation est généralement unilatérale et suit le trajet des nerfs thoraciques, cervicaux ou crâniens. Les vésicules n'occupent habituellement qu'une étroite région du visage ou du tronc (figure 59-2 ■). Les douleurs à l'œil indiquent une atteinte du nerf oculaire. Au niveau du tronc, la région touchée est parfois extrêmement sensible. La maladie évolue généralement vers la guérison en 7 à 26 jours.

Chez l'adulte en bonne santé, le zona est le plus souvent limité et bénin. Cependant, chez la personne immunodéprimée, il peut avoir des effets graves et très invalidants.

Traitement médical

Le traitement vise à calmer la douleur et à prévenir les complications – infections, formation de cicatrices, névralgie postzostérienne ou atteintes visuelles –, ou à atténuer la

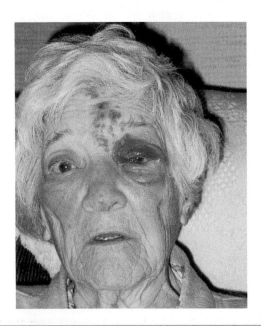

FIGURE **59-2** ■ Zona.

gravité de l'infection. Au cours de la phase aiguë, on soulage la douleur en administrant des analgésiques. L'utilisation de corticostéroïdes, en association avec les antiviraux, est controversée, car s'ils accélèrent la guérison des lésions et diminuent la douleur aiguë, ils ne réduisent pas le risque ni la durée de la névralgie postzostérienne (douleurs persistantes irradiant du nerf affecté). Mentionnons qu'on peut donner des corticostéroïdes, entre autres de la triamcinolone (Aristocort, Kenalog), par voie sous-cutanée dans les régions douloureuses pour soulager l'inflammation.

On a constaté que l'administration par voie orale d'acyclovir (Zovirax), de valacyclovir (Valtrex) ou de famciclovir (Famvir) dans les 72 heures qui suivent l'apparition de l'éruption permettait d'atténuer la douleur de façon importante, d'accélérer la guérison et de réduire le risque de névralgie postzostérienne.

Les atteintes aux yeux (zona ophtalmique) sont considérées comme des urgences ophtalmologiques ; une consultation auprès d'un ophtalmologiste s'impose, en raison du risque de kératite, d'uvéite ou d'ulcère cornéen, et même de cécité.

Les personnes qui ont eu la varicelle, à la suite d'une infection ou d'une vaccination, sont immunisées et les contacts avec une personne atteinte de zona ne présentent donc pas de danger pour elles.

Soins et traitements infirmiers

L'infirmière évalue les douleurs dont souffre la personne et l'efficacité des médicaments. Elle collabore avec le médecin en vue de modifier le traitement, si nécessaire. Il faut aussi montrer à la personne comment appliquer les compresses humides et les préparations médicamenteuses et lui apprendre à se laver les mains de manière à prévenir la propagation du virus.

Pour soulager la douleur et favoriser le sommeil, on conseille d'utiliser des techniques de diversion et de relaxation. Si la personne atteinte est âgée, ce qui est souvent le cas, elle aura peut-être besoin d'aide pour appliquer les pansements. Cette aide peut lui être prodiguée par un proche, un voisin ou une infirmière en santé communautaire, qui devra également voir à la préparation de repas équilibrés si la personne est incapable de le faire elle-même.

HERPÈS SIMPLEX

L'herpès simplex est une affection cutanée courante. Le virus en cause se présente sous deux formes, que l'on définit par typage viral. En général, l'herpès simplex de type 1 se manifeste sur la bouche et le virus de type 2 dans la région génitale. Toutefois, on peut observer les deux types de virus dans ces deux régions. Chez les adultes, environ 85 % de la population mondiale est porteuse du virus de type 1. Le virus de type 2 est moins répandu ; il se manifeste généralement au moment où débute l'activité sexuelle. D'après les examens sérologiques, le nombre de personnes contaminées dépasse largement celui des personnes qui présentent des manifestations cliniques.

L'herpès simplex se répartit en trois catégories : infection primaire vraie, premier épisode non primaire et épisode récurrent. L'infection primaire vraie constitue la première exposition au virus. Le premier épisode non primaire représente le premier épisode de type 1 ou de type 2 chez une personne contaminée par l'autre type. Quant aux épisodes récurrents, ce sont des épisodes subséquents du même type viral.

HERPÈS BUCCAL

L'herpès buccal, aussi appelé bouton de fièvre ou feu sauvage, se caractérise par un ensemble de vésicules érythémateuses sur les lèvres. Des chatouillements, une sensation de brûlure et de la douleur peuvent se manifester 24 heures avant l'apparition des vésicules. Certains facteurs déclenchants, comme l'exposition au soleil ou le stress, engendrent parfois la récurrence des épisodes. Moins de 1 % des personnes présentant une infection herpétique buccale primaire contractent une gingivo-stomatite herpétique; cette complication se manifeste plus fréquemment chez les enfants et les jeunes adultes que chez les autres malades. L'apparition de cette affection s'accompagne souvent d'une forte fièvre, d'adéno-pathie et de malaises généralisés. L'érythème polymorphe, inflammation aiguë de la peau et des muqueuses accompagnée de lésions caractéristiques en cocarde, représente aussi une des complications possibles de l'herpès buccal.

HERPÈS GÉNITAL

L'herpès génital, ou herpès simplex de type 2, se manifeste par de nombreux signes cliniques. Les infections mineures sont parfois asymptomatiques. Les primo-infections graves de type 1 peuvent engendrer des malaises généralisés compa-rables à ceux de la grippe. Les lésions apparaissent par bou-quets de vésicules érythémateuses sur le vagin, le rectum ou le pénis. De nouvelles lésions peuvent continuer d'apparaître au cours d'une période allant de 7 à 14 jours. Les lésions sont symétriques et entraînent généralement une adénopathie localisée. On observe souvent de la fièvre et des symptômes semblables à ceux de la grippe. Les épisodes récurrents débu-tent en général par des signes annonciateurs, sensations de brûlure, chatouillements, démangeaisons, dans les 24 heures qui précèdent l'apparition des vésicules. Quand les vésicules se rompent, des érosions et des ulcères apparaissent. Les infec-tions graves peuvent être à l'origine d'érosions considérables du canal vaginal ou rectal. Pour plus informations, se reporter au chapitre 49 .

Examen clinique et examens paracliniques

Les infections à *Herpesvirus* peuvent être confirmées de bien des façons. En général, l'apparence des éruptions cutanées est très révélatrice. On peut effectuer rapidement des cultures virales et des dosages biologiques; on choisit le type d'examen en fonction de la morphologie des lésions. Les lésions vési-culaires graves risquent davantage de réagir positivement au dosage biologique rapide. Il est plus facile de diagnostiquer les lésions croûtées grâce à une culture virale. Dans tous les cas, il est essentiel de prélever suffisamment de particules virales pour effectuer l'examen. Il importe donc d'avoir recours à des méthodes de prélèvement rigoureuses. On doit

d'abord enlever toutes les croûtes ou exposer délicatement les vésicules. Ensuite, on utilise un écouvillon stérile, imbibé de liquide servant à préserver les cultures virales, pour prélever un échantillon à la base de la vésicule.

Complications

La pustulose vacciniforme se propage chez les personnes atteintes d'eczéma qui contractent l'herpès; elle touche, jus-tement, les zones eczémateuses. Une propagation semblable à celle de l'herpès peut se produire dans les cas de séborrhée grave, de gale ou d'autres affections chroniques de la peau.

Le panaris herpétique est une infection attribuable au virus de type 1 ou 2 qui siège au bout des doigts. Il se manifeste par de la sensibilité et un érythème du pli latéral des cuticules. Des vésicules profondément enracinées apparaissent en moins de 24 heures.

La plupart des cas d'infection néonatale au virus de l'herpès se produisent pendant l'accouchement lorsque l'enfant entre en contact avec les ulcères en poussée évolutive de la mère. Les infections néonatales intra-utérines se produisent rarement chez les mères qui présentent une primo-infection durant la grossesse. Les lésions cutanées, la microcéphalie, l'encépha-lite et la calcification intracérébrale font partie des anomalies fœtales engendrées par l'herpès.

Traitement médical

Pour bien des gens, l'herpès buccal récurrent représente davantage une gêne qu'une maladie. Puisque le soleil joue souvent le rôle de facteur déclenchant, les personnes qui souffrent de cette affection doivent utiliser un écran solaire sur les lèvres et le visage. Les traitements à action locale accom-pagnés d'un agent dessicatif peuvent accélérer la guérison. S'il s'agit d'épisodes graves ou si on soigne des personnes qui savent reconnaître les facteurs déclenchants, on peut, dès l'apparition des premiers symptômes, entamer un traitement intermittent à l'acyclovir (Zovirax) pendant cinq jours. Le valacyclovir (Valtrex) et le famciclovir (Famvir) peuvent aussi être utilisés. L'acyclovir en crème ou en onguent à 5 % permet aussi de diminuer le temps de guérison et la douleur associée aux lésions.

Le traitement adopté pour l'herpès génital est fonction de la gravité, de la fréquence et des répercussions psychologiques des récidives, ainsi que de l'état infectieux du partenaire sexuel. Il n'est pas recommandé de soigner les personnes présentant des récidives légères ou rares. Pour celles qui souffrent de récidives graves mais rares, on peut administrer le traitement intermittent qu'on applique aux lésions buccales. Puisque le traitement intermittent ne raccourcit la durée de l'infection que de 1 à 2 jours, on doit l'amorcer le plus tôt possible.

Les personnes qui présentent plus de six récidives par année peuvent bénéficier d'un traitement prophylactique. L'administration quotidienne d'acyclovir, de valacyclovir ou de famciclovir supprime 85 % des récidives; 20 % des personnes ne présentent plus de récidives tant que dure le traitement. Celui-ci a également pour effet de supprimer presque 95 % du virus, ce qui rend la personne moins conta-gieuse. Pour prévenir la récurrence de l'érythème polymorphe associé à l'herpès buccal, on recourt à un traitement comprenant l'administration de doses prophylactiques de médicaments antiviraux.

On traite la pustulose vacciniforme en administrant de l'acyclovir par voie orale ou intraveineuse.

Le traitement de l'herpès génital pendant la grossesse fait l'objet d'une controverse. On ne peut se fonder sur les cultures de routine effectuées pendant la grossesse pour prévoir si le virus se répandra au moment de l'accouchement. On doit éviter d'utiliser des électrodes sur le cuir chevelu pendant l'accouchement, car alors le risque d'infection du nouveau-né augmente. Le risque d'herpès néonatal étant plus élevé chez les femmes qui ont une primo-infection pendant la grossesse, on doit commencer dès le troisième trimestre à administrer le traitement destiné à faire disparaître les récurrences. Toutes les femmes présentant des lésions en poussée évolutive au moment de l'accouchement doivent subir une césarienne.

On doit penser à administrer un traitement suppressif aux personnes immunodéprimées. Quant aux personnes hospitalisées qui présentent une infection grave, il convient de leur prescrire de l'acyclovir administré par voie intraveineuse.

Mycoses

Un grand nombre de dermatoses sont attribuables à de minuscules champignons, représentants du règne végétal qui se nourrissent de matières organiques. Dans certains cas, ceux-ci n'atteignent que la peau, les ongles et les cheveux, mais il arrive qu'ils touchent les organes internes, ce qui peut mettre la vie en jeu. Les infections superficielles sont rarement assez graves pour occasionner une incapacité temporaire et en général le traitement est efficace. On observe parfois une surinfection causée par des bactéries, par une levure (*Candida*), ou par les deux à la fois.

Les **dermatophyties** (*tinea*) sont la forme de mycose la plus courante. Elles peuvent affecter le cuir chevelu, le corps, l'aine, les pieds et les ongles. Le tableau 59-6 ■ dresse la liste des dermatophyties.

Pour établir le diagnostic, on nettoie la lésion et on recueille des squames sur son pourtour à l'aide d'un scalpel. Les squames sont déposées sur une lame enduite d'hydroxyde de potassium, puis on les examine au microscope à la recherche de spores et d'hyphes. On peut aussi procéder à des cultures. Dans certains cas de teigne, les cheveux semblent fluorescents à l'examen du cuir chevelu en lumière de Wood.

TRICHOPHYTIE DES PIEDS

La trichophytie des pieds (*tinea pedis*), ou pied d'athlète, est l'infection fongique la plus fréquente. On la rencontre tout particulièrement chez les personnes qui fréquentent les douches et les piscines publiques (Odom *et al.*, 2000).

Manifestations cliniques

L'infection, aiguë ou chronique, envahit la plante des pieds et l'espace entre les orteils. Les ongles peuvent aussi être touchés. On observe parfois une surinfection par des levures ou des bactéries, qui peut se manifester dans le deuxième cas par une cellulite et une lymphangite. Parfois, il se produit une infection mixte de type fongique, bactérienne et à levure.

Traitement médical

Durant la phase aiguë (vésiculaire), la personne prendra des bains de pieds dans la solution de Burow, dans du soluté physiologique ou dans une solution de permanganate de potassium afin de faire tomber les croûtes, les squames et les débris, de même que pour apaiser l'inflammation. Elle appliquera ensuite un antifongique à action locale (par exemple du miconazole [Micatin], du clotrimazole [Canesten], du tolnaftate [Tinactin]). Ce traitement doit se poursuivre pendant plusieurs semaines, car le taux de récidive est élevé. Il existe également un traitement par voie orale pour les cas graves ou récidivants.

Soins et traitements infirmiers

Les chaussures et les chaussettes sont des milieux propices à la croissance des champignons qui peuvent être la cause de l'infection. Comme l'humidité favorise la multiplication de ces organismes, l'infirmière doit conseiller à la personne de s'assurer que les pieds et les espaces entre les orteils restent aussi secs que possible. La nuit, elle pourra placer de petits tampons d'ouate entre les orteils pour absorber l'humidité. L'infirmière lui recommandera aussi de porter des chaussures à semelles de cuir et des chaussettes en coton absorbant, ou, dans le cas des femmes, des bas de nylon dont le pied est en coton, car les tissus synthétiques absorbent moins la transpiration que le coton.

On doit conseiller à la personne qui transpire abondamment de porter des chaussures aérées. Il faut éviter de mettre des chaussures à semelles de plastique ou de caoutchouc. De la poudre de talc ou une poudre antifongique peut être appliquée deux fois par jour pour garder les pieds au sec. On recommande aussi de changer régulièrement de chaussures pour qu'elles aient le temps de sécher complètement avant de les porter de nouveau.

TRICHOPHYTIE DES PARTIES DÉCOUVERTES

La trichophytie des parties découvertes est due au développement parasitaire d'un champignon ; elle atteint le visage, le cou, le tronc ou les membres (figure 59-3 ■). La variante animale est causée par des champignons vivant habituellement sur les animaux et pouvant provoquer une grave inflammation chez l'être humain, qui n'est pas leur hôte habituel. Elle est souvent transmise par un animal domestique ou par un objet ayant été en contact avec un animal.

Traitement médical

Lorsque l'affection ne touche qu'une petite zone, on peut appliquer un antifongique topique. Si elle s'étend, on utilise un antifongique oral comme l'itraconazole (Sporanox), le fluconazole (Diflucan) et la terbinafine (Lamisil).

Dermatophyties		TABLEAU 59-6

Types d'infection et régions touchées	Manifestations cliniques	Traitements
Tinea capitis : cuir chevelu	■ Courante chez les enfants	■ Terbinafine (Lamisil) pendant 4 à 8 semaines, itraconazole (Sporanox) pendant 4 à 6 semaines
Teigne : infection fongique contagieuse de la tige du cheveu	■ Plaques érythémateuses, ovales et squameuses ■ Petites papules ou pustules du cuir chevelu ■ Cheveux cassants	■ Laver les cheveux 2 ou 3 fois par semaine avec un shampoing au kétoconazole (Nizoral) ou au sulfure de sélénium
Tinea corporis : corps	■ Macules rougeâtres qui forment un anneau de papules ou de vésicules ■ Lésions sous forme de papules ■ Atteinte des cheveux, du cuir chevelu ou des ongles ■ Prurit intense ■ Peut provenir d'un animal domestique contaminé	■ Atteintes légères : crèmes antifongiques à action locale pendant 2 à 3 semaines ■ Atteintes graves : terbinafine (Lamisil) pendant 2 semaines, itraconazole (Sporanox) pendant 4 semaines ou fluconazole (Diflucan) pendant 2 à 4 semaines
Tinea cruris : aines	■ Petites plaques rougeâtres qui s'étendent pour former des plaques circulaires surélevées ■ Prurit grave ■ Papules ou pustules sur les bords de la lésion	■ Atteintes légères : crèmes antifongiques à action locale pendant 2 à 3 semaines ■ Atteintes graves : terbinafine (Lamisil) pendant 2 semaines, itraconazole (Sporanox) pendant 4 semaines ou fluconazole (Diflucan) pendant 2 à 4 semaines
Tinea pedis : pieds (Pied d'athlète)	■ Desquamation touchant la plante d'un ou des deux pieds et légère rougeur avec macération entre les orteils ■ Groupes de vésicules claires sur une peau mate dans les cas d'infections aiguës	■ Bain de pied dans une solution d'eau et de vinaigre ■ Atteintes légères : crèmes antifongiques à action locale pendant 3 à 4 semaines (1 à 2 semaines si atteinte interdigitale seulement) ■ Atteintes graves : terbinafine (Lamisil) pendant 2 semaines, itraconazole (Sporanox) pendant 4 semaines ou fluconazole (Diflucan) pendant 2 à 4 semaines

Onychomycose (ongles des doigts et des orteils)	■ Ongles épais, friables et ternes
	■ Possibilité de destruction complète de l'ongle
		■ Ongles des doigts
		  • terbinafine (Lamisil) pendant 6 semaines
		  • itraconazole (Sporanox), une semaine par mois, pendant deux mois ou tous les jours pendant deux mois
		  • fluconazole (Diflucan) une fois par semiane pendant 3 à 6 mois
		■ Ongles des orteils
		  • terbinafine (Lamisil) pendant 12 semaines
		  • itraconazole (Sporanox), une semaine par mois, pendant 3 à 4 mois ou tous les jours pendant trois mois
		  • fluconazole (Diflucan) une fois par semaine pendant 6 à 12 mois

Soins et traitements infirmiers

La personne doit changer quotidiennement de serviette et de débarbouillette. Elle doit bien assécher tous les plis et surfaces cutanés qui pourraient retenir l'humidité, car l'humidité et la chaleur favorisent la croissance des champignons. On lui recommande de porter à même la peau des vêtements en coton, bien propres.

TEIGNE

La teigne est une dermatophytie contagieuse, qui provoque souvent une perte de cheveux chez l'enfant. Toute desquamation du cuir chevelu chez l'enfant doit être considérée comme un symptôme de la maladie, jusqu'à preuve du contraire. La teigne se manifeste par une ou plusieurs plaques rouges et

desquamées. De petites papules ou pustules peuvent également apparaître en bordure de ces plaques. Les cheveux deviennent fragiles et se cassent au ras du cuir chevelu, laissant des plaques de calvitie ou des points noirs caractéristiques qui sont les extrémités cassées des cheveux. Dans la plupart des cas, les lésions ne laissent aucune cicatrice et la perte des cheveux n'est que temporaire.

Traitement

Pour soigner la teigne, on utilise un antifongique systémique comme la terbinafine ou l'itraconazole. Les agents à action locale n'ont aucun effet curatif, puisque l'infection se situe dans la tige du cheveu, sous le cuir chevelu. Cependant, ils peuvent inactiver les champignons présents sur les cheveux et réduire par le fait même les risques de transmission de

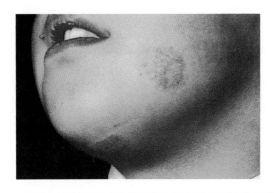

FIGURE **59-3** ■ Trychophytie du visage.

la maladie, de sorte qu'il ne sera pas nécessaire de tondre les cheveux. On recommande aussi de laver les cheveux deux ou trois fois par semaine et d'appliquer une préparation antifongique à action locale pour empêcher la dissémination des organismes.

Soins et traitements infirmiers

La maladie étant contagieuse, l'infirmière devra conseiller à la personne et à ses proches d'adopter un certain nombre de mesures d'hygiène à la maison. Les membres de la famille doivent avoir chacun leur peigne et leur brosse et ils doivent éviter d'échanger leurs chapeaux. Les membres de la famille ainsi que les animaux domestiques doivent tous être examinés et traités.

ECZÉMA MARGINÉ DE HÉBRA

L'eczéma marginé de Hébra est une infection de l'aine qui peut s'étendre à l'intérieur des cuisses et aux fesses. Il atteint le plus souvent les jeunes coureurs à pied, les personnes obèses et celles qui portent des sous-vêtements trop justes. Cette affection touche aussi fréquemment les diabétiques.

Traitement

Pour assurer la guérison complète, on traite les infections bénignes à l'aide d'un antifongique topique, comme le clotrimazole (Canesten), le tolnaftate (Tinactin) ou le miconazole (Micatin) durant au moins deux à trois semaines. On recourt aux antifongiques par voie orale dans les cas graves. La chaleur, la friction et la macération (provenant de la sueur) prédisposent à l'infection. L'infirmière conseillera à la personne d'éviter, dans la mesure du possible, la chaleur et l'humidité excessives, les sous-vêtements de nylon, les vêtements trop justes et le port prolongé d'un maillot de bain humide. Pour prévenir les récidives, la personne doit laver la région de l'aine, l'assécher complètement et y appliquer un antifongique topique.

ONYCHOMYCOSE

L'onychomycose est une dermatophytie chronique qui touche plus souvent les ongles des orteils que les ongles des doigts. Elle est habituellement causée par un microorganisme appartenant à l'espèce *Trichophyton* (*T. rubrum, T. mentagrophytes*),

ou par *Candida albicans;* elle est généralement associée à une infection fongique persistante des pieds. Les ongles s'épaississent, deviennent friables et ternissent. Peu à peu, des débris s'accumulent sous le bord libre de l'ongle, le décollant progressivement de la peau. Étant donné la nature chronique de cette infection, l'ongle peut être entièrement détruit.

Traitement

On administre un agent antifongique par voie orale pendant 6 semaines pour les ongles des doigts et pendant 12 semaines pour les ongles des orteils. La durée du traitement peut être plus longue; elle varie selon l'agent antifongique choisi, la vitesse de pousse de l'ongle, la gravité de l'infection et son risque de récidive. L'antifongique se fixe dans l'ongle à mesure que celui-ci pousse. La guérison se poursuit donc même après l'arrêt du traitement et, pour être complète, il lui faut plusieurs mois. Le choix de l'antifongique s'effectue en fonction du champignon en cause. Les infections des ongles d'orteils réapparaissent souvent dans les mois suivant la fin du traitement. Dans les cas de récidives répétées, il peut être nécessaire d'exciser l'ongle.

Infestations de la peau

PÉDICULOSE

La pédiculose, ou infestation par les poux, peut affecter les personnes de tous les âges. Trois variétés de poux infestent les êtres humains: *Pediculus humanus capitis* (pou de tête), *Pediculus humanus corporis* (pou de corps) et *Phthirus pubis* (pou pubien, ou «morpion»). Les poux sont des ectoparasites, car ils vivent à l'extérieur du corps de l'hôte. Ils se nourrissent donc aux dépens de l'hôte, dont ils sucent le sang environ cinq fois par jour. Ils injectent leurs sucs digestifs et leurs excréments dans la peau de l'hôte, ce qui cause un prurit intense.

Pédiculose de la tête

La pédiculose de la tête est une infestation du cuir chevelu causée par *Pediculus humanus capitis*. La femelle pond dans le cuir chevelu des œufs (lentes) solidement fixés à la tige du cheveu au moyen d'une substance tenace. Les poux éclosent 10 jours plus tard et ils atteignent le stade adulte au bout de 2 semaines.

Manifestations cliniques

Le plus souvent, on retrouve les poux à l'arrière de la tête et derrière les oreilles. Les lentes sont visibles à l'œil nu; elles ont l'apparence de petits corps ovales, grisâtres et brillants, difficiles à retirer. La morsure de l'insecte cause un prurit intense et le grattage qui en résulte provoque souvent une infection microbienne se manifestant par de l'impétigo ou des furoncles. L'infestation est plus courante chez les enfants et les personnes qui portent les cheveux longs. Les poux de tête se transmettent par contact direct ou par l'entremise des peignes, des brosses, des perruques, des chapeaux et des draps.

Traitement médical

Le traitement consiste à se laver les cheveux avec un shampoing à base de lindane (PMS-lindane), de perméthrine (Kwellada-P, Nix) ou de pyréthrines (shampoing R et C). L'infirmière expliquera à la personne qu'elle doit se laver les cheveux conformément au mode d'emploi du shampoing, les rincer à fond et les passer au peigne fin trempé dans du vinaigre pour détacher les lentes qui n'ont pas été délogées par le shampoing. Si cela ne suffit pas, il faudra les retirer avec les ongles, une à une.

Pour prévenir le retour des poux, on lave à l'eau chaude (à une température d'au moins 54 °C) ou on fait nettoyer à sec tous les objets, vêtements, serviettes et draps de lit qui pourraient être infestés. Il faut passer fréquemment l'aspirateur sur les meubles rembourrés, tapis et parquets, et désinfecter le peigne et la brosse à l'aide du shampoing. Tous les membres de la famille doivent être soignés, ainsi que les proches. Pour traiter les complications comme le prurit, la pyodermie (infection purulente cutanée) et la dermatite, on a recours aux antiprurigineux, aux antibiotiques administrés par voie générale et aux corticostéroïdes à action locale.

Soins et traitements infirmiers

L'infirmière rassurera la personne en lui expliquant que personne n'est à l'abri d'une infestation par les poux et qu'il ne faut pas y voir le signe d'un manque d'hygiène. Comme le parasite se propage rapidement, il faut lancer le traitement sans délai. Si une épidémie se déclare au sein d'une école, tous les élèves doivent se laver les cheveux le même soir et ne plus s'échanger les peignes, brosses ou chapeaux. Chaque membre de la famille doit subir un examen quotidien de la tête pendant au moins deux semaines. On explique à la personne que le lindane peut avoir des effets toxiques sur le système nerveux central s'il n'est pas employé comme il se doit.

Pédiculose du corps et pédiculose pubienne

La pédiculose du corps est une infestation causée par *Pediculus humanus corporis*. Elle touche surtout les personnes qui ne se lavent pas, comme les sans-abri, qui vivent très à l'étroit (dans des refuges, par exemple), ou encore qui ne changent pas de vêtements. La pédiculose pubienne est une affection très fréquente. L'infestation se situe généralement dans la région génitale et se transmet par contacts sexuels.

Manifestations cliniques

Les régions en contact avec les sous-vêtements (épaules, tronc et cuisses) sont les plus souvent atteintes. Le pou vit principalement dans les coutures des sous-vêtements et des vêtements auxquels il s'accroche, pour finalement piquer la peau au moyen de son rostre. Les morsures forment de minuscules points de saignement caractéristiques. D'importantes excoriations dues au grattage peuvent apparaître, en particulier sur le tronc et le cou, de même que des lésions secondaires, dont des scarifications linéaires parallèles et un léger eczéma. Dans les cas chroniques, la peau s'épaissit, s'assèche et se desquame, laissant apparaître des régions hyperpigmentées.

La pédiculose pubienne se manifeste généralement par des démangeaisons, surtout la nuit. Les poux excrètent une poussière d'un brun rougeâtre (excrétion des insectes) que l'on retrouve dans les sous-vêtements. Il faut examiner le pubis avec une loupe pour apercevoir des poux le long de la tige des poils, ou des lentes collées aux poils ou contre la peau. D'autres infections transmissibles sexuellement (gonorrhée, herpès, syphilis) peuvent être présentes. Les parasites peuvent envahir les poils du thorax et des aisselles, la barbe et les sourcils. On observe parfois des macules gris-bleu sur le tronc, les aisselles et l'aine. Elles proviennent soit de la réaction de la salive des parasites avec la bilirubine (qui la transforme en biliverdine), soit d'une substance excrétée par les glandes salivaires du parasite.

Traitement médical

On recommande à la personne de se laver à l'eau et au savon et d'appliquer sur les régions cutanées atteintes et sur les régions pileuses du lindane ou de la perméthrine, en se conformant au mode d'emploi de ces produits. Si l'infestation touche les cils, on peut appliquer de la vaseline deux fois par jour pendant huit jours, après quoi on retirera manuellement les lentes qui peuvent encore s'y trouver.

On traite les complications, comme le prurit grave, la pyodermie et la dermatite, grâce à des antiprurigineux, des antibiotiques administrés par voie générale et des corticostéroïdes à action locale. Il faut se rappeler que les poux peuvent être des vecteurs de rickettsioses (typhus exanthémantique, fièvre des tranchées, borrelioses). Les rickettsies vivent dans les voies digestives du parasite et peuvent être excrétées à la surface de la peau de la personne infestée.

Soins et traitements infirmiers

Il faut traiter tous les proches de la personne et toute personne ayant eu avec elle des rapports sexuels et leur enseigner des notions et des techniques d'hygiène personnelle afin de prévenir l'infection ou de la juguler. On procède aussi à un dépistage des infections transmissibles sexuellement, aussi bien chez la personne elle-même que chez ses partenaires sexuels. Il faut laver à la machine les vêtements et la literie ou les faire nettoyer à sec.

GALE

La gale est une infestation de la peau causée par un acarien, *Sarcoptes scabiei* (sarcopte de la gale). On l'observe aussi bien chez les personnes démunies vivant dans des conditions insalubres, que chez celles qui ont d'excellentes habitudes d'hygiène. Elle peut se transmettre par contacts sexuels, mais aussi par simple contacts cutanés. Puisque les parasites se logent souvent dans les doigts, un simple contact des mains suffit à communiquer l'infection. Chez les écoliers, les contacts physiques et les échanges de vêtements sont une source de propagation. Le personnel infirmier qui est en contact direct avec une personne atteinte de la gale peut donc être infecté.

La femelle fécondée creuse des sillons sous l'épiderme ; à l'aide de ses mâchoires et de ses pattes, elle y dépose tous les jours deux ou trois œufs, et cela pendant une période pouvant aller jusqu'à deux mois, à la suite de quoi elle meurt. Les œufs éclosent au bout de 3 ou 4 jours, se transforment en larves, puis en nymphes, et atteignent le stade adulte en 10 jours environ.

Manifestations cliniques

Les symptômes apparaissent environ quatre semaines après les contacts avec le parasite. La personne se plaint d'un prurit intense causé par une réaction immunitaire au parasite ou à ses matières fécales. Pendant l'examen physique, l'infirmière demande à la personne d'indiquer l'endroit où les démangeaisons sont les plus intenses, puis s'aidant d'une loupe et d'une petite lampe placée en oblique elle scrute la peau à la recherche de minuscules sillons surélevés. Les sillons peuvent être multiples, droits ou sinueux, ou encore filiformes, de couleur brune ou noire. Ils logent le plus souvent entre les doigts ou sur les poignets. On peut aussi observer des sillons au pli du coude ou sur le coude, sur les genoux, sur la face externe de la main ou du pied, autour des mamelons, dans les plis axillaires, sous les seins, ainsi que dans l'aine ou la région avoisinante, dans le pli fessier, sur le pénis ou le scrotum. Des éruptions prurigineuses rouges apparaissent généralement sur les surfaces intertrigineuses, mais les sillons ne sont pas toujours visibles. Toute personne qui présente une éruption peut être atteinte de gale.

La gale se caractérise par du prurit, plus intense pendant la nuit, sans doute parce que la chaleur de la peau stimule le parasite. L'hypersensibilité au sarcopte et à ses excréments peut aussi être à l'origine des démangeaisons. Si l'infection s'est propagée, les autres membres de la famille et les proches se plaindront également de démangeaisons, un mois plus tard environ.

On rencontre fréquemment des lésions secondaires (vésicules, papules, excoriations et croûtes). L'excoriation constante des sillons et des papules peut engendrer une infection microbienne.

Examen clinique et examens paracliniques

Pour confirmer le diagnostic, on peut gratter la surface des sillons ou des papules avec la lame d'un petit scalpel et déposer le produit du grattage sur une lame que l'on examine au microscope à faible grossissement, à la recherche de sarcoptes à différents stades (adultes, œufs, larves, nymphes) ou de leurs excréments.

🚶 Particularités reliées à la personne âgée

Les personnes âgées qui vivent dans un établissement de soins prolongés sont plus susceptibles de contracter la gale en raison de la promiscuité, de la piètre hygiène due aux capacités physiques réduites et de la possibilité de propagation fortuite des organismes par le personnel infirmier.

La personne âgée atteinte de la gale éprouve un prurit intense, mais la réaction inflammatoire est chez elle moins importante que chez les autres adultes. Il arrive qu'on attribue à tort un prurit dû à la gale au dessèchement de la peau, au vieillissement ou à l'anxiété.

L'infirmière qui travaille dans un établissement de soins prolongés doit porter des gants pour soigner une personne que l'on croit atteinte de la gale tant que le diagnostic n'a pas été posé et le traitement administré. On conseille de traiter simultanément toutes les personnes qui vivent dans l'établissement, leur famille et les membres du personnel pour prévenir les récidives. Les personnes âgées sont parfois plus sensibles aux effets secondaires des scabicides. L'infirmière doit donc observer de près les réactions au traitement.

Traitement médical

On recommande à la personne de se laver à fond (bain ou douche) avec de l'eau et du savon pour enlever les squames et les débris de croûtes, de bien s'assécher, puis de laisser la peau refroidir avant d'appliquer le scabicide. Le médicament (du lindane [Kwell], du crotamiton [Eurax] ou de la perméthrine à 5 % [Nix], par exemple) est appliqué en fine couche sur tout le corps. Le visage et le cuir chevelu sont rarement atteints chez les adultes. Les enfants et les personnes âgées peuvent présenter des lésions au front, à la naissance (marge) des cheveux et aux tempes. Ils doivent donc appliquer le traitement sur le cuir chevelu et le front. On laisse agir le médicament pendant 8 à 24 heures, selon l'agent utilisé, puis on se lave de nouveau à fond. En général, une seule application suffit.

> **⦿ ALERTE CLINIQUE** *On doit s'assurer que la personne comprend bien les directives, car l'application d'un scabicide immédiatement après le bain sur une peau humide et chaude accroît l'absorption percutanée du produit, ce qui peut entraîner des troubles neurologiques comme des convulsions (avec le lindane, par exemple).*

Soins et traitements infirmiers

La personne doit porter des vêtements propres et dormir dans des draps fraîchement lavés. Les draps comme les vêtements doivent être nettoyés à l'eau très chaude et séchés à la machine à cycle chaud, car le sarcopte peut survivre dans les draps pendant 36 heures. Lorsqu'on ne peut recourir au lavage à l'eau chaude, on conseille le nettoyage à sec.

Après le traitement, on peut appliquer sur les lésions un corticostéroïde à action locale afin de soulager l'irritation. L'hypersensibilité (allergie) ne disparaît pas en même temps que les sarcoptes, le prurit pouvant persister pendant plusieurs jours, voire quelques semaines, ce qui ne signifie pas que le traitement a échoué. On conseille à la personne de ne pas renouveler l'application de scabicide (pour éviter d'aggraver l'irritation et le prurit) et de ne pas prendre des douches chaudes trop fréquemment (pour éviter de dessécher la peau et d'engendrer un prurit). Les démangeaisons seront parfois soulagées par la prise d'un antihistaminique oral comme la diphenhydramine (Benadryl) ou l'hydroxyzine (Atarax).

Ce traitement doit être suivi simultanément par tous les membres de la famille et par tous les proches. Si la personne a contracté la gale par contacts sexuels, elle souffre peut-être d'une autre infection transmissible sexuellement, qui devra être traitée le cas échéant. La gale peut également s'accompagner d'une pédiculose.

Dermite de contact

La dermite de contact est une inflammation de la peau due à des agents physiques, chimiques ou biologiques qui provoquent des irritations à répétition. Il peut s'agir aussi d'une hypersensibilité à une substance donnée, engendrant une réaction dite « allergique » (chapitre 55 ⊕). Les agents irritants les plus courants sont les savons, les détergents, les poudres à récurer et les composés chimiques industriels. Les facteurs qui prédisposent à la dermite sont notamment l'exposition à des températures extrêmes, l'immersion fréquente dans l'eau et le savon, de même qu'une dermatose préexistante (encadré 59-3 ■).

Manifestations cliniques

L'éruption se manifeste à l'endroit où la peau est entrée en contact avec l'agent causal. Les premiers symptômes sont le prurit, des sensations de brûlures et un érythème, suivis peu après d'un œdème, de papules, de vésicules et de suintements. Dans la phase subaiguë, la formation de vésicules est moins marquée et elle alterne avec une sécheresse de la peau comportant la formation de croûtes, de fissures et de squames. Si les réactions sont fréquentes ou si la personne se gratte continuellement, on observe un épaississement de la peau (lichénification) et une hyperpigmentation. Une surinfection microbienne peut s'ensuivre.

Traitement médical

Le traitement consiste à protéger la surface cutanée atteinte par l'irritation. On évalue l'étalement de la réaction sur le corps afin d'établir s'il s'agit d'une dermite de contact ou d'une dermite allergique. On recueille les données de l'anamnèse, de façon détaillée, puis, le cas échéant, l'agent irritant est éliminé. Il faut éviter d'irriter la peau de nouveau et s'abstenir d'utiliser du savon jusqu'à la guérison complète.

Il existe un grand nombre de préparations servant à traiter la dermite de contact. En général, on applique une lotion douce non médicamenteuse sur les plaques érythémateuses et des pansements sur les petites surfaces vésiculaires. De la glace concassée mélangée à de l'eau a un effet antiprurigineux.

Les pansements hydrophiles absorbent l'exsudat des lésions suintantes. On applique ensuite une fine couche de crème à base de corticostéroïdes. Les bains thérapeutiques médicamenteux à la température de la pièce sont indiqués si la maladie s'étend sur une grande surface. Dans les cas graves où l'affection s'étend largement, on administre des corticostéroïdes par voie générale, pendant une courte période.

Dermatoses inflammatoires non infectieuses

PSORIASIS

Le psoriasis est une dermatose inflammatoire, chronique et non infectieuse, qui se caractérise par une prolifération des cellules de la couche basale de l'épiderme s'effectuant six à neuf fois plus rapidement que la normale. Les nouvelles cellules migrent trop rapidement vers la surface où elles forment des plaques squameuses. Les cellules épithéliales psoriasiques peuvent ainsi passer de la couche basale de l'épiderme jusqu'à la couche cornée (surface de la peau) en 3 ou 4 jours au lieu des 26 à 28 jours habituels, ce qui entrave leur maturation et la formation des couches protectrices.

Le psoriasis est une des affections cutanées les plus fréquentes, car elle touche environ 2 % de la population et se manifeste plus souvent chez les personnes d'origine européenne. On croit qu'elle serait attribuable à une anomalie génétique entraînant une surproduction de kératine, mais on ne sait pas de quel gène il s'agit. Les facteurs héréditaires combinés à des stimuli externes déclencheraient la maladie. Selon certaines études, le système immunitaire jouerait un rôle dans la prolifération des cellules. Le stress et l'anxiété aggravent l'affection ; les traumatismes, les infections, les changements de saison ainsi que les modifications hormonales constituent autant de facteurs déclenchants. La maladie peut survenir à tout âge, mais c'est chez les personnes âgées de 15 à 50 ans qu'on l'observe le plus fréquemment. Le psoriasis est une affection chronique qui évolue par poussées (Champion *et al.*, 1998).

Manifestations cliniques

Les lésions apparaissent sous forme de plaques surélevées et rougeâtres recouvertes de squames argentées. Ces plaques squameuses sont le résultat d'une forte accélération de la

---

ENCADRÉ **59-3**

ENSEIGNEMENT

Comment prévenir la dermite de contact

Les mesures suivantes peuvent aider à prévenir la dermite de contact. On recommande de se conformer à ces directives au moins pendant les quatre premiers mois qui suivent la disparition complète des lésions.

- Repérer le siège de l'eczéma, en noter la forme et rechercher l'agent irritant qui en est la cause.
- Éviter d'entrer de nouveau en contact avec la substance irritante.
- Éviter d'être exposé à la chaleur, au savon et aux frottements, car ce sont tous des irritants externes.
- Utiliser des bains moussants, des détergents à lessive et des produits cosmétiques hypoallergènes.
- Éviter d'utiliser les produits assouplissants en feuilles (Bounce, Cling). Choisir de préférence un produit assouplissant qu'on ajoute à l'eau de la lessive.
- S'abstenir d'employer des médicaments, des crèmes, des lotions ou des onguents à action locale, sauf s'ils sont prescrits par le médecin.
- Laver la peau immédiatement après qu'elle a été exposée à des irritants ou à des antigènes.
- Porter des gants pour laver la vaisselle. N'utiliser que des gants doublés de coton et ne pas les garder plus de 15 à 20 minutes.

croissance et du renouvellement des cellules (figure 59-4 ■). Lorsqu'on gratte les squames, on expose la plaque rougeâtre parsemée de petites zones de saignement. Les plaques sont sèches et non prurigineuses dans beaucoup de cas. Si les lésions sont petites (environ 1 cm de large) et parsemées sur le corps comme des gouttes de pluie, on parle de psoriasis en gouttes. On associe ce dernier à une infection récente aux strepto-coques qui aurait touché la gorge. Les effets du psoriasis vont de l'atteinte esthétique à peine gênante à l'affection invalidante qui transforme l'image corporelle.

Cette affection touche surtout le cuir chevelu, les coudes et les genoux, le bas du dos et les organes génitaux ; elle se carac-térise par la bilatéralité. Chez 25 à 50 % des gens, les ongles sont atteints ; ils deviennent parsemés de fossettes, se décolo-rent, s'émiettent au-dessous des bords libres, puis se détachent de la peau. Lorsque le psoriasis se manifeste sur la paume des mains et la plante des pieds, on observe parfois des pustules.

Complications

Dans 5 à 20 % des cas, le psoriasis est associé à une poly-arthrite asymétrique multiarticulaire (Zachariae, 2003). Cette arthrite se manifeste avant ou après l'apparition des lésions cutanées, mais on comprend mal quels rapports elle peut avoir avec la dermatose. Le psoriasis érythrodermique, autre compli-cation possible de la maladie, est une affection qui se mani-feste par un psoriasis exfoliateur sur toute la surface du corps. Dans ce cas, la personne est gravement malade et présente de la fièvre, des frissons et un déséquilibre électrolytique. Le psoriasis érythrodermique s'observe souvent chez les per-sonnes atteintes de psoriasis chronique à la suite d'une infec-tion ou après la prise de certains médicaments, notamment après qu'elles ont cessé de recevoir des corticostéroïdes par voie systémique (Champion *et al.*, 1998).

Examen clinique et examens paracliniques

La présence de lésions sous forme de plaques caractéristiques confirme généralement le diagnostic de psoriasis. Puisque les lésions ont tendance à changer sur le plan histologique au fur et à mesure qu'elles adoptent la forme chronique, les biopsies de la peau ne permettent pas de poser un diagnostic concluant. Il n'existe pas non plus de tests sanguins pertinents pour diagnostiquer cette affection. Dans le doute, le médecin doit examiner les ongles et le cuir chevelu de la personne et vérifier s'il existe des antécédents familiaux.

Traitement médical

Le traitement a pour objectif de ralentir le renouvellement des cellules épidermiques, de réduire les lésions causées par le psoriasis et de maîtriser les cycles naturels de l'affection. La maladie elle-même est incurable.

Le traitement doit être esthétiquement acceptable, bien compris par la personne et adapté à son mode de vie. Il exige du temps et des efforts, tant de la part de la personne que de ses proches. On doit d'abord éliminer tout facteur qui risque de précipiter ou d'aggraver l'affection. Puis, on évalue les habitudes de vie de la personne, car le stress peut exacerber la maladie. Dans le traitement du psoriasis, l'intervention la plus importante consiste à enlever délicatement les squames. Les bains sont généralement très efficaces. On peut ajouter une huile (huile d'olive, huile minérale, Aveeno, par exemple) ou des préparations à base de goudron (Balnetar, par exemple) à l'eau du bain et frotter délicatement les squames au moyen d'une brosse douce. Après le bain, l'application d'une crème émolliente contenant des acides alphahydroxy (Lac-Hydrin, par exemple) ou de l'acide salicylique aide à ramollir les squames épaisses. L'infirmière encourage la personne et ses proches à effectuer régulièrement des soins de la peau et à continuer de les effectuer même quand le psoriasis n'est pas à un stade aigu.

Pharmacothérapie

Il existe trois types de traitement : local, intralésionnel et général (tableau 59-7 ■).

Traitement local L'application d'agents à action locale a pour but de ralentir l'activité du tissu épidermique sans toucher les autres tissus. Ces médicaments comprennent notamment des préparations à base de goudron, de dithranol, d'acide salicylique et de corticostéroïdes. Au cours des der-nières années, on a introduit deux nouveaux médicaments topiques. Il s'agit d'une préparation à base de vitamine D, le calcipotriol (Dovonex), et d'un composé rétinoïque, le taza-rotène (Tazorac). On croit qu'ils inhibent la formation des cellules épidermiques et qu'ils engendrent la chute des cellules épidermiques à croissance rapide.

Les formules à application locale comprennent les lotions, les onguents, les pâtes, les crèmes et les shampoings. On recourt rarement aux traitements utilisés anciennement, entre autres aux bains à base de goudron et à l'application de préparations à base de goudron sur la peau lésée. Le goudron et le dithranol (ou l'anthraline) irritent la peau, sentent mauvais, sont difficiles à appliquer et ne donnent pas de résultats fiables. Aujourd'hui, on utilise davantage les nou-velles préparations, qui sont moins irritantes et qui procurent de meilleurs résultats.

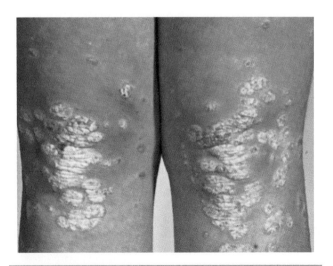

FIGURE **59-4** ■ Psoriasis. Source : Laboratoires Roche.

Traitements usuels du psoriasis

TABLEAU
59-7

Types de traitements	Applications	Exemples
Corticostéroïdes topiques	▪ Lésions légères à graves	▪ Puissance du corticostéroïde (tableau 59-4) selon la gravité des lésions
Agents non stéroïdiens à action locale	▪ Lésions légères ou moyennes	▪ Rétinoïdes, comme le tazarotène (Tazorac) ▪ Calcipotriol (Dovonex), un dérivé de la vitamine D_3
Produits à base de goudron	▪ Lésions légères ou moyennes	▪ Balnetar, Targel, Sebutone, Tardan, X-Tar ▪ Dithranol (Anthrascalp, Anthraforte, Anthranol)
Shampoings médicamenteux	▪ Lésions au cuir chevelu	▪ Neutrogena T-Gel, Head & Shoulders, Selsun Blue
Traitement intralésionnel	▪ Plaques et ongles épais	▪ Triamcinolone (Kenalog), crème de fluoro-uracile (Efudex)
Traitement général	▪ Lésions importantes et ongles	▪ Immunosuppresseurs, comme le méthotrexate et la cyclosporine ▪ Rétinoïdes, comme l'acitrétine (Soriatane) ▪ Immunomodulateurs, comme l'infliximab (Remicade) et l'alefacept (Amevive)
	▪ Arthrite psoriasique	▪ Immunosuppresseurs, comme le méthotrexate
Photochimiothérapie	▪ Lésions moyennes ou graves	▪ Rayons UVA ou UVB, accompagnés ou non d'un agent à action locale ▪ PUVA (association de rayons UVA et de psoralène)

Les corticostéroïdes ont une action anti-inflammatoire. Quand on opte pour un traitement topique, il est important de choisir la dose appropriée de corticostéroïdes pour la région atteinte et de sélectionner le véhicule le plus efficace. En général, on ne doit pas utiliser les corticostéroïdes topiques à activité thérapeutique élevée sur le visage et dans les régions intertrigineuses; ailleurs sur le corps, il faut s'en tenir à deux applications par jour pendant quatre semaines. On interrompt les applications pendant deux semaines, puis on les reprend. Pour les traitements à long terme, on utilise des corticostéroïdes à activité thérapeutique moyenne. Pour le visage et les régions intertrigineuses, seuls les corticostéroïdes à faible activité thérapeutique conviennent dans le cadre d'un traitement prolongé (tableau 59-4).

On peut recouvrir la région traitée d'un pansement occlusif pour intensifier l'effet des corticostéroïdes. Dans les centres hospitaliers, on recouvre parfois tout le corps de grands sacs de plastique, un pour le haut du tronc, dans lequel on a percé des ouvertures pour la tête et les bras, et un pour le bas du tronc, comportant des ouvertures pour les jambes. Ainsi, il ne reste que les membres à envelopper. Dans certaines unités de dermatologie, on utilise de gros rouleaux de pellicule plastique (comme ceux dont se servent les teinturiers). Les personnes qui se soignent à domicile peuvent porter un survêtement de jogging en vinyle. Elles appliquent le médicament, puis enfilent le survêtement. On protège les mains avec des gants, les pieds sont placés dans des sacs de plastique et la tête est enturbannée d'un bonnet de douche. On ne doit pas garder les pansements plus de huit heures. L'infirmière examinera soigneusement la peau à la recherche d'atrophie ou de télangiectasie, qui sont des effets secondaires des corticostéroïdes.

! ALERTE CLINIQUE *Quand on utilise des pellicules de plastique, il faut s'assurer qu'elles ne sont pas inflammables. Certaines de ces pellicules brûlent lentement (au contact d'une cigarette), tandis que d'autres s'enflamment rapidement. On doit prévenir la personne qu'elle ne doit pas fumer quand elle s'enveloppe d'une pellicule de plastique.*

Quand le psoriasis s'étend sur de grandes surfaces, le traitement aux corticostéroïdes à action locale peut entraîner certains risques. L'application sur une grande surface de certains corticostéroïdes à activité thérapeutique élevée peut inhiber le fonctionnement des surrénales en raison de l'absorption des médicaments par la peau. Dans ce cas, on peut utiliser d'autres modes de traitement (médicaments non stéroïdiens à action locale, rayons ultraviolets, par exemple) en remplacement de ce médicament, ou combinés avec une plus faible dose de celui-ci.

Il existe de nouvelles préparations non stéroïdiennes à action locale qui sont efficaces. Le calcipotriol à 0,05 % (Dovonex) est un dérivé de la vitamine D. Il agit en réduisant le renouvellement mitotique des plaques psoriasiques; l'irritation localisée en représente l'effet secondaire le plus courant. On doit cependant éviter d'appliquer ce médicament sur les régions intertrigineuses et sur le visage. L'infirmière surveillera les symptômes d'hypercalcémie. Ce médicament est offert sous trois formes: une crème et un onguent qu'on applique sur le corps et une solution pour le cuir chevelu. On déconseille d'utiliser le calcipotriol chez les personnes âgées, en raison de la fragilité de leur peau, ainsi que chez les femmes enceintes ou chez celles qui allaitent.

Mentionnons le tazarotène (Tazorac), lui aussi un nouveau traitement topique du psoriasis. Le tazarotène, qui est un rétinoïde, décolle les squames qui recouvrent les plaques psoriasiques. Comme dans le cas des autres rétinoïdes, il augmente la sensibilité de la peau au soleil. Il faut donc prévenir la personne de la nécessité d'utiliser un écran solaire efficace ; elle doit également éviter de prendre en même temps d'autres photosensibilisateurs (tétracycline, fluoroquinolones, par exemple). Le tazarotène est considéré comme un médicament de catégorie X en cas de grossesse. Des études ont montré que ce médicament présente de graves risques pour le fœtus et que les risques liés à l'emploi du médicament chez la femme enceinte dépassent de beaucoup les avantages potentiels. La femme en âge de procréer doit donc s'assurer qu'elle n'est pas enceinte, obtenir un résultat négatif au test de grossesse avant de commencer à prendre le médicament et utiliser un moyen de contraception efficace durant tout le traitement. Les effets indésirables du tazarotène sont entre autres les suivants : brûlures, érythème ou irritation à l'endroit de l'application ainsi qu'aggravation du psoriasis.

Traitement intralésionnel On peut traiter les lésions résistantes, très visibles ou isolées, au moyen d'injections intra-lésionnelles de triamcinolone (Kenalog). Il faut cependant veiller à ce que le médicament ne s'infiltre pas dans la peau saine.

Traitement par voie générale On utilise des immunosuppresseurs comme le méthotrexate, l'hydroxyurée (Hydrea) et la cyclosporine (Neoral, Sandimmune) pour soigner les personnes atteintes d'un psoriasis de grande ampleur ou résistant aux traitements topiques.

Le méthotrexate inhiberait la synthèse de l'ADN dans les cellules épidermiques, ce qui en ralentirait le renouvellement. Toutefois, ce médicament peut avoir des effets toxiques, particulièrement sur le foie qu'il risque d'endommager de façon irréversible. Par conséquent, lorsqu'on l'utilise, il faut suivre de près les fonctions hépatique, rénale et hématologique en effectuant des analyses de laboratoire, selon l'ordonnance. Le médicament peut également entraîner l'inhibition du fonctionnement de la moelle osseuse. La personne qui reçoit un traitement au méthotréxate doit s'abstenir de consommer de l'alcool, car cela potentialiserait les effets toxiques du médicament sur le foie. Le méthotrexate a des effets tératogènes (il provoque des malformations chez le fœtus) ; on ne doit donc pas l'administrer aux femmes enceintes.

L'hydroxyurée freine la réplication cellulaire en inhibant la synthèse de l'ADN ; lorsqu'on l'utilise, il faut surveiller les signes et symptômes de suppression médullaire osseuse.

La cyclosporine, qui est un peptide cyclique employé pour prévenir le rejet des organes greffés, s'est avérée efficace dans le traitement des cas de psoriasis graves et rebelles. Cependant, son utilisation est restreinte en raison de ses effets secondaires, par exemple l'immunosuppression, l'hypertension et la néphrotoxicité.

Les rétinoïdes oraux (les dérivés synthétiques de la vitamine A et de son métabolite, l'acide vitaminique A) retardent la croissance et la différenciation des cellules du tissu épithélial. L'acitrétine (Soriatane) est utile dans les cas de psoriasis pustuleux ou érythrodermique grave. On ne peut l'utiliser chez les femmes en âge de procréer, car sa demi-vie est très longue et proscrit une grossesse dans les trois ans suivant l'arrêt du traitement.

Des immunomodulateurs parentéraux sont aussi utilisés pour le traitement du psoriasis en plaques modéré à grave. Ces agents sont efficaces, mais très coûteux. L'étanercept (Enbrel) et l'infliximab (Remicade) se lient au facteur de nécrose tumoral (TNF). L'étanercept s'administre en injection sous-cutanée deux fois par semaine, et l'infliximab par perfusion intaveineuse à plusieurs semaines d'intervalle. Ces deux agents augmentent le risque d'infections, car le TNF à un rôle important dans la réponse immunitaire. L'alefacept (Amevive) cible les récepteurs CD2 sur les lymphocytes T mémoire, ce qui diminue leur activité dans les plaques psoriasiques. Il peut aussi causer une diminution des lymphocytes T CD4 ; il s'administre en injection intramusculaire une fois par semaine. L'efalizumab (Raptiva) est un anticorps monoclonal qui cible le récepteur CD11A des lymphocytes ; il s'administre en injection sous-cutanée une fois par semaine. Il peut causer une thrombocytopénie et augmente le risque d'infections.

Photochimiothérapie

On a recours à la puvathérapie (association de psoralène et de rayons UVA) pour traiter les personnes atteintes d'un psoriasis gravement invalidant. Le rayonnement ultraviolet se situe dans la région du spectre électromagnétique correspondant aux longueurs d'onde de 180 à 400 nm. Ce traitement comprend l'application topique ou la prise orale d'un médicament photosensibilisant (habituellement du méthoxy-8-psoralène ou méthoxsalen [Oxsoralen]), suivie deux heures plus tard de l'exposition à un rayonnement ultraviolet à ondes longues. On ne comprend pas encore très bien le mécanisme d'action de ce traitement, mais il semble que, lorsqu'on expose aux rayons UVA une peau traitée au psoralène, ce dernier se lie à l'ADN, ce qui atténue la prolifération cellulaire. La puvathérapie n'est pas sans risque ; on associe son utilisation prolongée au cancer de la peau, aux cataractes et au vieillissement prématuré de la peau.

L'appareil servant à la PUVA se compose d'un compartiment contenant des émetteurs à rayonnement ultraviolet et d'un système de réflexion externe. La durée de l'exposition dépend du type d'appareil utilisé et de la tolérance de la peau. En général, la personne reçoit un traitement deux ou trois fois par semaine jusqu'à la disparition du psoriasis. Il importe de ménager un intervalle de 48 heures entre les séances afin de laisser aux brûlures le temps de se manifester, le cas échéant.

Une fois le psoriasis disparu, on passe à un traitement d'entretien ; pour soigner les poussées bénignes, on fera appel à des traitements moins puissants.

On peut aussi utiliser les rayons UVB pour traiter le psoriasis généralisé. Les rayons UVB s'échelonnent de 270 à 350 nm ; toutefois, des recherches ont montré que les longueurs d'ondes agissantes s'inscrivent dans un spectre assez étroit, compris entre 310 et 312 nm. Le rayonnement est employé seul ou associé à des applications locales de goudron de houille ; ce traitement entraîne les mêmes effets secondaires que la puvathérapie. Un nouveau type de photothérapie – l'UVB à bande étroite comportant des longueurs d'onde de 311 à 312 nm – réduit l'exposition à l'énergie ultraviolette, et le traitement est plus intense et plus précis (Shelk et Morgan, 2000).

Faute d'avoir accès à un appareil de photothérapie, la personne peut s'exposer aux rayons du soleil. Quel que soit le type de photothérapie, les risques sont semblables ; ils comprennent notamment les coups de soleil graves, l'exacerbation des affections photosensibles (lupus, couperose et photoéruption polymorphe), ainsi que d'autres changements cutanés, notamment la multiplication des rides, l'épaississement de la peau et un risque accru de cancer de la peau.

Pour traiter le psoriasis, on utilise maintenant des lasers à excimères qui fonctionnent à 308 nm. Des études ont fait la preuve que des plaques psoriasiques de taille moyenne disparaissent au bout de quatre à six traitements et ne réapparaissent pas avant neuf mois. Le laser est parfois plus efficace sur le cuir chevelu ou dans d'autres régions difficiles à traiter, car on peut le diriger avec beaucoup de précision sur la plaque (Lebwohl, 2000). Le tableau 59-7 résume les traitements courants.

DÉMARCHE SYSTÉMATIQUE
dans la pratique infirmière

Personne atteinte de psoriasis

✖ COLLECTE DES DONNÉES

La collecte des données porte essentiellement sur l'adaptation de la personne à son état, sur l'apparence de la peau saine et sur celle des lésions, selon ce qui a été décrit plus haut. Les manifestations cliniques notables sont des papules rouges et squameuses qui se réunissent pour former des plaques ovales bien délimitées. On peut aussi observer des squames argentées. Les régions adjacentes présentent des plaques rouges et lisses à la surface macérée. Il est indispensable d'examiner les régions les plus fréquemment touchées par le psoriasis : coudes, genoux, cuir chevelu, pli fessier, doigts et ongles d'orteils (aspect grêlé).

La personne atteinte de psoriasis doit supporter le regard des autres, leurs commentaires, leurs questions embarrassantes et leur répugnance, ce qui peut occasionner des frustrations et du désespoir. La maladie épuise les ressources de la personne, la gêne dans son travail et lui rend la vie dure. Les adolescents en ressentent tout particulièrement les effets psychologiques. La vie familiale est souvent perturbée parce qu'il faut consacrer du temps au traitement et tolérer les inconvénients des onguents graisseux et de la desquamation. Il arrive que la personne exprime ses frustrations en se montrant hostile envers le personnel infirmier.

L'infirmière évalue l'effet de la maladie et les stratégies d'adaptation que la personne utilise pour s'adonner à ses activités et entretenir des relations normales avec sa famille et ses amis. Parmi les personnes qui souffrent de cette maladie, bon nombre ont besoin d'être rassurées sur le fait que cette affection n'est pas contagieuse, qu'elle n'est pas attribuable à une piètre hygiène personnelle et qu'il ne s'agit pas d'un cancer de la peau.

✖ ANALYSE ET INTERPRÉTATION

Diagnostics infirmiers

En se fondant sur les données recueillies, l'infirmière peut poser les diagnostics infirmiers suivants :

- Connaissances insuffisantes sur l'évolution de la maladie et le traitement
- Atteinte à l'intégrité de la peau, reliée aux lésions et à la réaction inflammatoire
- Image corporelle perturbée, reliée à la gêne causée par les lésions et à l'impression de ne pas être propre

Problèmes traités en collaboration et complications possibles

En se fondant sur les données recueillies, l'infirmière peut déterminer les complications susceptibles de survenir, notamment :

- Infection
- Polyarthrite psoriasique

✖ PLANIFICATION

Les principaux objectifs sont les suivants : acquérir des connaissances concernant le psoriasis et les méthodes utilisées pour le traiter ; améliorer l'état de la peau et limiter les lésions ; accepter la maladie et prévenir les complications.

✖ INTERVENTIONS INFIRMIÈRES

Favoriser l'acquisition des connaissances

L'infirmière doit faire preuve de tact en expliquant à la personne que le psoriasis ne se guérit pas et qu'elle devra, de ce fait, suivre toute sa vie des traitements qui permettent généralement d'éliminer les lésions et de prévenir les récidives. Elle lui décrit la physiopathologie de cette affection et lui indique les facteurs qui la déclenchent : irritations ou blessures cutanées (coupures, écorchures, coups de soleil), maladies (une pharyngite par exemple), stress. Elle insiste sur le fait que les agressions cutanées, lorsqu'elles se répètent et qu'elles sont combinées à un environnement hostile (le froid) et à l'usage de certains médicaments, tels que le lithium, le propranolol (Inderal) ou l'indométhacine (Indocid), peuvent aggraver le psoriasis. Elle prévient aussi la personne du fait que certains médicaments proposés en vente libre peuvent exacerber même le psoriasis bénin.

L'infirmière doit revoir le plan thérapeutique avec la personne et le lui expliquer pour s'assurer qu'elle s'y conforme. Par exemple, si la personne est atteinte d'un psoriasis bénin et limité à certaines zones comme les coudes ou les genoux, il suffira peut-être d'appliquer un émollient afin de conserver à la peau son élasticité et d'atténuer la desquamation. Cependant, si la personne utilise du dithranol, l'infirmière lui en indiquera la posologie, les effets secondaires possibles de même que les problèmes à signaler au personnel soignant.

✖ ✖ ✖

Il faut fournir à la plupart des gens un plan thérapeutique détaillé qui porte sur l'utilisation des médicaments à action locale et des shampoings, ou sur les traitements plus longs et plus complexes comprenant des médicaments administrés par voie générale et une photochimiothérapie telle que la puvathérapie. On remet à la personne une documentation fournissant une description du traitement et on lui donne des directives précises ; il s'agit là de mesures utiles mais, pour s'assurer que la personne est bien informée, rien ne vaut une conversation en tête-à-tête.

Améliorer l'état de la peau

L'infirmière conseille à la personne de se garder de toucher les lésions ou de les gratter. Il faut éviter que la peau se dessèche, car cela aggraverait le psoriasis. Des lavages trop fréquents favorisent la douleur et la formation de squames. L'eau ne doit pas être trop chaude ; il faut assécher la peau en la tapotant avec une serviette, et non en la frictionnant vigoureusement. Les émollients ont un effet hydratant sur la couche cornée, car ils forment une pellicule occlusive qui retarde l'évaporation de l'eau. Une huile de bain ou un agent émollient peut soulager la douleur et la desquamation. En adoucissant la peau, on prévient l'apparition des fissures (voir plus haut le plan thérapeutique infirmier).

Améliorer l'image de soi et l'image du corps

Le personnel infirmier doit établir avec la personne des rapports qui facilitent l'enseignement et le soutien. Une fois que le traitement et le plan thérapeutique ont été mis en œuvre, la personne devrait avoir plus confiance en elle et avoir davantage le sentiment de maîtriser la situation quand elle applique le traitement et qu'elle utilise des stratégies d'adaptation qui favorisent l'amélioration de l'image de soi et de l'image du corps. L'infirmière peut aider la personne à voir les choses de manière plus positive et à accepter le caractère chronique de sa maladie en lui présentant les stratégies d'adaptation employées par d'autres personnes atteintes de psoriasis et en lui suggérant des méthodes pour composer avec les situations stressantes, à la maison, à l'école et au travail.

Surveiller et traiter les complications

Polyarthrite psoriasique

Il est en général difficile de poser le diagnostic de psoriasis, particulièrement quand il se complique d'arthrite. En effet, la polyarthrite psoriasique touchant les articulations sacro-iliaques et distales des doigts peut passer inaperçue, particulièrement si la personne présente des lésions psoriasiques caractéristiques. Cependant, tant que des lésions cutanées plus évidentes ne se sont pas manifestées, on ne doit pas poser le diagnostic de psoriasis chez les personnes qui se plaignent de ressentir de légères douleurs aux articulations et qui disent avoir les ongles ponctués de fossettes.

L'infirmière examine la personne, évalue et inscrit au dossier les douleurs aux articulations qu'elle signale. Les symptômes de l'arthrite psoriasique peuvent ressembler à ceux du syndrome de Reiter ou de la spondylarthrite ankylosante. Il est donc indispensable de poser un diagnostic décisif. Le traitement comprend le repos des articulations,

l'application de chaleur et l'administration d'anti-inflammatoires et d'immunosuppresseurs.

L'infirmière doit enseigner à la personne à soigner les articulations atteintes et lui faire comprendre à quel point il est important de suivre le traitement. On ignore si le rhumatisme psoriasique est très répandu, car les symptômes varient beaucoup. Cependant, il semble que le risque de contracter cette affection s'accroît considérablement chez les personnes présentant un psoriasis de grande ampleur ainsi que des antécédents familiaux de la maladie. On conseille alors de consulter un rhumatologue pour établir le diagnostic et entreprendre le traitement.

Favoriser les soins à domicile et dans la communauté

Enseigner les autosoins

L'infirmière peut fournir à la personne de la documentation portant sur le traitement et les autres questions qui pourraient être soulevées lors d'un entretien en tête-à-tête. Par exemple, la personne et ses proches doivent savoir que le dithranol, qui est un agent topique, donne à la peau une coloration mauve et brunâtre qui disparaît lorsqu'on cesse de l'appliquer. L'infirmière explique aussi qu'il faut recouvrir les lésions traitées au dithranol avec des pansements, de la gaze, du jersey ou un autre tissu doux au toucher pour protéger les vêtements, les tissus d'ameublement et la literie.

L'infirmière doit prévenir les personnes qui emploient à répétition des préparations de corticostéroïdes topiques sur le visage et autour des yeux qu'elles peuvent avoir des cataractes. Elle insiste sur la nécessité de suivre les directives quand on se sert de ce médicament ; y recourir trop fréquemment peut entraîner une atrophie de la peau, la formation de stries et une résistance au médicament.

La photochimiothérapie (PUVA), que l'on réserve aux cas de psoriasis moyen ou grave, entraîne une photosensibilisation (sensibilité aux rayons du soleil) qui persiste tant que le méthoxsalen n'a pas été excrété de l'organisme, ce qui exige environ six à huit heures. Les personnes qui suivent une puvathérapie doivent donc éviter de s'exposer au soleil. Si ce n'est pas possible, elles doivent se protéger la peau avec un écran solaire et porter des vêtements qui couvrent le corps. On leur recommande aussi de porter des lunettes de soleil enveloppantes, teintées gris ou vert, pour se protéger les yeux pendant et après le traitement ; en outre, elles doivent se faire examiner régulièrement les yeux par un ophtalmologiste. Certaines personnes éprouvent des nausées ; pour les atténuer, on leur conseille de prendre le méthoxsalen pendant les repas. Les lubrifiants et les huiles de bain permettent de retirer plus facilement les squames et ils aident à prévenir le dessèchement de la peau. Il faut éviter d'utiliser d'autres huiles ou crèmes sur les régions exposées aux rayons. Les femmes actives sexuellement doivent prendre des mesures contraceptives, car on ne sait pas quels sont les effets de la puvathérapie sur le fœtus. il faut suivre la personne de près et lui demander de faire part de tout changement anormal de la peau.

L'aide d'un professionnel de la santé mentale est parfois nécessaire pour soulager le stress ou accepter la maladie. Les groupes de soutien, comme la Fondation canadienne du psoriasis, permettent à la personne de se rendre compte qu'elle n'est pas la seule à devoir s'adapter à une maladie chronique et visible. L'encadré 59-4 ■ présente la grille de suivi des soins à domicile pour la personne atteinte de psoriasis.

GRILLE DE SUIVI DES SOINS À DOMICILE

Personne atteinte de psoriasis		
Après avoir reçu l'enseignement sur les soins à domicile, la personne ou le proche aidant peut:	**Personne**	**Proche aidant**
■ Exposer l'étiologie du psoriasis.	✔	✔
■ Décrire les soins cutanés qui sont les plus efficaces pour assurer l'hydratation de la peau et prévenir les infections.	✔	✔
■ Montrer comment il faut s'y prendre pour appliquer les médicaments topiques qui ont été prescrits.	✔	✔
■ Énumérer les effets secondaires les plus courants des médicaments administrés par voie orale.	✔	✔
■ Faire la démonstration de la technique de bain thérapeutique appropriée.	✔	✔
■ Se montrer optimiste quant à sa maladie.	✔	
■ Nommer une personne avec qui elle peut parler de ses sentiments et de ses craintes.	✔	

✸ ÉVALUATION

Résultats escomptés

Les principaux résultats escomptés sont les suivants:

1. La personne améliore ses connaissances concernant le psoriasis et le traitement.
   a) Elle décrit le psoriasis et le traitement prescrit.
   b) Elle sait que les traumatismes, les infections et le stress peuvent être des facteurs déclenchants de cette affection.
   c) Elle parvient à enrayer les lésions en employant le traitement approprié.
   d) Elle fait la démonstration de la méthode d'application des médicaments topiques.
2. La personne a une peau plus lisse et ses lésions régressent.
   a) Elle ne présente pas de nouvelles lésions.
   b) Sa peau est bien lubrifiée et douce au toucher.
3. La personne accepte sa maladie.
   a) Elle connaît quelqu'un avec qui elle peut parler de ses sentiments et de ses craintes.
   b) Elle est optimiste quant aux résultats du traitement.
4. La personne ne présente pas de complications.
   a) Elle ne ressent pas de douleur dans les articulations.
   b) Elle déclare que les lésions cutanées sont maîtrisées et que la maladie ne progresse pas.

ÉRYTHRODERMIE

L'érythrodermie est une affection grave, qui se caractérise par une inflammation évolutive; la maladie s'accompagne fréquemment d'un érythème et d'une desquamation plus ou moins étendus. Elle est souvent associée à un certain nombre d'autres symptômes: frissons, fièvre, prostration, intoxication grave et prurit. On constate une importante perte de couche cornée (couche externe de la peau), ce qui engendre une hausse de la perméabilité des capillaires et une hypoprotéinémie; le bilan azoté est négatif. La dilatation considérable des vaisseaux cutanés provoque une importante déperdition thermique.

L'érythrodermie affecte donc l'organisme tout entier et ses causes sont multiples. Elle peut être consécutive à certaines dermatoses ou à une maladie générale; elle peut accompagner un lymphome et même en précéder l'apparition. Des affections cutanées préexistantes, entre autres le psoriasis, l'eczéma constitutionnel ou la dermite de contact, sont parfois à l'origine de la maladie. Il peut s'agir aussi d'une réaction grave de l'organisme à l'ingestion de médicaments comme la pénicilline ou la phénylbutazone. Dans 25 % des cas, on en ignore la cause (Odom *et al.*, 2000).

Manifestations cliniques

La première phase est aiguë; l'affection se manifeste par un érythème généralisé ou par des taches inégalement réparties, le tout accompagné de fièvre, de malaises et, à l'occasion, de dérèglements gastro-intestinaux. La couleur de la peau passe du rosé au rouge foncé. Au bout d'une semaine, une desquamation caractéristique se manifeste: de minces écailles se détachent et laissent apparaître une peau rouge et lisse, se recouvrant rapidement de nouvelles squames. On observe parfois une perte de cheveux. Les récidives sont courantes. Les effets généraux de cette affection comprennent notamment une insuffisance cardiaque à débit élevé, une entéropathie, une gynécomastie, une hyperuricémie et des dérangements de la thermorégulation.

Traitement médical

Le traitement vise à maintenir l'équilibre hydroélectrolytique et à prévenir les infections cutanées. On doit entreprendre un traitement d'appoint personnalisé aussitôt que le diagnostic a été établi.

La personne est hospitalisée et doit être au repos complet. Elle cesse de prendre les médicaments qui pourraient être à l'origine de la maladie. On s'assure qu'elle reste au chaud, car la régulation thermique ne s'effectue plus correctement en raison des fluctuations attribuables à la vasodilatation et aux pertes de liquide par évaporation. Il faut aussi rétablir l'équilibre hydroélectrolytique déstabilisé par les pertes cutanées d'eau et de protéines. Des produits de remplacement du plasma peuvent être indiqués.

Soins et traitements infirmiers

L'infirmière doit être à l'affût des signes d'infection, car la peau érythémateuse et humide fait plus aisément l'objet d'une invasion par des agents pathogènes qui aggravent l'inflammation. Lorsqu'une infection se manifeste, on prescrit des antibiotiques en se fondant sur les résultats des cultures et de l'antibiogramme.

> **● ALERTE CLINIQUE** *L'infirmière doit observer la personne et être à l'affût des symptômes d'insuffisance cardiaque, car l'hyperémie et l'augmentation du débit sanguin cutané peuvent engendrer une insuffisance cardiaque à débit élevé.*

On peut aussi observer une hypothermie, car l'augmentation du débit sanguin cutané et les importantes pertes d'eau entraînent une perte de chaleur par irradiation, conduction et évaporation. L'infirmière doit surveiller de près les signes vitaux et les inscrire au dossier.

Comme pour les autres dermatites aiguës, on soulage les symptômes de l'érythrodermie grâce à un traitement local: bains, compresses et lubrifiants émollients. La personne se montre parfois extrêmement irritable en raison du prurit intense. On peut prescrire des corticostéroïdes par voie orale ou parentérale si le traitement local n'a pas les effets escomptés. Si on connaît la cause précise de la dermatite, on peut recourir à un traitement plus spécifique. On conseille à la personne d'éviter à l'avenir d'utiliser quelque irritant que ce soit, particulièrement les médicaments.

Affections cutanées bulleuses

La formation de vésicules sur la peau a plusieurs causes, notamment les infections bactériennes, fongiques ou virales, les réactions allergiques, les brûlures, les affections métaboliques et les réactions à médiation immunologique. Certaines de ces affections ont été présentées plus haut (herpès simplex et zona, dermite de contact, par exemple). Les maladies à médiation immunologique sont des réactions auto-immunes, liées à une anomalie des immunoglobulines (IgM, IgE, IgG) ou du complément C3. Certaines de ces anomalies peuvent mettre la vie en jeu, tandis que d'autres peuvent se transformer en affections chroniques.

Pour poser le diagnostic, le dermatopathologiste effectue un examen histologique à partir d'une biopsie. La biopsie d'une bulle et de la peau environnante révèle une **acantholyse**. On peut mettre en évidence la présence des anticorps sériques par immunofluorescence indirecte.

PEMPHIGUS

Le pemphigus est une dermatose grave, qui se caractérise par l'apparition de phlyctènes de différentes tailles sur une peau apparemment saine (figure 59-5 ■) et sur les muqueuses. Des études ont révélé qu'il s'agit d'une maladie auto-immune dans laquelle intervient l'immunoglobuline G (IgG). On pense que l'anticorps du pemphigus serait dirigé contre un antigène de surface qui serait particulier aux cellules épidermiques. La réaction antigène-anticorps entraînerait la formation des bulles; la proportion d'anticorps sériques reflète la gravité de la maladie. Des facteurs génétiques seraient aussi en cause. Le pemphigus se retrouve en effet le plus souvent chez les personnes d'ascendance juive ou méditerranéenne. Il se manifeste généralement chez les personnes d'âge mûr ou plus âgées. On peut associer la maladie à certains médicaments comme la pénicilline et le captopril (Capoten) ainsi qu'à la myasthénie grave.

Manifestations cliniques

Dans la majorité des cas, la maladie débute dans la cavité buccale par des excoriations douloureuses et au contour irrégulier; elles saignent facilement et se cicatrisent lentement. Sur la peau, les bulles grossissent et se rompent en laissant apparaître des lésions douloureuses, érodées et suintantes, d'où s'échappe une odeur nauséabonde caractéristique. Une légère pression exercée sur la peau saine entraîne l'apparition de vésicules et d'exfoliations (signes de Nikolsky). La peau érodé se cicatrise lentement, si bien que l'affection finit par toucher de grandes surfaces. Les infections microbiennes sont courantes.

Complications

La complication la plus courante du pemphigus survient quand la maladie se propage. Avant l'arrivée des traitements aux corticostéroïdes et de la thérapie immunosuppressive, les

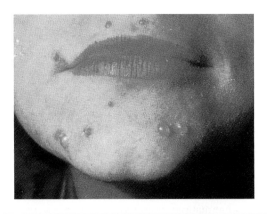

FIGURE **59-5** ■ Bulles de pemphigus sur le menton.
Source: G. C. Sauer (1985). *Manual of Skin Diseases*. Philadelphia: J. B. Lippincott.

personnes atteintes étaient très susceptibles de contracter des infections bactériennes. Les bactéries de la peau pénètrent aisément dans les bulles, qui se rompent et laissent une zone dénudée, ouverte au milieu environnant. La perte de liquide et de protéines lors de la rupture des bulles entraîne un déséquilibre hydroélectrolytique. Complication courante, l'hypoalbuminémie intervient quand la maladie s'étend sur de grandes surfaces et sur les muqueuses.

Traitement médical

Le traitement a pour objectif de limiter l'affection le plus rapidement possible, de prévenir les pertes de sérum et les infections, ainsi que de favoriser la réépithélisation de la peau (renouvellement du tissu épithélial).

On administre des corticostéroïdes à fortes doses pour juguler la maladie et prévenir la formation de vésicules, jusqu'à ce qu'il y ait une rémission. Dans certains cas, la corticothérapie doit être administrée la vie durant.

On donne les corticostéroïdes durant les repas ou immédiatement après, en y ajoutant un antiacide si nécessaire pour prévenir les dérèglements digestifs. Il est essentiel de recueillir tous les jours les données suivantes : poids, pression artérielle, glycémie et bilan des ingesta et des excreta. Les fortes doses de corticostéroïdes peuvent avoir des effets toxiques graves (chapitre 44).

On peut administrer des agents immunosuppresseurs, comme l'azathioprine (Imuran), le cyclophosphamide (Cytoxan, Procytox) ou le méthotrexate, pour aider à enrayer l'affection et diminuer la dose de corticostéroïdes. La **plasmaphérèse** provoque une baisse temporaire de la concentration sérique des anticorps, mais elle a des effets variables. On la réserve donc aux cas qui mettent la vie en jeu.

PEMPHIGOÏDE BULLEUSE

La pemphigoïde bulleuse est une maladie acquise, se manifestant par des bulles, ou phlyctènes, flasques sur une peau saine ou érythémateuse. On l'observe le plus souvent dans le pli des bras et des jambes, aux aisselles et à l'aine. S'il y a des lésions buccales, elles sont généralement transitoires et minimes. Quand la bulle se rompt, la peau présente des érosions peu profondes qui guérissent assez rapidement. Le prurit peut être intense, même avant l'apparition des phlyctènes. La pemphigoïde bulleuse se rencontre fréquemment chez les personnes âgées, surtout vers l'âge de 60 ans. Cette affection touche également les hommes et les femmes et elle s'observe partout dans le monde.

Traitement médical

Le traitement médical consiste à administrer des corticostéroïdes topiques pour les éruptions localisées et des corticostéroïdes par voie orale pour les affections de grande ampleur. On peut continuer pendant des mois à administrer de la prednisone par voie générale, en donnant si possible la dose un jour sur deux pour réduire les effets indésirables. La personne atteinte doit connaître les risques associés à un traitement prolongé aux corticostéroïdes, comme la perte de masse osseuse, l'ostéoporose, la cataracte, les ulcères peptiques, les réactions psychotiques, le risque accru d'infection, la prise

pondérale en raison de la rétention d'eau et le risque de dysfonctionnement surrénalien.

> **◦ ALERTE CLINIQUE** *Le traitement aux corticostéroïdes ne doit pas être interrompu brutalement, car la personne risque d'être atteinte d'insuffisance surrénalienne.*

DERMATITE HERPÉTIFORME

La dermatite herpétiforme est une maladie chronique très prurigineuse qui se manifeste par de petites bulles tendues et réparties symétriquement sur les coudes, les genoux, les fesses et la nuque. Elle est particulièrement fréquente entre l'âge de 20 et 40 ans, mais elle peut se manifester à tout âge. La plupart des personnes atteintes de dermatite herpétiforme présentent une anomalie infraclinique du métabolisme du gluten.

Traitement médical

La plupart des gens réagissent bien au dapsone (Avlosulfon) et à un régime sans gluten. Avant de soumettre les personnes au traitement, on doit leur faire passer un examen pour déterminer si elles sont atteintes également d'une carence en glucose-6-phosphate déshydrogénase, car dans ce cas le dapsone peut provoquer une hémolyse grave. L'infirmière doit orienter les personnes vers une diététiste, car les restrictions alimentaires s'appliquent de manière permanente et il n'est pas toujours facile de suivre un régime alimentaire sans gluten. Les personnes qui présentent cette affection ont besoin de soutien, car elles doivent adopter de nouvelles habitudes et accepter de changer considérablement leur mode de vie.

HERPES GESTATIONIS

L'*herpes gestationis,* ou pemphigoïde gestationis, est une maladie auto-immune qui se manifeste pendant la grossesse, ou peu après. Elle a de nombreuses caractéristiques cliniques communes avec la pemphigoïde bulleuse et, malgré le nom qu'on lui donne, elle n'a aucun rapport avec le virus de l'herpès. Cette maladie est rare ; on en rencontre environ 1 cas sur 50 000 grossesses. Elle se manifeste au cours du deuxième ou du troisième trimestre par la formation de papules urticariennes sur l'abdomen, qui se propagent sur le tronc et les membres. L'affection disparaît généralement quelques semaines après l'accouchement, mais elle peut récidiver au cours des grossesses subséquentes, pendant les règles ou lorsqu'on utilise des contraceptifs oraux (Odom *et al.*, 2000).

Traitement médical

L'administration de corticostéroïdes par voie générale représente la façon la plus efficace de traiter l'*herpes gestationis.* Cependant, on ne s'entend pas sur les risques de morbidité ou de mortalité fœtale chez les enfants nés de mères atteintes d'*herpes gestationis.* On doit accorder une attention particulière à la prévention des infections.

DÉMARCHE SYSTÉMATIQUE
dans la pratique infirmière

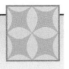

Personne atteinte d'une affection cutanée bulleuse

❖ COLLECTE DES DONNÉES

Les affections cutanées bulleuses sont parfois très invalidantes. Les érosions sont constamment prurigineuses et occasionnellement douloureuses. Parfois, les lésions suintent et sont nauséabondes. Dans ce cas, il est difficile d'effectuer une évaluation et d'assurer des soins infirmiers efficaces.

On surveille l'évolution de la maladie en examinant la peau pour déceler l'apparition de nouvelles bulles. Les régions cicatrisées peuvent présenter une hyperpigmentation. On prête une attention particulière aux signes et symptômes d'infection.

❖ ANALYSE ET INTERPRÉTATION

Diagnostics infirmiers

En se fondant sur les données recueillies, l'infirmière peut poser les diagnostics infirmiers suivants :

- Douleur aiguë, reliée à la formation de phlyctènes et d'érosions dans la cavité buccale et sur la peau
- Atteinte à l'intégrité de la peau, reliée à la rupture des bulles, ou phlyctènes, et aux érosions qu'elles laissent
- Anxiété et stratégies d'adaptation inefficaces, reliées à l'aspect de la peau et au fait qu'on ne peut guérir l'affection
- Connaissances insuffisantes sur les médicaments et leurs effets secondaires

Problèmes traités en collaboration et complications possibles

En se fondant sur les données recueillies, l'infirmière peut déterminer les complications susceptibles de survenir, notamment :

- Infection et septicémie, reliées à la diminution de la fonction protectrice de la peau et des muqueuses
- Déficit de volume liquidien et déséquilibre électrolytique, reliés à la perte de liquide tissulaire

❖ PLANIFICATION

Les principaux objectifs sont les suivants : soulager la douleur occasionnée par les lésions ; cicatriser la peau ; atténuer l'anxiété et améliorer les stratégies d'adaptation ; et prévenir les complications.

❖ INTERVENTIONS INFIRMIÈRES

Soulager la douleur de la cavité buccale

La cavité buccale tout entière peut être érodée et dénudée. Les régions touchées peuvent se recouvrir de plaies. Une nécrose peut apparaître, ce qui augmente considérablement la détresse de la personne et peut l'empêcher de s'alimenter, d'où une perte de poids et une hypoprotéinémie. Il importe d'appliquer une hygiène buccale rigoureuse pour assurer la propreté des muqueuses et favoriser la régénération de l'épithélium. Le médecin peut prescrire des rince-bouche pour favoriser l'élimination des débris et soulager les régions ulcérées. On utilise de l'eau légèrement salée plutôt que les rince-bouche offerts en vente libre. L'application sur les lèvres de lanoline, de vaseline ou d'un baume permet de les hydrater. La vapeur froide est efficace pour humidifier l'environnement.

Favoriser l'intégrité de la peau et soulager la douleur

Les pansements humides et froids ainsi que les bains ont un effet protecteur et apaisant. Si les lésions sont étendues et douloureuses, on administre un analgésique avant le traitement. On peut atténuer l'odeur nauséabonde des lésions couvertes de bulles, ou phlyctènes, en traitant l'infection. Après le bain, on assèche la peau minutieusement et on applique un talc non irritant pour permettre à la personne de se déplacer sans peine dans le lit. On doit en employer de grandes quantités pour empêcher la peau de coller aux draps. Les pansements adhésifs sont à proscrire, parce qu'ils peuvent exacerber la formation des bulles. L'hypothermie est fréquente et une des tâches les plus importantes de l'infirmière consiste à s'assurer que la personne reste au chaud et évite les bains froids et les pansements avec solutions froides. Les soins infirmiers aux personnes atteintes d'une dermatose bulleuse sont semblables à ceux qu'on administre aux grands brûlés (chapitre 60 ⬡⬡).

Atténuer l'anxiété

Pour être attentive aux besoins psychologiques de la personne, l'infirmière doit être à sa disposition et lui procurer des soins infirmiers compétents de même que l'enseignement indispensable, tant à elle qu'à ses proches. Elle encourage la personne à exprimer librement son anxiété, son malaise et ses sentiments de désespoir. Elle peut également demander à un proche de la personne ou à la personne clé dans sa vie de passer plus de temps auprès d'elle. La personne qui est bien informée sur sa maladie et sur la façon de la traiter éprouve moins d'incertitude et se sent plus autonome. L'infirmière peut l'orienter vers un psychologue pour l'aider à composer avec ses craintes, l'anxiété et la dépression.

Surveiller et traiter les complications

Infection et septicémie

La personne est sujette aux infections en raison des anomalies de la fonction protectrice de la peau et du système immunitaire. De plus, les bulles s'infectent facilement, ce qui peut entraîner une septicémie. Il importe donc de garder la peau propre et exempte de débris pour prévenir l'infection.

L'infection s'accompagne parfois d'une odeur nauséabonde provenant des lésions cutanées ou buccales. L'infection à *C. albicans* de la bouche (muguet) affecte souvent les personnes qui reçoivent de fortes doses de corticostéroïdes. On doit examiner la cavité buccale chaque jour et signaler tout changement au médecin.

L'infection est la principale cause de mortalité chez les personnes atteintes de pemphigus. L'infirmière doit donc être à l'affût des signes et symptômes d'infection localisée ou généralisée, même s'ils paraissent bénins, car les corticostéroïdes peuvent les atténuer ou les modifier. Elle doit prendre les signes vitaux, surveiller les fluctuations de température, tout particulièrement l'apparition de frissons. Toutes les sécrétions et excrétions sont examinées afin de déceler les signes d'infection. L'infirmière vérifie les résultats des cultures et des antibiogrammes, administre les antibiotiques conformément à l'ordonnance du médecin et observe la réaction de la personne. Elle se lave les mains avec efficacité, elle porte des gants et observe de façon rigoureuse les mesures d'isolement afin de protéger la personne.

Chez la personne hospitalisée, on réduit le plus possible la contamination environnementale. On doit parfois appliquer des mesures d'isolement à des fins de protection et on se conforme en tout temps aux pratiques de base.

Rétablir l'équilibre hydroélectrolytique

Quand les atteintes à la peau touchent de grandes surfaces, il se produit souvent un déséquilibre hydroélectrolytique en raison d'une perte importante de liquide interstitiel, et donc de chlorure de sodium. On doit traiter cette perte sodée, qui est à l'origine de bien des symptômes généraux associés à la maladie, par des perfusions intraveineuses de soluté physiologique.

On note aussi une perte considérable de protéines et de sang. Il importe donc d'assurer par des transfusions de sang et de dérivés sanguins le maintien du volume sanguin, du taux d'hémoglobine, de l'hématocrite et du taux plasmatique de protéines. On suit de près les taux sériques d'albumine et de protéines totales.

On assure à la personne un apport liquidien suffisant. Il faut l'encourager à s'hydrater en buvant des liquides qui ne sont pas trop chauds et qui ne sont pas irritants. La consommation de repas légers, mais fréquents, ou de collations à teneur élevée en protéines et en énergie (Ensure, Sustacal, lait de poule, lait frappé, par exemple), selon les recommandations de la diététiste, aide à conserver l'état nutritionnel. On recourt rapidement à l'alimentation parentérale quand la personne ne peut plus se nourrir adéquatement.

✳ ÉVALUATION

Résultats escomptés

Les principaux résultats escomptés sont les suivants:

1. La personne obtient un soulagement de la douleur occasionnée par les lésions buccales.

  a) Elle connaît les traitements qui calment la douleur.

  b) Elle utilise des rince-bouche et des antiseptiques-anesthésiques en aérosol.

  c) Elle boit des liquides froids toutes les deux heures.

2. La personne présente une cicatrisation de la peau.

  a) Elle explique les objectifs du traitement.

  b) Elle participe aux soins de la peau.

3. La personne est moins anxieuse et mieux adaptée à son état de santé.

  a) Elle exprime ses craintes au sujet de son état, de sa perception de soi et de ses relations avec les autres.

  b) Elle participe aux soins dans la mesure de ses capacités.

4. La personne ne présente pas de complications ni de signes d'infection.

  a) Les cultures des lésions et de la cavité buccale sont négatives.

  b) La personne ne présente pas d'écoulements purulents.

  c) Sa peau présente des signes de guérison des plaies.

  d) Sa température est normale.

  e) Elle s'assure un apport liquidien suffisant en buvant des quantités appropriées de liquides.

  f) Elle connaît les raisons qui rendent nécessaires les perfusions intraveineuses.

  g) Elle présente une diurèse normale.

  h) Ses analyses sanguines sont normales.

ÉPIDERMOLYSE BULLEUSE TOXIQUE

L'épidermolyse bulleuse toxique (syndrome de Lyell) est une dermatose grave qui peut entraîner la mort; il s'agit de la forme d'érythème polymorphe la plus grave. Le taux de mortalité qui s'y rattache est de 30 %. La maladie correspond souvent à une réaction médicamenteuse, ou fait suite à une infection virale. Les médicaments le plus souvent en cause sont les antibiotiques, les anticonvulsivants et les sulfamides (Odom *et al.*, 2000).

Manifestations cliniques

Les premiers symptômes de la maladie sont un prurit ou une brûlure oculaire, une sensibilité cutanée, de la fièvre, une toux, un mal de gorge, des céphalées, un malaise extrême et des myalgies (douleurs musculaires). Ils sont suivis par la brusque apparition d'un érythème qui couvre une grande partie de la peau et des muqueuses, y compris les muqueuses buccales, conjonctivales et génitales. Dans les cas d'atteinte grave de la muqueuse, des ulcères peuvent endommager le larynx, les bronches et l'œsophage. De grosses phlyctènes (bulles) flaccides apparaissent dans certaines régions. Ailleurs, l'épiderme se décolle sur de grandes surfaces, exposant le derme. Les ongles des pieds et des mains, les sourcils et les cils peuvent également tomber en même temps que l'épiderme qui les entoure. La peau atteinte est extrêmement sensible et a l'aspect d'une brûlure du second degré superficielle.

Cette affection atteint les hommes et les femmes de tous les âges; mais elle s'observe plus fréquemment chez les personnes âgées en raison de leur forte consommation de médicaments. Les personnes séropositives (VIH), particulièrement celles qui sont atteintes du syndrome d'immunodéficience acquise (sida), ainsi que les personnes dont le système immunitaire est affaibli sont plus à risque que les autres de contracter une épidermolyse bulleuse toxique. Dans l'ensemble de la population, on rencontre trois cas sur un million par année, mais le risque associé à la prise des sulfamides chez les personnes séropositives fait monter la proportion à un cas sur mille (Odom *et al.*, 2000). La plupart des personnes qui souffrent d'une épidermolyse bulleuse toxique présentent un métabolisme anormal du médicament en cause; les mécanismes qui déclenchent l'épidermolyse bulleuse toxique semblent relever d'une réaction cytotoxique à médiation cellulaire (Wolkenstein, 2000).

Complications

La septicémie et la kératoconjonctivite sont des complications de l'épidermolyse bulleuse toxique. La septicémie non détectée et non traitée augmente le risque de mortalité. La kératoconjonctivite peut endommager la vue et entraîner une rétraction de la conjonctive, une cicatrisation et des lésions de la cornée.

Examen clinique et examens paracliniques

On établit le diagnostic à partir d'examens histologiques de cellules congelées provenant des nouvelles lésions et d'examens cytologiques d'échantillons cellulaires prélevés sur une zone fraîchement dénudée. L'ingestion, par le passé, de médicaments dont on sait qu'ils provoquent l'épidermolyse bulleuse toxique est susceptible d'orienter le diagnostic et de confirmer la cause sous-jacente de la réaction médicamenteuse.

On peut effectuer des tests de laboratoire à l'immuno-fluorescence pour détecter les auto-anticorps épidermiques atypiques. Il semble y avoir une prédisposition génétique à l'érythème polymorphe, mais on ne peut la confirmer dans tous les cas.

Traitement médical

Le traitement vise principalement à mettre fin à la réaction inflammatoire, à assurer l'équilibre hydroélectrolytique et à prévenir les infections de même que les complications ophtalmiques. Les soins de soutien représentent un élément essentiel du traitement.

On cesse immédiatement d'administrer tout médicament qui n'est pas indispensable. On conseille de transporter la personne dans un centre régional de grands brûlés, car les lésions exigent un traitement semblable à celui des brûlures graves. L'érosion peut atteindre presque toute la surface cutanée. On entreprend le traitement en effectuant un débridement de la peau pour éliminer la peau nécrosée.

On prélève des échantillons au niveau du nasopharynx, des yeux, des oreilles, du sang, des urines, de la peau et des phlyctènes non rompues, à la recherche d'organismes pathogènes. On doit administrer des perfusions intraveineuses pour assurer l'équilibre hydroélectrolytique, particulièrement chez les personnes dont la muqueuse est gravement atteinte et qui ont de la difficulté à se nourrir. Cependant, comme l'utilisation d'un cathéter intraveineux à demeure comporte des risques d'infection, on met fin aux perfusions dès qu'il est possible d'assurer l'équilibre hydroélectrolytique par sonde nasogastrique ou par la bouche.

L'administration de corticostéroïdes par voie générale pour traiter l'épidermolyse bulleuse toxique fait l'objet d'un débat. Certains experts soutiennent que le traitement doit être amorcé le plus rapidement possible au moyen de fortes doses de corticostéroïdes. Cependant, dans la plupart des cas, les risques d'infection, les complications reliées au déséquilibre hydroélectrolytique, le délai de guérison et la difficulté d'entreprendre une corticothérapie par voie orale au début de la maladie l'emportent sur les avantages. On peut administrer des corticostéroïdes à la personne atteinte d'une épidermolyse bulleuse toxique dont la cause serait probablement une réaction médicamenteuse. Cependant, l'infirmière doit surveiller la personne de près et être à l'affût des effets secondaires mentionnés précédemment.

L'administration d'immunoglobulines par voie intraveineuse à été associée dans certaines études rétrospectives à une diminution de la mortalité reliée à l'épidermolyse bulleuse toxique (Rutter et Luger, 2002 ; Pris *et al.*, 2003 ; Trent *et al.*, 2003). Toutefois, dans une étude prospective, les immunoglobulines n'ont pas eu d'effet sur la mortalité (Bachot *et al.*, 2003). Malgré ces données conflictuelles, les immunoglobulines sont une option de traitement pour les cas graves d'épidermolyse bulleuse toxique.

Il est indispensable de protéger la peau à l'aide d'agents topiques. Pour prévenir l'infection des plaies et soulager la douleur, on utilise divers agents antimicrobiens et anesthésiques. Cependant, le traitement aux antibiotiques administré par voie générale est utilisé en faisant preuve d'une prudence extrême. On se sert de pansements biologiques temporaires (peau de porc, pansement au collagène, membrane amniotique) ou de pansements faits d'une pellicule plastique transparente et d'hydrofibres pour atténuer la douleur, réduire les pertes dues à l'évaporation et prévenir les infections en attendant la réépithélisation. Il est essentiel de prodiguer des soins méticuleux de l'oropharynx et des yeux quand ces organes sont gravement atteints.

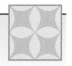

DÉMARCHE SYSTÉMATIQUE
dans la pratique infirmière

Personne atteinte d'une épidermolyse bulleuse toxique

▣ COLLECTE DES DONNÉES

On examine minutieusement la peau, en s'attardant tout particulièrement à l'aspect qu'elle présente et à l'ampleur de l'affection ; on observe de près la peau saine pour déceler les phlyctènes en formation. Il faut noter l'importance des suintements, leur couleur et leur odeur. Tous les jours, un examen de la bouche est effectué pour dépister les nouvelles phlyctènes ou les nouvelles érosions ; on effectuera un examen des yeux pour déceler le prurit, les sensations de brûlure et la sécheresse. Il faut aussi établir si la personne est capable d'ingérer des liquides et de parler normalement.

L'infirmière prend les signes vitaux, en prêtant une attention particulière à la température, à la fréquence, à la profondeur et au rythme de la respiration, ainsi qu'à la toux. Les caractéristiques et la quantité des sécrétions respiratoires sont notées. La forte fièvre, la tachycardie et la fatigue ou faiblesse extrême revêtent une grande importance, car ces facteurs indiquent une nécrose épidermique, un accroissement des besoins métaboliques et la formation possible de lésions sur les muqueuses gastro-intestinales et respiratoires. L'infirmière inscrit aussi le volume, la densité et la couleur des urines. Elle examine les points d'insertion des cathéters intraveineux pour déceler les signes d'infection. De plus, la personne doit être mesurée et pesée tous les jours.

▨ ▨ ▨

L'infirmière interroge la personne sur le niveau de fatigue et de douleur éprouvées. Elle tente de déterminer son degré d'anxiété et de savoir ce qu'elle comprend de son état. Elle vérifie en outre si la personne dispose de stratégies d'adaptation efficaces.

✴ ANALYSE ET INTERPRÉTATION

Diagnostics infirmiers

En se basant sur les données recueillies, l'infirmière peut poser les diagnostics infirmiers suivants :

- Atteinte à l'intégrité des tissus (cavité buccale, yeux et peau), reliée à l'érosion de l'épiderme
- Déficit de volume liquidien et pertes électrolytiques, reliés à des pertes liquidiennes par la peau dénudée
- Risque de température corporelle anormale (hypothermie), relié à une déperdition thermique due à l'érosion cutanée
- Douleur aiguë, reliée à l'érosion de la peau, aux lésions buccales et peut-être à une infection
- Anxiété, reliée à l'aspect de la peau et à la crainte du pronostic

Problèmes traités en collaboration et complications possibles

En se fondant sur les données recueillies, l'infirmière peut déterminer les complications susceptibles de survenir, notamment :

- Infection
- Rétraction de la conjonctive, cicatrices et lésions cornéennes

✴ PLANIFICATION

Les principaux objectifs sont les suivants : favoriser la cicatrisation des tissus cutanés et des muqueuses ; rétablir l'équilibre hydrique ; prévenir l'hypothermie ; soulager la douleur ; atténuer l'anxiété ; et prévenir les complications.

✴ INTERVENTIONS INFIRMIÈRES

Préserver l'intégrité de la peau et des muqueuses

Les soins localisés de la peau constituent un élément important des soins infirmiers. Les soins cutanés sont difficiles à administrer, car la peau peut se décoller quand on tourne la personne dans son lit. L'infirmière applique les agents topiques, selon l'ordonnance du médecin, pour réduire la flore bactérienne à la surface de la plaie. Des pansements absorbants, mais non adhérents, doivent être appliqués doucement sur les régions dénudées. On peut utiliser un antibiotique local, associé à un traitement hydrothérapique avec une douche. Il incombe à l'infirmière de veiller sur la personne et de l'encourager à faire travailler bras et jambes au cours du traitement de physiothérapie ou d'hydrothérapie.

Il importe d'assurer les soins d'hygiène buccale, car les lésions de la bouche sont douloureuses. Le médecin prescrit souvent un rince-bouche, des anesthésiques ou des agents d'enrobage pour éliminer les débris, soulager les régions ulcérées et réduire les mauvaises

odeurs. Chaque jour, l'infirmière examine la cavité buccale, note ses observations au dossier, y inscrit les modifications et en fait part au médecin. Elle applique un baume (ou un onguent) sur les lèvres.

Rétablir l'équilibre hydrique

On évalue les signes vitaux, la diurèse et l'état de conscience pour déceler tout signe d'hypovolémie. Les déséquilibres hydroélectrolytiques peuvent provoquer des troubles mentaux ainsi qu'une surstimulation ou une privation sensorielle. On vérifie les résultats des épreuves de laboratoire et on fait part au médecin des résultats anormaux. On pèse la personne tous les jours (avec un pèse-lit, au besoin).

L'infirmière règle le débit des perfusions intraveineuses conformément à l'ordonnance du médecin ; elle se montre vigilante à l'égard des complications entraînées par une perfusion trop rapide ou trop lente et à l'égard des signes d'infection. Si les lésions buccales provoquent une dysphagie, on doit avoir recours à l'alimentation par sonde, voire à l'hyperalimentation parentérale. On se sert de l'alimentation par sonde jusqu'à ce que la personne tolère l'alimentation par voie orale. Il est essentiel d'évaluer quotidiennement l'apport énergétique et de tenir le bilan des ingesta et des excreta.

Prévenir l'hypothermie

La personne atteinte d'épidermolyse bulleuse toxique est sujette aux refroidissements. De plus, l'exposition constante de la peau dénudée à un courant d'air froid peut accélérer la déshydratation. La personne est généralement sensible aux changements de température de l'air ambiant. Comme dans le cas des grands brûlés, une température ambiante de 27 °C, des couvertures en coton, des lampes infra-rouges installées au plafond ou des écrans thermiques permettent d'assurer le bien-être de la personne et de préserver sa température corporelle. Quand il est nécessaire d'exposer de grandes surfaces cutanées pour donner des soins, l'infirmière doit travailler de façon rapide et efficace afin de limiter les pertes de chaleur. Elle surveille de très près la température de la personne.

Soulager la douleur

L'infirmière doit évaluer l'intensité de la douleur et tout facteur qui peut l'aggraver. Elle note également les réactions de la personne. Elle administre les analgésiques conformément à l'ordonnance du médecin, elle s'assure qu'ils procurent du soulagement et qu'ils n'entraînent pas d'effets secondaires. Tout traitement douloureux doit être précédé de l'administration d'analgésiques. Elle doit expliquer le traitement à la personne et lui parler doucement tout en l'administrant, ce qui la calme et atténue par le fait même la douleur. En outre, il faut fournir du soutien affectif, rassurer la personne et prendre des mesures pour favoriser le repos et le sommeil. Au fur et à mesure que la douleur s'atténue, la personne gagne en énergie, tant physique que morale. Certaines techniques, comme l'imagerie mentale et la relaxation progressive des muscles, peuvent contribuer à soulager le mal.

Atténuer l'anxiété

Il faut se rappeler que l'épidermolyse bulleuse toxique prive soudainement la personne de son autonomie. Selon l'évaluation psychologique, celle-ci souffre souvent d'anxiété, de dépression et elle craint

✴ ✴ ✴

de mourir. La personne doit savoir que ces réactions sont normales. L'infirmière doit lui offrir son aide, lui parler avec franchise et lui redonner espoir. Elle l'incite à parler de ses sentiments avec une personne en qui elle a confiance. Le fait de pouvoir exprimer ses inquiétudes et de recevoir des soins compétents de la part d'un personnel compatissant peut soulager son anxiété. Le soutien de la famille, d'une infirmière spécialisée en psychiatrie, d'un aumônier, d'un psychologue ou d'un psychiatre peut faciliter grandement l'adaptation durant la longue période de convalescence.

Surveiller et traiter les complications

Infection

L'infection est la principale cause de mortalité associée à l'épidermolyse bulleuse toxique. La peau et les muqueuses, les poumons et le sang représentent les foyers d'infection les plus courants. Les organismes le plus souvent en cause sont *S. aureus*, *Pseudomonas*, *Klebsiella*, *Escherichia coli*, *Serratia* et *Candida*. C'est en surveillant étroitement les signes vitaux de la personne et en observant les changements au niveau de la peau et des fonctions respiratoire, rénale et gastro-intestinale, qu'on peut déceler rapidement le début d'une infection. L'infirmière doit respecter à la lettre les règles d'asepsie lorsqu'elle donne les soins cutanés de routine. Elle doit se laver les mains, et porter des gants stériles, un masque, une blouse, un bonnet et des pantoufles quand elle prodigue les soins des plaies dans une unité spécialisée. Si l'affection s'étend sur une grande partie du corps, on doit placer la personne dans une chambre individuelle pour prévenir les risques d'infections croisées. Les visiteurs doivent porter des vêtements de protection (blouse, masque) et se laver les mains avant et après avoir été en contact avec la personne atteinte. Toute personne souffrant d'une maladie infectieuse doit éviter de rendre visite au patient jusqu'à ce qu'elle ne représente plus aucun danger pour celui-ci.

Rétraction de la conjonctive, cicatrices et lésions cornéennes

L'infirmière doit examiner quotidiennement les yeux de la personne, à la recherche de démangeaisons, de sensations de brûlure et de sécheresse, symptômes qui pourraient indiquer le début d'une kératoconjonctivite, principale complication oculaire de cette maladie. L'application de compresses froides et humides sur les yeux soulage la sensation de brûlure. Les yeux doivent rester propres et il faut déceler tout signe d'écoulement ou de malaise. L'évolution des symptômes est consignée au dossier et on en fait le compte-rendu au médecin. L'application d'un lubrifiant oculaire, selon l'ordonnance du médecin, est susceptible d'atténuer la sécheresse, de prévenir l'abrasion et l'infection de la cornée. L'infirmière peut appliquer un pansement oculaire ou rappeler à la personne de cligner souvent des yeux pour diminuer la sécheresse. Elle doit aussi lui conseiller de ne pas se frotter les yeux et de s'abstenir d'utiliser des médicaments ophtalmiques qui n'ont pas été prescrits ou approuvés par le médecin.

▨ ÉVALUATION

Résultats escomptés

Les principaux résultats escomptés sont les suivants :

I. Les lésions buccales et cutanées de la personne se cicatrisent mieux.

   a) Certaines régions de sa peau se sont cicatrisées.

   b) Elle est capable d'avaler les liquides et de parler clairement.

2. L'équilibre hydroélectrolytique de la personne est rétabli.

   a) Les résultats des épreuves de laboratoire sont normaux.

   b) La personne présente une diurèse et une densité urinaire normales.

   c) Ses signes vitaux sont stables.

   d) Son apport liquidien répond à ses besoins sans qu'elle ressente de malaise.

   e) Son poids est stable.

3. La thermorégulation de la personne fonctionne normalement.

   a) La personne n'a pas de frissons.

   b) Sa température est normale.

4. La personne déclare que la douleur a diminué.

   a) Elle prend des analgésiques selon l'ordonnance du médecin.

   b) Elle pratique des techniques d'autosuggestion pour le soulagement de la douleur.

5. La personne semble moins anxieuse.

   a) Elle parle ouvertement de ses inquiétudes.

   b) Elle dort plus longtemps.

   c) Elle est calme.

6. La personne ne présente pas de complications, d'infection ni de troubles de la vision notamment.

   a) Sa température est normale.

   b) Les résultats des épreuves de laboratoire sont normaux.

   c) La personne ne présente pas d'écoulements anormaux ni de signes d'infection.

   d) Elle a conservé la même acuité visuelle.

   e) Elle ne présente pas de signes de kératoconjonctivite.

Ulcères

Le terme d'ulcère désigne une perte superficielle de substance due à la nécrose. Un ulcère simple, comme ceux que l'on observe dans une petite brûlure superficielle du deuxième degré, guérit généralement par réépithélisation, si on s'assure que la surface atteinte reste humide, propre et qu'on la protège des blessures. Au contraire, si l'ulcère est exposé à l'air, les sérosités qui s'écoulent de la plaie s'assèchent et forment une croûte sous laquelle les cellules épithéliales migrent plus lentement avant de recouvrir complètement la surface. Certaines maladies, comme la tuberculose et la syphilis, donnent lieu à des ulcères caractéristiques.

Des ulcères reliés aux anomalies de la circulation artérielle se manifestent chez les personnes atteintes d'acrosyndrome, d'artériosclérose, de la maladie de Raynaud ou d'engelures. Chez ces personnes, on doit traiter simultanément l'ulcère et l'affection artérielle sous-jacente (chapitre 33 ☞). Les soins et traitements infirmiers consistent surtout à appliquer les pansements décrits au début du présent chapitre ; si on prodigue ces soins dès la formation de l'ulcère, en général l'état de la personne s'améliore. L'amputation du membre est une solution de dernier recours.

Les plaies de pression sont causées par l'insuffisance de l'apport sanguin dans les tissus cutanés. L'absence d'irrigation provient de la pression exercée sur les tissus mous cutanés qui se trouvent entre les proéminences osseuses et une surface extérieure rigide (chapitre 11 ⬜).

Tumeurs bénignes de la peau

KYSTES

Les kystes sont des masses recouvertes d'épithélium; elles contiennent du liquide ou des solides. Les kystes épidermiques (ou épidermoïdes) sont très courants. Il s'agit de formations saillantes et fermées, de croissance lente, qui apparaissent généralement dans le cou, sur le visage, le haut de la poitrine et dans le dos. Le traitement consiste à les exciser.

Les kystes pilaires (ou kystes folliculaires) se forment le plus souvent sur le cuir chevelu. Généralement associés à une infection du follicule pileux, ils prennent naissance dans la portion moyenne de celui-ci et dans les cellules de la gaine externe de la racine. On en fait l'ablation par chirurgie.

KÉRATOSES SÉBORRHÉIQUES ET ACTINIQUES

Ce sont des lésions bénignes de taille variable, dont la couleur peut aller du beige clair au noir. Elles se forment généralement sur le visage, les épaules, la poitrine et dans le dos. Ce sont les tumeurs de la peau les plus fréquentes chez les adultes d'âge mûr et les personnes âgées. Elles sont parfois très inesthétiques. Quand elles sont noires, on peut les confondre avec un mélanome malin. On peut les exciser par chirurgie, ou les détruire par électrodessiccation et curetage ou par l'application d'azote liquide. On peut toutefois les laisser en place, car leur présence ne constitue pas un risque sur le plan médical.

Les kératoses actiniques sont des lésions cutanées précancéreuses qui apparaissent sur les surfaces cutanées exposées au soleil. On les décrit comme des taches rugueuses et squameuses sur une plaque érythémateuse. Un petit nombre de ces lésions se transforment en épithéliomas spinocellulaires; on les élimine par cryothérapie ou au bistouri.

VERRUES

Les verrues sont des tumeurs bénignes qui s'observent fréquemment; elles sont causées par le papillomavirus, qui appartient au groupe des virus à ADN. Elles touchent des personnes de tous les âges, mais surtout les jeunes de 12 à 16 ans. Il existe plusieurs types de verrues.

En général, les verrues sont asymptomatiques, sauf quand elles se situent dans une région qui supporte le poids du corps, comme la plante des pieds; dans ce cas, elles sont parfois douloureuses. On peut les traiter localement au laser, par l'application d'azote liquide ou de pansements à l'acide salicylique, ou encore par électrodessication (destruction des lésions cutanées à l'aide d'un courant électrique monopolaire à haute fréquence).

Les verrues (aussi appelées condylomes acuminés) qui apparaissent dans la région génitale et périanale se transmettent en général par contact sexuel. On les traite par azote liquide, cryochirurgie, électrochirurgie, application locale d'acide trichloroacétique et curetage. Les condylomes (chapitre 49 ⬜) qui touchent le col de l'utérus prédisposent la femme au cancer de l'utérus.

ANGIOMES

Les angiomes (taches de naissance) sont des tumeurs vasculaires bénignes de la peau et des tissus sous-cutanés. Ils sont présents à la naissance et peuvent être plans et de couleur rouge violacé (taches de vin) ou en relief et de couleur rouge vif (hémangiomes). Ceux-ci peuvent régresser spontanément au cours des premières années de vie, tandis que les taches de vin sont permanentes. La plupart des gens emploient un produit de maquillage (Covermark ou Dermablend) pour camoufler ces imperfections. On utilise avec un certain succès le laser à l'argon pour traiter les angiomes de toute sorte. Le traitement des angiomes tubéreux est plus efficace lorsqu'il est entrepris le plus tôt possible après la naissance (Odom *et al.*, 2000).

NÆVI PIGMENTAIRES

Les nævi pigmentaires (grains de beauté) sont des macules, papules ou nodules, de différentes formes et grosseurs, dont la couleur peut aller du brun jaunâtre au noir. Ils peuvent être plans, en relief ou pileux. Très répandus, ils sont presque toujours sans danger. Il peut arriver, mais la chose est rare, qu'ils évoluent vers un mélanome. Certains spécialistes préconisent l'excision de tous les nævi présents à la naissance parce qu'ils auraient davantage tendance à se transformer en tumeurs malignes. Cependant, leur nombre et l'endroit où ils se logent rendent parfois cette pratique impossible. Les nævi sont excisés lorsqu'ils deviennent douloureux ou prurigineux; on pratique des examens histologiques sur ceux-ci, anciens ou nouveaux, qui changent de taille, de couleur, ou encore dont les bords sont irréguliers. Au début, les mélanomes sont souvent rouges et irrités; ils peuvent avoir une pigmentation bleutée là où les cellules pigmentaires se sont enfoncées dans l'épiderme. Les mélanomes de longue date sont pâles par endroits, car les cellules pigmentaires ont cessé de produire de la mélanine. On doit examiner tout particulièrement les nævi dont la taille dépasse un centimètre et effectuer une étude histologique de tous ceux qui sont excisés.

CHÉLOÏDES

Les chéloïdes sont des excroissances bénignes du tissu fibreux qui se forment à partir d'une cicatrice ou d'une blessure. On les rencontre tout particulièrement chez les personnes à la peau noire. Asymptomatiques, ils peuvent toutefois être gênants sur le plan esthétique. Le traitement, qui n'est pas toujours satisfaisant, s'effectue par excision chirurgicale, par injection intralésionnelle de corticostéroïdes, par irradiation ou par compression.

DERMATOFIBROMES

Les dermatofibromes sont des tumeurs bénignes du tissu conjonctif, siégeant surtout aux membres. Il s'agit de papules ou de nodules fermes et bombés, de couleur chair ou brun rosé. On conseille de recourir à la biopsie-exérèse pour les traiter.

NEUROFIBROMATOSE

La neurofibromatose (maladie de von Recklinghausen) est une affection héréditaire qui se manifeste par des taches pigmentées (macules de couleur café au lait), des taches de rousseur aux aisselles et des neurofibromes de taille variée. Certaines des personnes atteintes présentent des troubles neurologiques et des anomalies musculosquelettiques. Dans certains cas, il se produit une dégénérescence maligne des neurofibromes.

Cancer de la peau

On estime qu'une personne au teint clair sur huit sera atteinte d'un cancer de la peau, le plus souvent d'un épithélioma basocellulaire (encadré 59-5 ■). Heureusement, les tumeurs sont faciles à dépister, puisqu'elles sont visibles à l'œil nu, et le taux de guérison est plus élevé que dans les autres formes de cancer (Odom *et al.*, 2000).

L'exposition au soleil est la cause principale des cancers de la peau et la fréquence de ceux-ci est reliée à la quantité totale d'exposition. Les effets néfastes du soleil sont cumulatifs et ils peuvent se manifester dès l'âge de vingt ans. La fréquence accrue des cancers de la peau est probablement attribuable à l'augmentation de la popularité des bains de soleil, des salons de bronzage et des activités de plein air, ainsi qu'à l'amincissement de la couche d'ozone. Il est donc important de prendre des mesures de protection et de les observer toute sa vie. L'infirmière doit fournir de l'information concernant les facteurs de risque associés au cancer de la peau.

ÉPITHÉLIOMAS BASOCELLULAIRES ET SPINOCELLULAIRES

Les cancers de la peau les plus fréquents sont l'épithélioma basocellulaire et l'épithélioma spinocellulaire. Le mélanome malin, troisième type de cancer par ordre de fréquence, est présenté dans une autre section. Le diagnostic du cancer de la peau est établi au moyen d'une biopsie et d'un examen histologique.

Manifestations cliniques

L'épithélioma basocellulaire est le type de cancer le plus courant. Il touche généralement les personnes qui se sont beaucoup exposées au soleil et il apparaît dans les régions de la peau non protégées. Sa fréquence est directement proportionnelle à l'âge (60 ans en moyenne) et à l'exposition au soleil, et inversement proportionnelle à la quantité de mélanine dans la peau.

L'épithélioma basocellulaire a généralement l'aspect d'un petit nodule cireux dont la bordure, perlée et translucide, comporte parfois des télangiectasies. On note ensuite une ulcération en son centre et parfois des croûtes (figure 59-6 ■). Les tumeurs apparaissent le plus souvent sur le visage.

ENCADRÉ 59-5

FACTEURS DE RISQUE

Cancer de la peau

L'amincissement de la couche d'ozone attribuable aux polluants atmosphériques (comme les chlorofluorocarbures) utilisés par les industries du monde entier semble avoir des effets sur l'augmentation du nombre de cancers de la peau, en particulier des mélanomes malins. L'ozone est un allotrope de l'oxygène qui se présente sous la forme d'un gaz explosif bleuté. Il constitue une couche de la stratosphère dont l'épaisseur varie selon la saison et la région du monde. C'est au pôle Nord et au pôle Sud que la couche d'ozone est la plus mince et à l'équateur qu'elle est la plus épaisse. Les scientifiques estiment qu'elle aurait comme rôle de protéger la Terre des rayons ultraviolets et c'est pourquoi son amincissement provoquerait l'augmentation des cancers de la peau. Certains groupes de personnes présentent des facteurs de risque associés au cancer de la peau.

- Les personnes à la peau claire, aux cheveux clairs et aux yeux bleus, particulièrement celles qui sont d'origine celtique, qui ne produisent pas suffisamment de mélanine pour protéger le tissu sous-jacent.
- Les personnes sujettes aux coups de soleil et qui ne bronzent pas.

- Les personnes qui s'exposent longuement au soleil (agriculteurs, pêcheurs, travailleurs de la construction).
- Les personnes qui entrent en contact avec des polluants chimiques au travail (arsenic, nitrates, charbon, goudron, huile et paraffine).
- Les personnes dont la peau a subi les dommages du soleil (personnes âgées).
- Les personnes qui ont subi des traitements aux rayons X pour des affections comme l'acné ou pour des lésions cutanées bénignes.
- Les personnes chez qui de graves brûlures ont laissé des cicatrices.
- Les personnes atteintes d'irritations cutanées chroniques.
- Les personnes soumises à un traitement comportant des médicaments immunosuppresseurs.
- Les personnes prédisposées par hérédité à ce type d'affections.

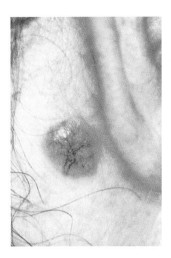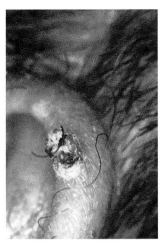

FIGURE **59-6** ■ Épithélioma basocellulaire (*à gauche*) et épithélioma spinocellulaire (*à droite*). Source: *New England Journal of Medicine, 326,* 169-170, 1992.

L'épithélioma basocellulaire empiète sur les tissus voisins et les ronge. Il produit rarement des métastases, mais il récidive souvent. Toutefois, si on le néglige, il peut entraîner la perte du nez, d'une oreille ou d'une lèvre. Il peut aussi prendre l'aspect de plaques brillantes, lisses, grises ou jaunâtres.

L'épithélioma spinocellulaire est une prolifération maligne qui apparaît généralement sur les régions exposées au soleil, mais qui peut parfois se former sur la peau saine ou à partir d'une ancienne lésion cutanée. Il est plus grave que l'épithélioma basocellulaire, car il est plus envahissant et il donne lieu à des métastases transmises par le sang ou le système lymphatique.

Environ 75 % des décès attribuables à l'épithélioma spinocellulaire sont causés par des métastases. Les tumeurs peuvent être primaires et apparaître à la fois sur l'épiderme et sur les muqueuses, ou se former à la suite d'un état précancéreux, par exemple d'une kératose actinique (lésion des régions cutanées exposées au soleil), d'une plaque leucoplasique (lésion précancéreuse des muqueuses), de cicatrices ou d'ulcères. Les tumeurs sont dures, épaisses et squameuses. Elles peuvent être asymptomatiques ou hémorragiques (figure 59-6). Leur bordure est généralement plus large, plus infiltrée et plus enflammée que celle des tumeurs basocellulaires. Elles se compliquent dans certains cas d'une infection. Elles apparaissent le plus souvent sur les membres supérieurs et au visage: lèvre inférieure, oreilles, nez ou front (Odom *et al.*, 2000).

Pronostic

L'épithélioma basocellulaire offre généralement un pronostic encourageant. Les tumeurs demeurent localisées et, même si certaines d'entre elles nécessitent une excision de grande ampleur et comportant une défiguration, le risque de mortalité qui y est rattaché est faible. Le pronostic de l'épithélioma spinocellulaire dépend de l'apparition des métastases, qui est reliée au caractère histologique de la tumeur, à son stade clinique et à son épaisseur. De façon générale, les tumeurs des régions endommagées par le soleil sont peu envahissantes et rarement mortelles, tandis que celles qui ne sont causées ni par le soleil, ni par l'arsenic, ni par la formation d'une cicatrice produisent plus fréquemment des métastases. On doit examiner la personne pour déceler la présence de métastases dans les ganglions lymphatiques de la région atteinte (Odom *et al.*, 2000).

Traitement médical

Le traitement vise à la destruction complète de la tumeur. On le choisit en fonction du siège et de l'épaisseur de la tumeur; du type de cellules en cause; des souhaits de la personne sur le plan esthétique; des traitements antérieurs; et enfin de la présence ou non de métastases dans les ganglions lymphatiques. Les principaux traitements sont les suivants: l'excision chirurgicale, la chirurgie micrographique de Mohs, l'électrochirurgie, la cryochirurgie et la radiothérapie.

Excision chirurgicale

Le but de l'excision chirurgicale est l'ablation complète de la tumeur. Afin que les cicatrices soient moins visibles, on pratique l'incision le long des lignes de tension naturelles de la peau et des lignes naturelles du corps en suivant les contours anatomiques. La taille de l'incision dépend de la taille de la tumeur et de son siège, mais le rapport entre la longueur et la largeur est généralement de 3 à 1.

Un examen microscopique du tissu excisé, effectué par sections, permet de vérifier si tout le tissu cancéreux a été retiré. Quand la tumeur est importante, il faut parfois avoir recours à une greffe cutanée par la technique du lambeau, par exemple. Pour améliorer l'apparence de la cicatrice, on ferme l'incision en procédant par couches. La plaie est ensuite recouverte d'un pansement. Il est rare qu'une infection se déclare après une simple excision si on a respecté les règles de l'asepsie, tant au cours de l'opération que durant la période postopératoire.

Chirurgie micrographique de Mohs La technique de Mohs est de toutes la plus précise et la moins mutilante quand on veut exciser les lésions cutanées malignes. Auparavant, on appliquait sur la tumeur une pâte à base de chlorure de zinc (chimiochirurgie) avant l'opération, mais on a cessé aujourd'hui d'employer des produits chimiques. Dans la technique de Mohs, on excise la tumeur couche par couche. On retire d'abord la tumeur ainsi qu'une petite lisière de tissu apparemment sain, ensuite on procède à l'examen microscopique section par section de l'échantillon congelé pour déterminer si tout le tissu cancéreux a été excisé. Si on trouve des cellules cancéreuses, on retire une autre couche de tissu, et ainsi de suite jusqu'à ce qu'il n'y ait plus de cellules malignes. Cette technique permet donc d'épargner le tissu sain. Le taux de guérison des épithéliomas basocellulaires et spinocellulaires traités au moyen de la chirurgie micrographique atteint presque 99 %, ce qui en fait le traitement de prédilection. On l'utilise également avec succès pour traiter les tumeurs sises autour des yeux, du nez, de la lèvre supérieure ainsi que dans les régions auriculaires et périauriculaires (Odom *et al.*, 2000).

Électrochirurgie L'électrochirurgie consiste à détruire ou à extraire des tissus à l'aide de l'énergie électrique. Le courant transformé en chaleur est transmis aux tissus grâce à une électrode froide. On peut faire précéder l'électrochirurgie d'un curetage, c'est-à-dire de l'excision de la tumeur au moyen d'une curette. Le curetage est suivi d'une électrodessiccation visant à assurer l'hémostase et à détruire les cellules malignes présentes sous la lésion ou sur ses bords. Cette technique est efficace pour les lésions dont le diamètre est inférieur à 1 ou 2 cm.

Le succès de l'électrochirurgie repose sur le fait que la tumeur est plus molle que la peau saine environnante et qu'elle peut, par conséquent, être entièrement délimitée par la curette, qui «sent» où se situe la frontière entre la tumeur et la peau saine. Une fois la tumeur enlevée, on en cautérise la base. On répète deux fois l'opération et la plaie guérit généralement en moins d'un mois.

Cryochirurgie La cryochirurgie a trait à l'utilisation de très basses températures en chirurgie. La destruction d'une tumeur par cryochirurgie s'effectue au moyen d'un appareil à thermocouple qui dirige de l'azote liquide vers le centre de la tumeur jusqu'à ce que la température à la base de la tumeur s'inscrive dans une fourchette allant de –40 °C à –60 °C. L'azote liquide est le liquide cryogénique dont le point d'ébullition est le plus bas. Il est de plus peu coûteux et facile à obtenir. On congèle le tissu cancéreux, on le laisse décongeler, puis on le congèle de nouveau. La région dévitalisée décongèle naturellement, devient gélatineuse et se cicatrise spontanément. Après la cryochirurgie, on observe un œdème. L'apparence de la cicatrice varie. La guérison exige de quatre à six semaines; elle est plus rapide dans les régions bien vascularisées.

Radiothérapie

On recourt fréquemment à la radiothérapie pour traiter les tumeurs cancéreuses de la paupière et du bout du nez ou celles des régions qui renferment des structures vitales ou qui sont situées à proximité de structures vitales, du nerf facial par exemple. On réserve la radiothérapie aux personnes âgées, car on peut observer des changements attribuables aux rayons X au bout de 5 à 10 ans, ou des transformations malignes au bout de 15 à 30 ans.

La personne doit savoir que le traitement peut provoquer un érythème et la formation de vésicules. Si cela se produit, le médecin prescrit un onguent doux pour soulager les malaises. Il va de soi que la personne doit éviter de s'exposer au soleil.

Soins et traitements infirmiers

Un grand nombre de cancers de la peau peuvent être excisés dans des cliniques ou dans les services de chirurgie d'un jour des centres hospitaliers. Il incombe à l'infirmière d'enseigner à la personne les autosoins postopératoires et les mesures de prévention du cancer de la peau (encadré 59-6 ■).

Favoriser les soins à domicile et dans la communauté

Enseigner les autosoins Dans la plupart des cas, on recouvre la plaie d'un pansement pour la protéger des coups, des irritants et des contaminants. On indique à la personne à quel moment il faut se présenter pour faire changer le pansement. Si elle peut le faire elle-même, on lui donne oralement et par écrit des directives portant notamment sur le type de pansement qu'elle doit acheter, sur la méthode à utiliser pour enlever l'ancien pansement et appliquer le nouveau, ainsi que sur la nécessité de se laver les mains avant et après les soins.

La personne doit se montrer vigilante à l'égard des saignements excessifs et s'abstenir de trop serrer le pansement afin de ne pas gêner la circulation. Si la lésion est située dans la région péribuccale, on recommande à la personne de boire avec une paille et de limiter les conversations et les mouvements du visage. Il faut s'abstenir de tout traitement dentaire tant que la plaie n'est pas complètement guérie.

ENCADRÉ 59-6

Prévention du cancer de la peau

Puisque le nombre des cas de cancer est en augmentation, des mesures préventives doivent être prises.

- Éviter de se faire bronzer si la peau brûle facilement, ou ne bronze que difficilement ou jamais.
- Éviter de s'exposer inutilement au soleil, particulièrement au moment où les rayons ultraviolets sont le plus forts (de 10 h à 15 h).
- Éviter les coups de soleil.
- Appliquer un écran solaire si on doit s'exposer au soleil; les écrans solaires bloquent les rayons néfastes. On doit les appliquer au moins 15 à 30 minutes avant l'exposition au soleil.
- Utiliser un écran solaire ayant un FPS (facteur de protection solaire) d'au moins 15. Ces produits sont classés selon leur facteur de protection, qui va de 2 (le plus faible) à 60 (le plus fort); ce facteur indique que la personne peut rester au soleil sans subir de brûlure de 2 à 60 fois plus longtemps que si elle était sans protection. Plus le FPS est élevé, plus l'écran est efficace. Il faut employer des écrans offrant une double protection: contre les rayons UVA et contre les rayons UVB.

- On doit procéder à une nouvelle application de l'écran solaire hydrofuge après la baignade, si la transpiration est abondante ou toutes les deux ou trois heures au cours d'un bain de soleil prolongé.
- Les huiles solaires n'offrent aucune protection contre les rayons du soleil.
- Utiliser un baume pour les lèvres comportant un écran solaire au FPS élevé.
- Porter des vêtements protecteurs appropriés (par exemple un chapeau à large bord, des vêtements à manches longues).
- Se rappeler que les vêtements ne procurent pas de protection complète, car 50 % des rayons nocifs les traversent.
- Se rappeler que les rayons ultraviolets traversent également les nuages.
- Éviter d'utiliser des lampes solaires comme celles qu'on trouve dans les salons de bronzage, car leurs rayons sont nocifs.
- Enseigner aux enfants à ne s'exposer qu'un moment au soleil et à utiliser régulièrement un écran solaire.

Une fois que les points de suture ont été retirés, la personne peut appliquer une crème émolliente pour atténuer la sécheresse de la peau. On lui conseille d'utiliser une lotion solaire sur la plaie pour éviter l'hyperpigmentation si elle doit rester à l'extérieur pendant un certain temps.

La personne doit se plier régulièrement (tous les trois mois pendant un an) à des examens de suivi comprenant la palpation des ganglions adjacents. On doit aussi lui recommander de faire exciser les nævi (grains de beauté) qui sont soumis à des frictions et à des irritations répétées et de faire examiner fréquemment tous les nævi pour déceler tout signe de transformation maligne, selon la description fournie précédemment. L'infirmière doit souligner qu'il est important que la personne se soumette à des examens de suivi toute sa vie.

Enseigner les mesures de prévention Des études ont montré que l'utilisation quotidienne et régulière d'un écran solaire muni d'un facteur de protection d'au moins 15 peut réduire de 40 % la récurrence du cancer de la peau. L'écran solaire doit être appliqué sur la tête, le cou, les bras et les mains chaque matin au moins 30 minutes avant de quitter la maison et de nouveau toutes les 4 heures si la peau transpire. On a noté que le fait d'appliquer un écran solaire seulement lorsqu'on a l'intention de s'exposer au soleil ne procure pas les mêmes avantages en matière de protection de la peau (Barton, 2001).

MÉLANOME MALIN

Le mélanome malin est une tumeur maligne issue des mélanocytes (cellules pigmentaires). Il se caractérise par la présence de mélanocytes atypiques dans le derme, l'épiderme et parfois dans l'hypoderme. C'est le plus mortel de tous les cancers de la peau et on lui attribue 2 % des décès reliés au cancer (Odom *et al.*, 2000).

Il peut prendre une des formes suivantes : mélanome malin à extension superficielle, lentigo malin, mélanome nodulaire ou mélanome lentigineux des extrémités. Ces formes de mélanomes se distinguent par certaines caractéristiques cliniques, histologiques et biologiques. La plupart des mélanomes évoluent à partir de mélanocytes épidermiques cutanés, mais certains prennent naissance dans des naevi préexistants ou dans le tractus uvéal de l'œil. Les mélanomes accompagnent parfois un autre cancer.

Le nombre de mélanomes décelés double tous les dix ans, probablement en raison de la popularité accrue des activités de plein air et de l'efficacité des méthodes de détection précoce. En fait, la fréquence de ce cancer augmente plus rapidement que celle de presque tous les autres cancers, à l'exception du cancer du poumon ; son taux de mortalité est aussi le plus élevé après celui du cancer du poumon. Il se manifeste surtout entre l'âge de 20 et de 45 ans. Aux États-Unis, le nombre de nouveaux cas en 2002 était de 53 600 et le nombre de décès de 7 400 (American Cancer Society, 2002)

Facteurs de risque

On ne connaît pas encore la cause du mélanome malin, mais on peut penser aux rayons ultraviolets, car des études montrent hors de tout doute que la fréquence de ce cancer augmente dans les pays situés près de l'équateur et chez les personnes de moins de 30 ans qui utilisent les lits de bronzage plus de dix fois par année. De manière générale, tous les ans 1 personne à la peau claire sur 100 présente un mélanome. Jusqu'à 10 % des personnes qui souffrent de ce dernier ont dans leur famille des personnes atteintes du syndrome des nævi dysplasiques. Ce syndrome se caractérise par de nombreux grains de beauté d'aspect atypique, de forme et de pigmentation irrégulières. L'examen microscopique de ces nævi révèle une croissance anarchique. L'encadré 59-7 ■ présente la liste des facteurs de risque du mélanome malin.

Des études ont permis de cerner un certain gène qui réside sur le chromosome 9p ; son absence augmente le risque que des dommages, possiblement mutagènes, à l'ADN ne puissent être réparés avant la division cellulaire. On observe l'absence de ce gène chez les familles susceptibles de présenter un mélanome (Piepkorn, 2000).

Manifestations cliniques

Le mélanome superficiel extensif est le plus fréquent de tous les mélanomes. Il peut apparaître dans n'importe quelle région du corps. Touchant généralement les personnes d'âge mûr, il siège le plus souvent sur le tronc et les jambes. Il se manifeste généralement sous la forme d'une plaque circulaire aux bords irréguliers et palpables (figure 59-7 ■), comportant souvent des taches de différentes couleurs : beige, brun, noir mêlé de gris, bleu noirâtre ou blanc. On observe parfois une coloration rose pâle sur une petite partie de la lésion.

Lentigo malin

Le lentigo malin évolue lentement et se caractérise par des lésions pigmentées sises sur les régions de la peau exposées au soleil, en particulier sur le dessus de la main, sur la tête ou dans le cou. Il touche surtout les personnes âgées. Souvent la lésion n'est découverte par le médecin qu'après plusieurs années. Au début, elle est plane et de couleur brun clair ; elle change de couleur et prend de l'ampleur au fil du temps.

ENCADRÉ 59-7

FACTEURS DE RISQUE

Mélanome malin

Certains groupes de personnes présentent des facteurs de risque associés au cancer de la peau.

- Les personnes d'origine celtique ou scandinave, qui ont le teint clair, les yeux bleus, les cheveux roux ou blonds et des taches de rousseur.
- Les personnes dont la peau brûle facilement au soleil et ne bronze jamais ou qui ont des antécédents de graves coups de soleil.
- Les personnes habitant des régions où les rayons du soleil sont intenses.
- Les personnes qui ont des antécédents de mélanomes, qu'il s'agisse d'elles-mêmes ou de leur famille.
- Les personnes qui présentent un nævus congénital de grande taille.

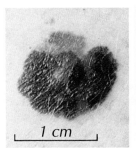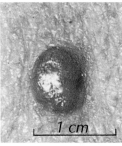

FIGURE 59-7 ■ Deux formes de mélanome malin : le mélanome malin à extension superficielle (*à gauche*) et le mélanome nodulaire (*à droite*). Source : L.S. Bickley (2003). *Bates' Guide to Physical Examination and History Taking* (8ᵉ éd.). Philadelphie : Lippincott Williams & Wilkins.

Mélanome nodulaire

Le mélanome nodulaire adopte généralement la forme d'un nodule rond ayant l'apparence d'un bleuet, dont la surface est relativement lisse et d'une couleur bleu-noir assez uniforme (figure 59-7). Il est parfois bombé et doté d'une surface lisse, ou encore marqué de taches rouges, grises ou violacées ; il peut aussi prendre la forme d'une plaque irrégulière en relief. On le décrit à l'occasion comme une « bulle de sang » qui ne se résorbe pas. Le mélanome nodulaire peut envahir directement le derme (croissance verticale) ; le pronostic est alors plus sombre.

Mélanome lentigineux des extrémités

Le mélanome lentigineux des extrémités apparaît sur des régions non exposées au soleil et dépourvues de follicules pileux (paume des mains et plante des pieds, lit de l'ongle et muqueuses chez les personnes à la peau noire ou sombre). Il se caractérise par des macules pigmentées et de forme irrégulière, qui se transforment en nodules. Il est parfois envahissant.

Examen clinique et examens paracliniques

Les résultats de la biopsie confirment le diagnostic de mélanome. Une biopsie échantillon provenant de l'excision de la tumeur fournit des informations histologiques sur le type et l'épaisseur de la tumeur, de même que sur le degré d'envahissement. Si on veut déterminer le stade du mélanome *in situ* ou celui d'un mélanome précoce et non invahissant, l'échantillon doit comprendre une lisière de 1 cm de tissu sain et une portion de tissu adipeux sous-cutané. On effectue une biopsie d'excision quand la lésion suspecte est trop importante pour qu'il soit possible de l'enlever sans laisser de cicatrice importante. Les échantillons obtenus par curetage ou par aspiration ne fournissent pas de données histologiques fiables qui permettraient de confirmer la présence de la maladie.

Pour être complets, l'anamnèse et l'examen physique doivent comprendre un examen méticuleux de la peau et la palpation des ganglions lymphatiques qui irriguent la région lésée. Puisque l'étiologie des mélanomes a une composante héréditaire, on doit déterminer s'il existe des antécédents familiaux de mélanomes. On examine ensuite les parents du premier degré, qui ont un risque élevé de présenter des mélanomes, en recherchant les lésions atypiques. Une fois que le diagnostic a été confirmé, on demande une radiographie de la poitrine, une numération globulaire complète, des examens portant sur la fonction hépatique et un scintigramme ou une tomodensitométrie pour déterminer l'étendue de la maladie.

Pronostic

Quand la lésion a plus de 1,5 mm d'épaisseur ou que les ganglions sont atteints, la probabilité d'une survie prolongée (5 ans) est faible. Les personnes qui présentent une lésion mince sans atteinte des ganglions ont 3 % de risque d'avoir des métastases ; chez elles, la survie au bout de 5 ans est de 95 %. Si les ganglions avoisinants sont atteints, les chances de survie au bout de 5 ans sont de 20 à 50 %. Les mélanomes logés sur la main, le pied ou le cuir chevelu offrent un meilleur pronostic. Ceux qui se situent sur le torse sont plus susceptibles d'engendrer des métastases dans les os, le foie, les poumons, la rate ou le système nerveux central. Le pronostic est souvent peu encourageant chez les hommes ou les personnes âgées (Demis, 1998).

Traitement médical

Le traitement des mélanomes dépend de leur épaisseur et de la profondeur de l'atteinte. L'excision chirurgicale est le traitement de choix pour les lésions superficielles. S'il s'agit de lésions superficielles, on procède à une exérèse locale. Les lésions plus profondes exigent une plus large exérèse, parfois associée à une greffe cutanée. On prélève fréquemment le ganglion lymphatique situé à proximité pour s'assurer qu'il n'y a pas de métastases. Une nouvelle technique chirurgicale, la biopsie du ganglion sentinelle, consiste à prélever seulement un échantillon des ganglions qui se trouvent à proximité de la tumeur. Si l'échantillon est négatif, la personne n'a pas à subir les séquelles rattachées à l'extraction des ganglions lymphatiques (Wagner, 2000).

L'immunothérapie, dont le taux de succès varie, modifie le système immunitaire et les réactions biologiques face au cancer. On a obtenu des résultats encourageants en faisant appel à divers agents immunothérapeutiques : vaccin du bacille de Calmette-Guérin [BCG], *Corynebacterium parvum*, lévamisole, modificateurs de la réaction biologique (interféron alpha, interleukine 2), immunothérapie (cellules tueuses activées par les lymphokines) et anticorps monoclonaux. De nombreux vaccins contre les mélanomes ont été étudiés en traitement adjuvant pour le mélanome avancé et permettent d'améliorer la réponse au traitement (Tsao *et al*, 2004).

Les traitements des mélanomes métastatiques donnent aujourd'hui peu de résultats et la guérison semble généralement impossible. On peut pratiquer d'autres interventions chirurgicales pour réduire la tumeur ou enlever une partie de l'organe atteint (poumon, foie ou côlon, par exemple). Cependant, ces interventions ont pour objectif de soulager les symptômes, non pas de guérir la maladie. On peut avoir recours à la chimiothérapie dans les cas de mélanomes métastatiques ; cependant, seuls quelques médicaments (dacarbazine [DTIC], témozolomide [Temodal], carmustine [BiCNU], cisplatine [Platinol], par exemple) arrivent à traiter efficacement l'affection, et les réponses sont souvent partielles et ne durent que quelques mois. La biochimiothérapie associe des modificateurs de la réaction biologique comme l'interféron alpha et l'interleukine 2 à des agents de chimiothérapie comme la cisplatine et la dacarbazine. Ces associations de thérapies sont peu utilisées, car elles augmentent les taux de réponse dans certaines études, mais ont un effet neutre dans d'autres et causent beaucoup d'effets indésirables (Tsao *et al.*, 2004).

Quand le mélanome est situé dans un membre, on peut utiliser la perfusion locale. Cette technique permet d'administrer une forte concentration d'antinéoplasiques directement dans la région de la tumeur sans qu'il y ait d'effets toxiques généralisés. À l'aide d'une pompe, on instille dans le membre, pendant une heure, des concentrations élevées du médicament à une température de 39 à 40 °C. La chaleur potentialise l'action des antinéoplasiques, ce qui permet de diminuer la dose. En général, la perfusion locale freine la dissémination des métastases, particulièrement si on l'associe à une excision chirurgicale de la lésion primaire et à un curage ganglionnaire.

DÉMARCHE SYSTÉMATIQUE
dans la pratique infirmière

Personne atteinte d'un mélanome malin

✖ COLLECTE DES DONNÉES

La collecte des données auprès d'une personne atteinte de mélanome malin doit porter sur les antécédents personnels et familiaux et sur les signes de transformation maligne des nævi: démangeaisons, sensibilité et douleur. On doit demander à la personne si elle a remarqué des changements dans les grains de beauté préexistants ou noté l'apparition de nouvelles lésions pigmentées. Les personnes prédisposées doivent faire l'objet d'un examen minutieux.

À l'aide d'une loupe à fort grossissement et d'un bon éclairage, on examine la peau pour déceler toute irrégularité ou toute modification des nævi. On traite des signes de cancer à l'encadré 59-8 ■.

Les mélanomes se situent le plus souvent dans le dos, sur les jambes (particulièrement chez la femme), dans les espaces entre les orteils, sur les pieds, le visage, le cuir chevelu, les ongles et le dessus des mains. Chez les personnes à la peau sombre, les mélanomes se trouvent surtout dans les régions moins pigmentées, par exemple sur la paume des mains, la plante des pieds, les régions sous-unguéales et les muqueuses. On doit examiner les lésions satellites (situées à proximité du nævus).

✖ ANALYSE ET INTERPRÉTATION

Diagnostics infirmiers

En se fondant sur les données recueillies, l'infirmière peut poser les diagnostics infirmiers suivants:

- Douleur aiguë, reliée à l'excision chirurgicale et à la greffe cutanée
- Anxiété et dépression, reliées au fait que le mélanome peut mettre la vie en danger et entraîner une modification de l'image corporelle
- Connaissances insuffisantes sur les premiers signes du mélanome

Problèmes traités en collaboration et complications possibles

En se fondant sur les données recueillies, l'infirmière peut déterminer les complications susceptibles de survenir, notamment:

- Métastases
- Infection au siège de l'incision chirurgicale

✖ PLANIFICATION

Les principaux objectifs sont les suivants: soulager la douleur et les malaises; atténuer l'anxiété et la dépression; savoir reconnaître les premiers signes d'un mélanome; et prévenir les complications.

✖ INTERVENTIONS INFIRMIÈRES

Soulager la douleur et les malaises

L'ablation chirurgicale des mélanomes situés dans des régions aussi diverses que la tête et le cou, les yeux, le tronc, l'abdomen, les membres et le SNC présente des difficultés. Il faut en effet tenir compte à la fois de l'exérèse du mélanome primitif, de l'envahissement des ganglions lymphatiques et des risques de dissémination par voie lymphatique. Pour en savoir davantage à propos des soins aux opérés, consulter les chapitres qui en traitent.

Après l'intervention chirurgicale, les soins et traitements infirmiers ont surtout pour objectif d'assurer le bien-être de la personne, car il est souvent nécessaire de pratiquer une large excision, accompagnée d'une greffe cutanée (greffon de demi-épaisseur ou greffon total). Le personnel infirmier doit prévoir les besoins de la personne en ce qui concerne l'administration des analgésiques.

Atténuer l'anxiété et la dépression

La personne qui doit subir une opération entraînant des atteintes à la figure a besoin de soutien psychologique. Il faut lui permettre d'exprimer ses craintes concernant la gravité de la maladie et lui faire sentir que sa colère est légitime, que sa dépression est normale. Au moment des examens diagnostiques et lorsqu'elle évalue l'épaisseur, le type et les dimensions de la tumeur, l'infirmière répond aux questions de la personne, l'aide à éclaircir certains points et à dissiper ses idées préconçues. La personne qui apprend qu'elle est atteinte d'un mélanome éprouve souvent une grande crainte et beaucoup d'angoisse. Elle peut toutefois utiliser ses propres ressources et mécanismes d'adaptation, et faire appel à une aide de l'extérieur pour composer avec les difficultés associées à la maladie, au traitement et au suivi. Les proches de la personne doivent participer à toutes les conversations pour clarifier l'information présentée, poser des questions que la personne n'ose pas poser et fournir du soutien émotionnel.

✖ ✖ ✖

EXAMEN CLINIQUE

L'ABCD du nævus

«A» POUR ASYMÉTRIE

- La tumeur ne semble pas s'être formée de manière symétrique. Si on trace une ligne imaginaire qui la traverse en son centre, les deux moitiés ne se ressemblent pas.
- La tumeur présente des élévations irrégulières (topographie irrégulière), lisses ou squameuses, palpables ou visibles à l'œil nu.
- Certains mélanomes modulaires ont une surface lisse.

«B» POUR BORDS IRRÉGULIERS

- Présence d'échancrures ou d'encoches en bordure de la lésion.
- Le bord est flou ou indistinct, comme si on l'avait frotté avec une gomme à effacer.

«C» POUR COLORATION BIGARRÉE

- La couleur d'un nævus normal va généralement du brun clair au brun moyen et uniforme. Si la couleur est plus

sombre, cela indique que les mélanocytes ont pénétré plus profondément dans le derme.

- Les lésions dans lesquelles on trouve à la fois du rouge, du blanc et du bleu peuvent avoir un caractère malin; les tons bleutés sont de mauvais augure.
- Les régions blanches situées à l'extérieur des régions pigmentées sont suspectes.
- On notera que certains mélanomes malins sont de couleur uniforme (noir bleuté, gris bleuté ou rouge bleuté).

«D» POUR DIAMÈTRE

- On considère comme suspect un diamètre de plus de 6 mm (environ la taille de la gomme à effacer d'un crayon), mais si elle ne s'accompagne pas d'autres signes, cette caractéristique n'est pas significative. De nombreuses excroissances cutanées bénignes mesurent plus de 6 mm, tandis que les mélanomes qui en sont au stade primaire peuvent être plus petits.

Surveiller et traiter les complications

Métastases

Le pronostic dépend de la présence de métastases, autrement dit de la profondeur de l'envahissement, qui se mesure par l'épaisseur de la tumeur. Plus le mélanome est profond et épais (plus de 4 mm), plus le risque de métastases est élevé. Si le cancer croît radicalement (horizontalement) et que l'envahissement du derme est limité, le pronostic est favorable. Lorsqu'il progresse verticalement avec envahissement du derme, le pronostic est sombre. Les mélanomes ulcérés s'accompagnent également d'un pronostic peu encourageant. Ceux qui touchent le tronc sont plus inquiétants que les autres, peut-être parce que les risques de dissémination par les voies lymphatiques sont plus élevés.

Les soins destinés aux personnes atteintes d'une affection métastatique ont un caractère global. L'infirmière doit savoir quels sont les traitements les plus efficaces et fournir du soutien, donner de l'information claire sur le traitement et ses objectifs, cerner les effets secondaires possibles et proposer des moyens de composer avec eux, informer la personne et ses proches des résultats escomptés du traitement. Elle se montre vigilante à l'égard des symptômes pouvant révéler la présence d'une métastase et elle consigne au dossier les signes qui se manifestent dans les poumons (respiration difficile, dyspnée, toux accrue, par exemple), dans les os (douleur, mobilité et fonction réduites, fractures pathologiques, par exemple) et dans le foie (changement dans les taux d'enzymes du foie, douleur, ictère). Les soins infirmiers varient en fonction des symptômes de la personne.

Les chances de guérir d'un mélanome malin accompagné de métastases sont faibles, mais l'infirmière doit encourager la personne à avoir confiance dans le traitement auquel elle se prête tout en gardant une perspective réaliste en ce qui regarde la maladie et son résultat. De plus, elle doit permettre à la personne d'exprimer ses craintes et ses inquiétudes en ce qui concerne ses activités et ses

relations futures, fournir de l'information sur les groupes de soutien et les personnes ressources, et au besoin procurer des soins palliatifs (chapitre 17).

Favoriser les soins à domicile et dans la communauté

Enseigner les autosoins

La meilleure façon de prévenir les mélanomes est d'en faire connaître les signes. Les personnes qui présentent un risque de contracter ce type de cancer doivent examiner chaque mois leur peau de façon minutieuse, sans oublier le cuir chevelu (encadré 59-9 ■). L'infirmière doit aussi mentionner que l'exposition au soleil est un facteur clé dans l'apparition des mélanomes malins. En outre, comme l'étiologie comporte possiblement un facteur héréditaire, l'infirmière doit montrer à la personne et à ses proches comment s'y prendre pour éviter de s'exposer au soleil.

ÉVALUATION

Résultats escomptés

Les principaux résultats escomptés sont les suivants:

1. La personne obtient un soulagement de la douleur et des malaises.

   a) Elle déclare ressentir une douleur moindre.

   b) La plaie se cicatrise bien sans qu'il y ait des signes d'infection.

2. La personne est moins anxieuse.

   a) Elle exprime ses craintes et ses sentiments.

   b) Elle pose des questions sur son état.

   c) Elle demande des explications sur certains éléments d'information concernant le mélanome.

d) Elle peut compter sur l'aide d'un membre de la famille ou de la personne clé dans sa vie.

3. La personne sait comment dépister les mélanomes et en prévenir l'apparition.

a) Elle décrit l'autoexamen mensuel de la peau.

b) Elle cite les principaux signes de mélanome : modification de la taille, de la coloration, de la surface, de la forme et du contour d'un nævus, ainsi que de la peau qui l'entoure.

c) Elle sait comment se protéger du soleil.

4. La personne ne présente pas de complications.

a) Elle sait quels sont les signes et symptômes à signaler au médecin.

b) Elle se rend aux consultations de suivi et applique les mesures de prévention.

MÉTASTASES CUTANÉES

La peau peut devenir le siège de métastases importantes, mais cela se produit peu fréquemment. Toutes les formes de cancer peuvent engendrer des métastases cutanées, d'abord le cancer du sein, suivi des cancers du côlon, de l'ovaire et du poumon chez la femme, et des cancers du poumon, du côlon, de la cavité buccale, du rein et de l'estomac chez l'homme. On trouve chez les représentants des deux sexes des métastases cutanées provenant de mélanomes. Du point de vue clinique, les métastases cutanées se distinguent des autres métastases par un durcissement diffus de la peau du sein, qui devient calleuse (cancer en cuirasse). Les métastases se présentent sous la forme de papules, de nodules cutanés ou sous-cutanés, ou d'ulcères isolés ou multiples, de taille variée, de couleur chair ou en différentes teintes de rouge. Ces lésions peuvent être très nauséabondes et douloureuses, et elles peuvent saigner facilement.

Autres cancers de la peau

SARCOME DE KAPOSI

Décrit pour la première fois en 1872 par Moritz Kaposi, le sarcome de Kaposi fait aujourd'hui l'objet d'un intérêt particulier, car on l'associe au syndrome d'immunodéficience acquise (sida) ; il se manifeste dans ce cas sous des formes plus diversifiées et plus envahissantes. Avant que se déclenche l'épidémie de sida, le sarcome de Kaposi était une forme rare de cancer, qu'on répartissait en trois catégories : le sarcome de Kaposi classique, le sarcome de Kaposi africain (endémique) et le sarcome de Kaposi associé au traitement aux immunodépresseurs. Le sarcome de Kaposi classique se rencontre principalement chez les personnes qui sont d'origine juive et de sexe masculin, chez les personnes originaires du bassin méditerranéen et chez les personnes âgées de 40 à 70 ans. Il se traduit généralement par des nodules ou des plaques apparaissant sur les membres inférieurs et engendrant rarement des métastases au-delà des membres inférieurs. Sous cette forme, le sarcome de Kaposi est chronique, relativement bénin et rarement mortel.

En Afrique, le sarcome de Kaposi touche surtout les personnes habitant la portion occidentale de l'Afrique, près de l'équateur. Il touche davantage les hommes que les femmes ; il s'observe aussi chez les enfants. Ses manifestations sont semblables à celles du sarcome de Kaposi classique, mais il atteint les ganglions lymphatiques.

Chez les personnes immunodéprimées, par exemple chez celles qui reçoivent un traitement immunodépresseur à la suite d'une greffe, le sarcome de Kaposi se caractérise par des lésions cutanées localisées et par des affections touchant la peau et les muqueuses ou encore par des affections viscérales disséminées. Plus la personne est immunodéprimée, plus elle risque de contracter le sarcome de Kaposi.

Le sarcome de Kaposi associé au sida fut décrit au début des années 1980 ; cette affection est bien différente des formes mentionnées précédemment. En général, il s'agit d'une tumeur envahissante et qui touche plusieurs organes. Ses manifestations sont semblables à celles du sarcome associé au traitement immunodépresseur. La plupart des personnes atteintes ont de 20 à 40 ans (Odom *et al.*, 2000). Le chapitre 54 fournit plus d'information à ce sujet.

ÉPITHÉLIOMAS BASOCELLULAIRES ET ÉPITHÉLIOMAS SPINOCELLULAIRES DANS LA POPULATION IMMUNODÉPRIMÉE

La fréquence des épithéliomas basocellulaires et des épithéliomas spinocellulaires s'accroît chez toutes les personnes immunodéprimées, y compris chez celles qui sont atteintes du VIH. Sur le plan clinique, les tumeurs ont la même apparence que celles des personnes qui ne sont pas contaminées par le VIH ; cependant, chez les personnes séropositives, elles peuvent évoluer plus rapidement et récidiver plus souvent. Le traitement de ces tumeurs est le même que celui qu'on applique aux personnes qui appartiennent à la population en général. On recommande d'effectuer de fréquents examens de suivi (tous les 4 à 6 mois) pour prévenir les récidives.

Chirurgie plastique

Le mot « plastique » vient d'un terme grec signifiant « qui donne la forme ». On a recours à la chirurgie plastique, appelée aussi « chirurgie réparatrice », pour corriger une anomalie congénitale, ou acquise, dans le but d'améliorer l'apparence ou le fonctionnement du corps. La plastie permet de refermer des plaies, de réparer la perte de substance cutanée due à l'excision d'une tumeur, d'effacer les cicatrices laissées par des lésions aux tissus mous ou par des brûlures, de réparer les déformations et les imperfections de toute sorte. On utilise souvent la chirurgie plastique pour restaurer divers organes et tissus : os, cartilages, graisses, aponévrose, muqueuses, muscles, nerfs et peau, pour effectuer des greffes osseuses dans les cas de malformation ou d'absence d'ossification du cal, pour procéder à des déplacements de muscles, à la réfection de nerfs et au remplacement du cartilage. Grâce à elle, on répare les tissus cutanés du cou et du visage ; cette importante application porte le nom de « chirurgie esthétique ».

ENSEIGNEMENT

Autoexamen de la peau

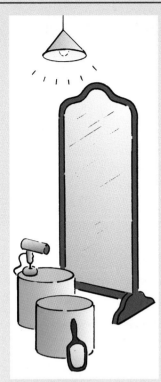

PREMIÈRE ÉTAPE

S'assurer que la pièce est bien éclairée. Rassembler le matériel suivant: miroir permettant de se voir en pied, miroir à main, sèche-cheveux portatif, ainsi que deux chaises ou tabourets. Se dévêtir complètement.

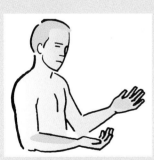

DEUXIÈME ÉTAPE

Tendre les mains, paumes vers le haut. Examiner la paume des mains, les espaces entre les doigts et les avant-bras. Retourner les mains et en examiner le dos, puis les doigts, les espaces entre les doigts, les ongles et les avant-bras.

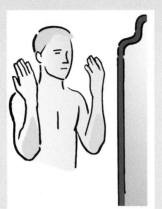

TROISIÈME ÉTAPE

Se placer face au miroir. Plier les avant-bras, paumes vers soi. Dans le miroir, examiner le dessus des avant-bras et les coudes.

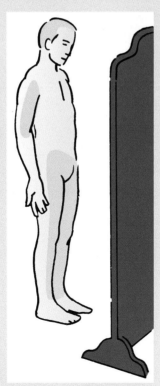

QUATRIÈME ÉTAPE

Toujours face au miroir, examiner tout le devant du corps, puis le visage, le cou et les bras. Tourner les paumes vers le miroir et examiner les bras. Examiner ensuite le tronc, l'abdomen, le pubis, les cuisses et les jambes.

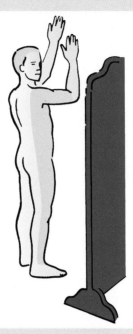

CINQUIÈME ÉTAPE

Toujours debout devant le miroir, lever les bras par-dessus la tête, les paumes en vis-à-vis. Se tourner de façon à voir tout le côté droit dans le miroir: mains, bras, aisselles, flanc, cuisses et jambes. Examiner le côté gauche de la même façon.

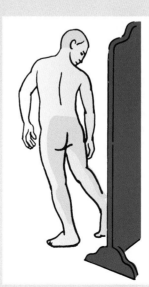

SIXIÈME ÉTAPE

Tourner le dos au miroir. Examiner les fesses, l'arrière des cuisses et des jambes.

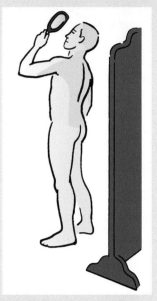

SEPTIÈME ÉTAPE

Prendre le miroir à main. Toujours en se tenant dos au miroir, examiner la nuque, le dos et les fesses, ainsi que l'arrière des bras. Certains endroits sont difficiles à examiner. L'aide du conjoint ou d'un ami peut se révéler utile.

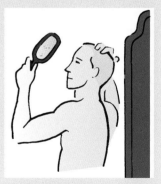

HUITIÈME ÉTAPE

À l'aide des deux miroirs, examiner le cuir chevelu. Pour mieux voir le cuir chevelu, on conseille d'utiliser un sèche-cheveux portatif réglé au plus bas pour écarter les cheveux. Certaines personnes trouvent difficile de tenir le miroir d'une main et le sèche-cheveux de l'autre tout en se regardant dans le miroir. Il peut être utile, en particulier pour l'examen du cuir chevelu, de faire appel à son conjoint ou à un ami.

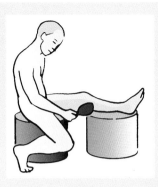

NEUVIÈME ÉTAPE

S'asseoir et étendre une jambe sur une chaise ou un tabouret. Avec le miroir à main, examiner l'arrière de la jambe en extension en commençant par la région de l'aine et en descendant jusqu'au pied. Examiner l'autre jambe de la même façon.

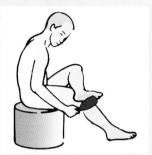

DIXIÈME ÉTAPE

Toujours en position assise, croiser une jambe sur l'autre. À l'aide du miroir à main, examiner le bout du pied, les orteils, les ongles et les espaces entre les orteils. Examiner ensuite la plante des pieds. Examiner l'autre pied de la même façon.

SOURCE: American Cancer Society, Inc., Atlanta, GA: 1-800-ACS-2345.

RECOUVREMENT DES PLAIES: GREFFES ET LAMBEAUX

Pour recouvrir les plaies, diverses techniques chirurgicales sont utilisées, y compris les greffes cutanées et les greffes de lambeaux de peau.

Greffes cutanées

La greffe cutanée est une intervention chirurgicale par laquelle on prélève un greffon de peau détaché de ses vaisseaux nourriciers pour recouvrir une zone receveuse. C'est la forme la plus courante de chirurgie plastique; elle permet de réparer presque tous les types de plaies.

En dermatologie, la greffe cutanée permet de remédier aux pertes de substance consécutives à l'excision de tumeurs, de recouvrir des régions dénudées (brûlures) et de refermer les plaies de grande dimension. On l'emploie également quand la fermeture de première intention risque de provoquer des complications ou d'entraver une fonction quelconque.

On peut pratiquer des autogreffes, des allogreffes ou des xénogreffes. Dans l'autogreffe, le greffon est prélevé sur la personne elle-même; dans l'allogreffe (homogreffe), le greffon provient d'un donneur appartenant à la même espèce que le receveur; dans la xénogreffe, on utilise un greffon d'origine animale.

Les greffes cutanées sont classées en fonction de leur épaisseur. Selon l'épaisseur du derme compris dans le greffon, on distingue les greffes de demi-épaisseur (minces, moyennes ou épaisses, par exemple) et les greffes totales (figure 59-8 ■). Les greffes de demi-épaisseur sont utilisées pour recouvrir des plaies de grande dimension ou des imperfections qui ne peuvent être corrigées par une greffe totale ou par la technique du lambeau. Le greffon total se compose de l'épiderme et de toute l'épaisseur du derme, sans le tissu adipeux. On s'en sert pour recouvrir les plaies qui ne peuvent se cicatriser spontanément à cause de leur ampleur.

Zone donneuse

Le choix de la zone donneuse se fonde sur plusieurs critères. D'abord, la couleur de la peau de même que sa texture et sa pilosité doivent se rapprocher le plus possible de celles de la zone receveuse. On doit aussi pouvoir prélever un greffon de l'épaisseur désirée sans nuire à la guérison de la zone donneuse (figure 59-9 ■). Enfin, la zone donneuse doit être peu apparente pour éviter de porter atteinte à l'esthétique.

Soins de la zone donneuse Il est tout aussi important de donner des soins à la zone donneuse qu'à la zone receveuse. Le derme exposé se cicatrise par réépithélisation. Généralement, on recouvre la zone donneuse d'un pansement absorbant et non adhérent. On peut utiliser un pansement à membrane transparente, qui a l'avantage de laisser voir la plaie. Le pansement imperméable permet à la personne de prendre des douches sans craindre de l'imprégner d'eau.

Quand la plaie est cicatrisée, on apprend à la personne à garder la zone donneuse douce et flexible en employant une crème hydratante. On lui recommande aussi de protéger la zone donneuse et la zone receveuse des températures extrêmes, des blessures et du soleil; ces zones sont particulièrement sensibles aux brûlures.

Application du greffon

On prélève le greffon à l'aide de divers instruments: lames de rasoir, greffoirs cutanés, ou encore dermatomes à air comprimé, électriques ou à tambour. On prélève le greffon cutané sur le donneur ou la zone donneuse et on le place sur la plaie, appelée zone receveuse.

La survie du greffon et la réussite de la greffe ne s'accomplissent que si certaines conditions sont remplies.

- La zone receveuse doit être bien vascularisée pour alimenter le greffon en oxygène et en nutriments.
- Le greffon doit être en contact étroit avec la zone receveuse pour prévenir l'accumulation de sang ou de liquide.
- Le greffon doit être solidement fixé à la zone receveuse (immobilisation).
- La zone receveuse doit être protégée des infections.

Quand on applique le greffon sur la zone receveuse, on peut le suturer, l'agrafer ou le coller pour qu'il reste en place. On peut le «mécher» afin de lui donner toute son extension en fonction de la surface à recouvrir. On appelle «prise de la greffe» la revascularisation du greffon et sa fixation à la zone receveuse.

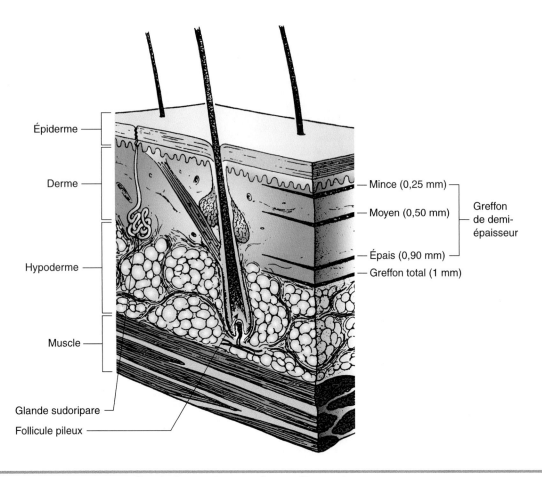

Épiderme

Derme

Hypoderme

Muscle

Glande sudoripare

Follicule pileux

Mince (0,25 mm)
Moyen (0,50 mm)
Épais (0,90 mm)
Greffon total (1 mm)

Greffon de demi-épaisseur

FIGURE 59-8 ■ Couches cutanées d'un greffon de demi-épaisseur et d'un greffon total.

Interventions infirmières

La partie du corps où la greffe a été effectuée doit rester immobile, dans la mesure du possible. Dans le cas d'une greffe au visage, on doit s'abstenir de toute activité qui exige un effort. Si la greffe se trouve sur un bras ou une main, on peut immobiliser le membre au moyen d'une attelle. Si elle se situe sur une jambe, le membre est surélevé, car les raccordements des capillaires sont fragiles et ils peuvent céder sous l'effet d'une trop forte pression veineuse. Si la personne est autorisée à marcher, elle doit porter des bas de compression pour contrebalancer la pression veineuse.

L'infirmière recommande à la personne ou à un proche d'examiner quotidiennement le pansement. Tout suintement inhabituel ou réaction inflammatoire à proximité de la plaie fait penser à une infection et exige l'intervention du médecin, qui évacuera délicatement l'accumulation de liquide, de pus, de sang et de sérosités, pour éviter que le greffon ne se détache.

Quand le greffon est vascularisé, il prend une couleur rosée. Au bout de deux ou trois semaines, on masse la région de la greffe avec une crème pour adoucir les tissus. Comme il peut y avoir une perte prolongée de sensation dans la région greffée, la personne doit éviter d'utiliser des coussins chauffants ou de s'exposer au soleil pour prévenir les brûlures et l'apparition d'autres lésions.

Lambeaux

On se sert aussi de la technique du lambeau pour recouvrir les plaies. On nomme lambeau le greffon dont une extrémité reste attachée à la zone donneuse (cette extrémité s'appelle pédicule), tandis que l'autre extrémité est replacée dans la zone receveuse. Le lambeau ne survit que si la circulation du sang artériel et veineux et le drainage lymphatique s'effectuent de manière satisfaisante par l'entremise du pédicule. Il diffère d'un greffon classique en ce qu'il conserve ses propres vaisseaux puisqu'une de ses extrémités reste attachée à la zone donneuse. Il existe aussi des lambeaux libres, comme nous le verrons plus loin.

Les lambeaux sont prélevés sur les muqueuses, les muscles, les tissus adipeux, l'épiploon et les os. On les emploie pour recouvrir des plaies et pour fournir du remplissage, surtout quand un os, un tendon, des vaisseaux sanguins ou du tissu nerveux sont exposés. Ils servent aussi à réparer les anomalies congénitales, les blessures ou les plaies laissées par l'excision d'une tumeur dans une partie adjacente du corps.

Le lambeau est généralement conforme à l'esthétique, car il a la couleur et la texture de la peau qui l'entoure, ayant été prélevé dans la même région. Il prend plus facilement et on peut l'utiliser pour recouvrir les nerfs, les tendons et les vaisseaux sanguins. Toutefois, la technique du lambeau exige généralement plusieurs interventions chirurgicales. La

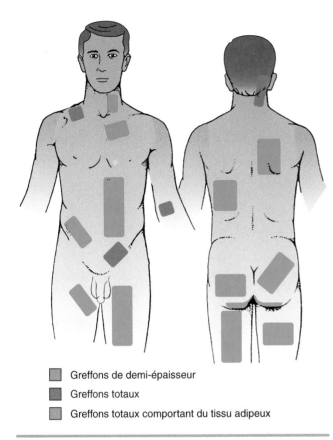

■ Greffons de demi-épaisseur
■ Greffons totaux
■ Greffons totaux comportant du tissu adipeux

FIGURE 59-9 ■ Zones donneuses le plus fréquemment utilisées pour les greffes cutanées. On se sert des zones bleues pour les greffons totaux; des zones vertes pour les greffons de demi-épaisseur; des zones roses pour les greffons totaux comportant du tissu adipeux.

principale complication est la nécrose du pédicule en raison de la mauvaise irrigation.

Lambeaux libres

La technique du lambeau libre consiste à prélever un lambeau de peau qu'on greffe dans une autre région du corps. Le lambeau se vascularise rapidement grâce à la microanastomose qui s'opère avec les vaisseaux de la zone receveuse. La chirurgie peut se pratiquer en une seule étape; il devient inutile de faire appel à une série d'interventions pour déplacer le lambeau. La microchirurgie vasculaire permet aux chirurgiens d'utiliser une grande diversité de zones donneuses pour la reconstruction tissulaire.

DERMABRASION

La dermabrasion vise à détruire superficiellement l'épiderme et les couches supérieures du derme au moyen d'un mélange chimique. On l'utilise pour atténuer les rides fines, la kératose et les problèmes de pigmentation. Elle est particulièrement efficace quand on veut faire disparaître les rides des lèvres inférieure et supérieure, du front ou de la région périorbitaire.

Au cours des jours qui précèdent le traitement, le visage et les cheveux doivent être lavés quotidiennement avec un détergent à l'hexachlorophène. Avant le traitement, il faut

administrer un analgésique et un tranquillisant pour atténuer la douleur et apaiser l'anxiété. Ainsi, la personne reste consciente, mais calme, durant tout le traitement; certaines personnes préfèrent recourir à l'anesthésie générale.

Le choix du produit chimique dépend de la profondeur que l'on veut atteindre. On emploie souvent du phénol dans une émulsion d'eau et d'huile, parce qu'il est facile d'en maîtriser les effets. On applique soigneusement le produit sur le visage à l'aide de coton-tiges. Au moment de l'application, la personne éprouve une sensation de brûlure. On recouvre ensuite la peau traitée d'un masque fait d'un pansement adhésif imperméable, soigneusement moulé sur les contours du visage, afin de favoriser la pénétration du produit et d'en faciliter l'action. Certains chirurgiens sont d'avis qu'on peut obtenir les mêmes résultats en employant du ruban occlusif. La sensation de brûlure persiste après l'application du masque, qu'on laisse en place pendant une période de 12 à 24 heures. On administre fréquemment de légères doses d'analgésiques et de tranquillisants pour assurer le bien-être de la personne, dans la mesure du possible.

Complications

Si on ne mesure pas bien les effets de brûlure provoqués par le produit chimique, on peut observer un certain nombre de complications : modifications de la pigmentation, infection, milium (granulations blanches qui s'évanouissent au bout de quelques mois), cicatrices, atrophie, modifications de la sensibilité, érythème prolongé (quatre à cinq mois) et prurit.

Traitement

La plupart des soins nécessaires après une dermabrasion se donnent à la maison, car cette opération se pratique dans le cabinet du médecin ou en consultation externe. Six ou huit heures après l'opération, le visage enfle, il est souvent impossible d'ouvrir les yeux. La personne doit savoir qu'il s'agit d'une réaction normale. Il faut lui recommander de garder le visage immobile pour éviter que le masque ne se décolle. On relève la tête du lit et on administre des liquides avec une paille. La sensation de brûlure et les malaises persistent généralement pendant 12 à 24 heures.

Le deuxième jour, des sérosités suintent parfois de la peau du visage, ce qui engendre une sensation d'humidité sous le masque. On retire le masque au bout de 24 à 48 heures. La peau traitée a alors l'aspect d'une peau brûlée au deuxième degré, ce qui peut inquiéter la personne; on doit donc la rassurer. Dans certains cas, un onguent antibiotique triple sera appliqué. La personne devra ensuite se laver le visage avec de l'eau tiède ou prendre sa douche plusieurs fois par jour pour aider les débris à se décoller. On enduit le visage d'un onguent qui aidera à ramollir et à décoller les débris entre les lavages.

L'infirmière rappelle à la personne que la rougeur s'atténuera en 4 à 12 semaines. Quelques semaines après le traitement, la personne peut utiliser un fond de teint pour masquer la démarcation entre la peau soumise à la dermabrasion et la peau non traitée. On lui recommande de ne pas s'exposer à la lumière directe ou indirecte du soleil, car les mécanismes naturels de protection contre les rayons UV sont affaiblis.

Il est possible que la peau ne bronze plus également et que l'exposition au soleil provoque l'apparition de taches permanentes.

PONÇAGE

Le ponçage est une forme de dermabrasion que l'on utilise pour corriger les cicatrices d'acné, de même que les effets du vieillissement ou de l'exposition au soleil. Il s'effectue au moyen d'un instrument spécial (brosse métallique rotative, meule diamantée, molette). On enlève l'épiderme et une partie du derme superficiel, en laissant suffisamment de derme pour que la réépithélisation puisse s'effectuer. Le ponçage donne de meilleurs résultats sur le visage, parce que le tissu épithélial intradermique y est plus abondant.

Préparation et intervention

Le premier objectif du ponçage est esthétique. Le chirurgien doit expliquer à la personne les résultats escomptés de l'intervention. On lui procure également toute l'information nécessaire concernant les pansements, les malaises provoqués par l'opération et le temps nécessaire pour que la peau reprenne son aspect normal.

Le ponçage peut se faire au cabinet du chirurgien, dans une salle d'opération ou dans le service de consultations externes d'un centre hospitalier, à l'aide d'une anesthésie locale ou générale. Certains plasticiens emploient des frigorigènes au cours de l'intervention pour insensibiliser la peau et en interrompre temporairement l'irrigation. Par ailleurs, pendant et après l'intervention, on irrigue la peau avec de grandes quantités de soluté physiologique afin d'éliminer les débris et de faciliter l'examen. On applique généralement sur la surface traitée un pansement imprégné d'un onguent.

Traitement

L'infirmière doit décrire à la personne les effets immédiats de l'opération. Un œdème se forme dans les 48 heures qui suivent l'opération ; par conséquent, les paupières peuvent se fermer. On favorise le drainage en relevant la tête du lit. Un érythème apparaît, qui peut durer des semaines, voire des mois. On peut enlever le pansement 24 heures après l'opération, conformément aux directives du médecin. Lorsque les sérosités qui suintent à la surface de la peau commencent à se solidifier, la personne applique sur son visage l'onguent prescrit, et cela plusieurs fois par jour. Dès que le médecin l'y autorise, elle peut se laver le visage à l'eau claire.

Afin d'éviter de meurtrir les nouveaux capillaires fragiles, il est déconseillé de s'exposer au froid ou à la chaleur intense. L'infirmière recommande également à la personne d'éviter de se placer sous la lumière directe ou indirecte du soleil pendant trois à six mois et d'utiliser par la suite un écran solaire.

CHIRURGIE PLASTIQUE DU VISAGE

La chirurgie plastique du visage tient compte des besoins et des désirs de chacun. Elle permet de réparer les anomalies et de restaurer, dans la mesure du possible, les fonctions défaillantes. Grâce à elle, on peut aussi bien masquer des cicatrices

que poser une prothèse pour corriger une grave anomalie ou remplacer une partie manquante du visage (par exemple le nez, une oreille ou la mâchoire). On adapte les opérations et on fait appel à plusieurs techniques chirurgicales, de même qu'à des greffes.

Pour corriger une anomalie, le chirurgien doit parfois en créer une autre. La restauration permet de retrouver certaines fonctions (la mastication ou la parole, par exemple), mais elle présente parfois des limites d'ordre esthétique. Il est rare qu'une personne qui a subi une atteinte importante des tissus mous et de la structure osseuse puisse retrouver son apparence antérieure, même après plusieurs interventions chirurgicales. La réparation chirurgicale du visage est souvent longue et ardue. La première greffe partielle du visage (nez, lèvres et menton) a été réalisée chez une femme en 2006.

DÉMARCHE SYSTÉMATIQUE
dans la pratique infirmière

Personne qui subit une chirurgie plastique du visage

✳ COLLECTE DES DONNÉES

Le visage est la partie du corps qu'on désire améliorer ou préserver le plus possible, car c'est le centre de presque toutes les interactions. Si son apparence et certaines fonctions qui s'y rattachent subissent des modifications, à la suite d'un accident ou d'une maladie par exemple, cela entraîne souvent une réaction émotive. Les modifications de l'apparence sont source d'anxiété et de dépression. La personne dont le visage a perdu son aspect originel passe par le processus de deuil ; les réactions négatives ou le rejet de la part de son entourage amoindrissent son estime de soi. Elle se replie sur elle-même et s'isole. Il incombe à l'infirmière de lui faire comprendre que ses réactions d'anxiété et de dépression sont normales.

L'infirmière évalue de plus si les ressources et les mécanismes d'adaptation dont la personne dispose lui permettront de réagir à l'opération de façon satisfaisante. Il lui faut également préciser si la personne et sa famille auront besoin d'un soutien plus important.

L'évaluation préopératoire détermine l'étendue des atteintes à la figure et l'amélioration que la personne peut espérer obtenir, et elle établit si la personne comprend et accepte ces limites. Si le médecin a fourni des explications détaillées concernant les anomalies fonctionnelles que l'intervention peut entraîner, le recours possible à une trachéotomie ou à une prothèse, ou la possibilité d'autres interventions chirurgicales, l'infirmière pourra réitérer les explications ou corriger les notions mal comprises. L'enseignement préopératoire comprend également des explications portant sur les traitements par voie intraveineuse, sur l'utilisation d'une sonde nasogastrique pour favoriser la décompression de l'estomac et éviter les vomissements, ainsi que sur la fréquence et la durée des changements de pansements, notamment dans les cas de greffe cutanée. L'infirmière doit se rappeler que les personnes anxieuses ont de la difficulté à écouter les explications, les comprennent mal ou les déforment; elle doit donc leur consacrer plus de temps.

⊞ ANALYSE ET INTERPRÉTATION

Diagnostics infirmiers

En se fondant sur les données recueillies, l'infirmière peut poser les diagnostics infirmiers suivants:

- Dégagement inefficace des voies respiratoires, relié à la présence de sécrétions trachéobronchiques
- Douleur aiguë, reliée à l'œdème facial et aux effets de l'opération
- Alimentation déficiente, reliée aux modifications du fonctionnement de la cavité buccale, à l'écoulement de bave, à des troubles de la mastication et de la déglutition, ou à une incision chirurgicale de la langue
- Communication verbale altérée, reliée à une atteinte de la parole due à une blessure ou à la chirurgie
- Image corporelle perturbée, reliée aux atteintes à la figure
- Dynamique familiale perturbée, reliée à la réaction de deuil et au bouleversement de la vie familiale

Problèmes traités en collaboration et complications possibles

En se fondant sur les données recueillies, l'infirmière peut déterminer les complications susceptibles de survenir, notamment:

- Infection

⊞ PLANIFICATION

Les principaux objectifs sont les suivants: préserver la perméabilité des voies respiratoires et la fonction respiratoire; améliorer le bien-être; rétablir et assurer un apport nutritionnel adéquat; favoriser la communication; améliorer le concept de soi; soutenir la famille; et prévenir l'infection.

⊞ INTERVENTIONS INFIRMIÈRES

Préserver la perméabilité des voies respiratoires et la fonction respiratoire

Après une chirurgie plastique du visage, l'infirmière a d'abord pour tâche de préserver la perméabilité des voies respiratoires. Quand la personne a repris conscience, la confusion mentale et les comportements agressifs constituent des signes d'anoxie (réduction de l'apport en oxygène dans les tissus). Dans ce cas, on doit éviter d'administrer des sédatifs ou des opioïdes, car ils peuvent entraver l'oxygénation. Si la personne montre des signes d'agitation, on examine soigneusement les voies respiratoires, à la recherche d'un œdème du larynx ou d'une accumulation de mucosités. On aspire les sécrétions aussi souvent que cela est nécessaire jusqu'à ce que la personne puisse les expectorer. Si cette dernière a eu une trachéostomie, l'aspiration doit se faire de manière aseptique pour prévenir les infections et la contamination croisée. (Voir le chapitre 27 ⊙⊙ pour les soins à prodiguer à la personne qui a subi une trachéostomie.)

Soulager la douleur et améliorer le bien-être

L'œdème du visage, qui est un effet de la chirurgie plastique, est incommodant. Pour l'atténuer, on surélève légèrement la tête et le tronc de la personne (il faut pour cela que sa pression artérielle soit stable). Dans certains cas, des cathéters d'aspiration reliés à un système de drainage en circuit fermé restent en place pour s'assurer que les tissus restent en contact étroit avec le lit de la plaie et pour évacuer les quantités trop importantes de sérosités. Dans les cas d'intervention majeure, l'infirmière doit s'assurer que la tête de la personne est correctement alignée et bien soutenue pour éviter qu'une pression ne s'exerce sur les sutures.

De faibles doses d'analgésiques, administrées selon l'ordonnance du médecin, permettent normalement de maîtriser la douleur. S'il y a eu greffe osseuse, la douleur sera peut-être intense dans la zone donneuse. Si la personne est atteinte d'un cancer cervicofacial et que sa douleur s'aggrave, il faut avoir recours à des soins et traitements infirmiers plus spécialisés (chapitre 13 ⊙⊙).

Assurer un apport nutritionnel adéquat

Quand on observe une diminution de l'œdème de la bouche et du pharynx, que les plaies et les lambeaux se sont cicatrisés et que la personne est capable d'avaler sa salive, on peut lui offrir des liquides, puis graduellement des aliments de consistance molle. Si elle est incapable de consommer une quantité d'aliments suffisante pour combler ses besoins nutritionnels, on a recours à l'alimentation entérale (administration d'éléments nutritifs, d'eau et de vitamines dans l'estomac ou l'intestin grêle proximal à l'aide d'une sonde). On hausse graduellement la concentration de la préparation et la vitesse d'administration jusqu'à ce qu'on atteigne l'apport énergétique désiré. (Voir le chapitre 38 ⊙⊙ pour les soins et traitements infirmiers à la personne qui bénéficie de l'alimentation entérale.) Les personnes qui ont fait l'objet d'une intervention radicale pour un cancer de grande ampleur et envahissant doivent réapprendre à manger. Si la personne reçoit un apport nutritionnel suffisant, elle gagne du poids. On vérifie son état nutritionnel en la pesant quotidiennement et en mesurant les taux sériques de protéines et d'électrolytes.

Favoriser la communication

Les difficultés qu'engendrent les troubles de communication sont généralement proportionnelles à la gravité de l'intervention; elles peuvent aller jusqu'à la perte complète de la parole. Certaines tumeurs et certaines blessures exigent une chirurgie radicale touchant le larynx, la langue et la mâchoire. L'infirmière offre alors à la personne du papier, un crayon et une surface rigide. Pour les personnes qui ne savent pas écrire, on peut employer des pictogrammes. L'infirmière peut orienter la personne qui a subi des changements structuraux vers un orthophoniste. L'incapacité à communiquer peut susciter de la frustration dans la famille. La personne en prend très vite conscience et il se creuse un fossé entre elle et ses proches. L'infirmière peut aider les membres de la famille en leur permettant d'exprimer leurs sentiments et leurs craintes en l'absence de la personne.

Améliorer le concept de soi

Dans les cas de chirurgie plastique, le succès de la réadaptation dépend des rapports que la personne entretient avec les infirmières, le médecin et les autres membres du personnel soignant. La confiance et le respect mutuels ainsi qu'une bonne communication sont essentiels pour établir des rapports efficaces. Le fait de prodiguer les soins en y mettant tout le temps voulu rassure la personne et lui apporte du soutien.

Les pansements, l'obligation de rester dans une position inhabituelle et les incapacités temporaires peuvent déprimer même la personne la plus stable. L'infirmière doit donc mettre en évidence, avec sincérité, le courage de la personne et ses efforts d'adaptation afin d'améliorer son estime de soi. Si la personne doit utiliser une prothèse, l'infirmière lui apprend à s'en servir et à s'en occuper pour accroître son autonomie. Le fait de participer aux soins atténue le sentiment d'impuissance.

L'infirmière incite les personnes qui ont subi une atteinte esthétique majeure à établir des rapports avec les personnes hospitalisées de façon à s'habituer aux réactions des autres dans un milieu protégé, pour être ensuite en mesure d'affronter le monde extérieur. On utilise tous les moyens possibles pour masquer les défauts. Certaines personnes devront faire appel aux professionnels de la santé mentale pour accepter les changements intervenus dans leur apparence.

Favoriser l'adaptation de la famille

L'infirmière renseigne la famille sur l'apparence qu'aura la personne après l'opération, sur la présence de matériel de soutien et sur le pourquoi de celui-ci. On recommande à l'infirmière de rester avec les membres de la famille pendant quelques minutes durant les premières visites pour qu'ils aient le temps de s'adapter à la nouvelle apparence de la personne.

Une des principales tâches de l'infirmière est d'aider la famille à décider si elle participera ou non aux soins. Elle doit également favoriser la communication entre les membres de la famille en leur suggérant des techniques qui aident à apaiser l'anxiété et le stress, à trouver des solutions et à prendre des décisions. On peut ainsi rapprocher les membres de la famille et renforcer la cellule familiale.

Surveiller et traiter les complications

Infection

L'infection est le premier sujet de préoccupation de l'infirmière après une chirurgie plastique du visage. La source d'infection dépend du siège de l'intervention et de son ampleur, des sutures et du pédicule.

L'infirmière examine la bouche et détermine s'il y a des sutures pour ne pas les endommager accidentellement durant le nettoyage. Il faut nettoyer la bouche plusieurs fois par jour selon les façons de faire habituelles. On retire délicatement les caillots de sang libres à l'aide d'un coton-tige. L'infirmière indique à la personne qu'il ne faut pas déloger les caillots avec la langue, car cela peut provoquer des saignements. Elle la prévient qu'elle ne doit pas non plus les retirer avec les doigts, car des organismes peuvent alors être introduits dans la plaie et causer des infections.

Durant les jours qui suivent l'opération, les sutures subissent des pressions en raison de l'œdème, de l'écoulement accru et de la formation d'hématomes. L'infirmière examine minutieusement les sutures à la recherche des signes de tension accrue ainsi que d'infection (forte température, augmentation de l'œdème, rougeur, hémorragie et accroissement de la douleur). Il faut changer les pansements plusieurs fois par jour jusqu'à ce que les écoulements diminuent. Après l'opération, il est normal d'observer de l'œdème et des écoulements. L'infirmière doit se plier rigoureusement aux règles d'asepsie lorsqu'elle effectue les soins de la plaie.

Le pédicule peut devenir une source d'infection si son articulation est compromise. Une mauvaise circulation due à la formation d'un hématome sous le pédicule peut faire monter la pression dans le système vasculaire sous-jacent. L'infirmière examine donc le lambeau à la recherche d'un changement de coloration et de température indiquant une anomalie de la circulation. Les signes de nécrose, l'augmentation des écoulements ou la présence d'une odeur peuvent révéler une infection et doivent être signalés le plus rapidement possible. Après l'opération, l'une des tâches les plus importantes de l'infirmière est d'apprendre à la personne à soigner la plaie, de lui exposer l'importance d'une aseptie rigoureuse, les règles d'une bonne hygiène personnelle et la nécessité de restreindre les mouvements et le stress dans la zone opérée dans le but de prévenir toute infection.

❖ ÉVALUATION

Résultats escomptés

Les principaux résultats escomptés sont les suivants:

1. La personne ne présente pas d'obstruction des voies respiratoires.
   a) Sa fréquence respiratoire reste dans les limites de la normale.
   b) Ses bruits respiratoires sont normaux.
   c) Elle ne présente aucun signe de suffocation ou d'aspiration (fausse route).

2. La personne améliore son bien-être.
   a) Elle affirme ressentir une douleur moindre.
   b) Elle adopte les bonnes positions.
   c) Elle restreint ses mouvements pour atténuer le stress dans la zone opérée.

3. La personne atteint un apport nutritionnel adéquat.
   a) Elle consomme des quantités suffisantes d'aliments et de liquides.
   b) Elle prend progressivement du poids et se rapproche graduellement de son poids normal.
   c) Ses taux sériques de protéines et d'électrolytes restent dans les limites de la normale.

4. La personne communique de façon efficace.
   a) Elle utilise les aides appropriées pour améliorer la communication.
   b) Elle est capable d'interactions avec le personnel soignant, sa famille et les personnes ressources.

5. La personne améliore son image de soi.

   a) Elle exprime des sentiments positifs sur les changements apportés par la chirurgie.

   b) Elle fait preuve d'une indépendance accrue lorsqu'elle effectue ses autosoins.

   c) Elle utilise sa prothèse.

   d) Elle planifie la reprise de ses activités antérieures (travail, loisirs)

6. La famille s'adapte à la situation.

   a) On observe moins d'anxiété et de conflits au sein de la famille.

   b) Les membres de la famille savent à quoi s'attendre.

7. La personne ne présente pas de complications.

   a) Ses signes vitaux sont dans les limites de la normale.

   b) Ses plaies se cicatrisent normalement, sans signe d'infection ou de septicémie.

   c) Elle énumère les signes d'infection qu'elle doit signaler au médecin.

   d) Elle comprend l'importance de l'asepsie (technique stérile) et d'une bonne hygiène personnelle.

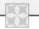

CHIRURGIE ESTHÉTIQUE

La rhytidectomie est une technique chirurgicale visant à supprimer les rides du visage. On la pratique pour améliorer l'apparence et donner au visage un aspect plus jeune.

La personne bien préparée psychologiquement à l'opération en connaît les limites et ne s'attend pas à ce qu'il se produise des miracles. Elle sait aussi que son visage sera contusionné et œdémateux dans les jours qui suivent l'opération et que l'œdème peut persister pendant plusieurs semaines.

La rhytidectomie s'effectue sous anesthésie locale ou générale, de plus en plus souvent en consultation externe, dans une clinique spécialisée. On pratique les incisions là où elles seront peu visibles, soit dans les plis cutanés naturels et sous les cheveux. Après avoir décollé la peau du muscle sous-jacent, on la tend vers le haut et l'arrière du visage. On excise ensuite la peau qui déborde. Il arrive que la rhytidectomie s'accompagne d'une liposuccion, technique par laquelle on aspire une partie du tissu adipeux à l'aide d'une canule introduite par une petite incision.

Traitement

On recommande à la personne de garder le lit pendant quelques jours, soit jusqu'à ce qu'on ait enlevé les pansements. Il faut hausser la tête du lit et éviter de fléchir le cou, ce qui pourrait gêner la circulation et distendre les sutures. La personne éprouvera une certaine constriction du visage et du cou en raison de la pression exercée par les muscles, par l'aponévrose et par la peau nouvellement tendue. On peut remédier à cet inconvénient par la prise d'analgésiques. La personne peut boire des liquides à l'aide d'une paille et consommer des aliments de consistance molle.

Après avoir enlevé les pansements, on nettoie la peau délicatement pour la débarrasser des croûtes et des suintements avant d'appliquer un onguent. On peut démêler les cheveux avec un peigne à larges dents et de l'eau chaude.

On recommande à la personne d'éviter de se pencher ou de soulever des objets lourds pendant 7 à 10 jours, ce qui pourrait aggraver l'œdème et provoquer un saignement. Elle pourra ensuite reprendre graduellement ses activités. Une fois les points de suture retirés, on peut laver les cheveux et les sécher à l'air tiède et non à l'air chaud, pour éviter les brûlures aux oreilles, qui restent insensibles pendant un certain temps.

La personne doit savoir que la rhytidectomie ne peut arrêter le vieillissement et que ses effets sont temporaires. Certaines personnes se soumettent à plusieurs rhytidectomies au cours de leur vie.

La personne doit appeler immédiatement le chirurgien si elle ressent subitement une douleur, laquelle indique une accumulation de sang sous la peau. Les principales complications de l'intervention sont les suivantes : formation d'escarres, déformations du visage et du cou et paralysie faciale partielle. Il semble que l'usage du tabac entraîne la formation d'escarres chez certaines personnes.

Traitement au laser des lésions cutanées

Les lasers sont des appareils qui amplifient les ondes lumineuses et émettent un étroit faisceau de rayons lumineux très puissants. Quand il converge à faible portée, le faisceau laser génère une intense chaleur et une forte puissance, ce qui en fait un instrument chirurgical très efficace. En chirurgie esthétique, on emploie plusieurs types de laser : laser à argon, laser à gaz carbonique (CO_2) et laser accordable par colorant pulsé. Chaque type de laser émet sa propre longueur d'onde dans le spectre chromatique.

LASER À ARGON

Le laser à argon produit une lumière bleu-vert qui est absorbée par le tissu vasculaire. Il est donc utile pour traiter les lésions des vaisseaux sanguins : taches de vin, télangiectasies, tumeurs vasculaires et lésions pigmentaires. Son faisceau pénètre dans la peau, à 1 mm de profondeur environ, jusqu'à la couche pigmentaire et provoque la formation de fibrine dans la région traitée, ce qui a pour effet immédiat de coaguler les capillaires et de donner à la peau une coloration beaucoup plus claire. Une croûte se forme dans les jours qui suivent.

Cette intervention n'exige aucune anesthésie, sauf dans le cas de taches de vin dont le diamètre dépasse 0,5 cm. On utilisera alors un anesthésique local comme la lidocaïne (Xylocaine). Pendant le traitement, les rayons laser (peu importe le type utilisé) sont réfléchis et dispersés dans toutes les directions. Puisque ces rayons sont dangereux pour les yeux, tous les membres de l'équipe de soins ainsi que la personne elle-même doivent porter des lunettes de protection en polycarbonate. Ces lunettes, de couleur orange, absorbent les ondes lumineuses et protègent la rétine.

Traitement

On applique généralement des compresses froides sur la zone traitée pendant environ six heures afin d'atténuer l'œdème, les écoulements et la perte de la perméabilité des capillaires. La personne doit savoir que l'œdème disparaîtra en 1 jour ou 2 environ, puis qu'il se formera une croûte qui tombera au bout de 7 à 10 jours. Elle ne doit pas chercher à enlever cette dernière, mais doit plutôt appliquer une très légère couche d'un onguent antibiotique jusqu'à ce qu'elle se détache. L'emploi de produits de maquillage est à proscrire jusqu'à la guérison complète de la plaie. La personne doit aussi éviter de s'exposer au soleil; l'emploi d'un écran solaire est donc essentiel.

LASER À GAZ CARBONIQUE

Le laser à gaz carbonique (CO_2) émet un rayonnement infra-rouge qui est absorbé à la surface de la peau, en raison de la forte teneur en eau de celle-ci et de la grande longueur d'onde du gaz carbonique. Lorsqu'un faisceau laser frappe le tissu humain, il est absorbé par le liquide intracellulaire et extra-cellulaire, qui s'évapore, provoquant la destruction du tissu. Le laser à gaz carbonique est un instrument chirurgical précis qui permet d'exciser les tissus en engendrant des lésions moindres. Puisque le faisceau laser a la capacité d'obturer les vaisseaux sanguins et lymphatiques, il crée un champ chirur-gical sec qui facilite un grand nombre d'opérations et en réduit la durée. Les chirurgiens peuvent donc l'employer dans le cas des personnes qui sont sujettes aux hémorragies ou qui suivent un traitement aux anticoagulants. Il est utile pour faire disparaître les nævi épidermiques, les tatouages et certaines verrues, ainsi que pour traiter le cancer de la peau, les ongles incarnés et les chéloïdes. Les incisions au laser se cicatrisent de la même façon que les incisions au bistouri.

Pendant une opération au laser à gaz carbonique, la per-sonne et les soignants doivent porter des lunettes de protec-tion non teintées pour prévenir les dommages à la cornée. De plus, on recommande le port de masques spéciaux pour prévenir l'inhalation de fumée dérivée, appelée panache.

Traitement

La région traitée au laser adopte sur-le-champ une coloration noire. L'infirmière applique un onguent antimicrobien sur la plaie et la recouvre ensuite d'un pansement non adhésif. Elle recommande à la personne d'appliquer l'onguent et le pansement conformément à l'ordonnance du médecin. Après avoir nettoyé la peau, on doit appliquer un onguent et un pansement léger.

Comme le laser obture les terminaisons nerveuses et les vaisseaux lymphatiques, il provoque moins d'œdème et de douleur que le bistouri. Cette douleur peut être soulagée grâce à des analgésiques légers. La plaie se cicatrise par deuxième intention, le tissu granuleux apparaissant dès la première semaine. La guérison complète s'effectue en quelques semaines. La personne doit éviter d'exposer au soleil la région traitée, pendant environ six mois. On lui recommande d'appliquer un écran solaire comportant un FPS de 15 ou plus. Les personnes qui présentent un risque élevé de contracter un cancer de la peau en s'exposant au soleil doivent elles aussi utiliser un écran solaire comportant un FPS de 15 ou plus pour bloquer les rayons UV.

LASER ACCORDABLE PAR COLORANT PULSÉ

Le laser accordable par colorant pulsé (à longueur d'onde variable) est d'utilisation récente en dermatologie. Il est par-ticulièrement efficace pour effacer les lésions cutanées vascu-laires (taches de vin, télangiectasies). Les lunettes qu'on utilise pour les lasers à argon ou à gaz carbonique ne protègent pas contre le laser accordable par colorant pulsé. C'est pourquoi le patient et le personnel soignant doivent employer des lunettes spéciales (en verre de didymie, par exemple). L'inter-vention est généralement indolore. S'il faut recourir à une anesthésie locale, on emploie la lidocaïne.

Traitement

Après le traitement, la personne peut éprouver pendant plusieurs heures des picotements dans la zone traitée. L'application de glace ou d'une mince couche d'onguent antimicrobien recouverte d'un pansement non adhésif (Telfa) suffit généralement à soulager le malaise.

> **ALERTE CLINIQUE** *Les pansements Telfa contien-nent du latex et on ne doit pas les utiliser pour soigner des personnes allergiques à cette substance. On doit alors employer d'autres pansements, par exemple des pansements de mousse, pour empêcher l'adhérence à la plaie.*

Si une croûte se forme, l'infirmière conseillera à la per-sonne de laver délicatement la région traitée avec de l'eau savonneuse et d'appliquer une crème antimicrobienne deux fois par jour jusqu'à ce que la croûte tombe. Elle lui recom-mande aussi de ne pas se maquiller tant que toute la croûte n'est pas tombée. La personne doit s'abstenir de s'exposer au soleil et elle doit d'utiliser un écran solaire comportant un FPS de 15 ou plus pendant les 3 ou 4 mois qui suivent le traitement. Il est parfois indispensable de pratiquer plusieurs traitements pour faire disparaître complètement l'imperfec-tion, surtout dans le cas des taches de vin.

EXERCICES D'INTÉGRATION

1. Un homme qui présente une poussée aiguë de psoriasis généralisé vient d'arriver à l'hôpital; environ 70 % de sa peau est atteinte. Quel serait selon vous le type de traitement approprié? Quelles interventions infirmières planifieriez-vous pour cet homme? Expliquez les raisons de ces interventions, sur le plan physiologique.

2. Vous soignez un homme âgé qui a subi une intervention chirurgicale. Il réside dans un établissement de soins prolongés. En lui donnant un bain, vous découvrez qu'il a deux ulcères sur les fesses. Sur quoi vous guiderez-vous pour déterminer les soins que vous lui prodiguerez? À quelles mesures préventives recourrez-vous pour prévenir l'apparition d'autres lésions cutanées? Quels types de pansements devez-vous utiliser pour ce type de plaie? Quelles autres ressources hospitalières pouvez-vous consulter en mettant au point le plan thérapeutique infirmier destiné à cet homme?

3. Une femme d'âge mûr entre à l'hôpital pour une chirurgie d'un jour afin de faire exciser un mélanome dans le dos. L'étiologie de ce cancer et le pronostic qui l'accompagne provoquent chez elle un grande anxiété. À quelles mesures pensez-vous faire appel pour apaiser son anxiété? Quelles recommandations lui ferez-vous au sujet de l'exposition au soleil? Que doit-elle dire à ses enfants pour qu'ils préviennent les mélanomes?

RÉFÉRENCES BIBLIOGRAPHIQUES

en anglais • en français

American Cancer Society. (2002). *Cancer facts and figures.* Atlanta, GA: (Author).

Bachot, N., Revuz, J., Roujeau, J.C. (2003). Intravenous immunoglobulin treatment for Stevens-Johnson syndrome and toxic epidermal necrolysis: a prospective noncomparative study showing no benefit on mortality or progression. *Arch Dermatol, 139,* 33.

Barton, S. (Ed.). (2001). *Clinical evidence* (5th ed.). London: BJM Publishing.

Cadet, S, et Kiss, A. L. (2005). Pourquoi parler encore d'acné? *Le Médecin du Québec, 40*(4).

Champion, R.H., Burton, J.L., Burns, D.A., & Breathnach, S.M. (1998). *Rook/Wilkinson/Ebling textbook of dermatology* (6th ed.). Boston: Blackwell Science.

Coulibaly E., et Marcil, I. (2005). Le psoriasis, ou comment vivre avec cette dermite capricieuse! *Le Médecin du Québec, 40*(4).

Demis, D.J. (Ed.). (1998). *Clinical dermatology.* Philadelphia: Lippincott-Raven.

Formantia, I. (2005). Plaies cancéreuses. *Soins, 701,* 25-7.

Hall, J. (Ed.). (2000). *Sauer's manual of skin diseases* (8th ed.). Philadelphia: Lippincott Williams & Wilkins.

Krasner, D.L., Rodeheaver, G.O., & Sibbald, R.G. (2002). *Chronic wound care: A clinical source book for healthcare professionals* (3rd ed.). Wayne, PA: HMP Communications.

Lagacé, C., et Maari, C. (2005). La dermatite atopique: comment s'y retrouver? *Le Médecin du Québec, 40*(4).

Lanouette, P. (2005). Docteur, pourquoi mes ongles sont-ils devenus épais et décolorés? *Le Médecin du Québec, 40*(4), 67-73.

Lebwohl, M. (2000). Advances in psoriasis therapy. *Dermatologic Clinics, 18*(1), 62–66.

Lemire, J. (2004). Le tinea et les infections fongiques superficielles. *Québec Pharmacie. 51*(6), 495-499.

Lovett, A., Tousignant, J. (2005). La rosacée, un problème qui fait rougir. *Le Médecin du Québec, 40*(4).

McCuaig, C., Lemaire, V. (2003). Les onycho-mycoses: comment mettre le doigt dessus? Le diagnostic et le traitement. *Le Clinicien, 18*(2), 105-12.

Moulin, Y. (2002). Les pansements. *L'Infirmière du Québec, 9*(5), 37-40.

Odom, R.B., James, W.D., & Berger, T.G. (Eds.). (2000). *Andrews' diseases of the skin* (9th ed.). Philadelphia: W.B. Saunders.

Paquette, D., & Falanga, V. (2002). Geriatric dermatology. Part II. Leg ulcers. *Clinics in Geriatric Medicine, 18*(1), 154–162.

Peyzet, M. (2005). Les plaies. *La Revue de l'infirmière,* (5-6), 9-14.

Piepkorn, M. (2000). Melanoma genetics: An update with focus on the CDKN2A(p16)/ARF tumor suppressors. *Journal of the American Academy of Dermatology, 43*(2), 705–722.

Prins, C., Kerdel, F.A., Padilla, R.S., et al. (2003). Treatment of toxic epidermal necrolysis with high-dose intravenous immunoglobulins: multicenter retrospective analysis of 48 consecutive cases. *Arch Dermatol, 139,* 26.

Rutter, A., et Luger, T.A. (2002). Intravenous immunoglobulin: an emerging treatment for immune-mediated skin diseases. *Curr Opin Investig Drugs. 3*(5), 713-9.

Santé Canada 2001. Informations Importantes sur ACCUTANE - Hoffman La Roche Limited, Canada, http://www.hc-sc.gc.ca/dhp-mps/medeff/advisories-avis/prof/2001/accutane_hpc-cps_f.html.

Schon, M.P, Boehncke, W.H. (2005). Psoriasis. *New England Journal of Medecine, 352*(18), 1899-1912.

Shelk, J., & Morgan, P. (2000). Narrow band UVB: A practical approach. *Dermatology Nursing, 12*(6), 407–411.

Teot. L. (2005). Comment changer la pratique des infirmières en soins de plaies. *Soins, 692,* 522-4.

Trent, J.T., Kirsner, R.S., Romanelli, P., Kerdel, F.A. Analysis of intravenous immunoglobulin for the treatment of toxic epidermal necrolysis using SCORTEN: The University of Miami Experience. *Arch Dermatol, 139,* 39.

Tsao, H., Atkins, M.B., Sober, A.J. (2004). Management of cutaneous melanoma. *N Engl J Med, 351,* 998-1012.

Valencia, I.C., Falabella, A., Dirsner, R.S., & Eaglestein, W.H. (2001). Chronic venous insufficiency and venous leg ulcers. *Journal of the American Academy of Dermatology, 44*(3), 401–421.

Wagner, J.D. (2000). Sentinel lymph node biopsy for melanoma: Experience with 234 consecutive procedures. *Plastic Reconstruction Surgery, 105*(6), 1956–1966.

Wolkenstein, P. (2000). Toxic epidermal necrolysis. *Dermatologic Clinics, 18*(3), 485–495.

Zachariae, H. (2003). Prevalence of joint disease in patients with psoriasis: implications for therapy. *American Journal of Clinical Dermatology, 4*(7), 441-7.

En complément de ce chapitre, vous trouverez sur le Compagnon Web:
• une bibliographie exhaustive;
• des ressources Internet.

Adaptation française
Isabelle Reeves, inf., Ph.D.
Professeure agrégée,
École des sciences infirmières,
Faculté de médecine et des
sciences de la santé – Université
de Sherbrooke

CHAPITRE 60

Brûlures

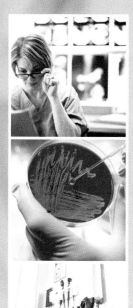

Objectifs d'apprentissage

Après avoir étudié ce chapitre, vous pourrez:

1. Décrire le système de classification des brûlures.

2. Décrire les effets localisés et systémiques des brûlures graves.

3. Donner les trois phases du traitement des brûlures et décrire les priorités de soins au cours de chacune d'elles.

4. Comparer les déséquilibres hydroélectrolytiques qui peuvent survenir pendant la phase de réanimation, la phase aiguë et la phase de réadaptation.

5. Décrire les objectifs de chacun des aspects suivants du soin des brûlures et la conduite à tenir pour les réaliser: nettoyage des plaies, traitement antibactérien, pansements, changement des pansements, débridement et greffes cutanées.

6. Expliquer la conduite à tenir auprès de la personne pour:
   • Soulager la douleur.
   • Promouvoir les activités et le mouvement des articulations.
   • Lui offrir, de même qu'à sa famille, un soutien psychologique.
   • Assurer un soutien nutritionnel.
   • Assurer le fonctionnement de l'appareil respiratoire.
   • Lui enseigner les autosoins, de même qu'à sa famille.

7. Appliquer la démarche systématique au cours des trois phases du traitement des brûlures.

L'infirmière qui soigne une personne victime de brûlures doit posséder une excellente connaissance des changements physiologiques qui se produisent après l'accident et avoir les habiletés nécessaires pour évaluer les variations les plus subtiles de l'état du brûlé. De plus, elle doit être à l'écoute de la personne très malade et commencer la réadaptation dès le début du traitement. Elle doit aussi être en mesure de communiquer efficacement avec le brûlé, les membres inquiets de sa famille et tous les intervenants. Elle assurera ainsi la qualité des soins, ce qui augmente les chances de survie de la personne et favorise une meilleure qualité de vie.

Incidence des brûlures

Au Québec, depuis quelques décennies, l'incidence des brûlures a diminué. C'est particulièrement vrai pour les périodes de 1976-1978 et de 1988-1990. Nous assistons par la suite à une certaine stabilisation des taux autour de 1 décès par 100 000 personnes (figure 60-1 ■). Avec un nombre annuel moyen de 69 décès pour la période de 1991-1998, on peut dire que ce type de traumatisme est très rarement une cause de décès au Québec (INSPQ, 2001). En à ce qui a trait aux hospitalisations, on remarque une baisse graduelle et continue des taux d'hospitalisation pour incendie et brûlures de 1982-1984 à 1997-1999 (figure 60-2 ■). Au cours de la dernière période, un nombre annuel moyen de 493 hospitalisations, soit un taux de 6,8 par 100 000 personnes, a été recensé (tableau 60-1 ■).

Les risques de brûlure sont plus élevés chez les jeunes enfants et les personnes âgées (Poirier et Maranda, 2005). Leur peau étant mince et fragile, même un contact très bref avec une source de chaleur peut entraîner une brûlure du troisième degré. L'encadré 60-1 ■ présente le classement par groupes d'âge des brûlures par le feu ayant causé la mort.

La plupart des brûlures se produisent à la maison, en général dans la cuisine pendant la préparation des repas ou dans la salle de bains avec de l'eau trop chaude ou l'utilisation inappropriée d'un appareil électrique proche d'une source d'eau (Gordon et Goodwin, 1997). Un grand nombre d'incendies résidentiels prennent naissance dans la cuisine et sont occasionnés principalement par la cuisson sans surveillance, les graisses et les matières combustibles sur la cuisinière.

Les brûlures font aussi partie des accidents de travail. L'enseignement visant à prévenir les brûlures au travail porte sur la manipulation sécuritaire des produits chimiques et sur la sensibilisation accrue aux risques de blessures causées par des substances et des objets chauds. Les brûlures causées par les liquides chauds chez les tout-petits ou les allumettes chez les enfants d'âge scolaire, les brûlures électriques chez les adolescents et celles qui sont reliées au tabagisme (combiné à la consommation de drogue et d'alcool) chez les adultes viennent renforcer ces statistiques. L'utilisation inadéquate d'essence est l'une des principales causes de brûlures.

Bon nombre de ces brûlures peuvent être évitées. L'infirmière peut jouer un rôle actif à cet égard en enseignant les mesures de prévention des incendies et en participant à la promotion des règles de sécurité (encadré 60-2 ■). Au Québec, une campagne visant à inciter les gens à installer des détecteurs de fumée a permis de réduire considérablement le nombre de décès par le feu (Poirier et Maranda, 2005).

VOCABULAIRE

Aponévrotomie : incision d'une membrane de tissu conjonctif entrecroisé (fascia, ou aponévrose) pratiquée afin de remédier à la compression du muscle sous-jacent.

Autogreffe : peau issue d'une partie du corps d'un sujet et utilisée comme greffe sur une autre partie du corps du même sujet.

Autogreffe épithéliale cultivée (CEA) : cellules épidermiques autologues que l'on fait proliférer en culture et que l'on greffe ensuite sur la personne.

Carboxyhémoglobine : hémoglobine associée au monoxyde de carbone et formée lors d'une exposition à de la fumée comportant du monoxyde de carbone.

Cicatrice hypertrophique : formation excessive de tissu cicatriciel en relief sur la peau.

Collagène : protéine présente dans la peau, les tendons, les os, le cartilage et les tissus conjonctifs.

Débridement : ablation de matière étrangère et de tissus dévitalisés de manière à exposer le tissu sain avoisinant.

Derme : deuxième couche de la peau contenant les glandes sudoripares, les follicules pileux et les nerfs.

Épiderme : couche la plus superficielle de la peau.

Escarre : tissu dévitalisé.

Escarrotomie : incision linéaire de la peau (des tissus) visant à corriger la compression du tissu sous-jacent.

Excision : ablation chirurgicale de tissus.

Hétérogreffe : greffon prélevé sur un animal d'une espèce autre que celle du receveur (par exemple peau de porc) ; aussi appelée xénogreffe.

Homogreffe : greffon prélevé sur un être humain (vivant ou mort) et transféré à un autre être humain ; aussi appelée allogreffe.

Hydrothérapie : nettoyage des plaies à l'aide d'eau.

Integra : substitut cutané synthétique.

Règle des neuf : méthode permettant de calculer la surface corporelle brûlée en divisant le corps en multiples de neuf.

Contraction : rétrécissement du tissu cicatrisé dû à la maturation et au remodelage du collagène.

Zone donneuse : région sur laquelle on prélève de la peau afin d'obtenir un greffon pour une autre partie du corps.

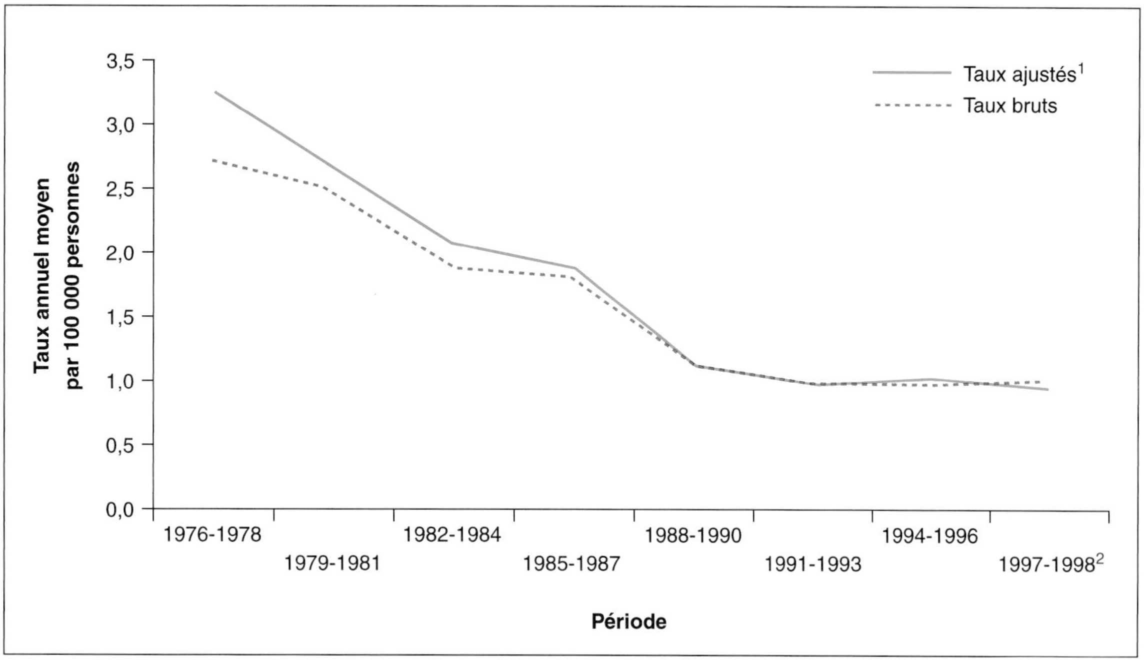

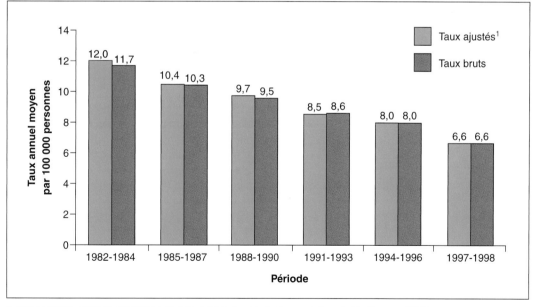

1. Taux ajustés selon la structure par âge, sexes réunis, de la population du Québec en 1996.
2. Calculés sur des périodes de trois ans, sauf pour 1997-1998 qui n'est que sur deux ans.
Sources: MSSS, Fichier des décès de 1976 à 1998; MSSS, Perspectives démographiques basées sur le recensement de 1996.

FIGURE **60-1** ■ Taux bruts et ajustés de mortalité par incendie et brûlures, Québec, de 1976-1978 à 1997-1998. SOURCE: Denis Hamel – Institut national de santé publique du Québec (2001). *Évolution des traumatismes au Québec de 1991 à 1999.* Québec: Institut national de santé publique. Reproduction autorisée par Les Publications du Québec.

1. Taux ajustés selon la structure par âge, sexes réunis, de la population du Québec en 1996.
Note: Exclut les données de la base sur la morbidité hospitalière de l'ICIS.
Sources: MSSS, Fichier des hospitalisations de MED-ÉCHO, de 1981 à 2000; MSSS, Perspectives démographiques basées sur le recensement de 1996.

FIGURE **60-2** ■ Taux bruts et ajustés d'hospitalisation pour incendie et brûlures, Québec, de 1982-1984 à 1997-1999. SOURCE: Denis Hamel – Institut national de santé publique du Québec (2001). *Évolution des traumatismes au Québec de 1991 à 1999.* Québec: Institut national de santé publique. Reproduction autorisée par Les Publications du Québec.

Nombre annuel moyen d'hospitalisations et taux ajusté[1] d'hospitalisation pour incendie et brûlures selon la région sociosanitaire, de 1991-1993 à 1997-1999[2]

Nombre annuel moyen et taux ajusté annuel moyen par 100 000 personnes

Région sociosanitaire	Période					
	1991-1993		1994-1996		1997-1999	
	Nombre	Taux ajusté	Nombre	Taux ajusté	Nombre	Taux ajusté
Bas-Saint-Laurent	25	12,0	18	8,8	13	6,5
Saguenay – Lac-Saint-Jean	27	9,3	30	10,3	16	5,5*
Québec	43	6,8	43	6,7	41	6,4
Mauricie et Centre-du-Québec	52	10,8	45	9,6	32	6,7
Estrie	24	8,4	26	9,3	24	8,6
Montréal-Centre	167	9,3	140	7,6	130	7,1
Outaouais	30	10,0	33	11,3	19	6,2
Abitibi-Témiscamingue	24	**15,4**	26	**16,6**	14	9,2*
Côte-Nord	15	14,3	12	12,6	9	8,5
Gaspésie – Îles-de-la-Madeleine	15	14,0	12	11,6	11	10,0
Chaudière-Appalaches	34	9,0	32	8,3	23	6,0
Laval	14	**4,2**	10	**3,0**	15	4,5
Lanaudière	20	5,6	21	5,4	19	5,1
Laurentides	27	6,6	30	6,9	32	7,1
Montérégie	83	6,7	89	6,9	84	6,6
Ensemble du Québec[3]	609	8,5	577	8,0	493	6,8**

1. Taux ajustés selon la structure par âge, sexes réunis, de la population du Québec en 1996.
2. Calculés sur des périodes de trois ans.
3. Inclut les régions nordiques : Nord-du-Québec, Nunavik, Terres-Cries et les régions inconnues.
Taux : Pour la période, le taux de la région est significativement différent du taux provincial à un seuil de 1 %.
Taux : Pour la période, le taux de la région est significativement différent du taux provincial à un seuil de 5 %.
   ** : Différence significative à un seuil de 1 % avec le taux de la période précédente.
    * : Différence significative à un seuil de 5 % avec le taux de la période précédente.
Source : MSSS, Fichier des hospitalisations de MED-ÉCHO, de 1990 à 2000, ICIS, Base de données sur la morbidité hospitalière, 1996-1997 et 1997-1998, et MSSS, Perspectives démographiques basées sur le recensement de 1996.

SOURCE : Denis Hamel – Institut national de santé publique du Québec (2001). *Évolution des traumatismes au Québec de 1991 à 1999.* Québec : Institut national de santé publique. Reproduction autorisée par Les Publications du Québec.

Voici quatre objectifs reliés aux brûlures :

1. Prévention
2. Établissement de mesures de survie pour les grands brûlés
3. Prévention des handicaps et des atteintes importantes de l'image corporelle par le recours rapide à des traitements spécialisés et personnalisés
4. Réadaptation par la chirurgie plastique, l'ergothérapie et la physiothérapie

Taux de survie et de guérison

D'importants progrès dans la recherche ont aidé à augmenter le taux de survie des grands brûlés. Le taux de mortalité a chuté bien en deçà de ce qu'on croyait possible. Hunt et ses collaborateurs (2000) ont rapporté que le taux de survie après des brûlures étendues, évaluées en pourcentage de la surface corporelle (% SC), semble s'être stabilisé. On a noté que des personnes de plus de 70 ans peuvent se rétablir de brûlures couvrant 30 % de la surface corporelle ; chez celles qui ont de 60 à 70 ans, la proportion de la surface corporelle brûlée peut atteindre 50 % ; de 20 à 30 ans, 80 % ; et de 2 à 5 ans, 75 %. Des recherches dans des domaines comme le remplacement liquidien, les soins de réanimation, le traitement des brûlures par inhalation ainsi que des changements dans la pratique du soin des plaies avec **débridement** et **excision** précoces ont grandement contribué à réduire le taux de mortalité associé aux brûlures. On a aussi amélioré le taux de survie en découvrant toute l'importance d'un soutien nutritionnel adéquat. Les personnes en bas âge présentent un risque de décès élevé à la suite de brûlures graves, car leur peau est mince et que leur système immunitaire immature supporte mal le stress. Les personnes très âgées sont aussi à risque et ce, en raison des maladies préexistantes. Les chances de survie sont plus élevées chez les enfants de plus de 5 ans et chez les adultes de moins de 40 ans. Les brûlures par inhalation combinées à des brûlures cutanées assombrissent le pronostic. Les résultats dépendent de la profondeur et de l'étendue des brûlures, de l'état de santé de la personne avant l'accident et de son âge. Les progrès réalisés dans les soins prodigués aux grands brûlés pendant la phase aiguë du traitement sont tels qu'on s'attend à la survie de la plupart des victimes, si bien que l'équipe soignante se concentre maintenant sur les résultats à long terme.

Classement par groupes d'âge des brûlures par le feu ayant causé la mort

ÂGE	RANG
■ 1-4 ans	3e
■ 5-9 ans	3e
■ 10-14 ans	3e
■ 15-24 ans	7e
■ 25-34 ans	6e
■ 35-44 ans	5e
■ 45-54 ans	5e
■ 55-64 ans	6e
■ 65-85 ans et plus	6e
■ Tous âges, races et sexes	7e

Source : National Centre for Injury Prevention and Control (1998).
Unintentional Injuries and Adverse Effects.

⚕ Particularités reliées à la personne âgée

La mobilité réduite, les altérations de la vision et de l'attention, la diminution de la sensation dans les pieds et dans les mains augmentent les risques de brûlures chez les personnes âgées. Les principales causes de blessures sont l'eau chaude et le feu. De plus, les brûlures sont souvent plus graves que chez les autres adultes, car les personnes âgées ont de la difficulté à éteindre le feu ou à s'éloigner de l'agent causal.

Les taux de morbidité et de mortalité associés aux brûlures sont généralement plus élevés chez les personnes âgées que dans le reste de la population. Une brûlure thermique peut occasionner chez elles des lésions plus profondes à cause de l'amincissement de la peau. De plus, les maladies chroniques réduisent la capacité de résister au stress métabolique qu'entraînent les brûlures.

L'un des rôles importants de l'infirmière dans les soins à domicile et dans la communauté est de prévenir les brûlures. Elle doit évaluer la capacité de la personne âgée à effectuer en toute sécurité ses activités quotidiennes, l'aider à modifier son environnement, de concert avec sa famille, pour que celui-ci soit sécuritaire et l'orienter vers des services, au besoin.

Physiopathologie des brûlures

Les brûlures sont causées par la transmission d'énergie d'une source de chaleur à la peau, par contact direct, par conduction ou par radiation. Il y a donc différents types de brûlures : thermiques (comprenant les brûlures électriques), par radiation et chimiques. Les lésions tissulaires sont dues à la coagulation, à la dénaturation des protéines ou à l'ionisation des cellules. La peau et les muqueuses des voies respiratoires supérieures peuvent subir une destruction tissulaire. Les brûlures thermiques ou un contact prolongé avec une source de chaleur peuvent endommager les tissus profonds, y compris les viscères. Une rupture de la peau peut entraîner une perte liquidienne accrue, une infection, une hypothermie, la formation de cicatrices, un affaiblissement du système immunitaire,

des changements dans les fonctions de l'organisme, et des altérations de l'apparence et de l'image corporelles.

La profondeur d'une brûlure thermique dépend de la température de l'agent causal et de la durée du contact avec celui-ci. Par exemple, une personne qui prend son bain peut s'infliger une brûlure profonde qui détruit l'**épiderme** et le **derme** profond après un contact d'une seconde, si la température de l'eau est à 70 °C. Elle peut s'infliger ce même type de brûlure après 15 secondes, si la température de l'eau est de 56 °C. Des températures inférieures à 44 °C sont tolérées durant de longues périodes sans causer de lésions.

CLASSIFICATION DES BRÛLURES

On classe les brûlures selon la profondeur de la lésion et l'étendue de la surface corporelle atteinte.

Profondeur des brûlures

On classe les brûlures selon la profondeur de la destruction tissulaire (tableau 60-2 ■): brûlures superficielles (premier degré), brûlures partielles (deuxième degré) et brûlures profondes (troisième degré). La profondeur de la brûlure détermine s'il y aura réépithélisation. Il est souvent difficile, même pour un spécialiste, de déterminer la profondeur d'une brûlure. (Voir le chapitre 59 ⌬ pour une description des couches cutanées.)

Les brûlures superficielles (brûlures du premier degré) se caractérisent par une atteinte ou une destruction de l'épiderme. Les régions touchées sont rouges et douloureuses, et elles peuvent présenter des phlyctènes. L'aspect d'un coup de soleil illustre bien ce type de brûlure.

Les brûlures partielles (brûlures du deuxième degré) se distinguent par la destruction de l'épiderme et des couches superficielles du derme. Les régions atteintes sont douloureuses

Mesures de prévention contre les brûlures

- Garder les allumettes et les briquets hors de la portée des enfants.
- Ne jamais laisser un enfant sans surveillance près d'un feu, dans la salle de bains ou dans la baignoire.
- Installer des détecteurs de fumée dans la maison.
- Élaborer un plan de sortie d'urgence de la maison en cas d'incendie et faire un exercice d'évacuation avec tous les membres de la famille.
- Régler la température du chauffe-eau à 49 °C au maximum.
- Ne pas fumer au lit ou lorsqu'on risque de s'endormir.
- Ne pas jeter de liquide inflammable sur un feu.
- Ne pas utiliser de liquide inflammable pour allumer un feu.
- Ne pas retirer le bouchon du radiateur quand le moteur est chaud.
- Vérifier les fils électriques aériens et souterrains lorsqu'on entreprend des travaux à l'extérieur. Ne jamais entreposer un liquide inflammable à proximité d'une source de feu.
- User de prudence en cuisinant.
- Garder un extincteur d'incendie dans la maison.

TABLEAU 60-2

Caractéristiques des brûlures selon la profondeur

Profondeur et causes possibles	Couches de la peau	Symptômes	Aspect	Évolution
BRÛLURE SUPERFICIELLE (PREMIER DEGRÉ)				
■ Coup de soleil ■ Exposition brève à une source de chaleur de faible intensité	■ Épiderme	■ Picotements ■ Hyperesthésie (hypersensibilité) ■ Douleur soulagée par le froid	■ Rougeur; peau qui blanchit à la pression ■ Peu ou pas d'œdème ■ Pustules possibles	■ Guérison complète en une semaine; pas de cicatrice ■ Desquamation
BRÛLURE PARTIELLE (DEUXIÈME DEGRÉ)				
■ Brûlure par un liquide chaud ou une flamme	■ Épiderme, derme superficiel	■ Douleur ■ Hyperesthésie ■ Sensibilité à l'air froid	■ Phlyctènes sur fond rouge marbré; épiderme rompu et suintant ■ Œdème	■ Guérison en deux à quatre semaines ■ Peut laisser des cicatrices et une dépigmentation ■ L'infection peut la transformer en brûlure du 3e degré
BRÛLURE PROFONDE (TROISIÈME DEGRÉ)				
■ Feu ■ Exposition prolongée à un liquide bouillant ■ Courant électrique ■ Produit chimique	■ Épiderme, derme et parfois tissus sous-cutanés ■ Peut atteindre les tissus conjonctifs, les muscles et les os	■ Absence de douleur ■ Symptômes de choc ■ Hématurie (sang dans les urines) et hémolyse probable (destruction des cellules sanguines) ■ Lésions probables aux points d'entrée et de sortie du courant (brûlure électrique)	■ Peau sèche, blanche, semblable à du cuir ou carbonisée ■ Peau rompue et exposition du tissu adipeux ■ Œdème	■ Escarres ■ Greffes nécessaires ■ Cicatrices, déformation et perte de fonction ■ Contraction ■ Perte possible des doigts ou des membres

au toucher, rouges et suintantes. La plaie blanchit à la pression. Les follicules pileux et les glandes sudoripares sont intacts. La guérison de ce type de brûlure est plus longue et peut entraîner des cicatrices hypertrophiques.

Les brûlures profondes (brûlures du troisième degré) se caractérisent par la destruction complète de l'épiderme et du derme et, dans certains cas, des tissus sous-cutanés, des muscles, des tendons et des os. La surface est d'apparence blanche, brune ou noire et ressemble à du cuir. Les terminaisons nerveuses ayant disparu, les brûlures du troisième degré ne causent pas de douleur. Les follicules pileux ainsi que les glandes sudoripares sont détruits (figure 60-3 ■).

Pour estimer la profondeur d'une brûlure, on doit tenir compte des facteurs suivants:

- Circonstances de l'accident
- Nature de l'agent causal (flamme, liquide bouillant, par exemple)
- Température de l'agent causal
- Durée de l'exposition
- Épaisseur de la peau

Étendue des brûlures en pourcentage de la surface corporelle

On a recours à diverses méthodes pour estimer le pourcentage de la surface corporelle (% SC) qui est atteint dans les cas de brûlures: règle des neuf, méthode de Berkow et méthode de la paume.

Règle des neuf

La **règle des neuf** facilite l'estimation de la surface corporelle atteinte (figure 60-4 ■). Cette règle permet de calculer rapidement l'étendue d'une brûlure. Elle attribue des pourcentages en multiples de 9 aux différentes régions du corps.

Méthode de Berkow

La méthode de Berkow permet d'évaluer l'étendue d'une brûlure avec plus de précision. Elle tient compte du fait que la contribution de chacune des parties du corps à la surface totale varie selon l'âge. C'est le cas, plus particulièrement, de la tête et des jambes. En divisant la surface corporelle en très petites fractions et en fournissant une estimation de la

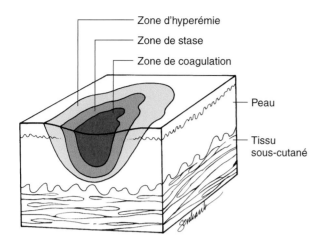

FIGURE **60-3** ■ Zones des brûlures. Chaque région brûlée comporte trois zones lésées. La zone centrale (zone de coagulation où se produit la mort cellulaire) est la plus endommagée. La zone intermédiaire, ou zone de stase, présente un apport sanguin réduit, une inflammation et des lésions tissulaires. La zone périphérique, zone d'hyperémie, est la moins endommagée.

proportion de la surface corporelle attribuable à ces parties du corps, on peut obtenir une meilleure approximation de la superficie atteinte. En général, on effectue une évaluation à l'arrivée de la personne au centre hospitalier, puis on la revoit le deuxième et le troisième jour parce que les démarcations sont plus claires après ces délais.

Méthode de la paume

Chez les personnes présentant des brûlures dispersées, on utilise la méthode de la paume pour évaluer le pourcentage de la surface atteinte. La taille de la paume de la personne représente environ 1 % de la surface corporelle totale.

RÉACTIONS LOCALISÉES ET SYSTÉMIQUES AUX BRÛLURES

Les brûlures qui ne représentent pas plus de 25 % de la surface corporelle totale produisent essentiellement une réaction localisée. Les brûlures dont l'étendue dépasse 25 % de la surface corporelle peuvent produire à la fois une réaction localisée et une réaction systémique ; on les considère comme des brûlures graves. Cette réaction systémique est due à la libération de cytokines et d'autres médiateurs dans la circulation sanguine. La libération de médiateurs locaux, les altérations de l'apport sanguin de même que l'œdème tissulaire et l'infection peuvent aggraver la brûlure.

Pendant la période initiale de choc, les changements physiopathologiques résultant de brûlures graves sont l'hypoperfusion tissulaire et l'hypofonction organique consécutives à la diminution du débit cardiaque, suivies d'une phase hyperdynamique et hypermétabolique. L'incidence, l'ampleur et la durée des changements physiopathologiques sont proportionnelles à l'étendue des brûlures ; la réaction maximale est observée lorsque 60 % ou plus de la surface corporelle est atteinte.

La première réaction systémique après une brûlure grave est l'instabilité hémodynamique, résultant d'une perte de l'intégrité des capillaires et du passage de liquides, de sodium et de protéines du compartiment intravasculaire au compartiment interstitiel. La figure 60-5 ■ illustre les processus physiopathologiques des brûlures graves étendues. L'instabilité hémodynamique touche le système cardiovasculaire, l'équilibre hydroélectrolytique, le volume sanguin, le système respiratoire, le système rénal et d'autres mécanismes.

Atteinte cardiovasculaire

L'hypovolémie est la conséquence immédiate de la perte liquidienne. Elle entraîne une réduction de la perfusion et de l'apport d'oxygène. Le débit cardiaque diminue avant que tout changement significatif du volume sanguin ne se manifeste. Le débit cardiaque et la pression artérielle continuent de chuter à mesure qu'augmente la perte liquidienne et que le volume vasculaire décroît. C'est le début de l'état de choc des brûlés. Le système nerveux autonome réagit en libérant des catécholamines, ce qui a pour effet d'augmenter la résistance périphérique (vasoconstriction) et le pouls. La vasoconstriction périphérique entraîne une diminution du débit cardiaque. La libération des cytokines peut inhiber la contractilité du myocarde (Wolf, Prough et Herndon, 2002).

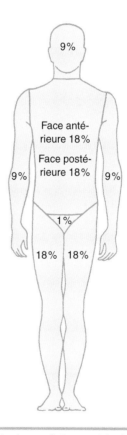

FIGURE **60-4** ■ Règle des neuf. Cette méthode permet d'estimer l'étendue des brûlures en pourcentage de la surface corporelle chez l'adulte. Elle consiste à diviser la superficie du corps en zones et à les quantifier en multiples de neuf. (*Remarque :* Les faces antérieure et postérieure de la tête représentent 9 % de la surface totale.) Chez les grands brûlés, on utilise l'estimation du pourcentage atteint pour calculer le volume liquidien à remplacer.

PHYSIOLOGIE/PHYSIOPATHOLOGIE

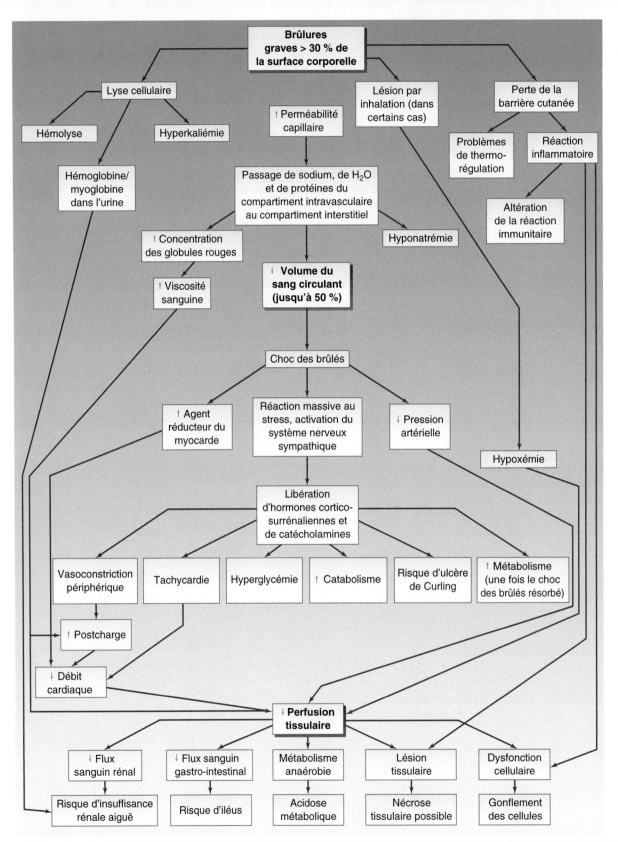

FIGURE 60-5 ■ Changements physiologiques provoqués par les brûlures graves.

Un remplacement liquidien rapide maintient la pression artérielle dans les limites basses de la normale et améliore le débit cardiaque. Même si le remplacement liquidien est adéquat, la pression de remplissage cardiaque (pression veineuse centrale, pression artérielle pulmonaire et pression capillaire pulmonaire bloquée) reste basse pendant la période de choc. Un remplacement liquidien inadéquat entraînera un choc hypovolémique (chapitre 15 ⟲).

En général, la plus grande perte de volume liquidien se produit durant les 24 à 36 heures qui suivent l'accident et atteint un sommet qui durera de 6 à 8 heures. L'état de choc se résorbe et le liquide retourne dans le compartiment vasculaire quand les capillaires retrouvent leur intégrité. La réabsorption du liquide interstitiel par le compartiment vasculaire entraîne une augmentation du volume sanguin. Si les fonctions rénale et cardiaque sont normales, le débit urinaire augmente. La diurèse persiste de quelques jours à deux semaines.

Œdème des brûlures

L'enflure localisée qui résulte d'une brûlure thermique est souvent étendue. Par définition, l'œdème indique la présence d'un excès de liquide dans les espaces tissulaires (Lund, 1999). Comme nous l'avons précisé plus tôt, dans le cas des brûlures couvrant moins de 25 % de la surface corporelle, la perte de l'intégrité des capillaires et le déplacement de liquide sont localisés dans la brûlure, ce qui entraîne la formation de phlyctènes et d'un œdème uniquement dans la région lésée. Les personnes souffrant de brûlures plus graves présentent un œdème généralisé. Normalement, celui-ci atteint son maximum au bout de 24 heures. Il commence à se résorber de 1 à 2 jours après l'accident et disparaît complètement au bout de 7 à 10 jours. On peut réduire l'œdème des brûlures en évitant une surcharge liquidienne dans les premiers jours qui suivent l'accident. Un remplacement liquidien exagéré augmente l'œdème du tissu brûlé et des tissus sains.

Quand l'œdème des brûlures circulaires augmente, la pression exercée sur les petits vaisseaux sanguins et les nerfs des extrémités provoque une obstruction du flux sanguin et une ischémie. C'est ce qu'on appelle le syndrome de compartiment, ou syndrome de loges. Le médecin doit alors pratiquer une **escarrotomie**, une incision chirurgicale dans l'**escarre**, pour atténuer l'étranglement causé par le tissu brûlé.

Effets sur les liquides, les électrolytes et le volume sanguin

La masse du sang circulant diminue énormément durant le choc des brûlés. De plus, la perte de liquide par évaporation de la brûlure peut atteindre de 3 à 5 L ou plus en 24 heures jusqu'à ce que les surfaces brûlées soient recouvertes.

Pendant le choc des brûlés, le taux sérique de sodium varie en fonction du remplacement liquidien. En général, on observe une hyponatrémie (baisse de sodium). L'hyponatrémie est courante aussi pendant la première semaine de la phase de réanimation, car l'eau passe du compartiment interstitiel au compartiment vasculaire.

Une hyperkaliémie (augmentation du taux de potassium) due à la destruction cellulaire se produit immédiatement après la brûlure. Une hypokaliémie (baisse du taux de potassium) peut s'ensuivre quand les liquides regagnent leurs compartiments et que le remplacement du potassium est insuffisant.

Les brûlures peuvent léser ou détruire les globules rouges, ce qui entraîne une anémie. Cependant, l'hématocrite peut demeurer élevé en raison de la perte de plasma. Les pertes sanguines au cours des interventions chirurgicales et du soin des brûlures, les prélèvements sanguins et l'hémolyse aggravent l'anémie. Périodiquement, on doit faire des transfusions sanguines pour maintenir des taux appropriés d'hémoglobine et assurer une oxygénation adéquate. Les brûlures entraînent aussi des troubles de la coagulation, y compris une diminution du nombre de plaquettes (thrombocytopénie) et une augmentation du temps de coagulation et du temps de prothrombine.

Atteinte respiratoire

Les brûlures par inhalation sont la principale cause de décès chez les grands brûlés. On estime que la moitié de ces décès auraient pu être évités grâce à l'installation d'un détecteur de fumée. Souvent, les victimes d'incendie arrivent à sortir saines et sauves de leur habitation en flammes. Cependant, une fois à l'extérieur, elles se rendent compte que leurs proches, leurs animaux ou leurs objets de valeur sont restés derrière. Elles retournent donc à l'intérieur, sont intoxiquées par la fumée et les émanations, et deviennent désorientées ou perdent conscience.

Les brûlures par inhalation peuvent considérablement altérer la capacité de survie d'un grand brûlé. Dans les cas de brûlures graves, l'état de la personne peut se détériorer sans qu'il y ait de signe apparent d'une lésion par inhalation. Une brochoconstriction causée par la libération d'histamine, de sérotonine et de thromboxane (un puissant vasoconstricteur), de même qu'une constriction thoracique consécutive à des brûlures thoraciques circonférentielles du 3ᵉ degré entraînent cette détérioration. Le tiers des brûlés présentent une complication pulmonaire reliée aux brûlures (Flynn, 1999). Même en l'absence de lésion pulmonaire, on peut observer une hypoxie (manque d'oxygène). Dans les premiers jours qui suivent l'accident, la libération de catécholamines en réaction à la brûlure altère la circulation sanguine périphérique, ce qui a pour effet de réduire l'apport d'oxygène en périphérie. Plus tard, l'hypermétabolisme et les catécholamines, dont la sécrétion continue, accroissent les besoins en oxygène des tissus, qui peuvent alors se retrouver en situation d'hypoxie. C'est pourquoi on doit parfois avoir recours à l'oxygénothérapie.

On compte plusieurs types de lésions pulmonaires : lésions des voies respiratoires supérieures, lésions par inhalation dans les voies situées sous la glotte (incluant l'intoxication par le monoxyde de carbone) et complications respiratoires. Les lésions des voies respiratoires supérieures sont dues aux effets directs de la chaleur ou à la formation d'œdème. Elles se manifestent par une obstruction mécanique des voies supérieures, incluant le pharynx et le larynx. La chaleur ne provoque généralement pas de lésions au-delà des bronches, car l'humidité des voies respiratoires refroidit rapidement l'air chaud inhalé. L'intubation nasotrachéale ou endotrachéale est le traitement immédiat de l'obstruction des voies respiratoires supérieures.

Les brûlures par inhalation dans les voies situées sous la glotte sont causées par des gaz toxiques ou des produits issus d'une combustion incomplète. Ces produits sont le monoxyde de carbone, les oxydes de soufre, les oxydes d'azote, les aldéhydes, le cyanure, l'ammoniac, le phosgène, le benzène et les halogènes, en particulier le chlore. La cause de la lésion est une irritation chimique des tissus pulmonaires au niveau des alvéoles. Les brûlures par inhalation dans les voies situées sous la glotte entraînent une altération de la fonction ciliaire, une hypersécrétion, un important œdème des muqueuses et, parfois, un bronchospasme. La production du surfactant est réduite, ce qui provoque une atélectasie (affaissement des alvéoles). La présence de suie dans les expectorations est le signe caractéristique de cette affection.

Le monoxyde de carbone est sans doute la cause la plus courante des brûlures par inhalation, car il s'agit d'un sous-produit de la combustion des matières organiques qui se trouve, de ce fait, dans la fumée. Les effets physiopathologiques sont dus à l'hypoxie tissulaire. L'hémoglobine ayant pour lui 200 fois plus d'affinité que pour l'oxygène, le monoxyde de carbone accapare les sites de liaison de l'hémoglobine et forme avec celle-ci la **carboxyhémoglobine**. Le traitement immédiat de l'intoxication par le monoxyde de carbone est l'intubation et l'administration d'oxygène à 100 % par ventilation artificielle. Dans certains cas, on peut se contenter d'une oxygénothérapie, selon la gravité des lésions pulmonaires et de l'œdème. On doit administrer de l'oxygène à 100 % pour accélérer la dissociation du monoxyde de carbone des molécules d'hémoglobine.

Des brûlures profondes et circonférentielles dans la région du cou et du thorax peuvent aussi donner lieu à des complications respiratoires. La présence d'un œdème important dans ces régions gêne la respiration. Cela occasionne une réduction de l'amplitude des mouvements de la cage thoracique entraînant une diminution du volume courant. Dans ce cas, il est essentiel de pratiquer une escarrotomie.

Les brûlures pulmonaires ne sont pas toujours immédiatement apparentes. Dans plus de la moitié des cas, les signes et symptômes tardent à se manifester. C'est pourquoi on doit mettre en observation toute personne pouvant souffrir d'une lésion par inhalation pour une période d'au moins 24 heures à la recherche de complications respiratoires. L'obstruction des voies respiratoires est parfois très rapide ou peut survenir au bout de quelques heures. On peut observer une baisse graduelle de la capacité pulmonaire et de la PaO$_2$ et une acidose respiratoire au cours des cinq jours qui suivent l'accident.

Les différents éléments indiquant la possibilité d'une atteinte respiratoire chez les brûlés sont:

- Incendie dans un espace clos
- Brûlures au cou et au visage
- Poils des narines roussis
- Suie au visage
- Enrouement, modification de la voix, toux sèche, présence de suie dans les expectorations
- Présence de sang dans les expectorations
- Difficultés respiratoires ou tachypnée (accélération de la respiration) et autres signes d'une baisse du taux d'oxygène (hypoxémie)
- Érythème et formation de phlyctènes au niveau des muqueuses buccale ou pharyngée

Il est très important de diagnostiquer les lésions par inhalation chez les victimes de brûlures. Pour ce faire, on analyse souvent les taux de carboxyhémoglobine sérique et les gaz artériels. On a aussi recours à la bronchoscopie dans les premiers jours qui suivent l'accident. Enfin, des épreuves de la fonction pulmonaire permettent de constater une baisse de la capacité pulmonaire ou une obstruction des voies respiratoires (Fitzpatrick et Cioffi, 2002; Flynn, 1999).

L'insuffisance respiratoire aiguë et le syndrome de détresse respiratoire aiguë (SDRA) sont d'autres complications consécutives aux brûlures pulmonaires. L'insuffisance respiratoire se produit quand l'altération de la ventilation et des échanges gazeux menace la vie. Le traitement immédiat est l'intubation et la ventilation assistée. Si la ventilation est altérée par une réduction de l'amplitude des mouvements de la cage thoracique, on doit sans tarder pratiquer une escarrotomie. Le SDRA peut se manifester dans les premiers jours qui suivent l'accident; il est causé par des réactions systémiques et pulmonaires aux brûlures par inhalation. On traite de l'insuffisance respiratoire et du SDRA au chapitre 25 ⟨◌⟩.

Autres complications des brûlures

On peut noter une altération de la fonction rénale consécutive à une diminution du volume sanguin et une augmentation de la viscosité sanguine. La destruction des globules rouges au siège de la brûlure augmente la présence d'hémoglobine dans l'urine. Si les muscles sont endommagés (dans le cas d'une brûlure électrique, par exemple), les cellules musculaires libèrent de la myoglobine qui est aussi excrétée par les reins. Un remplacement liquidien approprié permet de rétablir le débit sanguin rénal, ce qui a pour effet d'accroître la filtration glomérulaire et le débit urinaire. Si la circulation sanguine est insuffisante dans les reins, l'hémoglobine et la myoglobine obstruent les tubules rénaux, ce qui entraîne une nécrose tubulaire aiguë et une insuffisance rénale (chapitre 47 ⟨◌⟩).

Les brûlures compromettent les réactions de défense de l'organisme. Dans les cas graves, elles réduisent la résistance à l'infection. Par conséquent, la septicémie demeure la principale cause de mortalité chez les personnes victimes de brûlures (Cioffi, 2001). À la perte de l'intégrité du tissu cutané s'ajoutent l'inflammation, une modification des taux d'immunoglobulines et du complément sérique, une dysfonction des granulocytes neutrophiles ainsi qu'une baisse du nombre de lymphocytes (lymphocytopénie). Des études ont montré que les brûlures entraînent une perte des lymphocytes T auxiliaires (Munster, 2002). La production et la libération de granulocytes et de macrophages par la moelle osseuse sont également très altérées. La victime de brûlures est donc immunodéprimée, ce qui augmente ses risques de septicémie.

La destruction du tissu cutané compromet également la thermorégulation. On peut donc observer une hypothermie, dans les premières heures qui suivent l'accident. Puis, à mesure que l'hypermétabolisme rétablit la température centrale, une hyperthermie s'installe et se maintient pendant la majeure partie de la période qui suit l'accident, même en l'absence d'infection.

On peut observer deux complications gastro-intestinales graves chez les grands brûlés: l'iléus paralytique (absence de péristaltisme) et l'ulcère de Curling. L'iléus paralytique consécutif aux brûlures correspond à la diminution du péristaltisme qui s'observe par l'absence de bruits intestinaux. Pour prévenir la distension gastrique, les nausées et les vomissements, il peut être indiqué de procéder à la décompression de l'estomac. La présence de sang dans les selles, de même que des vomissures brunâtres ou sanguinolentes sont des manifestations d'une hémorragie gastrique provoquée par un stress physiologique extrême. Ces signes peuvent indiquer une érosion gastrique ou duodénale (ulcère de Curling).

Traitement médical des brûlures

On doit planifier le traitement en fonction de la profondeur et de l'étendue des brûlures, et des réactions localisées qu'elles suscitent. Il faut aussi tenir compte de la présence d'une réaction systémique. On divise en trois phases le traitement des brûlures : phase de réanimation, phase aiguë et phase de réadaptation. Ces phases comportent des priorités de soins, mais il importe de se rappeler qu'elles se chevauchent et que l'évaluation et le traitement des complications ne sont pas limités à ces phases. Le tableau 60-3 ■ présente un résumé de ces trois phases et des priorités de soins qui s'appliquent à chacune d'elles.

PHASE DE RÉANIMATION

Soins sur les lieux de l'accident

La personne qui voit un brûlé pour la première fois peut être bouleversée par son apparence et avoir de la difficulté à se concentrer sur les brûlures. Cependant, ces dernières ne sont pas une priorité sur les lieux de l'accident. Il est plus important de s'assurer que le sauveteur ne se blesse pas. Au besoin, on doit immédiatement appeler les services médicaux d'urgence et les pompiers. L'encadré 60-3 ■ fournit d'autres mesures d'urgence.

Voies respiratoires, respiration et circulation

Les effets localisés des brûlures sont très apparents, mais ils menacent moins la vie que les effets systémiques. Il importe donc de se rappeler les trois points essentiels de la réanimation :

- Voies respiratoires
- Respiration
- Circulation ; immobilisation de la colonne cervicale lorsque la personne a été brûlée par une décharge électrique de haute tension ou, s'il y a lieu, lorsqu'elle a reçu des blessures d'une autre nature ; monitorage cardiaque de toutes les personnes victimes d'une brûlure électrique pour une période *minimum* de 24 heures après le rétablissement du rythme cardiaque.

Certains médecins tiennent compte de trois autres points importants dans l'évaluation des brûlures : incapacité, exposition et remplacement liquidien (Weibelhaus et Hansen, 2001).

> **! ● ALERTE CLINIQUE** *On doit évaluer la respiration et rétablir la fonction respiratoire dans les premières minutes des soins d'urgence. Le traitement immédiat consiste à rétablir la fonction respiratoire en administrant de l'oxygène à 100 % qui a été humidifié. S'il n'y en a pas à cette concentration dans la situation où on se trouve, on doit administrer l'oxygène au moyen d'un masque ou d'une canule nasale. Des personnes qualifiées et bien équipées peuvent insérer une sonde endotrachéale et amorcer une ventilation manuelle si la victime éprouve une détresse respiratoire grave ou présente un œdème des voies respiratoires.*

On doit aussi procéder rapidement à une évaluation de la circulation. Il faut ausculter fréquemment le pouls apical et la pression artérielle. La tachycardie (augmentation anormale du rythme cardiaque) et une légère hypotension sont courantes

TABLEAU 60-3		
Phases du traitement des brûlures		
Phase	**Durée**	**Priorités**
Phase de réanimation	Depuis le moment de l'accident jusqu'au rétablissement de l'équilibre hydrique	■ Soins d'urgence ■ Prévention du choc ■ Prévention de la détresse respiratoire ■ Dépistage et traitement des autres blessures ■ Évaluation des plaies et traitement initial ■ Soutien nutritionnel
Phase aiguë	Depuis le retour de l'intégrité capillaire jusqu'à la fermeture complète des plaies	■ Soins des plaies ■ Prévention et traitement des complications, y compris de l'infection ■ Soutien nutritionnel
Phase de réadaptation	Depuis la fermeture de la plus grande partie des plaies jusqu'à l'adaptation physique et psychosociale	■ Prévention de l'hypertrophie des tissus et des contractions ■ Réadaptation physique ■ Chirurgie reconstructive et esthétique ■ Traitement des problèmes psychosociaux

Interventions d'urgence sur les lieux de l'accident

- **Éteindre les flammes** Si les vêtements sont en feu, la victime doit se jeter au sol et se rouler. On peut étouffer le feu avec une couverture, un tapis ou un manteau, selon ce qu'on a sous la main. Si elle reste debout, la victime inhalera la fumée, et si elle court, elle activera les flammes. S'il s'agit d'une brûlure électrique, il faut couper le courant.

- **Rafraîchir la brûlure** Dès que les flammes sont éteintes, on plonge brièvement dans l'eau froide la brûlure et les vêtements qui y adhèrent pour rafraîchir la plaie et arrêter la propagation des brûlures. Dans la mesure du possible, on retire immédiatement les vêtements. L'application de froid est la meilleure mesure de premiers soins. On peut immerger la région brûlée dans de l'eau froide, de façon intermittente, ou y appliquer des serviettes froides, ce qui apporte temporairement un soulagement de la douleur. Cette mesure réduit l'œdème et est susceptible de diminuer l'étendue et la profondeur des brûlures. Il ne faut *jamais* appliquer directement de la glace sur la brûlure, ni envelopper la personne dans la glace. Il ne faut *jamais*, non plus, plonger la victime dans de l'eau glacée, ni appliquer de l'eau froide pendant plus de quelques minutes. Ces actions risqueraient d'aggraver les lésions et de provoquer une hypothermie si les brûlures sont étendues. De la même façon, il ne faut pas plonger la personne dans de l'eau contaminée comme celle d'un lac ou d'un étang, car cette action risquerait d'augmenter considérablement les risques d'infections des plaies.

- **Retirer les objets qui étranglent** On doit laisser en place les vêtements refroidis qui adhèrent à la peau. On retire aussi les chaussures ainsi que les bijoux, afin de faciliter l'examen et

d'éviter les constrictions dues à l'œdème qui ne tardera pas à se manifester.

- **Recouvrir la plaie** On doit également recouvrir les brûlures le plus rapidement possible pour réduire les risques de contamination bactérienne et soulager la douleur causée par le contact de l'air. Selon les dernières lignes directrices (Allison et Porter, 2004), on préconise l'utilisation d'une pellicule de plastique (cellophane) comme pansement d'urgence lors du transport du brûlé, des lieux de l'accident à l'unité de prise en charge du soin des brûlures. La pellicule permet de limiter les contacts avec l'environnement ce qui réduit les risques de contamination, de couper le contact avec l'air ce qui réduit la douleur, de conserver un milieu humide et de faciliter le retrait de ce pansement temporaire. En cas d'œdème, il faut toutefois veiller à ne pas appliquer la pellicule de façon circulaire. L'application de beurre, d'une pommade, d'un onguent ou d'un médicament sur les brûlures est à proscrire.

- **Irriguer les brûlures chimiques** Les brûlures chimiques causées par une substance corrosive doivent être irriguées immédiatement et sur une période prolongée. La plupart des laboratoires qui utilisent des produits chimiques sont dotés d'une douche à haute pression. Si l'accident survient à la maison, il faut enlever le gros de la substance corrosive, retirer immédiatement les vêtements et rincer sous la douche ou le robinet toutes les régions du corps qui ont été touchées. Si le produit chimique a éclaboussé les yeux ou la peau qui les entoure, on doit immédiatement nettoyer la région avec de l'eau propre et fraîche. On améliore grandement l'état des brûlures chimiques en rinçant immédiatement les lésions sur le lieu de l'accident.

peu après l'accident. Il faut évaluer sans tarder l'état neurologique d'un grand brûlé. Souvent, la victime est consciente et alerte ; on peut donc obtenir des informations vitales. On doit examiner la personne de la tête aux pieds pour déceler d'autres blessures pouvant menacer la vie. (Nous expliquerons plus en détail l'exposition et le remplacement liquidien dans une section ultérieure.) Il est essentiel de prévenir le choc chez la personne ayant subi de graves brûlures.

> **ALERTE CLINIQUE** *La victime doit rester à jeun, car le stress de l'accident provoque souvent un iléus paralytique, accompagné de nausées et de vomissements. Il faut donc placer la personne en décubitus latéral afin de prévenir l'aspiration de vomissures dans les bronches.*

En général, les ambulanciers rafraîchissent la plaie, rétablissent la perméabilité des voies respiratoires, administrent de l'oxygène et installent au moins un cathéter de perfusion intraveineuse de gros calibre.

Traitement médical d'urgence

On transporte la personne au service des urgences le plus proche. Il faut avertir le personnel spécialisé de l'hôpital et le médecin que le brûlé est en route pour qu'ils puissent aussitôt mettre en œuvre les mesures nécessaires à la survie.

Les priorités dans le service des urgences sont la libération des voies respiratoires, la respiration et la circulation. Si les troubles respiratoires sont bénins, on humidifie l'air et on incite la personne à tousser pour éliminer les sécrétions. Si la

situation est plus grave, on doit évacuer les sécrétions par aspiration bronchique et administrer des bronchodilatateurs et des agents mucolytiques. S'il y a œdème des voies respiratoires, l'intubation et l'utilisation d'un appareil d'assistance respiratoire peuvent être indiquées. Pour obtenir une bonne oxygénation, on doit parfois avoir recours à la ventilation spontanée en pression positive continue et à la ventilation assistée.

Après avoir rétabli la respiration et la circulation, il faut s'assurer qu'il n'y a pas de blessures à la moelle épinière ou à la tête s'il y a eu explosion, chute, saut ou décharge électrique. Quand l'état de la personne est stable, on s'occupe des brûlures. On commence par retirer les vêtements et les bijoux. S'il s'agit de brûlures chimiques, on rince à l'eau les régions atteintes pendant au moins 20 à 30 minutes. S'il y a eu éclaboussure d'un produit chimique dans les yeux ou brûlures au visage, on vérifie si la personne porte des lentilles cornéennes et, si c'est le cas, on les retire immédiatement et on rince les yeux avec au moins 2 litres d'eau stérile ou de solution saline. L'irrigation peut être nécessaire pendant quelques heures (Carrougher, 1998).

Il est important de s'informer du lieu, de l'heure et des circonstances de l'accident auprès de la personne, des témoins ou des ambulanciers. On doit aussi déterminer les soins qui ont été prodigués sur place et demander si la personne a été victime d'une chute. Il faut également recueillir des données sur les antécédents médicaux (maladies, allergies, médicaments) et sur la consommation de drogue, d'alcool et de tabac pour établir le plan thérapeutique infirmier. On doit mettre en place des cathéters veineux de gros calibre (n° 16 ou n° 18) dans une région non brûlée. Normalement, on installe chez la plupart des brûlés un cathéter veineux central, ce qui permet d'administrer rapidement de grandes quantités de solution physiologique et de surveiller la pression veineuse centrale. Si la brûlure couvre plus de 25 % de la surface corporelle ou si la personne est nauséeuse, l'infirmière insère une sonde nasogastrique et la relie à un appareil d'aspiration pour prévenir les vomissements liés à l'iléus paralytique.

Le médecin évalue l'état général de la personne, examine les brûlures, détermine les priorités et coordonne le plan de traitement, qui comporte des soins généraux et des soins locaux des lésions. Il faut porter des gants stériles, un bonnet et une blouse si on doit toucher la région brûlée. Les règles de l'asepsie doivent être observées de façon rigoureuse.

Le médecin et l'infirmière estiment l'étendue des brûlures, en pourcentage de la surface corporelle, ainsi que leur profondeur. Il faut effectuer ces estimations après avoir nettoyé et débridé les plaies pour en retirer la suie et les débris. L'infirmière doit s'assurer que la personne est bien au chaud tout au long du traitement des plaies. On revoit ces estimations à intervalles fréquents (24 heures, 48 heures). Dans certains cas, on prend périodiquement des photos des régions brûlées pour suivre l'évolution de la cicatrisation. De plus, ces photos ont une très grande valeur pour les réclamations d'assurance et les demandes d'indemnisation. L'infirmière doit placer la personne entre des draps propres pour protéger les lésions des agents contaminants, maintenir la température corporelle et soulager la douleur en préservant des courants d'air les terminaisons nerveuses exposées.

L'infirmière met en place une sonde vésicale à demeure pour surveiller de près le débit urinaire et la fonction rénale de la personne présentant des brûlures modérées ou graves. Elle mesure et pèse la personne, mesure les gaz artériels et les électrolytes, détermine l'hématocrite et le taux d'alcool sanguin, s'informe des médicaments qu'elle prend et fait faire les analyses d'urine et les radiographies. Si la personne est âgée ou si elle a subi une brûlure électrique, on doit procéder à un électrocardiogramme et à une observation des biomarqueurs. Les brûlures étant des lésions contaminées, on doit faire une injection d'anatoxine tétanique si la personne n'est pas immunisée, si sa dernière immunisation remonte à plus de 10 ans ou si on ne peut pas déterminer sa situation à cet égard. S'il y a eu contact direct avec le sol ou un objet rouillé, on peut administrer des gammaglobulines pour assurer la réponse immunitaire.

La stabilisation physique est la priorité de la phase de réanimation, mais l'infirmière doit aussi prêter une attention particulière aux besoins psychologiques de la personne et de sa famille. Les brûlures entraînent toutes sortes de réactions émotionnelles. L'infirmière doit évaluer les stratégies d'adaptation de la personne et de sa famille et le soutien dont elles disposent. Il lui faut prendre en considération les circonstances de l'accident lorsqu'elle prodigue les soins. La personne et sa famille doivent recevoir un soutien psychosocial personnalisé. Comme les brûlés sont généralement anxieux et qu'ils souffrent, l'infirmière doit les rassurer, les encourager, leur expliquer les interventions et soulager leur douleur et leur anxiété. Les brûlures entraînent une faible irrigation tissulaire, on administre des analgésiques (généralement de la morphine) par voie intraveineuse. Si la personne désire voir un conseiller spirituel, l'infirmière organise la rencontre.

Transfert dans un centre de grands brûlés

Quand il s'agit d'établir s'il faut transférer la personne dans un centre de grands brûlés, on doit tenir compte de la profondeur et de l'étendue des brûlures. Les personnes présentant des brûlures graves de même que celles qui sont très âgées ou très jeunes, qui souffrent d'un problème de santé pouvant nuire à la guérison ou qui, en raison des circonstances de l'accident, courent davantage le risque d'avoir des complications graves et prolongées doivent être transférées dans un centre des grands brûlés. L'encadré 60-4 ■ comprend la liste des critères qui servent à établir si un transfert est nécessaire après une évaluation et un traitement initial.

Si on doit acheminer la personne vers un centre des grands brûlés, il faut effectuer les interventions suivantes avant de procéder au transfert.

■ Installer un cathéter veineux et administrer du lactate Ringer à une vitesse suffisante pour obtenir un débit urinaire d'au moins 30 mL/h.

ENCADRÉ 60-4

Critères pour déterminer l'étendue des brûlures (American Burn Association)

BRÛLURES BÉNIGNES

■ Brûlures du 2ᵉ degré couvrant moins de 15 % de la surface corporelle chez l'adulte ou moins de 10 % chez l'enfant

■ Brûlures du 3ᵉ degré couvrant moins de 2 % de la surface corporelle et ne touchant pas de régions exigeant des soins particuliers (yeux, oreilles, visage, mains, pieds, périnée, articulations)

■ Toutes les brûlures électriques, les brûlures par inhalation, les traumatismes concomitants et les atteintes aux personnes présentant un risque élevé (âges extrêmes, maladie concomitante) doivent être évalués sérieusement avant d'être considérés comme bénins.

BRÛLURES MODÉRÉES SANS COMPLICATION

■ Brûlures du 2ᵉ degré couvrant de 15 % à 25 % de la surface corporelle chez l'adulte ou de 10 % à 20 % chez l'enfant

■ Brûlures du 3ᵉ degré couvrant moins de 10 % de la surface corporelle et ne touchant pas de régions nécessitant des soins particuliers

■ Toutes les brûlures électriques, les brûlures par inhalation, les traumatismes concomitants et les atteintes aux personnes présentant un risque élevé (âges extrêmes, maladie concomitante) doivent être évalués sérieusement avant d'être considérés comme bénins.

BRÛLURES GRAVES

■ Brûlures du 2ᵉ degré couvrant plus de 25 % de la surface corporelle chez l'adulte et plus de 20 % chez l'enfant

■ Toutes les brûlures du 3ᵉ degré couvrant plus de 10 % de la surface corporelle

■ Toutes les brûlures touchant les yeux, les oreilles, le visage, les mains, les pieds, le périnée ou les articulations

■ Toutes les brûlures par inhalation, les brûlures électriques et les traumatismes concomitants, de même que les brûlures touchant les personnes à risque élevé.

Source: C.M. Hudak, B.M. Gallo et P.G. Morton (1998). *Critical care nursing: A holistic approach* (7ᵉ éd.). Philadelphia: Lippincott Williams & Wilkins.

- Assurer une ventilation pulmonaire adéquate.
- Soulager la douleur et l'anxiété.
- Assurer une circulation adéquate dans les membres brûlés, effectuer une escarrectomie si nécessaire.
- Recouvrir les plaies de la pellicule de plastique (cellophane) dans le sens de la longueur ou de la largeur. Attention : ne pas envelopper le membre de façon circulaire car, si l'œdème venait à augmenter la circonférence du membre, il pourrait se produire un effet de garrot. Garder la personne au chaud à l'aide de couvertures.
- Élever les extrémités (membres) au-dessus du cœur afin de réduire l'œdème.

Les évaluations et les traitements sont tous consignés au dossier de la personne et remis au personnel du centre de grands brûlés. Le personnel de l'établissement de départ doit transmettre au personnel du centre de grands brûlés des données précises sur les ingesta et les excreta pour assurer un remplacement liquidien approprié.

Traitement des pertes liquidiennes et du choc initial

Après avoir maîtrisé les difficultés respiratoires, il faut avant tout remplacer les pertes liquidiennes et électrolytiques et traiter le choc initial. Comme nous l'avons mentionné plus haut, la survie d'une victime de brûlures dépend d'un remplacement liquidien adéquat. Le tableau 60-4 ■ résume les modifications hydroélectrolytiques observées au cours de la phase de réanimation. L'infirmière doit d'abord mettre en place des cathéters veineux et une sonde à demeure. Elle pèse aussi la personne et obtient les résultats des examens paracliniques. Elle doit suivre de près ces paramètres tout au long de la phase de réanimation. On ne s'entend pas sur la définition d'un remplacement liquidien efficace et sur le meilleur type de soluté à utiliser. L'amélioration des techniques de réanimation fait l'objet de recherches actives dans le domaine des soins aux brûlés.

Thérapie de remplacement liquidien On établit le volume et le débit du liquide de remplacement en fonction de la réponse de la personne. L'efficacité de la thérapie se reflète dans le débit urinaire total, un indice de la perfusion rénale. Le débit urinaire doit se maintenir entre 30 et 50 mL/h. Une pression systolique supérieure à 100 mm Hg et un pouls inférieur à 110 battements par minute indiquent aussi que la thérapie est efficace.

> **! ALERTE CLINIQUE** *Les paramètres cliniques sont beaucoup plus importants que les formules de calcul pendant la phase de réanimation. En fait, la véritable formule, c'est la réponse de la personne.*

Les taux d'hémoglobine et de sodium sérique, de même que l'hématocrite, sont des éléments dont il faut également tenir compte pour déterminer le volume de liquide à administrer. Si le taux d'hémoglobine et l'hématocrite diminuent et que le débit urinaire est supérieur à 50 mL/h, on peut diminuer le débit des solutions intraveineuses. L'infirmière doit

TABLEAU 60-4	
Modifications hydroélectrolytiques observées dans la phase de réanimation	

Phase d'accumulation de liquide (phase de choc)
Plasma → liquide interstitiel (œdème dans la région brûlée)

Observation	Explication
Déshydratation	■ Le plasma s'échappe des capillaires endommagés.
Réduction du volume sanguin	■ Celle-ci est due à la perte de plasma qui occasionne une baisse de la pression artérielle et une diminution du débit cardiaque
Diminution du débit urinaire	■ Celle-ci est consécutive à : ■ La perte liquidienne ■ La diminution du débit sanguin rénal ■ La rétention d'eau et de sodium causée par l'augmentation de l'activité des surrénales (L'hémolyse provoque une hémoglobinurie et une myoglobinurie.)
Excès de potassium (K^+)	■ Des lésions cellulaires importantes provoquent la libération de K+ dans le liquide extracellulaire (normalement, la plus grande partie du K^+ se trouve dans le liquide intracellulaire).
Déficit en sodium (Na^+)	■ Les ions Na^+ qui sont passés dans le liquide intracellulaire s'ajoutent au sodium perdu dans les sérosités et les exsudats (normalement, la plus grande partie du Na^+ se trouve dans le liquide extracellulaire).
Acidose métabolique (déficit en bicarbonate)	■ La perte de sodium entraîne une perte d'ions bicarbonate.
Hémoconcentration (hématocrite élevé)	■ Il se produit une fuite des composants liquides du sang vers le compartiment interstitiel.

maintenir le taux de sodium sérique dans les valeurs normales pendant la thérapie de remplacement.

Le choix des critères d'évaluation d'une thérapie de remplacement liquidien efficace soulève la controverse. Des recherches dans ce domaine ont mené à l'étude des effets de la thérapie de remplacement sur l'hémodynamie et le transport de l'oxygène. Quand on a utilisé ces paramètres, on a administré des quantités massives de liquide de remplacement pouvant avoir des effets délétères. Un remplacement liquidien efficace est associé à un transport et à une consommation accrus d'oxygène et à une diminution du taux de lactate sérique (Holm *et al.*, 2000). Récemment, on s'est penché sur d'autres indicateurs d'un remplacement liquidien efficace : déficit de base et taux de lactate sérique. La mesure du taux de lactate sérique ne semble pas être utile dans le traitement des grands brûlés en raison des grandes quantités de lactate libérées par les tissus atteints. Cependant, le métabolisme du lactate demeure intact. On observe des taux élevés malgré un remplacement liquidien efficace (Yowler et Fratianne, 2000). Les facteurs qui augmentent les besoins liquidiens sont : le laps de temps écoulé avant les premières interventions, les brûlures thermiques, les brûlures par inhalation, les brûlures par décharges électriques de haute tension, l'hyperglycémie, l'intoxication par l'alcool et le traitement diurétique chronique. Le débit des perfusions pendant la deuxième période de 24 heures de la phase de réanimation doit fournir la quantité de liquide d'entretien et combler tout besoin liquidien dû aux pertes d'eau par évaporation provenant des plaies.

Besoins liquidiens On détermine le volume à remplacer dans les 24 premières heures en fonction de l'étendue des brûlures exprimée en pourcentage de surface corporelle totale. On peut combiner des colloïdes (sang complet, plasma et succédanés du plasma) et des cristalloïdes ou électrolytes (soluté physiologique ou lactate Ringer). Un remplacement liquidien efficace entraîne une légère diminution du volume sanguin au cours des 24 premières heures de la période de réanimation et ramène le volume plasmatique à des valeurs normales dans les 48 heures. Un remplacement liquidien oral s'avère parfois efficace chez les adultes présentant des brûlures de moins de 20 % de la surface corporelle et chez les enfants ayant des brûlures de moins de 10 % ou 15 % de la surface corporelle.

On a élaboré des formules pour évaluer les pertes liquidiennes en se basant sur l'étendue des brûlures en pourcentage estimé de la surface corporelle et en tenant compte du poids de la personne. Le temps écoulé entre l'accident et les premiers soins est aussi très important pour calculer les besoins. On doit remanier les formules pour que le début du remplacement liquidien reflète le moment de l'accident. Les formules ne sont que des approximations et sont individualisées afin de répondre aux besoins de chacun. Nous présentons les diverses formules dans l'encadré 60-5 ■.

ENCADRÉ 60-5

Recommandations et formules

REMPLACEMENT DES PERTES LIQUIDIENNES CHEZ LES GRANDS BRÛLÉS
Formule du NIH
- Lactate Ringer (ou une autre solution d'électrolytes) :
  - 2 à 4 mL × poids corporel (kg) × % SC (surface corporelle brûlée)
  - Administrer la moitié du volume total dans les 8 premières heures et l'autre moitié dans les 16 heures qui suivent.

Formule d'Evans
1. Colloïdes : 1 mL × poids corporel (kg) × % SC
2. Cristalloïdes (soluté physiologique) : 1 mL × poids corporel (kg) × % SC
3. Glucose (5 % dans de l'eau) : 2 000 mL pour les pertes insensibles
   - Premier jour : Administrer la moitié du volume total dans les 8 premières heures et l'autre moitié dans les 16 heures qui suivent.
   - Deuxième jour : Administrer la moitié des volumes de colloïdes et de soluté physiologique calculés le premier jour et tous les remplacements liquidiens insensibles.
   - Administrer un maximum de 10 000 mL en 24 heures. Pour les brûlures du 2e et du 3e degré couvrant plus de 50 % de la SC, on fait le calcul sur la base de 50 % SC.

Formule du Brooke Army Hospital
1. Colloïdes : 0,5 mL × poids corporel (kg) × % SC
2. Cristalloïdes (lactate Ringer) : 1,5 mL × poids corporel (kg) × % SC

3. Glucose (5 % dans de l'eau) : 2 000 mL pour les pertes insensibles
   - Premier jour : Administrer la moitié du volume total dans les 8 premières heures et l'autre moitié dans les 16 heures qui suivent.
   - Deuxième jour : Administrer la moitié des volumes de colloïdes et de soluté physiologique calculés le premier jour ; tous les remplacements liquidiens insensibles. Pour les brûlures du 2e et du 3e degré couvrant plus de 50 % de la SC, on fait le calcul sur la base de 50 % SC.

Formule de Parkland ou de Baxter
- Lactate Ringer : 4 mL × poids corporel (kg) × % SC
- Premier jour : Administrer la moitié du volume total dans les 8 premières heures et l'autre moitié dans les 16 heures qui suivent.
- Deuxième jour : Les volumes administrés varient selon l'état de la personne. Ajouter des colloïdes.

Solution salée hypertonique
Il s'agit d'une solution de chlorure de sodium (NaCl) et de lactate dont la teneur en sodium est de 250 à 300 mmol/L. On l'administre à un débit suffisant pour maintenir le débit urinaire désiré. Ne pas augmenter le débit de la perfusion au cours des huit premières heures de la phase de réanimation. On doit surveiller de près le taux de sodium sérique. Objectif : Augmenter le taux sérique de sodium et l'osmolalité pour réduire l'œdème et prévenir les complications respiratoires.

Lors d'une réunion consensuelle du NIH portant sur les soins aux grands brûlés, et qui s'est tenue en 1978, il a été convenu que l'administration de cristalloïdes est essentielle pour les victimes de brûlures, mais que les colloïdes sont facultatifs dans les 24 à 48 premières heures de la période de réanimation. Selon la formule préconisée lors de cette réunion, on doit administrer de 2 à 4 mL/kg/ % SC (surface corporelle brûlée) de liquide pendant les 24 premières heures. En général, pour les adultes, on commence par 2 mL/kg/ % SC de lactate Ringer. Il s'agit de la formule de remplacement la plus utilisée aujourd'hui. Comme pour les autres formules, on doit donner la moitié du volume total calculé dans les 8 premières heures et l'autre moitié dans les 16 heures qui suivent. Il faut ajuster le débit et le volume administré selon la réponse de la personne en modifiant la vitesse horaire de la perfusion. On recommande l'administration de liquide en bolus seulement en présence d'une hypotension marquée, mais pas dans le cas d'un faible débit urinaire. Les variations caractéristiques du débit des liquides doivent comprendre une augmentation ou une diminution maximum du débit de 25 à 33 % (Yowler et Fratianne, 2000).

Des études ont montré que les brûlures étendues s'accompagnent d'une défaillance de la pompe à sodium (un mécanisme physiologique faisant partie de l'équilibre hydroélectrolytique) au niveau cellulaire. C'est pourquoi les personnes qui ont de grandes brûlures peuvent avoir besoin de plus de millilitres de liquide de remplacement par unité de surface corporelle brûlée (% SC) que les personnes présentant de plus petites brûlures. En outre, les personnes souffrant de brûlures électriques, de complications pulmonaires et recevant un remplacement liquidien différé de même que les brûlés intoxiqués peuvent avoir de plus grands besoins liquidiens.

Voici un exemple de remplacement des pertes liquidiennes pour une personne de 70 kg dont 50 % de la surface corporelle est brûlée:

1. Formule du NIH: 2 à 4 mL/kg/ % SC

2. $2 \times 70 \times 50 = 7\ 000$ mL/24 heures

3. Traitement:

   - 8 premières heures: 3 500 mL, soit un débit de 437 mL/h
   - 16 heures suivantes: 3 500 mL, soit un débit de 219 mL/h

La plupart des formules de remplacement liquidien prévoient l'administration de solutions d'électrolytes isotoniques. Peu importe la formule utilisée, la personne reçoit environ le même volume de liquide et la même quantité de sodium durant les 48 premières heures.

Les solutions d'électrolytes hypertoniques sont une autre méthode de remplacement des pertes liquidiennes. On utilise alors des solutions concentrées de chlorure de sodium et de lactate (une solution saline équilibrée) de telle sorte que le liquide résultant a une concentration de sodium variant entre 250 et 300 mmol/L. On augmente ainsi l'osmolalité sérique, ce qui a pour effet d'attirer le liquide interstitiel dans le compartiment intravasculaire. On a observé une diminution de l'œdème généralisé et pulmonaire après l'administration de solutions hypertoniques.

> **● ALERTE CLINIQUE** *Il importe de retenir que les formules mentionnées ici ne sont que des guides. Il faut se fier avant tout à la réponse de la personne, que l'on doit évaluer toutes les heures en mesurant la fréquence cardiaque, la pression artérielle, les signes neurologiques et le débit urinaire. C'est par un remplacement liquidien optimal qu'on améliore l'état des brûlés.*

Particularités reliées à la personne âgée

Puisque les fonctions cardiovasculaire, rénale et pulmonaire sont réduites chez les personnes âgées, l'infirmière doit surveiller de près ces fonctions pendant la phase de réanimation et la phase aiguë, même lorsque les brûlures sont bénignes. On observe beaucoup plus de cas d'insuffisance rénale aiguë chez les personnes âgées que chez celles qui ont moins de 40 ans. Cependant, l'écart entre l'hypovolémie et la surcharge liquidienne est très mince. De plus, la guérison est retardée par l'insuffisance de la réaction immunitaire, une incidence élevée de malnutrition et une incapacité de résister aux facteurs de stress (environnement froid, par exemple). L'infirmière doit donc surveiller de près la personne âgée souffrant de brûlures et traiter rapidement les complications.

Soins et traitements infirmiers: Phase de réanimation

On doit transmettre au médecin et à l'infirmière du service des urgences les données recueillies auprès des personnes présentes sur le lieu de l'accident (les ambulanciers, par exemple). L'évaluation infirmière pendant la période de réanimation porte sur les soins prioritaires à prodiguer dans tous les cas de traumatismes; les brûlures en tant que telles sont secondaires. L'infirmière doit continuer d'appliquer les mesures d'asepsie lors du soin des plaies.

L'infirmière vérifie fréquemment les signes vitaux: état respiratoire, pouls apical, carotidien et fémoral. La surveillance cardiaque est indiquée si la personne présente des antécédents de cardiopathie, si elle a subi des brûlures électriques, si elle présente des complications respiratoires ou si son pouls est irrégulier ou anormalement lent ou rapide.

Si tous les membres sont brûlés, il est difficile de prendre la pression artérielle et il importe d'appliquer un pansement stérile sous le brassard du sphygmomanomètre afin d'éviter de contaminer les plaies. Par ailleurs, un sphygmomanomètre électronique ou un appareil à ultrasons peut être utilisé pour faciliter la prise de la pression artérielle et la mesure des pouls périphériques. En cas de brûlures graves, on met en place un cathéter artériel pour mesurer la pression et prélever les échantillons sanguins. L'infirmière doit vérifier les pouls périphériques dans les membres toutes les heures à l'aide d'un appareil Doppler. Il est très important de surélever les membres brûlés pour réduire l'œdème: on les place sur des oreillers ou on les suspend au moyen d'une perche à perfusion.

L'infirmière doit mettre en place des cathéters veineux de gros calibres et une sonde vésicale à demeure, puis évaluer les ingesta et les excreta. Elle mesure toutes les heures le volume des urines, car il indique l'intégrité de la perfusion rénale. Elle note aussi le volume de la première émission d'urine pour déterminer la fonction rénale et l'état liquidien avant l'accident. De plus, elle prélève périodiquement des urines pour en déterminer la densité et le pH, et procéder à une recherche de glucose, d'acétone, de protéines et de sang.

Si les urines sont de couleur bourgogne, on peut soupçonner la présence d'hémochromogène et de myoglobine due à une atteinte musculaire. On observe de tels phénomènes dans les cas de brûlures profondes causées par une source électrique ou de contact prolongé avec le feu. La glycosurie est fréquente dans les heures qui suivent les brûlures ; elle est liée à la libération de glucose par le foie en réaction au stress.

Même s'il ne lui incombe pas de calculer les besoins en liquide de la personne, l'infirmière doit connaître la quantité maximale qu'il est permis de lui administrer. Elle est chargée de la surveillance et de l'administration des perfusions intraveineuses. Pour ce faire, elle a recours aux appareils à perfusion, qui sont d'une grande utilité pour régler le débit des liquides.

L'infirmière prend la température corporelle de la personne et elle note son poids actuel, son poids avant l'accident, ses allergies, la date de sa dernière injection d'anatoxine tétanique, ses antécédents médicaux et chirurgicaux, les maladies dont elle souffre actuellement et les médicaments qu'elle prend. Elle effectue un examen de la tête aux pieds pour déceler les signes de maladie ou de blessures concomitantes, ou dépister les complications. On doit examiner les yeux des personnes souffrant de brûlures au visage à la recherche de blessures à la cornée. Un ophtalmologiste effectuera un examen complet et procèdera à une évaluation au colorant fluorescent.

L'infirmière doit continuer d'évaluer l'étendue de la brûlure au moyen des diagrammes illustrés précédemment. De plus, elle doit aider le médecin à déterminer la profondeur des brûlures et la distribution des régions brûlées au 2e et au 3e degré. Il est important de tenir compte des circonstances de l'accident. Pour élaborer un plan thérapeutique approprié, l'infirmière doit obtenir l'évaluation anamnestique de la brûlure. Il lui faut établir l'heure de l'accident et l'agent causal, demander si l'accident s'est produit dans un espace clos et s'il y a eu inhalation possible de produits chimiques toxiques, et déceler toute blessure concomitante.

L'évaluation neurologique porte essentiellement sur le niveau de conscience de la personne, son état psychologique, l'intensité de la douleur, son degré d'anxiété et son comportement. L'infirmière note également les connaissances de la personne et de sa famille sur les brûlures et leur traitement.

Le plan thérapeutique infirmier ci-dessous présente en détail les soins aux brûlés pendant la phase de réanimation.

PLAN THÉRAPEUTIQUE INFIRMIER

Soins aux brûlés pendant la phase de réanimation

INTERVENTIONS INFIRMIÈRES	JUSTIFICATIONS SCIENTIFIQUES	RÉSULTATS ESCOMPTÉS
Diagnostic infirmier : échanges gazeux perturbés, reliés à une intoxication au monoxyde de carbone, à l'inhalation de fumée et à une obstruction des voies respiratoires supérieures **Objectif :** maintenir une oxygénation tissulaire adéquate		
1. Administrer de l'oxygène humidifié.	1. Humidifie les tissus brûlés et permet un apport en oxygène adéquat ; améliore l'oxygénation alvéolaire.	■ La personne ne présente aucun symptôme de dyspnée. ■ Sa fréquence respiratoire se maintient entre 12 et 20 respirations par minute. ■ Ses poumons sont dégagés à l'auscultation. ■ La saturation du sang artériel en oxygène est supérieure à 96 % selon la sphygmooxymétrie. ■ Ses gaz artériels sont normaux.
2. Ausculter les bruits respiratoires et déterminer la fréquence, le rythme et l'amplitude de la respiration. Relever les signes d'hypoxie.	2. Fournit les données de base qui permettront de suivre l'évolution des complications respiratoires.	
3. Observer la personne pour déceler les signes suivants : a) présence d'érythème ou de phlyctènes sur les lèvres ou la muqueuse buccale b) poils des narines roussis c) brûlures au visage, au cou ou au thorax d) enrouement de la voix e) présence de suie au visage ou dans les expectorations, ou de tissus provenant de la trachée dans les sécrétions	3. Indiquent des lésions par inhalation ou un risque de complications respiratoires.	
4. Vérifier les valeurs des gaz artériels, de la sphygmooxymétrie et les taux de carboxyhémoglobine.	4. Une augmentation de la PCO_2 et une diminution de la PO_2 et de sphygmooxymétrie indiquent qu'on doit recourir à la ventilation assistée.	
5. Signaler immédiatement au médecin une respiration difficile, une diminution de l'amplitude de la respiration ou des signes d'hypoxie.	5. Une intervention immédiate est nécessaire s'il y a des complications respiratoires.	
6. Se préparer pour l'intubation et l'escarrotomie.	6. L'intubation permet la ventilation artificielle. L'escarrotomie permet la décompression thoracique s'il y a des brûlures circonférentielles au thorax.	

Soins aux brûlés pendant la phase de réanimation (*suite*)

INTERVENTIONS INFIRMIÈRES	JUSTIFICATIONS SCIENTIFIQUES	RÉSULTATS ESCOMPTÉS
7. Observer de près la personne sous ventilation artificielle.	7. Permet de détecter rapidement une détérioration de l'état respiratoire ou des complications liées à la ventilation assistée.	

Diagnostic infirmier: dégagement inefficace des voies respiratoires, relié à l'œdème et aux effets de l'inhalation de fumée
Objectif: libérer les voies respiratoires et maintenir une ventilation adéquate

1. Maintenir la perméabilité des voies respiratoires en plaçant la personne dans une position appropriée, en aspirant les sécrétions et en utilisant un tube pharyngé, au besoin. 2. Administrer de l'oxygène humidifié. 3. Inciter la personne à se tourner, à tousser, à prendre des respirations profondes et à utiliser un inspiromètre. Procéder à des aspirations au besoin.	1. La perméabilité des voies respiratoires est très importante pour la respiration. 2. L'humidité liquéfie les sécrétions et facilite leur expectoration. 3. Ces mesures favorisent le dégagement et l'expectoration des sécrétions.	■ Les voies respiratoires de la personne sont dégagées. ■ Ses expectorations sont peu abondantes, incolores et limpides. ■ Son rythme respiratoire est régulier. ■ La sphygmooxymétrie est dans les limites normales.

Diagnostic infirmier: déficit de volume liquidien, relié à l'augmentation de la perméabilité des capillaires et à la perte de liquide par les plaies
Objectif: rétablir l'équilibre hydroélectrolytique et maintenir l'irrigation des organes vitaux

1. Surveiller les signes vitaux (y compris la pression veineuse centrale ou la pression artérielle pulmonaire, s'il y a lieu) et les signes d'hypovolémie et de surcharge liquidienne, et mesurer le débit urinaire. 2. Mesurer le débit urinaire au moins toutes les heures et peser la personne tous les jours. 3. Surveiller les perfusions intraveineuses et en régler le débit selon l'ordonnance du médecin. 4. Rechercher les symptômes d'une déficience ou d'un excès des taux sériques de sodium, de potassium, de calcium, de phosphore et de bicarbonate. 5. Surélever la tête de lit de la personne et les membres atteints. 6. Avertir immédiatement le médecin d'une diminution du débit urinaire, de la pression artérielle, des pressions veineuse centrale, artérielle pulmonaire ou capillaire bloquée, ou d'une augmentation du pouls.	1. L'hypovolémie est une complication immédiate des brûlures. Un remplacement liquidien exagéré peut causer une surcharge liquidienne. 2. Fournit des renseignements sur la perfusion rénale, l'efficacité du remplacement liquidien, les besoins liquidiens et l'équilibre hydrique. 3. Une quantité de liquide adéquate est nécessaire pour maintenir l'équilibre hydroélectrolytique et l'irrigation des organes vitaux. 4. Des modifications rapides de l'équilibre hydroélectrolytique peuvent survenir dans la période de réanimation. 5. Favorise le retour veineux. 6. En raison des modifications rapides de l'équilibre hydrique lors de l'état de choc, on doit déceler sans délai un déficit liquidien pour éviter le choc hypovolémique.	■ Les taux sériques d'électrolytes de la personne sont dans les limites de la normale. ■ Son volume urinaire se situe entre 0,5 et 1,0 mL/kg/h. ■ Sa pression artérielle est supérieure à 90/60 mm Hg. ■ Sa fréquence cardiaque est inférieure à 120 battements par minute. ■ Son niveau de conscience n'est pas altéré. ■ Son urine est jaune clair avec une densité dans les limites de la normale.

Diagnostic infirmier: hypothermie, reliée à la diminution de la microcirculation et aux plaies ouvertes
Objectif: maintenir la température corporelle normale

1. Augmenter la température ambiante à l'aide d'écrans thermiques, de couvertures de secours, de lampes chauffantes et de couvertures. Régler la température de la chambre à 27 °C. 2. Travailler rapidement quand les plaies sont exposées à l'air. Éviter d'employer des solutions non réchauffées pour le soin des plaies et les perfusions. 3. Prendre la température centrale régulièrement.	1. Réduit les pertes de chaleur par évaporation. 2. Réduit les pertes de chaleur par les plaies. 3. Permet de déceler les signes d'hypothermie.	■ La température corporelle de la personne varie entre 36,1 et 38,3 °C. ■ La personne ne frissonne pas.

Diagnostic infirmier: douleur, reliée aux brûlures et au stress émotionnel
Objectif: soulager la douleur

1. Évaluer la douleur sur une échelle de 1 à 10 ou sur une échelle visuelle (selon l'âge de la personne et sa compréhension de l'échelle numérique). S'assurer qu'elle n'est pas due à l'hypoxie.	1. L'évaluation de la douleur permet de recueillir des données de base pour vérifier l'efficacité des mesures utilisées pour la soulager. Avant d'administrer des analgésiques, on doit éliminer la possibilité qu'il s'agisse d'une hypoxie, dont les signes sont similaires.	■ La personne dit qu'elle a moins mal. ■ Elle ne montre pas de signes de douleur non verbaux.

INTERVENTIONS INFIRMIÈRES	JUSTIFICATIONS SCIENTIFIQUES	RÉSULTATS ESCOMPTÉS
2. Administrer des analgésiques narcotiques et un anxiolytique par voie intraveineuse selon l'ordonnance du médecin. Observer les signes de dépression respiratoire chez la personne qui n'est pas sous ventilation assistée. Évaluer la réponse aux analgésiques et à l'anxiolytique. 3. Apporter à la personne du soutien moral et du réconfort.	2. Il faut utiliser la voie intraveineuse, car la circulation tissulaire est compromise par les brûlures. 3. Nécessaire pour réduire la peur et l'anxiété causées par les brûlures. La peur et l'anxiété augmentent la perception de la douleur.	

Diagnostic infirmier: anxiété, reliée à la douleur, à la peur et au stress émotionnel occasionnés par les brûlures
Objectif: diminuer l'anxiété de la personne et des membres de sa famille

1. Évaluer les connaissances sur les brûlures et les stratégies d'adaptation de la personne et de sa famille. Évaluer aussi la dynamique familiale. 2. Adapter les interventions aux réactions de la personne et de sa famille. 3. Expliquer toutes les interventions dans un langage simple et clair à la personne et à sa famille. 4. Assurer un soulagement approprié de la douleur. 5. Administrer les anxiolytiques selon l'ordonnance du médecin.	1. On peut suggérer d'utiliser des stratégies d'adaptation qui se sont avérées efficaces dans le passé. L'évaluation permet de planifier des interventions personnalisées. 2. Les réactions aux brûlures sont très variables. Les interventions doivent être adaptées à la personne et à sa famille. 3. L'acquisition de connaissances réduit la peur de l'inconnu. Un niveau d'anxiété élevé peut nuire à la compréhension des explications. 4. La douleur augmente l'anxiété et vice versa. 5. Le niveau d'anxiété pendant la période de réanimation peut réduire les capacités d'adaptation de la personne. Les médicaments réduisent les réponses physiologiques et psychologiques à l'anxiété.	▪ La personne et sa famille disent comprendre les soins d'urgence. ▪ La personne répond aux questions simples. ▪ La personne semble détendue et rassurée.

Problèmes traités en collaboration: insuffisance respiratoire aiguë, choc hypovolémique, insuffisance rénale aiguë, syndrome de compartiment, iléus paralytique, ulcère de Curling
Objectif: prévenir les complications

Insuffisance respiratoire aiguë 1. Observer la personne à la recherche des signes de dyspnée, de stridors et de changements dans le rythme respiratoire. 2. Surveiller la sphygmooxymétrie et les valeurs des gaz artériels pour déceler une diminution de la PO_2 et une augmentation de la PCO_2. 3. Obtenir les résultats des radiographies du thorax. 4. Surveiller les signes d'agitation et de confusion, de difficulté à répondre aux questions ou une diminution du niveau de conscience. 5. Signaler immédiatement au médecin toute détérioration de l'état respiratoire. 6. Aider à l'intubation et à l'escarrotomie, au besoin.	1. Reflètent une détérioration de l'état respiratoire. 2. Reflètent une diminution de l'oxygénation. 3. Peuvent révéler des lésions pulmonaires. 4. Peuvent indiquer une hypoxie cérébrale. 5. L'insuffisance respiratoire aiguë menace la vie; une intervention immédiate est donc nécessaire. 6. L'intubation permet la ventilation assistée. L'escarrotomie diminue la compression thoracique et améliore la respiration.	▪ Les valeurs des gaz artériels de la personne sont dans les limites de la normale: PO_2 > 80 mm Hg, PCO_2 < 50 mm Hg. ▪ Elle respire spontanément et son volume courant est adéquat. ▪ Ses radiographies pulmonaires sont normales. ▪ Elle ne présente aucun signe d'hypoxie cérébrale.

Choc hypovolémique 1. Surveiller l'apparition des signes suivants: diminution du débit urinaire, de la pression artérielle pulmonaire et de la pression capillaire bloquée, de la pression artérielle et du débit cardiaque, ou augmentation du pouls. 2. Observer la présence d'un œdème progressif accompagnant la redistribution des liquides. 3. Établir le remplacement liquidien avec le médecin selon les réactions physiologiques.	1. Peuvent indiquer un choc hypovolémique et un volume intravasculaire inadéquat. 2. Lors du choc, le passage des liquides dans le compartiment interstitiel entraîne un œdème pouvant altérer l'irrigation tissulaire. 3. Un remplacement liquidien efficace prévient le choc hypovolémique et améliore l'état de la personne.	▪ Son débit urinaire se situe entre 0,5 et 1,0 mL/kg/h. ▪ Sa pression artérielle est dans les limites de la normale (généralement > 90/60 mm Hg). ▪ Sa fréquence cardiaque est dans les limites de la normale (généralement < 110 battements par minute). ▪ Sa pression et son débit cardiaque sont normaux.

Insuffisance rénale aiguë 1. Surveiller le débit urinaire et les taux d'urée et de créatinine.	1. Reflètent la fonction rénale.	▪ Son volume urinaire est normal.

▥▶

Soins aux brûlés pendant la phase de réanimation (*suite*)

INTERVENTIONS INFIRMIÈRES	JUSTIFICATIONS SCIENTIFIQUES	RÉSULTATS ESCOMPTÉS
2. Signaler au médecin toute diminution du débit urinaire ou augmentation des taux d'urée et de créatinine.	2. Indiquent la possibilité d'une insuffisance rénale.	■ Ses taux d'urée et de créatinine sont normaux.
3. Prélever des échantillons d'urines pour déceler la présence d'hémoglobine et de myoglobine.	3. La présence d'hémoglobine ou de myoglobine dans les urines indique qu'il y a un risque d'insuffisance rénale.	
4. Administrer les liquides selon l'ordonnance du médecin.	4. Les liquides aident à éliminer l'hémoglobine et la myoglobine des tubules rénaux, ce qui réduit les risques d'insuffisance rénale.	
Syndrome de compartiment 1. Prendre les pouls périphériques toutes les heures au moyen d'un appareil de Doppler.	1. Remplace l'auscultation et révèle l'état de la circulation sanguine.	■ La personne ne présente pas de paresthésie ou de symptômes d'ischémie des nerfs ou des muscles.
2. Évaluer la chaleur, le remplissage capillaire, la sensibilité et la mobilité des membres toutes les heures. Comparer les membres lésés aux membres sains.	2. Indiquent l'état de la perfusion périphérique.	■ Ses pouls périphériques sont décelables à l'appareil de Doppler.
3. Retirer le brassard du tensiomètre après chaque mesure.	3. Le brassard peut avoir l'effet d'un garrot quand les membres sont enflés.	
4. Surélever les membres brûlés.	4. Réduit la formation d'œdème.	
5. Signaler immédiatement au médecin tout ralentissement du pouls, perte de sensation ou présence de douleur.	5. Peuvent indiquer une irrigation tissulaire insuffisante.	
6. Se préparer pour l'escarrotomie.	6. Réduit la constriction due à l'œdème sous les brûlures circonférentielles et favorise la perfusion tissulaire.	
Iléus paralytique 1. Mettre en place la sonde nasogastrique avec aspiration intermittente jusqu'au rétablissement des bruits intestinaux.	1. Réduit la distension abdominale et gastrique et prévient les vomissements.	■ La personne ne présente pas de distension abdominale.
2. Ausculter l'abdomen à la recherche des bruits intestinaux et palper à la recherche d'une distension abdominale.	2. On peut reprendre progressivement l'alimentation dès le rétablissement des bruits intestinaux. La distension abdominale reflète une décompression inadéquate.	■ Ses bruits intestinaux sont normaux depuis les 48 dernières heures.
Ulcère de Curling 1. Faire examiner les aspirations gastriques pour déterminer le pH et la présence de sang.	1. Un pH acide indique qu'il faut donner des antiacides ou des antagonistes des récepteurs H_2 de l'histamine. La présence de sang indique la possibilité d'une hémorragie gastrique.	■ La personne ne présente pas de distension abdominale.
2. Examiner les selles à la recherche de sang occulte.	2. Peut indiquer un ulcère gastrique ou duodénal.	■ Ses bruits intestinaux sont normaux depuis les 48 dernières heures.
3. Administrer les antagonistes des récepteurs H_2 de l'histamine et les antiacides selon l'ordonnance du médecin.	3. Ces médicaments réduisent l'acidité gastrique et les risques d'ulcération.	■ Son contenu gastrique et ses selles sont exempts de sang.

PHASE AIGUË

La phase aiguë chez les grands brûlés suit la phase de réanimation. Elle commence entre 48 et 72 heures après l'accident. Au cours de cette phase, l'infirmière observe attentivement l'état de la personne et vise à maintenir la respiration et la circulation, l'équilibre hydroélectrolytique ainsi que les fonctions gastro-intestinale et rénale. Elle se concentre aussi sur la prévention de l'infection, le soin des brûlures (nettoyage des plaies, traitement antimicrobien topique, pansements, changement des pansements, débridement des plaies et greffes), le soulagement de la douleur et le soutien nutritionnel. Nous examinerons chacune de ces activités en détail.

L'obstruction des voies respiratoires causée par l'œdème ne se manifeste parfois que 48 heures après les brûlures. À ce moment, on observe des changements radiologiques et des variations des gaz artériels dus aux effets de la fumée sur les tissus, mais aussi aux liquides de remplacement administrés. On se base sur les valeurs des gaz artériels et sur les autres paramètres respiratoires pour déterminer s'il faut pratiquer une intubation ou une trachéotomie ou encore recourir à la ventilation assistée.

Au fur et à mesure que les capillaires retrouvent leur intégrité, ce qui peut prendre 48 heures ou plus, et que les liquides passent du compartiment interstitiel au compartiment intravasculaire, la diurèse reprend (tableau 60-5 ■). Si la fonction cardiaque ou rénale n'est pas adéquate (chez la personne âgée ou chez celle qui souffre d'une cardiopathie préexistante, par exemple), il se produit alors une surcharge liquidienne pouvant provoquer une insuffisance cardiaque (chapitre 32 ⬚). Lorsque l'infirmière dépiste à temps les signes de surcharge, elle peut amorcer une intervention rapide pour corriger la

Modifications hydroélectrolytiques au cours de la phase aiguë	TABLEAU 60-5

Phase de reprise de la diurèse
Liquide interstitiel → plasma

Observation	Explication
Hémodilution (baisse de l'hématocrite)	Quand du liquide passe du compartiment interstitiel au compartiment intravasculaire, il se produit une dilution des globules rouges; il y a aussi perte de globules rouges dans les régions brûlées.
Augmentation du débit urinaire	Le passage des liquides dans le compartiment intravasculaire augmente le débit sanguin rénal et provoque une augmentation du volume des urines.
Déficit en sodium (Na⁺)	L'augmentation du débit urinaire entraîne une perte de sodium; le sodium est aussi dilué par l'afflux d'eau au niveau intracellulaire.
Déficit (occasionnel) en potassium (K⁺)	À partir des quatrième et cinquième jours, le K⁺ se déplace du liquide extracellulaire vers l'intérieur des cellules.
Acidose métabolique	La perte de sodium épuise le bicarbonate; on observe une augmentation consécutive du gaz carbonique.

situation. On peut administrer au besoin des cardiotoniques et des diurétiques et restreindre l'apport liquidien pour favoriser la circulation sanguine et prévenir l'insuffisance cardiaque ainsi que l'œdème pulmonaire.

Durant cette phase, on poursuit l'administration de liquides et d'électrolytes pour compenser les fuites à partir des vaisseaux sanguins au profit du compartiment interstitiel, les pertes par les plaies étendues et les réactions physiologiques de la personne aux brûlures. Une transfusion de sang est parfois nécessaire pour rétablir le taux d'hémoglobine et prévenir l'anémie.

Après le choc, la fièvre est fréquente chez les grands brûlés. Le cerveau modifie le réglage de la température centrale et fixe celle-ci à quelques degrés au-dessus de la normale durant les semaines qui suivent l'accident. La bactériémie et la septicémie causent aussi de la fièvre. Il est parfois nécessaire d'administrer de l'acétaminophène (Tylenol) et d'utiliser une couverture réfrigérante pour maintenir la température de l'organisme entre 37,2 et 38,3 °C, et réduire ainsi la demande métabolique et les besoins d'oxygénation tissulaire.

On doit dans certains cas mettre en place un cathéter de pression veineuse centrale, un cathéter de pression artérielle périphérique ou un cathéter servant à mesurer les pressions veineuses et artérielles, la pression capillaire pulmonaire et le débit cardiaque. Cependant, on évite généralement les voies de perfusion intravasculaires, sauf en dernier recours, car elles représentent une porte d'entrée supplémentaire pour les infections chez une personne très immunodéprimée.

L'infection évoluant vers le choc septique est la principale cause de décès chez les grands brûlés, une fois passés les premiers jours qui suivent l'accident. Les brûlures étendues entraînent une immunosuppression, ce qui rend la personne très vulnérable à la septicémie. L'infection peut débuter dans une région brûlée et se propager par la circulation sanguine.

Prévention de l'infection

En dépit du respect des règles de l'asepsie et de l'utilisation d'un agent antimicrobien topique, les plaies par brûlure sont un excellent terrain pour la prolifération de bactéries comme *Staphylococcus*, *Proteus*, *Pseudomonas*, *Escherichia coli* et *Klebsiella*. Comme les escarres se composent de tissu dévitalisé n'ayant aucun apport sanguin, les granulocytes, les anticorps et les antibiotiques par voie systémique ont plus de difficulté à atteindre la zone lésée. Un nombre phénoménal de bactéries (plus d'un milliard par gramme de tissu) peuvent y proliférer et se propager dans la circulation sanguine ou libérer des toxines qui peuvent être acheminées loin de leur point d'origine. Les staphylocoques et les entérocoques sont les organismes à Gram positif responsables de plus de la moitié des infections sanguines nosocomiales chez les grands brûlés. Depuis la fin des années 1980 et le début des années 1990, ce sont des organismes à Gram négatif (*Pseudomonas* et *Escherichia*) qui engendrent le plus grand nombre d'infections. Les champignons, comme *Candida albicans*, croissent facilement dans les brûlures.

Pendant la réépithélisation qui mène à la cicatrisation, ou lors de la préparation de la peau pour une greffe, on doit protéger les plaies contre l'infection. Celle-ci se caractérise par:

1. La présence de 10^5 bactéries par gramme de tissu
2. L'inflammation (rougeur, douleur, œdème, chaleur)
3. La nécrose et la thrombose des vaisseaux du derme

Les principales sources d'infection bactérienne seraient les voies digestives, d'où proviennent la plupart des microbes. La muqueuse de l'intestin sert normalement de barrière pour garder l'environnement interne exempt de pathogènes. Après une brûlure grave, cette barrière devient très perméable. En conséquence, la flore microbienne et les endotoxines qui se trouvent dans la lumière de l'intestin passent librement dans la circulation générale, ce qui entraîne une infection. Si la muqueuse intestinale est protégée contre le changement de perméabilité, on peut éviter l'infection. L'alimentation entérale précoce aide à prévenir l'accroissement de la perméabilité intestinale et empêche les fuites d'endotoxines (Cioffi, 2001; Peng, Yuan et Ziao, 2001).

L'infection entrave la guérison des plaies en favorisant l'inflammation et en lésant les tissus. L'environnement est une autre source importante de microbes pathogènes. Limiter la propagation de ceux-ci est une tâche importante de l'équipe de soins. Lorsqu'elle soigne des plaies, l'infirmière doit porter un bonnet, une blouse, un masque, des pantoufles et des gants et respecter rigoureusement les règles d'asepsie.

L'infirmière doit parfois procéder à des cultures des tissus brûlés pour évaluer la colonisation de la plaie par les microbes. Les techniques utilisées à cette fin sont l'écouvillonnage, la culture en surface ou la biopsie tissulaire. L'écouvillonnage et la culture en surface sont non effractifs, simples et sans douleur. Cependant, les données obtenues ne s'appliquent qu'aux régions du prélèvement; par conséquent, il peut être nécessaire de procéder à des cultures par biopsie pour les plaies étendues. On prescrit rarement des antibiotiques à titre prophylactique, car ils favorisent l'apparition de souches résistantes. On en administre par voie générale seulement s'il y a infection de la plaie ou cultures positives (urines, expectorations ou sang). Au préalable, il faut procéder à une épreuve de sensibilité (antibiogramme). On peut administrer plusieurs agents antimicrobiens par voie parentérale pour traiter l'infection. S'ils ne sont pas utilisés de façon appropriée, les antibiotiques peuvent altérer considérablement la flore bactérienne dans l'unité de soins aux brûlés ; c'est pourquoi leur emploi doit faire l'objet d'une attention particulière.

Nettoyage des plaies

Il existe plusieurs façons de nettoyer les plaies. L'**hydrothérapie**, qui peut se faire sur une civière placée sous la douche, dans une douche de plain-pied ou dans une cuve, est très utilisée. Dans certains centres, on a recours à l'hydrothérapie par immersion totale. On doit recouvrir tout le matériel d'un revêtement de plastique et décontaminer aussi bien le matériel que la salle de traitement pour prévenir les infections nosocomiales. On peut utiliser de l'eau courante pour le nettoyage des plaies. On maintient la température de l'eau à 37,8 °C et celle de la chambre entre 26,6 et 29,4 °C. La durée d'une séance d'hydrothérapie ne doit pas dépasser 20 à 30 minutes pour prévenir les refroidissements et l'augmentation des besoins métaboliques. L'hydrothérapie avec immersion est de plus en plus délaissée en raison des risques de contamination entre les sites de brûlures de la personne et entre celle-ci et d'autres brûlés. Il faut viser avant tout à prévenir la prolifération des organismes pathogènes et l'envahissement des tissus profonds jusqu'à ce qu'il y ait fermeture des plaies.

Il faut aussi laver régulièrement les régions non brûlées et les cheveux. L'infirmière profite du nettoyage des plaies pour dépister les rougeurs et les signes de lésions ou d'infection. On coupe les poils qui entourent les régions brûlées, à l'exception des sourcils. On doit aspirer le contenu des phlyctènes au moyen d'une aiguille et d'une seringue, puis le jeter lorsque les dimensions sont de plus de 2 cm de diamètre.

Il est essentiel de planifier soigneusement le traitement de la surface brûlée. Quand on retire les tissus dévitalisés, il faut respecter strictement les règles de l'asepsie. On nettoie les plaies qui n'exigent pas de traitement chirurgical au moins une fois par jour. De 10 à 15 jours après les brûlures, les nettoyages et les débridements peuvent être plus fréquents, parce que les escarres commencent à se détacher, exposant le tissu sous-jacent.

Il faut également tenir compte du bien-être de la personne et de son aptitude à participer au traitement. Les interventions, et en particulier les bains, sont stressantes pour l'organisme. À l'affût des signes de refroidissement, de fatigue et de troubles circulatoires, l'infirmière doit soulager la douleur au moyen d'analgésiques et de techniques de relaxation.

Traitement antimicrobien topique

On admet généralement que l'application d'un agent antimicrobien est la méthode de traitement local la plus efficace pour les brûlures étendues. Le traitement antimicrobien topique ne stérilise pas les plaies ; il réduit le nombre de bactéries

pour permettre aux mécanismes de défense de l'organisme de combattre toute la flore microbienne ou prévenir la contamination. Le traitement topique transforme une plaie ouverte et souillée en une plaie propre et fermée.

L'agent topique choisi doit avoir les propriétés suivantes :

- Il est efficace contre les germes à Gram négatif comme *Pseudomonas æruginosa*, les staphylocoques dorés et même contre les levures.

- Son efficacité a été prouvée en clinique.

- Il pénètre dans les escarres, mais ne provoque pas d'effets toxiques systémiques.

- Il ne perd pas de son efficacité, ce qui évite les surinfections.

- Il a un bon rapport coût-efficacité, est facile à obtenir et bien accepté par la personne.

- Il est facile à appliquer, ce qui réduit le temps des soins prodigués par l'infirmière.

Les trois agents antimicrobiens à action topique les plus utilisés sont le sulfadiazine d'argent (Flamazine), l'acétate de mafénide (Sulfamylon) et les pansements d'argent. Nous décrivons ces agents au tableau 60-6 ▪. De nombreux autres agents topiques sont offerts sur le marché, le sulfate de gentamicine, la nitrofurazone (Furacin), l'acide acétique, le miconazole et le chlortrimazole. On utilise parfois la bacitracine comme premier traitement des brûlures au visage ou des greffes.

On utilise le pansement Acticoat, un produit avec revêtement d'argent, pour traiter les brûlures et les **zones donneuses**. Ce pansement doit être maintenu humide avec un hydrogel sans NaCl pour assurer une libération soutenue d'argent sur la plaie, ce qui procure une barrière contre les microorganismes. Le pansement Acticoat a de meilleures propriétés antimicrobiennes que les autres produits à revêtement d'argent traditionnels couramment utilisés. De plus, il offre un bon rapport coût-efficacité. On peut le laisser de trois à sept jours sur la plaie, ce qui réduit les malaises de la personne, les coûts en matériel et le temps consacré au changement des pansements par l'infirmière. De plus, les essais cliniques ont montré qu'il est efficace pour combattre l'infection (Yin, Langford et Burrell, 1999).

On doit parfois utiliser différents produits à divers moments au cours de la période qui suit l'accident. On choisit ceux qui conviennent en fonction des résultats des cultures et des antibiogrammes. Une utilisation prudente des agents antimicrobiens dont l'efficacité a été prouvée a pour effet d'affaiblir les souches bactériennes et de réduire les risques d'infection.

Avant chaque nouvelle application, il faut enlever soigneusement les produits utilisés précédemment. L'infirmière doit déterminer le type de pansement à employer et la fréquence à laquelle il faut le changer pour obtenir les meilleurs résultats possible.

Pansements

Après avoir nettoyé les plaies, on les assèche par tapotement et on applique l'agent antimicrobien conformément à l'ordonnance du médecin, puis on les recouvre de pansements absorbants qui conservent l'humidité nécessaire à la

Agents antimicrobiens à application topique utilisés pour traiter les brûlures

TABLEAU
60-6

Agents	Indications	Applications	Interventions infirmières
Sulfadiazine d'argent à 1 % (Flamazine), en crème hydrosoluble	▪ Bactéricide le plus efficace ▪ Pénétration minimale des escarres	▪ Appliquer de 1 à 3 fois par jour en une mince couche (1 ou 2 mm) avec les mains recouvertes de gants stériles.	▪ Leucopénie possible 2 ou 3 jours après le début du traitement. (La leucopénie se résorbe généralement en 2 ou 3 jours.) ▪ Il peut y avoir formation d'une pseudoescarre (gel protéique) qui s'enlève facilement au bout de 72 heures.
Acétate de mafénide à 5 ou 10 % (Sulfamylon), crème à base hydrophile	▪ Efficace contre les germes à Gram négatif et à Gram positif ▪ Pénétration rapide des escarres ▪ La formule à 10 % représente le traitement de choix des brûlures électriques, car elle pénètre dans les escarres profondes	▪ Appliquer une mince couche 2 fois par jour avec les mains recouvertes de gants stériles et laisser la plaie à découvert. Si la plaie est recouverte d'un pansement, changer celui-ci toutes les 6 heures, selon l'ordonnance.	▪ Surveiller les valeurs des gaz artériels et cesser l'utilisation en cas d'acidose. L'acétate de mafénide est un puissant inhibiteur de l'anhydrase carbonique, ce qui peut réduire la fonction tampon des reins et provoquer une acidose métabolique. ▪ Administrer un analgésique avant d'appliquer l'acétate de mafénide, car cet agent cause des douleurs cuisantes jusqu'à 20 minutes après son application.
Acticoat	▪ Efficace contre les germes à Gram négatif et à Gram positif, les champignons, dont les levures, et les bactéries résistantes à la méthicilline. ▪ Libère, de façon uniforme, une dose antimicrobienne d'argent sur la plaie.	▪ Humidifier avec de l'eau stérile seulement (ne jamais utiliser une solution saline normale). ▪ Appliquer directement sur la plaie. Recouvrir d'un deuxième pansement absorbant. Si la brûlure est peu exsudative, la recouvrir d'un pansement hydrogel sans NaCl.	▪ Ne pas utiliser de produits à base d'huile ni d'agent antimicrobien topique avec le pansement Acticoat. Garder l'Acticoat humide, sans le saturer. Peut produire une « pseudoescarre » à cause de l'argent. ▪ On peut garder le pansement de 3 à 5 jours si l'exsudat n'est pas trop abondant. Acticoat 7 peut être laissé 7 jours sans être changé.

cicatrisation des tissus. On met un pansement léger sur les articulations pour ne pas gêner les mouvements (sauf si elles doivent être immobilisées en raison d'une greffe récente), de même que sur les régions où on utilise des attelles pour permettre au corps d'adopter une bonne position. On doit appliquer les pansements circonférentiels en commençant par les régions distales et en progressant vers le centre du corps. Si la main ou le pied est brûlé, on doit envelopper individuellement les doigts et les orteils pour éviter l'adhérence des tissus au cours de la guérison.

On doit laisser à découvert les brûlures au visage après les avoir nettoyées et y avoir appliqué un agent topique. On n'utilise pas de produits à base d'argent dans le visage en raison des risques de coloration permanente des tissus. L'infirmière doit porter une attention particulière aux brûlures exposées à l'air pour éviter qu'elles sèchent et se transforment en brûlures profondes.

Le soin des brûlures exige une collaboration étroite entre la personne, le chirurgien, l'infirmière et les autres membres de l'équipe soignante. Chez les personnes atteintes de brûlures multiples, il faut parfois effectuer plusieurs interventions différentes. L'utilisation d'un diagramme installé à côté du lit permet d'informer le reste de l'équipe des traitements en cours, des attelles à appliquer par-dessus les pansements et des exercices à faire avant de couvrir les plaies.

Changement des pansements

On change les pansements dans la chambre de la personne, dans la salle d'hydrothérapie ou dans la salle de traitement environ 20 minutes après avoir administré un analgésique. On peut également les changer à la salle d'opération, sous anesthésie. Le personnel doit porter un masque, des lunettes à coques, un bonnet, des pantoufles, un tablier en plastique jetable ou une blouse de contagion ainsi que des gants. On coupe les pansements externes avec des ciseaux mousses et on retire les pansements souillés que l'on jette conformément aux directives en vigueur dans l'établissement concernant l'élimination des matières avec contenus biologiques.

L'infirmière peut faciliter le décollement des pansements qui adhèrent à la plaie en les imbibant d'eau. Elle retire ensuite soigneusement et délicatement les autres pansements. La personne peut participer à l'intervention en signalant à l'infirmière d'arrêter lorsque le retrait est douloureux, ce qui diminue son sentiment d'impuissance. Ensuite, on débride les plaies pour éliminer les traces d'agent topique, les exsudats, la peau dévitalisée et les débris. On utilise des ciseaux et des pinces stériles pour tailler les escarres décollées et retirer les fragments de peau. Pendant le débridement, l'infirmière examine minutieusement la plaie et la peau qui l'entoure. Elle doit noter la couleur de la plaie, son odeur et sa taille, la présence d'écoulements, les signes de réépithélisation et les caractéristiques des escarres, ainsi que toute modification depuis le dernier changement de pansements.

Débridement de la plaie

L'accumulation de débris sur la surface de la plaie peut entraver la migration des kératinocytes, ce qui retarde l'épithélisation. Le débridement est un autre aspect du traitement des brûlures. Il a un double objectif :

- Éliminer les tissus contaminés par les bactéries et les corps étrangers pour protéger la personne d'une infection envahissante.
- Éliminer les tissus dévitalisés ou les escarres avant une greffe et favoriser la cicatrisation.

Il existe trois types de débridement : autolytique, mécanique et chirurgical.

Débridement autolytique

Le débridement autolytique permet aux tissus dévitalisés de se détacher naturellement des tissus viables sous-jacents. Quand une personne a subi des brûlures du 2e et du 3e degré, les granulocytes neutrophiles et les macrophages présents dans l'espace qui sépare les tissus brûlés des tissus sains coupent graduellement, au moyen d'enzymes protéolytiques, les fibres de **collagène** qui retiennent l'escarre pendant les deux premières semaines après l'accident. Ce type de débridement est lent. Il faut donc parfois accélérer le processus par un débridement mécanique ou chirurgical afin de réduire le laps de temps pendant lequel la brûlure est exposée aux invasions bactériennes ou à d'autres problèmes iatrogènes.

Débridement mécanique

Quand on procède à un débridement mécanique, on détache et on retire les escarres à l'aide de ciseaux et de pinces de chirurgie. Cette intervention peut être effectuée par un médecin ou une infirmière au moment des activités quotidiennes de changement des pansements ou de soins des plaies. On interrompt le débridement dès que la plaie saigne ou devient douloureuse. On peut arrêter les saignements provenant des petits vaisseaux en appliquant des agents hémostatiques comme les pansements d'alginates ou en exerçant une pression.

Débridement chirurgical

Aujourd'hui, on admet que l'excision chirurgicale précoce (consistant à retirer les tissus dévitalisés dans les 48 à 72 heures après la brûlure), associée à la fermeture rapide de la plaie, constitue l'un des plus importants facteurs contribuant au rétablissement des grands brûlés. La fermeture rapide des plaies a réduit l'incidence de la septicémie, ce qui augmente le taux de survie (Gibran et Heimbach, 2000). On pratique l'excision avant la séparation autolytique de l'escarre.

Le débridement chirurgical est une technique qui consiste à exciser l'épaisseur totale de la peau jusqu'à l'aponévrose (excision tangentielle) ou à exciser graduellement les couches de peau brûlée jusqu'à l'apparition d'un saignement libre et de tissus viables. On procède au débridement chirurgical deux ou trois jours après les brûlures ou dès que les signes vitaux sont stables et que l'œdème a diminué.

Idéalement, on recouvre immédiatement la plaie d'un greffon de peau. Si le lit de la plaie n'est pas prêt pour la greffe au moment de l'excision, on peut appliquer un pansement biologique temporaire et procéder à la greffe lors d'une opération ultérieure.

L'excision chirurgicale n'est pas sans risques ou complications, particulièrement dans les cas de brûlures graves. L'intervention entraîne un risque élevé de perte de sang considérable (de 100 à 125 mL de sang par pourcentage de surface corporelle excisée) et elle exige des temps d'opération et d'anesthésie prolongés. Cependant, quand elle est pratiquée à temps et de manière efficace, elle réduit la durée du séjour à l'hôpital et peut diminuer les risques de complications liés aux infections des brûlures.

Particularités reliées à la personne âgée

Chez les personnes âgées, la séparation naturelle des escarres dans les cas de brûlures profondes est retardée. De plus, ces personnes ne sont pas de bonnes candidates pour l'excision chirurgicale. Toutefois, si la personne âgée peut tolérer l'opération, le traitement de choix consiste à exciser l'escarre et à pratiquer une greffe. Ce type d'intervention réduit le taux de mortalité parmi cette population. Chez la personne âgée victime de brûlures, il est important de prévenir les complications associées à une hospitalisation prolongée, à l'immobilité et à la chirurgie.

Greffes

Dans les cas de brûlures profondes (3e degré), la réépithélisation spontanée est impossible. Il faut donc recouvrir la plaie jusqu'à ce que l'on puisse pratiquer une **autogreffe** (greffon provenant de la personne elle-même). On recouvre la plaie dans le but de réduire les risques d'infection, de limiter la perte de protéines, de liquides et d'électrolytes, et de diminuer la perte de chaleur par évaporation. Il existe plusieurs techniques de recouvrement des plaies ; certaines sont utilisées de manière temporaire, jusqu'à ce que l'on puisse apposer un greffon permanent. Pour recouvrir les plaies, on a recours aux pansements biologiques, biosynthétiques ou synthétiques, à des techniques autologues ou à une combinaison de ces méthodes.

Les premières régions greffées sont le visage, pour des raisons esthétiques et psychologiques, les mains ou les autres parties fonctionnelles du corps comme les pieds, et les articulations. La greffe permet à la personne de retrouver plus tôt sa capacité fonctionnelle et réduit les *contractions*. Toutefois, lorsque les brûlures sont très étendues, on peut commencer par des greffes au thorax et à l'abdomen pour diminuer la surface brûlée.

Le tissu de granulation remplit l'espace créé par la plaie et favorise la croissance des cellules épithéliales. Un tissu de granulation bien vascularisé est rouge, ferme, luisant et exempt d'exsudat et de débris. Sa numération bactérienne doit être inférieure à 100 000 par gramme de tissu pour optimiser la prise du greffon. Si elle n'est pas prête à recevoir une greffe, la plaie doit être excisée pour laisser place au processus de granulation. On favorise ce dernier en recouvrant la lésion d'un pansement qui la garde humide.

Pansements biologiques

Les pansements biologiques (homogreffes et hétérogreffes) ont plusieurs utilisations. Dans les cas de brûlures étendues, ils peuvent sauver la vie de la personne en permettant l'occlusion temporaire des plaies et en protégeant le tissu de granulation jusqu'au moment de l'autogreffe. On les utilise souvent dans les cas de brûlures étendues, car les régions de peau saine pouvant servir de zones donneuses sont réduites. On utilise de plus les pansements biologiques pour débrider les plaies après la séparation des escarres. La plaie est alors débridée à chaque changement du pansement. Quand le pansement biologique semble prendre ou adhérer à la surface de granulation et qu'il existe une exsudation sous-jacente minimale, la personne peut alors recevoir une autogreffe.

Dans les cas de brûlures superficielles et propres, les pansements biologiques réduisent les pertes d'eau par évaporation, ainsi que les pertes de protéines. Ils soulagent la douleur en protégeant les terminaisons nerveuses et procurent une barrière contre l'infection. Il semble qu'ils accélèrent la cicatrisation des brûlures superficielles du 2e degré. On peut recouvrir les pansements biologiques ou les laisser à découvert. On les laisse en place pour des laps de temps variés et on doit les retirer en cas d'infection ou de rejet.

Les pansements biologiques comprennent les **homogreffes** (ou allogreffes) et les **hétérogreffes** (ou xénogreffes). L'homogreffe est la transplantation d'un greffon prélevé sur un donneur humain vivant ou récemment décédé. On peut aussi utiliser comme pansement biologique la membrane amniotique (amnios) provenant du placenta humain. L'hétérogreffe est un greffon d'origine animale (on l'obtient généralement du porc). On utilise des pansements biologiques pour recouvrir temporairement les brûlures, car ils finissent par être rejetés à cause de la réaction immunitaire de l'organisme qui les considère comme des corps étrangers.

Les homogreffes sont les pansements biologiques les plus coûteux. On peut se les procurer dans plusieurs banques de tissus sous deux formes: fraîches ou cryoconservées (congelées). Parmi tous les pansements biologiques et biosynthétiques, c'est celui qui prévient le mieux l'infection. La revascularisation se produit dans les 48 heures qui suivent la greffe et on peut laisser celle-ci en place plusieurs semaines. Les coûts, la disponibilité et la possibilité de transmission de maladies limitent l'utilisation des homogreffes.

Les amnios sont moins coûteux. On les trouve dans les centres de grands brûlés et les banques de tissus qui se les procurent auprès des centres d'obstétrique. Cependant, les greffes amniotiques ne pouvant être vascularisés par les vaisseaux sanguins du receveur, on ne les laisse en place que pour de courtes périodes.

Les greffons en peau de porc sont offerts par un grand nombre de fournisseurs commerciaux sous trois formes: frais, congelés ou lyophilisés (pour une meilleure durée de conservation). Il en existe également qui sont imprégnés d'un antimicrobien topique, comme le nitrate d'argent. On utilise beaucoup ces greffons pour recouvrir temporairement les plaies propres comme les brûlures superficielles du 2e degré et les zones donneuses. Même s'il n'est pas possible de les vasculariser, ils adhèrent aux plaies superficielles et propres et soulagent efficacement la douleur en permettant la poursuite de la réépithélisation.

Pansements biosynthétiques et synthétiques

Les problèmes de disponibilité, de stérilité et de coûts associés aux pansements biologiques poussent les chercheurs à mettre au point des substituts de peau biosynthétiques et synthétiques, lesquels pourraient éventuellement s'imposer comme la meilleure solution dans le recouvrement temporaire des plaies.

Il existe un certain nombre de pansements synthétiques que l'on peut utiliser sur les brûlures. Ainsi, les pellicules transparentes de polyuréthane conviennent pour recouvrir les brûlures superficielles et les zones donneuses peu exsudatives. Il s'agit de pellicules étanches à l'eau, mais perméables aux gaz. Elles protègent des contaminations microbiennes tout en permettant les échanges gazeux qui se font beaucoup plus rapidement dans un milieu humide. Parmi les autres pansements synthétiques qu'on utilise pour traiter les brûlures, citons les hydrofibres (Aquacel Ag) et les pansements de mousse.

Substituts cutanés

On a créé les substituts cutanés dans le but d'obtenir un produit de recouvrement idéal pour les brûlures. La peau artificielle (**Integra**) en est un exemple. Elle se compose de deux couches. La couche épidermique, formée de Silastic, agit comme barrière contre les bactéries et prévient les pertes d'eau par le derme. La couche dermique est constituée de collagène animal. Elle se fixe à la surface de la plaie ouverte et se laisse coloniser par les fibroblastes et les capillaires. Ce « néoderme » devient une structure permanente. Le derme artificiel est biodégradé et réabsorbé. On retire la membrane de silicone extérieure deux à trois semaines après son application et on la remplace par une mince greffe d'épiderme prélevée sur la personne. Les effets à long terme de l'Integra comprennent la formation de contractions minimes. Le site de la greffe est très souple, ce qui écarte presque la nécessité des interventions de chirurgie esthétique. De plus, l'Integra cause moins de cicatrices hypertrophiques (figure 60-6 ▪), de sorte que les vêtements compressifs ne sont plus requis, une fois la plaie guérie. L'utilisation d'Integra augmente la capacité de survie des brûlés et améliore les qualités fonctionnelles et esthétiques des cicatrices (Winfrey, Cochran et Hegarty, 1999).

Autogreffes

Les autogreffes demeurent le moyen de prédilection pour refermer définitivement une plaie après l'excision, car le greffon se compose de la peau de la personne et ne risque donc pas d'être rejeté par son système immunitaire. Pour pratiquer une autogreffe, on peut utiliser un greffon total ou de demi-épaisseur, un lambeau ou un greffon épithélial. On utilise souvent le greffon total et le lambeau dans la chirurgie esthétique, des mois ou des années après l'accident.

On applique le greffon de demi-épaisseur sur la surface à couvrir en format timbre-poste ou en plus grand format. Parfois, on l'ajoure comme un filet et on l'étire pour qu'il puisse couvrir une surface brûlée de 1,5 à 9 fois plus grande que la **zone donneuse**. Pour ce faire, le chirurgien pratique de petites incisions sur le greffon prélevé à l'aide d'un instrument appelé agrandisseur de peau. Ainsi, il peut recouvrir de grandes étendues avec une plus petite pièce de départ. Ces greffons méchés adhèrent mieux au site receveur que les

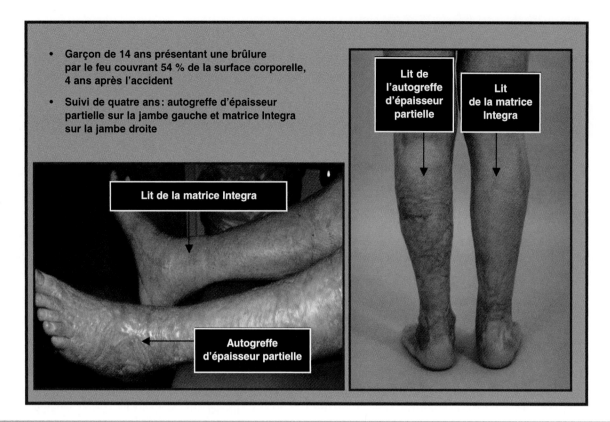

- Garçon de 14 ans présentant une brûlure par le feu couvrant 54 % de la surface corporelle, 4 ans après l'accident
- Suivi de quatre ans : autogreffe d'épaisseur partielle sur la jambe gauche et matrice Integra sur la jambe droite

Lit de la matrice Integra

Autogreffe d'épaisseur partielle

Lit de l'autogreffe d'épaisseur partielle

Lit de la matrice Integra

FIGURE **60-6** ■ Comparaison entre le lit de la matrice Integra (*jambe droite*) et celui de l'autogreffe d'épaisseur partielle (*jambe gauche*). SOURCE : Glenn Warden, MD.

greffons en feuille puisqu'ils préviennent l'accumulation de sang, de sérosités, d'air ou de pus sous leur surface. Cependant, ils sont plus susceptibles de former des cicatrices inesthétiques pendant la guérison. On utilise le greffon méché surtout dans les cas de brûlures étendues lorsqu'il y a peu de zones donneuses.

Enfin, il importe de mentionner que la présence de sang, de sérosités, d'air, de graisse ou de tissu nécrosé entre la zone receveuse et le greffon peut compromettre partiellement ou totalement la prise de la greffe. Les autres causes d'échec sont notamment l'infection, l'immobilisation inadéquate du membre greffé et le manque de précautions au moment du changement des pansements. L'utilisation de greffons de demi-épaisseur permet de préserver les glandes sudoripares et les follicules pileux de la zone donneuse et accélère la cicatrisation de celle-ci.

On utilise souvent l'**autogreffe épithéliale cultivée** dans les centres de grands brûlés. Elle exige une biopsie de la peau du brûlé dans une région saine. On isole alors les kératinocytes et on cultive ces cellules épithéliales en laboratoire. Grâce à la multiplication de ces cellules, l'échantillon original peut atteindre 10 000 fois sa taille originale en 30 jours. On fixe ensuite les greffons de cellules à la plaie. La méthode connaît un certain succès et les résultats sont encourageants. Cependant, les autogreffes épithéliales cultivées sont minces, fragiles et se déchirent facilement. Des études ont montré que le bilan de l'utilisation des autogreffes épithéliales n'est pas aussi positif qu'on le croit. La qualité des cicatrices est supérieure, mais le séjour à l'hôpital est plus long, les coûts hospitaliers

sont plus élevés et les interventions chirurgicales sont plus nombreuses que pour les personnes traitées selon des méthodes plus traditionnelles. De plus, les personnes ont davantage besoin de chirurgie plastique dans les deux premières années qui suivent l'accident. Par conséquent, on limite l'utilisation de l'autogreffe épithéliale cultivée aux personnes dont les zones donneuses sont restreintes (Noordenbos *et al.*, 1999).

Soins des personnes ayant subi une autogreffe On immobilise généralement le greffon par des pansements pendant 5 jours. On utilise aussi des attelles, qui peuvent être conçues spécialement avec le concours de l'ergothérapeute. Les homogreffes, les hétérogreffes et les pansements synthétiques servent également à protéger la plaie. Les greffes sont immobilisées avec des agrafes cutanées, de la biocolle, ou les deux, de façon à favoriser la prise.

On change le pansement trois à cinq jours après l'opération, ou plus tôt si on remarque un écoulement purulent ou une odeur nauséabonde. Si le greffon est délogé, on peut appliquer des compresses de solution saline stérile pour l'empêcher de sécher en attendant que le chirurgien le remette en place.

On doit retourner la personne doucement et la placer de façon à ce que le greffon ne subisse aucune pression. Si c'est un membre qu'on a opéré, on doit l'élever pour réduire l'œdème. La personne doit exercer la région greffée cinq à sept jours après l'intervention.

Soins de la zone donneuse Dès l'opération, on met généralement une fine gaze humide sur la zone donneuse pour assurer une pression, arrêter le suintement et éviter l'assèchement des tissus. On peut également y appliquer directement un agent thrombostatique comme de la thrombine ou de l'adrénaline (vasopresseur qui limite les saignements). D'autres méthodes sont aussi employées, comme l'application d'une unique couche de gaze imprégnée de gelée de pétrole, de Soudan IV ou de bismuth, ou la mise en place d'un pansement mousse. Dans certains centres de grands brûlés, on utilise le pansement Acticoat. Peu importe le type de recouvrement utilisé, la zone donneuse doit rester propre et exempte de pression. Comme il s'agit généralement d'une plaie superficielle, elle guérit spontanément en une ou deux semaines si les soins sont adéquats. Elle est néanmoins douloureuse. L'infirmière doit donc inclure des mesures de soulagement de la douleur dans le plan thérapeutique.

Soulagement de la douleur

La douleur est inévitable durant la guérison d'une brûlure. On dit que les brûlés vivent un supplice infligé autant par les brûlures que par la guérison de la plaie (Jonsson, Holmsten, Dahlstrom et Jonsson, 1998). La douleur associée aux brûlures semble être d'origine nociceptive et neuropathique. Comme elle est souvent cuisante, la soulager est l'un des plus grands défis que doit affronter l'équipe de soins. De nombreux facteurs y contribuent. Ces facteurs comprennent entre autres la gravité de la brûlure, la capacité de l'intervenant d'évaluer la douleur, l'efficacité et la pertinence du traitement par les antalgiques, les nombreuses interventions liées au soin des brûlures (soins de la plaie, exercices de réadaptation, par exemple) et l'évaluation appropriée de l'efficacité des mesures de soulagement. La douleur chez les grands brûlés se caractérise par son intensité et sa durée. De plus, le soin des plaies provoque une anticipation de la douleur qui augmente l'anxiété.

Dans les brûlures partielles, les terminaisons nerveuses sont exposées, et les courants d'air occasionnent une douleur atroce. Même si les terminaisons nerveuses des brûlures totales sont détruites, les bords de la lésion sont hypersensibles à la douleur de même que les structures adjacentes. La guérison des brûlures du 3e degré entraîne un grand inconfort, car les terminaisons nerveuses en régénération sont emprisonnées dans les plaies en voie de cicatrisation. La plupart des brûlures graves sont une combinaison de brûlures du 2e et du 3e degré.

Il existe trois types de douleur chez les brûlés : douleur de fond ou latente, douleur liée aux soins et douleur paroxystique. La douleur latente est celle qui est ressentie continuellement. La douleur liée aux soins survient lors des interventions thérapeutiques comme le soin des plaies ou les exercices d'amplitude. La douleur paroxystique se manifeste quand les taux d'analgésiques dans le sang chutent au-dessous de la dose requise pour calmer la douleur latente. L'infirmière doit évaluer le niveau de douleur de la personne tout au long de la journée, car chaque type de douleur est différent et exige des mesures de soulagement appropriées (McCaffrey et Pasaro, 1999).

La douleur produite par la brûlure elle-même est très intense au cours de la phase aiguë après l'accident. Puis, dans les semaines qui suivent, elle reste élevée à cause des traitements souvent douloureux, mais elle peut diminuer graduellement au fur et à mesure que les plaies guérissent, soit au cours de la cicatrisation ou de la prise de la greffe. Le nettoyage des plaies, les changements de pansement, le débridement et la physiothérapie peuvent tous causer une douleur intense. Les zones donneuses sont extrêmement douloureuses pendant plusieurs jours. La cicatrisation s'accompagne de malaises comme des démangeaisons, des fourmillements, des sensations de contraction de la peau et des articulations, qui contribuent à prolonger, sinon à augmenter, la douleur pendant des semaines, voire des mois. Puisqu'on ne peut l'éliminer complètement à moins d'une anesthésie totale, le but est de la réduire au minimum au moyen d'analgésiques afin d'atteindre un niveau acceptable pour la personne.

L'administration d'opioïdes par voie intraveineuse, particulièrement pendant la phase de réanimation et la phase aiguë, demeure le principal traitement pharmacologique contre la douleur. Toutefois, les opioïdes sont d'une utilisation compliquée à cause des fluctuations de leur biodisponibilité, des liaisons qu'ils forment avec les protéines et de leur clairance reliée aux déplacements des volumes sanguin et liquidien consécutifs aux brûlures. Leur absorption peut aussi être altérée. Le dosage des analgésiques employés pour soulager la douleur et réduire les effets secondaires est crucial. Les grands brûlés ont souvent besoin de grandes quantités d'analgésiques, mais la peur de voir naître une accoutumance aux médicaments, autant de la part de la personne que des intervenants, empêche fréquemment l'administration de doses appropriées.

Le sulfate de morphine demeure l'analgésique de choix dans le traitement de la douleur aiguë associée aux brûlures. On établit la posologie en se basant sur une mesure subjective de la douleur faite par le brûlé au moyen d'une échelle normalisée d'évaluation de la douleur.

Le fentanyl est un autre opioïde utile, en particulier pour soulager la douleur liée aux soins, qui est souvent intense, mais de courte durée. Il agit rapidement, est très efficace et ses effets s'estompent en peu de temps. L'infirmière doit surveiller les fonctions cardiaque et respiratoire de la personne durant l'administration de ce médicament.

La pompe d'analgésie à la demande libère de façon continue un opioïde directement dans le sang en maintenant un niveau stable pour soulager la douleur. L'utilisation de cette pompe exige une surveillance étroite de la réponse de la personne.

La libération soutenue d'opioïdes, comme le MS Contin ou l'oxycodone (OxyContin), est efficace aussi pour soulager la douleur des brûlés. Ces médicaments peuvent traiter efficacement la douleur latente souvent associée aux brûlures. Toutefois, il faut avoir à portée de la main des analgésiques complémentaires pour soulager la douleur paroxystique.

Dans certains centres de grands brûlés, on a recours à l'auto-administration de protoxyde d'azote pendant les interventions thérapeutiques. Toutefois, son utilisation est limitée, car elle nécessite une ventilation adéquate, du matériel de surveillance et un personnel qualifié pour l'administrer.

L'anxiété et la douleur vont de pair chez les grands brûlés. Les brûlures, le soin et le traitement des plaies et les circonstances qui entourent l'accident peuvent engendrer une anxiété considérable, qui à son tour peut intensifier la douleur. Par conséquent, il faut s'employer à réduire la douleur de même que l'anxiété et à adapter le traitement à chaque personne. En plus des opioïdes, on peut administrer des anxiolytiques comme du lorazepam (Ativan) et du midazolam (Versed).

Les mesures non pharmacologiques offrent aussi un soulagement efficace de la douleur associée aux brûlures. Ces mesures comprennent les techniques de détente, les exercices de respiration profonde, les distractions, l'imagerie mentale dirigée, l'hypnose, le toucher thérapeutique, l'humour, l'information et la musicothérapie (McCaffrey et Pasaro, 1999).

Depuis quelque temps, on observe un intérêt accru pour la musicothérapie comme moyen d'atténuer la souffrance des brûlés. Des chercheurs ont découvert que la musique a un effet sur les aspects psychologiques et physiologiques de la douleur: elle détourne l'attention de la personne; elle procure une orientation vers la réalité, un divertissement et une stimulation sensorielle; et elle fournit une occasion de s'exprimer (Fratianne *et al.*, 2001; Prensner *et al.*, 2001).

Soutien nutritionnel

Les brûlures entraînent de graves dysfonctions métaboliques alimentées par la forte réponse au stress. La réaction de l'organisme est hyperdynamique, hypermétabolique et hypercatabolique. L'hypermétabolisme peut avoir un effet sur la morbidité et la mortalité en augmentant le risque d'infection et en ralentissant la guérison. Les besoins métaboliques des personnes victimes de brûlures varient en fonction de l'étendue des lésions. L'hypermétabolisme s'observe immédiatement après l'accident. L'intensité de la réponse varie selon l'étendue des brûlures et selon l'âge, la constitution et la taille de la personne ainsi que d'après sa réponse génétique à l'agression. L'hypermétabolisme persistant peut se manifester jusqu'à un an après l'accident (Hart *et al.*, 2000).

Les principales complications métaboliques observées à la suite de brûlures sont une augmentation du taux d'hormones cataboliques (cortisol et catécholamines), la diminution du taux d'hormones anaboliques (hormone de croissance humaine et testostérone), une accélération marquée du métabolisme, une élévation soutenue de la température corporelle, un accroissement important des besoins en glucose, une dégradation rapide des muscles squelettiques (les acides aminés étant utilisés comme source d'énergie), une chute des corps cétoniques indiquant que les lipides ne sont pas utilisés pour satisfaire les besoins énergétiques, et un catabolisme qui ne réagit pas à l'apport nutritif (Demling et Seigne, 2000). Par conséquent, il est essentiel de maîtriser la réponse au stress en augmentant le processus anabolique au moyen d'une alimentation adéquate et d'un accroissement de l'activité physique et en réduisant la perte de chaleur par les plaies grâce au maintien d'un environnement chaud. Il importe aussi de réduire le stress lié à la douleur et à l'anxiété.

La plus importante de ces interventions est de fournir un apport nutritionnel et énergétique adéquat pour freiner le catabolisme. Le soutien nutritionnel associé à un apport protéinique optimal peut réduire d'environ la moitié les pertes en protéines (Cioffi, 2001). La guérison des brûlures exige beaucoup d'énergie. On doit pouvoir évaluer ce que la personne dépense à cet égard et combler ses besoins par des quantités appropriées de micronutriments, de glucides, de lipides et de protéines. Le soutien nutritionnel a pour objectif d'obtenir un bilan azoté

positif en optimisant la nutrition pour qu'elle compense l'utilisation des nutriments. Pour estimer le soutien nécessaire au brûlé, on doit tenir compte de son état avant l'accident et de l'étendue des brûlures (% SC).

Il existe plusieurs formules servant à estimer les dépenses métaboliques et les besoins énergétiques quotidiens des brûlés. Les plus courantes sont celle de Curreri, qui fait appel au poids de la personne et à la superficie brûlée (% SC), et une variation de l'équation de Harris-Benedict, qui détermine les besoins énergétiques fondamentaux en se basant sur le stress et l'étendue de la brûlure (Demling et Seigne, 2000). Les besoins en protéines peuvent varier de 1,5 à 4,0 g de protéines par kilogramme de poids corporel par 24 heures. On doit aussi inclure les lipides dans le soutien nutritionnel de chaque brûlé, car ils sont essentiels à la cicatrisation de la plaie, à l'intégrité cellulaire et à l'absorption des vitamines liposolubles. Les glucides, pour leur part, servent à répondre à des besoins énergétiques qui peuvent atteindre 20 000 kJ par jour et à ménager les protéines qui sont essentielles à la guérison des plaies. La personne a aussi besoin d'un supplément de vitamines et de minéraux. Les formules existantes peuvent donner lieu à une sous-estimation des dépenses métaboliques quotidiennes associées aux brûlures. Elles ne tiennent souvent pas compte de certains facteurs de stress comme la douleur, l'anxiété, les changements quotidiens de pansement et une baisse du niveau d'activité. Des études ont apporté des modifications aux paramètres servant à estimer les dépenses énergétiques pendant les diverses phases de traitement après l'accident. On doit établir soigneusement les pourcentages de lipides, de protéines et de glucides pour une utilisation maximale (Demling et Seigne, 2000).

L'alimentation par voie entérale est de loin préférable à la nutrition parentérale. Elle préserve l'intégrité de la barrière intestinale et favorise l'absorption des peptides et des acides aminés, ce qui augmente la rétention d'azote. Elle doit commencer le plus tôt possible. Si on utilise un tube, il est préférable de l'insérer dans le duodénum pour empêcher l'aspiration et pour assurer une alimentation soutenue durant les interventions chirurgicales. Si on a recours à l'alimentation orale, elle doit inclure des repas riches en protéines et en énergie ainsi que des suppléments. Les conseils d'une diététiste, d'un intensiviste et d'un endocrinologue sont utiles pour aider la personne à répondre à ses besoins nutritionnels. On peut évaluer tous les jours l'apport énergétique pour déterminer si le régime est adéquat. On doit éviter l'hyperalimentation, car elle augmente la vitesse du métabolisme, la consommation d'oxygène et la production de gaz carbonique.

La personne atteinte de brûlures graves perd beaucoup de poids durant sa convalescence. Elle utilise ses réserves de lipides, elle perd beaucoup de liquides et son apport énergétique est parfois limité. Parce que les brûlures graves réduisent la résistance de la personne aux infections et aux maladies, l'infirmière doit améliorer son état nutritionnel et le maintenir, même si la personne n'a pas d'appétit et qu'elle est faible.

On a recours à l'alimentation par voie parentérale dans les cas suivants: une perte de poids supérieure à 10 % du poids corporel normal, un apport nutritionnel inadéquat par voie entérale dû à l'état clinique, une exposition prolongée des plaies, une malnutrition ou un état affaibli avant l'accident.

On doit tenir compte des risques d'infection, car l'alimentation par voie parentérale exige l'utilisation d'un cathéter veineux central. De plus, l'ulcère gastroduodénal est une complication possible pendant la phase aiguë.

COMPLICATIONS DE LA CICATRISATION

Il y a deux types de complications de la cicatrisation chez les brûlés : une formation exagérée de tissu cicatriciel et l'absence de cicatrisation. Les cicatrices hypertrophiques et les chéloïdes appartiennent à la première catégorie.

Cicatrices

La formation de **cicatrices hypertrophiques** est l'une des séquelles les plus dévastatrices des brûlures. Les médecins ne peuvent pas prévoir de manière fiable la formation de ces cicatrices, ni les prévenir. Elles sont plus courantes chez les enfants et les personnes à la peau noire ainsi que dans les zones d'extension et de mobilité du corps. On ne comprend pas très bien leur physiopathologie, mais elles se caractérisent par une formation exagérée de matrice, particulièrement de collagène.

Les cicatrices hypertrophiques et les contractions sont plus susceptibles de se manifester lorsque la brûlure atteint le derme profond. Les téguments normaux sont alors remplacés par des tissus très actifs sur le plan métabolique et qui ne possèdent pas la structure normale de la peau. Un grand nombre de fibroblastes prolifèrent et produisent des couches de collagène situées sous l'épithélium. On trouve également dans les plaies immatures des myofibroblastes, qui sont des cellules ayant des propriétés contractiles. En se contractant, ces cellules donnent aux fibres de collagène, normalement disposées en faisceaux plats, une forme de plus en plus enroulée, ce qui mène à la formation de nodules. La cicatrice est très rouge (à cause d'une hypervascularisation) en plus d'être dure et en relief.

L'intervenant doit prendre des mesures pour prévenir la formation de cicatrices. On a recours à la compression tôt dans le traitement des brûlures. On utilise d'abord des pansements offrant une compression légère pour favoriser la circulation. Le traitement des cicatrices s'effectue surtout pendant la phase de réadaptation, une fois les plaies refermées. Comme les cicatrices hypertrophiques peuvent entraîner de graves contractions dans les articulations atteintes, il est essentiel de les prévenir et de les traiter (voir la section « Prévention des cicatrices hypertrophiques », dans la phase de réadaptation). Ces cicatrices se limitent cependant à la région atteinte et régressent avec le temps.

Chéloïdes

On observe parfois la formation d'un gros bourrelet de tissu cicatriciel qui peut déborder de la plaie elle-même. C'est ce qu'on appelle une chéloïde. Les chéloïdes sont plus fréquentes chez les personnes à la peau noire. Elles se forment à l'extérieur des bords de la plaie et réapparaissent souvent après avoir été excisées chirurgicalement.

Absence de cicatrisation

L'absence de cicatrisation peut être reliée à un grand nombre de facteurs, dont l'âge, le diabète, l'infection, un apport nutritionnel insuffisant et un taux sérique d'albumine inférieur à 2 g/dL.

Contractions

Les contractions sont une autre complication de la cicatrisation. Elles sont dues à la tension exercée par les myofibroblastes et la flexion des muscles. Elles provoquent dans les articulations atteintes des déformations que l'on doit prévenir au moyen d'orthèses, de traction et d'exercices.

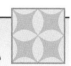

DÉMARCHE SYSTÉMATIQUE
dans la pratique infirmière

Soins aux brûlés pendant la phase aiguë

⊠ COLLECTE DES DONNÉES

L'évaluation pendant les premières semaines qui suivent les brûlures porte essentiellement sur les troubles de la circulation, la cicatrisation, la douleur et le profil psychosocial de la personne. Le dépistage précoce des complications exige qu'on prête une attention particulière au bilan respiratoire et au bilan hydrique.

L'infirmière évalue souvent les signes vitaux. Elle doit vérifier assidûment les pouls périphériques pendant les premiers jours qui suivent l'accident, car l'œdème, qui continue d'augmenter, peut occasionner une réduction du débit sanguin et une compression des nerfs périphériques. Le monitorage de l'activité électrique du cœur permet de déceler les arythmies provoquées par un déséquilibre en potassium ou par une cardiopathie préexistante, ou encore par une brûlure électrique ou le choc initial de la brûlure.

Il est important de mesurer le volume résiduel et le pH du liquide gastrique chez les personnes alimentées par sonde nasogastrique. Il faut aussi noter toute trace de sang dans le liquide gastrique ou dans les selles et en informer le médecin.

L'examen des brûlures doit se faire par une infirmière expérimentée. Les éléments importants à noter sont la dimension, la couleur et l'odeur des brûlures, la présence d'escarres ou d'exsudats, la formation d'abcès, la présence de bourgeons épithéliaux (petits amas cellulaires en forme de perles à la surface de la plaie), les saignements, l'aspect du tissu de granulation, l'évolution des greffes et des zones donneuses ainsi que l'aspect de la peau environnante. L'infirmière doit faire part au médecin des modifications importantes de la plaie, car elles peuvent indiquer une infection localisée ou systémique exigeant une intervention immédiate.

L'infirmière doit aussi évaluer la douleur et l'état de la personne sur le plan psychologique et sur le plan social, la peser tous les jours, noter son apport énergétique, évaluer son hydratation et vérifier les taux sériques des électrolytes, le taux d'hémoglobine et l'hématocrite. Elle doit aussi être à l'affût des signes de nécrose des organes vitaux et d'une hémorragie provenant des vaisseaux sanguins adjacents aux régions explorées ou débridées chirurgicalement. Le plan thérapeutique infirmier donne les principales interventions infirmières pendant la phase aiguë.

⊞ ANALYSE ET INTERPRÉTATION

Diagnostics infirmiers

En se fondant sur les données recueillies, l'infirmière peut poser les diagnostics infirmiers suivants :

- Excès de volume liquidien, relié au rétablissement de l'intégrité capillaire et au passage des liquides du compartiment interstitiel au compartiment intravasculaire
- Risque d'infection, relié à la perte de la barrière cutanée et à l'altération des mécanismes immunitaires
- Alimentation déficiente, reliée à l'augmentation de la demande métabolique et au processus de guérison
- Atteinte à l'intégrité de la peau, reliée aux plaies ouvertes
- Douleur aiguë, reliée à l'exposition des terminaisons nerveuses, à la cicatrisation et aux traitements
- Mobilité physique réduite, reliée à l'œdème des plaies, à la douleur et aux contractions des articulations
- Stratégies d'adaptation inefficaces, reliées à la peur, à l'anxiété, au deuil et à la perte d'autonomie
- Dynamique familiale perturbée, reliée aux brûlures
- Connaissances insuffisantes sur l'évolution du traitement

Problèmes traités en collaboration et complications possibles

En se fondant sur les données recueillies, l'infirmière peut déterminer les complications susceptibles de survenir, notamment :

- Insuffisance cardiaque et œdème pulmonaire
- Septicémie
- Insuffisance respiratoire aiguë
- Syndrome de détresse respiratoire aiguë (SDRA)
- Affection viscérale (brûlures électriques)

⊞ PLANIFICATION

Les principaux objectifs sont les suivants : rétablir l'équilibre hydrique ; prévenir les infections ; rétablir le métabolisme normal et obtenir un gain de poids ; améliorer l'intégrité de la peau ; soulager la douleur et l'anxiété ; améliorer la mobilité ; utiliser des stratégies d'adaptation efficaces ; obtenir des connaissances appropriées sur les traitements ; et prévenir les complications. Ces objectifs exigent un traitement faisant appel à plusieurs spécialistes.

⊞ INTERVENTIONS INFIRMIÈRES

Rétablir l'équilibre hydrique

Pour réduire les risques de surcharge hydrique et d'insuffisance cardiaque, l'infirmière doit noter toutes les quantités de liquide administrées par voie intraveineuse ou orale et utiliser des pompes à perfusion intraveineuse pour réduire les risques de perfusion trop rapide. Elle doit être à l'affût des modifications de l'équilibre hydrique, en notant soigneusement les ingesta et les excreta et en pesant la personne tous les jours. Elle fait part au médecin des variations de la pression artérielle pulmonaire, de la pression capillaire bloquée et de la pression veineuse centrale, ainsi que des valeurs de la pression artérielle et du pouls. Le médecin peut prescrire de la dopamine en faibles doses pour augmenter l'irrigation rénale et des diurétiques pour accroître le débit urinaire. Le rôle de l'infirmière consiste à administrer ces médicaments conformément à l'ordonnance et à observer la réponse de la personne.

Prévenir l'infection

Une des tâches les plus importantes de l'infirmière pendant la phase aiguë est de déceler l'infection et de la prévenir. Elle doit veiller à la propreté et à la sécurité de l'environnement et examiner minutieusement les plaies pour relever les premières manifestations d'une telle complication. Elle doit aussi vérifier les résultats des cultures et le décompte des leucocytes.

L'infirmière doit respecter les règles de l'asepsie quand elle soigne les plaies ou qu'elle procède aux différentes interventions thérapeutiques, comme la mise en place d'un cathéter intraveineux, d'une sonde vésicale ou d'une canule trachéale. Elle réduit les risques d'infection en se lavant méthodiquement les mains avant et après les soins prodigués à chaque personne, même si elle porte des gants pendant les soins.

L'infirmière doit protéger la personne des sources d'infection, qui peuvent être notamment les autres patients, les membres du personnel, les visiteurs et le matériel (blouse, masque, bonnet, pantoufles et gants). Elle remplace fréquemment les tubulures à perfusion selon les recommandations du Center for Disease Control and Prevention. Elle change régulièrement les réservoirs de gavage et de drainage ainsi que les circuits de ventilation. Les fleurs coupées, les plantes ou les paniers de fruits frais sont interdits dans la chambre à cause des risques de croissance de microorganismes. L'infirmière doit aussi restreindre les visites pour ne pas exposer le brûlé immunodéprimé aux agents pathogènes.

Les brûlés peuvent accidentellement favoriser la migration des microorganismes d'une lésion à une autre en touchant leurs plaies ou leurs pansements. Les draps peuvent aussi propager l'infection s'ils sont colonisés par des microorganismes provenant des plaies ou d'une contamination fécale. On peut éviter ce type d'infection en nettoyant régulièrement les régions saines et en changeant souvent les draps.

Maintenir un apport nutritionnel adéquat

On amorce l'alimentation liquide par voie orale dès le rétablissement des bruits intestinaux. L'infirmière doit observer la tolérance de la personne. Si celle-ci ne présente pas de vomissement ou de distension, on peut augmenter progressivement la quantité de liquide et la personne peut passer à un régime alimentaire normal ou à l'alimentation par sonde.

L'infirmière collabore avec la diététiste ou avec l'équipe de soutien nutritionnel pour établir un régime alimentaire riche en protéines, en vitamines, en minéraux et en énergie, qui réponde aux besoins de la personne. Elle peut inciter les membres de la famille à apporter à l'hôpital des mets appréciés par la personne. Comme collation entre

(suite p. 299) ⊞ ⊞ ⊞

PLAN THÉRAPEUTIQUE INFIRMIER

Soins aux brûlés pendant la phase aiguë

INTERVENTIONS INFIRMIÈRES	JUSTIFICATIONS SCIENTIFIQUES	RÉSULTATS ESCOMPTÉS
Diagnostic infirmier: excès de volume liquidien, relié au rétablissement de l'intégrité capillaire et au passage des liquides du compartiment interstitiel au compartiment intravasculaire **Objectif:** maintenir l'équilibre hydrique		
1. Prendre les signes vitaux, mesurer les ingesta et les excreta, et peser la personne. Évaluer la présence d'un œdème, d'une distension de la veine jugulaire, de crépitants et d'une augmentation de la pression artérielle.	1. Ces signes reflètent l'équilibre hydrique.	■ Les ingesta, les excreta et le poids corporel concordent avec les résultats escomptés. ■ Les signes vitaux et la pression artérielle se situent dans les limites de la normale. ■ Le débit urinaire augmente en réponse aux diurétiques et aux cardiotoniques.
2. Informer le médecin si on observe un débit urinaire inférieur à 30 mL/h, un gain pondéral, une distension de la veine jugulaire, des crépitants et une augmentation de la pression artérielle.	2. Ces signes indiquent une augmentation du volume liquidien.	
3. Régler le débit des solutés au moyen d'une pompe ou d'un régulateur de débit.	3. Le réglage prévient l'administration de doses accidentelles de liquides.	
4. Administrer la dopamine ou les diurétiques selon l'ordonnance. Évaluer la réponse de la personne.	4. La dopamine augmente la perfusion rénale, ce qui accroît le débit urinaire. Les diurétiques augmentent la formation d'urine et le débit urinaire et réduisent le volume intravasculaire.	
Diagnostic infirmier: risque d'infection, relié à la perte de la barrière cutanée et à l'altération des mécanismes immunitaires **Objectif:** prévenir l'infection localisée ou systémique		
1. Respecter les règles d'asepsie dans tous les aspects des soins: a) Se laver méticuleusement les mains avant et après les soins. b) Porter des gants propres ou stériles pour soigner les plaies. c) Porter une blouse d'isolation ou un tablier de protection en plastique pendant les soins. d) Porter un masque et un bonnet quand on expose les plaies ou pendant les interventions stériles. e) Changer les tubulures et les cathéters selon les recommandations du CDC.	1. Ces techniques réduisent les risques d'infections nosocomiales et la prolifération bactérienne.	■ Les plaies sont exemptes de signes d'infection ■ Les cultures des plaies sont exemptes de bactéries pathogènes. ■ Les résultats des cultures de sang, d'urines et d'expectorations sont négatifs. ■ Le débit urinaire et les signes vitaux sont dans les limites de la normale. ■ La personne ne présente aucun signe ou symptôme d'infection ou de septicémie.
2. Examiner les visiteurs à la recherche de signes d'infections pulmonaires, gastro-intestinales ou tégumentaires. Fournir une blouse d'isolation, des gants, un masque et des pantoufles aux visiteurs ne présentant pas d'infection évolutive et leur expliquer les règles d'hygiène des mains.	2. L'absence d'agents infectieux prévient l'introduction d'autres microorganismes.	
3. Interdire les plantes et les fleurs coupées dans la chambre.	3. Les plantes et l'eau stagnante sont un milieu propice à la prolifération bactérienne.	
4. Examiner les plaies à la recherche de signes d'infection, d'écoulement purulent ou de décoloration.	4. Ces signes indiquent une infection localisée.	
5. Surveiller la numération leucocytaire, vérifier les résultats des cultures et des épreuves de sensibilité.	5. L'augmentation du nombre de globules blancs indique une infection. Les cultures et l'épreuve de sensibilité indiquent la présence de microorganismes et le type d'antibiotiques à utiliser.	
6. Administrer les antibiotiques et appliquer les pansements et les crèmes antimicrobiennes selon l'ordonnance.	6. Les antibiotiques réduisent le nombre de bactéries.	
7. Changer régulièrement les draps et aider la personne à effectuer ses soins d'hygiène personnelle.	7. Ces mesures réduisent la colonisation bactérienne possible des plaies.	
8. Informer le médecin si on observe une diminution des bruits intestinaux, des signes de tachycardie, une diminution de la pression artérielle, une réduction du débit urinaire, de la fièvre et des bouffées vasomotrices.	8. Ces signes peuvent révéler une infection.	

Soins aux brûlés pendant la phase aiguë (*suite*)

INTERVENTIONS INFIRMIÈRES	JUSTIFICATIONS SCIENTIFIQUES	RÉSULTATS ESCOMPTÉS
Diagnostic infirmier: alimentation déficiente, reliée à l'augmentation des besoins métaboliques et au processus de guérison **Objectif:** rétablir le métabolisme normal		
1. Offrir un régime alimentaire à forte teneur en énergie et en protéines; tenir compte des préférences de la personne. Fournir les suppléments nutritionnels selon l'ordonnance. 2. Tous les jours, noter le poids de la personne et son apport alimentaire (noter les ingesta et les excreta). 3. Administrer les suppléments de vitamines et de minéraux selon l'ordonnance. 4. Administrer une alimentation entérale ou parentérale selon l'ordonnance si l'alimentation orale ne comble pas les besoins. 5. Informer le médecin de l'absence de signes de péristaltisme, de la présence d'une distension abdominale, d'un volume gastrique résiduel important ou de diarrhée.	1. Fournit les éléments nutritifs nécessaires à la cicatrisation et satisfait les besoins énergétiques accrus. 2. Permet de déterminer si les besoins nutritionnels sont comblés. 3. Aident à répondre aux besoins nutritionnels supplémentaires; les vitamines et les minéraux sont essentiels à la cicatrisation et à la fonction cellulaire. 4. Ces techniques d'alimentation permettent de répondre aux besoins nutritionnels. 5. Ces signes peuvent indiquer une intolérance au type d'alimentation reçu ou à la voie d'administration.	■ La personne ne perd pas de poids. ■ Elle ne présente aucun signe de carence en protéines, en vitamines ou en minéraux. ■ Elle comble tous ses besoins nutritionnels par alimentation orale. ■ Elle participe à l'élaboration de son régime alimentaire en tenant compte des nutriments prescrits. ■ Ses taux sériques de protéines sont normaux.
Diagnostic infirmier: atteinte à l'intégrité de la peau, reliée aux plaies ouvertes **Objectif:** améliorer l'intégrité de la peau		
1. Nettoyer les plaies, laver le reste du corps et les cheveux. 2. Soigner les plaies selon une évaluation rigoureuse et l'ordonnance du médecin. 3. Appliquer des agents antimicrobiens topiques et des pansements selon l'ordonnance du médecin. 4. Éviter d'exercer une pression sur les greffes et de les déplacer; prévenir l'infection. Attendre au moins cinq jours pour refaire les pansements, sauf s'il y a des signes d'infection. 5. Soigner la zone donneuse. 6. Fournir un soutien nutritionnel adéquat. 7. Examiner la plaie et la zone greffée. Indiquer au médecin les signes d'altération de la cicatrisation ou de la prise du greffon, ainsi que la présence de lésions.	1. Réduit la colonisation bactérienne. 2. Favorise la cicatrisation. 3. Réduit la colonisation bactérienne et favorise la guérison. 4. Favorise la prise du greffon et la cicatrisation. 5. Favorise la cicatrisation de la zone donneuse. 6. Une nutrition appropriée est essentielle à la granulation et à la guérison des tissus. 7. Une intervention précoce est essentielle. Les greffes et les plaies cicatrisées sont sensibles aux lésions.	■ La personne présente une peau intacte, exempte d'infection, de pression ou de lésions. ■ Ses plaies ouvertes sont rouges, en voie de réépithélisation et exemptes d'infection. ■ Ses zones donneuses sont propres et en voie de réépithélisation. ■ Les plaies cicatrisées sont souples et lisses. ■ La peau est lubrifiée et souple.
Diagnostic infirmier: douleur aiguë, reliée à l'exposition des terminaisons nerveuses, à la cicatrisation et aux traitements **Objectif:** Soulager la douleur		
1. Évaluer le niveau de douleur au moyen d'une échelle d'intensité de la douleur. Observer les signes non verbaux de la douleur: grimaces, tachycardie, poings serrés. 2. Enseigner à la personne comment la douleur évolue habituellement lors de la guérison des brûlures et quelles sont les mesures pour la soulager. Autant que possible, permettre à la personne de gérer elle-même sa douleur. 3. Offrir des analgésiques environ 20 minutes avant un traitement douloureux. 4. Administrer des analgésiques et des anxiolytiques avant que la douleur s'intensifie. 5. Enseigner à la personne des techniques de relaxation, d'imagerie mentale et de divertissement et l'aider à les utiliser. 6. Observer et noter au dossier les réactions de la personne aux interventions comme l'administration d'analgésiques.	1. Fournit des données de base nécessaires pour évaluer la réponse aux interventions. 2. Réduit la peur de l'inconnu et fournit une mesure de soulagement de la douleur. 3. Permet de réduire la douleur associée au traitement. 4. La douleur est plus facilement maîtrisée quand elle est moins intense. 5. Fournit des interventions destinées à réduire la douleur. 6. Favorise l'utilisation de mesures de soulagement qui conviennent à la personne.	■ La personne ne déclare pas de douleur à plus de 4 sur 10 avant de subir des traitements particuliers ou d'effectuer une séance de physiothérapie. ■ Elle dit éprouver peu de douleur. ■ Elle ne manifeste pas de signes physiologiques ou non verbaux de douleur modérée ou intense. ■ Elle utilise différents moyens pour soulager la douleur comme les analgésiques, les anxiolytiques, le protoxyde d'azote, la relaxation, l'imagerie mentale, la musique et les distractions. ■ Son sommeil n'est pas perturbé par la douleur. ■ Elle dit que sa peau a recouvré son élasticité et ne présente pas de démangeaison ou de sensation de contraction.

INTERVENTIONS INFIRMIÈRES	JUSTIFICATIONS SCIENTIFIQUES	RÉSULTATS ESCOMPTÉS
7. Administrer des anxiolytiques et des anti-pruritiques selon l'ordonnance du médecin. 8. Lubrifier la peau cicatrisée avec une lotion à base d'eau ou de silice.	7. Aide à augmenter le bien-être de la personne. 8. Diminue la sensation de contraction de la peau.	

Diagnostic infirmier: mobilité physique réduite, reliée à l'œdème des plaies, à la douleur et aux contractions des articulations
Objectif: améliorer la mobilité

1. Placer la personne de manière à prévenir les flexions dans les zones brûlées. 2. Faire exécuter à la personne des exercices d'amplitude des mouvements plusieurs fois par jour sans trop forcer les articulations. 3. Aider la personne à s'asseoir et à se déplacer le plus tôt possible. 4. Utiliser des attelles et les appareils d'exercice recommandés par l'ergothérapeute et le physiothérapeute. 5. Encourager la personne à participer à ses soins personnels dans la mesure de ses capacités.	1. Prévient les contractions. 2. Maintient le tonus musculaire. 3. Améliore le tonus musculaire. 4. Incite à l'activité et permet de garder la position fonctionnelle des articulations. 5. Favorise l'autonomie et incite à l'activité.	■ La personne améliore la mobilité de ses articulations tous les jours. ■ Elle effectue les exercices d'amplitude de toutes les articulations. ■ Elle ne présente pas de signes de calcification périarticulaire. ■ Elle participe aux activités quotidiennes.

Diagnostic infirmier: stratégies d'adaptation inefficaces, reliées à la peur, à l'anxiété, au deuil et à la perte d'autonomie
Objectif: utiliser des stratégies d'adaptation efficaces

1. Évaluer les stratégies d'adaptation actuelles de la personne et celles qu'elle a utilisées efficacement dans le passé. 2. Accepter la personne comme elle est. L'encourager et la soutenir. 3. Aider la personne à se fixer des objectifs à court terme qu'elle est en mesure d'atteindre pour accroître son autonomie dans l'exercice des activités quotidiennes. 4. Faire appel à des spécialistes pour augmenter la mobilité et l'autonomie de la personne. 5. En collaboration avec l'équipe de soins, trouver des moyens d'aider la personne en période de régression.	1. Fournit des données psychosociales de base pour planifier les soins. 2. Favorise l'estime de soi et l'autonomie. 3. Il est plus facile d'atteindre des objectifs à court terme. Les objectifs à long terme peuvent sembler inatteignables. 4. La collaboration entre spécialistes assure le suivi. 5. Fait appel à l'expertise des autres intervenants.	■ La personne exprime ce qu'elle ressent par rapport aux brûlures, aux traitements thérapeutiques et aux pertes. ■ Elle nomme les stratégies d'adaptation efficaces qu'elle utilisait antérieurement dans les situations stressantes. ■ Elle accepte sa perte d'autonomie pendant la phase aiguë des brûlures. ■ Elle fait le deuil des pertes dues aux brûlures. ■ Elle participe aux décisions relatives aux soins. ■ Elle est optimiste face à l'avenir.

Diagnostic infirmier: dynamique familiale perturbée, reliée aux brûlures
Objectif: améliorer la dynamique familiale

1. Évaluer comment la personne et sa famille perçoivent les conséquences des brûlures sur la dynamique familiale. 2. Écouter la personne avec empathie. Offrir un soutien réaliste. 3. Orienter la famille vers un centre de services sociaux ou vers d'autres ressources, au besoin. 4. Expliquer à la famille les stratégies d'adaptation de la personne. Parler du soutien qu'elle peut lui apporter.	1. Fournit les données de base servant à planifier les soins. 2. Favorise l'expression des inquiétudes. 3. Aide à parler des inquiétudes. 4. Réduit l'anxiété liée à l'inconnu et améliore le soutien familial.	■ La personne exprime ses sentiments quant aux changements dans les interactions familiales. ■ La famille apporte un soutien émotionnel à la personne pendant son hospitalisation. ■ La famille dit qu'on répond à ses besoins.

Diagnostic infirmier: connaissances insuffisantes sur l'évolution du traitement
Objectif: acquérir des connaissances sur l'évolution du traitement

1. Évaluer la réceptivité de la personne et de sa famille à l'apprentissage. 2. Se renseigner sur les hospitalisations et les maladies antérieures de la personne et de ses proches. 3. Revoir l'évolution du traitement avec la personne et sa famille. 4. Expliquer à la personne combien il est important qu'elle participe aux soins pour obtenir les meilleurs résultats. 5. Expliquer de façon réaliste la durée de la convalescence chez les brûlés.	1. Adapte l'enseignement à la capacité d'apprentissage de la personne et de sa famille. 2. Fournit les données de base pour expliquer et établir les attentes de la personne et de sa famille. 3. Prépare la personne et sa famille aux événements à venir. 4. Fournit des directives précises à la personne. 5. Établit des attentes réalistes.	■ La personne explique le but des divers aspects du traitement. ■ Elle fait état d'une durée réaliste pour sa convalescence. ■ La personne et sa famille participent au plan thérapeutique.

Soins aux brûlés pendant la phase aiguë (*suite*)

INTERVENTIONS INFIRMIÈRES	JUSTIFICATIONS SCIENTIFIQUES	RÉSULTATS ESCOMPTÉS
Problèmes traités en collaboration: insuffisance cardiaque congestive, œdème pulmonaire, septicémie, insuffisance respiratoire aiguë, SDRA, lésions viscérales (brûlures électriques) **Objectif:** prévenir les complications		
INSUFFISANCE CARDIAQUE CONGESTIVE (ICC) ET ŒDÈME PULMONAIRE 1. Évaluer la présence d'une diminution du débit urinaire, d'une distension de la veine jugulaire, d'un troisième ou quatrième bruit du cœur. 2. Surveiller les signes d'augmentation de la pression artérielle ou de diminution du débit cardiaque. 3. Évaluer la présence de crépitants à l'auscultation des poumons, de dyspnée, d'orthopnée. Surveiller les signes d'une diminution de l'oxygénation au moyen de la sphygmooxymétrie ou des valeurs des gaz artériels. 4. Signaler au médecin les signes et symptômes observés. 5. Remonter la tête du lit de 45 à 90°, selon la tolérance de la personne. 6. Administrer les diurétiques selon l'ordonnance du médecin. Évaluer la réponse de la personne.	1. Peut indiquer une diminution du débit cardiaque et le début d'une ICC. 2. Indique une augmentation du volume de précharge et du volume vasculaire. Une diminution du débit cardiaque entraîne une réduction de l'apport d'oxygène et de nutriments aux tissus et peut indiquer le début d'une ICC. 3. Reflète une progression de l'ICC en œdème pulmonaire. 4. Indique la nécessité d'une intervention médicale d'urgence. 5. Facilite l'échange gazeux. 6. Augmente le débit urinaire et diminue le volume de précharge cardiaque et le volume vasculaire.	■ Les poumons de la personne sont dégagés à l'auscultation. ■ Elle ne présente aucun signe de dyspnée, d'orthopnée, de distension de la veine jugulaire ou de 3ᵉ ou 4ᵉ bruit du cœur. ■ Son débit urinaire, sa pression artérielle et son débit cardiaque sont dans les limites de la normale.
SEPTICÉMIE 1. Examiner la personne à la recherche des signes suivants: fièvre, augmentation du pouls, peau sèche, rouge et sensible dans les régions non atteintes. Observer les tendances et informer le médecin, s'il y a lieu. 2. Examiner les résultats des cultures des plaies et du sang. Informer le médecin des résultats positifs. 3. Administrer les liquides, les cardiotoniques, la drotrécogine alpha activée (Xigris) et les antibiotiques selon l'ordonnance du médecin. Vérifier si les organismes infectieux répondent aux antibiotiques prescrits. 4. S'assurer que les taux sériques des antibiotiques sont thérapeutiques.	1. Peut indiquer une septicémie imminente. 2. Indique une infection ou une septicémie possible. 3. Les antibiotiques tuent les bactéries cibles. Les solutés et les cardiotoniques maintiennent le volume intravasculaire et la pression sanguine. 4. Les antibiotiques ont une efficacité maximale à des concentrations thérapeutiques. Une concentration excessive peut endommager les organes.	■ Les résultats des cultures de sang, d'expectorations et d'urines sont négatifs. ■ La personne ne présente aucun signe de tachycardie, d'augmentation de la tension différentielle, de rougeur ou de sécheresse de la peau dans les régions non brûlées.
INSUFFISANCE RESPIRATOIRE AIGUË/SDRA 1. Évaluer les signes de détresse respiratoire, les changements dans le mode respiratoire ou l'apparition de bruits anormaux, et les signaler au médecin. 2. Surveiller la sphygmooxymétrie et les valeurs des gaz artériels pour déceler une diminution de la saturation en oxygène et du PO_2. En informer le médecin. 3. Surveiller de près la personne sous ventilation artificielle à la recherche des signes d'une diminution spontanée du volume respiratoire et de la compliance pulmonaire. 4. En collaboration avec le médecin et l'inhalothérapeute, administrer une pression positive en fin d'expiration et une respiration assistée. Évaluer la réponse de la personne.	1. Indique une insuffisance respiratoire aiguë possible. Les complications pulmonaires peuvent apparaître 24 à 48 heures après l'accident. 2. Révèle une détérioration de l'état respiratoire. Une intervention médicale est nécessaire. 3. Reflète une difficulté de ventilation accrue et peut indiquer le début d'un SDRA. 4. Augmente la diffusion de l'oxygène à travers la membrane alvéolo-capillaire.	■ Les valeurs des gaz artériels sont normales. ■ La compliance pulmonaire est normale. ■ La personne ne présente aucun signe de détresse respiratoire. ■ Le taux de PO_2 est normal.

INTERVENTIONS INFIRMIÈRES	JUSTIFICATIONS SCIENTIFIQUES	RÉSULTATS ESCOMPTÉS
LÉSIONS VISCÉRALES (BRÛLURES ÉLECTRIQUES)		
1. Examiner la personne à la recherche de signes de douleur profonde. Se concentrer sur les points d'entrée et de sortie du courant.	1. Peut indiquer une lésion viscérale.	■ La personne ne présente pas de lésions viscérales. ■ Son rythme cardiaque est stable.
2. Surveiller l'ECG.	2. La personne souffrant de brûlures électriques peut présenter une arythmie.	
3. Signaler au médecin toute plainte de douleur profonde et d'arythmie.	3. Les lésions viscérales exigent une intervention médicale d'urgence.	
4. Surveiller les valeurs des biomarqueurs.	4. Une élévation significative des biomarqueurs signe la présence de lésions cellulaires (cardiaques, hépatiques, musculaires).	

les repas et le soir, on peut offrir des suppléments riches en protéines et en énergie comme des laits fouettés et des sandwiches au beurre d'arachide, à la viande ou au fromage. On peut aussi offrir des suppléments alimentaires comme Ensure et Resource. L'infirmière doit noter au dossier l'apport énergétique quotidien. Le médecin et la diététiste peuvent prescrire un supplément en vitamines et en minéraux.

Si on est incapable de combler les besoins énergétiques par voie orale, on peut recourir à l'alimentation par sonde nasogastrique pour administrer des mélanges spécifiques. Il faut dans ce cas vérifier le volume gastrique résiduel pour s'assurer que l'absorption est adéquate. Une alimentation parentérale totale peut aussi être nécessaire, mais on y a recours seulement dans le cas d'un dysfonctionnement gastro-intestinal (chapitre 38 ⊂⊃).

L'infirmière doit peser la personne tous les jours et reporter le résultat sur la courbe de poids. Elle peut utiliser cette courbe pour aider la personne à se fixer des objectifs concernant son apport nutritionnel. Idéalement, un soutien nutritionnel énergique devrait limiter la perte pondérale à 5 % du poids initial.

La personne anorexique a besoin pour augmenter son apport nutritionnel de beaucoup d'encouragement et d'aide de la part des membres de l'équipe de soins. On doit voir à ce que les repas soient pris dans une ambiance agréable. L'infirmière peut offrir à la personne ses mets préférés et des collations riches en protéines et en vitamines pour l'amener à augmenter graduellement sa consommation de nourriture.

Améliorer l'intégrité de la peau

Après la phase de réanimation, l'infirmière doit consacrer la plus grande partie de son temps aux soins des brûlures. Le médecin prescrit les agents antibactériens topiques désirés de même que les pansements biologiques, biosynthétiques et synthétiques nécessaires, puis planifie les interventions chirurgicales d'excision et de greffe. L'infirmière doit évaluer soigneusement l'état des lésions, mettre au point des techniques ingénieuses pour panser les plaies et soutenir la personne pendant les changements de pansements qui sont très pénibles sur le plan physique et sur le plan psychologique.

L'infirmière coordonne les aspects complexes des soins des plaies et des changements de pansements. Elle doit connaître le but des divers actes thérapeutiques et des interventions infirmières. C'est à elle qu'il revient de noter les changements ou les progrès de la cicatrisation et d'informer les membres de l'équipe de soins de l'évolution des plaies et des modifications apportées au traitement. Elle doit tenir à jour un diagramme qui fournit toutes les informations sur les soins prodigués à la personne.

L'infirmière doit aussi donner des directives et du soutien à la personne et à sa famille, et les encourager à participer activement aux changements de pansements et aux soins des plaies. Elle prépare le retour à la maison dès le début de l'hospitalisation. Pour ce faire, elle évalue les forces de la personne et de sa famille et les met à profit pour préparer le congé et le plan thérapeutique infirmier à domicile.

Soulager la douleur et les malaises

Les techniques de soulagement de la douleur mentionnées précédemment sont utilisées pendant toute la phase aiguë. L'infirmière administre les analgésiques et les anxiolytiques selon l'ordonnance du médecin. Elle doit évaluer régulièrement la douleur et les malaises de la personne. Pour accroître l'efficacité du traitement analgésique, il faut l'administrer avant que la douleur devienne aiguë. L'infirmière peut également enseigner à la personne des techniques de relaxation, l'encourager à participer à certains soins et à gérer elle-même la prise des analgésiques. Elle doit aussi la rassurer chaque fois que c'est nécessaire. L'imagerie mentale peut servir à modifier la perception de la douleur et la réaction. La distraction par des émissions ou des jeux vidéo, l'hypnose, la rétroaction biologique et la modification comportementale sont aussi des techniques utiles.

L'infirmière doit effectuer les traitements et changer les pansements avec célérité. Elle incite la personne à prendre des analgésiques avant les soins, elle évalue sa réponse aux médicaments, puis la note au dossier.

Les brûlés se plaignent souvent de leurs plaies qui démangent ou tirent. Les agents antiprurigineux administrés par voie orale, un environnement frais, l'application fréquente d'une lotion à base d'eau ou de silice, des exercices, l'utilisation d'attelles pour empêcher les contractions, ainsi que le recours à des distractions favorisent le bien-être.

Améliorer la mobilité

Il faut, le plus tôt possible, prévenir les complications causées par l'immobilité, comme l'atélectasie et la pneumonie, l'œdème, les plaies de pression et les contractions. Pour ce faire, les exercices de respiration profonde et les changements fréquents de position sont essentiels. On modifie ces interventions selon les besoins de la personne. L'utilisation de lits à air fluidisé et de lits tournants peut se révéler utile. On incite la personne à s'asseoir et à marcher dès qu'elle en est capable. Si ses jambes sont atteintes, on doit les entourer de bandages compressifs avant de l'autoriser à se lever. Ces bandages favorisent le retour veineux et réduisent l'œdème.

RECHERCHE EN SCIENCES INFIRMIÈRES 60-1

Brûlures et anxiété

J.F. Beyers, S. Bridges, J. Kijek et P.J. LaBorde (2001). Burn patients' pain and anxiety experiences. *Journal of Burn Care and Rehabilitation, 22*(2), 144-149.

OBJECTIF

La douleur associée aux brûlures et aux traitements des plaies est fréquente et souvent atroce. La soulager est un aspect essentiel des soins et représente un défi de taille pour les infirmières. Cette étude a pour objectif d'examiner l'expérience de la douleur et de l'anxiété chez les brûlés, au repos et pendant les interventions thérapeutiques douloureuses.

DISPOSITIF ET ÉCHANTILLON

La méthode employée ici est l'étude descriptive. L'échantillon se compose de 23 adultes victimes de brûlures, en phase aiguë dans un centre de traumatologie du sud-est des États-Unis, qui reçoivent des soins des plaies et qui n'ont pas subi d'intervention chirurgicale pour traiter leurs brûlures. L'âge des sujets se situe entre 18 et 75 ans et l'âge moyen est de 33 ± 13,2 ans. On a recueilli les données sur l'intensité de la douleur et le niveau d'anxiété des sujets en trois étapes: au moment du recrutement, au repos (c'est-à-dire au moins huit heures après la dernière intervention) et pendant le traitement des plaies (dans les cinq minutes suivant le grattage et le débridement, et avant l'application d'un pansement).

Les sujets ont utilisé l'échelle visuelle analogique (EVA-douleur) pour évaluer l'intensité de la douleur qu'ils considéraient comme acceptable. Les notes d'évaluation allaient de « aucune douleur » à « douleur atroce au dernier degré ». On a utilisé le questionnaire McGill sous sa forme abrégée pour mesurer les aspects sensoriel et affectif de la douleur, et pour évaluer la douleur ressentie par la personne sur une échelle de type Likert (0 = aucune douleur ; 5 = douleur atroce). Une échelle visuelle analogique (EVA-anxiété) a été utilisée pour évaluer l'anxiété ; les notes d'évaluation allaient de « aucune anxiété » à « niveau d'anxiété maximale ». On a demandé aux sujets de répondre aux questions de l'EVA en marquant d'un X l'intensité de leur douleur et leur niveau d'anxiété. On a aussi recueilli des données démographiques et des informations sur l'utilisation d'analgésiques et de sédatifs, et sur l'utilisation de techniques non pharmacologiques comme moyens de se distraire pendant les interventions. Pour analyser les données, on a utilisé des tests descriptifs et des tests statistiques non paramétriques.

RÉSULTATS

Les résultats ont montré que les brûlés ressentent plus de douleur pendant les interventions que lorsqu'ils sont au repos. On a observé une forte relation positive entre la douleur et l'anxiété. Le qualificatif « sensible » est celui qui est employé le plus souvent dans le questionnaire McGill abrégé lors des mesures de la douleur au repos. Pour décrire celle qui est occasionnée par les interventions, les termes les plus utilisés par les sujets sont « lancinante », « cuisante » et « sourde ». On n'a pas noté de différences significatives dans le niveau d'anxiété entre les périodes de repos et les changements de pansements ($p > 0,16$). On a observé des différences notables entre le niveau de douleur acceptable, le niveau de douleur au repos et le niveau de douleur lors des interventions thérapeutiques ($p = 0,01$). Selon les sujets, l'intensité de la douleur de base est inférieure à l'intensité acceptable. D'autres résultats ont révélé que la présence de la famille pendant les interventions était accompagnée d'une diminution de la douleur liée aux soins et d'une utilisation réduite d'anxiolytiques.

IMPLICATIONS POUR LA PRATIQUE INFIRMIÈRE

Puisque les personnes victimes de brûlures décrivent les interventions thérapeutiques comme l'expérience la plus pénible, l'infirmière doit s'efforcer de mettre au point des stratégies efficaces pour apaiser la douleur. De plus, comme la douleur et l'anxiété sont étroitement liées, elle doit élaborer des méthodes visant à les atténuer. Les études suggèrent que l'utilisation d'interventions pharmacologiques et non pharmacologiques pendant le soin des plaies peut aider la personne à composer avec l'anxiété, la douleur au repos et la douleur associée aux soins des plaies. Il est essentiel de mener d'autres études sur l'effet de diverses interventions pharmacologiques s'appuyant sur des échantillons plus considérables et plus diversifiés.

Les cicatrices de brûlures évoluent pendant au moins un an, période au cours de laquelle il faut mettre tout en œuvre pour prévenir les contractions et les cicatrices hypertrophiques. Dès le début de l'hospitalisation, on fait effectuer à la personne des exercices passifs et actifs d'amplitude des mouvements. On continue les exercices après les greffes en tenant compte des limites imposées par le médecin. On pose des attelles pour prévenir les contractions dans les membres. L'infirmière doit être à l'affût des signes d'insuffisance vasculaire et de compression des nerfs.

Renforcer les stratégies d'adaptation

Pendant la phase aiguë, la personne prend conscience des brûlures et des pertes qu'elles ont entraînées. La dépression, la régression et la manipulation sont des réactions comportementales fréquentes chez les grands brûlés. L'infirmière doit interpréter l'arrêt de la participation aux traitements et la régression comme des stratégies d'adaptation qui aident la personne à composer avec sa situation, laquelle est extrêmement éprouvante. Au cours des premières semaines qui suivent l'accident, le maintien des fonctions vitales et la cicatrisation des plaies exigent une énergie considérable, ce qui laisse peu de place à l'adaptation. L'infirmière peut aider la personne à acquérir des stratégies d'adaptation efficaces en lui indiquant les comportements qu'elle attend d'elle, en favorisant une communication honnête pour créer un climat de confiance, en lui permettant d'expérimenter des stratégies appropriées et en l'encourageant, au besoin. Mais avant tout, l'infirmière et les membres de l'équipe de soins doivent montrer qu'ils acceptent la personne.

La personne laisse souvent libre cours à la colère. Par moment, cette colère peut être dirigée contre elle-même, si elle se sent coupable d'avoir causé l'incendie ou d'avoir survécu à ceux qu'elle aimait. Elle peut aussi s'en prendre à ceux qui sont sortis indemnes de l'accident ou à ceux qui la soignent. Dans ce cas, l'infirmière peut la mettre en relation avec une tierce personne à qui elle pourra se confier sans crainte de représailles. Une personne qui n'est pas directement affectée à ses soins (infirmière, travailleuse sociale, psychologue ou prêtre) peut jouer ce rôle.

Durant la longue période d'hospitalisation, la personne victime de brûlures est très dépendante des membres de l'équipe de soins. Cependant, même lorsqu'elle est physiquement incapable d'effectuer ses soins personnels, elle peut participer aux décisions relatives aux soins et l'infirmière peut l'inciter à s'affirmer et à exprimer ses préférences. À mesure que sa mobilité et sa force s'améliorent, l'infirmière établit avec elle des objectifs réalistes concernant la reprise graduelle de son autonomie : soins personnels, alimentation, participation aux soins des plaies, exercices et projets d'avenir. On utilise souvent avec succès la négociation et l'adoption d'ententes avec la personne concernant la reprise de son autonomie et son rôle au sein de l'équipe soignante.

Améliorer la dynamique familiale

Les brûlures altèrent la dynamique familiale. L'une des responsabilités de l'infirmière est de soutenir la personne et sa famille et de parler de leurs inquiétudes, exprimées ou secrètes. L'infirmière doit expliquer à la famille comment soutenir et encourager la personne. La famille a aussi besoin du soutien de l'équipe de soins. Les brûlures ont d'énormes répercussions psychologiques, économiques et fonctionnelles sur la personne et sa famille. Au besoin, on doit les orienter vers des services sociaux ou un psychologue. On doit assurer ce soutien durant la phase aiguë et durant la phase de réadaptation.

En général, les victimes de brûlures sont acheminées dans des centres de grands brûlés qui sont souvent loin de leur domicile. Comme on ne peut prévoir ce genre d'accident, les rôles familiaux sont bouleversés. Par conséquent, la personne et sa famille ont besoin d'informations détaillées sur les soins et l'évolution du traitement, et leur éducation doit débuter dès le moment de l'hospitalisation. L'infirmière doit évaluer les obstacles à l'apprentissage et en tenir compte lors de l'enseignement. Elle doit aussi déterminer les styles d'apprentissage préférés de chacun. Elle utilise cette information pour personnaliser ce qu'elle veut communiquer. L'infirmière doit évaluer la capacité de la personne et de sa famille d'assimiler l'information et de la traiter. Les exposés oraux doivent s'accompagner de vidéocassettes, de matériel didactique ou de documentation écrite, dans la mesure du possible. L'éducation de la personne et de sa famille est aussi une priorité de la phase de réadaptation.

Surveiller et traiter les complications

Insuffisance cardiaque et œdème pulmonaire

L'infirmière évalue la personne à la recherche d'une surcharge liquidienne, qui peut se produire quand le liquide repasse du compartiment interstitiel au compartiment intravasculaire. Si les systèmes cardiaque et rénal ne peuvent s'adapter à l'excès de volume vasculaire, il peut se produire une insuffisance cardiaque congestive ou un œdème pulmonaire. L'infirmière doit être à l'affût des signes d'insuffisance cardiaque, notamment une diminution du débit cardiaque, une oligurie, une distension de la veine jugulaire, un œdème et l'apparition des 3e et 4e bruits du cœur. Une élévation de la pression veineuse centrale, de la pression artérielle pulmonaire et de la pression capillaire bloquée indique une augmentation du volume liquidien.

Des crépitants pulmonaires et une respiration difficile peuvent indiquer une accumulation de liquide dans les poumons que l'infirmière doit signaler sans tarder au médecin. Pendant ce temps, elle doit placer la personne dans une position confortable en élevant la tête du lit (si ce n'est pas contre-indiqué à cause des autres traitements ou des blessures) pour favoriser l'expansion pulmonaire et les échanges gazeux. Le traitement de ces complications comprend une oxygénation d'appoint, l'administration de diurétiques par voie intraveineuse, une évaluation minutieuse de la réponse de la personne et l'administration de cardiotoniques, selon l'ordonnance.

Septicémie

Les premiers signes d'une infection systémique sont subtils. L'infirmière doit donc être aux aguets et surveiller de près les changements dans l'état de la personne. Au départ, la septicémie peut se manifester par une augmentation de la température, une accélération du pouls, une augmentation de la pression différentielle et par la présence d'une peau rouge et sèche dans les parties saines. L'infirmière doit tenir compte des bilans ou des tendances des données recueillies. (Voir le chapitre 15 ☞ pour plus de renseignements sur le choc septique.)

L'infirmière prélève les cultures des plaies et du sang selon l'ordonnance du médecin et lui signale immédiatement les résultats. Elle doit aussi déceler les premiers signes d'une septicémie, les signaler au médecin et intervenir rapidement en administrant les solutés intraveineux, les médicaments comme la drotrécogine (Xigris) et les antibiotiques prescrits pour prévenir le choc septique, une complication souvent mortelle. L'infirmière administre les prescriptions selon l'horaire prescrit pour maintenir des concentrations sanguines appropriées. Elle en surveille les effets secondaires toxiques.

Insuffisance respiratoire aiguë et syndrome de détresse respiratoire aiguë (SDRA)

L'infirmière doit surveiller de près l'état respiratoire de la personne à la recherche d'une dysfonction, d'un changement dans le mode respiratoire et de l'apparition de bruits adventices. À ce stade, les signes et symptômes de lésions des voies respiratoires sont généralement apparents. Il peut s'ensuivre une insuffisance respiratoire. Comme nous l'avons exposé précédemment, les signes d'hypoxie (baisse d'oxygène dans les tissus), une diminution des bruits respiratoires, des sifflements, une tachypnée, un stridor et des expectorations teintées de suie (ou dans certains cas, contenant des morceaux de tissu trachéal) sont des manifestations possibles. L'infirmière doit surveiller les signes d'une diminution du volume courant et de la compliance pulmonaire chez la personne sous ventilation assistée. Le signe révélateur du SDRA est l'hypoxémie sous oxygénation totale, la diminution de la compliance pulmonaire et le poumon de choc. Si l'état respiratoire de la personne se détériore, l'infirmière doit en avertir le médecin sans tarder.

Le traitement médical de la personne présentant une insuffisance respiratoire aiguë est l'intubation et la ventilation assistée (si cela n'a pas encore été fait). Si la personne présente un SDRA, l'infirmière doit associer à la ventilation assistée des taux élevés d'oxygène, une pression positive en fin d'expiration et une pression soutenue pour améliorer les échanges gazeux à travers la membrane alvéolocapillaire.

Lésions viscérales

L'infirmière doit être à l'affût des signes de nécrose des viscères causée par une brûlure électrique. Les tissus lésés sont généralement situés entre les points d'entrée et de sortie du courant. Toutes les personnes victimes d'une brûlure électrique doivent être soumises à un monitorage cardiaque. L'infirmière doit signaler les arythmies au médecin et porter une attention particulière aux signes ou aux douleurs qui révèlent une ischémie profonde des muscles. Pour éviter que les complications s'aggravent, l'infirmière doit déceler l'ischémie viscérale le plus rapidement possible. Le médecin peut pratiquer une **aponévrotomie** pour réduire la tuméfaction et rétablir la circulation dans les muscles et le fascia, et pour améliorer l'oxygénation des tissus lésés. Puisque l'aponévrotomie nécessite des incisions profondes, l'infirmière doit surveiller de près la personne à la recherche des signes d'hémorragie excessive et d'hypovolémie.

✵ ÉVALUATION

Résultats escomptés

Les principaux résultats escomptés sont les suivants:

1. La personne retrouve son équilibre hydrique.
   a) Le bilan de ses ingesta et de ses excreta et son poids sont satisfaisants en regard des objectifs thérapeutiques.
   b) Ses signes vitaux sont dans les limites de la normale, de même que ses pressions artérielle, capillaire pulmonaire et veineuse centrale.
   c) Elle présente une augmentation de son débit urinaire en réponse aux diurétiques et aux cardiotoniques.
   d) Sa fréquence cardiaque est inférieure à 110 battements par minute et elle ne présente pas d'arythmies.

2. La personne ne présente pas d'infection.
   a) Ses cultures de plaie sont négatives.
   b) Ses cultures d'expectorations et d'urines sont normales.

3. La personne présente un état nutritionnel satisfaisant.
   a) Elle prend du poids tous les jours après en avoir perdu par diurèse et en raison de l'absence d'alimentation orale.
   b) Elle ne présente aucun signe de carence en protéines, en vitamines ou en minéraux.
   c) Elle comble entièrement ses besoins nutritionnels par alimentation orale.
   d) Elle participe au choix de ses aliments en se conformant à l'apport nutritionnel prescrit.
   e) Son taux sérique de protéines est normal.

4. La personne améliore l'intégrité de sa peau.
   a) Sa peau est intacte sur presque toute sa surface corporelle, sans infection, pression ni lésions.
   b) Ses plaies ouvertes sont roses, en voie de réépithélisation et exemptes d'infection.
   c) Ses zones donneuses sont propres et se cicatrisent.
   d) Ses cicatrices sont lisses et souples.
   e) Sa peau est bien hydratée et gagne en élasticité.

5. La personne éprouve peu de douleur.
   a) Elle demande des analgésiques avant les soins de la plaie ou les séances de physiothérapie.

   b) Elle dit éprouver peu de douleur.
   c) Elle ne présente aucun signe physiologique ou non verbal de douleur modérée ou intense.
   d) Elle utilise différents moyens pour soulager la douleur, comme le protoxyde d'azote, la relaxation, l'imagerie mentale et les distractions.
   e) Son sommeil n'est pas perturbé par la douleur.
   f) Elle dit que sa peau a recouvré son élasticité et elle ne présente pas de démangeaison ou de sensation de contraction.

6. La personne présente une mobilité satisfaisante.
   a) Elle augmente l'amplitude de ses mouvements tous les jours.
   b) Elle a retrouvé une amplitude de mouvements presque normale.
   c) Elle ne souffre pas de calcifications périarticulaires.
   d) Elle participe aux activités quotidiennes.

7. La personne utilise des stratégies d'adaptation appropriées pour surmonter les problèmes dus aux brûlures.
   a) Elle parle de ses réactions face aux brûlures, aux traitements et aux pertes qu'elle a subies.
   b) Elle nomme les stratégies d'adaptation efficaces qu'elle a utilisées antérieurement.
   c) Elle accepte la perte de son autonomie durant la phase aiguë.
   d) Elle verbalise de façon réaliste les conséquences de l'accident et ses projets pour l'avenir.
   e) Elle collabore avec les infirmières lors des traitements.
   f) Elle participe aux décisions relatives aux soins.
   g) Elle a surmonté le deuil des pertes dues à ses brûlures ou à l'accident (décès d'êtres chers, dommages à sa maison ou à d'autres biens).
   h) Elle a des attentes réalistes face aux résultats de la chirurgie plastique et des interventions médicales ultérieures.
   i) Elle se fixe des objectifs réalistes.
   j) Elle se montre optimiste face à l'avenir.

8. La dynamique familiale s'améliore.
   a) La personne et sa famille s'entretiennent des changements dans la dynamique familiale.
   b) La famille apporte du soutien émotionnel à la personne pendant l'hospitalisation.
   c) La famille dit répondre à ses propres besoins.

9. La personne et sa famille disent comprendre l'évolution du traitement.
   a) Elles expliquent le but des différents aspects du traitement.
   b) Elles prévoient un délai raisonnable pour la guérison.

10. La personne ne présente pas de complications.
    a) Ses poumons sont dégagés à l'auscultation.
    b) Elle ne présente pas de dyspnée ni d'orthopnée et respire normalement lorsqu'elle est debout, assise ou en décubitus dorsal.
    c) Elle ne présente pas de 3e ou de 4e bruit du cœur ni de distension des veines du cou.

d) Son débit urinaire, ses pressions veineuse centrale, artérielle pulmonaire et capillaire bloquée, et son débit cardiaque sont dans les limites de la normale.

e) Les résultats des cultures (sang, expectorations et urines) sont normaux.

f) Les valeurs des gaz artériels se situent dans les limites de la normale.

g) La compliance pulmonaire est normale.

h) La personne ne présente pas de lésions viscérales.

i) Son rythme cardiaque est normal.

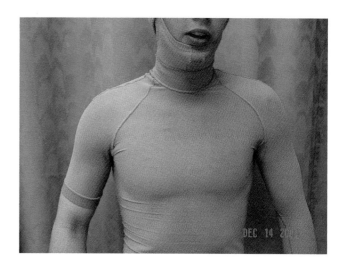

FIGURE **60-7** ■ Vêtements compressifs. Le port de vêtements compressifs aide à prévenir la formation de cicatrices hypertrophiques. Source : Jobst Institute, Inc., Toledo, Ohio.

PHASE DE RÉADAPTATION

Même si nous nous penchons à la toute fin seulement du présent chapitre sur les aspects à long terme des soins aux brûlés, la phase de réadaptation commence dès l'arrivée au centre hospitalier (en même temps que la période de réanimation) et se poursuit souvent pendant plusieurs années. Après la phase aiguë, le brûlé prend peu à peu conscience des perturbations de son image corporelle et de son mode de vie. Le soin des plaies, le soutien psychosocial et la restauration de ses capacités fonctionnelles sont donc prioritaires. On continue de suivre de près l'équilibre hydroélectrolytique et l'état nutritionnel. On doit parfois avoir recours à la chirurgie plastique pour améliorer l'apparence et la motricité.

Les brûlures peuvent altérer considérablement la qualité de vie. Elles peuvent entraîner des changements dans les activités physiques et sociales et avoir des répercussions sur les plans psychologique et professionnel. Il est donc important d'orienter la personne vers un psychologue, un conseiller en orientation professionnelle ou des services de soutien pour favoriser sa convalescence et son bien-être. La famille aura aussi besoin de soutien et de conseils pour aider la personne à se rétablir.

Prévention des cicatrices hypertrophiques

Les cicatrices des brûlures évoluent pendant les 18 à 24 mois suivant l'accident. Si on prend les mesures appropriées au cours de cette phase active, le tissu cicatriciel perd sa rougeur et s'assouplit. Les zones susceptibles de former des cicatrices hypertophiques nécessitent le port d'un vêtement compressif (figure 60-7 ■). Ces vêtements sont particulièrement utiles pour les brûlures du 2ᵉ degré qui mettent plus de deux semaines à cicatriser et pour le bord des zones greffées. Le port de vêtements compressifs favorise le remodelage des fibres de collagène de telle sorte qu'elles adoptent une orientation parallèle à la surface de la peau, ce qui fait disparaître les nodules dermiques. Avec le temps, la pression exercée sur les cicatrices entraîne une restructuration du collagène et une réduction de sa synthèse (Serghiou, Young *et al.*, 2002).

Le physiothérapeute, l'ergothérapeute ou un représentant du fabricant de vêtements compressifs prend les mesures de la personne. En attendant de recevoir le vêtement commandé, on peut appliquer des bandages compressifs en tricot doux et de forme tubulaire pour désensibiliser la peau, protéger les

plaies en voie de cicatrisation, exercer une pression et favoriser le retour veineux. L'infirmière doit montrer à la personne comment lubrifier et protéger sa peau et lui expliquer qu'elle devra porter des vêtements de compression pendant au moins un an après l'accident. On recommande à la personne de suivre un programme comprenant l'utilisation de vêtements compressifs et d'attelles, de même que la pratique d'exercices sous la surveillance d'un physiothérapeute ou d'un ergothérapeute pour obtenir les meilleurs résultats possibles, tant sur le plan esthétique que fonctionnel.

DÉMARCHE SYSTÉMATIQUE
dans la pratique infirmière

Soins aux brûlés pendant la phase de réadaptation

▣ COLLECTE DES DONNÉES

Dès le début du traitement, on doit recueillir des données sur le niveau d'instruction de la personne, sa vie professionnelle, ses loisirs, son milieu culturel, son orientation religieuse et ses relations familiales. On se renseigne sur le concept de soi de la personne, son état mental, ses réactions émotives face à l'accident et à l'hospitalisation, son niveau intellectuel, ses hospitalisations antérieures, sa réaction à la douleur et aux mesures destinées à la soulager ainsi que ses croyances. Ses habitudes de sommeil sont également des éléments essentiels de la collecte des données. Les informations d'ordre général sur le concept de soi, l'estime de soi et les stratégies d'adaptation pourront plus tard servir à définir les besoins émotionnels.

L'examen physique pendant la phase de réadaptation consiste à suivre de près l'amplitude de mouvement des articulations atteintes et l'aptitude à effectuer les activités quotidiennes. L'infirmière doit aussi être à l'affût des signes d'atteinte à l'intégrité de la peau causée par les attelles ou autres appareils de mise en position, dépister les symptômes de neuropathies (lésions neurologiques) et évaluer la tolérance à l'activité et la qualité de la peau en voie de cicatrisation. Elle doit noter régulièrement au dossier le degré de participation de la personne aux soins et son aptitude à marcher, à se nourrir seule, à effectuer elle-même le nettoyage de ses plaies et à mettre ses vêtements compressifs. De plus, certaines complications et certains traitements nécessitent d'autres examens.

Comme la guérison des brûlures met en jeu l'organisme tout entier, la collecte des données doit être complète et continue. Les priorités varient selon les différentes phases du traitement. Une bonne connaissance des réactions physiopathologiques aux brûlures est essentielle pour dépister rapidement les signes et symptômes des complications, ce qui permet d'intervenir de façon rapide et de favoriser la guérison.

⬛ ANALYSE ET INTERPRÉTATION

Diagnostics infirmiers

En se fondant sur les données recueillies, l'infirmière peut poser les diagnostics infirmiers suivants:

- Intolérance à l'activité, reliée à la douleur lors des exercices, à la mobilité réduite des articulations, à l'atrophie musculaire et au manque d'endurance
- Image corporelle perturbée, reliée à l'altération de l'apparence de même qu'à la perturbation du concept de soi
- Connaissances insuffisantes sur les soins à domicile et le suivi après l'hospitalisation

Problèmes traités en collaboration et complications possibles

En se fondant sur les données recueillies, l'infirmière peut déterminer les complications susceptibles de survenir, notamment:

- Contractions
- Adaptation psychologique inappropriée aux brûlures

⬛ PLANIFICATION

Les principaux objectifs sont les suivants: participer de plus en plus aux activités quotidiennes; acquérir des connaissances sur les brûlures, le traitement et le suivi; utiliser des stratégies d'adaptation à la perturbation de l'image corporelle, du concept de soi et du mode de vie; et prévenir les complications.

⬛ INTERVENTIONS INFIRMIÈRES

Augmenter la tolérance à l'activité

Les grands brûlés doivent se soumettre à des interventions infirmières qui sont souvent exigeantes et douloureuses. Ils peuvent avoir l'esprit confus, se sentir désorientés et manquer d'énergie pour participer activement aux soins. L'infirmière doit par conséquent planifier les soins de façon à ce que la personne puisse bénéficier de périodes de sommeil ininterrompu. On peut par exemple consacrer au repos la période qui suit le changement des pansements et les

exercices, alors que les mesures de soulagement de la douleur font encore leur effet. Il faut informer les membres de la famille et les autres infirmières des périodes de repos prévues.

Certaines personnes souffrent d'insomnie en raison de cauchemars, ou à cause de craintes ou d'anxiété liées aux répercussions de l'accident. Si tel est le cas, l'infirmière doit les écouter et les rassurer, et peut leur administrer des somnifères ou des anxiolytiques, selon l'ordonnance.

On aide la personne à conserver son énergie pour les traitements et la cicatrisation en réduisant les besoins métaboliques, c'est-à-dire en soulageant la douleur, en évitant le refroidissement ou la fièvre et en favorisant l'intégrité de tous les systèmes et appareils de l'organisme.

L'infirmière incorpore des exercices de physiothérapie dans son plan thérapeutique pour prévenir l'atrophie musculaire et préserver la mobilité requise pour effectuer les activités quotidiennes. En augmentant graduellement la durée des séances d'exercice, elle permet à la personne d'accroître sa tolérance à l'effort, sa force et son endurance. On se base sur la fatigue, la température corporelle et la tolérance à la douleur pour doser l'intensité des tâches à accomplir. Les visites de la famille ou les passe-temps (jeux, radio, télévision) peuvent distraire la personne, améliorer son moral et accroître sa tolérance à l'activité physique.

Améliorer l'image corporelle et le concept de soi

Les grands brûlés éprouvent souvent de lourdes pertes. Ils subissent non seulement une altération de leur image corporelle, mais aussi la perte de biens personnels, de leur maison, d'êtres chers et de leur travail. Ils ne peuvent se préparer à leur deuil comme dans le cas d'une personne en attente d'une intervention chirurgicale ou qui s'occupe d'un être cher souffrant d'une maladie mortelle.

Quand son état physique s'améliore, le brûlé prend conscience de sa situation et commence à se poser des questions: Serai-je défiguré? Combien de temps devrai-je rester au centre hospitalier? Qu'adviendra-t-il de mon emploi et de ma famille? Est-ce que je retrouverai mon autonomie? Est-ce que l'accident est dû à une négligence de ma part? Lorsque la personne exprime ces inquiétudes, l'infirmière doit prendre le temps de l'écouter et de l'encourager. Elle peut l'orienter vers un groupe de soutien, comme ceux que l'on trouve dans les centres de grands brûlés. Les personnes qui se joignent à un groupe de soutien se retrouvent avec des pairs, qui ont connu une expérience semblable et elles apprennent des stratégies d'adaptation qui les aident à surmonter leurs pertes. En rencontrant d'autres survivants, elles se rendent compte qu'il est possible de s'adapter aux brûlures. S'il n'y a pas de groupe de soutien à proximité, l'infirmière peut organiser des visites d'ex-grands brûlés pour aider la personne à surmonter cette expérience traumatisante.

L'une des principales tâches de l'infirmière est d'observer constamment les réactions psychologiques de la personne. De quoi a-t-elle peur? Craint-elle pour son autonomie, pour sa santé physique, pour sa santé mentale? A-t-elle peur de subir le rejet de sa famille et de ceux qu'elle aime? Craint-elle de ne pouvoir supporter la douleur, de ne pouvoir accepter son apparence physique? Est-elle inquiète au sujet de sa sexualité, y compris sa fonction sexuelle? Si elle connaît les motifs des craintes de la personne, l'infirmière sera mieux en mesure de l'aider et de collaborer avec les autres membres de l'équipe soignante pour mettre au point un plan d'adaptation approprié.

L'infirmière qui travaille auprès des brûlés doit se rappeler qu'il existe dans notre société des préjugés à l'endroit des personnes différentes. Ainsi, les personnes qui ont subi une atteinte esthétique sont souvent victimes de discrimination et celle-ci peut toucher divers aspects de leur vie (participation sociale, travail, statut, prestige et rôles divers). L'équipe de soins doit donc revaloriser l'image corporelle et accroître l'estime de soi de la personne pour qu'elle puisse s'accepter et changer la perception des autres à son égard. Par ailleurs, le brûlé lui-même doit apprendre à s'affirmer et à montrer comment il veut être traité.

L'infirmière peut aider la personne à affronter les regards et les questions après sa sortie du centre hospitalier. Elle peut accroître l'estime de soi de la personne en reconnaissant son individualité (par exemple, en lui offrant un gâteau d'anniversaire, en la coiffant avant les heures de visite, en lui fournissant de l'information sur les services d'une esthéticienne pour améliorer son apparence) et en lui enseignant à mettre en valeur sa personnalité pour détourner l'attention de son corps. Certains professionnels, comme les psychologues, les travailleurs sociaux, les conseillers en orientation et les enseignants, peuvent aussi apporter aux brûlés une aide précieuse pour accroître leur estime de soi.

Surveiller et traiter les complications possibles

Contractions

Quand la physiothérapie et l'ergothérapie débutent tôt dans le traitement, les contractions deviennent rarement des complications à long terme. Cependant, on a recours à la chirurgie si on n'arrive pas à obtenir une amplitude complète des mouvements. (Voir le chapitre 11 sur la prévention des contractions.)

Adaptation psychologique altérée

Certaines personnes, particulièrement celles qui ont des stratégies d'adaptation inappropriées, qui se trouvent dans un état psychologique fragile, ou qui présentaient des troubles psychiatriques avant l'accident, sont incapables de faire face à leur nouvelle situation. On doit alors les orienter vers un psychologue ou un psychiatre pour qu'il puisse évaluer leur état émotionnel, les aider à élaborer des stratégies d'adaptation efficaces et à abandonner celles qui sont inefficaces, et intervenir s'il note des perturbations psychologiques importantes.

Favoriser les soins à domicile et dans la communauté

Enseigner les autosoins

Puisque les hospitalisations sont aujourd'hui plus courtes, les interventions relatives à la réadaptation sont axées sur les soins en consultation externe ou les soins dans un centre de réadaptation. À long terme, le soin des plaies sera effectué en grande partie par la personne elle-même ou par un membre de sa famille. Au cours des différentes phases des soins aux brûlés, l'infirmière prépare la personne et sa famille à soigner les brûlures à la maison. Elle doit donc leur enseigner les mesures qu'elles devront prendre et les interventions qu'elles devront effectuer. Par exemple, les brûlés présentent généralement de petites régions où les plaies propres et ouvertes cicatrisent lentement. L'infirmière doit leur montrer à nettoyer ces régions quotidiennement avec un savon doux et de l'eau, et à appliquer l'agent topique prescrit ou le pansement.

En plus des directives sur le soin des plaies, l'infirmière doit donner à la personne et à sa famille des explications orales et écrites sur la prévention des complications, le soulagement de la douleur et la nutrition. Elle doit revoir avec eux l'information sur les exercices prescrits et sur l'utilisation des vêtements compressifs et des attelles ; elle doit leur fournir des directives écrites qu'elles pourront consulter au besoin. L'infirmière doit aussi leur enseigner à reconnaître les anomalies et à les signaler au médecin. Toute cette information permettra à la personne de se rétablir au cours de la phase de réadaptation. L'infirmière doit aider la personne et sa famille à planifier les soins à domicile en dressant la liste du matériel et des fournitures dont elles auront besoin à la maison (encadré 60-6 ■).

ENCADRÉ 60-6

GRILLE DE SUIVI DES SOINS À DOMICILE

Personne présentant des brûlures

Après avoir reçu l'enseignement sur les soins à domicile, la personne ou le proche aidant peut :	Personne	Proche aidant
SANTÉ MENTALE		
■ Énumérer les stratégies favorisant la santé mentale, par exemple :		
• Se rappeler que les changements dans le mode de vie s'effectuent lentement.	✔	✔
• Reprendre progressivement ses activités.	✔	
• Retrouver graduellement ses forces physiques et mentales.	✔	
• Être à l'écoute de ses sentiments et de ses craintes et en parler.	✔	✔
• S'attendre à ressentir de l'inquiétude, de la dépression et de la frustration à propos des changements dans son apparence corporelle.	✔	✔
• Se montrer honnête avec soi-même, sa famille et ses amis par rapport à ses besoins, ses espoirs et ses craintes.	✔	✔
• Se rendre compte que ses émotions à l'égard des brûlures évolueront progressivement.	✔	✔

Personne présentant des brûlures (*suite*)

Après avoir reçu l'enseignement sur les soins à domicile, la personne ou le proche aidant peut:	Personne	Proche aidant
MESURES DE PRÉCAUTION CONCERNANT LES BRÛLURES ET LES SOINS DES PLAIES		
▪ Énumérer les soins de la peau et les soins de la plaie suivants:		
• Appliquer un écran solaire dont le FPS est le plus élevé possible pour protéger les brûlures des rayons du soleil.	✔	
• Éviter les agressions sur la peau lésée; ne pas percer les phlyctènes qui se forment.	✔	✔
• Lubrifier la peau cicatrisée avec une lotion douce (selon l'ordonnance); éviter de se gratter.	✔	
• Porter un chapeau à large bord si le visage a été brûlé pour protéger ces régions du soleil.	✔	
• N'utiliser qu'une lotion et un savon doux (produits sans parfum) sur les régions lésées.	✔	✔
EXERCICES		
▪ Énumérer les directives suivantes sur les exercices:		
• Le plus souvent possible, accomplir ses tâches quotidiennes soi-même.	✔	
• Respecter le programme d'exercices prescrit par le thérapeute.	✔	
• Participer aux exercices tous les jours, plusieurs fois par jour, même quand on n'en a pas envie.	✔	
NUTRITION		
▪ Énumérer les directives suivantes sur la nutrition:		
• Consommer des aliments riches en énergie, en vitamines et en protéines.	✔	
• Boire suffisamment de liquide pour prévenir la constipation due à l'utilisation d'analgésiques.	✔	
SOULAGEMENT DE LA DOULEUR		
▪ Décrire les étapes suivantes pour soulager la douleur:		
• Prendre les analgésiques selon l'ordonnance.	✔	
• Éviter les situations qui nécessitent de la vigilance (les analgésiques peuvent entraîner de la somnolence).	✔	
• Utiliser les analgésiques selon l'ordonnance (30 minutes avant un traitement douloureux comme les changements de pansements).	✔	✔
• Employer des techniques de relaxation et des dérivatifs pour soulager la douleur et les malaises.	✔	
THERMORÉGULATION		
▪ Énumérer les stratégies servant à maintenir une température corporelle appropriée:		
• S'habiller en fonction du temps (chaud ou froid) qu'il fait ou de l'environnement.	✔	
• Éviter les températures extrêmes.	✔	
VÊTEMENTS		
▪ Énoncer les mesures suivantes dans la sélection des vêtements:		
• Éviter de porter des vêtements serrés sur les régions lésées.	✔	
• Choisir des vêtements amples en coton blanc pour éviter que la teinture des vêtements de couleur irrite la peau lésée.	✔	
• Porter des vêtements et des gants pour protéger la peau en voie de cicatrisation contre les ecchymoses, les égratignures et les coups.	✔	
SOIN DES CICATRICES		
▪ Décrire les mesures suivantes pour soigner les cicatrices:		
• Masser et étirer la peau pour en maintenir ou en augmenter sla souplesse.	✔	✔
• Appliquer une lotion de massage selon les recommandations du thérapeute.	✔	✔
• Porter des vêtements compressifs 23 heures par jour.	✔	
REPRISE DES ACTIVITÉS SEXUELLES		
▪ Énoncer les directives suivantes relatives à la reprise des activités sexuelles:		
• Se rendre compte que la reprise des activités sexuelles est la règle plutôt que l'exception.	✔	✔
• S'attendre à ce que les parties génitales et les zones avoisinantes soient sensibles pendant quelques mois si ces régions ont été brûlées.	✔	
• Reprendre progressivement les relations sexuelles; l'endurance augmentera avec le temps.	✔	

Source: Orlando Regional Medical Center Burn Unit. *Personal Guide to Burn Care.*

Assurer le suivi

Les personnes qui collaborent aux soins, chacune dans son domaine, doivent planifier le suivi et commencer à en prévoir les modalités dès le début du traitement. En général, les personnes qui sont passées par un centre de grands brûlés y retournent périodiquement afin que l'équipe de soins évalue leur état, modifie les directives de soins à domicile et planifie la chirurgie plastique. Certaines personnes seront suivies par le chirurgien généraliste ou le plasticien qui s'est occupé d'elles durant leur hospitalisation. D'autres seront envoyées dans un centre de réadaptation avant de réintégrer leur domicile. Certains brûlés doivent se soumettre à des séances de physiothérapie ou d'ergothérapie en consultation externe plusieurs fois par semaine. Il incombe souvent à l'infirmière de coordonner les soins et de faire en sorte que tous les besoins de la personne soient satisfaits. Cette coordination est importante pour accélérer le rétablissement de l'autonomie du brûlé.

Les grands brûlés qui quittent l'hôpital et les personnes qui ne peuvent soigner elles-mêmes leurs plaies ou qui n'ont pas d'aide doivent être orientés vers un service de soins à domicile. Pendant ses visites, l'infirmière à domicile évalue l'état physique et psychologique de la personne et détermine si son milieu est sécuritaire et adapté. Elle évalue également les progrès de la personne, s'assure qu'elle respecte le plan qui a été élaboré pour elle et décèle tout problème à cet égard. Au cours de sa visite, l'infirmière aide la personne et sa famille à effectuer le soin des plaies et les exercices. Elle doit aussi repérer les signes de dépression grave ou persistante et les difficultés d'adaptation aux changements des rôles social et professionnel. Dans ce cas, elle oriente la personne vers l'équipe traitante qui obtiendra pour elle une consultation avec un psychologue, un psychiatre ou un conseiller en orientation.

L'équipe de soins ou l'infirmière à domicile renseigne la personne et sa famille sur les ressources communautaires qui peuvent leur être utiles. Il existe au Canada et au Québec des groupes de soutien aux brûlés. Ces groupes offrent l'appui de personnes (souvent elles-mêmes victimes de brûlures) qui font périodiquement des visites à l'hôpital ou à domicile ou des appels téléphoniques à la personne et à sa famille, et qui peuvent donner des conseils sur les soins de la peau, sur l'utilisation du maquillage et sur la réadaptation psychosociale. Ces groupes organisent des réunions et des activités sociales. Certains groupes offrent même des programmes de réinsertion scolaire et des activités de prévention des brûlures. Pour plus d'informations à ce sujet, se reporter à l'encadré 60-2.

Puisque le soin des plaies et les traitements servant à prévenir les complications sont très exigeants, les autres besoins en matière de promotion de la santé et de dépistage sont souvent négligés. L'infirmière doit donc rappeler à la personne et à sa famille l'importance des examens de suivi et des examens préventifs (examens gynécologiques, soins dentaires, par exemple).

✖ ÉVALUATION

Résultats escomptés

Les principaux résultats escomptés sont les suivants :

1. La personne augmente sa tolérance à l'activité et est capable d'accomplir les tâches qu'elle choisit d'entreprendre.
   a) Elle dort suffisamment toutes les nuits.
   b) Elle ne mentionne aucun cauchemar ou trouble du sommeil.
   c) Elle augmente graduellement sa tolérance et son endurance à l'activité physique.
   d) Elle est capable de suivre les conversations.
   e) Elle possède assez d'énergie pour accomplir ce qu'elle se propose de faire chaque jour.

2. La personne s'adapte à la perturbation de son image corporelle.
   a) Elle verbalise avec précision les changements physiques qu'elle a subis et accepte son apparence physique.
   b) Elle s'intéresse aux ressources capables de l'aider sur le plan fonctionnel et esthétique.
   c) Elle utilise, au besoin, du maquillage, une perruque et des prothèses pour améliorer son apparence.
   d) Elle a des rapports avec ses proches, ses collègues et ses connaissances.
   e) Elle est capable de reprendre son rôle dans la famille, à l'école ou dans la communauté.

3. La personne possède des connaissances suffisantes sur les autosoins et le programme de suivi.
   a) Elle décrit les interventions chirurgicales et les traitements.
   b) Elle connaît bien le programme de suivi.
   c) Elle est capable d'effectuer le soin des plaies et les exercices recommandés.
   d) Elle se présente à tous ses rendez-vous.
   e) Elle a dressé une liste des personnes et des organismes avec lesquels elle peut communiquer en cas de besoin.

4. La personne ne présente pas de complications.
   a) Elle a retrouvé une mobilité complète.
   b) Elle n'est pas déprimée ou repliée sur elle-même.
   c) Elle ne présente pas de comportements psychotiques.

Soins à domicile

De plus en plus de victimes de brûlures sont traitées exclusivement en consultation externe (clinique des plaies, cabinet du médecin et clinique du service des urgences). La consultation externe convient au soin des brûlures bénignes et modérées. Cependant, on doit choisir un établissement approprié et, pour ce faire, prendre en compte certains facteurs, notamment l'âge de la personne, l'étendue et la profondeur des brûlures, la disponibilité du soutien familial et des ressources communautaires, l'observance du plan thérapeutique infirmier et la distance à parcourir les jours de rendez-vous.

Au début, la personne et les membres de sa famille ne peuvent regarder et toucher les plaies sans éprouver de la crainte ou de la répulsion. Toutefois, avec des encouragements et un soutien moral, ils parviendront pour la plupart à effectuer les soins quotidiens des plaies en recevant très peu d'aide professionnelle. L'infirmière doit leur donner des consignes écrites et verbales sur le soin des plaies, les mesures de soulagement de la douleur, la nécessité de fournir une alimentation appropriée et l'importance des exercices et du repos. Elle leur donne aussi des directives sur les signes et symptômes d'infection qu'ils doivent faire connaître au médecin. L'infirmière insiste auprès de la personne et de ses proches sur la nécessité d'informer rapidement le médecin de toute complication et de se présenter aux rendez-vous de suivi.

Particularités reliées à la personne âgée

L'infirmière qui évalue une personne âgée victime de brûlures doit porter une attention particulière à la fonction respiratoire, à la réaction aux liquides de remplacement et aux signes de confusion ou de désorientation. Elle doit noter les maladies préexistantes et les médicaments que la personne prenait avant l'accident.

Les soins infirmiers visent à favoriser la mobilité, à traiter les complications respiratoires et à réduire les risques d'infection. Parce qu'elles ont moins d'endurance, les personnes âgées sont plus exposées aux infections et à la septicémie, qui peuvent avoir des conséquences mortelles. Dans les cas d'infection, la fièvre n'est pas toujours présente si bien que l'infirmière doit être à l'affût des autres signes.

Le programme de réadaptation doit tenir compte des capacités fonctionnelles et des limites qui étaient celles de la personne avant l'accident, comme l'arthrite ou une faible tolérance à l'activité. Souvent, la personne âgée ne peut obtenir de l'aide familiale pour les soins à domicile. On doit donc avoir recours aux services sociaux et aux services communautaires pour lui assurer les meilleurs soins possible après sa sortie du centre hospitalier.

EXERCICES D'INTÉGRATION

1. Un homme de 60 ans pesant 50 kg est transféré au service des urgences après que son tracteur a pris feu. Il a subi des brûlures circonférentielles aux jambes et des brûlures sur la partie antérieure de la poitrine et sur tout le bras droit. Au moyen de la règle des neuf, évaluez l'étendue des brûlures en pourcentage de la surface corporelle totale. Quels sont les soins de réanimation prioritaires pour cette personne? Quelle sera la thérapie de remplacement liquidien nécessaire, compte tenu de la superficie brûlée et du poids? Quels paramètres d'évaluation devriez-vous surveiller de près?

2. Une femme de 25 ans s'est brûlée il y a deux semaines en cuisinant. Ses blessures s'étendent sur 60 % de sa surface corporelle, y compris sur les membres supérieurs et le visage. La douleur associée au soin des brûlures et les changements dans son apparence corporelle la rendent dépressive et très anxieuse. Quels sont les soins et les interventions infirmières appropriés à son état?

3. Un brûlé de 26 ans doit subir une intervention chirurgicale. Le chirurgien projette d'utiliser l'Integra sur les brûlures du membre supérieur après un débridement des plaies, puis d'appliquer l'Acticoat sur les brûlures superficielles. Quel enseignement sur les produits Integra et Acticoat devez-vous donner à cet homme? Expliquez le but et les avantages de ces deux produits. Précisez en quoi les soins infirmiers diffèrent selon le produit.

4. Une avocate de 41 ans doit rentrer chez elle dans quelques jours, après une hospitalisation de six semaines pour des brûlures graves sur la partie inférieure du corps. Elle se déplace en fauteuil roulant depuis 20 ans à cause d'un traumatisme médullaire; elle s'est brûlée chez elle en allumant une bougie qu'elle a fait tomber sur ses vêtements. Si cette femme vit seule, quelles préparations importantes devez-vous envisager pour les soins à domicile? Quelles mesures de précaution devez-vous lui enseigner avant qu'elle regagne son foyer?

RÉFÉRENCES BIBLIOGRAPHIQUES
en anglais • en français

L'astérisque indique un compte rendu de recherche en soins infirmiers.

Allison, K., & Porter, K. (2004). Consensus of the prehospital approach to burns patient management. *Emergence medicine Journal, 21,* 112-114.

Baux, S. (2000). *Les brûlures.* Paris: Éditions Hermann.

Baze-Delecroix, C., et Calafat, K. (2004). La prise en charge de l'enfant brûlé en centre de soins et de réadaptation. *Soins pédiatrie puériculture,* 220, 33-7.

Carrougher, G.J. (1998). *Burn care and therapy.* St. Louis: Mosby.

Carsin, H., Bargues, L., Stephanazzi, J., Paris, A., Aubert, P., et Le Bever, H. (2002). *Pathologie-Biologie,* 50(2), 93-101.

Cioffi, W.G. (2001). What's new in burns and metabolism. *Journal of American College of Surgeons, 192*(2), 241–254.

Couderc, M., et Tastet, P. (2003). *Boule de feu. Comprendre les grands brûlés.* Paris: Éditions L'Harmattan.

Demling, R.H., & Seigne, P. (2000). Metabolic management of patients with severe burns. *World Journal of Surgery, 24*(6), 673–680.

Dhennin, C. (2002). Traitement local des brûlures. *Pathologie-Biologie, 50*(2), 109-17.

Echinard, C., et Latarjet (1995). *Les brûlures.* Paris: Masson.

Eisenberg, C., et Mayeur, P. (2001). *Soins infirmiers: urgences réanimation et transfusion, brûlures, douleur.* Fribourg: Albert Le Grand.

Fitzpatrick, J.C., & Cioffi, W.G. (2002). Diagnosis and treatment of inhalation injury. In D.N. Herndon (Ed.), *Total burn care* (2nd ed.). Philadelphia: W.B. Saunders.

*Flynn, M.B. (1999). Identifying and treating inhalation injuries in fire victims. *Dimensions of Critical Care Nursing, 18*(4), 18–23.

*Fratianne, R.B., Prensan, J.D., Hutson, M.J., et al. (2001). The effect of music-based imagery and musical alternate engagement on the burn débridement process. *Journal of Burn Care and Rehabilitation, 22*(1), 47–53.

Gibran, N.S., & Heimbach, D.M. (2000). Current status of burn wound pathophysiology. *Clinics in Plastic Surgery, 27*(1), 11–22.

Gordon, M., & Goodwin, C.W. (1997). Burn management: Initial assessment, management and stabilization. *Nursing Clinics of North America, 32*(2), 237–249.

Graff-Cailleaud, G. (2005). Plaies de l'enfant, cicatrisation, brûlures de l'enfant. *Revue de l'infirmière,* avril, volume spécial, 15-21.

Hart, D.W., Wolf, S.E., Chinkes, D.L., et al. (2000). Determinants of skeletal muscle catabolism after severe burn. *Annals of Surgery, 232*(4), 455–456.

Holm, C., Melcer, B., Horbrand, F., et al. (2000). The relationship between oxygen delivery and oxygen consumption during fluid resuscitation of burn related shock. *Journal of Burn Care & Rehabilitation, 21*(2), 147–154.

Hunt, J.L., Calvert, C.T., Peck, M.D., & Meyer, A.A. (2000). Occupation-related burn injuries. *Journal of Burn Care & Rehabilitation, 21*(4), 327–332.

INSPQ – Institut national de santé publique du Québec (2001). *Évolution des traumatismes au Québec de 1991 à 1999.* Québec: Institut national de santé publique.

Jonsson, C.E., Holmsten, A., Dahlstrom, L., & Jonsson, K. (1998). Background pain in burn patients: Routine measurement and recording of pain intensity in burn unit. *Burns, 24*(5), 448–454.

Lund, T.L. (1999). The 1999 Everett Idris Evans memorial lecture. Edema generation following thermal injury: An update. *Journal of Burn Care & Rehabilitation, 20*(6), 445–451.

Marichy, J., Chahir, N., Peres-Tassart, C., et Abeguile, R. (2002). Prise en charge préhospitalière des brûlés. *Pathologie-Biologie, 50*(2), 74-81.

McCaffrey, M., & Pasaro, C. (1999). *Pain: Clinical manual* (2nd ed.). St. Louis: Mosby.

Munster, A.M. (2002). The immunological response and strategies for intervention. In D.N. Herndon (Ed.), *Total burn care* (2nd ed.). London: W.B. Saunders.

Noordenbos, J., Dore, C., & Hansbrough, J.F. (1999). Safety and efficacy of TransCyte for the treatment of partial-thickness burns. *Journal of Burn Care & Rehabilitation, 20*(4), 275–281.

Peng, Y.Z., Yuan, Z.Q., & Xiao, G.X. (2001). Effects of early enteral feeding on the prevention of enterogenic infection in severely burned patients. *Burns, 27*(2), 145–149.

Peyret, M. (2005). Les plaies. *Revue de l'infirmière,* avril, volume spécial, 5-6, 9-14.

Peytavin, J.L. (2004). *Premiers soins: le guide pratique. Accidents, fractures, brûlures, intoxication.* Issy-les-Moulineaux: Prat Édition.

Poirier, A., et Maranda, M.A. (2005). *Rapport national sur l'état de santé de la population du Québec.* Québec: Gouvernement du Québec.

Prensner, J.D., Yowler, C.J., Smith, L.F., et al. (2001). Music therapy for assistance with pain and anxiety management in burn treatment. *Journal of Burn Care & Rehabilitation, 22*(1), 83–88.

Rochet, J.M., et Zaoui, A. (2002). Cicatrices de brûlures: rééducation et soins dermatologiques. *La Revue du Praticien, 52*(20), 2258-63.

Sanchez, R. (2002). Brûlures particulières: brûlures chimiques et électriques. *La Revue du praticien, 52*(20), 2234-2239.

Serghiou, M.A., Young, E.B., Ott, S., et al. (2002). Comprehensive rehabilitation of the burned patient. In D.N. Herndon (Ed.), *Total burn care* (2nd ed.). London: W.B. Saunders.

Voulliaume, D., Mojallal, A., Comparin, J.P., et Foyatier, J.L. (2005). Brûlures graves de la main et lambeaux: choix thérapeutiques et revue de la littérature. *Annales de chirurgie plastique et esthétique, 50*(4), 314-9.

Wassermann, D. (2002). Évaluation et premiers soins d'une brûlure thermique. *La Revue du praticien, 52*(20), 2228-33.

Wassermann, D. (2002). Critères de gravité des brûlures. Epidémiologie, prévention, organisation de la prise en charge. *Pathologie-Biologie, 50*(2), 65-73.

Wiebelhaus, P., & Hansen, S.L. (2001). What should you know about managing burn emergencies? *Nursing, 31*(1), 36–41.

Winfrey, M.E., Cochran, M., & Hegarty, M. (1999). A new technology in burn therapy: Integra artificial skin. *Dimensions in Critical Care Nursing, 18*(1), 14–20.

Wolf, S., Prough, D.S., & Herndon, D.N. (2002). Critical care in the severely burned: Organ support and management of complications. In D.H. Herndon (Ed.), *Total burn care* (2nd ed.). London: W.B. Saunders.

Yin, H.Q., Langford, R., & Burrell, D.E. (1999). Comparative evaluation of the antimicrobial activity of Acticoat Antimicrobial Barrier dressing. *Journal of Burn Care and Rehabilitation, 20*(3), 195–200.

Yowler, C.J., & Fratianne, R.B. (2000). Current status of burn resuscitation. *Clinics in Plastic Surgery, 27*(1), 1–10.

 En complément de ce chapitre, vous trouverez sur le Compagnon Web:
• une bibliographie exhaustive;
• des ressources Internet.

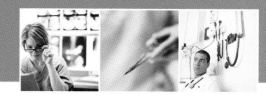

Les lettres *e*, *f* et *t* renvoient respectivement à des encadrés, à des figures et à
des tableaux ; les mentions **V1** à **V6**
renvoient aux différents volumes.

RUBRIQUES des six volumes

ÉTHIQUE ET CONSIDÉRATIONS PARTICULIÈRES

EXAMEN CLINIQUE

FACTEURS DE RISQUE

GÉRONTOLOGIE

✓ GRILLE DE SUIVI DES SOINS À DOMICILE

℞ PHARMACOLOGIE

■ PLAN THÉRAPEUTIQUE INFIRMIER

👥 PROMOTION DE LA SANTÉ